U0224431

斜视临床诊疗

主　编　颜建华

副主编　陈静嫦　王忠浩

编　委　（以姓氏笔画为序）

甘小亮　申　涛　李劲嵘　邱　璇　余焕云

余新平　林　菁　郭文军　黄静霞

人民卫生出版社

·北　京·

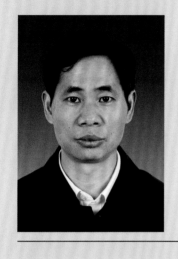

主 编 简 介

　　颜建华,中山大学中山眼科中心教授,临床医学博士,博士研究生导师,斜视弱视专科主任,眼科学国家重点实验室PI。中华医学会眼科学分会斜视与小儿眼科专业学组委员,广东省视光学学会斜视弱视专业委员会主任委员。从事眼科临床工作35年,对眼科常见病多发病的诊治有较深造诣,具有较强的解决眼科疑难疾病的能力。对各种成人和小儿斜视、弱视以及屈光不正的诊治经验丰富,特别是对与眼眶疾病相关的斜视诊治有自己独特的见解。熟悉眼眶外伤性骨折、甲状腺相关眼病、各种眼眶和眼内肿瘤性病变的治疗。在国家级杂志发表眼科专业论文170余篇,其中SCI杂志40多篇(第一作者或通讯作者)。担任《斜视治疗学》和《眼眶病与眼肿瘤的现代诊治》副主编,参与9本眼科专著编写。

副主编简介

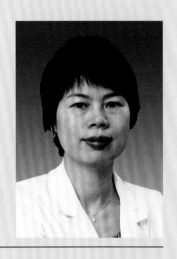

　　陈静嫦,医学博士,加州大学旧金山分校访问学者,副主任医师,硕士研究生导师,广东省视光学会斜弱视委员会副主任委员,中国医疗保健国际交流促进会眼科青年委员。入选第四届"羊城好医生",第八批省市优秀援疆干部人才。擅长斜视、弱视、屈光不正、视疲劳和眼睑痉挛等眼科疾病的诊治。

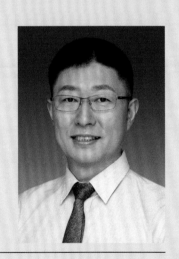

　　王忠浩,副主任医师,眼科学博士,导师颜建华教授。专业方向为斜视弱视与小儿眼科,眼科影像技术在斜视与弱视临床诊治和研究中的应用。广东省视光学会斜视与弱视学组常务委员兼秘书,广东省眼健康协会青年委员,广东省第四届"羊城好医生"。

序

斜视是眼科常见疾病,绝大部分病因不明,手术是其主要的治疗手段。斜视不仅影响面部外观,给患者一生带来严重的心理创伤,而且影响单眼视功能(弱视)和双眼视功能(立体视异常)等。此领域为眼科学的一个重要分支,不可忽视。近 10 多年来,该领域的基础研究及临床研究发展较快,出现了不少新理论、新技术、新方法,但国内相关的专著却较少,因此编写此书很有必要。

主编颜建华教授从事斜视的临床工作已有 30 多年,很早就十分注重斜视病例的收集和总结,在斜视弱视方面取得了一定的成绩;其他几位主要编者亦为此领域科研及临床工作的后起之秀或为丰富实践经验的青年研究者。

本书分斜视的解剖生理和检查、斜视的非手术治疗、斜视的手术治疗等叙述,图文并茂,反映了斜视弱视的系统理论及编者们的丰富实践经验,介绍了国内外的新进展及发展方向,是一本学术水平高、实用性强的斜视专著,可供眼科临床工作者、研究生及相关的专科医师使用。

热烈祝贺此书的出版,相信此书对我国斜视弱视的临床及科研工作将会起到一定的推动作用。

2020 年 12 月

前　言

编写专著是一件非常耗时费力的事情。这件事已经准备了 10 多年,尤其是最近 5 年我一直在收集图片、病例和进行文字的准备。岁月真是不饶人啊,回想 20 年前我与麦光焕老师共同编写《现代斜视治疗学》时,精力十分旺盛。转眼间,除去白天临床工作的忙碌,空隙时间太少,现在只能像蜗牛一样,每天做一点点文字与图片的编辑工作。还好,年轻时锻炼的耐心和坚持帮了我很大的忙,慢慢积累下来,也还是小有收获的。本来有幸在我国知名的中山大学中山眼科中心工作,并从事自己喜爱的工作,每年都接触大量常规与复杂的斜视病例,应该是事业有成的。可是,这么多年过来,总是觉得只是懂点皮毛,越老越有这种感觉,很多的临床经验和心得都不一定正确,在这种心态下,写书又有点战战兢兢的感觉,生怕误人子弟。

很多眼科医生认为斜视发展很慢,没有什么新的进展,几十年来还是沿用缝线与缝针的手术操作技术。是的,笔者也有这种感觉。然而,任何事情都在发展与变化。相较于 10 年前,现在的斜视诊治已经有了不少新的进展,如颅脑和眼眶的影像学技术在复杂斜视的诊治中发挥了重要作用,对各种垂直旋转斜视的诊治已经有了很高的手术成功率和可预测性,如高度近视固定性内下斜视的手术治疗、甲状腺相关眼病性斜视的诊治、上斜肌麻痹患者的上斜肌折叠术和上斜肌前部前徙术的正确应用、外伤性眼外肌断裂的修复、眼眶骨折相关的斜视诊治等方面都有了长足的进步与提高。

斜视是眼科的一个重要分支,却是相对独立的专科。在眼科领域,无论何时何地都只有少数眼科医生从事这个专业。也正因为这样,很多基层医院的眼科没有开展斜视手术,或者只是做一些简单的水平性共同性斜视的矫正手术。即使这样,手术效果也常常不好。因为斜视分类多而复杂,如果不全面而系统地掌握斜视相关知识,一不小心就忽视了一些重要的诊断,如 A-V 征、分离性垂直性偏斜、上斜肌 / 下斜肌的亢进与不足等,导致斜视复发或出现新的斜视等。

目前,国内有关斜视诊治的书籍较少。本书是在参考麦光焕教授主编的《现代斜视治疗学》和 Olitsky

SE 的 *Strabismus Surgery and its Complications* 的基础上,编写的一本详细介绍斜视诊治技术的专著。本书主要编者均为中山大学中山眼科中心的教授或年轻学者,其中余新平和余焕云两位教授曾经是中山大学中山眼科中心麦光焕教授的博士研究生,现在温州医科大学工作。大家长期在医疗第一线工作,有较丰富的临床经验。我们力求本书具有系统性、先进性和实用性,供眼科同仁阅读参考。

全书分五篇共 32 章,第一篇详细介绍眼外肌的解剖、生理和检查,第二篇详述各类斜视的诊断和治疗,第三篇介绍斜视的非手术治疗(包括弱视的诊治),第四篇讲述斜视的各种手术方法,第五篇介绍我们遇到的各种斜视实际病例,每个病例都附有相关评述和作者临床实践的经验体会,希望读者每看一个病例都有一定的收获。

由于编者们目前均在医疗、科研和教学第一线工作,较为繁忙,虽然都尽了最大的努力,鉴于水平所限,书中缺点和错误一定不少,期望广大读者阅后赐教。本书若能对我国斜视与小儿眼科专业的发展有所促进,我们将感到欣慰。

本书在编写过程中,得到眼科前辈特别是赵堪兴教授、麦光焕教授和中山大学中山眼科中心各位领导的鼓励与支持,在此一并感谢。本书的出版得到了国家自然科学基金、广东省科委基金、中山大学五个五科研项目、中山大学中山眼科中心临床研究中心科研基金等的支持,在此表示衷心的感谢。特别感谢家人对我事业上的支持与理解,当我在电脑前敲打文字时,我的夫人却在默默地整理家务,在此表示由衷的感激。

2020 年 12 月

目　录

第一篇　斜视相关的解剖、生理和检查

第二篇　各类斜视的诊断和治疗

第三篇　斜视的非手术治疗

第四篇 斜视的手术治疗

第五篇　实际斜视病例报告（75 例）

第一篇

斜视相关的解剖、生理和检查

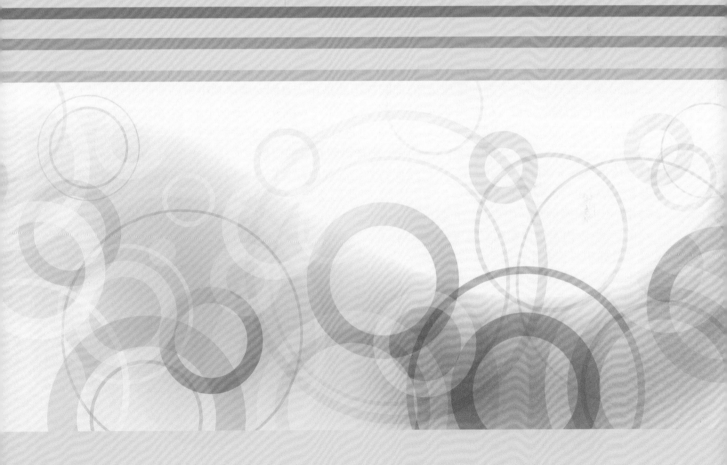

第一章

眼外肌的解剖和生理

第一节　概　　述

眼球位于眼眶内,周围为富有弹性而松软的眶脂肪和复杂的眼球筋膜系统,眼外肌(extraocular muscle)负责眼球向各个方向的眼球运动,即眼球运动是在从双侧大脑运动中枢到双眼眼外肌的精细调节和作用下完成的。从广义讲,眼球运动分两个系统,每一系统分为六种方式;一个系统为眼球移位系统(translatory movements),是指眼球中心点会变动,可进行上下、左右、前后六种运动;一个系统为眼球转动系统(rotary movements),是指眼球中心点不动,眼球沿着自身的假想中心进行水平、垂直和旋转运动。眼球移位系统由于移位很少,可忽略不计,然而特殊情况如眼眶骨折或眶内大肿瘤术后眼球可发生明显的移位,从而在一定程度上影响眼球运动。因此,眼球运动基本是在原位转动,眼球的转动有一假想的旋转中心,正视眼的旋转中心位于角膜前表面中点后 13.5mm 处。然而,由于眼球并非真正的球形且因眼睑的运动、眶内血管搏动和眶内压等的影响,这一旋转中心会有小范围的移动。眼球运动是围绕着通过眼球假想中心的冠状轴、垂直轴和矢状轴进行的:沿冠状轴作上转和下转运动;沿垂直轴作内转和外转运动;沿矢状轴作内旋和外旋运动。眼球作上下转和内外转的转动方向以眼球前极的动向为标准,即前极向内转为内转,前极向上转为上转等。而眼球的内旋和外旋是以角膜上缘的动向为标准,即角膜上缘向鼻侧旋转为内旋,角膜上缘向颞侧旋转为外旋。经旋转中心作的冠状轴、垂直轴和矢状轴,临床上称为 Fick 坐标(图 1-1);经旋转中心的额状面称为 Listing 平面(图 1-2)。

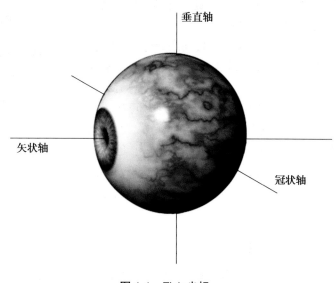

图 1-1　Fick 坐标

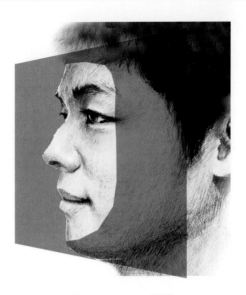

图 1-2　Listing 平面

第二节　眼　外　肌

每只眼的眼外肌(extraocular muscle)各有 6 条,都是骨骼肌,它们是上直肌、内直肌、下直肌、外直肌、上斜肌和下斜肌。除下斜肌外,其余 5 条眼外肌都起自总腱环或与总腱环紧密相连。

总腱环(annulus of Zinn)位于眶尖,由致密结缔组织构成,它附着于视神经管及眶上裂后内侧部周围的骨面,与视神经鞘、眶骨膜、硬脑膜相连。4 条直肌均直接起自总腱环。因上直肌和内直肌的起点较接近视神经管,故视神经炎患者常有眼球转动时疼痛感。上斜肌和提上睑肌(属于眼睑的肌)与总腱环紧密相连,严格说来它们位于总腱环之外。视神经、眼动脉、动眼神经上支和下支、展神经、鼻睫神经位于总腱环之内;滑车神经、额神经、泪腺神经位于总腱环之外。眼上静脉和眼下静脉可能在总腱环之外,也可能在总腱环之内(图 1-3)。

从图 1-3 可以看出,动眼神经、展神经、滑车神经以及泪腺神经、额神经、眼上静脉等均通过眶上裂,该部位病变时会出现患眼所有眼外肌麻痹(包括提上睑肌)致上睑下垂、眼球完全不能转动和瞳孔散大、视近物不清(调节麻痹)等表现,临床上称之为眶上裂综合征。如果病变同时累及视神经孔,则还伴有视力下降或丧失,临床上称之为眶尖综合征。

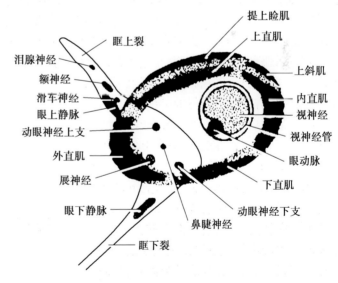

图 1-3　总腱环及眶上、下裂结构

一、上直肌

1. **起止、走行与作用**　上直肌(superior rectus muscle)起自眶尖总腱环的上方,与提上睑肌的起始处邻近,在眼球与提上睑肌之间向前、向上、向外走行,在眼球赤道附近,越过上斜肌腱的上方向前,止于角膜缘后方 7.7mm 处的巩膜(眼球赤道之前)上,其附着线不与角膜缘平行,而是鼻侧端比颞侧端更靠近角膜缘,整个附着线略偏于眼球垂直轴鼻侧,即上直肌的肌长轴与视轴成大约 23° 的夹角。肌肉全长约

41.8mm,肌腱长约 5.8mm,肌止宽约 10.6mm,上直肌与眼球的接触弧长约 8.4mm。第一眼位时,上直肌的作用力有向上和向内两个分力,向上的分力使眼球沿冠状轴上转,向内的分力使眼球沿垂直轴内转,并沿矢状轴内旋。所以上直肌的主要功能(primary action)是上转,次要功能(secondary action)是内转和内旋。当眼球外转 23° 时,上直肌的走向与视轴重合,上直肌收缩仅有上转作用,即眼球外转时上直肌能发挥最大的上转作用;当眼球内转 67° 时(实际上由于内侧节制韧带的限制不可能达到),上直肌的走向与视轴呈直角,肌作用力与冠状轴位于同一平面而无上转作用,上直肌收缩只引起内旋及内转(图 1-4)。

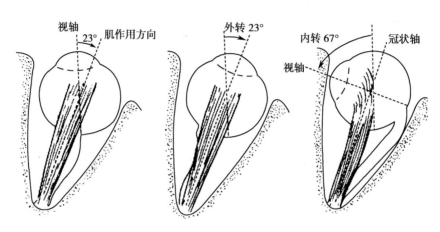

图 1-4   上直肌的解剖和作用力的分力

2. **毗邻关系**   上直肌上方为提上睑肌、额神经和眶顶部骨膜;前部与眼球之间有上斜肌的返折腱经过;后下方为眶脂肪、鼻睫神经和眼动脉,并与下面的视神经相隔;上直肌和外直肌之间有泪腺动脉和泪腺神经;内侧和内直肌之间有上斜肌、眼动脉和鼻神经。

3. **血液供应**   眼动脉的外侧肌支(上支)和泪腺动脉供应。

4. **神经支配**   动眼神经上支,该神经支从上直肌下面(眼球面)中后 1/3 交界处进入(距肌止约 26mm)。

与上直肌解剖有关的斜视手术:①上直肌颞侧止端比鼻侧止端要后 3mm,做上直肌后退或缩短时缝合也应与肌止平行;②钩取上直肌时,不要向后太深,因可能伤到上直肌两侧的各一条涡静脉,引起术中出血,但由于有上斜肌的保护,一般没有下直肌手术那样容易伤到;③上直肌的止端距角膜缘的距离在四条直肌中最靠后,是唯一位于锯齿缘后的直肌,如手术时穿破巩膜会伤及视网膜;④上直肌的上方与提上睑肌有筋膜相连,当后退和缩短的量大于 5mm 时,相应会引起上睑退缩和前移,从而改变睑裂的大小,因此,上直肌手术时应与上方的提上睑肌充分分离;⑤上直肌的下方与上斜肌也有细小的筋膜相连,术中钩取上直肌时容易同时钩到上斜肌,如未注意到,则上斜肌与上直肌一起做了后退或缩短,造成术后不必要的旋转斜和垂直斜,因此,钩取上直肌时一定要认真检查是否同时钩到了上斜肌。

二、下直肌

1. **起止、走行与作用**   下直肌(inferior rectus muscle)起自眶尖总腱环的下方,在眼球与眶下壁之间从后方走向前下外侧。其走向与上直肌大致相同,与视轴亦成 23° 角。最终附着于下方赤道部前距角膜缘 6.5mm 的巩膜面上。下直肌的附着线与上直肌一样,均是鼻侧端比颞侧端更靠近角膜缘,其附着线的中心点略偏眼球垂直径线的鼻侧。肌肉全长约 40mm,肌腱长约 5.5mm,肌止宽约 9.8mm,下直肌与眼球的接触弧长约 9mm。第一眼位时其作用为下转、内转和外旋,即下直肌的主要作用为下转,次要作用为内转和外旋。当眼球外转 23° 时,下直肌走向与视轴重合,下直肌收缩仅有下转作用,即当眼球外转时,下直肌能发挥最大的下转作用。若眼球内转 67°,则下直肌只有内转和外旋作用。

2. **毗邻关系**   下直肌的上方前部为眼球,中间为眶脂肪,后部为视神经及动眼神经下支;下直肌的下方为眶底,包括眶下管的眶下神经和眶下血管在下直肌下方通过,下斜肌从下直肌的下面横过,两者之肌鞘互相融合,形成 Lockwood 韧带;外侧为外直肌和下斜肌,支配下斜肌的神经沿下直肌外缘向前或在下直肌和外直肌之间向前。

3. 血液供应　眼动脉的内侧肌支(下支)供应。

4. 神经支配　动眼神经下支支配,该支从下直肌上面(眼球面)后中 1/3 交界处进入(距肌止约 26mm)。

与下直肌解剖有关的斜视手术:①下直肌颞侧止端比鼻侧止端要后 2.5mm,做下直肌后退或缩短时缝合也应与肌止平行;②钩取下直肌时,不要向后太深,否则易伤到下直肌两侧的各一条涡静脉,引起术中出血;③下直肌的下方与下斜肌相邻,并有较厚的筋膜与之一起形成 Lockwood 韧带,因此,下直肌的后退缩短术手术容易造成下睑后退和前移,充分分离这些结构与下直肌的联系可减少这种并发症;④由于下直肌有明显的 Lockwood 韧带与之联结,外伤或手术后下直肌脱失比较容易找到。

三、内直肌

1. 起止、走行和作用　内直肌(medial rectus muscle)起自眶尖总腱环内侧偏下方,沿眶内壁向正前走行,终止并附着于眼球赤道部前距角膜缘 5.5mm 的巩膜上。肌肉全长约 40.8mm,肌腱长约 3.7mm,肌止宽约 10.3mm,内直肌与眼球的接触弧长约 6mm。在四条直肌中,内直肌最重、最厚、收缩力最强。第一眼位时,内直肌与冠状轴及矢状轴位于同一平面上,故内直肌收缩只引起眼球内转。

2. 毗邻关系　内直肌上方为上斜肌,该两者之间有眼动脉、筛前动脉、筛后动脉和鼻神经;下方为眶底;内侧为内侧眶壁;外侧为眶脂肪。

3. 血液供应　眼动脉的内侧肌支(下支)供应。

4. 神经支配　动眼神经下支支配,该神经支从中后 1/3 交界处的肌肉外侧面(眼球面)进入(距肌止约 26mm)。

与内直肌解剖有关的斜视手术:①内直肌止端与角膜缘的距离变异最大,为 3.5~6mm 不等,而 6 个月到 1 岁内手术的先天性内斜视患儿,内直肌止端与角膜缘的平均距离比成人要少 1mm。因此,有学者提出内直肌的手术宜以新止点与角膜缘的距离来计算。②4 条直肌中,只有内直肌不与斜肌相联系,用斜视钩钩肌肉时不会伤到其他眼外肌。然而,如果分离内直肌周围的筋膜过多,一旦出现肌肉滑脱就寻找困难。③内直肌部位的结膜解剖较复杂,手术切开和缝合要特别小心,原位对合,不使半月皱襞被破坏和移位,否则易导致术后结膜的外观和功能障碍。

四、外直肌

1. 起止、走行和作用　外直肌(lateral rectus muscle)起自眶尖总腱环的外上方,起点分上下两部分,分别位于眶尖部眶上裂的上方和下方[1],沿眶外侧壁向前外方走行,附着于眼球赤道部前距角膜缘 6.9mm 的颞侧巩膜上,其长度约 40.6mm,肌腱长约 8.8mm,肌止宽约 9.2mm,外直肌与眼球的接触弧长约 15mm,在四条直肌中接触弧最长。与内直肌一样,其作用力与冠状轴及矢状轴位于同一平面上,故外直肌收缩只引起眼球外转。

2. 毗邻关系　外直肌的上方有泪腺动脉和泪腺神经;前上方为泪腺;下方为眶底,下斜肌从下直肌的下方经外直肌下方,再到其内侧达附着部;外直肌内侧为眶脂肪,其间有睫状神经节和眼动脉,再内为视神经;外直肌外侧为眶外壁骨膜。

3. 血液供应　眼动脉的外侧肌支(上支)和泪腺动脉的分支供应。

4. 神经支配　由展神经支配,该神经亦于中后 1/3 交界处的肌肉内侧(眼球面)进入(距肌止约 26mm)。

与外直肌解剖有关的斜视手术:①外直肌的肌腱在所有四条直肌中最长,达 6~9mm,钩取外直肌时容易出现肌腱裂开,缝合时也易撕脱;②在外直肌下缘止端后 9~10mm 有下斜肌止点,两者之间有细小的纤维连接,从上方和下方(尤其是下方)钩取外直肌时容易钩到下斜肌,特别是再次手术者,甚至将下斜肌当作外直肌进行手术,这样术后易出现复杂的眼位和眼球运动改变,形成粘连综合征。

连结四条直肌止线中点的环形线称为 Tillaux 环(spiral of Tillaux)(图 1-5),Tillaux 环具有以下临床意义:①确保手术在拟定的直肌内进行;②对再次斜视手术的患者有利于确定过去斜视手术的类型和手术量;③对需做直肌移位的患者提供移位肌最终位置的标记。部分患者直肌止端后几毫米内有一些细小的肌纤维与巩膜相连,称为足板(footplates),过去曾认为与斜视发生有关,现认为没有明确的临床意义(图 1-6)。

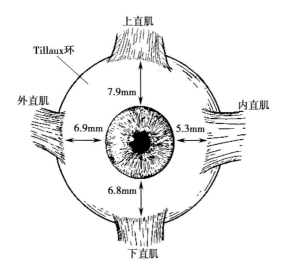

图 1-5   Tillaux 环:连结四条直肌止线中点的环形线

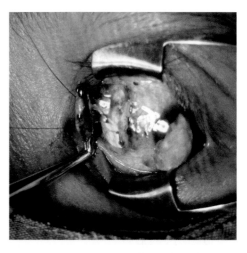

图 1-6   直肌止端后的细小肌束与巩膜相连,称为足板

五、上斜肌

1. **起止、走行和作用**   上斜肌(superior oblique muscle)起于视神经管内上方的骨面,与总腱环紧密联结。上斜肌沿眶上壁与眶内壁交角处前行,将达眶缘处变为肌腱,并穿过滑车后折向外后下方,在上直肌的下方呈扇形展开,止于眼球赤道之后的后外上象限的巩膜上。滑车是一 U 形的纤维软骨,借结缔组织附于滑车凹。上斜肌全长约 60mm,腱长约 20mm,肌止线长约 10.7mm,其前外侧端与上直肌肌止线外端约在同一径线上或略偏内侧,距上直肌止线外侧端 5mm,距角膜缘 13mm,肌止线后内侧端距眼球后极 8mm,与上直肌止点线内侧端大致在同一径线上。从力学角度看,可以认为上斜肌的生理止点在滑车。第一眼位时,此肌止点的长轴与视轴呈 51° 角,该肌收缩使眼球内旋、下转和外转。即主要运动为内旋,次要运动为下转和外转。若眼球内转 51°,上斜肌只有使眼球下转的作用,即当眼球内转时,上斜肌能发挥其最大的下转作用。如眼球外转 39°,此肌收缩眼球出现内旋和外转。外转的产生是由于作用力位于垂直轴后方所致(图 1-7,图 1-8)。

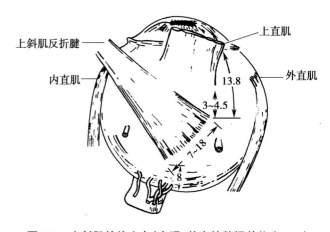

图 1-7   上斜肌的终止点(右眼,其中的数据单位为 mm)

2. **毗邻关系**   上斜肌肌部内上方为眶壁;下方为内直肌,内直肌与上斜肌之间有眼动脉、筛前动脉、筛后动脉和鼻神经;上斜肌和提上睑肌之间的后部有滑车神经,前部有滑车上神经、额动脉和眼上静脉的分支;上斜肌肌腱的上方有滑车上神经、眶上神经和眶上血管;肌腱的扇形散开和巩膜附着部的上方为上直肌,再上为提上睑肌;肌腱的下方为眼球筋膜和眼球。

3. **血液供应**   眼动脉的外侧肌支(上支)供应。

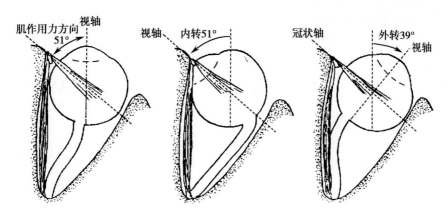

图 1-8　上斜肌的起止方向和作用

4. 神经支配　滑车神经支配,该神经分成 3~4 支,在肌肉的上方和外侧进入,最前的分支在肌肉中后 1/3 交界处(距滑车约 26mm),最后的分支距起始部约 8mm。

与上斜肌解剖有关的斜视手术:①上斜肌颞侧止端位于上直肌止端颞侧后 4~5mm,肌腱很薄,呈扇形分散开,其后缘止点距离视神经只有 8~10mm。手术时如从颞侧钩取上斜肌容易只钩到一部分,且极易将上斜肌肌腱分裂开,影响手术效果。②上斜肌后面止端在上方两个涡静脉之间,钩取肌肉时容易伤到,尤其是颞侧端(图 1-9)。③上直肌鼻侧止端后 12mm 处可见到上斜肌,从上直肌鼻侧钩取上斜肌容易钩全上斜肌,但如进钩时太深太向上,有可能伤到提上睑肌的鼻侧部分,引起术后上睑下垂。

六、下斜肌

1. 起止、走行和作用　下斜肌(inferior oblique muscle)是唯一不起自眶尖的眼外肌,它起自泪囊窝外侧的上颌骨眶面,少许肌纤维起自覆盖泪囊的泪筋膜。它经下直肌下面,走向后外侧,止于眼球赤道之后,后外下象限的巩膜(图 1-10)。肌长约 37mm,肌腱长仅为 0~1mm,肌止线长约 9.4mm,其后端距视神经长约 5mm,而黄斑位于该肌止线后端上方 1mm 与后方 2mm 交点处。肌止线的前端与外直肌止点线下端约平同一径线或略高,两者相距 9~10mm。下斜肌走行方向与上斜肌肌腱的方向大致相同,与视轴呈 51° 角。于第一眼位时,下斜肌收缩使眼球外旋、上转和外转。即主要运动为外旋,次要作用为上转和外转。如眼球内转 51°,下斜肌只有上转的作用,即当眼球处于内转位时,下斜肌能发挥其最大的上转作用。如眼球外转 39°,此肌收缩出现外转和外旋。

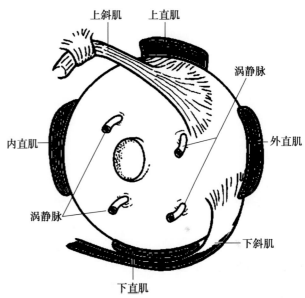

图 1-9　从眼球后部看涡静脉,上斜肌颞侧止端后的涡静脉容易伤到(右眼)

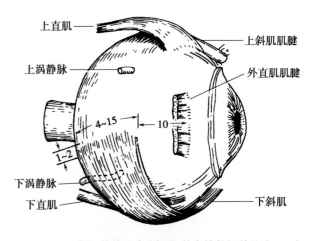

图 1-10　下斜肌的终止点(右眼,其中的数据单位为 mm)

2. **毗邻关系** 在起始处,下斜肌的下方为眶底骨膜;向后走行中有脂肪与眶底相隔;上方为眶脂肪;外侧为下直肌;眼球附着处之前为外直肌和眼球筋膜覆盖。

3. **血液供应** 眶下动脉和眼动脉内侧肌支(下支)供应。

4. **神经支配** 动眼神经下支支配,该神经支越过下斜肌后缘的上方,在肌肉中段的后缘即距下直肌止端外侧缘后约 12mm 处从上面进入。

与下斜肌解剖有关的斜视手术:①下斜肌是唯一其远端没有肌腱的肌肉,一般都是在颞下象限手术,只在第二次手术或特殊情况下在鼻下象限手术[2]。②11% 的人群下斜肌有两个止点,涉及肌止点的手术时如果没有认识到两个止点,则可能导致术后效果不佳或造成不可预期的结果[3]。③颞下象限下斜肌距角膜缘 15mm,外直肌止端下缘后 9mm 即见下斜肌的前部止端,在颞下象限钩取和分离下斜肌时容易导致该处的眶脂肪脱出,且下斜肌后缘颞侧有一涡静脉,术中要尽量避免眶脂肪垫脱出和损伤涡静脉,否则术后形成粘连综合征,患者上转困难。④下斜肌的有效起点不是其眶内前方的解剖起点,而是位于下直肌颞侧缘支配下斜肌的神经血管束处。这一神经血管束在颞下象限手术时看不到,也不需考虑它。但当做去神经手术减弱下斜肌功能时要暴露这一结构[4]。6 条眼外肌的单独作用(action of individual muscles)可用图 1-11 表示。

4 条直肌中,临床上以内直肌和下直肌为最重要,因为向正前方和下方注视是功能注视方向,在日常生活中最重要,所以保护内直肌和下直肌的功能也很重要,手术时如需施行内直肌或下直肌后退术,则后退量以不超过 5mm 为宜。

4 条直肌距角膜缘的距离(图 1-12),对临床设计斜视手术很重要,可这样记忆:将 4 条直肌以内、下、外、上直肌顺序,其距角膜缘距离大体为 5mm、6mm、7mm、8mm。另外,斜视患者有时会出现先天性肌止端位置变化,这时宜手术将肌止点恢复到正常原位。

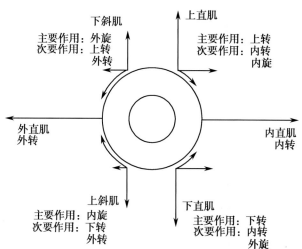

图 1-11　各条眼外肌的单独作用(主要作用和次要作用图解)

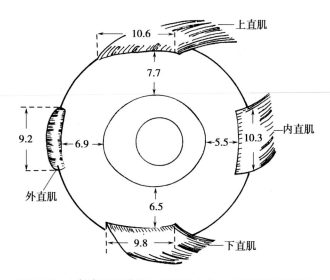

图 1-12　4 条直肌肌腱的宽度及其止点与角膜缘的距离(图中数据单位为 mm)

第三节　眼　位

第一眼位(primary position of eye):当头部正立,双眼向正前方远处注视时的眼球位置是眼球的原始位置,临床上称为第一眼位(或称为原在位)。

第二眼位(secondary position of eye):眼球向上方、下方、内侧和外侧运动时所达到的位置称为第二眼位。

第三眼位(tertiary position of eye):眼球向内上、外上、内下和外下运动时所达到的位置称为第三眼位。

第四节 筋 膜 系 统

眼球筋膜系统(fascial system)为眼球周围的眶内纤维结缔组织膜,与眼外肌和眼球运动关系密切,对保持眼球和眼外肌的位置、限制眼球过度转动等有重要作用。

一、总腱环

总腱环(annulus of Zinn)位于眶尖部,又称 Zinn 韧带,为筋膜增厚形成的椭圆形纤维环,上、下、内、外直肌和上斜肌起源于总腱环。由于该处富含神经和血管,特发性眼外肌炎时,由于眼外肌肥大肿胀,常出现酸痛感,尤其当眼球转动时明显;如病变严重,挤压眶尖结构,则会出现眶尖综合征表现。

二、眼球筋膜

又称 Tenon 囊(Tenon's capsule),为一薄层结缔组织,自角膜缘到视神经包绕在眼球周围。以 4 条直肌穿过处为界,眼球筋膜分为前后两部分。前部较薄,向前达角巩膜缘,且在角巩膜缘处与球结膜及巩膜连结紧密,不易分开;后部较厚,直接覆盖巩膜,将肌锥内的脂肪与巩膜分开。在眼球的不同部位,还有涡静脉和其他血管及神经穿过,在眼外肌肌腱穿过处向后返折形成眼外肌鞘膜。眼球筋膜与球结膜之间存在结膜下间隙,与巩膜之间存在上巩膜间隙。眼球筋膜具有支持和维持眼球位置的作用,另外,其所形成的筋膜间隙可使眼球和眼眶隔开,可防止眼球和眼眶之间的炎症及出血等的相互蔓延。临床上,眼科大部分手术的局部麻醉就是将麻醉剂直接注入筋膜间隙,结膜下注药治疗各种眼病也是将药物注入这一层内。

三、肌鞘

肌鞘(muscle sheath)为包绕在眼外肌表面的结缔组织膜,实际上由眼球筋膜增厚返折形成。自眼球赤道部向前的肌鞘膜较厚,眼球后部的肌鞘膜则较薄。临床上作眼外肌手术矫正斜视时,应尽量保持肌鞘的完整,这一方面保持眼外肌结构的完整,另一方面眼外肌富有血管,肌鞘和肌肉的损伤易导致肌间血肿形成。上直肌肌鞘与提上睑肌的肌鞘相连,因此作上直肌手术时应充分分离两者之间的联系,否则上直肌后退术可导致上睑退缩,上直肌缩短术后可导致上睑下垂。下直肌的肌鞘分为前后两层,上层形成Tenon 囊的一部分;下层止于下睑板与眼轮匝肌之间的纤维上,形成部分 Lockwood 韧带,与下睑密切相关,作下直肌手术时,也要充分分离下直肌与下睑的联系,否则下直肌后退术易导致下睑后退。

四、肌间膜和肌圆锥

4 条直肌之间有无血管的薄而透明的纤维组织膜相互连接,即是肌间膜(intermuscular membrane),其中以上直肌与外直肌之间的肌间膜最厚。作眼外肌手术时应分离切断肌间膜,以保证手术效果,尤其是直肌后退术时更要充分分离肌间膜,因为如果只是后退直肌,而肌间膜完整,则直肌受肌间膜的牵拉不会达到相应的后退效果。

各条眼外肌连同肌鞘和肌间膜从眶尖起向前呈圆锥状散开直至眼球赤道后,称为肌圆锥或肌锥。临床上常用的球后麻醉就是将局麻药注入肌锥内。

五、节制韧带

内、外直肌均有自肌鞘眶面向外延伸止于相应眶壁的纤维结缔组织膜,分别称为内、外直肌节制韧带(check ligament of medial and lateral rectus muscles)(图 1-13)。外直肌的节制韧带呈水平三角形,尖端位于肌鞘穿过眼球筋膜处,扩展部向外止于颧骨眶外侧结节、外眦韧带后部和外侧穹隆结膜。内直肌的节制韧带亦呈三角形,从肌鞘发生后向内止于后泪嵴后部的泪骨、眶隔、内眦部结膜和泪阜等。节制韧带的主要功能是:①固定眼球,并对抗 4 条直肌的作用,使眼球不致内陷;②使眼球的转动圆滑而有节律;③防止内、外直肌的过度收缩牵引和过度松弛。临床上作眼外肌后退手术矫正斜视时,要将节制韧带完全断离才能获得理想的手术效果。

其他眼外肌无节制韧带,但各肌鞘之间、肌鞘与眶壁和眼球筋膜等的联系实际上起了与节制韧带同样的作用。

六、Lockwood 韧带

下直肌和下斜肌的肌鞘融合在一起,并与在下部增厚的眼球筋膜联在一起,并由此向内与内直肌肌鞘,向外与外直肌肌鞘相延续形成一吊床样结构,托在眼球下面,称为Lockwood 韧带(Lockwood ligament)或下支持韧带(图 1-14)。这一韧带具有支持眼球在正常位置的作用。临床上行下壁开眶减压治疗甲状腺相关眼病时,术后眼球不一定下沉与这一韧带的作用有关。

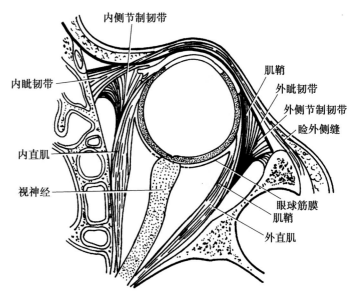

图 1-13　内、外直肌的节制韧带

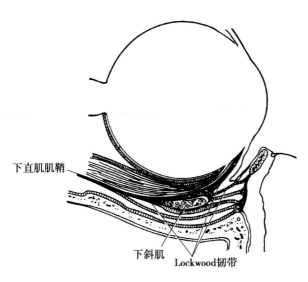

图 1-14　Lockwood 韧带

七、直肌滑车系统

直肌滑车系统的英文为 rectus muscle Pulley system,Pulley 原意是指“滑车、滑轮”,近年研究认为所有的眼外直肌都有 Pulley,它是位于眼球赤道附近与眼眶壁相连的一种弹性结构,直肌穿过这种结构到达巩膜附着点,Pulley 限制眼外肌在眶内的滑动,起到直肌功能性起点的作用[5,6]。这一概念改变了人们认为眼外肌肌腹在眶内可自由滑动以采取“最短路径”的观念。Demer 等采用 MRI 直接观察到眼外肌 Pulley,并通过尸体眼眶组织学和免疫组织化学研究进一步证实:在眼球赤道部附近直肌眶侧有一高密度影,对应于相同位置眼眶组织切片的一块致密组织,为近眼球赤道部眼球筋膜囊内一个完整的包绕直肌的胶原环组成,组织学上含有胶原基质、弹性蛋白纤维和平滑肌。它通过这种含胶原、弹性

蛋白和平滑肌的悬索与眶壁、相邻眼外肌和球筋膜囊相连。Pulley 的机械性限制作用使眼外肌径路与眼眶保持相对稳定。从眼外肌附着点到 Pulley 的肌腱及部分肌肉会随着附着点的运动而运动,而 Pulley 后的眼外肌径路仅能在 Pulley 的弹性范围内发生轻微的变化[7,8]。Pulley 的位置并非固定不动,它会随着注视方向的改变而产生轻度的位置改变。当眼外肌收缩时,Pulley 的位置会发生轻度后移,眼外肌放松时,则又会前移。眼外肌分球层和眶层,球层从 Zinn 总腱环直到肌腱在球壁上的附着点,眶层起源于总腱环(占眼外肌总纤维的 37%~49%),并呈 C 形包围球层眼外肌,终止于 Pulley,球层收缩使眼球运动,眶层收缩则调节着 Pulley 的位置[9]。但眶层对眼外肌的作用是如何调节的,对眼位有哪些影响尚不明确。由于 Pulley 作为眼外肌的功能性起点决定着眼外肌的径路和作用力方向,因此,Pulley 位置异常可能就是某些非共同性斜视和特殊类型斜视的力学基础。Clark 等发现在正常个体 Pulley 的位置是高度一致的,且在第二眼位上仍保持一致[10]。任何涉及改变 Pulley 位置的结构性异常(包括手术、外伤及眼眶内异常病变)都可能引起非共同性斜视(图 1-15)。

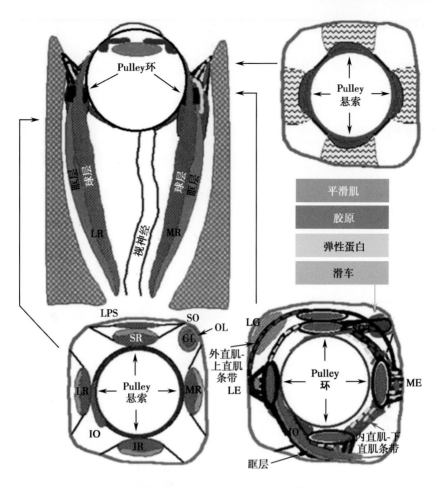

图 1-15　直肌 pulley 系统示意图

MR,内直肌;LR,外直肌;SR,上直肌;IR,下直肌;SO,上斜肌;IO,下斜肌;LG,泪腺;LE,外侧节制韧带;SOT,上斜肌肌腱;LPS,提上睑肌

第五节　眼球运动与运动肌

一、单眼运动

单眼运动(ductions,monocular rotations)是指一只眼球从一定位置向另一位置的移动状态而言。实际上,一只眼不能单独运动,即使遮盖一只眼,被遮盖眼也会跟随另一眼进行协调的双眼运动。然而,只有在了解单眼运动的基础上,才能深刻体会到复杂的双眼协调运动和眼外肌之间的配偶及拮抗关系等。

外转(abduction):外转又称外展,为眼球向外侧(颞侧)方向的移位运动,由外直肌收缩、内直肌松弛引起。正常外转时能使角膜外缘抵达外眦处。

内转(adduction):内转又称内收,为眼球向内侧(鼻侧)方向的移位运动,由内直肌收缩、外直肌松弛引起,正常内转时能使瞳孔内缘到达上、下泪小点连线处。

上转(supraduction):上转是指眼球由第一眼位向上移动的状态,正常上转范围能达到角膜下缘与内外眦的连线在同一条线上。上转运动由上转肌(上直肌和下斜肌)收缩、下转肌(下直肌和上斜肌)松弛引起。当眼球上转时,上直肌的作用占 80%,下斜肌的作用只占 20%。

下转(infraduction):下转是指眼球由第一眼位向下移动的状态,正常下转范围能达到角膜上缘与内外眦的连线在同一条线上。下转运动由下转肌(下直肌和上斜肌)收缩、上转肌(上直肌和下斜肌)松弛引起。当眼球下转时,下直肌的作用占 80%,上斜肌的作用只占 20%。

旋转(cycloduction):眼球旋转是指眼球垂直子午线上端向鼻侧或颞侧的倾斜运动,向鼻侧倾斜者称内旋(incycloduction),向颞侧倾斜者称外旋(excycloduction),旋转运动由垂直肌即上、下直肌和上、下斜肌完成,其中主要由上、下斜肌完成。

了解眼球运动的正常最大幅度对临床上判断眼外肌麻痹的程度及治疗后眼外肌功能的恢复情况具有重要意义,如外直肌麻痹时,我们可以根据眼球外转时的幅度即从正中位到颞侧角膜缘达外眦的距离分为4份,如患眼完全不能向外转动,即外转不足为 -4,患眼外转只达正常的1/4,则外转不足为 -3,只达正常的1/2时为外转不足 -2,达正常的3/4时为外转不足 -1。

二、双眼运动

双眼运动(versions)是指双眼共同运动,双眼眼外肌在大脑中枢的支配下,无时无刻都在保持着双眼运动的平衡和协调一致。

三、两眼眼外肌的共同作用

生理状况下,人类的眼球运动都是双眼联合运动,一侧眼球不能进行单独的运动。双眼联合运动可分为以下三类:

1. **两眼的平行运动(conjugate ocular movement)**　属同向眼球运动,包括水平同向运动(也称侧向运动、侧视、外凝视等),即共同左转和右转;垂直同向运动,即共同上转和下转;还有共同内旋和共同外旋等。即两眼必须转向同一方向,并精确地对准同一目标。如一眼外转(此眼外直肌收缩、内直肌松弛),另一眼则需内转(此眼内直肌收缩、外直肌松弛)。一眼上转、下转或转向任何方向,另一眼必须随同动作,以保持两眼的动作协调,这样才能有良好的双眼视功能。

2. **两眼的集合运动(convergence)**　属异向眼球运动,也称聚辏运动、会聚运动等。当注视近处目标时,两眼的睫状肌调节加强、瞳孔缩小,同时双眼内转(双眼内直肌同时收缩,外直肌同时松弛),以保证外界物像能同时落在两眼的黄斑上。

3. **两眼的分散运动(divergence)**　属异向眼球运动,也称散开运动、外展运动等。当两眼注视近处目标后,再转向远处目标时,除睫状肌的调节松弛与瞳孔散大外,还需两眼同时外转(双眼外直肌同时收缩,内直肌同时松弛),以保持物像清晰和立体感。

四、眼外肌的协同作用与最大效益方向

1. **眼外肌的协同作用**

眼球运动法则:

Sherrington法则(Sherrington's law):当某一眼外肌收缩时,其拮抗肌同时出现相应比例的松弛。如右眼外直肌收缩,其右眼内直肌必然放松。

Hering法则(Hering's law):一眼转向某一方向,其作用肌所接受到的神经冲动,同时也以相应的比例到达该肌的配偶肌。如右眼外直肌接受一定量的神经冲动出现收缩时,其配偶肌即左眼内直肌也得到同量的神经冲动而收缩。临床上麻痹性斜视时的第二斜视角大于第一斜视角即是根据此法所出现的现象。如右眼外直肌麻痹,由于右眼内外直肌肌力不平衡,会出现右眼内斜,此时的斜视角为第一斜视角(用健眼注视时,麻痹眼的斜视角为第一斜视角)(primary deviation);此时,如患者用麻痹眼注视,则麻痹眼外直肌需用比正常更大的神经冲动才能维持注视,此时,其配偶肌左眼内直肌也用比正常更大的神经冲动进行收缩,从而出现更大度数的内斜(用麻痹眼注视时,健眼的斜视度为第二斜视角)(secondary deviation),所以麻痹性斜视时第二斜视角大于第一斜视角,这是麻痹性斜视的临床特点之一。

2. **主动肌、协同肌、对抗肌和配偶肌**

(1) 主动肌(agonistic muscle):每一眼外肌的收缩会产生一定方向的眼球运动,使眼球向某一特定方向运动的主要肌肉称主动肌。

(2) 对抗肌(antagonistic muscle):同一眼产生与主动肌相反方向运动的肌肉称对抗肌或拮抗肌,对抗肌有三对:外直肌和内直肌、上直肌和下直肌、上斜肌和下斜肌。

（3）协同肌（synergist）：同一眼使眼球向相同方向运动的肌肉称协同肌。如上斜肌和下直肌都是下转肌，两者即为协同肌；上直肌和下斜肌都是上转肌，它们也是协同肌。

（4）配偶肌（yoke muscle）：两眼产生相同方向运动互相合作的肌肉称为配偶肌。如双眼同时向左侧注视运动时，左眼外直肌和右眼内直肌一起收缩，此二肌为配偶肌。两眼共有六对配偶肌：右眼外直肌与左眼内直肌；左眼外直肌和右眼内直肌；右眼上直肌和左眼下斜肌；左眼上直肌和右眼下斜肌；右眼下直肌和左眼上斜肌；左眼下直肌和右眼上斜肌。

注意：对抗肌和协同肌都是针对单眼的，而配偶肌是指双眼的。

眼球要完成每一个动作，需要两条或两条以上的眼外肌协同完成，不可能靠单一眼外肌的孤立作用。如眼球内转时，主要为内直肌收缩（此时内直肌为主要运动肌），同时需要外直肌的松弛（内、外直肌互为拮抗肌），还需要有上、下直肌内转作用的配合以使之加强（此时上、下直肌为内直肌的合作肌或协同肌），此时，上、下直肌的上、下转作用与内、外旋动作均互相抵消，才能使内转得以实现；而这也只是单眼运动，一眼内转时，另一眼需要外转（一眼的内直肌与另眼的外直肌互称为配偶肌），眼球外转时，主要由外直肌收缩来完成，同时需要内直肌的松弛，还需要有上、下斜肌的协同动作以使之加强，此时上、下斜肌的上、下转动与内、外旋动作互相抵消，这样才能使外转动作得以实现。眼球上转时需上直肌与下斜肌收缩，此两肌的内、外旋与内、外转相互抵消，另需要有下直肌与上斜肌的松弛来与之配合。眼球下转时需下直肌与上斜肌的收缩，此两肌的内、外转与内、外旋相互抵消，另需有上直肌与下斜肌的松弛来与之配合（表1-1）。

表 1-1　眼球运动时的主要作用肌、协同肌、拮抗肌和配偶肌

右眼球运动	主要作用肌	协同肌	拮抗肌	配偶肌
内转	右内直肌	右上直肌 右下直肌	右外直肌	左外直肌
外转	右外直肌	右上斜肌 右下斜肌	右内直肌	左内直肌
外上转	右上直肌	右下斜肌	右下直肌	左下斜肌
外下转	右下直肌	右上斜肌	右上直肌	左上斜肌
内下转	右上斜肌	右下直肌	右下斜肌	左下直肌
内上转	右下斜肌	右上直肌	右上斜肌	左上直肌

3. 眼外肌的最大效益方向　眼外肌的单独作用是我们理解眼外肌运动的基础，实际情况是每一眼球运动均是双眼与多条眼外肌共同参与下完成的，每一条眼外肌都有其最大效益（或作用）方向（field of action of a muscle），只有按眼外肌的最大效益方向理解才能正确诊治眼外肌的病变，如分析受累的肌肉等。如前所述，当眼球外转23°时，上直肌的方向与冠状轴垂直，其作用力不产生其他方向上的分力，全部作用于使眼球上转的运动，这是上直肌能发挥出它的最大上转效能、最有效的运动方向，其先决条件是使眼球向外转23°。上直肌本身不能使眼球外转，要靠外直肌的配合。在外直肌的配合下，上直肌发挥了它的最大效能，使眼球转向外上方。这是其他肌不能完全代偿的。如果上直肌麻痹，该侧眼球向外上方的运动会出现障碍，转动幅度比正常时减少。患者向这个方向看时，双眼位置不对称，即斜视，这是一种体征。这时由于双眼视轴不能对准同一目标，患者会看到两个物像，这是一种症状，称复视（diplopia）。

根据上述原理，我们可以归纳如下：

（1）每条眼球运动肌都有它们各自的最大效益作用方向：上直肌是外上方；下直肌是外下方；上斜肌是内下方；下斜肌是内上方；内直肌是内侧；外直肌是外侧。由于每眼的6个运动方向都有一条相应的眼外肌，便于临床上判断是哪一条或几条肌肉麻痹，我们称之为6个诊断眼位。值得注意的是上下直肌和上下斜肌的最大效益方向刚好与单一肌肉作用方向相反，如上直肌最大效益方向为外上方，而单一肌肉的作用方向为内上方（图1-16）。

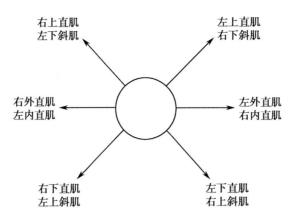

图 1-16　6 对配偶肌的最大作用方向及 6 个诊断眼位

（2）每条眼外肌麻痹时都会有临床表现，其他眼外肌不能完全代偿。患者双眼向麻痹肌作用的最大效益方向转动时，患侧眼球转动幅度减少，该处易出现复视，且复视时两物像的距离为最大。在麻痹肌的最大作用方向其复像距离最大也是麻痹性斜视的临床特点，有利于分析受累的麻痹肌。

第六节　眼外肌的解剖与眼外肌手术

一、眼外肌手术与眼前段缺血

4 条直肌的血液供应来源于眼动脉的肌支，这些动脉向前穿过肌腱形成睫状前动脉。睫状前动脉共 7 条，外直肌为 1 条，其他直肌都有 2 条。睫状前动脉在肌止缘附近角膜缘后 3~4mm 处穿入巩膜，有的睫状前动脉与直肌肌纤维关系密切，较难分离，有的在肌纤维表面，易于分离。手术时若同时切断 3 条直肌，可能引起眼前段缺血，在老年或患有心血管患者更容易发生。所以，每次做眼外肌手术时每只眼不应切断 2 条以上直肌（不含 2 条）。在复杂斜视手术时，可行直肌睫状前血管分离和保留，以避免发生眼前段缺血这一严重并发症。

二、巩膜厚度与缝合

在直肌附着点处的巩膜较薄，只有 0.3~0.45mm，在作直肌后退或缩短术时进行缝合有可能割破巩膜甚至穿破眼球的危险（图 1-17）。手术时最好用带线的铲形针，以能透见巩膜下的针体为适当深度，用手腕的力量慢慢进针较安全。另外，肌肉附着点前巩膜较厚，而附着点后较薄，缝合时应从附着点后部进针，经过附着点前的巩膜出针，则缝线较为牢固（图 1-18）。

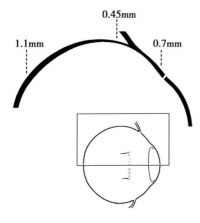

图 1-17　各处巩膜厚度示意图

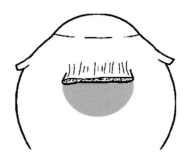

图 1-18　阴影表示巩膜最薄弱的区域，缝合时注意不要穿破眼球

三、筋膜与眼外肌手术

在每条肌肉的两面各有一层结缔组织膜包裹，并在直肌间相互联系，形成肌间膜，在前端还连续到角膜四周的巩膜表面。由于肌肉四周与巩膜、其他肌肉及附近眶组织都有结缔组织相连，在行眼外肌肌腱切断术后不会全部退入眶内，只能向后退缩 3~5mm。行直肌后退术时，一般在分离肌肉周围筋膜直到肌止后 8~10mm，如果分离不好，则会影响手术矫正效果。相反，如果向后分离过多，则破坏了 Tenon 囊的完整性，球后脂肪可能由此脱出，形成术后医源性眼外肌粘连，影响眼外肌运动功能。另外，在行眼外肌手术时，尽量保护肌鞘的完整性，避免术后眼外肌与周围组织的粘连。

四、神经进入点位置与手术

支配 4 条直肌的神经在肌肉起始点至附着点（上斜肌的起始点是指滑车）的中后 1/3 交界处进入肌肉，该处离肌止点约 26mm，通常的眼前段手术不会伤及这些神经纤维，但如果手术器械过分向后伸入，超过肌止后 26mm，则可能伤及支配眼球运动的神经纤维，造成眼外肌麻痹。支配下斜肌的动眼神经下支在该肌横过下直肌的颞侧，下直肌附着点后 12mm 处进入肌肉，该处的手术可能伤及这一神经。另外，伴随支配下斜肌走行的还有支配瞳孔括约肌和睫状肌的副交感神经，该处的手术可能同时会伤及该神经造成瞳孔异常。

五、上下直肌手术与睑裂大小关系

上直肌与提上睑肌均受动眼神经上支支配，两者通过疏松的结缔组织联系在一起，生理上有协同作用。眼球向上转时，上直肌收缩，提上睑肌也相应收缩，使睑裂开大；当下直肌收缩（上直肌松弛）时，睑裂则变小。当作上直肌手术时要将两肌间的鞘膜联系仔细分离，否则，上直肌后退术后会出现上睑退缩，睑裂开大；上直肌缩短则会引起轻度上睑下垂，睑裂缩小。当一眼处下斜位时，常常会表现为该眼"上睑下垂"，但当患者用该眼注视时，"上睑下垂"即消失，此为下斜视引起的假性"上睑下垂"。

同理，下直肌鞘延伸的筋膜组织在下直肌和下斜肌之间向前进入下穹窿结膜和下睑结膜的深层，附着到睑板和眼轮匝肌之间，构成与下睑的密切联系。所以，下直肌后退术后可引起睑裂开大，下睑退缩；下直肌缩短术后可引起睑裂缩小。手术中要仔细分离下直肌与下睑之间的联系，以减少术后引起的睑裂变化。

六、直肌的接触弧与手术后退量

直肌附着线和赤道之间的部分与巩膜相接触，称直肌的接触弧。一般认为一条直肌手术后退的最大量取决于该肌肉与眼球的接触弧，当肌肉后退到眼球赤道后时，其功能会明显不足或丧失，所以内外直肌的后退量通常为 3~5mm 和 5~7mm；上下直肌的后退量为 2.5~5mm。近来有学者提出"功能赤道"的概念，即眼球有一条垂直于眼眶轴的功能赤道，一条直肌可以手术后退到解剖赤道以后，只要不超过功能赤道，将不会引起该肌肉的功能障碍。所以，只有手术需要，目前，上直肌可后退最大量可达 8~10mm，外直肌后退最大量可达 10~14mm，但内下直肌还是要严格控制在 5~6mm，以免影响患者向前方和向下方视野的功能需要。

七、睑裂大小和眼球突出度对斜视的影响

睑裂过小（如先天性或沙眼患者）和眼球凹陷明显（如先天性或球后脂肪萎缩患者）的患者斜视手术难度较大，不容易暴露术野，尤其是当需要做较大量的后退缩短或复杂斜视手术时更明显。这时结膜切口宜选择角膜缘放射状梯形切口，手术助手应更熟练，预备的手术时间要长一点。而眼球突出如甲状腺相关眼病患者的斜视手术时，因角膜暴露更多，术中要特别注意保护角膜，除用棉片遮盖角膜外，必要时对非手术眼用缝线做暂时性缝合，术终再拆除。

八、睑裂方向与斜视

仔细观察眼附件的解剖变异有助于斜视的诊断和治疗。如颅面综合征（craniolfacial syndromes）患者经常伴有斜视，且这类斜视往往不典型，多数同时有水平和垂直性斜视，伴明显的上下斜肌功能亢进/不足，这种斜肌功能异常可由于眼球原发外旋或内旋引起，也可由于一条或几条斜肌/肌腱缺如所致，其中以上斜肌发育不良者多见。因此，对颅面骨骼发育异常伴斜视的患者应注意斜肌功能亢进/不足、A-V 征和旋转斜视等。

有些患者的颅面异常很轻微，但可能对斜视的病因和治疗有重要影响。如睑裂向下倾斜的患者常表现有下斜肌功能亢进和 V 征；而睑裂向上倾斜的患者常表现有上斜肌功能亢进和 A 征，如脊柱裂（spina bifida）的患者常有 A 型水平斜视伴睑裂向上倾斜。这类患者还常有眼外肌及其滑车（pulley）结构在眶内的行径有变异，以致形成 A 型斜视。所以，颅面发育异常的患者应做影像学检查，了解眼眶和眼外肌等结构解剖变异[11,12]。

九、面部不对称

先天性或出生后早期发生的上斜肌麻痹患者由于长期的代偿头位，常有头倾向肩的那一侧面部发育不良，即上斜肌麻痹的健侧面部发育不良，致两侧面部不对称。因此，对最近"发现"的大龄或成人上斜肌麻痹患者，如果有明显的面部不对称，可估计为先天性上斜肌麻痹，不需做神经内外科的评估。这类患者常有上斜肌松弛或肌腱发育不良。

先天性单侧冠状缝骨联结异常（unilateral coronal synostosis，或称 plagiocephaly）常表现为类似于上斜肌麻痹的斜视表现。这种"麻痹"是由于两侧眶部发育不对称，患侧的滑车比正常侧靠后，致上斜肌收缩时眼球下转的力量减弱（图 1-19）。因患者也表现面部不对称，极易与先天性上斜肌麻痹相混淆。该病与上斜肌麻痹的主要不同点有：①患侧额部扁平；②因患侧眼眶发育不良，多有轻中度的眼球突出外观；③颅面部骨骼两侧不对称。先天性单侧冠状缝骨联结异常患者应由神经外科医生治疗，部分患者经神经外斜治疗后由于改变了眼眶和眼外肌的结构，斜视消失。如仍有斜视，再考虑斜视手术治疗[13]。

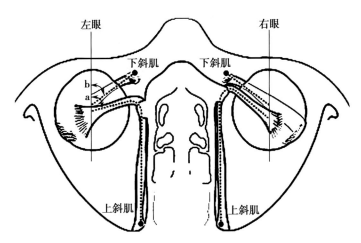

图 1-19　先天性单侧冠状缝骨联结异常是由于两侧眶部发育不对称，患侧的滑车比正常侧靠后，致上斜肌收缩时眼球下转的力量减弱

十、睑裂位置改变引起的假性斜视

睑裂位置改变在外观上常给予一种"斜视"外观。最常见的为宽内眦间距引起的假性内斜视。甲状腺相关眼病患者常有上睑和下睑退缩等眼睑位置改变，当双眼表现为不对称时，会给予一种斜视外观，而实际上双眼无斜视。如图 1-20 和图 1-21 分别类似于右眼上斜视和右眼下斜视。同样，垂直性斜视术后常伴有术眼眼睑位置的改变，尽管眼位矫正满意，但由于眼睑的变化使患者觉得仍然有斜视。甲状腺相关眼病常有斜视和复视，如果我们注意到眼睑退缩等表现，则容易作出准确的诊断并进行相应的治疗，而如果忽视眼睑的表现，则常导致作一些不必要的神经影像学检查并贻误诊治。

十一、结膜

斜视手术时一般都是在球结膜上作切口进行手术。关于结膜应注意以下几点：①内侧的半月皱襞不

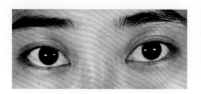

图1-20　甲状腺相关眼病患者双眼下睑退缩,以右眼明显,双眼正位。外观类似于右眼上斜视

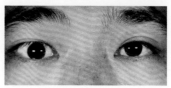

图1-21　甲状腺相关眼病患者右眼上睑退缩,双眼正位。外观类似于右眼下斜视

应破坏,缝合伤口时也不要使之移位,否则影响外观;②下穹窿结膜下方有眶脂肪,尽量不要破坏该处的筋膜以防脂肪脱出;③术中不要破坏后筋膜囊(posterior Tenon's capsule)以防眶脂肪脱出和形成术后粘连(图1-22);④内侧的泪阜位置可作手术切口,用于复杂斜视的内侧眶骨膜固定缝合和内直肌滑脱的寻找。

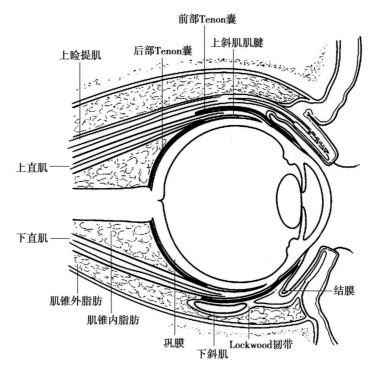

图1-22　后筋膜囊的解剖结构

（颜建华）

参 考 文 献

1. Sevel D. The origins and insertions of the extraocular muscles:development,histologic features,and clinical significance. Trans Am Ophthalmol Soc,1986,84:488-526.

2. Stager DR Jr.,Wang X,Stager DR Sr.,et al. Nasal myectomy of the inferior oblique muscles for recurrent elevation in adduction. J AAPOS,2004,8:462-465.

3. Deangelis DD,Kraft SP. The double-bellied inferior oblique muscle:clinical correlates. J AAPOS,2001,5:76-81.

4. Stager DR,Weakley DR Jr.,Stager D. Anterior transposition of the inferior oblique. Anatomic assessment of the neurovascular bundle. Arch Ophthalmol,1992,110:360-362.

5. Clark RA,Demer JL.Posterior Inflection of Weakened Lateral Rectus Path:Connective Tissue Factors Reduce Response to Lateral Rectus Recession .Am J Ophthalmol,2009,147:127-133.

6. Demer JL,Miller JM,Poukens V. Surgical implications of the rectus extraocular muscle pulleys. J Pediatr Ophthalmol Strabismus,

1996,33:208-218.

7. Demer JL,Miller JM,Poukens V,et al. Evidence for fibromuscular pulleys of the recti extraocular muscles.Invest Ophthalmol Vis Sci,1995,36:1125-1136.

8. Demer JL,Oh SY,Poukens V. Evidence for active control of rectus extraocular muscle pulleys. Invest Ophthalmol Vis Sci,2000, 41:1280-1290.

9. Demer JL. Current concepts of mechanical and neural factors in ocular motility. Curr Opin Neurol,2006,19:4-13.

10. Clark RA,Rosenbaum AL,Demer JL. Magnetic resonance imaging after surgical transposition defines the anteroposterior location of the rectus muscle pulleys. J AAPOS,1999,3:9-14.

11. Paysse EA,Khokhar A,McCreery KM,et al.Up-slanting palpebral fissures and oblique astigmatism associated with A-pattern strabismus and overdepression in adduction in spina bifida. J AAPOS,2002,6:354-659.

12. Coats DK,Paysse EA,Stager DR. Surgical management of V-pattern strabismus and oblique dysfunction in craniofacial dysostosis. J AAPOS,2000,4:338-342.

13. Bagolini B,Campos EC,Chiesi C. Plagiocephaly causing superior oblique deficiency and ocular torticollis. A new clinical entity. Arch Ophthalmol,1982,100:1093-1096.

第七节　支配眼外肌的神经、神经核和核上眼球运动控制

一、眼外肌的脑神经支配

动眼神经、滑车神经和展神经共同支配眼外肌,控制眼球运动[1-3]。

1. 动眼神经(第三对脑神经,oculomotor nerve)　动眼神经包括两种神经纤维,即躯体运动纤维与副交感运动纤维。动眼神经核团位于中脑四叠体上丘水平的导水管周围腹侧灰质中,包括动眼神经核、动眼神经副核及正中核。

动眼神经核:动眼神经核主要支配眼外肌,由外侧亚核(lateral subnucleus)、内侧亚核(medial subnucleus)与中央亚核(central subnucleus)组成(图1-23)。其中,一对动眼神经外侧亚核分别位于左右两侧,其背侧核团(下直肌核)核下神经支配同侧下直肌,中间核团(下斜肌核)核下神经支配同侧下斜肌,腹侧核团(内直肌核)核下神经支配同侧内直肌。一对左右对称的内侧亚核(上直肌核)的核下神经则

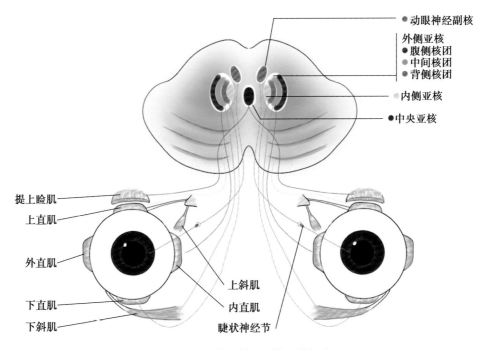

图1-23　动眼神经核团及核下神经支配

交叉至对侧支配对侧上直肌。中央亚核(提上睑肌核)的核下神经支配双侧提上睑肌。动眼神经核发出的躯体运动纤维从中脑脚间窝基底动脉两侧出脑,在大脑后动脉与小脑上动脉之间穿过,并在视束下方与后交通动脉伴行穿过海绵窦,经眶上裂进入眼眶后支配各眼外肌(图 1-24)。

动眼神经副核(Edinger-Westphal nucleus,E-W 核):动眼神经副核位于正中核的背外侧,发出动眼神经副交感节前神经纤维,进入视神经后外侧的睫状神经节交换神经元,其节后神经纤维支配瞳孔括约肌与睫状肌,参与调节反射(见图 1-23)。

正中核(Perlia 核):正中核位于两侧动眼神经副核之间,发出副交感神经纤维至双侧内直肌,参与集合反射。

2. 滑车神经(第四对脑神经,trochlear nerve)　滑车神经核位于中脑与脑桥交界处、四叠体下丘水平的导水管周围腹侧灰质中,动眼神经核位于其上方。滑车神经核发出躯体运动神经纤维至背侧顶盖,在顶盖与前髓帆交界处交叉至对侧,经下丘下方出脑,绕大脑脚至腹侧脚底,穿过海绵窦外侧壁,伴行动眼神经从眶上裂进入眼眶,经过上直肌与提上睑肌向前走行,最终支配对侧上斜肌(见图 1-24)。

3. 展神经(第六对脑神经,abducens nerve)　展神经核位于脑桥中部被盖中线两侧面神经丘里面。展神经核发出躯体运动神经纤维从脑桥延髓沟内侧出脑,向前越过颞骨岩尖及鞍旁海绵窦的外侧壁,由眶上裂进入眼眶后支配同侧外直肌(见图 1-24)。

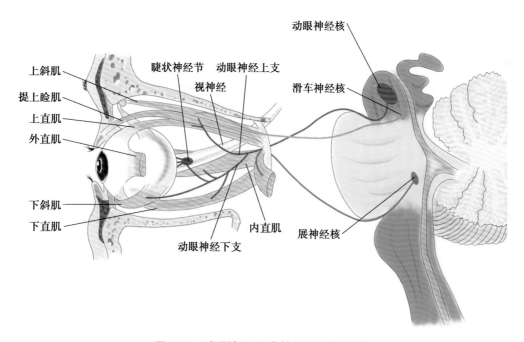

图 1-24　动眼神经、滑车神经及展神经走行

二、核上性眼球运动控制

大脑皮质至脑干中广泛分布的各级核上眼动中枢至上而下互相调节(图 1-25),最终通过动眼、滑车及展神经这三对脑神经协调控制双眼眼球运动[4,5]。

1. 大脑眼动中枢

(1) 额叶视区(frontal eye field,FEF):额叶视区位于大脑皮质额中回后部,即 Brodmann8 区中,为自主性扫视控制最重要的皮质中枢,同时也参与平滑追随眼球运动的调节。额叶视区可直接或通过上丘间接投射至对侧脑干眼动中枢。

(2) 中颞视区(middle temporal visual area,MT):中颞视区位于顶枕颞交界区(parietal-occipital-temporal junction,POT junction)的颞上沟后方,即 Brodmann19、37 及 39 区交接区前上方,又称为第五视区(V5),是纹外视皮层(extrastriate visual cortex)的一部分。主要参与视觉运动信息相关的感受和分辨,参与平滑追

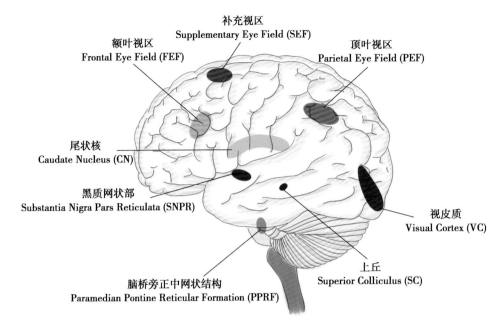

图 1-25　大脑眼动中枢

随运动。

（3）顶叶视区（parietal eye field，PEF）：顶叶视区位于顶内沟（intraparietal sulcus，IPS）中，即 Brodmann5、7 区及 Brodmann39、40 区间的沟回内，而其中顶内沟外侧壁（lateral intraparietal area，LIP）在眼动控制中起到最重要的作用。LIP 中神经元可储存引导扫视运动的视标位置信息而参与工作记忆，为反射性扫视控制中枢。LIP 分为两个亚区，即背侧亚区（LIPd）与腹侧亚区（LIPv），相较于 LIPd，LIPv 与 FEF 和上丘（superior colliculus，SC）的深部区域有着更为紧密的连接。这种结构上的不同提示 LIP 的两个亚区可能具有不同的功能，LIPd 更多参与视觉相关过程，而 LIPv 更多参与眼动相关过程。

（4）补充视区（supplementary eye field，SEF）：补充视区位于补充运动区（supplementary motor area，SMA）的头端，即 Brodmann6 区中，FEF 就在其前面的 Brodmann8 区。SEF 不直接参与扫视运动发生，但调节 FEF 而协调扫视与身体运动，主要参与注视及连续性扫视。

除此之外，背外侧前额叶（dorsolateral prefrontal cortex，DLPC）、基底神经节（basal ganglia）等其他大脑区域也对双眼眼球运动控制起到辅助协调作用。

2. 其他与眼动控制相关的重要结构

（1）上丘（superior colliculus，SC）：上丘位于中脑上部背侧，即顶盖（tectum）四叠体（corpora quadrigemina）上半部的两个隆起，为视觉与眼球运动的重要皮质下中枢（图 1-26）。SC 通过上丘臂与外侧膝状体连接，接收视网膜的视觉信号，并向丘脑发出投射纤维，并经过丘脑向大脑皮质传递有关眼球运动方向与转速的信息。SC 同时也接受 FEF 及其他眼球运动中枢的投射纤维，并发出传出神经纤维至脑干的双眼垂直运动中枢（riMLF）及双眼水平运动中枢（PPRF）。SC 作为双眼垂直同向运动的皮质下中枢，其上、下半部分别控制双眼向上、向下运动。

（2）内侧纵束（medial longitudinal fasciculus，MLF）：内侧纵束位于脑干的腹侧及颈段脊髓的前索，主要由前庭神经核发出的核间神经纤维组成，向上至动眼神经核，向下至副神经核及颈髓前角（图 1-26）。MLF 是眼球运动控制的重要联络通路，连接同侧及双侧各眼动神经运动核，同时传导头颈部运动信号，协调眼球运动与头、颈部运动。

（3）内侧纵束头端间质核（rostral interstitial nucleus of the MLF，riMLF）：内侧纵束头端间质核位于动眼神经核旁的中脑网状结构（midbrain reticular formation，MRF）中，即 MLF 的最上端，是双眼垂直同向运动的脑干中枢（图 1-26）。双眼垂直同向运动由同侧前庭神经核的兴奋性冲动纤维控制，该纤维交叉至对侧并沿 MLF 上升至相应脑神经运动核，控制双眼上转（动眼神经上直肌核与下斜肌核）或下转（动眼神经下

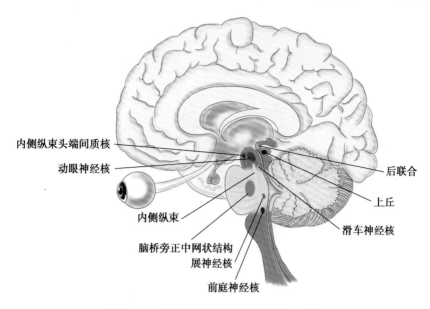

图 1-26 其他与眼动控制相关的重要结构

直肌核与滑车神经核)(图 1-27)。与此同时,来自前庭神经核相同区域的抑制性投射纤维则沿同侧 MLF 上升,并抑制相应拮抗肌的收缩。riMLF 主要控制双眼下转,而 riMLF 发出的控制双眼上转的传出神经纤维则向上绕过后联合(posterior commissure,PC)才交叉至双侧动眼神经核。

（4）脑桥旁正中网状结构(paramedian pontine reticular formation,PPRF):脑桥旁正中网状结构位于展神经核附近、MLF 的腹侧,是双眼水平同向运动的脑干中枢,又称脑桥侧视中枢(图 1-28)。PPRF 主要接收来自前庭神经核的传入神经纤维,同时也受小脑、上丘、额叶视区等核上中枢的调节。PPRF 的传出神经纤维主要至同侧展神经核的运动神经元(motor neurons,MNs)与核间神经元(internuclear neurons,INs)及同侧 riMLF。PPRF 中主要包含三种神经元:兴奋性暴发神经元(excitatory burst neurons,EBNs)、抑制性暴发神经元(inhibitory burst neurons,IBNs)及全面停止神经元(omnipause neurons,OPNs)。EBNs 位于展神经核尖端,通过同侧展神经核产生同侧水平扫视运动。EBNs 只参与扫视运动,而在注视、平滑追随及聚散运动中则不释放神经冲动。同时 PPRF 通过 Ins 投射至对侧动眼神经内直肌核而使配偶肌收缩。IBNs 的轴突发至对侧展神经核,抑制对侧展神经核 MNs 与 INs 的激活,从而在水平扫视运动中抑制拮抗肌收缩。OPNs 可同时抑制同侧 EBNs 及 IBNs,在注视与平滑追随中 OPNs 的张力性冲动起到重要作用,其异

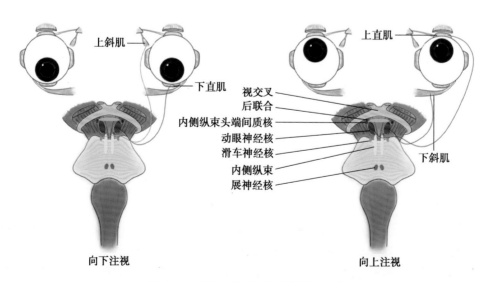

图 1-27 riMLF 控制双眼垂直同向运动

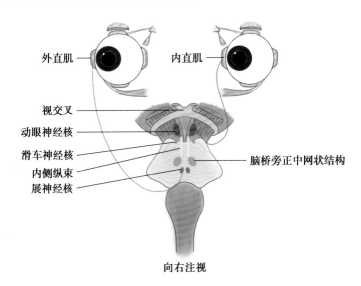

外直肌　内直肌

视交叉
动眼神经核
滑车神经核
内侧纵束
展神经核

脑桥旁正中网状结构

向右注视

图 1-28　PPRF 控制双眼水平同向运动

常可导致眼阵挛或眼球扑动。

除此之外，Cajal 间质核(interstitial nucleus of Cajal，iNC)、小脑(cerebellum)等其他结构也对双眼眼球运动控制起到辅助协调作用。

三、双眼眼球运动

双眼眼球运动的主要目的是使感兴趣的视标始终位于双眼黄斑中心凹，可分为 6 个不同类型：扫视、前庭眼反射、平滑追随、视动性眼球震颤、聚散及注视[6]。

1. 扫视(saccades)　扫视由视野周边目标刺激产生，双眼共轭跳跃性运动，使目标落在双眼黄斑中心凹。扫视控制通路主要包括皮层(额叶视区)、基底神经节(尾状核、黑质等)、上丘及脑干核团(riMLF 与 PPRF)等。

2. 前庭眼反射(vestibulo-ocular reflex，VOR)　头部运动时，前庭眼反射(VOR)通过调节眼球运动来稳定视网膜物象投射，使双眼始终获得最佳视觉。VOR 为重要的脑干反射，其与平滑追随互补，维持视觉稳定。VOR 处理中枢主要位于前庭核团与小脑。

VOR 的外周感受器包括半规管(semicircular canals)与耳石器官(otolith organs)，半规管感受头部旋转的角加速度，耳石器感受头部位移及重力作用的线性加速度。前庭神经核团(vestibular nuclear complex，VN)位于脑桥与延髓，包括内侧核(medial VN)、外侧核(lateral VN)、上核(superior VN)及脊髓核(descending VN)。上核主要接受三对半规管感受的头部位置信号，外侧核主要接受椭圆囊和球囊感受的头部运动线性加速度信号，内侧核同时接受半规管与耳石器官的信号，脊髓核则接受后半规管与耳石器官的信号。前庭神经核通过前庭上神经接收同侧水平半规管壶腹部感受的头部旋转信号，发出核间运动神经元至对侧展神经核。同时，前庭神经核也与脑桥侧视中枢有联系，其核间运动神经元可通过内侧纵束至同侧动眼神经内直肌核。前半规管感受的信号在前庭神经核交换神经元后，沿小脑上角结合臂(brachium conjunctivum)至对侧动眼神经上直肌核与下斜肌核。后半规管感受的信号在前庭神经核交换神经元后，沿内侧纵束上行至对侧滑车神经核与动眼神经下直肌核。

3. 平滑追随(smooth pursuit，SP)　平滑追随由中心凹附近目标刺激产生，双眼共轭追随运动，使双眼眼位与目标协调运动。核上性平滑追随通路主要包括皮层(额叶视区、补充视区、顶枕颞交界区)、脑干(背外侧脑桥核团(dorsolateral pontine nuclei，DLPN)、前庭核团)、小脑等。平滑追随主要由两个通路控制，一是从 FEF 与 SEF 投射纤维至脑桥被盖网状核(nucleus reticularis tegmenti pontis，NRTP)，通过小脑后蚓部(posterior vermis，PV)到各眼球运动神经核；二是从 MT 即顶枕颞交界区投射纤维至 DLPN，后通过 PV 到各眼球运动神经核。

4. 视动性眼球震颤（optokinetic nystagmus，OKN）　视动性眼球震颤为一种生理性眼球震颤，当注视视野中出现快速移动的目标时出现。OKN 的发生主要与视束核 - 背侧终末核相关（nucleus of the optic tract-dorsal terminal nucleus，NOT-DTN），包括直接通路与间接通路。OKN 直接通路中，视网膜鼻侧半视觉信号直接由视束传导至对侧 NOT-DTN，并通过下游的 PPRF 及各眼球运动神经核产生鼻向 OKN。OKN 间接通路中，视网膜颞侧半视觉信号则由视束及外侧膝状体传导至同侧视皮层 V1 区，再反向投射回同侧 NOT-DTN 而产生 OKN。

5. 聚散（vergence）　聚散属双眼非共轭运动，通过双眼集合或发散运动使远近目标维持在双眼黄斑中心凹。聚散控制通路中，集合中枢主要位于中脑网状结构（MRF）中，而发散中枢主要位于脑桥网状结构中（pontine reticular formation，PRF）中，最终通过动眼神经核团（E-W 核、正中核）控制聚散运动。

（申　涛）

参 考 文 献

1. Eakins KE，Katz RL.The role of the autonomic nervous system in extraocular muscle function.Investigative Ophthalmology，1967，6（3）：253-260.

2. Gamlin PD. Subcortical neural circuits for ocular accommodation and vergence in primates. Ophthalmic and Physiological Optics，1999，19（2）：81-89.

3. Lemos J，Eggenberger E. Supranuclear eye movement disorders. Current Opinion in Ophthalmology，2014，25（6）：471-479.

4. Büttner-Ennever JA. The extraocular motor nuclei：organization and functional neuroanatomy. Progress in Brain Research，2006，151：95-125.

5. Hariharan P，Balzer JR，Anetakis K，et al. Electrophysiology of Extraocular Cranial Nerves：Oculomotor，Trochlear，and Abducens Nerve. Journal of Clinical Neurophysiology，2018，35（1）：11-15.

6. Straube A，Büttner U.Neuro-ophthalmology：Neuronal control of eye movements. Developments in Ophthalmology. Behrens-Baumann W. Munich. Karger. 2007：1-109.

第二章

斜视的检查

正确而详尽的检查是斜视诊断和治疗的最重要依据。斜视检查的目的包括：①明确是否存在斜视；②明确什么类型的斜视；③明确是否存在代偿头位；④明确双眼视功能；⑤明确是否存在弱视；⑥斜视度和代偿头位的定量测定。由于某些类型的斜视存在间歇性和隐蔽性，所以详细询问病史，并根据病史进行有的放矢的检查，必要时可以要求患者提供过去的照片以掌握更多的信息，避免漏诊或误诊。正确的检查操作方法非常重要，本章将列出具体的操作细节和检查注意事项。另外，不同的检查者或者同一检查者在不同时间的检查结果可能存在差异，除了考虑检查操作方法是否正确外，潜在的融合功能也是影响因素之一。因此，多次重复检查对斜视尤其是间歇性斜视是有必要的。最后，就诊的斜视患者很多是低龄小孩，医生除了需要更多的耐心，还需要准备小玩具或先模拟给家长检查，以消除患儿的恐惧并争取得到合作。

第一节 病　　史

一、自觉症状

1. **眼位偏斜**　这是斜视患者或家属最常见的主诉。医生要进一步询问和了解：什么时候开始发病？向内还是向外偏斜？哪只眼斜视多见？经常斜视还是有时斜视？如果有时斜视，是什么情况多见？是否存在发病规律？是否存在晨轻暮重？对于初步检查正位的患者，应特别重视病史的询问，需要考虑是否存在间歇性斜视的可能。如果斜视呈间歇性发作的，注意通过针对性的检查鉴别间歇性外斜视、调节性内斜视、周期性斜视、重症肌无力和侧视症；如果代诉婴幼儿内斜视，尤其是侧方注视时出现内斜视，需要与内眦赘皮进行鉴别。

2. **双眼复视或混淆视**　双眼复视是指斜视发生后，外界一个物像落在双眼视网膜非对应点上，即分别落在注视眼的黄斑和斜视眼的黄斑外视网膜，被视觉中枢感知为两个物像。混淆视是指斜视发生后，外界不同物像落在双眼的视网膜对应点上，如双眼黄斑，被视中枢感知为不同物像重叠在一起。有些斜视患者对混淆视的描述不一定很具体，如果主诉单眼视力比双眼视力清晰或者立体定位有错位感，提示存在混淆视。双眼复视或混淆视的出现意味着斜视的存在，如果眼位检查没有明显异常，要注意进一步检查明确是否存在旋转斜视的可能。另外，双眼复视或混淆视也可以出现在发病较晚的共同性斜视患者，不能作为共同性与非共同性斜视的唯一鉴别点。理论上，当双眼视功能建立后突然出现的斜视，患者就会出现双眼复视或混淆视。共同性斜视患者一般发病比较早,幼儿不懂表达或短期内出现异常双眼视觉改变,而获得性非共同性斜视的发病年龄偏晚,因此,双眼复视或混淆视主诉多见于获得性非共同性斜视患者。

3. 代偿头位 代偿头位也是斜视患者或家属的常见主诉之一。主要表现为面左或右转、上颌上抬或内收、头向左或右肩歪或混合型。代偿头位的目的有两个,一个是消除双眼复视或混淆视,一个是为了获得较佳的视力。因此,代偿头位主要见于非共同性斜视、眼球震颤、未矫正的散光以及双眼上睑下垂患者。但是,需要与非眼性斜颈进行鉴别。除了详细的眼部检查,还有一个简单的鉴别方法:包盖一眼后再观察头位。如果包盖一眼后头位明显好转,考虑眼性代偿头位。

4. 双眼或单眼视力差 视力差的患者除了考虑屈光问题和眼器质性病变,也要注意排查斜视。单眼斜视可以引起单眼弱视,遇到不好解释的单眼视力差,注意排除调节性内斜视或微小斜视;眼球震颤可以引起双眼视力下降。另外,对于主诉单眼视物更清楚的患者,要注意考虑是否存在斜视引起的复视或混淆视问题。

5. 强光下眯一只眼 这是间歇性外斜视患儿家长的常见主诉,尽管其机制还不明确。一个主诉强光下眯一眼的患儿,尽管初步检查是正位,医生也要设法譬如增加遮盖时间、向远处眺望等手段进一步明确是否存在间歇性外斜视的可能。

6. 睑裂及面部等外观的改变 部分非共同性斜视可以引起睑裂及面部的外观改变。譬如眼球后退综合征、先天性眼外肌纤维化、下颌瞬目综合征(Marcus Gunn phenomenon)和 Moebius 综合征等先天性脑神经异常支配性疾病可以引起睑裂或面部异常改变,代偿头位也会影响面部发育。值得注意的是,眼球后退综合征引起的睑裂变化不在第一眼位,而是患眼向鼻侧注视时才出现,因此需要详尽而细心的检查,否则容易漏诊。

7. 伴随症状及体征 眼红、眼痛、突眼、骤然视力下降。当患者突然出现双眼复视或斜视,并伴有上述伴随症状或体征之一时,要考虑眼眶疾病相关的斜视类型。包括眼眶炎症性疾病如甲状腺相关眼病、眼眶炎性假瘤;眼眶感染性疾病如眶蜂窝织炎;眼眶肿瘤如横纹肌肉瘤;眼眶外伤导致眶壁骨折并眼外肌嵌顿;眼眶血管异常如颈动脉海绵窦瘘等。

二、其他病史

详细了解患者的全身及眼部的既往病史及治疗史、出生史、家族史有助于斜视的诊断和治疗。斜视发生与神经系统、内分泌系统、心血管系统、邻近器官疾病以及外伤等关系密切,因此,对于急性发生的或获得性非共同性斜视,需要详细询问病史,必要时进行眼眶影像学检查或其他专科的会诊,明确诱因或原因后再行治疗。另外,一些眼部疾病可以导致视力下降并引起知觉性斜视、高度近视可以引起限制性内斜视、视网膜环扎手术可以引起限制性斜视等。此外,早产儿、出生有窒息史的患儿更易发生斜视弱视。斜视具有遗传倾向,有些类型的斜视如先天性眼外肌纤维化等属于遗传性疾病,因此,了解家族史有助于斜视的诊断和预后的判断。

第二节 常规眼科检查

一、外观望诊

非共同性斜视常伴有眼球突出度改变、眼睑、睑裂及颜面部的异常。也就是说,斜视患者伴有睑裂及颜面部异常,常常提示为非共同性斜视。颜面部的外观望诊内容包括眼球突出情况;眼睑改变;睑裂变化;面部表情及面部发育情况;代偿头位。这些外观的改变有着重要的临床意义,有助于判断斜视病因及斜视类型。譬如,斜视患者伴有眼球突出或内陷或眼睑的水肿提示斜视的发生与眼眶疾病相关,包括甲状腺相关眼病、颈动脉海绵窦瘘、眼眶骨折、眼眶肿瘤或炎性假瘤等;斜视患者伴有上睑下垂,注意鉴别真性还是假性上睑下垂,真性上睑下垂的患者要考虑肌源性还是神经源性;斜视患者伴有动态睑裂变化的提示先天性脑神经异常支配性疾病,如眼球后退综合征(图 2-1)、Marcus Gunn 综合征;斜视伴有面瘫的患者要考虑 Moebius 综合征的可能性;出现代偿头位的患者首先要明确是眼性还是颈性,眼性代偿头位可出现于非共同性斜视、眼球震颤、散光及双眼上睑下垂的患者。在临床实际工作中,一个主诉斜视或双眼复视的患者,患者本人对颜面部外观改变并不在意,也不会主动告诉医生,需要医生细心专业的观察才能发现,而正是这些异常的体征有助于医生明确诊断。

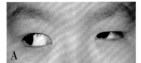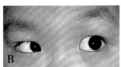

图 2-1　眼球后退综合征睑裂改变

A.患儿向右侧注视,左眼睑裂变小,眼球后退;B.向左侧注视,左眼睑裂开大,外转不足

二、眼前节检查

主要在裂隙灯下进行,了解眼前节是否存在异常。另外,检影镜或直接检眼镜可用于检查屈光间质是否存在混浊,不仅适用于检查欠合作的低龄患儿,而且是初步判断圆锥角膜和晶状体脱位的简单易行手段。严重的单眼或双眼的视力障碍可以引起知觉性斜视,因此,一个斜视患者就诊,医生需要进行详细的眼前节检查,明确是否存在引起视力障碍的病变,譬如角膜斑翳、永存瞳孔膜、白内障、晶状体脱位等,以便及时对因治疗,尽早恢复视力。

三、瞳孔及瞳孔对光发射

瞳孔及瞳孔对光反射是一个非常简单的检查,但是在斜视的诊断中却有着非常重要的临床意义。检查内容包括双侧瞳孔是否等大等圆,双眼瞳孔直接和间接对光反射是否灵敏。如果双侧瞳孔不等大,一侧瞳孔直接对光反射消失,间接对光发射存在,提示该侧视觉传入通路存在异常;如果一侧瞳孔直接和间接对光反射消失,则提示动眼神经麻痹或瞳孔括约肌损害。无论是视力障碍还是动眼神经麻痹都可以引起斜视,但是斜视类型不一样,因此瞳孔检查对斜视的病因诊断及对因治疗非常有意义。譬如,一个获得性上睑下垂的患者,考虑是重症肌无力还是动眼神经麻痹,除了参考一些典型临床表现,瞳孔是否受累也是一个重要的鉴别点,重症肌无力是骨骼肌受累并不影响眼内肌。另外,当一个低龄的斜视患儿来就诊,很多检查都不配合,瞳孔检查显得尤为简单和重要。笔者就有这样的经历:2 岁多的内斜视患儿就诊,哭闹不合作,不配合眼底检查,接着给患儿做了简单瞳孔的检查,发现患眼直接对光反射迟钝,间接对光反射灵敏,怀疑视神经疾病,于是设法在患儿熟睡下做详细的眼底检查,发现患眼为牵牛花综合征。

四、眼底检查

眼底检查有三个目的,一是明确是否存在影响视力的玻璃体、视网膜及视神经病变;二是了解黄斑的位置及眼球旋转情况;三是明确注视性质。通过检眼镜、前置镜检查了解眼后段情况,必要时可以通过眼底彩照进一步了解黄斑的位置及旋转情况。另外,可以通过直接检眼镜的网格照明判断注视性质,让被检者的被检查眼注视直接检眼镜的光源中心的小黑星或小圆圈,此时需要同时遮盖另一眼,以避免斜视患者只用主导眼注视光源,此时如果中心凹落在小黑星或小圆圈上,为中心注视,否则为非中心注视,距离中心越远,视力预后越差。

第三节　视功能检查

视功能检查包括形觉方面和功能方面检查、主观和客观检查,以及单眼和双眼视功能检查。其中视力属于形觉方面检查,视觉电生理属于客观的视功能检查手段。

一、婴幼儿视力的估计

1. **追光或追随眼前移动目标或袭击眼球反应**　一般情况下,婴幼儿对光和颜色鲜艳的移动目标很敏感。因此,通过移动手中的光源或玩具,观察患儿的双眼是否注视并追随目标。如果患儿双眼能注视并追随目标,可以判断患儿具有光感或手动以上的视力;如果没有追随目标,可以做袭击眼球的假动作,观察患儿是否作出瞬目反应,进一步判断患儿是否存在严重的视力障碍。

2. **遮盖厌恶反应** 当怀疑患儿双眼视力不均衡,其中一眼存在严重视力障碍时,可以交替遮盖一眼,观察患儿反应。如果遮盖其中一眼时,患儿表现不乐意甚至哭闹,而遮盖另一眼时,患儿则表现无所谓,表明双眼视力不对称,遮盖好眼时患儿有厌恶表现。

3. **注视方式的检查** 分别在单眼注视和双眼注视下进行检查,观察双眼能否分别进行持续的稳定的中心注视(central steady and maintained,CSM),以初步判断视力情况,尤其适用于不能配合视力表检查的婴幼儿。一般用移动的小玩具作为注视目标,分别遮盖一眼,观察对侧眼能否注视? 中心或非中心注视? 能否稳定注视? 游走注视或眼球震颤? 如果双眼分别为稳定的中心注视,接下来要判断双眼视力是否均衡(图2-2):对于斜视患者,首先遮盖注视眼,让斜视眼注视目标,然后去遮盖,如果原来偏斜眼马上回到偏斜位,称为不能持续注视;对于没有斜视的患者,可以通过双眼分别放置底朝下$20^\triangle$的三棱镜,观察对侧眼的眼位及注视情况来判断是否持续注视。非中心、不稳定或不能持续的注视,均表明视力低下。

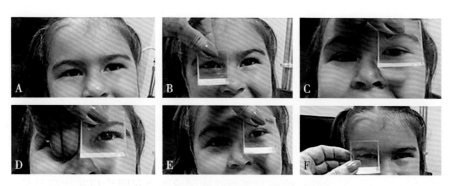

图2-2 $20^\triangle$三棱镜底朝下评估视力检查

A. 患儿没有斜视,双眼分别具有稳定的中心注视功能,但视力检查欠合作;B. 让患儿注视眼前视标,$20^\triangle$三棱镜底朝下置于右眼前,如果左眼上转,表明右眼为注视眼;C. $20^\triangle$三棱镜底朝下置于左眼前,右眼没有上转,表明右眼为注视眼;D. 遮盖右眼,让左眼成为注视眼;E. 去遮盖后,右眼恢复成为注视眼;F. 再次把$20^\triangle$三棱镜底朝下置于右眼前,如果左眼上转,进一步明确右眼为优势眼,表明右眼为持续的稳定的中心注视(CSM),左眼为非持续的稳定的中心注视(CSnM)(资料来源:Elias Traboulsi,Virginia Utz. Practical Management of Pediatric Ocular Disorders and Strabismus. New York:Springer,2016:7)

4. **选择性观看(forced preferential looking)** 选择性观看是婴幼儿视力的定量测定方法。注视目标分为两部分,一侧是空白视标,另一侧是不同空间频率的光栅或图形。通过观察患儿对同时出现的两侧视标的注视反应,初步判断患儿的视力。Teller视力卡采用了选择性观看原理,常被应用于临床婴幼儿视力检查,可以转换为logMAR和Snellen视力。

5. **视动性眼震** 视动性震颤是评估婴幼儿视力的手段之一,尤其适用于注意力不集中的患儿。一般来说,3~6个月大的婴儿的双眼追踪和扫视功能已经建立,当眼前出现重复模式的移动物像时,婴儿会出现反射性的眼球运动,称为视动性眼震,即快相的追踪和慢相的扫视运动。据此,家长怀抱婴儿,坐在带有不同空间频率条纹的视动鼓前,转动视动鼓,如果患儿出现视动性眼震,意味着患儿的视力为0.05或以上。

6. **视觉诱发电位** 详见视觉电生理检查。

二、学龄前和学龄儿童的视力检查

1. **模拟比试法** 可以粗略估计学龄前儿童视力。检查者坐在小儿对面,分别相距33cm和6m处,检查者伸出手指,让小儿学样伸出同样的手指数。

2. **视力表检查**　属于视觉形觉方面的检查,是中心视力的重要检查工具,主要反映黄斑中心凹的视觉敏锐度。视力表是根据视角原理设计的。人眼能分辨出两点间的距离为1分角,视力则为其倒数;如果人眼能分辨1分角,则视力为1.0。视力包括远视力和近视力。远视力结合近视力检查有助于初步判断视力下降的原因。譬如远视力差,近视力正常,初步诊断近视性屈光不正导致视力下降;如果远视力正常,近视力差,初步诊断是老视导致视力下降。

视力表根据视标的形状、行间视标或视角增进率、每行的视标数以及不同记录方法等分为儿童视力表、国际标准视力表、对数视力表、LogMAR(logarithm of minimal angle of resolution)和ETDRS(early treatment diabetic retinopathy study)视力表。不同视力表间的检查结果可以进行换算。对数视力表、LogMAR和ETDRS视力表的行间视标按视角递增,其中LogMAR和ETDRS视力表常被用于临床研究。

三、对比敏感度检查

对比敏感度(contrast sensitivity,CS)是指不同明暗背景下分辨视标的能力,是检测视功能的指标之一。对比敏感度可以用一系列不同空间频率和对比度的黑白相间的条栅视标进行检查。将一定空间频率的条栅与背景区分开来所需要条栅的最低对比度,称为对比敏感度阈值;对比敏感度阈值的倒数称为对比敏感度。阈值越低,对比敏感度越高,视觉功能越好。某些疾病如青光眼、黄斑病变、视神经病变、白内障等病变的早期,在视力受影响之前对比敏感度已经下降,因此,相比高对比度的视力检查,对比敏感度是某些眼科疾病早期诊断及疗效评价的重要指标之一。

四、视觉电生理检查

视觉电生理(visual evoked potentials)通过视觉系统的生物电活动检测视觉功能,是一种无创的客观的视功能检查手段,尤其适用于不合作的幼儿、智力低下的患者或者伪盲者的视功能检查。分为眼电图、视网膜电图和视觉诱发电位检查。

1. **眼电图(electrooculogram,EOG)**　在不加额外刺激时,眼球内外存在电位差,即静息电位。眼电图是使眼球按一定的角度转动,导致电位变化,并在明适应及暗适应状态下记录这种电位变化。主要反映视网膜色素上皮和光感受器的功能,异常见于累及视网膜色素上皮、光感受器的疾病,如中毒性视网膜炎等。

2. **视网膜电图(electroretinogram,ERG)**　视网膜电图记录的是闪光刺激视网膜后的动作电位(闪光视网膜电图),或使用翻转的方格图案刺激视网膜后的动作电位(图形视网膜电图)。闪光视网膜电图主要反映视网膜节细胞层以前的视网膜细胞功能;图形视网膜电图主要反映视网膜节细胞层的功能状态,两者结合起来可以更全面地反映视网膜各层细胞的功能状态。

3. **视觉诱发电位(visual evoked potentials,VEP)**　视觉诱发电位是视网膜受闪光或图形刺激后在枕叶视皮质诱发出的电活动。反映视网膜、视神经及视中枢等视路各个结构的功能状态。

五、视野检查

视野又称为周边视力,指的是当眼球向前固视一点时,黄斑中心凹以外的视网膜感光细胞所能见到的范围。视路疾病可以出现视野损害,视野损害特点有助于判断视路损害部位、性质和程度。常见的视野检查途径包括:①对照法:检查者与患者面对面而坐,互相对视,距离1m,检查者的手指置于自己与患者之间,从周边向中心移动,当患者发现检查者手指时告知检查者,检查者通过自己视野与其比较评估患者的视野情况。该方法简单,可作为初步筛查评估。②视野计检查法:包括Goldmann视野计、动态视野计、静态视野计、自动视野计等。不仅可以检测到视野的范围,还可以对视野范围内各部分的光敏度进行定量。

六、双眼视功能检查（见第五节）

七、特殊斜视患者的视力检查

隐性眼球震颤、先天性眼球震颤伴代偿头位等特殊类型斜视患者的常规视力检查,并不能完全反映这些患者在日常生活中的视力水平。隐性眼球震颤或显性眼球震颤合并隐性眼球震颤的患者,遮盖一眼后,对侧眼眼球震颤加重,导致视力下降。此时,可以考虑用高度正镜片代替遮盖板进行单眼视力检查,并在双眼注视状态下进行双眼视力检查,综合评估患者的视力。另外,对于先天性眼球震颤伴代偿头位的患者,可以分别进行面朝正前方及代偿头位下的双眼视力,以评估患者的视力状况以及手术矫正代偿头位的必要性。

第四节　屈　光　检　查

屈光不正与斜视、弱视关系密切。远视可以引起调节性内斜视,屈光矫正是调节性内斜视的主要治疗手段;高度屈光不正或屈光参差可以引起弱视继而斜视,通过屈光矫正提高视力则是预防知觉性斜视的重要手段。另外,对一个怀疑弱视的患儿,屈光检查非常重要。如果患儿的屈光状态不足以解释其视力或弱视,则需要进一步寻找病因,包括眼前后段器质性病变、微小斜视、眼球震颤等。因此,通过医学验光获得准确的屈光度数有助于斜视弱视的预防和诊治。

一、屈光检查方法

屈光检查的主要内容是验光,完整的验光过程包括初始阶段、精确阶段和终结阶段,为患者找到既看得清又舒适的矫正镜片。初始阶段主要是指客观验光,精确阶段又称主观验光,终结阶段包括双眼平衡和试镜架测试。客观验光不需要患者的主观配合,几乎适用于所有患者(屈光间质混浊除外)。

客观验光包括检影验光和电脑验光。检影验光是指利用检影镜的投影系统,将眼球内部照亮,并通过检影镜的观察系统窥视视网膜的反光。当我们移动检影镜的带状光时,可以观察到投射在视网膜上的反射光带的移动,根据反射光带的移动性质确定眼球的屈光状态。

由于人眼的调节状况可以直接影响屈光的检测,因此,有时需做睫状肌麻痹验光以求准确获得人眼调节静止状态下的屈光度数。尤其是调节力较强的儿童青少年,以及调节性内斜视患者。这些患者睫状肌麻痹前后的验光结果可以相差甚大。

二、睫状肌麻痹剂的选择

目前为止,尚无一种起效和恢复快、睫状肌麻痹充分且兼具安全的理想睫状肌麻痹剂。阿托品是一种强的睫状肌麻痹剂,也是我国临床上儿童最常用的睫状肌麻痹剂,但是阿托品起效慢,瞳孔和调节功能恢复慢,不但影响儿童的学习和生活,还增加了往返就诊次数,给患儿家庭带来诸多不便。复方托吡卡胺起效和恢复快,但是睫状肌麻痹效果较弱。环喷托酯与阿托品相比,起效快,睫状肌麻痹作用相当,瞳孔和调节功能恢复较快,因此其对儿童的学习和生活影响较小,目前在国外已作为儿童首选的睫状肌麻痹剂。常见睫状肌麻痹剂及用法见表2-1。

睫状肌麻痹剂及其浓度的选择可以根据患者的年龄、有没有斜视、斜视类型、既往验光史、矫正视力是否理想以及验光目的等情况而定。在选择睫状肌麻痹剂前,可以先动态检影初步了解患者的调节程度,也可以在验光前先进行眼球生物测量以初步了解患者的屈光状态,有助于合理选择睫状肌麻痹剂。另外,在睫状肌麻痹检影时,如果发现检影结果波动较大,表明睫状肌麻痹不充分,改用更强的睫状肌麻痹剂。个人认为宜使用1%阿托品眼膏或凝胶的患儿包括:内斜视患儿首次验光、小儿抗拒点滴眼液并哭闹、检影结果波动较大、调节性内斜视屈光足矫后眼位不稳定。

表 2-1　常用睫状肌麻痹剂的用药方法及药物持续时间

滴眼液名称	用药方法	作用开始时间	睫状肌麻痹作用持续时间
0.5% 托吡卡胺	每 5min 1 次 ×3;等待 30min	20~40min	4~6h
1% 环喷托酯	每 5min 1 次 ×2~3;等待 30min	30~60min	6~48h
2% 后马托品	每 5min 1 次 ×2;等待 1h	30~60min	2d
1% 阿托品	1-3 次 /d × 3~4d;验光当日早晨点 1 次	45~120min	2~3wk

三、儿童验光的注意事项

儿童的调节力较强,为了消除调节对验光结果的影响,需用较强的睫状肌麻痹剂进行验光(人工晶状体眼除外)。注意事项包括:①注意睫状肌麻痹剂的用量,尤其是婴幼儿。1 岁内滴用复方托吡卡胺滴眼液较为安全;低龄幼儿使用阿托品眼膏时,建议一眼早上另一眼晚上使用,每天一次共 3 天,每次使用绿豆大小。②使用睫状肌麻痹剂时,注意压迫泪小管,减少全身吸收及副作用。③如果使用 1% 环喷托酯滴眼液,对于虹膜色素较深的国人来说,建议先滴用表面麻醉药增加角膜对药物的穿透性,然后点用 1% 环喷托酯 2~3 次,必要时再联合复方托吡卡胺。④注意睫状肌麻痹剂的使用禁忌证,如禁用于闭角型青光眼(术后除外)、既往同类药物过敏史。⑤告知患者睫状肌麻痹剂的可能副作用及应对措施,全身副作用包括发热、口干、脸红、心动过速、恶心、头晕、谵妄、共济失调、定位困难、幻觉、语无伦次等,以及眼部出现视近不清、畏光等。

第五节　斜视的定性检查

对于主诉斜视或可疑斜视的患者,首先可以通过简单的检查手段明确是否存在斜视。这些简单的手段包括角膜映光法、遮盖试验、红玻璃复视检查和单马氏杆检查。如果患者存在明显屈光不正,需在屈光矫正下进行检查,对可疑调节性内斜视或者间歇性外斜视患者,强调裸眼及戴镜下分别进行。

一、交替遮盖试验

交替遮盖试验(alternate cover test)可以明确患者是否存在斜视,但不能鉴别显性斜视和隐性斜视。让患者注视一个目标,交替遮盖双眼,观察去遮盖眼的眼球移动方向及幅度。检查的前提是患者能交替中心注视,即患者应具有良好的配合、视力以及眼球运动功能。检查要点包括遮盖时间 3 秒以上以达到打破融合;当遮挡板从一眼移动到另一眼时,动作要迅速,也就是在检查过程中保持有一眼处在遮盖状态。

在检查过程中,通过观察去遮盖眼的转动方向判断斜视方向。如果去遮盖眼从内向中转动为内斜视;如果从外向中转动为外斜视;如果从上向中转动为上斜视;如果从下向中转动为下斜视;如果眼球移动的幅度较大,有可能为显性斜视,但是,如果要明确是显性斜视和隐性斜视,可以进一步进行单眼遮盖去遮盖检查。

二、单眼遮盖去遮盖检查

单眼遮盖去遮盖检查(monocular cover-uncover test)不但可以明确是否存在斜视,还能鉴别显性斜视还是隐性斜视。经典的单眼遮盖去遮盖检查是一种判断显性斜视的简单手段,要求遮盖时间短(1~2秒),不至于破坏双眼视[1]。但是,当延长遮盖时间后(3 秒以上),便可以诱发隐斜视及间歇性外斜视并进行鉴别。我们的检查经验如下:①让患者注视一个目标,遮盖一眼,如果对侧眼转动,表明存在显性斜视(图 2-3);②如果对侧眼不动,表明对侧眼为注视眼,此时去遮盖并观察去遮盖眼:Ⅰ若去遮盖眼迅速转动,表明存在隐性斜视(图 2-4);Ⅱ若去遮盖眼稍作停留再转动,表明存在间歇性斜视(图 2-5);Ⅲ若去遮

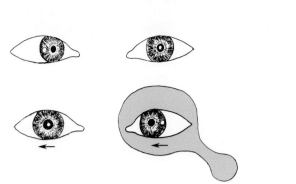

图 2-3　单眼遮盖去遮盖检查:右眼显性斜视

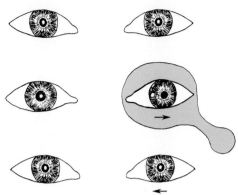

图 2-4　单眼遮盖去遮盖检查延长遮盖时间:左眼外隐斜视

盖眼不动,接着反过来遮盖对侧眼,如果原遮盖眼不动,表明没有斜视;如果原遮盖眼转动,表明存在显性斜视。斜视方向则根据眼球移动方向判断。检查的前提是患者有良好的配合、视力以及眼球运动。检查要点是遮盖时间达数秒以上以打破融合。

三、角膜映光法

角膜映光法(Hirschberg test)是判断显性斜视的常用检查手段,尤其适用于欠配合的患儿或者有一眼视力很差或严重运动障碍不能交替注视的患者。角膜映光法对大度数的斜视是容易判断的,但是,如果斜视度数不大,或者双眼能交替注视的患者,则需要联合遮盖试验才能明确。另外,对于初步检查第一眼位正位的患者,如有屈光不正,尤其是远视患者,要分别进行戴镜和裸眼检查;可以通过让患者注视近距离调节视标,或者联合遮盖试验有助于避免调节性内斜视的漏诊;可以通过让患者视远,或延长遮盖时间进行检查有助于避免间歇性外斜视的漏诊;可以通过转换注视眼观察眼位(第二斜视角较大),或通过不同注视方向进行眼位观察,明确是否存在非共同性斜视。角膜映光法联合遮盖试验是临床中最常用的斜视筛查手段。

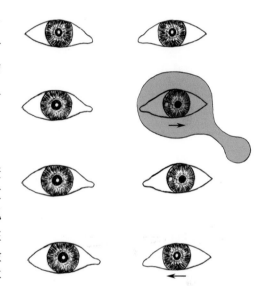

图 2-5　单眼遮盖去遮盖检查延长遮盖时间:左眼间歇性外斜视

方法如下:让患者注视眼前点光源,检查者在光源的后方观察光源在患者角膜上的映光点位置来判断眼位。对于正位眼,角膜映光点应该双眼对称且位于瞳孔中心稍偏鼻侧。如果双眼角膜映光点明显不对称,且一眼映光点明显偏鼻侧,为外斜视;同样,如果明显偏颞侧,为内斜视;明显偏下方为上斜视;明显偏上方为下斜视。可以联合遮盖试验进一步明确诊断。

注视眼的角膜映光点是位于视轴(目标、结点、黄斑连线)上的,视轴在角膜的投影不完全在瞳孔中心,我们将视轴和光轴在角膜投影的夹角称为 Kappa 角。映光点偏鼻侧为正 Kappa 角(图 2-6),偏颞侧为负 Kappa 角。生理性 Kappa 角一般在 5°以内,大的 Kappa 角还要考虑黄斑异位或非黄斑注视的可能性,应该注意加强眼底检查。因 Kappa 角的存在,对可疑小度数斜视的患者,常规联合遮盖试验才能明确诊断。

四、单马氏杆检查

对通过角膜映光法联合遮盖试验怀疑隐斜视的患者,可通过单马氏杆检查(single Maddox rod test)明确诊断。马氏杆由多个并排的柱镜组成,光点通过这些柱镜后折射成为一条光线,其方向垂直于柱镜的排列方向。检查方法如下：①暗房进行，如有屈光不正，先矫正；②将马氏杆置于患者右眼前，按柱镜的排列方向分别做水平方向和垂直方向放置；③让患者分别注视正前方33cm及6m远的点光源，并说出光点与线的关系。如果光点在线上，表明没有隐斜视；如果线位于对侧即左侧，表明外隐斜视；同理，如果线位于同侧即右侧，为内隐斜视；线位于下方，右眼为上隐斜视；线位于上方，右眼为下隐斜视。

五、红玻璃复视检查

对主诉复视的患者，除了通过角膜映光法联合遮盖试验初步判断是否存在斜视外，红玻璃复视检查（red filter test）是一种非常简单实用的检查手段。尤其对于获得性旋转斜视患者，这些患者经角膜映光法联合遮盖试验往往没有明显的异常发现，但是红玻璃检查能帮助明确诊断。

检查方法：将一红玻璃片置于患者右眼前，检查者手持光源坐在患者对面，常用检查距离为1m（距离越大，患者所看到的复视距离越大)，让患者注视点光源，保持头部不动，询问患者看到一个还是两个光点。①如果只看到一个光点，检查者移动光源至各个诊断眼位，如果患者还是只看到一个光点，则不是真正的复视；②如果看到两个或更多光点，且距离很近，则分别遮盖一眼，如果还是看到两个或更多光点，则表明单眼复视，意味屈光间质、瞳孔异常或视网膜病变；③如果看到两个光点，遮盖一眼只看到一个光点，则说明为真正的双眼复视；④当患者双眼复视，检查者移动光源至各个诊断眼位，询问患者水平复视还是垂直复视？哪个方向分离像最大？分离像最大方向的周边像所属眼别？结果分析：①水平复视，且各个注视方向的复视距离基本相等，表明可能是共同性斜视，则需进行三棱镜联合遮盖试验进行各诊断眼位的斜视度测定帮助明确诊断；②各个注视方向的复视距离不相等时，周边像所属眼为麻痹眼，结合最大分离像所在的诊断眼位可以对单条眼外肌麻痹作出判断。水平复视的周边像是指周边远离中心的像，垂直复视的周边像是指垂直距离远离中心的像，即上方复视的周边像为上方的像，下方复视的周边像为下方的像；红色像属右眼，光源色像属左眼。举例见图2-7。

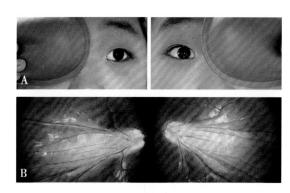

图2-6   异常Kappa角

A.遮盖一眼，患者注视眼前光源，角膜映光点偏鼻侧，为正Kappa角；B.检查眼底，患者为双眼黄斑异位，进一步检查确诊为双眼FEVER

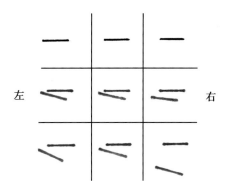

图2-7   患者双眼垂直复视，右下方分离像最大，周边像属左眼，诊断为左眼上斜肌麻痹

第六节   斜视角的定量测量

对斜视角进行定量测定，包括视远视近以及各诊断眼位的斜视角测定，不仅有助于斜视的诊断及分类，而且有助于手术方案和手术量的确立。如果患者存在明显屈光不正，需在屈光矫正下进行检查。

一、角膜映光法

根据角膜反光点与瞳孔中心的位置关系确定斜视角。角膜映光法（Hirschberg test）的优点是简便，尤其适用于欠配合或者由于单眼视力差或严重运动障碍等原因导致不能交替注视的患者；缺点是它一种粗测方法，而且以瞳孔中心为参照，忽略了Kappa角及隐斜视的影响，因此，如果仅仅为了改善外观，如知觉性斜视，手术量可以参考角膜映光法的测量结果；如果要改善双眼视功能，则要依据三棱镜联合遮盖试验的测量结果。

检查方法见本章第五节。定量见图2-8。

二、弧形视野计检查法

弧形视野计检查法是一种以角膜映光法为基础的利用弧形视野计进行斜视角测定的方法。测量结果以弧度表示，可以与三棱镜度进行转换，1°约等于1.75[△]。弧形视野计可以进行视远、视近的第一眼位的斜视角测定，但不能测定其他注视眼位的斜视角，优缺点及适用对象同角膜映光法。

具体检查方法如下：①患者坐于视野计前，将下颌托置于视野计的中心，调整下颌托高度，使患者平视视线等高于视野弧的中心；调整凳子高度，让患者感觉位置舒适。坐姿端正，防止代偿头位；如有屈光不正，应在戴镜下检查。②患者一眼注视视野计中央视标，检查者遮盖其另一眼，并在视野计上移动点光源，当反光点位于非注视眼的角膜中央时，对应的视野计刻度为该眼的视近斜视度；同样方法用于测定另一眼的视近斜视角。③将下颌托向一侧移动，使注视眼对向视野计的注视孔并注视前方6m远的调节视标，另一眼单眼正前方注视正对视野计中央，检查者遮盖非注视眼，并在视野计上移动点光源，当反光点位于非注视眼的角膜中央时，对应的视野计刻度为该眼的视远斜视度；同样方法用于测定另一眼的视远斜视角。④如果患者伴有垂直斜视，可将视野计垂直放置，视近和视远的垂直斜视角检查方法类似于水平斜视的检查。见图2-9。在检查过程中，注意检查者眼、点光源和被检查眼的角膜反光点应该保持三点一线。

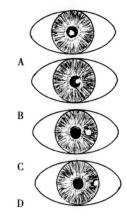

图2-8 角膜映光法定量测定斜视角
A. 角膜映光点位于瞳孔中心；B. 位于瞳孔缘为10°~15°；C. 位于瞳孔缘与角膜缘之间为25°；D. 位于角膜缘为45°

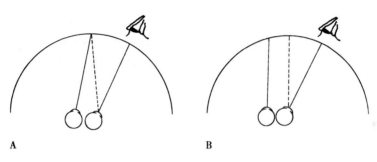

图2-9 弧形视野计测定斜视角
A. 测定视近斜视角；B. 测定视远斜视角

三、三棱镜角膜映光法

三棱镜角膜映光法（Krimsky test）是一种以角膜映光法为基础联合三棱镜进行斜视角定量测定方法。其优缺点及适用对象同角膜映光法。

检查方法如下：①让患者注视眼前33cm距离的点光源，检查者在光源的后方观察患者角膜映光点。②根据角膜映光法初步判断斜视方向及度数，并将相应的三棱镜置于患者的一眼，三棱镜尖朝向斜视方向。③对可以交替注视的共同性斜视患者，三棱镜可置于任意一眼，并遮盖对侧眼，让放置三棱镜的眼成为注视眼，注视前方光源，然后去遮盖，观察去遮盖眼的角膜映光点；更换不同度数的三棱镜，直到去遮盖眼的角膜映光点位于瞳孔中心，此时的三棱镜度为该患者的斜视度。这种方法常用于欠配合的低龄患儿。④对知觉性斜视患者，或者有一眼注视差的共同性斜视患者，将三棱镜置于视力好的眼，然后观察注视不良眼的映光点；更换不同度数的三棱镜，直到注视不良眼的角膜映光点位于瞳孔中心，此时的三棱镜度为该患者的斜视度。⑤对非共同性斜视且一眼因严重眼球运动障碍导致不能正位注视的患者，将三棱镜置于患眼，并观察患眼角膜映光点，更换三棱镜，直到患眼的角膜映光点位于瞳孔中心，此时的三棱镜度为该患者的斜视度。

四、三棱镜遮盖法

三棱镜遮盖法是最常用的精确测定斜视角的方法,包括三棱镜交替遮盖法、同时三棱镜遮盖法以及遮盖下三棱镜法。相比三棱镜映光法,三棱镜遮盖法测定的是眼轴偏离角,而不是相对光轴的偏离角,因此,常被用于以恢复双眼视功能为目的的斜视手术定量依据。

(一)三棱镜交替遮盖法(prism and alternate cover test,PACT)

三棱镜交替遮盖法是定量测量水平及垂直斜视角的"金标准"方法,测量结果包括隐斜角和显斜角。具体方法包括:①让患者注视 33cm 或 6m 远的调节视标,三棱镜放于偏斜眼前,尖端指向斜视方向;②交替遮盖双眼,遮盖时间要 3 秒以上,交换遮盖另一眼动作要迅速,在检查中尽量让一眼处于遮盖状态;③观察去遮盖眼是否移动,增减三棱镜度,直到眼球不动,此时的三棱镜度为该眼的斜视度。对共同性斜视患者,三棱镜可以放于任一眼前,不影响检查结果。对非共同性斜视患者,如果双眼还能交替注视,那么应该分别测定第一斜视角和第二斜视角,测量第一斜视角时应该将三棱镜放于麻痹眼前,让健眼作为注视眼;而测量第二斜视角时应将三棱镜放于健眼前,让麻痹眼作为注视眼。

三棱镜交替遮盖法不仅可以测定视远和视近斜视角,还可以测定各个诊断眼位的斜视角。在临床中,对于非共同性斜视患者,常测定患者视远的正前方、两侧、上下方注视以及视近的正前方注视的斜视角,以协助诊断和手术方案的设计。其中不同注视眼位的斜视角测定,可以利用头位的转动来辅助完成。三棱镜交替遮盖法的检查前提同交替遮盖法,适用于能交替中心注视的患者,即患者应具有良好的配合、视力以及眼球运动功能。

三棱镜交替遮盖试验的注意事项包括[2]:①使用合适的视远及视近调节视标,相当于患者最佳视力上两行视力。②三棱镜的正确放置:如果是树脂三棱镜,三棱镜的后表面应平行于额平面(frontal plane position),也称冠状面;如果是玻璃三棱镜,三棱镜的后表面应垂直于患者视轴(prentice position);基底同向的三棱镜不要叠加使用,当斜视角较大时,可以将三棱镜分别放于双眼以减少误差,双眼放置三棱镜的检查结果不是简单的代数和,具体见表 2-2[3];放置三棱镜尽量靠近眼睛,如果患者戴镜,可以将三棱镜与眼镜相贴;三棱镜的放置还要考虑眼球的转动空间,如侧方注视时进行外斜视角测量,应将三棱镜放置在内转位的眼别。③遮盖要充分,以打破融合,包括充分的遮盖范围和时间,更换三棱镜时也保持一眼处于遮盖状态。总之,不合适的三棱镜放置会导致检查结果产生误差,尤以视近时误差较大。

表 2-2　双眼分别放置三棱镜后总斜视度的换算

左眼三棱镜 /PD	右眼三棱镜 /PD											
	10	12	14	16	18	20	25	30	35	40	45	50
10	20	22	24	26	29	31	36	41	47	52	58	63
12	22	24	26	29	31	33	38	44	49	55	60	66
14	24	26	29	31	33	35	40	46	52	57	63	69
16	26	29	31	33	35	37	43	48	54	60	66	72
18	29	31	33	35	37	39	45	51	57	63	69	75
20	31	33	35	37	39	42	47	53	59	65	71	78
25	36	38	40	43	45	47	53	59	66	72	79	86
30	41	44	46	48	51	53	59	66	73	80	87	94
35	47	49	52	54	57	59	66	73	80	87	95	103
40	52	55	57	60	63	65	72	80	87	95	104	113
45	58	60	63	66	69	71	79	87	95	104	113	123
50	63	66	69	72	75	78	86	94	103	113	123	133

本书中,棱镜度以"PD"或"△"表示。

　　除了上述的注意事项,个人觉得,患者的眼镜是否合适也可以产生测量误差,眼镜本身会产生三棱镜效应。因此,测量斜视角前,明确戴镜患者的眼镜度数和瞳距是否正确也很重要。

(二) 同时三棱镜遮盖法(simultaneous prism cover test,SPCT)

　　同时三棱镜遮盖法用于定量测定显性斜视角,临床常用于小度数斜视的斜视角测定,如单眼注视综合征。具体操作如下:①通过角膜反光法联合单眼遮盖去遮盖法,首先明确显性斜视的诊断、主斜眼别及估算斜视角;②让患者注视 33cm 或 6m 远的调节视标,遮盖注视眼,同时将相应的三棱镜放于主斜眼前,尖端指向斜视方向,观察主斜眼是否移动。如果主斜眼出现移动,表明斜视角尚未中和,此时应撤去遮盖和三棱镜,在恢复双眼融合状态下,重复同时三棱镜遮盖试验,更换合适的三棱镜直至主斜眼没有出现移动,此时的三棱镜度为主斜眼的显性斜视度。三棱镜放置方法见三棱镜交替遮盖法。

(三) 遮盖下三棱镜法(prism under cover test,PUCT)

　　遮盖下三棱镜法由 Schwartz 和 Scott 首先应用于分离性垂直偏斜(DVD)的斜视角测定。具体操作如下:①让患者注视 6m 远的调节视标,将合适的三棱镜放于 DVD 眼前,尖端朝上,并遮盖该眼;②将遮盖转移至注视眼,并观察 DVD 眼的移动;如果此时 DVD 眼出现移动,表明斜视角还没有中和,则要更换三棱镜,直到 DVD 眼不出现移动,此时三棱镜读数为该眼的 DVD 定量。简单地说,让非 DVD 眼注视,测定遮盖下 DVD 眼的斜视角。如果是双眼 DVD,则分别双眼进行测定。此方法也适用于分离性水平偏斜的定量测定。此操作关键之处在于遮盖的时间,为了充分打破融合,遮盖时间要 5 秒以上。

　　如果将遮盖时间尽量缩短,称为改良遮盖下三棱镜法,可以用于共同性斜视的显性斜视角测定。对交替注视的小度数斜视患者而言,不容易鉴别注视眼及斜视眼,导致同时三棱镜遮盖试验不容易操作,而改良的遮盖下三棱镜试验操作则容易得多。

(四) 反转注视试验(reversed fixation test)

　　反转注视试验有助于明确分离性斜视的诊断,尤其适用于单侧还是双侧分离性垂直偏斜(DVD)鉴别诊断、间歇性外斜视与分离性水平偏斜(DHD)的鉴别诊断。检查原理是分离性斜视违反 Hering 配偶肌运动法则,双眼不能同时被中和。检查方法见图 2-10[4]。DHD 的检查与此类似,三棱镜尖端朝向斜视方向。检查要点是遮盖时间要大于 5 秒。

五、同视机斜视角测定

　　同视机不仅可以测量主觉斜视角(存在同时视),还可以测量他觉斜视角;不仅可以测量不水平和垂直斜视角,还可以测量旋转斜视角;不仅可以测量第一眼位斜视角,还可以测量九方位斜视角。同时视机画片图像经过镜筒臂的反光镜反射至目镜(+7.0D)的焦点上,患者经目镜看到的画片好像来自无限远,因此同视机的斜视角读数代表视远斜视角。但是,由于患者进行同视机检查时发生近感反射,所以同视机的斜视角检查结果存在眼位偏内的误差,即内斜视患者的测量结果偏大,外斜视患者的测量结果偏小,不能作为手术定量的标准。虽然同视机测量的斜视角不能作为手术定量标准,但是有助于非共同性斜视的诊断和手术方案设计。具体操作方法见第二章第八节。

六、双马氏杆检查和眼底照相

　　旋转斜视的主观旋转角可通过双马氏杆检查(double Maddox rod test)及同视机检查进行定量测定。临床中常用双马氏杆试验,具体操作如下:在暗房中进行,患者保持头位端正;双眼分别垂直放置马氏杆于试镜架中,马氏杆标记(最长柱镜)对准试镜架的90°;让患者注视点光源,分别旋转马氏杆至双眼所见光线水平且平行,此时试镜架上马氏杆标记所指读

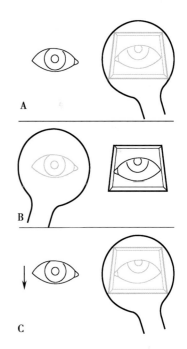

图 2-10　反转注视试验

A. 让患者注视 6m 远的调节视标,将合适的三棱镜放于可疑 DVD 眼前,尖端朝上;B. 交替遮盖,更换三棱镜,直到可疑 DVD 眼不动;C. 遮盖对侧眼 5 秒以上,然后将遮盖转移至可疑 DVD 眼,此时如果对侧眼出现向下转动,分离性斜视的诊断成立

数为旋转度数,马氏杆柱镜上端指向鼻侧为内旋,指向颞侧为外旋(图 2-11)。为了便于分辨左右眼,可以右眼放置红玻璃片;如果双眼所见两条水平线重叠,可于右眼前放置一基底向下的三棱镜将其分开以便鉴别。另外,双马氏杆试验不仅可通过分别注视 33cm 及 6m 远的点光源进行视近和视远旋转角的测定,还可以进行不同注视方向的旋转角测定。同视机测量观旋转角见第二章第八节。

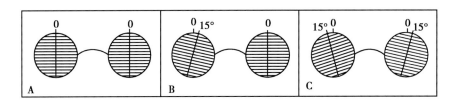

图 2-11   双马氏杆检查主观旋转角
A. 没有旋转;B. 右眼内旋 15°;C. 双眼外旋 15°

旋转斜视可通过黄斑与视盘的位置关系进行定性分析和客观旋转角测量,具体可使用检眼镜及眼底照相进行测定和分析。其中眼底照相操作要点:①调整好下颌托和头托,头位要正;②将照相仪移动至一眼正前方,让其注视照相仪里的固视视标;③前后移动照相仪,至视盘和黄斑均清晰,即可照相。临床意义:正位者的黄斑中心凹位于视盘几何中心及视盘下缘之间,如果偏上为内旋,偏下为外旋。还可以利用视盘黄斑夹角定量测定客观旋转角(图 2-12)。

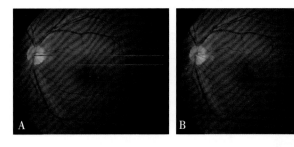

图 2-12   利用眼底照相进行测定和分析客观旋转角
A. 黄斑位于视盘下缘水平线以下为外旋;B. 视盘黄斑夹角

七、隐斜角测定

如前所述(第二章第五节),对通过角膜映光法联合遮盖试验怀疑隐斜视的患者,可通过单马氏杆检查明确诊断。如要进行隐斜角进行定量,则可以联合三棱镜,称为单马氏杆联合三棱镜法。具体操作如下:①将马氏杆置于患者右眼前,按柱镜的排列方向分别做水平方向和垂直方向放置;②让患者分别注视正前方 33cm 及 6m 远的点光源,并说出光点与线的关系;③如果光点不在线上,根据光点与线的关系,于左眼放置合适的三棱镜至光点在线上,此时三棱镜度为患者的隐斜角度数。

八、特殊类型斜视的斜视角测定

利用以上的方法可以测定不同类型斜视的斜视角。这里主要是梳理了一些特殊类型斜视的斜视角测定方法。

(一) 麻痹性或限制性斜视的斜视角测定

如果患眼的运动功能较差导致不能交替中心注视者,可用 Krimsky 法测定斜视角,此时应将三棱镜放于患眼前,尖端向斜视方向;如果患者能交替中心注视,则可用三棱镜交替遮盖法测定斜视角,当三棱镜置于患眼前,测定的是第一斜视角,当三棱镜置于健眼前,测定的是第二斜视角。在三棱镜交替遮盖试验中,没有放置三棱镜的眼被认为是注视眼,放置三棱镜的眼被认为是非注视眼,这是因为在检查中,没有放置三棱镜的眼是回到原在位注视,而放置三棱镜的眼是处于斜视位注视的。另外,在不同注视方向的斜视度测定中,一般把三棱镜置于运动障碍眼。

(二) 分离性斜视的斜视角测定

双眼分离性垂直偏斜(DVD)或分离性水平偏斜(DHD)的定量测定方法见本节的遮盖下三棱镜法(PUCT)。另外,当遮盖法提示单眼 DVD 时,利用 PUCT 首先中和主斜眼,然后通过进行反转注视法明确单眼还是双眼 DVD；当反转注视检查中发现对侧眼也出现高位，表明双眼 DVD，此时在三棱镜中和主斜眼的基础上，利用 PUCT 定量测定对侧眼的斜视度。

（三）歪头试验及定量测定（Bielschowsky head tilt test）

歪头试验在垂直斜视的鉴别诊断中有重要意义。歪头试验阳性是指头歪向两侧肩时的垂直斜视角相差大于 $5^{\triangle}$，表明存在斜肌或垂直肌麻痹。根据 Wright 定律，当歪头试验阳性，且头歪向高位眼侧肩时上斜视度增加者为斜肌麻痹，即高位眼的上斜肌或低位眼的下斜肌麻痹；当歪头试验阳性，且头歪向低位眼侧肩时上斜视度增加者为垂直肌麻痹，即高位眼的下直肌或低位眼的上直肌麻痹。歪头试验是 Parks 三步法中的第三步，结合前两步和旋转斜视的测定，可以明确单条眼外肌麻痹引起的垂直旋转斜视的麻痹肌。此外，歪头试验还有助于鉴别斜肌亢进是原发性还是继发于同侧斜肌或对侧直肌麻痹，如果歪头试验阴性，斜肌亢进为原发性；如果阳性，则为继发性。另外，值得注意的是，其他类型斜视也可以出现歪头试验阳性，如甲状腺相关眼病、分离性垂直偏斜、重症肌无力、Skew 偏斜以及间歇性外斜视，需要结合病史及其他专科检查进行鉴别。

歪头试验定量操作如下（图 2-13）：①首先通过角膜映光法及遮盖法明确垂直斜视的诊断、高位眼眼别及估算斜视角；②让患者注视 6m 远的调节视标，将相应的三棱镜放于高位眼前，尖端朝上，交替遮盖并观察眼球转动情况，更换三棱镜至眼球不动，此时三棱镜读数为患者第一眼位的视远斜视角；③让患者将头分别歪向左右肩，并注视正前方 6m 远的调节视标，于高位眼前放置相应的三棱镜，尖端朝上，交替遮盖，更换三棱镜至眼球不动，此时三棱镜读数为患者左侧歪头及右侧歪头的视远斜视角。检查注意事项包括：①如果垂直斜视合并水平斜视，可以在另一眼水平放置三棱镜进行斜视角测定；②三棱镜放置方向是相对额平面的方向，不是相对地平面的方向；③垂直三棱镜保持置于同一眼；④其他注意事项同三棱镜交替遮盖。

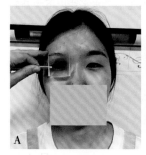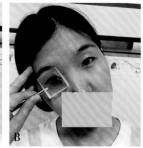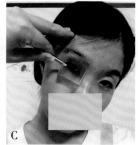

图 2-13　歪头试验定量测定
A. 测定第一眼位的视远斜视度；B. 测定右侧歪头的视远斜视角；C. 测定左侧歪头的视远斜视角

九、代偿头位测定

常见代偿头位为面转位、头倾位、上颌内收和上抬位，定量测定有助于手术指征的确定、手术方案的设计及疗效观察。当头沿垂直轴旋转为面转位，沿矢状轴旋转为头倾位，沿水平轴旋转为下颌内收或上抬位。骨科量角器是测定代偿头位的经典方法（图 2-14）。患者采用坐位，嘱注视正前方 5m 视力表视标（最佳双眼视力的上一行）或合适视标（儿童可选择），并引导患者表现代偿头位，检查者测量方法如下：①面转位：将量角器置于患者的头顶水平面操作，一臂平行于头部正中矢状线（鼻中线在头部延长线），一臂指向正前方，两臂夹角为面转角度；②头倾位：将量角器置于患者的前方冠状面操作，一臂指向垂直上方，一臂平行于鼻中线，两臂夹角为头倾角度；③下颌内收或上抬位：将量角器置于患者的侧方矢状面操作，一臂指向正前方，一臂平行于双外眦连线在面部的延长线，两臂夹角为下颌内收或上抬角度。

另外，也可以通过三棱镜测定代偿头位，具体方法：嘱患者注视正前方 5m 视力表视标（最佳双眼视力的上一行）或合适视标（儿童可选择），并引导患者表现代偿头位；如果患者为麻痹性斜视患者，检查者将

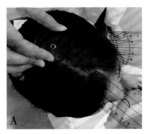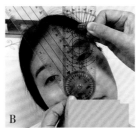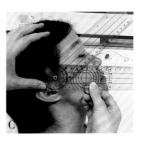

图 2-14　骨科量角器测定代偿头位
A. 面转位测定；B. 头倾位测定；C. 下颌上抬位测定

三棱镜置于运动受限眼，尖端朝向视线方向，更换三棱镜至代偿头位消失，将中和的三棱镜度数转化为弧度并除以 2 即为代偿头位度数；如果患者为先天性眼球震颤并代偿头位，可以双眼放置等量三棱镜，尖端朝向视线方向，更换三棱镜至代偿头位消失，将单侧三棱镜度转为弧度即为代偿头位度数。

对于先天性特发性眼球震颤伴面转代偿头位的患者，还可以通过测量眼震值估算面转角。具体方法：注视正前方 5m 视力表视标（最佳双眼视力的上一行）或合适视标（儿童可选择），保持头部正位，用尺子测量患者一眼角膜外缘与外眦角距离；让患者注视前方视标，嘱缓和转动头部至视标最清楚，此时患者表现代偿头位，测量该眼角膜外缘与外眦角距离；两者之差 ×5° 即为眼震值。

以上方法均需要患者配合，而且对混合代偿头位的测定比较困难。为了克服这些缺点，有些学者有利用传感器、数据处理器制作成自动测量仪，只需要配戴于头部即可自动测定。

第七节　眼球运动的相关检查

一、双眼运动

眼球运动包括双眼运动（versions）和单眼运动。双眼运动是眼球运动检查的第一步。双眼运动可以发现细微的运动障碍，此时需进行单眼运动检查进一步明确眼外肌功能。此外，联合斜视角观察，双眼运动还用于 A-V 型斜视的判断和集合近点的测定。

双眼运动检查操作如下：检查者在合适的检查距离（0.5m 为宜）手持视标，分别从患者的正前方向右侧、左侧、上方、下方、右上方、右下方、左上方、左下方移动，嘱患者双眼追随视标并保持头部不动。检查者除了观察眼球转动幅度，还可以通过观察配偶肌转动的协调性和对称性，发现细微的眼球运动障碍。常用 −4~+4 记录配偶肌的功能不足与亢进。国内外不同学者的评价标准略有不同，但基本原则一致，即在诊断眼位上比较一对配偶肌的转动幅度的差异，水平肌比较是水平转动幅度，垂直肌或斜肌比较的是垂直方向的转动幅度。有的学者用斜视度来表示这种差异[5]，而有的学者则用解剖位置的距离差异来表示[6,7]。Wright KW 判断下斜肌功能亢进的分级方法如下[1]：+1：嘱患者向侧方注视，外转眼作为注视眼，内转眼没有明显上斜视，内转眼继续往鼻上方转动时才表现出轻度上斜视；+2：侧方注视时，内转眼为轻度上斜视；+3：侧方注视时，内转眼为明显上斜视；+4：侧方注视时，内转眼为明显上斜视，内转眼继续往鼻上方注视时出现外转。参考 Scott AB[7] 及麦光焕教授对眼外肌功能的分级方法[8]，本人所用的方法是：①水平肌功能分级：水平肌正常转动幅度约 10mm，约 2.5mm 为一级。嘱患者侧方注视，外转眼角膜外缘到达外眦角，没有露白为正常，记录 0，露白 2.5mm 为 −1，露白 5mm 为 −2，露白 7.5mm 为 −3，眼球仅到中线为 −4；内转眼瞳孔内缘到达上下泪小点连线为正常，记录 0，在连线外 2.5mm 为 −1，外 5mm 为 −2，外 7.5mm 为 −3，眼球仅到中线为 −4；水平肌功能亢进分级方法类似，但以 1mm 为一级，外转位角膜外缘埋进外眦角为功能亢进，通过可见的角膜横径多少来判断；内转位瞳孔内缘向内越过上下泪小点连线，通过观察上下泪小点连线外的角膜横径多少来判断。②下斜肌功能分级：嘱患者向侧上方注视，让外上转眼成为注视眼而且角膜下缘与下睑缘相切，如果对侧眼角膜下缘与下睑缘相切则为下斜肌功能正常，记录为 0，如果露白（角膜下缘离开下睑缘的距离）1mm 为 +1，2mm 为 +2，3mm 为 +3，4mm 为 +4；相反，如果下方角膜缘埋进下睑缘为下斜肌功能不足,埋进 1mm 为 -1,2mm 为 -2,3mm 为 -3,眼球仅到垂直中线则为 -4,可通过可见的角膜竖径来判断,双眼睑内外翻者除外,参见图 2-15。③上斜肌功能分级:嘱患者侧下方注视,让外下转眼成为注视眼而且角膜上缘与内外眦连线相切,如果对侧眼角膜上缘与内外眦连线相切,则上斜肌功能正常记录为 0,如果角膜上缘在内外眦连线下 1mm 为 +1,2mm 为 +2,3mm 为 +3,4mm 为 +4;相反,角膜上缘在内外眦连线上方为不足,上 1mm 为 -1,2mm 为 -2,3mm 为 -3,眼球仅到垂直中线则为 -4,双眼睑内外翻者除外,参见图 2-16。④上直肌功能分级:类似于下斜肌的功能分级。嘱患者侧上方注视,让内上转眼成为注视眼而且角膜下缘与下睑缘相切,此时如果外上转眼角膜下缘也与下睑缘相切,该眼上直肌功能正常,记录为 0,下方角膜被下睑缘包埋为不足,包埋 1mm 为 -1,2mm 为 -2,3mm 为 -3,眼球仅到垂直中线则为 -4;如果外上转眼角膜下缘与下睑缘露白则为上直肌功能亢进,露白 1mm 为 +1,2mm 为 +2,3mm 为 +3,4mm 为 +4。⑤下直肌功能分级:类似于上斜肌的功能分级。嘱患者侧下方注视,让内下转眼成为注视眼而且角膜上缘与内外眦连线相切,此时如果外下转眼角膜上缘也与内外眦连线相切,该眼下直肌功能正常,记录为 0,如果角膜上缘高于内外眦连线 1mm 为 -1,2mm 为 -2,3mm 为 -3,眼球仅到垂直中线则为 -4;如果角膜上缘低于内外眦连线 1mm 为 +1,2mm 为 +2,3mm 为 +3,4mm 为 +4。

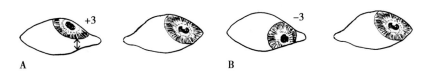

图 2-15 下斜肌功能分级
A. 右眼下斜肌功能亢进 +3;B. 右眼下斜肌功能不足 -3

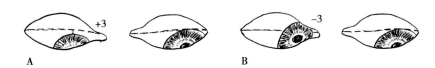

图 2-16 上斜肌功能分级
A. 右眼上斜肌功能亢进 +3;B. 右眼上斜肌功能不足 -3

双眼运动检查注意事项:①向下方或侧下方注视时,将上睑轻轻提起,以便更好地观察角膜上缘;②内眦赘皮明显的患者,观察眼球内转时,可将内眦赘皮拉开;③如发现配偶肌运动不对称或不协调时,要进一步做单眼运动,即遮盖一眼,让被检查眼成为注视眼进行眼球运动检查,譬如在先天性内斜视患儿检查中,容易出现外转不足的假象,此时要遮盖内转眼,让外转眼成为注视眼进行单眼外转检查;④诊断眼位反映的是什么肌肉在该注视眼位起了主导作用,有别于单条眼外肌功能的概念;⑤斜肌在诊断眼位中反映的是其次要功能即垂直转动功能,因此,斜肌功能的全面评价还要结合旋转斜视的相关检查;⑥如双眼运动同时受限,要注意考虑肌肉源性、神经肌肉接头病变、核上性或核性眼外肌麻痹。

二、单眼运动

单眼运动(ductions)反映眼球向某个方向运动的最大能力;不足提示眼外肌的麻痹或限制。

检查方法如下:检查者在合适的检查距离(0.5m 为宜)手持视标,被检查者遮盖一眼并保持头部不动,另一眼追随检查视标从正前方向颞侧、鼻侧、上方、下方、鼻上方、鼻下方、颞上方、颞下方注视。检查者观察眼球转动幅度并记录。眼球水平转动幅度约 10mm,垂直转动幅度约 6mm,常用 0~-4 表示功能不足。各学者采用的标准不完全相同。参考国外学者分级法[7,9],本人采用的是 0~-6 分级,可应用于麻痹性和限制性斜视,具体如下:0~-4 分级标准同双眼,不过中线 -5,固定不动且不过中线为 -6,见图 2-17。

三、诊断眼位检查

诊断眼位是指在该注视眼位某一眼外肌对眼球转动起主要作用,因此,结合眼球运动检查、斜视度测定有助于判断哪条眼外肌出现功能异常。各眼外肌对应的诊断眼位分别为:内直肌为鼻侧、外直肌为颞侧、上直肌为颞上方、下直肌为颞下方、上斜肌为鼻下方、下斜肌为鼻上方,整理归纳如图2-18。这与单条眼外肌功能不完全一致。单条眼外肌功能是指该眼外肌在原在位的作用,各肌肉的共同作用结果使眼球处于原在位,当眼球从原在位向颞侧转动时,外直肌起主要作用容易理解;当往颞侧垂直转动时,垂直肌的长轴与眼轴方向一致,产生最大的垂直转动分力,而斜肌的长轴与眼轴夹角较大,产生最小的垂直转动分力,因此,垂直肌在颞侧垂直转动中起主要作用;相反,当眼球从原在位向鼻侧转动时,内直肌起主要作用也容易理解;当往鼻侧垂直转动时,斜肌的长轴与眼轴相一致,产生最大的垂直转动分力,垂直肌的长轴与眼轴夹角较大,产生最小的垂直转动分力,因此,斜肌在鼻侧垂直转动中起主要作用。由此可见,斜肌在诊断眼位体现的是其次要功能,当斜肌在诊断眼位没有明显的运动异常时,需要结合旋转斜视方面的检查,进一步明确斜肌功能。

四、娃娃头试验

当患者因为年龄、智力、精神等因素不能配合眼球运动检查时,可以利用娃娃头试验(doll's head maneuver)辅助了解眼外肌功能。娃娃头试验又称头眼反射,当头快速向水平方向或垂直方向转动时,双眼会向相反方向转动。具体检查如下:检查者坐于患者前方,可以用玩具吸引患者注视,较快速转动患者头部向两侧或者上下方转动,并观察患者眼球运动情况。如果转动正常,可排除核性、周围性眼外肌麻痹,肌源性及神经肌肉接头病变;如果转动不足,需进一步检查以明确麻痹性或限制性运动障碍。

五、单眼遮盖试验

在斜视弱视专业中,单眼遮盖试验是一种简单实用的鉴别诊断和治疗手段,包括:眼球运动障碍、斜颈、真假性分开过强型外斜视的鉴别诊断;单眼弱视的鉴别诊断与治疗;间歇性外斜视的斜视度测定;间歇性外斜视的保守治疗及术后过矫的治疗。这里重点讲的是利用单眼遮盖试验判断眼球运动障碍,主要应用于不合作的内斜视患儿,尤其是伴有单眼弱视的内斜视患儿。这类患儿在检查中出现一眼外转不足,可能与内斜视的交叉注视有关,需与展神经麻痹进行鉴别。此时,医生可以在诊室暂时包盖患儿健眼进行患眼运动观察;如果还是不合作,让家长在家里帮忙包盖患儿健眼,每天包盖半天,并观察患眼眼球转

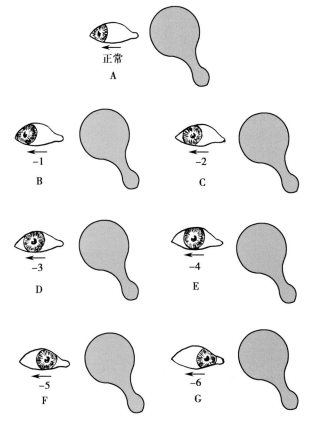

图 2-17   右眼外直肌功能分级

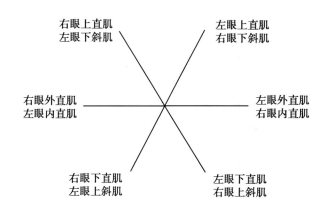

图 2-18   六个诊断眼位

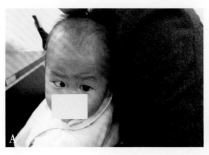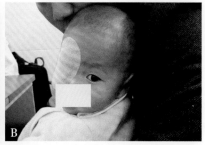

图 2-19　包盖健眼鉴别幼儿真、假性外转不足
A. 内斜视患儿左眼外转不足 −2，单眼运动检查欠配合；B. 包盖右眼后左眼外转
功能正常

动情况，3 天后在包盖下复查，有助于医生对患儿真假性外转不足的判断（图 2-19）。

六、反射性眼球运动

反射性眼球运动（reflex eye movements）包括 Bell 现象、娃娃头现象、集合运动等，有助于眼外肌运动障碍的病因分析。如果反射性眼球运动正常，可排除核性、周围性眼外肌麻痹及肌源性、神经肌肉接头病变。娃娃头试验已在本节介绍，这里只介绍 Bell 现象的检查方法。Bell 现象是指闭睑时出现反射性眼球上转。检查方法：嘱患者轻闭目，检查者轻轻掀起患者双眼上睑，观察双眼球位置，若眼球上转良好且双眼对称为阳性；若两侧明显不对称，上转差侧为阴性；若无上转为阴性。

七、Parks 三步法

Parks 三步法（Parks three-step test）是判断单条垂直肌或斜肌麻痹的经典方法，在 1958 年由 Marshalls Park 提出。三步法分别是：①判断在原在位时上斜视的存在及眼别；②判断对侧还是同侧侧方注视时上斜视加大；③判断歪头试验是否阳性，如果阳性，歪向高位眼侧还是歪向低位眼侧上斜视增加。其中歪头试验的定量检查及临床意义见本章第六节。举例分析如下（图 2-20）：第一步，通过交替遮盖明确患者在原在位时左眼为上斜视；第二步，嘱患者向两侧注视，如果向对侧注视时左眼上斜视加大，根据诊断眼位可以判断左眼斜肌或右眼垂直肌出现麻痹；第三步，歪头试验阳性，且头歪向左肩时上斜视加大，进一步表明斜肌麻痹；结合第二步和第三步得出左眼斜肌麻痹，再结合第一步左眼为高位眼，进而确诊为左眼上斜肌麻痹。当然，由于有些其他类型的斜视也存在歪头试验阳性，建议联合旋转斜视检查再明确诊断为宜。此外，Parks 三步法只适用于单条垂直旋转肌麻痹，多条肌肉麻痹、限制性斜视均不适用。最后，上直肌挛缩型上斜肌麻痹，Parks 三步法也不完全能推导出诊断，因为这类患者在任何注视方向都表现为上斜视，不一定在向健眼侧注视时才表现为上斜度加大，还要结合患者临床特点、旋转斜视、被动牵拉试验等才能明确诊断。

八、牵拉试验

当发现眼球运动不足时，可以通过牵拉试验（traction tests）进一步明确麻痹性、限制性或两者兼而有之。牵拉试验分为主动牵拉试验（force generation test）和被动牵拉试验（forced duction test）。

主动牵拉试验的操作如下：患者采用坐位或卧位，表面麻醉下进行，首先让患者遮盖健眼，患眼向斜视侧转动并注视视标，检查者一手分开患者上下睑，一手持镊子夹持患眼角膜缘；让助手把视标从斜视侧移至对侧，嘱患者追随注视视标，此时检查者手持镊子保持不动并感受肌肉牵拉的力量；与健眼同名肌肉的力量进行比较并分级，<10% 为弱、10%~50% 为中、>50% 为较强[7]。如果主动牵拉试验显示肌肉力量减弱，则提示存在肌肉麻痹因素。

被动牵拉试验可在表面麻醉下或全麻下进行，方法如下：表面麻醉下进行，患者采用坐位或卧位，首先让患者遮盖健眼，嘱患眼向非斜视侧转动并注视视标，检查者一手分开患者上下睑，另一手手持镊子夹

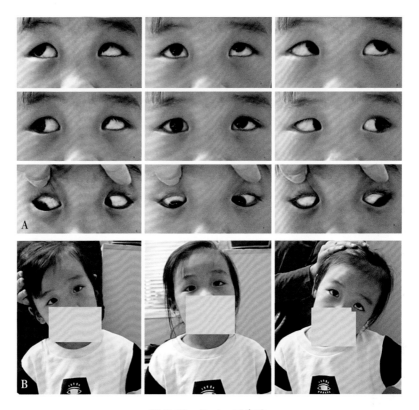

图 2-20　Parks 三步法

A.左眼上斜视,向对侧注视时上斜视度加大;B.向左侧肩歪头时左眼上斜视度加大

持患眼角膜缘并向非斜视侧方向牵拉眼球,感受是否存在阻力;或在全麻下进行,患眼置入开睑器,检查者双手手持镊子夹持两侧角膜缘并向非斜视侧方向牵拉眼球并感受阻力;另外,全麻下的被动牵拉试验,可以通过牵拉眼球向各诊断眼位方向及旋转眼球以了解各眼外肌的限制因素,其中检查水平肌和垂直肌时把眼球稍往前提,检查斜肌时稍后压,让被检查肌肉处于伸展状态。如果存在阻力,可根据能否把眼球牵拉至正常位置进行分级:0:可牵拉至该肌肉正常转动位;+1:可牵拉至 >50% 正常转动位;+2:可牵拉至≤50% 正常转动位,且能过中线;+3:不过中线[7]。如果被动牵拉试验显示阻力,则提示存在限制因素。

九、Hess 屏检查

　　Hess 屏检查(Hess screen test)于 1908 年由诺贝尔奖获得者 Hess 发明,主要用于查找麻痹肌,适用于伴有复视或代偿头位的麻痹性斜视。Hess 屏后来几经改良,其中 Lancaster 红绿灯检查就是在 Hess 屏的基础上改良而来。Hess 屏检查、Lancaster 红绿灯检查以及同视机检查都属于中心凹 - 对 - 中心凹检查(fovea-to-fovea test),即双眼黄斑中心凹分别从正前方获得单独的视觉刺激。在复视的检查中,这三种方法的原理类似,同视机通过镜筒移动、Hess 屏检查和 Lancaster 红绿灯检查利用红绿互补实现中心凹 - 对 - 中心凹检查,获得各诊断眼位的主觉斜视度,用以分析各眼外肌功能。相比同视机,Hess 屏法检查结果较为直观,但是同视机的斜视度定量更为精确。

　　早期的 Hess 屏是 80×80 的黑布,以 50cm 为注视角在布上画横竖弧线,在距离注视中心 15°及 30°的九个诊断眼位处镶有红灯。检查方法:患者端坐于屏前 50cm,眼与屏中心等高,戴上红绿眼镜,头部保持不动,手持绿光源指示棒;检查者依次点灭红灯,让患者用指示棒指示红灯并与之重叠;然后调换双眼红绿镜片,再做一次检查,检查者将结果记录在 Hess 屏图纸上,并将内外九个点连成内外两个方框。结果分析:先比较双眼方框的大小,小者为麻痹眼;比较检查点和正常点,向内缩为该作用方向的眼外肌功能不足,向外扩为该作用方向的肌肉功能亢进,根据各诊断眼位查找麻痹肌。原理见图 2-21。

十、双眼单视注视野检查

双眼单视注视野检查(binocular field of fixation)可以了解双眼单视视野范围,有助于眼外肌功能判断和手术方案设计。适用于具有代偿头位的麻痹性斜视患者。具体方法:暗室,嘱患者坐在弧形视野计前,下颌置于下颌托,鼻子正对视野计中心,戴上红绿眼镜,保持头部不动;如果患者正前方没有复视,检查者手持光标从视野计中心向周边移动,嘱患者注视并追随光标,当出现复视时记录对应刻度;顺时针15°转动视野计,依次进行检查并记录,最后在视野图纸上将各点标出并连起来。如果正前方有复视,则将光标移至没有复视处,并向周边移动至复视或光标消失并登记。正常范围45°~50°。

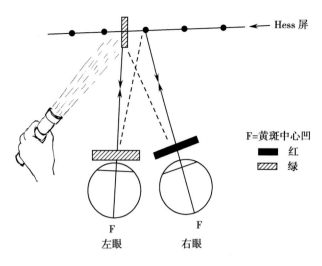

图 2-21　Hess 屏检查原理(图片来源:Roper-Hall G. The hess screen test. Am Orthopt J,2006,56:166-174)

十一、固视野检查

固视野有助于动态观察眼外肌功能,用弧形视野计作为检查工具。检查方法:嘱患者坐在弧形视野计前,下颌置于下颌托,让检查眼正对视野计中心,包盖患者另一眼,保持头部不动;检查者手持"E"字(患者最佳近视力上一行),从视野计的中央开始移动,至看不清"E"字方向为止,记录相应视野计对应刻度;分别进行水平、垂直、45°侧方共 8 个方向移动,双眼分别进行。各方向运动固视野正常范围为 45°~55°。

第八节　双眼视功能检查

双眼视功能(binocular function)又称双眼视觉(binocular vision),是指外界物体在两眼上分别成像,经大脑皮质融合为一个有立体感的影像。Worth 提出双眼视功能分为三级,分别为同时视、融合和立体视觉。同时视是指双眼能同时感知外界物体的能力;融合是指视觉中枢把来自双眼的相似视觉信息综合成一个平面影像;立体视觉是指视觉中枢把来自双眼的存在　定视差的视觉信息综合分析成一个完整的立体的影像。改善双眼视功能是斜视治疗的主要目的,因此,了解双眼视功能有助于对斜视的病程、治疗方案、疗效及预后的判断。如有明显屈光不正,应在屈光矫正后进行。

一、同视机检查

同视机(synoptophore)又称大弱视镜(major amblyoscope),不仅可以检测视远双眼视功能、还可以测定九方位的视远斜视度、Kappa 角、AC/A,以及视功能矫正训练。具体方法如下:首先将同视机所有刻度归至"0"位;患者坐于同视机,调整下颌托、额托位置及瞳孔距离,使患者平视视线等高于镜筒中央,头位端正。①主觉斜视角测定:将一对同时视片分别插入左右画片夹,如狮子和笼子。将注视眼镜筒固定于0处,将斜视眼侧镜筒移到与其视线相一致位置;嘱被检者移动斜视侧镜筒臂,将狮子装入笼子中,此时镜筒臂所指的度数即为自觉斜视角。如果两个画片不能重合,说明无同时视功能。②他觉斜视角测定:注视眼镜筒固定于0处,将斜视眼侧镜筒移到和其视线相一致位置,然后交替点灭光源,注意观察眼球运动情况,调整镜筒臂,令左右眼分别注视时均不见眼球移动,此斜视眼侧镜筒臂所指的度数为他觉斜视角。如一眼视力不良,不能固视画片,可根据角膜反光点确定斜视角,此时可取下镜筒的乳白色玻璃和画片。斜视度可用弧度或三棱镜度表示。③融合功能测定:当存在同视视时,可进一步进行融合功能的检查。检查前,教会患者认识一对融合画片的控制点。然后将一对融合画片插入左右画片夹,在同时视的位置移动镜筒,至两张画片重合,此时将机器锁住,并使之产生两臂等量的集合和分开,转动旋钮直到两张画片不再重合

图中标注:
Hess 屏
F=黄斑中心凹
■ 红
▨ 绿
F　左眼　　F　右眼

或丢失控制点,两侧刻度的代数和为其集合和分开的最大幅度。④当存在同时视时,可进一步进行立体视觉功能检查。双臂摆在主觉斜视角的位置,将一对立体视画片插入左右画片夹,一般先用视差较大画片进行检查,逐渐过渡到视差较小的画片。⑤对非共同性斜视患者,可进行九方位的主觉(存在同时视)或他觉斜视度测定,主要用于双眼复视患者的检查。双臂摆在主觉或他觉斜视角的位置,将一对同时视画片插入画片夹;镜筒不动的眼为注视眼,移动对侧眼镜筒到同时视(主觉斜视角)或交替点灭双眼不动(他觉斜视角),双侧镜筒臂所指度数的代数和为斜视度。右眼注视时查的是左眼的偏斜度,左眼注视时查的是右眼的偏斜度;九个方位分别为 0 刻度、0 刻度上转 15°、0 刻度下转 15°、左转 15°、左上转 15°、左下转 15°、右转 15°、右上转 15°、右下转 15°。单纯水平斜视可查水平三个方位的斜视度;垂直斜视可查七个方位的斜视度(九个方位除外 0 刻度上下转)。

在主觉斜视角检查中,如果只能看到一侧画片,为单眼抑制;如果两侧画片不能重合,一侧画片总在另一侧画片的同侧,为到处同侧复视,交叉到对侧,为交叉复视;如果主觉斜视角等于他觉斜视角(±5°),为正常视网膜对应;如果主觉斜视角不等于他觉斜视角,为异常视网膜对应;主觉斜视角为 0 的异常视网膜对应为和谐异常视网膜对应;运动融合正常融合范围:集合平均为 25°~30°,分开为 4°~6°,垂直分开为 $2^\triangle \sim 4^\triangle$。

二、Bagolini 线状镜检查

用于检测视网膜对应、单眼抑制、主导眼、复视和融合功能检查。Bagolini 线状镜透明,相比同视机和四孔灯,检查更接近自然状态。

Bagolini 线状镜由左、右眼两个平光镜片组成,镜片上有条纹,相当于平行的柱镜,右、左镜片的条纹方向分别为 45° 和 135°,透过镜片看点光源变为光线,且与条纹排列相垂直。具体方法:①半暗室,被检查者配戴 Bagolini 线状镜,双眼注视 33cm 及 6m 远处的点光源;②患者描述看到的光线与光源的关系。结果判断:①看到 X 形交叉光线,交叉于光源:正常视网膜对应(正位)和/或谐异常视网膜对应(斜视),此时可以通过单眼遮盖去遮盖检查明确被检查者的眼位状态;②仅看到一条表示右眼灯像的斜线:左眼抑制,右眼主导眼;③仅看到一条表示左眼灯像的斜线:右眼抑制,左眼主导眼;④斜线在光源处有缺口:黄斑中心凹抑制,常见于单眼注视综合征;⑤看到两条斜线交叉,交叉点上方见两个水平分开的点光源,为同侧复视;交叉点下方见两个水平分开的点光源为交叉复视;⑥看到两条斜线交叉,交叉点一侧见两个垂直分开的点光源为垂直复视。见图 2-22。

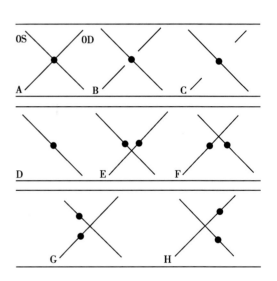

图 2-22　Bagolini 线状镜检查结果分析
A. 正常视网膜对应和/或谐异常视网膜对应;B. 右眼黄斑中心凹抑制;C. 异常视网膜对应,右眼存在较大的中心暗点;D. 右眼抑制;E. 同侧复视;F. 交叉复视;G. 垂直复视,右眼为高位眼;H. 垂直复视,左眼为高位眼

三、Worth 四点灯检查

Worth 四点灯检查(Worth 4-dot test)用于检测融合功能、单眼抑制、主导眼、复视的检查。四点灯灯箱以黑色为背景,镶有四个灯,呈棱形排开,上红下白,左右均为绿灯。被检查者戴红绿眼镜,红片置于右眼前,绿片置于左眼前,根据红绿互补原理,右眼所见红灯还是红灯,白灯变成红灯,绿灯变成黑色混同于背景色,即看到上下两点红灯;左眼则看到三点绿灯。检查方法:被检查者戴红绿眼镜,分别在 33cm 以及 6m 处观察四点灯箱,并描述所看灯的数量和颜色。结果分析:①近处和远处均看到 4 个灯:两眼正位,双眼有中心和周边融合功能;白灯的颜色代表主导眼别;②只在近处看到 4 个灯:双眼有周边融合功能;白灯的颜色代表主导眼别;③看到 5 个灯:存在复视;④看到 2 个红灯:左眼抑制,右眼主导眼;⑤看到 3 个绿灯:右眼抑制,左眼主导眼。

四点灯检测结果与灯箱种类及检查距离有关,6m 远的四点灯灯箱在视网膜中心投射角为 1.25°,反映的是中心融合功能;手电筒型四点灯则于 16cm、33cm、0.5m、1m、2m 距离在视网膜中心投射角分别为 12°、6°、4°、2°、1°,可分别反映周边和中心融合功能。另外,检查可以在自然光或暗房中进行,自然光下检查更有助刺激周边融合,故适用于间歇性斜视的知觉检查。见图 2-23。

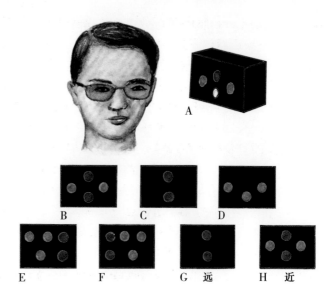

图 2-23　Worth 四点灯检查结果分析
A. 四孔灯;B. 正常视网膜对应或异常视网膜对应,右眼为主导眼;C. 左眼抑制;D. 右眼抑制;E. 同侧复视;F. 交叉复视;G. 左眼中心抑制;H. 周边融合

四、运动融合功能的定量检查

运动融合(motor fusion)是指通过精确调整眼位以维持双眼正位或双眼单视功能,与双眼眼外肌的肌力平衡与协调有关,分为集合性融合、分开性融合和垂直性融合。检测方法包括同视机法和三棱镜法,其中同视机法不仅可用于正位眼人群,而且对存在同时视的斜视患者也可以进行检测,方法见本节。下面介绍三棱镜法,方法如下:自然光下进行,分别在 33cm 以及 6m 放置调节视标,嘱被检查者注视视标;于患者一眼前放置底朝外三棱镜(排镜),从小度数开始,逐渐增加至患者出现复视,此时三棱镜度为集合性融合幅度;如果放置底朝内,则为分开性融合幅度;如果放置底朝上 / 下,则为垂直性融合幅度。正常视远集合性、分开性和垂直性融合幅度范围分别为:$20^\triangle \sim 25^\triangle$、$6^\triangle \sim 8^\triangle$、$2^\triangle \sim 3^\triangle$;视近的分别为:$30^\triangle \sim 35^\triangle$、$8^\triangle \sim 10^\triangle$、$2^\triangle \sim 3^\triangle$。

五、立体视锐度检查

经典的立体视觉概念是建立于双眼同时视的基础上,由双眼视网膜成像的水平视差产生的深度觉,有别于粗糙的单眼深度觉。双眼视差是产生立体视觉的主要因素,以角度大小弧秒(″)为单位。

立体视锐度(stereoacuity)是立体视觉的定量检查,依据双眼视差的原理设计的,利用偏光眼镜、红绿眼镜、镜筒等途径产生双眼分视,分别注视水平位置互补同时偏向视网膜鼻侧或颞侧的两幅图像,从而产生深度觉。立体视锐度检查包括远和近两种检查。立体图检查本是常用的检查手段,分为轮廓(contour)和随机点(random dot)两种类型。轮廓立体图采用的是具有连续轮廓线的图像,存在单眼线索,视差较大的图片容易产生假阳性,可通过旋转图片的角度进行鉴别;随机点立体图采用的随机散点,不存在单眼线索,但有时会产生假阴性。正常值≤60 弧秒。

Titmus 立体图属于经典的轮廓立体视觉检查,检查原理见图 2-24[1]。检查时患者戴偏振光镜,同时屈光矫正以获得最佳近视力,检查距离为 40cm,首先进行筛查图检查,通过后按图序依次检查,记录能正确识别的最小视差。TNO 立体图属于随机点立体视觉检查,检查时戴红绿眼镜,其他同 Titmus。另外,同视机立体视觉检查属于远立体视觉检查,具体操作见本节。

六、$4^\triangle$三棱镜底朝外试验

$4^\triangle$三棱镜底朝外试验(four base-out test)用于检测是否存在黄斑中心抑制。双眼视功能正常者,$4^\triangle$三棱镜底朝外置于一眼前,对侧眼出现先向外再向内转动的现象。这是因为三棱镜具有把光线向三棱镜底部方向折射的作用,为恢复黄斑中心注视,该眼向三棱镜尖端移动即内转;根据 Hering 配偶肌运动法则,对侧眼同时向外转动;此时对侧眼成像于视网膜颞侧,产生复视,为了消除复视,出现集合性融合运动即内转。

检查方法:自然光线下,检查距离 5m,视标为点光源,将 $4^\triangle$三棱镜底朝外置于一眼前,观察对侧眼转

动情况;换另一眼进行。结果分析:对侧眼不动,表明放置三棱镜眼存在黄斑中心抑制;对侧眼只出现外转,表明放置三棱镜眼无黄斑中心抑制,但不能确定对侧眼是否存在黄斑中心抑制,因为部分双眼视觉正常者也存在这种现象,此时可将三棱镜置于对侧眼检查以进一步明确(图 2-25)[1]。

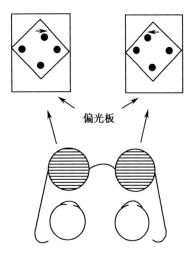

图 2-24　轮廓立体视觉检查的原理:患者戴上偏光镜,观察偏光塑料板图案,其中上方两个图案存在水平视差,左眼通过偏光镜看到的是左侧偏光板图案,右眼看到的是右侧偏光板图案,也就是双眼看到的上方图案均偏鼻侧,同时刺激双眼颞侧视网膜形成两幅图像,从而引起深度觉,上方图案凸向观察者

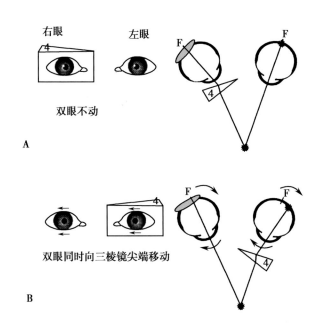

图 2-25　4△三棱镜底朝外试验
A. 内斜视患者,右眼为主斜眼,4△三棱镜底朝外置于右眼前,双眼不动,表明右眼黄斑中心抑制;B. 4△三棱镜底朝外置于左眼前,双眼同时向三棱镜尖端移动,表明左眼没有黄斑中心抑制

七、后像检查

后像检查(afterimage test)用于检测双眼视网膜对应关系。与线状镜检查不一样,后像检查先后分别进行单眼刺激,属于中心凹-对-中心凹检查(fovea-to-fovea test),有助于评估斜视患者是否存在潜在融合功能。

检查方法:暗室进行,被检查者距小日光灯管 1m,灯管中央 1cm 范围涂黑区以供注视;水平放置灯管,被检查者遮盖左眼,右眼注视中心黑点 15 秒;然后遮盖右眼,将灯管旋转为垂直位,左眼注视中心黑点 15 秒;然后关灯,被检查者闭眼,询问后像光条是否出现,并描述。结果分析:中央有缺口的十字为正常视网膜对应;┤形或├形为异常视网膜对应,存在水平斜视;丁形或⊥形为异常视网膜对应,存在垂直斜视。

第九节　其他检查

一、AC/A 比率测定

调节与集合是一种联动反射,属于近反射的一部分,实现对焦并对向于近物。调节是注视距离(m)的倒数,用屈光度来表示;集合与注视距离、瞳孔距离相关,用三棱镜度来表示。眼进行调节时同时伴随的集合运动称为调节性集合(accommodative convergence),与调节(accommodation)的比值称为 AC/A 比率,正常值为 4~5。AC/A 比率测定有助于非屈光调节性内斜视、高 AC/A 型外斜视的诊断。测定方法包括梯度法、隐斜法和同视机法。临床上,医生更多地采用梯度法以及视远视近斜视度的比较(>10△)进行判断。

（一）梯度法（lens gradient method）

方法：如有明显屈光不正，先矫正；检查距离固定（33cm 或 6m），注视调节视标，采用三棱镜交替遮盖测定斜视角；通过改变屈光度来改变调节，6m 检查距离双眼眼前分别放置附加 −3D 镜片，33cm 检查距离的则双眼眼前分别放置附加 +3D 镜片；放置镜片前后分别测定斜视角。计算公式：AC/A=（△1−△2)/D，其中△1 为放置附加镜片前的斜视角，△2 为放置附加镜片后斜视角，用三棱镜度表示，外斜为 −，内斜为 +，D 为附加镜片度数，用屈光度来表示，凹透镜为 −，凸透镜为 +。

（二）隐斜法（Heterophoria method）

方法：如有明显屈光不正，先矫正；测量瞳距（cm）；检查距离分别为 5m 和 33cm，注视调节视标，采用三棱镜交替遮盖测定斜视角。计算公式：AC/A=IPD+（△1−△2)/3，其中△1 为 33cm 检查距离的斜视角，△2 为 5m 的斜视角，用三棱镜度表示，外斜为 −，内斜为 +，IPD 为瞳距，以厘米为单位。

（三）同视机法

方法：常规操作见上节。用黄斑中心凹同时视画片，测量主觉斜视角；然后双眼前插入 −3D 镜片，再测定主觉斜视角；如果测不到主觉斜视角，则改测他觉斜视角。计算公式同梯度法。

二、Kappa 角测定

视轴和光轴在角膜投影的夹角称为 Kappa 角。视轴是指结点与黄斑中心凹连线，对向于注视目标；光轴是指眼球后极中心与瞳孔中心的连线。大多数正常人的黄斑中心凹位于眼球后极中心偏颞侧，因此，视轴与光轴在角膜的投影存在夹角，在角膜投影中心偏鼻侧。注视眼的角膜映光点是视轴在角膜的投影，如果偏鼻侧为正 Kappa 角，偏颞侧为负 Kappa 角。生理性 Kappa 角一般在 5° 以内。异常 Kappa 角一般表现为斜视外观，需通过遮盖法与斜视相鉴别。此外，异常 Kappa 角多源于黄斑异位或非黄斑注视等病理改变，需行眼底检查和注视性质检查进一步明确诊断。

常用的检查方法包括 Krimsky 法、视野弧法、同视机法，其检查原理相同，检查要点是单眼检查。这里简单介绍 Krimsky 法：①遮盖一眼，让患者注视眼前 33cm 距离的点光源，检查者在光源的后方观察患者角膜映光点；②如果映光点在瞳孔中心，Kappa 角为 0；③如果映光点偏鼻侧，为正 Kappa，放置合适三棱镜，尖端朝向颞侧，更换三棱镜至映光点位于瞳孔中心，相应三棱镜度为该 Kappa 角度；④如果映光点偏颞侧，为负 Kappa，放置合适三棱镜，尖端朝向鼻侧，更换三棱镜至映光点位于瞳孔中心，相应三棱镜度为该 Kappa 角度。

三、冰敷试验

冰敷试验（ice pack test）有助于眼型重症肌无力的鉴别诊断，简单易行。文献报道冰敷试验的特异性高达 98%，伴有上睑下垂的敏感性为 80%~92%，伴有麻痹性斜视的敏感性 76.9%[10]。检查原理是胆碱酯酶在低温环境下呈现活性下降。

检查方法：①冰敷试验前测定并记录睑裂高度，遮盖一眼，让被检查眼成为注视眼，避免睑裂高度受垂直斜视影响，并注意按压眉弓防止额肌力影响睑裂高度；如伴有复视或斜视则增加视远斜视度测定，采用三棱镜交替遮盖法；必要时行眼外观及眼位照相；②患者采用坐位，闭双眼，自行或请家属帮忙将冰袋放置双眼 5 分钟；外科手套装冰粒作为冰袋；③冰敷 5 分钟后，马上检测及记录睑裂高度、视远斜视度及复视程度（伴有复视或斜视），必要时行外观照相及眼位照相。结果判断：睑裂高度增加

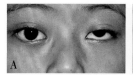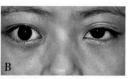

图 2-26　冰敷试验
A. 冰敷前；B. 冰敷后

≥2mm，或斜视度减少 10PD 以上或减少 50%（原斜视度≤20PD）为阳性（图 2-26）。

四、眼眶 CT 或 MRI 检查

眼外肌运动障碍包括肌源性、神经源性、神经肌肉接头病变，多与眼眶、头颅、系统性疾病有关，因此，

病因诊断显得非常重要。眼眶 CT 或 MRI 检查有助于肌源性和周围性眼外肌麻痹的病因诊断,包括甲状腺相关眼病、炎性假瘤、眼眶及鼻咽部肿瘤(原发或转移)、眼眶血管性病变、眼眶骨折、先天性眼外肌缺如或发育不全。

CT 机工作原理是计算机球管发射 X 线,经过人体不同组织时被吸收衰减,探测器把强弱不等的 X 线等份转变为电能,再经过模拟数字转换器将电能转换成数字,再经数字模拟转变器转换,形成图像。眼眶 CT 扫描位置分为横断面、冠状面和矢状面扫描,横断面扫描可以清晰显示内外直肌,冠状面可以清晰显示上下直肌和斜肌,矢状面可以显示上下直肌全长。因此,为了清晰显示六条眼外肌,常需进行眼眶 CT 的横断面和冠状面扫描检查。

五、头颅 CT 或 MRI 检查

如前所述,眼外肌运动障碍多与眼眶、头颅、系统性疾病有关,头颅 MRI 检查有助于神经源性眼外肌麻痹的病因诊断;另外,少数急性共同性斜视的发病也与中枢神经有关。MRI 与 CT 相比,MRI 对软组织具有更高的分辨力,CT 对密度差较大的组织有较好的显影;CT 检查禁用于妊娠妇女,体内有金属物者禁行 MRI 检查。

MRI 机的工作原理:把人体置于特殊的磁场中,用无线电射频脉冲激发人体内氢原子核,引起氢原子核共振,并吸收能量;在停止射频脉冲后,氢原子核按特定频率发出射电信号,并将吸收的能量释放出来,被体外的接收器收录,经电子计算机处理获得图像。

(陈静嫦)

参 考 文 献

1. Wright KW., Spiegel PH., Thompson LS. Handbook of Pediatric Strabismus and Amblyopia. Verlag：Springer，2006：150-151.

2. M. EdwardWilson，RupalH.Trivedi，Richard A.Saunders. Pediatric Ophthalmology. Springer-Verlag Berlin Heidelberg，2009：115-120.

3. Thompson，J. T.，& Guyton，D. L. Ophthalmic prisms：Measurement errors and how to minimize them. Ophthalmology，1983，90(3)：204-210.

4. Brodsky MC，Fray KJ.How to perform the reversed fixation test. Am Orthopt J，2007，57：118-122.

5. Hunter LR1，Parks MM. Response of coexisting underacting superior oblique and overacting inferior oblique muscles to inferior oblique weakening.J Pediatr Ophthalmol Strabismus，1990，27(2)：74-79.

6. Ron Y1，Snir M，Axer-Seigel R，et al. Z-tenotomy of the superior oblique tendon and horizontal rectus muscle surgery for A-pattern horizontal strabismus. J AAPOS，2009，13(1)：27-30.

7. Scott AB，Kraft SP. Botulinum toxin injection in the management of lateral rectus paresis. Ophthalmology，1985，92(5)：676-683.

8. 麦光焕. 眼外肌功能亢进与不足程度的分级方法. 中华眼科杂志，2005，41(7)：663-666.

9. Farid MF，Elbarky AM，Saeed AM.Superior rectus and lateral rectus muscle union surgery in thetreatment of myopic strabismus fixus：three sutures versus a single suture. J AAPOS，2016，20(2)：100-105.

10. Sethi KD，Rivner MH，Swift TR. Ice pack test for myasthenia gravis. Neurology，1987，37(8)：1383-1385.

第三章

斜视患者的生活质量和心理评估

第一节　斜视对患者生活质量、心理健康的影响

斜视除了影响患者的外观、双眼视功能,还严重影响其生活质量以及心理健康。Duke-Elder 是最早提出斜视可以影响患者心理健康的学者之一,他认为:斜视是一种影响外观、个人形象的疾病,而且它对患者的心理健康影响也是非常严重的,人们对待这种疾病往往是比较冷酷无情的[1]。斜视的孩子在学校经常受到无情的讽刺和作弄,这可能对孩子的心理造成永久的损害;而斜视对成年人的影响主要表现在他们的工作、娱乐、婚姻以及心理等诸多方面,最终还会影响到他们的经济收入。可见,斜视对患者影响是多方面、多层次的。

一、斜视对成年人生活质量和心理健康的影响

成年斜视患者的社会心理健康明显受影响,主要表现为患者的自我认知和人际关系障碍,自信心不足、自我评价低、与他人交往障碍,在患者的求学、工作、体育运动中等各方面均有表现。

首先成年斜视患者常常对社交怀有恐惧心理,尤其在与陌生人和异性交往时表现更明显,有研究表明,高达 87.5% 的成年患者缺乏异性朋友,仅仅有同性朋友,我们在临床中经常可以见到大龄未婚的斜视患者,究其原因,不敢与异性交往、不愿目光对视是最主要的因素,另外成年斜视患者获取工作困难从而影响经济收入,也是重要的影响因素。最终导致少部分大龄男性患者无法找到适当的配偶,孤老终生,而女性则可能通过降低择偶标准来达到目的。

其次,相当一部分成年患者对父母或其他监护人抱有不满和埋怨情绪,认为他们在其幼年时忽视了斜视的治疗而造成这样的不良后果。Hatt 等的研究发现,92% 的成年斜视患者关注他人对其外表评价尤其是对其眼睛的注意,而 77% 的患者害怕与他人对视和结交朋友。

再次就是斜视患者的受教育和就业机会均受到影响,成年斜视患者找工作往往存在较大困难,同时还可能受到雇主消极对待以及同事的歧视,其中以明显的内斜视患者显得尤其糟糕。可见斜视患者比普通人群承受着更大的心理压力,随着年龄增长,斜视对其社会心理的影响更趋明显。

合并有复视症状的斜视患者,平时运动或者定位都会存在较大困难,对工作、学习甚至生活造成很大的影响。少部分长期有代偿头位的患者还可能对颈椎或脊柱造成慢性损害,严重影响身心健康和生活质量。

对于中老年斜视患者,一般不会存在与异性交往障碍或找工作是受到歧视等问题,但是明显的斜

视外观可能导致与家里幼辈们交往中产生隔阂,所以也会越来越有较强的意愿做斜视矫正手术来改善外观。

成功的斜视矫正手术能显著提高患者的社会心理健康水平,患者在术后短时间内自我感觉明显改善;术后患者与他人交往意愿显著增强。成功的斜视手术也能显著提高斜视患者的交往能力及自我评价。

总体说来,大多数成年斜视患者都乐意接受医生的建议,对手术的矫正效果以及可能出现的意外情况表示充分理解,具备良好的医患沟通。但是临床上也不乏难以沟通、出现医患纠纷风险较大、值得医生注意的成年斜视患者:①对手术效果要求极高而且无法忍受任何(哪怕是非常细微)手术并发症,临床上难以达到要求,这类患者斜视术后往往都是不满意的;②辗转于国内各大眼科医疗机构,迟迟无法下决定,明显对医生缺乏信心的患者;③不愿意遵守正常的医疗程序,在门诊就诊、安排住院时总想走捷径、不愿意排队者;④对前期的诊疗、处理或手术非常不满,尤其是来就诊时张口就说"是不是前一次医生把我的手术做坏了"者;⑤患者的诉求与医生检查结果不一致,经反复耐心解释也还是固执己见者。这些患者虽然是极为少数,但是术后出现医患纠纷的可能性比较大,所以术前耐心沟通、严格把握手术适应证是非常有必要的。

二、斜视对儿童患者生活质量和心理健康的影响

对一个儿童时期就有斜视的人来说,斜视对其心理的负面影响比在青年期和成年期更严重。大多数研究显示,斜视儿童自幼起就常受到疏远和歧视,因此认为斜视会对儿童的心理健康产生永久的损害。

首先,斜视患儿自小起就可能受到明显的偏见或歧视。 Lukman 等研究表明,5~6 岁的孩子就对斜视患儿存在明显的偏见,这个年龄段有 62.7% 的孩子愿意选择与外观正位的孩子一起玩耍,仅 37.3% 的孩子乐意和有明显外斜视外观的孩子玩。60.9% 的孩子愿意把自己的玩具与外观正位的孩子分享,仅 39.1% 的孩子愿意把自己的玩具与有明显外斜的孩子分享。两者之间还存在中等程度的相关性,也就是说孩子愿意把自己的玩具分享给自己外貌喜欢者。还有研究发现,6 岁以上儿童更倾向于选择正位眼者参与自己的生日宴会,而常常把有斜视者排除在外。Lukman 等的另外一个研究同样证实了 8~12 岁斜视儿童容易受到同龄人的疏远和排斥。可见这些斜视儿童早期就容易受到同龄人的疏远或歧视,导致这些儿童出现孤独、自卑、抑郁等诸多心理问题。

其次,斜视儿童在成年后出现社会心理问题的可能性比正常儿童高出很多,严重者甚至发生精神障碍。其中以情感障碍最为突出,表现为注意力很难集中,而且对患病儿童的学习会造成较大影响。有学者对儿童斜视患者在成长和生活中受到的社会心理学影响进行了评估,这些自小得病的患者且在 13 岁之前未接受过斜视矫正手术或手术未能完全矫正过来,结果显示,斜视对患儿的生活包括:自我形象、未来就业、人际关系、学习、工作、体育运动等诸多方面都存在负面影响。不同的斜视类型对患儿心理影响还有所不同,外斜视患者随访到 20 岁左右时发生精神疾病的概率比没有斜视的同龄者高出数倍,而内斜视患者精神疾病患病风险虽然没有比非斜视的同龄者高,但是将来出现自杀念头的概率比没有斜视的同龄者高出许多。间歇性外斜视患者精神疾病患病风险明显升高,有研究报道,患有间歇性外斜视儿童者将来发生精神疾病的概率较没有斜视的同龄者高出将近 3 倍,而其中不同性别又不一样,男性间歇性外斜视患者容易表现为适应障碍,而女性患者则较易出现注意缺陷、多动障碍、焦虑症、恐惧症和学习障碍等症状。先天性内斜视患者将来出现精神疾病患病风险较没有斜视的同龄者也高出 2 倍多。

再次,斜视儿童父母的心理健康也会受到明显的影响。儿童斜视可能影响到父母与儿童之间的交流,有研究表明,先天性内斜视患儿因显著的斜视无法和父母进行正常的眼神交流,从而影响了斜视儿童与父母之间的关系。还有研究发现,斜视患儿的母亲跟其他健康儿童的母亲相比,会显得更加抑郁、焦虑、紧张、易怒,对待患儿缺乏耐心、支持和帮助,比较难建立起良好的母子关系,而且还有可能影响家庭成员的情绪,造成家庭不和睦。还有些研究显示,父母都会因为斜视儿童无法跟同龄人和谐相处而感到焦虑、担心,但是他们坚决否认自己对斜视孩子存在歧视心理。

最后,斜视治疗对儿童心理的影响。斜视矫正能给患儿带来积极的社会心理影响,有研究结果显示,超过 80% 的父母对手术表示满意,认为这些斜视儿童术后在眼神交流、外貌、与他人交流、自尊心等多方

面都有了显著改善,可见成功的斜视矫正术对患儿及其父母都具有非常重要的意义。还有研究针对平均年龄 4.5 岁的斜视手术患者,患儿术后在社会关系、情感、行为等方面都有了较大的进步,生活质量方面也有较明显的改善。但是,目前国内随着独生子女或少子化趋势发展,儿童(尤其是独生子女)在父母以及长辈心目中的地位极为重要,家长对孩子的外观以及功能都非常重视,对手术效果要求甚高,但是对手术可能出现的并发症不理解,特别是部分间歇性外斜视患者(尤其是平时控制较好者)家长对术后可能出现的过矫以及复视难以接受,从而对斜弱视临床医生也提出了更高要求,所以严格的手术适应证选择以及术前充分的交流是非常有必要的,否则术后极容易出现抱怨乃至医患纠纷。另外家庭内部对于是否接受手术治疗意见不统一(尤其是父母意见不同)的患儿手术也需要慎重,最好等全家统一意见以后进行手术,否则极容易把家庭内部矛盾转变为医患矛盾。

第二节　常用的斜视患者生存质量量表及其应用

斜视显著影响患者的生存质量,包括社会心理健康状况、视觉功能水平、人际交往能力、工作获得和职业提升机会等诸多方面,医生在临床处理中也越来越重视患者的生存质量状况。斜视患者的生存质量状况一般可通过普遍适用量表(health quality of life,HRQoL)或专用量表来评估,目前多认为专用量表更适合评估患者的生存质量,较常用的斜视患者生存质量专用量表包括:

一、成年斜视患者生存质量量表

美国 Hatt 等学者开发和应用的成年人斜视生存质量评估量表(adult Strabismus-20,AS-20[2],附表 1)在美国人群中具有较好的信度和效度,其中前面十条反映对患者心理方面的影响,后面十条反映对患者功能方面的影响,能够反映成年患者斜视相关的生存质量状况,敏感地反映患者手术前后的生活质量变化,量表评估效果与手术矫正效果有显著相关性,在此基础上开展了一系列的成年斜视患者生存质量的相关研究。

附表 1:Adult Strabismus Quality of Life Questionnaire(AS-20)

Psychosocial Aspect

(1) I worry about what people will think about my eyes
　　Never Rarely Sometimes Often Always

(2) I feel that people are thinking about my eyes even when they don't say anything
　　Never Rarely Sometimes Often Always

(3) I feel uncomfortable when people are looking at me because of my eyes
　　Never Rarely Sometimes Often Always

(4) I wonder what people are thinking when they are looking at me because of my eyes
　　Never Rarely Sometimes Often Always

(5) People don't give me opportunities because of my eyes
　　Never Rarely Sometimes Often Always

(6) I am self conscious about my eyes
　　Never Rarely Sometimes Often Always

(7) People avoid looking at me because of my eyes
　　Never Rarely Sometimes Often Always

(8) I feel inferior to others because of my eyes
　　Never Rarely Sometimes Often Always

(9) People react differently to me because of my eyes
　　Never Rarely Sometimes Often Always

(10) I find it hard to initiate contact with people I don't know because of my eyes
　　Never Rarely Sometimes Often Always

Functional Aspect

(11) I cover or close one eye to see things better

Never Rarely Sometimes Often Always

(12) I avoid reading because of my eyes
Never Rarely Sometimes Often Always

(13) I stop doing things because my eyes make it difficult to concentrate
Never Rarely Sometimes Often Always

(14) I have problems with depth perception
Never Rarely Sometimes Often Always

(15) My eyes feel strained
Never Rarely Sometimes Often Always

(16) I have problems reading because of my eye condition
Never Rarely Sometimes Often Always

(17) I feel stressed because of my eyes
Never Rarely Sometimes Often Always

(18) I worry about my eyes
Never Rarely Sometimes Often Always

(19) I can't enjoy my hobbies because of my eyes
Never Rarely Sometimes Often Always

(20) I need to take frequent breaks when reading because of my eyes
Never Rarely Sometimes Often Always

国内余新平等在英文版 AS-20 的基础上,翻译成中文后经过适当的文化调适,形成了中文版的 CAS-20(附表 2)[3],经检测具有较好的信度和效度,适合中国成年斜视患者的生存质量评估和研究。

附表 2:中文版成人斜视生存质量问卷

姓名:_____ 性别:_____ 年龄:_____ 填表日期:_____

1) 我担心别人会怎样看我的眼睛

从来没有	很少	有时	经常	总是

2) 即使别人什么都没有说,我也觉得别人对我的眼睛有想法

从来没有	很少	有时	经常	总是

3) 当别人因为我的眼睛而看我时,我觉得不自在

从来没有	很少	有时	经常	总是

4) 当别人因为我的眼睛而看我时,我会猜想别人在想什么

从来没有	很少	有时	经常	总是

5) 由于我的眼睛,我失去了更多机会

从来没有	很少	有时	经常	总是

6) 我对自己的眼睛很在意

从来没有	很少	有时	经常	总是

7) 由于我的眼睛别人避免直视我

从来没有	很少	有时	经常	总是

8) 由于我的眼睛,我觉得低人一等

从来没有	很少	有时	经常	总是

9) 由于我的眼睛,别人对我反应不同

从来没有	很少	有时	经常	总是

10) 由于我的眼睛,我觉得和陌生人初次接触有困难

从来没有	很少	有时	经常	总是

11) 我遮住或者闭上一只眼时,看东西时更好

从来没有	很少	有时	经常	总是

12) 由于我的眼睛,我尽量不去读书、看报

从来没有	很少	有时	经常	总是

13) 由于我的眼睛让我做某件事很难专心,我因此停止做这件事

从来没有	很少	有时	经常	总是

14) 我的立体感有问题

从来没有	很少	有时	经常	总是

15) 我的眼睛觉得紧张不自然

从来没有	很少	有时	经常	总是

16) 由于我的眼睛,我觉得读书看报有困难

从来没有	很少	有时	经常	总是

17) 由于我的眼睛,我觉得有压力

从来没有	很少	有时	经常	总是

18) 我担心我的眼睛

从来没有	很少	有时	经常	总是

19) 由于我的眼睛,我不能充分享受我的爱好

从来没有	很少	有时	经常	总是

20) 由于我的眼睛,读书看报时我经常需要停下来休息

从来没有	很少	有时	经常	总是

二、间歇性外斜视生存质量评估量表

间歇性外斜视生存质量评估量表(intermittent exotropia questionnaires,IXTQ)是唯一为间歇性外斜视患者(IXT)设计的,其所包括的条目提取来自与间歇性外斜视患儿及其家长的面谈,使用其评估对于判断间歇性外斜视患者是否需要进行手术治疗具有较重要参考价值。国内也有学者对其进行了汉化[4,5],在IXTQ 的基础上制订了中文版间歇性外斜视生存质量评估量表(the Chinese version of intermittent exotropia questionnaires,CIXTQ),适合于中国的间歇性外斜视患儿以及家长的生存质量评估。

三、斜视与弱视评估量表

斜视与弱视评估量表(amblyopia and strabismus questionnaire,ASQE)适合于需要遮盖治疗,同时有斜

视与弱视的患者。

（余焕云）

参 考 文 献

1. Duke-Elders. Text Book of Ophthamology. The Neurology of Vision. Motor and Optics Anomalies. London：Henry Kimpton，1949：3832.

2. Hatt SR，Leske DA，Bradley EA，et al.Development of a quality-of-life questionnaire for adults with strabismus. Ophthalmology，2009，116（1）：139-144.

3. Yu H，Yang X，Ye T，et al. Development and evaluation of a Chinese version of the Adult Strabismus Questionnaire（AS-20）. Ophthalmic Epidemiol，2013，20（4）：239-247.

4. 邓骏杰，强俊，何鲜桂，等 . 斜弱视及其治疗与儿童心理健康关系的研究进展 . 中华眼视光学与视觉科学杂志，2017，19（11）：694-698.

5. 竺慧，徐曙，冷祯华，等 . 间歇性外斜视生存质量评估量表的应用研究 . 中华眼科杂志，2016，52（8）：596-603.

第四章

斜视与弱视的筛查

第一节 概　　述

儿童不是成人的简单缩小版,儿童视觉损害的病因与成人大不相同。发育性眼病与遗传性眼病是儿童视力损害的主要原因,这些眼病的流学病学情况见表 4-1[1,2]。屈光不正、弱视、斜视的患病率均大于1%,是儿童视力损害的主要原因。先天性白内障、先天性青光眼、早产儿视网膜病变、视网膜母细胞瘤、儿

表 4-1　儿童视觉损伤的眼部病变

病变	频率
屈光不正	
近视(屈光度低的眼≥−0.75D)	0.7%~9%(5~17 岁儿童中患病率)
近视(≥−2.0D)	0.2%~2%(3~5 岁儿童中患病率)
远视(屈光度低的眼≥+3.00D)	4%~9%(5~17 岁儿童中患病率)
远视(≥+3.25D)	6%~7%(3~5 岁儿童中患病率)
散光(屈光度大的眼≥3.00D)	0.5%~3%(5~17 岁儿童中患病率)
散光(屈光度大的眼≥1.50D)	4%~11%(3~5 岁儿童中患病率)
弱视	0.8%~3%(6~72 个月儿童中患病率)
斜视	0.08%~4.6%(6~72 个月儿童中患病率)
	1.2%~6.8%(6~17 岁儿童中患病率)
中枢性视觉损害,包括颅脑外伤	缺少准确的患病率或发生率
先天性白内障	0.02%(0~1 岁儿童中患病率)
	0.1%(6 个月至 6 岁儿童中患病率)
	0.42%(6~15 岁儿童中患病率)
早产儿视网膜病变(ROP)	8.6%~9.2%(出生平均体重 1 000~1 250g 的新生儿中严重 ROP 的发生率)
	15.2%~18.3%(出生平均体重 800~999g 的新生儿中严重 ROP 的发生率)
先天性青光眼	0.001 5%~0.005 4%(新生儿中的患病率)
视网膜母细胞瘤	0.001 1%~0.001 3%(小于 5 岁儿童年发生率)
	0.000 36%~0.000 41%(小于 15 岁儿童年发生率)
儿童葡萄膜炎	发生率 0.004%(小于 16 岁儿童年发生率)

童葡萄膜炎等虽然患病率低,但可以造成眼球永久器质性损害,甚至危及生命,需要尽早发现,尽早诊断和治疗。

造成儿童视力损害的眼病有一些共同的特点:发病年龄小,可于出生前或出生时就发生,也可发生于不同的年龄段;儿童不能表达主观不适,不易被父母早期发现;有家族和遗传倾向;与全身生长发育情况相关;造成的视觉损害时间长,可伴随终生;都会影响视觉发育,伴随弱视的发生。

斜视与弱视是儿童视力损害的主要原因,有早期症状、体征和潜伏期,并且具有适宜的检查确诊方法,确切的疗效和很好的成本-效益比,符合世界卫生组织提出的可以从筛查中获益的疾病指南,是一类适合于在人群中进行筛查的眼病。研究表明,学龄前儿童视力筛查可以减少弱视患者的患病率,越早发现和治疗,恢复视力的可能性越大。未及时发现和治疗会导致终生视力损害,影响其学习表现、体育活动、社会心理健康和职业选择。

基于上述原因,多个学会机构已经制定了儿童视觉筛查的政策,包括美国眼科学会(American Academy of Ophthalmology,AAO)、美国小儿眼科与斜视学会(American Association for Pediatric Ophthalmology and Strabismus,AAPOS)、美国儿科学会(American Academy of Pediatrics,AAP)、美国预防服务工作组(United States Preventive Services Task Force,USPSTF)、美国注册视觉矫正师协会(American Association of Certified Orthoptists)均提出了对无症状儿童进行定期视觉筛查的建议。2017 年 USPSTF 提出对 3~5 岁儿童进行弱视及其危险因素的筛查建议,对 3 岁以下无症状儿童的视觉筛查,尚缺少直接的支持或反对证据。

为提高儿童保健工作质量,进一步规范相关领域儿童保健服务的内容、方法、流程和考核评估,2013 年 4 月国家卫生和计划生育委员会发布了我国《儿童眼及视力保健技术规范》,对基层医疗卫生机构、各级妇幼保健机构、儿童医院及其他提供儿童保健服务的机构和医护人员开展儿童保健以及宣教工作进行指导。该技术规范的目的是通过眼保健宣传教育、视力评估和相关眼病的筛查,早期发现影响 0~6 岁儿童视觉发育的眼病,及早矫治或及时转诊,以预防儿童可控制性眼病的发生发展,保护和促进儿童视功能的正常发育。

第二节 斜视与弱视筛查的方法

一、初级保健和社区的儿童视力筛查

初级保健的视力筛查在体检时由护士或其他经过培训的卫生专业人员实施,社区视力筛查可以在学前班、幼儿园实施,可由校医、社区医护人员或是老师经过培训后完成。初级保健和社区视力筛查的主要目的在于:对筛查的工作人员进行培训;检查视力、眼位和眼部有无器质性病变;向家长反馈筛查结果和随诊计划;转诊筛查异常的儿童;确认转诊和进一步检查的情况。不同年龄段的视力筛查和转诊标准见表 4-2。

1. 个人史和家族史 家长对儿童在生活中视力相关活动表现、眼位和眼外观结构的观察对早期视力筛查是非常有价值的。8 个月大的婴儿能够与父母进行对视,家长容易发现眼位的异常。家族史中的斜视、弱视、其他眼病、视力不良、全身遗传史都可以为视力筛查提供风险评估价值。母亲的孕产史,儿童的出生史、发育情况以及在学校的学习表现都可能与视力发育相关,早产、脑瘫、生长发育迟缓是斜视与弱视的危险因素。

2. 红光反射(red reflex test/Brückner test) 红光反射可以定性地发现双眼的屈光度异常、屈光间质混浊、眼底后极部视网膜异常。在暗室内,检查者手持直接检眼镜,将直接检眼镜的屈光补偿镜片度数调至"0",灯光从 45~75cm(18~30 英寸)处同时直接照向被检儿童的双眼。正常儿童可以从双眼瞳孔区观察到对称的红光反射。异常的红光反射表现为:瞳孔区红光反射中出现混浊;红光反射发暗;存在白色或黄色的反射;双眼的红光反射不对称。大度数远视眼的红光反射可出现下方较明亮的半月弧,近视眼则会在上方出现较明显的半月弧。视网膜色素的浓密会导致不同种族儿童的红光反射有所不同,正常人的双眼红光反射应该是对称的。红光反射中出现的移动、多变的混浊斑点,多数可能是泪膜中黏液分

表 4-2　不同年龄段的视力筛查方法和转诊标准

方法	转诊指征	建议年龄					
		新生儿至6个月	6~12个月	1~3岁	3~4岁	4~5岁	5岁后每1~2年
红光试验	无,白色,暗淡,混浊或不对称	●	●	●	●	●	●
外眼检查	结构异常(如上睑下垂)	●	●	●	●	●	●
瞳孔检查	形状不规则,不等大,对光反射弱或不对称	●	●	●	●	●	●
注视和追随	不能注视和追随	≥3个月的合作婴儿	●	●			
角膜反光	不对称或移位		●	●	●	●	●
设备依赖的筛查	未通过筛查标准			●	●	●	●
遮盖试验	再注视运动				●	●	●
单眼远视力	任一眼视力低于 20/50 或两眼间相差 2 行				●		●
	任一眼低于 20/40					●	●
	低于 20/30 行 5 个视标中的 3 个或双眼间相差 2 行						●

引自:Hagan JF,Shaw JS,Duncan PM. Bright Futures:Guidelines for Health Supervision of Infants,Children and Adolescents. 4th ed. Elk Grove Village,IL:American Academy of Pediatrics,2017.

泌物,眨眼后可完全消失(图 4-1)。

3. **外眼检查(external inspection)**　外眼检查主要通过直视或手电筒辅助照明完成。观察眼睑、睫毛、泪器、眼眶、面部、头部位置情况。双眼及面部结构的左右对称性,是判断外眼结构是否正常的重要依据。常见的可能与视力异常相关的表现包括:面部或双眼睑裂不对称、眼红、角膜新生物、异常的头位、眼球露白。异常头位可以描述为面部转向左侧还是右侧、头歪向左肩还是右肩、下颌上抬还是内收。鼻梁扁平宽大、瞳距较小者可表现为假性的内斜视外观。

4. **瞳孔检查(pupillary examination)**　用笔式电筒对瞳孔大小、形状、对称性以及对光反应进行检查,在相对暗室的环境内更可靠。双眼瞳孔大小相差大于 1mm 多数是病理性改变,常见的原因包括 Horner 综合征、Adie 瞳孔强直、动眼神经麻痹。瞳孔不规则多见于外伤所致瞳孔括约肌损伤、虹膜炎、先天性虹膜缺损、虹膜残膜。将光直接照向每只眼的瞳孔可观察到瞳孔的直接对光反应。交替照射两眼的瞳孔可以发现有无相对传入性瞳孔缺陷:在暗室中受检儿童注视远处目标,将笔式手电光照向一眼,持续时间小于 5 秒,瞳孔出现收缩反应;将灯光快速地越过鼻梁照向另一眼,可观察到另一眼瞳孔收缩或无改变,如该眼瞳孔出现变大,即表明该眼存在传入性瞳孔缺陷。传入性瞳孔缺陷常常是单眼的视神经或前视路部位的问题。可以重复检查几次进行确认。

5. **注视和跟随检查(fixation and follow)**　在室内环境中,用适当的目标来吸引儿童注视,可以用玩具、监护人的面部或手持的灯光等,通常红色或是卡通玩具容易获取儿童的注意。观察儿童是否可以稳定地注视(fixes)目标。将目标水平和垂直地移动,观察儿童跟随(follows)目标的能力。对于学龄前儿童,通过使其注视眼前 33cm 处较小的图案视标(调节视标),可以发现不易察觉的内斜视。检查中左右轻移视标,观察被检眼有无跟随运动,以保证眼球对视标的持续注视。正常的注视特点表现为中心(central)、稳定(steady)、维持(maintained)。

6. **角膜映光法(corneal reflex assessment/Hirschberg reflex)**　该检查在室内光线下进行,可

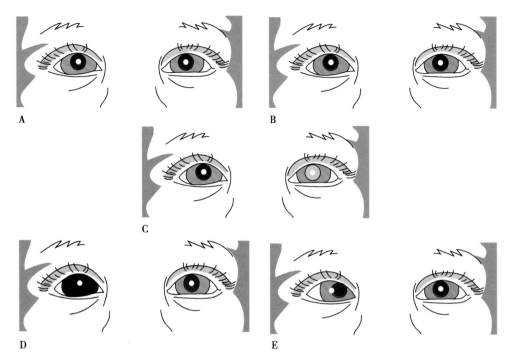

图 4-1 红光反射检查

A. 正常 - 儿童注视光源,双眼红光反射相同对称;B. 不对称的屈光状态 - 一侧的红光反射比另一侧明亮;C. 无红光反射(白内障)- 混浊的晶状体或其他屈光间质遮挡或减弱红光反射;D. 异物或 / 擦伤(左角膜)- 瞳孔区红反光使角膜病灶或异物呈黑色光影,检查者头部移动时,角膜病灶黑影反向移动(视差);E. 斜视 - 斜视眼的红光反射更强

以评估双眼的眼位。将笔式手电筒放在被检查儿童前 33cm 处,嘱儿童注视笔式手电灯的灯光,观察双眼角膜映光点的位置。正常的角膜映光对称地位于瞳孔中央或稍偏向于鼻侧。外斜者角膜映光点向鼻侧偏移,内斜者角膜映光将向颞侧偏移,垂直斜视者的角膜映光将会向上或向下移位。检查时要避免将手电筒的光线直接照向眼球,可以稍向下对准嘴部或下巴,以免导致强光引起注视不适;检查者的观察方向应与电筒光线的照射方向一致,否则会导致观察到的角膜映光点发生偏离(图 4-5)。

7. **遮盖试验(cover testing)**   被检者注视远或近距离目标时,快速地遮盖右眼,观察左眼是否出现移动(再注视),重复这一步骤遮盖左眼来观察右眼是否移动。双眼中任何一只未遮盖眼的再注视移动都表示该的眼位异常,即存在显性斜视。检查过程中需要通过视标或感兴趣的玩具,来维持儿童的注视。

8. **视力检查(vision acuity)**   应鼓励对大于 3~4 岁的儿童用视力表进行视力检查。对于首次视力检查不能合作的儿童,应当在 6 个月内再次进行检查,在整个儿童和青少年期内应定期地进行视力检查。世界卫生组织(WHO)和美国科学院视觉委员会对视力表的视标选择和排列有统一的要求。视标应为容易分辨的、标准化的、具有相似特征的符号,并避免不同受试者的文化差异。每行包含 5 个视标,视标水平间距与视标大小相同,行间距与下一行视标的高度相等,每行视标的大小以 0.1logMAR 比例递减,这样使整个视力表的视标呈倒金字塔形排列。视标以黑色呈现在白色背景上,可以挂在墙面或是用显示屏显示,也可以用卡片展示。符合上述标准的视力有 LEA 符号视力表、Sloan 字母视力表和 HOTV 视力表(图 4-2)。

远视力的检查距离为 3~6m,近视检查距离 35~40cm,检查环境应相对安静一致,光线适当,有利于儿童配合完成检查以及多次检查间的比较。儿童在检查前,可以先通过视标卡片熟悉视力表上的视标。检查时先用遮挡板遮盖一眼,对另一眼进行检查,再交替检查另一眼;对于眼球震颤或是隐性眼球震颤者,可通过正镜片雾视或是半透明板遮盖;对于不肯配合遮盖的儿童,应尽量完成双眼视力检查;不能配合语言表达的儿童,可以通过用手举起对应视标的卡片来表达看到的视力表视标。采用视力卡检查时,"拥挤"现象会过高的估计弱视儿童的视力,应使用有整行视标的视力卡或是在单个视标周围画上线条框(图

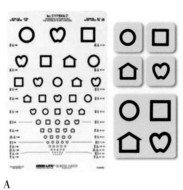
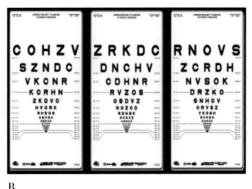
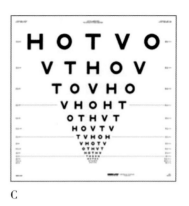

A　　　　　　　　　　B　　　　　　　　　　C

图 4-2　符合 WHO 标准的视力表

A. LEA Symbols；B. Sloan Letters；C. HOTV

4-3)，以消除"拥挤"现象造成的测量偏差；检查者指示视标时，指标棒或手不应遮挡指示视标旁边的视标。国内视力筛查可使用**E**视标的 EDTRS 视力表（图 4-4）。

9. 设备检查(instrument-based vision screening)　依靠设备进行的视力筛查是通过发现影响视力发育的危险因素，来筛查视力异常的高危人群。这些危险因素包括屈光不正、屈光参差、屈光间质混浊和斜视。依靠设备的视力筛查适合于年龄太小或发育障碍而不能配合完成视力检查的儿童，其结果与视力测试和睫状肌麻痹验光有很好的一致性，但对于能配合完成视力检查的儿童并无优势。研究表明，儿童在 2 岁前进行依靠设备的视力筛查有利于获得好的视力预后。

视力筛查设备多为手持式便携设备，工作原理包括三种：旁轴照相和光反射照相法通过拍摄瞳孔区的新月形反射和眼底红光反射来估计双眼的屈光度，通过角膜映光来检查眼位；

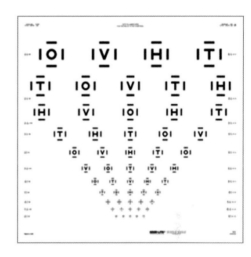

图 4-3　视标周围线条框

自动验光仪装置通过视网膜自动检影或波前像差技术，定量测量单眼或双眼的屈光度来筛查弱视的危险因素（图 4-5）；视网膜双折射扫描通过发现与弱视相关的双眼微小斜视来筛查视力异常。视力筛查设备可以预先设定异常值的参考范围，自动对每个筛查结果进行分析和评价，给出通过或是不能通过的提示，未通过筛查的儿童或是无法完成设备检查的儿童应当视为筛查异常，需要进一步的转诊进行详细的眼科评估。美国儿童眼科与斜视协会发布了基于设备筛查的弱视危险因素指南(2013 年)，见表 4-3[3]。在实

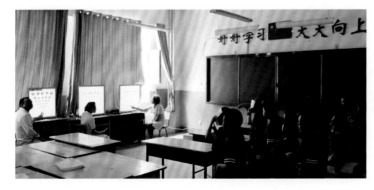

图 4-4　国内现场视力筛查使用**E**字 EDTRS 视力表

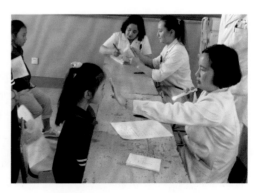

图 4-5　双眼视力筛查仪和角膜映光联合遮盖试验

表 4-3　基于设备筛查的弱视危险因素

	年龄 12~30 个月	年龄 31~48 个月	年龄 ≥49 个月
远视	>4.50D	>4.00D	>3.50D
散光	>2.00D	>2.00D	>1.50D
屈光参差	>2.50D	>2.00D	>1.50D
屈光间质混浊	●	●	●
显性斜视	●	●	●

际筛查中,应注意根据不同的设备和实施场景对这些标准进行修正,以达到适当的筛查敏感度和特异度。

二、医疗机构眼科医生或视光医生的专业检查与处理

经过初级保健或社区视力筛查异常的儿童,应转诊至就近的视光中心、综合医院眼科、眼科医院或诊所,由眼科医生或视光医生进行专业的眼科检查,确诊并给予及时的处理。此阶段检查的目标是:确定视力不良的原因和危险因素;确诊筛查发现的眼部异常;给予适当的屈光矫正、遮盖、视功能训练、药物处理;为确诊患者安排复查随访计划或转诊预约眼科手术。

1. **专业的眼科综合检查**　眼科医生或视光师需要根据筛查的异常结果,进行专业全面的病史询问、眼科专业检查来确定或排除视力筛查发现的异常,以及对在视力筛查中无法完成筛查的儿童进行检查。除了在视力筛查中使用的检查技术外,专科医生主要通过以下检查对斜视、弱视和其他眼部异常进行确诊。

(1) 眼位和眼球运动检查:眼位和眼球运动检查应在散瞳验光检查前进行,以避免散瞳和睫状肌麻痹药物对眼位的影响。除用角膜映光法检查眼位外,应常规使用调节视标反复检查调节状态下的眼位,联合单眼遮盖去遮盖和双眼交替遮盖试验,可以发现容易被忽略的调节性内斜视。怀疑有小度数斜视的儿童,可以用底向下或底向内的 $10^{\triangle}$~$20^{\triangle}$ 的三棱镜,先放置于一眼,再放置于另一眼前,嘱被检儿童注视 3~5m 处视标,若放置三棱镜后未出现眼球向三棱镜尖端方向的移动,则提示该眼视力极差或存在斜视。对于家长提示的生活中有斜视的儿童,应注意检查视远和向上注视时的眼位,必要时可以在遮盖一眼 20~30 分钟后再检查,可以发现早期的眼位控制力强的间歇性外斜视、分离性水平或垂直偏斜。应对所有儿童进行眼球运动检查,以发现合并存在的 A 征、V 征、眼球震颤、眼外肌麻痹。合并有异常头位的儿童需检查正常头位和异常头位时的眼位、视力、眼球震颤的变化。歪头试验有助于对一眼垂直直肌与对侧眼的斜肌麻痹进行鉴别。存在眼球运动不足或障碍的斜视,要检查单眼的眼球运动。不合作的儿童可以通过娃娃头试验,鉴别内斜视患儿的外直肌麻痹与双眼的交叉注视。

(2) 视力和屈光检查:视力筛查异常的儿童,应在转诊后重新进行标准的视力检查,以再次确认是否存在视力异常或是双眼间视力存在差异,重测的视力常常会好于初次筛查时的视力,这与儿童的熟悉程度和检查环境的改变有关。复查视力正常的儿童,可再进行自动验光仪的小瞳验光,确认屈光状态是否超出表 4-3 所列的屈光度标准。转诊后复查眼位、视力、小瞳验光均正常的儿童,不必进一步进行睫状肌麻痹验光,否则需要进一步散瞳验光。

由于儿童眼球调节力极强,屈光检查均需要使用睫状肌麻痹剂。有斜视者,散瞳前要记录眼位和斜视的度数。6 岁以前的儿童或是 12 岁以下内斜视的儿童均应使用强效睫状肌麻痹剂环戊通眼水或阿托品眼膏,其他年龄的学龄儿童可使用复方托比卡胺快速散瞳验光。环戊通是常用的一种人工合成的抗胆碱药,通过阻断虹膜括约肌和睫状肌对胆碱能激动剂的反应,从而使瞳孔扩大和睫状肌麻痹。1% 环戊通滴眼液用于 6 个月以上儿童,结膜囊滴用 1 次,虹膜颜色浓密、体重较大的儿童可间隔 10 分钟后滴多 1 次,或联合使用托吡卡胺或是去氧肾上腺素(无睫状肌麻痹作用)。6 个月以下儿童,可联合使用 1% 环戊通与 1% 去氧肾上腺素(盐酸去氧肾上腺素),以增加瞳孔散大的效果。用药前要压迫泪小点 2~3 分钟,以减少药物的全身吸收。滴药后 25~75 分钟内产生最大睫状肌麻痹作用,滴药后通常 6~24 小时内调节作

用完全恢复,某些患者散瞳后完全恢复需几天的时间。用药时,先于结膜囊滴用一次表面麻醉滴眼液,可以减少散瞳药物的刺激,增加药物渗透性。环戊通滴眼液的不良反应包括过敏反应、发热、口干、心率加快、恶心呕吐、面部潮红、嗜睡、精神症状(狂躁、共济失调、语无伦次、坐立不安、幻觉、功能亢进、癫痫、时间和地点定向力障碍和不能识别人)。

1% 阿托品眼膏每天涂用 1~2 次,连续使用 3 天,必要时延长至 5 天,可达到最佳散瞳和睫状肌麻痹效果。睫状肌麻痹作用于 2~4 周后消失,常见的不良反应有口干,皮肤、黏膜干燥,发热,面部潮红,心动过速等。阿托品禁用于有颅脑外伤、唐氏综合征、痉挛性瘫痪的儿童。复方托吡卡胺滴眼液的有效成分为托吡卡胺和盐酸去氧肾上腺素,每次 1~2 滴,共滴眼 3~4 次,间隔 3~5 分钟,每次用药后要压迫泪小点 2~3 分钟,4~6 小时散瞳作用可消失。不良反应与阿托品相似但程度轻。

睫状肌麻痹充分后,可使用检影镜或自动电脑验光仪进行客观验光,能够配合完成视力检查的儿童应记录矫正视力。检影镜进行视网膜检影时,可以清楚地观察双眼的红光反射,注意屈光间质有无混浊或是异常影动。斜视的儿童,散瞳充分后要重复检查记录眼位和斜视角的变化。无法合作的儿童需要 10% 水合氯醛液口服或灌肠镇静后进行检查,按 0.5~0.6ml/kg 检查前 20 分钟口服或灌肠。

(3) 眼底检查:所有筛查异常而转诊的儿童,均应进行双眼眼底检查。小瞳孔下可以通过直接检眼镜对后极部视网膜、视盘和黄斑区进行检查,通过检眼镜的屈光补偿镜片度数可以初步估计被检眼的屈光度。散瞳后可以对视网膜中周部进行更清楚的检查。双目间接检眼镜或裂隙灯显微镜配合前置间接检眼镜,可以对眼底进行双目立体观察,不合作的儿童应在一次镇静后,尽快完成验光和眼底检查。眼底发现异常时应绘制标准的眼底病灶示意图进行记录,有条件的机构可拍摄眼底彩色照片。

2. 处理

(1) 转诊:对于视觉发育期内的儿童,经检查确诊的所有眼病,在转至相关专科医生进行手术或药物治疗前,都应积极矫正有意义的屈光不正。确诊为弱视者,应尽早开始弱视治疗。确诊为上睑下垂、角膜病变、先天性白内障、视网膜黄斑病变等器质性眼病的儿童,应记录小瞳状态和第一眼位、向下注视时病灶对视轴的影响程度,直接检眼镜可以在小瞳下观察到眼底清晰程度,患儿的视力、屈光度和矫正视力,必要时记录小孔视力,以确定病灶对视觉成像质量的影响程度。手术的时机选择,应充分考虑到手术后包眼、散光、无晶状体、眼内填充物对术后视觉发育的影响,必要时应与手术医生讨论最佳手术时机。

(2) 配镜:配镜处方的原则应根据相应年龄的生理性屈光度、斜视、弱视、发育情况进行处方,年龄越小生理性屈光度的范围越大。一般学龄前儿童对屈光参差和双眼物像不等的耐受适应能力比成人强,多数情况下不需要瞳孔恢复正常后进行主觉复光来确定处方。对于不合并斜视的屈光不正,生理性远视的处方量尚无统一的意见,眼科医生比视光师的处方可能更趋于保守。外隐斜者,应减少生理性远视,内隐斜者适当增加生理性远视,所有散光应予足度矫正。柱镜度数比球镜大且符号相反者的屈光状态为混合散光,应先计算等效球镜,再考虑保留的生理性调节量,不可在正球镜上直接减掉生理性调节而给出镜片处方,这样容易将正镜处方错误地变成负镜处方而使眼镜过矫,此种情况在临床工作中时有发生。眼镜处方的生理性调节量应尽量双眼相等。表 4-4[4] 是婴幼儿和儿童的屈光不正矫正原则。对于所有内斜视的儿童,首次配镜均应给予足度的远视和散光矫正,即使 1~2D 的远视也不应忽视。有智力发育迟缓、眼球发育异常、脑发育异常的儿童,应放宽配镜的指征,只有在患儿愿意接受戴镜时才配镜。能够配合视力检查的儿童,只要存在远视力不足的表现:侧视、眯眼、歪头视物或矫正视力有提高、并能接受眼镜矫正者可以给予配镜处方。单纯配戴眼镜能够使三分之二的低龄单眼弱视患儿(3~7 岁)视力改善,四分之一的年长单眼弱视患儿(7~17 岁)视力改善,双眼屈光不正性弱视的视力改善效果更好。

儿童眼镜的尺寸和镜架调校与成人不同,舒适稳固的镜架有利于提高儿童对眼镜的接受程度。一片式轻便材质的镜架,配合防止眼镜滑落的头带、伸缩带有助于活跃儿童避免眼镜变形损坏。弱视儿童宜选用耐冲击材质的镜片。

(3) 遮盖和药物:遮盖是最有效最经济的弱视治疗方法,主要用于单眼弱视的治疗,每天遮盖健眼 2~6 小时[5]。尽管单纯通过初次配镜就可以使多数低龄弱视患儿提高视力,但对于年长儿童或是重度弱视者或是随诊依从性差者,建议在首次配镜后就开始遮盖,对于病情严重和年长的弱视儿童有益。起始治疗

表 4-4   婴幼儿和儿童的屈光不正矫正原则

屈光状态	屈光不正 /D			
	<1 岁	1~2 岁	2~3 岁	3~4 岁
双眼屈光度相似				
近视	≥5.00	≥4.00	≥3.00	≥2.00
远视(无显性斜视)	≥6.00	≥5.00	≥4.50	≥3.50
远视合关内斜视	≥2.00	≥2.00	≥1.50	≥1.50
散光	≥3.00	≥2.50	≥2.00	≥1.50
屈光参差(无斜视)				
近视	≥4.00	≥3.00	≥3.00	≥2.50
远视	≥2.50	≥2.00	≥1.50	≥1.50
散光	≥2.50	≥2.00	≥2.00	≥1.50

注:基于共识和专家临床经验,仅作为一般性建议,应结合病史、症状和检查进行调整。

的遮盖时间为每天 4 小时,轻中度弱视起始治疗每天 2 小时。遮盖的方法有眼镜片套、眼睑粘贴片,前者便于操作,但容易出现自行拉开或从遮盖片旁边偷看。后者遮盖效果确切,但容易出现眼睑皮肤粘贴处损伤和过敏反应,多用于短期强化遮盖。遮盖治疗的时间长短需要根据视力的变化进行调整,增加遮盖时间可以增强疗效,但遮盖时间大于 6 小时并无益处。遮盖治疗可能导致部分患者健眼视力下降,此时只要减少遮盖时间视力都可以恢复,不建议因此而突然停止遮盖,双眼视力平衡比单眼视力的提高更有益于弱视的治疗。遮盖治疗可能使部分患者出现斜视或斜视加重,可减少遮盖时间或改用 Bangerter 压抑膜或阿托品散瞳代替治疗。弱视眼视力达到或接近双眼平衡时,应逐渐降低遮盖时间,最低不宜低于每天 2 小时。对于单眼斜视的儿童,遮盖治疗可以使单眼斜视转换为双眼交替斜视,从而有利于斜视眼的视力康复。应提醒家长和患儿遮盖治疗中注意安全避免发生意外。

遮盖片虽然疗效确切,但由于影响外观而使其依从性降低,尤其是学龄儿童。Bangerter 压抑膜可以通过不同的滤光密度来压抑健眼的视力,最低可达 0.3,且外观优于遮盖布。眼健的视力应被压抑低于差眼 1~2 行,Bangerter 压抑膜理论上有利于双眼平衡和双眼视觉的发育,适于轻中度弱视的治疗。压抑膜的疗效与遮盖相当,多用于遮盖或阿托品的维持治疗。

对于不能配合遮盖或压抑膜治疗的儿童,可以对健眼每周涂 1 次 1% 阿托品眼水或眼膏治疗,疗效与遮盖治疗相当,特别适用于健眼是远视眼、隐匿性眼球震颤或是弱视维持治疗者。对 15 岁以下的斜视性弱视、屈光参差性弱视或是两种混合病因的弱视治疗均有效。对于阿托品眼膏散瞳治疗后视力不再改善的远视患者,可以尝试将健眼配戴平光眼镜片,有望进一步提高患眼的视力。对于 3~15 岁儿童每周 1 次阿托品眼膏疗效确切,主要会产生怕光、视朦、口干、心跳过速等不适。3 岁以下尤其是 1 岁以内的儿童,要密切随诊,避免可能出现的药物不良反应。

(4) 视觉训练和其他治疗:视觉训练包括计算机程序视觉训练、调节训练、集合训练、脱抑制训练、手眼协调作业、针灸穴位理疗等,需要专门的训练师在固定的室内场所或是家庭中进行,是斜视弱视治疗的非手术辅助方法。视觉训练有助提高斜视弱视治疗的依从性和家长参与度,应在正确配镜、遮盖或压抑治疗的前提下进行,其疗效和适应证均尚未被随机对照试验证实。双眼分视状态下的双眼视觉平衡游戏治疗,在提高视力和双眼视功能康复的疗效上不优于遮盖治疗。

3. 随访复查计划   随诊复查的目的是评估治疗措施的疗效、治疗的依从性、可能出现的并发症,以便对治疗和干预进行及时调整。随访的间隔通常为 2~3 个月,也可以根据病情的严重程度和治疗强度适当调整。对治疗眼和健眼的视力检查和评估是弱视随访的主要内容,应尽量在相同的环境、条件下,用相同的视力表测试,以增加视力的可比性。其他影响视力变化的原因可能有屈光度变化、眼镜片的磨损、散瞳作用、遮盖性弱视、健眼偷看等,应在视力评估时进行仔细鉴别。不能配合完成视力检查的低龄儿童,可以通过注视、追随运动的变化、注视眼的变换、儿童平时活动的表现评估视力的变化情况。斜视的儿童应比较戴镜前后斜视角的变化以及主斜眼的转换。根据上述综合评估,对治疗措施进行适当的调整。

(1) 弱视眼视力提高,对侧眼视力稳定,可以继续当前治疗。

(2) 双眼视力均无变化,对治疗依从性好。应增加治疗剂量,如增加遮盖时间。或是更换遮盖与压抑的方法,比如阿托品。

(3) 弱视眼视力下降,对侧眼视力稳定。应重测视力,并认真检查弱视眼的瞳孔和眼底,有无导致视力下降的非弱视原因。

(4) 对侧眼视力下降2行或以上。考虑遮盖引起的可逆性弱视,多发生于每天遮盖6小时以上的治疗。应减少或停止遮盖,使健眼视力恢复到基线后再进行治疗。同时排除其他引起视力下降的原因。

(5) 弱视眼视力提高至与对侧眼视力相差1行以内,并且稳定3~6个月,可考虑降低遮盖强度至逐渐停止遮盖治疗。

(6) 斜视儿童双眼视力平衡或是自由交替注视,可停止遮盖治疗。

(7) 确诊为调节性内斜视,但戴足度眼镜后斜视无改善或是治疗中出现内斜反弹加重,应重新睫状肌麻痹验光,远视度数有增加者重新给予足度眼镜。

近视眼镜平均每半年要根据视力变化进行验光调整,远视眼镜平均1年左右进行重新验光调整。表4-5[4]列出了弱视治疗强度调整的建议。

表 4-5　弱视治疗强度调整的建议

治疗调整的指征	治疗方案
弱视治疗3个月视力无改善	维持或增加遮盖或阿托品,或考虑其他治疗
遮盖引起严重皮肤刺激发反应	选择其他治疗
遮盖治疗没有改善视力	逐渐减少或终止治疗
治疗无效(例如有眼部器质性病变者)	逐渐减少或终止治疗
对侧眼视力下降2行或以上	临时停止治疗,重新检查诊断,监测视力
视力稳定在正常或接近正常水平超过4个月或2次以上随访	逐渐减少或终止治疗

注:这些是基于专家意见和临床经验给出的建议

第三节　斜视与弱视筛查的现状

一、筛查的组织和实施

《儿童眼及视力保健技术规范(2013)》[6]要求儿童的视力和眼病筛查由社区卫生服务中心和乡镇卫生院在儿童健康检查的同时进行,同时进行儿童眼及视力保健的宣传教育工作,早期发现儿童的眼病和视力不良。对筛查出的可疑眼病或视力低常儿童,应当及时转诊至上级妇幼保健机构或其他医疗机构的相关专科门诊进一步诊治。并将视力检查覆盖率(该年辖区内接受视力检查的4~6岁儿童人数/该年辖区内4~6岁儿童人数)×100%作为筛查的考核指标。规范建议的筛查工具简单、容易获得:聚光手电灯、直径5cm左右的红球、遮眼板、国际标准视力表或对数视力表灯箱,这有利于筛查的开展和覆盖。初级眼保健和视力筛查可以在医生指导下由经过培训的护士、校医、保育员,在幼儿园、学校、社区卫生服务中心实施,结果由社区医生解释、判读。筛查异常的儿童转至地区中心医疗机构的眼科或视光中心进行综合眼部检查确诊和处理,基于眼镜、角膜接触镜、药物的光学矫正是最主要的干预方法。

随着社会经济水平的不断提高和医疗卫生改革的不断推进,视力筛查和眼保健的实施模式也发生了一些明显的变化。2018年8月习近平总书记作出重要指示,强调共同呵护好孩子的眼睛,让他们拥有一个光明的未来。为贯彻落实习近平总书记重要指示精神,教育部联合国家卫生健康委等有关部门研究制定了《综合防控儿童青少年近视实施方案》,明确了家庭、学校、医疗卫生机构、学生、政府相关部门应采取的防控措施。方案的实施提高了全社会对儿童视力健康的关注和投入,使斜视与弱视的筛查进入了前所未有的新阶段。尽管有相应的筛查技术规范和考核指标,斜视与弱视的筛查比单纯的视力筛查,普及程度和质量仍有待提高。笔者在近年参与的视力筛查和培训项目中,观察到斜视与弱视筛查工作中的一些特点。

1. 不依赖自动筛查设备的筛查,虽然不需要较大的设备投入,但需要人员的严格培训。培训的效果、周期和人力成本是阻碍筛查技术推广的主要原因。目前我国的儿童入托和入学率均达到 90% 以上,这为在学校和幼儿园进行集中筛查提供了很好的条件。但通过培训老师或校医来完成视力筛查,并不容易。

2. 基层和社区医疗机构卫生技术人员严重缺乏,而参加过视力筛查专业培训尤其是斜视与弱视专业培训的人员少之又少,针对儿童的视力筛查的专门培训在县级以下地区基本为空白,这是视力筛查难以普及推广的重要原因。

3. 社会医疗机构和健康管理机构的发展成为眼健康和视力筛查的新生力量,这些社会机构多采用设备依赖式的筛查,提高了筛查效率。其有偿服务和商业属性与学校、社区的业务对接尚无清晰的政策支持,其筛查的特异度和敏感度也参差不齐,缺少统一的技术规范和监管。

4. 社区卫生医疗机构在视力筛查中的作用并不突出。一方面是由于这些机构人力和设备的不足,另一方面儿童和家长并不愿意主动到基层机构进行视力体检。尽管全民医保和公共卫生均等化、居民健康档案等医疗政策中涵盖了视力筛查的内容和经费,但由于上述原因,社区视力筛查开展的并不理想。

儿童视力筛查尤其是斜视与弱视的筛查,是国际上公认的最适宜推广和普及的减少儿童视力损害的技术。其有效的组织开展和实施,还受到经济水平、人员培训、设备条件、政策规范、医疗保险覆盖的影响。在美国约有 40% 的儿童没有接受视力筛查,而筛查异常者中接受转诊随访者为 50%~70%。还需要在实践中不断积极探索适合我国国情的有效视力筛查模式。

二、展望

随着我国网络和信息技术的不断发展与普及,大数据与人工智能技术将有希望协助解决斜视弱视筛查中的瓶颈问题。基于移动终端和人工智能的视力和斜视筛查系统,将有可能解决专科医生缺乏、地区发展不平衡的问题;大数据技术和精准医疗将可能为有效筛查视力发育异常的高危儿童提供新的策略和转诊途径。未来,斜视弱视和其他儿童发育性眼病的流行病学研究,国产筛查设备的敏感度和特异度评价和标准制定,适合我国医疗保险和卫生政策的筛查转诊模式探索,将是儿童视力筛查研究的重要方向。

(王忠浩)

参 考 文 献

1. Gilbert C, Foster A. Childhood blindness in the context of VISION 2020--the right to sight. Bull World Health Organ, 2001, 79 (3): 227-232.

2. Parikshit G, Clare G. Blindness in children: a worldwide perspective. Community Eye Health, 2007, 20 (62): 32-33.

3. Donahue SP, Arthur B, Neely DE, et al. Guidelines for automated preschool vision screening: a 10 year, evidence-based update. J AAPOS, 2013, 17: 4-8.

4. Pediatric Eye Evaluations Preferred Practice Pattern®. 2017 American Academy of Ophthalmology

5. Amblyopia Preferred Practice Pattern®. 2017 American Academy of Ophthalmology

6. 中华人民共和国国家卫生和计划生育委员会妇幼保健与社区卫生司. 儿童眼及视力保健技术规范. 中华眼科杂志, 2013, 49 (7): 651-652.

第二篇

各类斜视的诊断和治疗

第五章

共同性内斜视

第一节 概述和分类

一、概述

共同性内斜视(comitant esotropia)是指眼球向鼻侧偏斜,其斜视角在任何注视方向均相等,无眼球运动障碍。根据双眼注视情况可分为双眼交替性共同性内斜视和单眼恒定性共同性内斜视。我们通常以符合下列条件者列为交替性内斜视:①患者可以自由使用任何一眼注视物体,即可自由交替选择注视眼;②患者多数时间用一眼注视物体,但遮盖该眼后另眼能注视(此时原遮盖眼已打开)持续1分钟以上或患者瞬目2次以上仍能持续用另眼(斜视眼)注视。单眼恒定性内斜视患者则仅用或经常用一眼注视,另眼注视不能持续1分钟以上,常伴有斜视性弱视。与其他类型斜视(如共同性外斜视)一样,内斜可被分开性融合机制控制而表现为内隐斜;间歇性控制而表现为间歇性内斜视;或完全不能控制而表现为显性内斜视。然而,由于人类的分开性融合范围要比集合性融合范围少很多,所以,临床上间歇性内斜视少见,而间歇性外斜视则十分常见。

单眼运动(duction)与双眼运动(version)检查对确定麻痹性斜视的麻痹肌有重要意义,尤其是双眼运动检查对眼外肌不全麻痹的诊断更有利。同样,单眼运动与双眼运动检查对共同性斜视的诊断也很有价值。如双眼交替性共同性内斜视,作双眼运动检查时,患者向右侧看时,如以左眼作注视眼,因左眼本身有内斜,不需要向右转动太多,故右眼会外展不足;患者向左侧看时,如以右眼作注视眼,则左眼会外展不足;此时容易误诊为双侧外直肌不全麻痹。但如作单眼运动,则双眼的外展都正常。同理,共同性外斜视的患者双眼运动检查容易误诊为双眼内直肌不全麻痹,此时应作单眼运动检查加以区别。

共同性内斜视的发病率在欧美较高,亚洲较低。据报道,6月龄至6岁的小儿中,美国白人、非裔美国人和西班牙人的内斜发病率为1%~2%,而亚洲人的患病率低于0.1%[1]。

共同性内斜视的病因至今不明,一般认为内斜可由神经支配因素、机械因素或上述两种因素共同引起。神经支配因素包括注视反射、融合反射、大脑皮质和皮层下运动中枢功能障碍等;机械因素即解剖因素,如眼眶和眼球的大小形状、眼外肌的解剖变异等。von Noorden 指出:"我们不可能找出共同性斜视的原因,我们不知道!"不过,的确有很多因素(单一或多个因素共同影响)促成斜视[2]。临床工作中经常见到一些小儿在感冒发热或全身虚弱后出现内斜,这可能与发热等引起脑部双眼融合功能下降有关。其他因素诸如遗传、母亲妊娠期服药、婴儿早产、低体重、出生时吸氧史、脑麻痹、智力发育差和伴有全身和其余眼部发育性病变(如先天性白内障、小角膜、小眼球等)等都可与共同性斜视的发生相关[3,4]。目前比较明确的病因是调节性内斜视肯定与远视性屈光不正引起的调节(accommodation)和调节性集合/调节(accommodative convergence/accommodation,AC/A)比率有关。

二、共同性内斜视的分类

1. 婴幼儿(先天)性内斜视

2. 后天获得性内斜视

(1)调节性内斜视

1)屈光性调节性内斜视。

2)非屈光性调节性内斜视。

3)部分调节性内斜视。

(2)非调节性内斜视

1)基本型内斜视。

2)集合过强型内斜视。

3)分开不足型内斜视。

4)微内斜(单眼固视综合征)。

3. 继发性内斜视

(1)知觉性内斜视。

(2)外斜术后过矫的内斜视。

(3)残余性内斜视。

4. 特殊性共同性内斜视

(1)急性共同性内斜视。

(2)周期性内斜视。

(3)调节性内斜视合并间歇性外斜视。

第二节　婴幼儿性内斜视

婴幼儿性内斜视(infantile esotropia)的发病年龄在出生后6个月内,有人称之为先天性内斜视(congenital esotropia),十分常见,占所有内斜视患者的8%~54%(变异大),普通人群中发病率为0.2%~1%[5]。正常婴儿出生后数周内眼位常不稳定,可能为内斜,外斜或正位。但通常内斜较少,且2月龄后正常一般不会有内斜,因此,出生2个月后发生的内斜不是生理性的。婴幼儿性内斜视的病因不明,但肯定与眼和脑部发育相关,包括知觉性(sensory)和运动性(motor)。支持知觉性者认为婴幼儿性内斜视患者的双眼单视功能先天发育不良,早期手术不能恢复双眼单视功能;支持运动性者认为婴幼儿性内斜视是因为外周的神经、肌肉等发育不良,早期手术有利于双眼单视功能的恢复。事实上,应该是两种因素混杂在一起,早期手术应该有利于双眼单视功能的恢复,然而是否所有患者均需尽早手术以及早期手术的具体时机还是存在争论。由于其临床特征很复杂,以致Simonsz等建议以下新的定义:婴幼儿性内斜视为在出生后6个月内表现为内斜和融合与立体视觉功能障碍的一组病变,其病因不会进展,包括脑、眼眶、眼球和眼外肌的发育不良,但发育不良的部位、范围和时间不一[6]。因此,对婴幼儿性内斜视进行深入的临床和基础研究,对揭示斜视的病因,分析可能的不同的临床亚型具有重要意义。

【临床表现】

特别要重视发病时间和可能有调节因素的加入。

1. 发病年龄　发生在出生后6个月以内(图5-1)。家长提供的发病年龄不一定准确,父母常忽视小儿的斜视,往往是保姆、朋友或同事等首先注意到小儿的内斜。还有很多小儿为假性内斜,包括宽的内眦赘皮、上睑弧度最高点偏外侧和先天性大角膜等。认真分析小儿照片有助于发现是否有真正的内斜。

所以,在临床工作中注意请家长携带小儿生活照片来诊,以确保发病年龄准确。

2. 斜视角大小   通常为大于 30PD 的大度数内斜,多为双眼交替性,也可单眼恒定性,斜度较稳定,远近内斜度一致,AC/A 比值正常。少数患者发病后短期内可表现为间歇性内斜,但很快即表现为大度数的显性内斜。

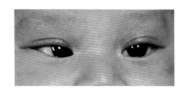

图 5-1   婴幼儿性内斜视:患者女,1 个月,1 周前发现右眼向内偏斜。角膜反光法:右眼内斜 25°~30°

3. 屈光状态   一般为轻度远视(<+3.00DS),斜视角大小与屈光状态无关,戴远视性屈光不正矫正眼镜不能减少内斜度。但部分患者的内斜会有调节性成分,有些一开始存在,有些为逐渐有调节因素加入。当患者有 +3.00D 以上的远视或手术矫正其内斜后远视度数明显增加时要注意可能有调节性内斜因素的加入。

4. 眼球运动   大部分患者有轻度的外展不足和内转过强或两者都有。要注意区分是患儿不愿意注视还是外展不足。

5. 弱视   较常见,约占 40%。如果患者表现为交叉注视(cross fixation),即向右侧注视时,用左眼作为注视眼;向左侧注视时,用右眼作为注视眼,则不会发生斜视性弱视,但此时常有明显的双眼假性外展不足,易误诊为外直肌麻痹,尤其是小儿不合作眼球运动检查时更易误诊。

6. 合并垂直斜视   ①常合并下斜肌功能亢进(inferior oblique overaction,IOOA)和 V 征,眼底照相显示有明显的外旋转斜视(图 5-2)。von Noorden 报道占 37%。通常 1 岁以前较少有 IOOA,年龄大者 IOOA 明显增多。难以确定是 1 岁以前小儿不合作难以发现,还是 1 岁以后获得所致,对于年幼不合作的小儿,

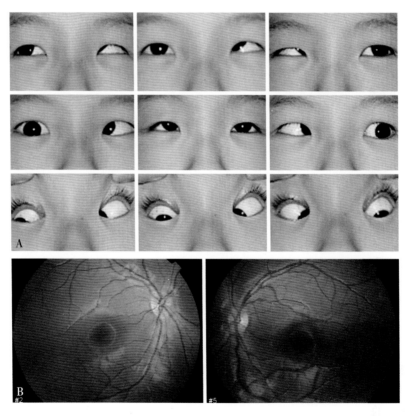

图 5-2   婴幼儿性内斜视,内斜 V 征,原发性双眼下斜肌功能亢进:患者女,5 岁,双眼矫正视力均为 1.0,屈光状况,OD:+1.25DS+1.00DC×85;OS:+1.00DS+1.25DC×95(1%atropine 验光);自出生后 3 个月被别人发现内斜

A. 双眼交替性内上斜 20°~25°,向上注视时,双眼内斜 10°~15°,向下注视时,双眼内斜 25°~30°;眼球运动:双眼下斜肌功能均亢进 +2,歪头试验(-);B. 眼底照相显示双眼明显外旋转斜视

可通过照相(或录像)尽力发现 IOOA(图 5-3);也无法解释一些患者在做双侧内直肌后退术后下斜肌功能亢进消失和一些患者直到水平肌手术后多年才出现 IOOA 的现象[7]。也有些合并上斜肌功能亢进和 A 征,眼底照相显示有明显的内旋转斜视。尽管合并 IOOA 和 V 征,或上斜肌功能亢进和 A 征的原因不明,但肯定与双眼单视功能不良有关[8]。②合并分离性垂直性偏斜(dissociated vertical deviation,DVD)。von Noorden 报道伴有眼球震颤者 DVD 有 23%;不伴有眼球震颤者 DVD 有 46%。Lang 报道为 90%。Parks 为 76%。Helveston 为 75%。DVD 也可在水平斜视矫正后多年发生。当患者向一侧注视时,因鼻梁起遮盖作用,DVD 的患者也表现为内转眼上转,此时常难以区分 DVD 和 IOOA。如当患者向左侧注视时,右眼的 DVD 和 IOOA 都可表现为右眼内上转现象。区分的简单方法是:嘱患者极度向一侧注视,此时内转眼上转可能为 DVD 或 IOOA,此时,遮盖外转眼,如为 IOOA,则内转眼下转变为注视眼,外转眼也跟着下转;如为 DVD,则内转眼变为注视眼,外转眼不会跟着下转,相反如该眼也有 DVD 则会逐渐上转。左右两侧都检查即可分清 DVD 与 IOOA。

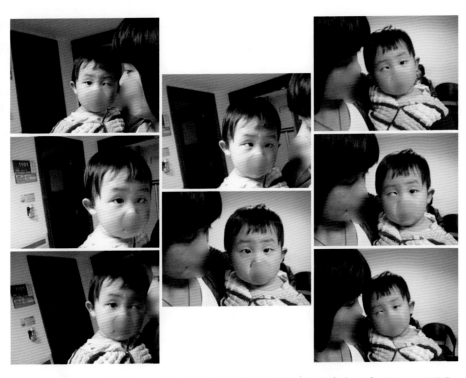

图 5-3　婴幼儿性内斜视 OU,并双眼原发性下斜肌功能亢进:患者女,2 岁,OD:+1.50DS+0.25DC×90;OS:+1.25DS+0.50DC×90(1%atropine 验光);自出生后 1 个月被发现内斜。检查:双眼交替性内斜 20°~25°,无明显 A-V 征,眼球运动:双眼下斜肌功能均亢进 +2,歪头试验(−)。由于小儿不合作,应尽量通过向各个方向注视时的照片发现 A-V 征和斜肌功能改变

7. 眼球震颤　常伴隐性或显性眼球震颤。Ciancia 报道 1/3 的婴幼儿性内斜视患者有先天性跳动性眼球震颤。这种斜视还有一个特点,即视动性眼球震颤(optokinetic nystagmus,OKN)不对称:对从鼻侧到颞侧方向的 OKN 不敏感,而对从颞侧到鼻侧运动的条栅刺激却表现正常。

　　婴幼儿性内斜视的临床特点总结如下:①发病年龄:出生后 6 个月前;②远近内斜度相近,内斜度通常≥30PD,恒定性交替性多见;③轻度远视,AC/A 正常;④交叉注视者,有假性外展麻痹;⑤多有下斜肌功能亢进,V 征,DVD,隐性眼球震颤,OKN 不对称;⑥可同时有调节性内斜因素。

【诊断和鉴别诊断】

　　婴幼儿性内斜视发病年龄在出生 6 个月前,通常为双眼交替性大度数内斜,斜度比较稳定,轻度远视,戴屈光矫正眼镜不能改变内斜度,常合并有 IOOA,DVD 和眼球震颤等,诊断不难。但出生后 6 个月内发

生内斜视的原因很多,必须与以下疾病相区别。

1. 早期发生的调节性内斜视　调节性内斜视一般在 2~3 岁发病,但也可早到 6 个月内发病。调节性内斜视常有中到高度远视性屈光不正和 / 或 AC/A 比值高,戴屈光矫正眼镜后内斜度减少或消失。

2. 双侧展神经麻痹　婴幼儿性内斜视表现为外展不足,但并无真正的外展不能。鉴别要点是:小于 4 个月的婴儿用双手抱住婴儿作 180° 旋转,无外展麻痹者可见患儿双眼能向外侧转动,且可转动到正常位置。大于 4 个月的婴儿则可作娃娃头试验(doll's test),即突然转动患儿的头向右或左侧,外展无麻痹者则该眼外转可达到正常,眼球转动方向与头部转动方向相反。同样,娃娃头试验也可用于垂直眼球运动的检查。如果上述检查仍不能区别,则可以遮盖一眼一段时间后检查,无外展麻痹者则未遮盖眼外展可达到正常。

3. 眼球震颤阻滞综合征(nystagmus blockage syndrome)　又称 Ciancia 综合征(Ciancia syndrome)。患先天性眼球震颤的部分患者存在"中间带",即在中间带位置注视时眼球震颤会减轻。但有些先天性眼球震颤患者则当眼球处于内转位时,眼震最轻,因此,这部分患者常采用注视眼大度数内斜位以减轻眼震,必要时以代偿头位使注视眼处于内转位,以致继发外展不足。鉴别要点是:眼球震颤阻滞综合征的眼震幅度与内斜度存在呈反比的定量关系,当眼球离开内转位时眼震加重,外展位时眼震最明显。

4. 知觉性内斜视　对每位斜视小儿应常规作全面的眼科检查,尤其是眼底检查,以排除眼部其他病变视力下降引起的知觉性内斜视。记住:知觉性斜视是视网膜母细胞瘤患者除"白瞳症"外第二个最常见的表现!

5. 眼球后退综合征　对每一个内斜视小儿作眼球运动检查时都要注意睑裂位置的变化,如果伴有外转时睑裂变大,内转时睑裂变小,眼球后退,则为眼球后退综合征。

6. Mobius 综合征　罕见,为先天性双侧展神经麻痹伴双侧面神经麻痹,也可为单侧,还可有其他肢体,骨骼和肌肉等多种异常,诊断不难。

7. 继发于神经系统疾病的内斜视　小儿的神经系统病变常难以发现,疑有神经系统病变时应请小儿神经科医生会诊。

【治疗】

婴幼儿性内斜视需要手术治疗,非手术治疗包括矫正屈光不正和弱视治疗等。近来,肉毒杆菌毒素内直肌内注射被用来治疗小到中等度的婴幼儿性内斜视。

我们知道,婴幼儿小于 2.00~3.00D 的远视为生理性远视,而婴幼儿性内斜视为非调节性,AC/A 正常,远近距离内斜度相等,戴镜不能改变内斜度,这种小度数的远视是否需要矫正? von Noorden 认为所有大于 2.00D 的远视都要矫正。因为:①屈光性或非屈光性调节性内斜视可以在婴儿期出现;②临床上可见部分婴幼儿性内斜视患者逐渐有调节因素加入。我们常规先作足度镜矫正远视性屈光不正,当观察一段时间后肯定戴镜不能改变斜度则减少部分远视度。如果患者为单眼斜视,则要作单眼遮盖等弱视治疗。

手术治疗:(1)手术时机:婴幼儿性内斜视需要手术治疗已得到国内外一致认可,且早期手术矫正斜视有利于双眼单视功能的恢复,但手术时机在近 20 年来却一直存在争论[9-13],至今仍没有前瞻性随机临床研究回答婴幼儿内斜的手术时机问题[14],临床医生多是根据过去培训时学到的,文献报道和自己的经验决定手术时间。目前美国和加拿大等北美国家手术多在出生后 11~18 个月进行。西欧许多国家一般在 2~4 岁。过去,我国大部分在 4 岁以后,现在已逐渐开始在 1~2 岁手术。早期手术的优点显而易见:使患儿获得一定的立体视觉,但有可能因小儿不合作检查,术前斜视度测定欠准确而需要二次或多次手术,况且术后还可出现 DVD 或 IOOA 与 A-V 征等。然而,婴幼儿视觉发育的结果表明,婴幼儿性内斜视患儿存在的许多知觉与运动觉异常如立体视觉下降,外侧注视性眼球震颤,DVD,OKN 鼻颞侧不对称,平稳跟踪运动,集合分开运动,运动性 VEP(motion visual evoked potentials,mVEP)和异常的视觉运动觉(abnormal visual motion processing)等都是在出生后 1 岁以内形成,这是一个双眼知觉与运动觉发育的关键期。因此,倾向于在出生后 10 个月时手术比较适宜[9,10]。近来,美国关于婴幼儿性内斜视多中心观察研究表明:只有少数 5 个月前诊断的婴幼儿性内斜视患儿表现为大度数内斜视(>40PD),当这些大度数内斜的远视屈光度低于 +3.00D 时,通常需要手术治疗;多数时间表现为小度数内斜(<40PD)、内斜度变化和间歇性内斜,

这时,患者的内斜可能自行消失[15]。因此,我们认为对婴幼儿性内斜视表现为内斜度小和内斜度变化的患者宜密切观察眼位变化,不急于尽早手术矫正(图5-4)。

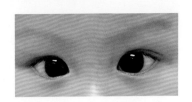

图5-4　婴幼儿性内斜视:患者,男,6个月龄,被发现右眼内斜4个月。角膜反光法示右眼内斜10°~15°,眼球运动正常。屈光检查(1%Atropine眼膏睫状肌麻痹检影),双眼均为+1.50DS;由于内斜度小,可不急于手术

(2) 手术类型:手术方法多数采用双眼内直肌后退或一眼内直肌后退+外直肌缩短;小度数者采用一眼内直肌后退;大度数者可做双眼内直肌后退+一眼外直肌缩短,或双眼内直肌后退+双眼外直肌缩短[16,17]。通常选择非注视眼手术,手术量不够时则做另一眼内直肌后退或外直肌缩短。以下情况首选双眼内直肌后退:①被动转动试验显示外展有抗力,表明内直肌存在挛缩;②双眼视力相等,能自由交替注视。过去我们一直强调,内直肌后退量最好不要超过5mm或6mm,以免影响集合功能和近距离阅读,或逐渐出现过矫而变成外斜视。目前,对大度数的婴幼儿性内斜视,可以采用双眼内直肌后退术,内直肌可后退到7~8mm,以减少三条或四条肌肉的手术,且不影响术后的内转功能[18,19]。如果合并有DVD,A-V征和IOOA等则同时给予手术矫正。有趣的是,早期手术可减少DVD的发生率[20]。

由于婴幼儿性内斜视的手术时间多在1~2岁,很难进行常规的三棱镜、视野弧和同视机检查内斜度等。这时通过数码照相,根据角膜反光点位置,在电脑上进行图像计算分析来评估斜视度具有较重要的价值。

我们的经验是:内斜25°以下作一眼或双眼内直肌后退(表5-1);内斜25°~35°宜作一眼内直肌后退+外直肌缩短;大于35°通常需要一眼内直肌后退+外直肌缩短,另眼内直肌后退才能完全矫正内斜度。手术量是按后退缩短各1mm可矫正5°计算。值得注意的是,婴幼儿性内斜视中,早产儿和伴神经系统发育不良性病变者较多,这些患者的手术量效关系与正常小儿不同,同样的手术量可能会矫正更多的斜视度[21,22]。另外,婴幼儿性内斜视的手术量效关系变异较大,手术成功率稍低于一般的共同性斜视[23]。婴幼儿型内斜视手术治疗实例见图5-5~图5-9。

表5-1　双内直肌后退矫正内斜度的量表

内斜度/PD	双内直肌后退量/mm	内斜度/PD	双内直肌后退量/mm
25	4.5	45	6
30~35	5	50	6.5
40	5.5		

理想的矫正结果应为双眼完全正位,但这很难做到,≤±5°或±10PD即为手术成功,这时可允许患者形成周边融合功能。手术成功率依随访时间长短和成功的标准不一而各家报道不同,从45%~80%不等(表5-2)[24]。

表5-2　先天性内斜视的手术成功率

作者	例数	成功率(成功标准)	平均随访/年
Teller等	37	80%(≤10PD)	4
Mauro等	521	72%(≤10PD)	4
Tolun等	54	66.6%(≤10PD)	5
Shauly等	103	50.5%(≤8PD)	8.7
Louwagie等	130	45%(≤8PD)	10.9

术后治疗:①由于患者术前多为交替性内斜视而不伴有弱视,术后常忽视弱视的存在而不进行弱视治疗。术后小度数内斜或外斜视常会导致弱视的发生,因此,术后一定要密切观察,并进行弱视治疗。很多家长认为斜视手术后就"治愈"了,不再复诊,数年后才发现一眼弱视,耽误了宝贵的治疗时机。②婴幼

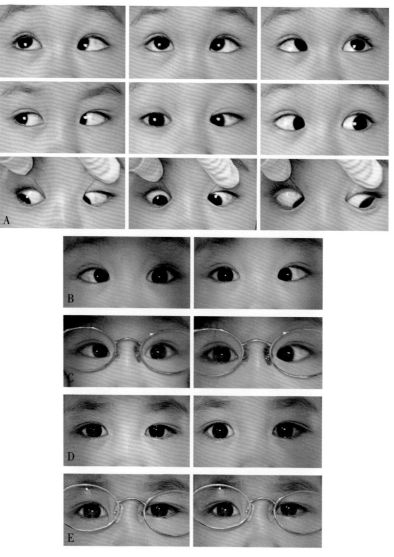

图 5-5   婴幼儿性内斜视 OU：患者女，4 岁，自出生后被发现双眼交替内斜。检查：OD：+3.25DS 0.9；OS：+3.75DS–0.75DC×75 0.9（1%atropine 验光，足度镜）；术前九方位外观（图 A），裸眼（图 B）和镜下（图 C）左右眼分别注视的二方位外观均显示双眼交替性内斜 20°~25°，无明显 A-V 征，眼球运动正常。三棱镜遮盖法：远近距离均为 ET45PD。经左眼内直肌后退 3mm+ 外直肌缩短 5mm 术后第 1 天，双眼裸眼（图 D）和镜下（图 E）左右眼分别注视的二方位外观显示双眼正位

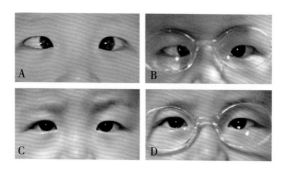

图 5-6   婴幼儿性内斜视 OU：患者男，1 岁 4 个月，自出生后 1 个月双眼交替内斜。检查：OU：+2.25DS（1%atropine 验光，足度镜）；裸眼和镜下均双眼交替性内斜 30°~35°，无明显 A-V 征，眼球运动正常（图 A，图 B）。Krimsky 试验：ET50PD。双眼内直肌后退 6mm 术后第 1 天，双眼裸眼镜下均正位（图 C，图 D）

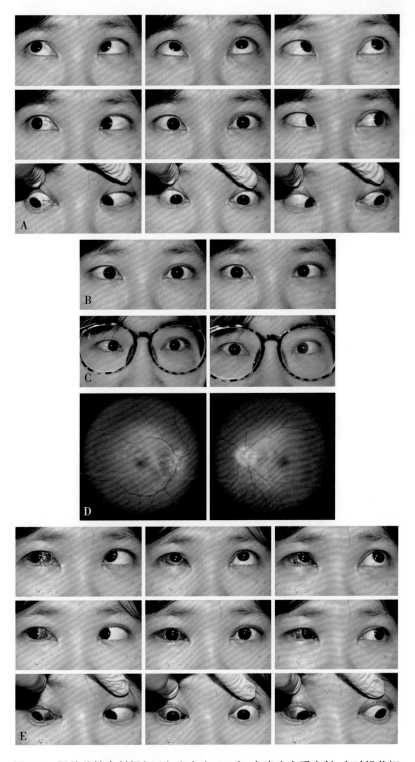

图 5-7　婴幼儿性内斜视(OD)：患者女，35 岁，自出生右眼内斜，小时候曾短暂戴镜治疗，右眼视力一直差，1 年前开始又配镜，戴镜内斜无变化。检查：OD：0.07 −3.25DSS−3.00DC×180 0.1；OS：0.1 −6.50DS−1.00DC×170 1.0；九方位外观(图 A)，裸眼(图 B)和镜下(图 C)二方位外观均：右眼内斜 20°~25°，右眼注视不良，无 A-V 征。Krimsky 试验：ET35 PD。眼球运动无异常。眼底照相：双眼均无旋转斜，但双眼视盘细小，呈扁圆形(图 D)。右眼内直肌后退 3mm+ 外直肌缩短 5mm 术后第 1 天九方位显示双眼正位(图 E)

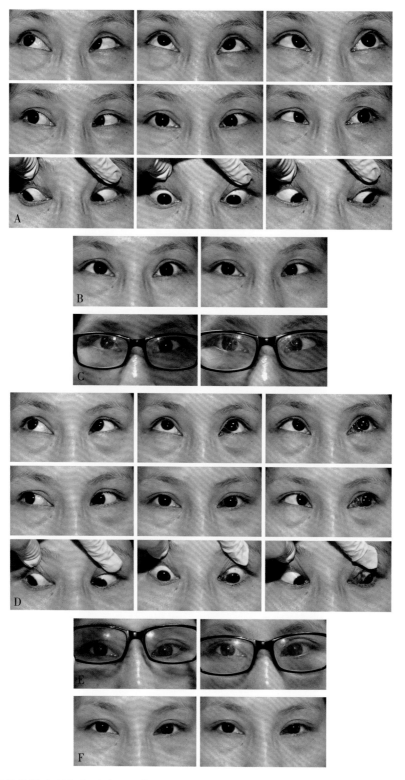

图 5-8   婴幼儿性内斜视（A 征）OU，并双眼原发性上斜肌功能亢进，DVD：患者女，22 岁，自出生发现左眼内斜伴左眼视力差，3 年前才验光配镜，但戴镜后内斜无变化。检查：OD：0.4 +8.25DS−0.50DC×165 1.0；OS：0.07 +10.50DS−1.00DC×20 0.1；九方位外观（图 A），裸眼（图 B）和镜下（图 C）二方位外观显示：左眼内斜 10°~20°（波动较大），向上注视时左眼内斜 20°~25°，向下注视时基本无内斜，左眼注视不良。双眼轻度眼球震颤，遮盖任一眼该眼均轻度上漂。双眼睑裂对称，但内眦角均低于外眦角，呈反八字外观。眼球运动：右眼内下转 +1，左眼内下转 +2。考虑患者已成年，手术只是改善外观，且睑裂形状与双眼上斜肌亢进（内下转）吻合，未做上斜肌减弱术，只做了左眼内直肌后退 4mm，术后第 1 天，九方位外观（图 D），镜下（图 E）和裸眼（图 F）二方位外观显示：双眼正位

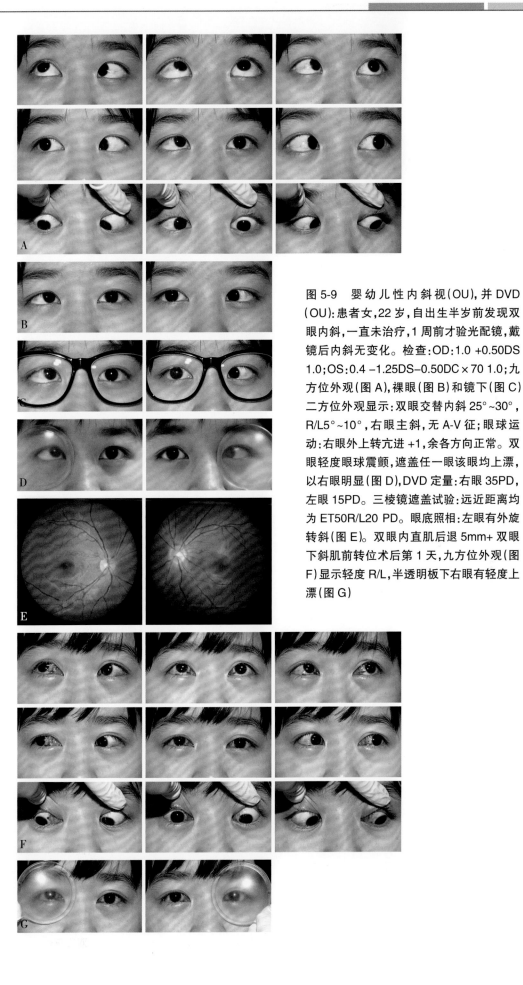

图5-9 婴幼儿性内斜视(OU), 并DVD
(OU): 患者女, 22岁, 自出生半岁前发现双
眼内斜, 一直未治疗, 1周前才验光配镜, 戴
镜后内斜无变化。检查: OD: 1.0 +0.50DS
1.0; OS: 0.4 −1.25DS−0.50DC×70 1.0; 九
方位外观(图A), 裸眼(图B)和镜下(图C)
二方位外观显示: 双眼交替内斜25°~30°,
R/L5°~10°, 右眼主斜, 无A-V征; 眼球运
动: 右眼外上转亢进+1, 余各方向正常。双
眼轻度眼球震颤, 遮盖任一眼该眼均上漂,
以右眼明显(图D), DVD定量: 右眼35PD,
左眼15PD。三棱镜遮盖试验: 远近距离均
为ET50R/L20 PD。眼底照相: 左眼有外旋
转斜(图E)。双眼内直肌后退5mm+双眼
下斜肌前转位术后第1天, 九方位外观(图
F)显示轻度R/L, 半透明板下右眼有轻度上
漂(图G)

儿性内斜视术后可逐渐合并出现调节性内斜视,这时戴屈光矫正眼镜可完全矫正内斜。③部分婴幼儿性内斜视患者术后会出现DVD和IOOA及V征等,以致少数患儿可能在术后因有这些变化而出现代偿头位,使家长对手术不理解。因此,婴幼儿性内斜视患者术后仍然要关注弱视,眼球运动和斜视变化及屈光矫正等,部分患者需再次或多次手术才能矫正斜视与代偿头位。

婴幼儿性内斜视达到的理想治疗结果为:远近距离正位或无症状的内隐斜,双眼视力正常或接近正常,正常视网膜对应,周边融合功能,融合范围正常,粗略立体视觉。即患者除了有立体视觉损害外,其他一切正常。实际上,这种情况少见,更常见的结果是手术后存在微内斜或小度数残余内斜,有周边融合功能,不正常视网膜对应。

肉毒杆菌毒素治疗:肉毒杆菌毒素A逐渐在斜视的治疗中起一定的作用[25]。肉毒杆菌毒素A (botulinum toxin type A)内直肌局部注射治疗婴幼儿性内斜视适用于以下两种情况:①内斜度在25~30PD以内,不伴有下斜肌功能亢进和A-V征等需要手术的情况;②内斜度大于60PD,为避免三条水平直肌手术,可以手术中同时作一眼内直肌或双眼内直肌的局部注射。注射剂量一般为2~4个单位,通常需要一次以上注射,平均2~3次。内斜度小的患者相当部分可不需手术,长期效果与手术相仿;内斜度大的患者则只需两条水平肌手术。由于该药有效期一般为6~8周,其具有的永久效果可能与经注射后眼外肌的张力平衡曲线改变或肌节长度适应性变化和肌球蛋白的结构性改变等有关[26,27]。然而,肉毒杆菌毒素A可在1/4~1/2的患者中产生暂时性上睑下垂、垂直性斜视和结膜下出血等副作用,这对处于视觉发育重要时期的婴幼儿的影响不容忽视。目前,尚需要前瞻性,多中心的临床随机对照研究来证实肉毒杆菌毒素A在婴幼儿内斜视治疗中的作用。

第三节　调节性内斜视

调节性内斜视(accommodative esotropia)临床上十分常见,约占小儿内斜视的50%,其内斜度与远视性屈光不正或调节集合比例异常有关,配戴合适的眼镜可全部或部分矫正内斜度[28,29]。临床医生在实际工作中常常不知道如何配镜以及何时进行手术与设计正确的手术量,其主要原因是对这类斜视的特征缺乏了解。下面分别叙述各类调节性内斜视。

一、屈光性调节性内斜视

屈光性调节性内斜视(refractive accommodative esotropia)完全由远视性屈光不正引起,配戴合适的远视矫正眼镜能完全矫正内斜。

【发病机制】

屈光性调节性内斜视是因为未矫正的远视性屈光不正与分开性融合功能不足所致,这是共同性斜视中唯一病因明确的一类斜视。未矫正的远视使患者使用过多的调节以获得清晰的视力,从而诱发过多的集合,过多的集合本身不会引起内斜,如果患者有正常的分开性融合功能,则不会出现内斜或只出现有内隐斜,但如果分开性融合功能不足,则成为显性内斜视。我们分析45例屈光性调节性内斜视患者和31例具有同样屈光不正但不伴有内斜视患者的临床特点,结果显示,单纯由远视性屈光不正引起的过量的调节并非一定形成内斜视,而AC/A比率的高低和融合性分开功能正常与否是决定远视性屈光不正患者是否发生内斜视的两个重要因素,AC/A比率低和融合性分开功能正常者不会形成内斜视[30]。

【临床表现】

主要特点是戴远视性屈光不正眼镜后内斜消失。

1. **发病年龄**　屈光性调节性内斜视通常为2~3岁发病,此时是小儿睫状肌调节功能十分活跃的时期。少数患者在青少年或成年期才出现,也有小于1岁发病者[28,29]。我们报道29例1岁以内发病者,称之为婴儿期屈光性调节性内斜视,其临床特点如视力,屈光状态,双眼视功能和眼位回退等与1岁以后发病者基本一致,但合并间歇性外斜视者占10%[31]。

2. **斜视特点**　起病时内斜度通常变化不定,可从内斜15°~30°不等,且为间歇性出现,常在看近物或注意力集中时出现内斜,内斜度的变化与患者的一般状态和使用调节的量等因素有关。早期可因间歇性内斜而有间歇性复视以及视近物时为克服复视而关闭一眼的表现,数周或数月后可变为恒定性内斜。在诊室中检查时,如用电筒光作为注视视标,因患者不需要使用调节,往往不出现内斜,故容易漏诊;检查者应使用带有图形或文字的调节性视标让患者注视,诱导患者的调节功能,或加用遮盖法检查,破坏双眼间的融合功能,则常常可将内斜视诱发出来(图5-10)。该类斜视AC/A比值正常,远近内斜度基本一致。发热,疲劳或身体不适等也可诱发本病。

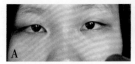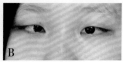

图5-10 屈光性调节性内斜视:患者女,21岁,自3岁起有时右眼内斜,一直未诊治。视力和屈光状况,OD:0.3 +4.25DS+1.50DC×87 0.5;OS:0.8 +3.75DS+1.25DC×93 1.0(0.5%托吡卡胺验光);电筒光下双眼正位(图A),调节视标下右眼内斜20°~25°(图B)

还有一个特点是这类小儿往往是远视度稍高一点的眼发生内斜,发病开始一段时间内,当嘱患儿用斜视眼注视时,健眼并不出现内斜,说明健眼的调节及其变化是患眼内斜的主要原因。因此,用足度远视眼镜矫正时,是健眼的足矫十分重要,而不是患眼的足矫,千万不要迁就健眼的矫正视力而选择健眼欠矫,患眼足矫的屈光矫正方法。

3. **屈光状态** 患者往往有中度远视,平均远视度为+4.75D,我们报道137例屈光性调节性内斜视患者,其平均远视度为+5.32D(球镜等值)[32]。轻度和高度远视患者也可表现有屈光性调节性内斜视,但相对少见,因为轻度远视患者不需要过多的调节,而高度远视患者即使用最大量的调节仍然有可能看不清物体,故患儿放弃调节,从而不易形成屈光性调节性内斜视。当远视性屈光不正矫正后,内斜视可以消失,开始时内斜度逐渐减少,经1~2个月后逐渐成为正位,绝大部分半年内会戴镜后正位,极少数病例甚至要1年以后才变为正位(图5-11)。

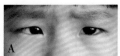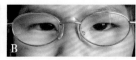

图5-11 屈光性调节性内斜视:患者女,5岁,双眼矫正视力均为0.8,屈光状况,OD:+5.25DS+1.50DC×90;OS:+4.50DS+1.75DC×90(1%atropine验光);裸眼右眼内斜32PD(图A),配戴足度远视散光矫正眼镜后,双眼远近距离均正位(图B)

4. **弱视和双眼单视功能** 如患者有中高度远视,则常有屈光不正性弱视;如患儿斜视未及时通过配镜矫正或伴有明显的屈光参差,则常有斜视性弱视或屈光参差性弱视,且无双眼单视功能。当患儿出现斜视后半年内及时戴镜治疗后双眼正位,则看远和看近多数均有双眼单视功能[28],少数表现为微内斜伴异常视网膜对应。

5. **眼位回退** 有少部分病例,开始时可用戴镜矫正内斜,但以后渐变为即使完全矫正远视性屈光不正也不能矫正内斜,称为屈光性调节性内斜视的眼位回退(deterioration of refractive accommodative esotropia)[33]。发生眼位回退的机制不明,可能与集合张力的增加,继发性内直肌挛缩等有关。我们对137例随访5年以上的屈光性调节性内斜视患者进行分析,眼位回退率为16.8%,抗调节治疗晚和双眼单视功能不良者易发生眼位回退;而斜视发生年龄,屈光状态和双眼视力参差大小与眼位回退发生无关[34]。

6. **眼球运动** 该病患者眼球运动功能正常,与婴幼儿性内斜视不同,本病发病较晚,在视觉发育的关键期内无明显斜视,因此,较少伴有分离性垂直性偏斜(DVD),眼球震颤,上斜肌/下斜肌功能亢进(IOOA)和A-V征等。

【治疗】

标准的治疗方法是:用1%Atropine睫状肌麻痹散瞳验光后以足度镜矫正远视性屈光不正,伴有弱视者积极做健眼遮盖等弱视治疗。如果患者戴镜后双眼正位或只有小度数内隐斜,无症状,则可每年适当减少远视度1~1.5D,但应在保证戴新镜后不出现内斜的前提下才减少远视矫正度,且每次一般不要超过1.00D。从来没有戴镜的患者开始可能需要短期阿托品化,以松弛调节耐受眼镜,并向患儿家属解释戴镜后有一段时间视物欠清晰,并且,这种主导眼的视物模糊相当于健眼部分遮盖,其实对斜视眼的弱视治疗有帮助。应每半年到1年重新睫状肌麻痹散瞳检影1次,开始时甚至可以3~6个月重新1%Atropine散瞳验光1次,因为有些患儿首次1%Atropine散瞳并没有完全麻痹睫状肌,经配戴一段远视足矫镜后,睫状肌放松了,再用 1%Atropine 就更容易麻痹睫状肌,暴露出真正的远视度数,这时适当调整眼镜度数就更有利于完全矫正内斜。不要盲目提倡减少 +1.00~+2.00D 的配镜度(认为是生理性远视),以免出现镜下仍然内斜,影响治疗效果[35]。约 1/3 的患者 12 岁以后仍然存在内斜,应继续戴镜治疗。总之,这类患者的治疗需要很长时间(数年或十多年),患儿和家长要经常每隔 3~6 个月重复就诊,调整好配镜的度数,使双眼保持正位,医患双方都要耐心面对。

目前,关于配戴足度远视矫正眼镜是否会影响患者双眼屈光方面的正常发育过程,即正视化过程尚有争论[36-38]。正常小儿的屈光演变是由出生时的轻度远视逐渐变为青少年的正视,称为正视化。事实上,正常小儿在 4~6 岁这段时间内会有远视的轻微增加,我们常常忽视这一点。少数细心的家长也常看到这个年龄小孩子的远视性屈光不正有增加这一现象,这时我们应向小儿家长解释这种生理现象,并不是戴镜或弱视治疗导致了远视度的增加。

临床工作中,我们经常见到以下几种错误的处理方法:①对小儿患者采用快速散瞳睫状肌麻痹检影,不用 1% 阿托品。其结果是即使配戴足度远视矫正眼镜也可能仍然有内斜。②远视欠矫,而不是足矫。相当多的医院和眼镜店只是矫正患者的视力,从不考虑矫正内斜视,结果是内斜一直存在,视力也因为内斜存在一直难以提高。③患者配戴了 1% 阿托品睫状肌麻痹检影结果的足度镜,但医生没有向家属解释戴镜后短期内有视力模糊现象,以致患儿没有戴镜或从镜片上方视物(等于没有戴镜),内斜一直存在。④戴足度镜 3~6 个月复查时,镜下双眼正位,但没有用调节视标检查,就减少远视度 0.5~1.0D,结果是,戴新的眼镜后出现内斜。减少远视度一定要在调节视标下镜下正位才能做,反复检查是否诱出内斜,而且要用与患儿近视力相匹配大小的调节视标检查。不过,如果患者在外院已经配戴了不足度的远视矫正眼镜,但镜下正位(调节视标下),那就不要增加远视度配镜了,只按原来的度数继续戴镜治疗。⑤患者配戴了 1% 阿托品睫状肌麻痹检影结果的足度镜 3 个月,复查时镜下双眼仍有 >10PD 的内斜,即诊断为部分调节性内斜视,甚至要求患儿手术矫正这部分斜视。这是不妥的,因为 3 个月的时间不够,我们曾观察到戴镜后 1 年才恢复镜下正位的病例。⑥患儿家属诉说小儿内斜视,但医生检查时,角膜反光法正位,没有用调节视标检查,跟家长说小儿正常,无斜视,不需要治疗,从而耽误了诊治。⑦最明显的错误是:一看到内斜视的小儿,就收入院手术治疗内斜视,连睫状肌麻痹检影验光都不做。这样,相当部分调节性内斜视本可以戴镜矫正的,却错误地接受了内斜矫正手术。如果患者是屈光性调节性内斜视,做内斜视手术的后果是:要么还是有内斜视,要么变成明显的外斜视(当调节功能减弱时)。笔者曾见过一例 20 岁女性屈光性调节性内斜视患者,戴远视眼镜后正位,在外院已做了 3 次内斜矫正术,因不愿意戴镜,又正是结婚的日子前,要求我们再手术治疗内斜,经反复解释才同意戴镜治疗。⑧忽视 +1.50~+2.50D 的远视的矫正,认为这是生理性远视,戴镜不会矫正内斜。事实上,有部分这种低度远视的患者戴足度镜后可完全矫正内斜。⑨对成年从未配戴远视矫正的患者,也按小儿采用 1% 阿托品睫状肌麻痹检影结果的足度镜。这时,患者是无法耐受这种眼镜的,戴镜后视力明显下降;正确的处理方法是以快速散瞳睫状肌麻痹检影,配戴患者能耐受的最高的远视矫正眼镜治疗。

对于年长儿童和成人初诊患者,由于难以接受框架眼镜,远视度在 6.00D 以内者,可以选择准分子激光或飞秒激光屈光手术来矫正远视性屈光不正,眼位和视力矫正良好,并发症少而安全[39,40]。

由于这类斜视是因远视性屈光不正引起的调节过多所致,一般不应该采用手术治疗,戴镜矫正既符合发病机制,又简单有效。但如果患者伴有垂直性斜视,下斜肌功能亢进和 V 征等,父母常为患儿向一侧看物体时内转眼上翻的外观而苦恼,则应手术矫正这些伴发表现。另外,有小部分患者经戴镜一段时间后,即使戴足度眼镜仍不能控制内斜,即出现了眼位回退,这时要尽早手术以矫正戴镜不能控制的那部分内斜视。手术原则类似于部分调节性内斜视,可作一眼或双眼内直肌后退,也可作一眼内直肌后退 + 外直肌缩短术治疗。

由于屈光性调节性内斜视发病前双眼视功能已存在,双眼视功能的预后较好,然而,文献报道 50% 的患者有立体视觉功能异常,主要影响因素为未及时戴屈光矫正眼镜矫正内斜,未及时治疗弱视和即使戴镜后患者仍表现为间歇性内斜等[41,42]。但是,这类内斜视的立体视觉功能异常率与我们期望的结果还是有明显的差距,或许内斜发生前可能已存在先天性的双眼单视功能异常。无论如何,尽量及时治愈单眼或双眼弱视和提高患者的立体视觉功能是我们临床医生今后努力的方向。

二、非屈光性调节性内斜视

非屈光性调节性内斜视(nonrefractive accommodative esotropia)发病率明显少于屈光性调节性内斜视,是指戴屈光矫正眼镜后,远距离正位,但近距离仍有内斜,AC/A 高,需在原有屈光不正矫正的基础上,再加用双焦点镜以矫正近距离内斜者(图 5-12)。

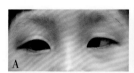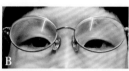

图 5-12 非屈光性调节性内斜视:患者女,4 岁,家长发现患儿内斜 1 年,双眼矫正视力均为 0.7,屈光状况,OD:+1.25DS+0.50DC×90;OS:+1.50DS+0.25DC×90(1%atropine 验光);配戴足度远视散光矫正眼镜后,双眼远距离正位,近距离右眼明显内斜(图 A),戴双焦点镜(双眼近用镜加 +2.50DS)后近距离双眼正位(图 B)

【临床特点】

1. 多发生于 2~3 岁的小儿,戴远视性屈光不正矫正眼镜后远距离正位,但近距离有内斜,内斜至少超过 10PD 以上。

2. 可发生于远视、近视或正视眼,但常见于轻中度远视。

3. 其发生原因与远视性屈光不正无关,而与 AC/A 比率的不正常有关。即调节诱发出过高的调节性集合反应,AC/A 超过 6 : 1〔正常为(3~5) : 1〕。如果患者的分开性融合功能能代偿这种异常的集合,则只出现内隐斜,否则会引起显性内斜。然而,尽管理论上内斜的发生与远视无关,也必须用 1% 阿托品睫状肌麻痹检影验光,配戴足度远视眼镜后有上述表现者才诊断该病。因为,有些患儿配戴不足度远视矫正眼镜后有该病表现,而配戴足度远视眼镜后,远近内斜都消除了。

【诊断】

主要依据戴足度远视性屈光不正矫正眼镜后调节视标下近距离仍有内斜视,远距离基本正位,AC/A 检查值≥6。因此,临床上要常规检查斜视小儿的 AC/A,以区分不同类型的斜视。

注意这类患者容易误诊为内斜 V 征。因为向下看近的内斜度明显加大。但内斜 V 征不管看远与看近,向下注视的内斜度都加大;而非屈光性调节性内斜视则不管眼处于向上,向下或水平位置,近距离斜度都加大。

另外,还须与非调节性集合过强性内斜视(nonaccommodative convergence excess esotropia)相鉴别,非调节性集合过强性内斜视也是在 2~3 岁发病多,为轻中度远视或正视眼,远看正位或小度数内斜,近看 15°~20° 内斜,为接近性集合过强或紧张性神经支配等引起,如用隐斜法查 AC/A,则 AC/A 高,似乎与非屈光性调节性内斜视的表现完全一样。然而本病 AC/A 实际为正常(梯度法检查),即 AC/A 的测定是鉴别这两种疾病的主要依据。双焦点镜或缩瞳剂无效,而需行内直肌后退等手术治疗。因此,在临床上应选用梯度法检查 AC/A,以区别这两种完全不同的病变,从而采用两种完全不同的治疗方法[43,44]。

【治疗】

因为近距离内斜是这类患者引起双眼单视功能障碍的主要原因,理想的治疗方法是用双焦点镜或缩瞳剂。长期用缩瞳剂因会导致视物模糊、虹膜囊肿、泪小点闭塞和慢性虹膜睫状体炎等,临床上一般都不用。双焦点镜是临床常用的方法,即在近距离视物时加用 +2.50~+3.00D 的眼镜,在矫正正位的前提下,每年可逐渐递减 +0.25~+0.50D,37%~61.5% 的患者通常在戴双焦点镜后 10 年不再需要使用双焦点镜,保持双眼正位[43],约有 1/3 的患者其近距离内斜与调节能力差有关,即调节力差引发过多的集合,AC/A 高,形成内斜视,即使手术也不能改变或增加患者的调节力,这时需要一直用双焦点镜治疗控制眼位[45]。因此,有时在临床上会遇到无晶状体眼的患者出现近距离内斜视,就是由于患者调节力差引发的 AC/A 高,从而形成内斜[46]。

笔者在临床上发现,配戴双焦点镜的小儿很少用下方的镜片看近处的物体,这样就起不到下方镜片控制近距离内斜的作用了,因此,向家长解释监督小儿用下方镜片看近距离物体十分重要。另外,初次戴双焦点镜的小儿看近物时因调节未放松,看不清晰,宜加用 1% 阿托品眼膏放松睫状肌一段时间。最近有学者回顾性研究配戴双焦点镜是否改善非屈光性调节性内斜视的双眼单视功能预后,发现戴与不戴无差别[47]。事实上,双焦点镜只适用于部分患者,Arnoldi 等报道,对适合双焦点镜治疗的患者,只有 20% 得到了较好的长期效果;von Noorden 等报道,只有 37% 的患者戴双焦点镜有远距离和近距离融合力;Pratt-Johnson 等发现,对 87% 有中心融合力的患者中,只有 7% 戴双焦点镜,且最终治疗效果与戴普通单焦眼镜一样[48]。今后有必要进行前瞻性临床对照研究探讨双焦点镜对高 AC/A 调节性内斜视患者的治疗作用。

渐进镜是最近十多年来应用的配镜技术,理论上,渐进镜对非屈光性调节性内斜视的矫正效果优于双焦点镜,因为双焦点镜只是矫正远近距离两个主要点,而渐进镜顾及了远中近所有距离的矫正效果。况且,双焦点镜有外观上的不美观,渐进镜则不影响外观。Mezer 等报道,渐进镜是一种可代替双焦镜的方法,得到了与双焦点镜一样的治疗效果,对一些开始应用双焦点镜,后来效果不好的患者也可以再用渐进镜治疗。配戴渐进镜时,注意中距离和近距离部分的镜片要比成人高一点[48]。然而,渐进镜价格昂贵,尤其是小儿患者,半年或 1 年又要重新配镜;配戴时如何提高小儿患者的适应性也是一个重要的问题;还有,与双焦点镜一样,有些小儿并没有用镜片中要求的位置注视中距离和近距离的物体,要么忍受近距离的视物模糊,要么使用调节导致内斜,丧失立体视觉。

尽管大部分患者对双焦点镜治疗的反映好,但也有部分患者逐渐发生眼位回退,先是出现间歇性内斜,然后发展为显性内斜。此时,要作睫状肌麻痹检影验光以排除远视性屈光不正有增加的可能性,如果远视性屈光不正度增加,则增加远视矫正度数,如果增加镜片后仍不能矫正内斜,则要手术治疗。通常作一眼或双眼内直肌后退以矫正内斜[49]。然而,对这种远距离内斜度小或不明显,近距离内斜度大的斜视矫正不容易,宜采用以下手术方法[50]:①常规内直肌后退加后固定缝线;②内直肌倾斜后退,即上半部分内直肌后退少,下半部分内直肌后退多;③双侧内直肌等量后退缩短 4~5mm(或后退比缩短多 1~2mm),这样不改变远距离注视的内斜度,却可减小近距离注视的内斜视,类似于内直肌的后固定缝合技术[51];④近来,部分学者采用常规内直肌后退加 Pulley 固定术,其作用类似于后固定缝线,优点是不需穿过巩膜,操作容易[52,53]。具体方法是:常规内直肌后退完成后,暴露位于内直肌止端后约 12mm 处的内直肌 Pulley,为灰白色的筋膜结构,用斜视钩钩向前,将其缝合在尽可能靠后的内直肌肌腹处,然后被动转动眼球向内,确定内转有一定的阻力。

正位视训练也有助于消除抑制与提高分开性融合范围,从而使双眼保持正位。

三、部分调节性内斜视

【临床特点】

屈光性与非屈光性调节性内斜视并非总是单一存在。当矫正远视性屈光不正或使用双焦点镜与缩瞳剂后,患者的内斜度不是完全消除,而只是减少了,仍存在残余内斜,称之为部分调节性内斜视(partially accommodative esotropia)(图 5-13)。事实上,相当部分患者为混合性内斜,即部分为调节性,部分为非调节性。一般认为,内斜视患者当戴镜或用缩瞳剂或戴镜加缩瞳剂后残余内斜角在 10PD 以内的内隐斜称为完全调节性内斜视;如戴镜或用缩瞳剂后眼位改善 10PD 以上,但仍残余 10PD 以上的内隐斜或内斜视者称为部分调节性内斜视。儿童共同性内斜视中,一般 1/3 为完全调节性内斜视,1/3 为部分调节性内斜视,1/3 为非调节性内斜视。

对于这类内斜视,我们要注意两点:第一,先天性或婴幼儿性内斜视患者随着年龄长大,可能渐有调节因素加入,从而形成部分调节性内斜视,这类患者常有大于 3.00D 的远视性屈光不正,或远视度数逐渐增加且不伴有分离性偏斜者[54]。第二,非调节性内斜视部分一定要在完全矫正远视性屈光不正,排除屈

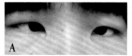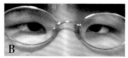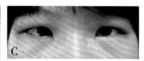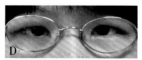

图 5-13　部分调节性内斜视:患者女,21 岁,双眼矫正视力均为 1.0,屈光状况,OD:+5.00DS+0.50DC×90;OS:+4.50DS+0.75DC×90;裸眼右眼内斜 35PD(图 A),足度远视镜下右眼内斜 20PD(图 B)。右眼内直肌后退 3mm+ 外直肌缩短 5mm 术后 2 天,裸眼右眼内斜 15PD(图 C),镜下双眼正位(图 D)

光不正因素后才能确定。

【治疗】

首先以足度镜矫正远视性屈光不正。注意此时不宜用双焦点镜与缩瞳剂。然后积极弱视治疗以提高视力。再用手术矫正残余内斜度(图5-14)。记住手术只是矫正非调节部分内斜,这不仅要求术前确定戴镜能矫正多少度内斜,以决定手术矫正量,而且术后仍要戴屈光矫正眼镜,不要认为手术后就不需要戴镜治疗,否则内斜视又会逐渐加重。成人部分调节性内斜视也可通过屈光手术矫正屈光不正,从而矫正由调节部分引起的内斜视。

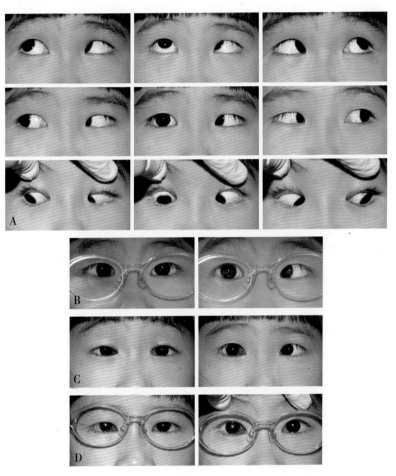

图5-14 部分调节性内斜视:患者女,6岁,发现双眼交替内斜1年余,经1%Atropine睫状肌麻痹验光配足度远视矫正眼镜1年斜视部分好转,但仍有内斜。双眼矫正视力均为1.0,屈光状况,OD:+2.50DS;OS:+2.75DS−0.25DC×105;九方位外观照相显示(图A):裸眼左眼内斜35°~40°,无A-V征,眼球运动正常;二方位镜下外观(图B):左眼内斜20°~25°,可交替注视;三棱镜遮盖试验:镜下远近距离均为40PD;远近立体视觉均无。双眼内直肌后退4mm术后1天,裸眼交替内斜15PD(图C),镜下双眼正位(图D)

关于术前戴足度远视矫正眼镜后,手术前要不要改戴减少部分生理性远视度的眼镜再做手术,目前尚有争论。认为要减少远视度的学者提出,减少远视度后,真正的内斜暴露出来了,手术后不容易欠矫;认为不应减少远视度的学者则指出,减少远视度后,调节因素又起作用,很难分清调节因素在矫正内斜中的作用大小,而且,此时内斜度常常不稳定,会明显影响手术矫正的质量。笔者倾向于不减少远视度数。

当戴镜矫正远视性屈光不正后内斜小于20PD者,如红绿四点试验检查有融合功能或立体视觉检查有800秒弧以上,可采用三棱镜矫正,约50%的患者眼位矫正良好[55]。

部分调节性内斜视的内斜度常不稳定,即使戴镜后内斜度也变化较大,这给手术医生带来了挑战,容易出现术后欠矫和过矫。不过,由于戴镜可矫正部分内斜,术后可根据内斜矫正情况灵活配戴远视性屈光不正矫正眼镜。如术后裸眼内斜不明显者,可减少远视矫正量;术后稍过矫者,只配戴最佳矫正视力眼镜,或只有轻度远视者可不戴镜了;术后内斜欠矫者,则需要足度矫正远视。

理论上,手术只需矫正戴镜后仍然斜视的那一部分,如患者镜下为双眼交替性内斜 30PD,裸眼为交替性内斜 50PD,手术只需矫正 30PD 的内斜就可以了。事实上,需要的内斜矫正量常常要比镜下的内斜度要多。为此,有学者提出手术矫正量为:1/2 ×(裸眼远距离的内斜度 + 镜下近距离的内斜度),如前述的患者,如果镜下近距离为双眼交替性内斜 30PD,裸眼远距离为交替性内斜 50PD,则手术需矫正 40PD 的内斜,即 1/2 ×(50+30),手术量比理论上的要多一些。也有学者提出手术矫正量为:镜下内斜度 +1/2 ×(裸眼内斜度 - 镜下内斜度),如此计算,上面病例的矫正量也是 40PD。因为部分调节性内斜视患者戴镜后仍然有内斜,内斜度又不稳定,最终的双眼单视功能较差,往往不如完全性屈光性调节性内斜视的患者。

第四节   后天获得性(非调节性)内斜视

后天获得性内斜视(acquired comitant esotropia)包括出生 6 个月以后发病的所有非调节性内斜视。这类内斜视一般需要手术矫正,伴有弱视者宜先治疗弱视,然后尽早手术治疗(图 5-15~ 图 5-19)。由于后天性内斜视发病较迟,且可能有一个间歇性时期,如果治疗及时,则双眼单视功能恢复的预后比婴幼儿性内斜视要好,但不如调节性内斜视。

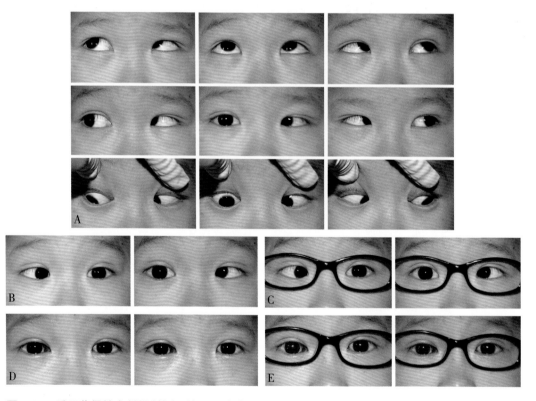

图 5-15   后天获得性内斜视(基本型),双眼内直肌后退术:患者男,6 岁,4 岁半时不明原因出现双眼交替性内斜,戴远视足度镜 1 年内斜度无改变。检查:双眼矫正视力均为 1.0,屈光状况,OD:+1.75DS-0.75×95;OS:+1.75DS-0.75×85;九方位外观(图 A),裸眼(图 B)和镜下(图 C)二方位外观均显示:双眼交替性内斜视 40PD(远距离),45PD(近距离),左眼主斜,眼球运动正常。同视机检查:+21° 以下同侧复视,+21° 以上交叉复视;他觉斜角 =+27°。AC/A=2.33。远近立体视觉均无。双眼内直肌后退 4mm 术后第 1 天,裸眼(图 D)和镜下(图 E)二方位外观均显示双眼正位

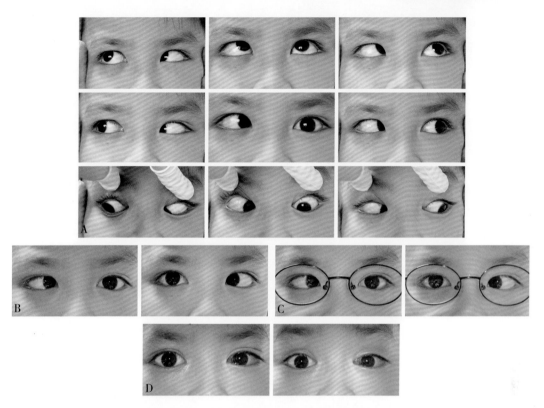

图 5-16　后天获得性内斜视（基本型），左眼内直肌后退 + 外直肌缩短术：患者男，5 岁，2 岁时不明原因出现双眼交替性内斜，以左眼为主斜；自 2 岁起一直戴远视足度镜内斜度无改变。检查：双眼视力和屈光状况，OD：0.5 +1.00DS−0.50 × 170 0.6；OS：0.3 +1.25DS−2.00 × 170 0.5；九方位外观（图 A），裸眼（图 B）与镜下（图 C）二方位外观显示双眼交替性内斜视 25°~30°，左眼主斜，无 A-V 征，眼球运动正常；三棱镜遮盖试验：远近距离均为 ET50+15PD；同视机检查为单眼抑制，他觉斜角 =+40°。AC/A=3.0。远近立体视觉均无。左眼内直肌后退 4mm+ 外直肌缩短 6mm 术后第 1 天，二方位外观显示双眼正位（图 D）

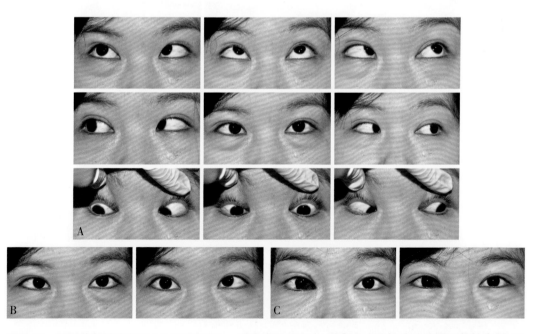

图 5-17　后天获得性内斜视（分开不足型），一眼内直肌后退术：患者女，28 岁，自小双眼交替性内斜，双眼视力正常。九方位（图 A）和二方位外观（图 B）显示近距离：双眼交替内斜 20PD，远距离：双眼交替内斜 40PD，眼球运动正常。患者只要求矫正近距离内斜，且不喜欢远距离看物。右眼内直肌后退 5mm 术后 1 天，二方位外观显示右眼内斜 5PD（图 C）

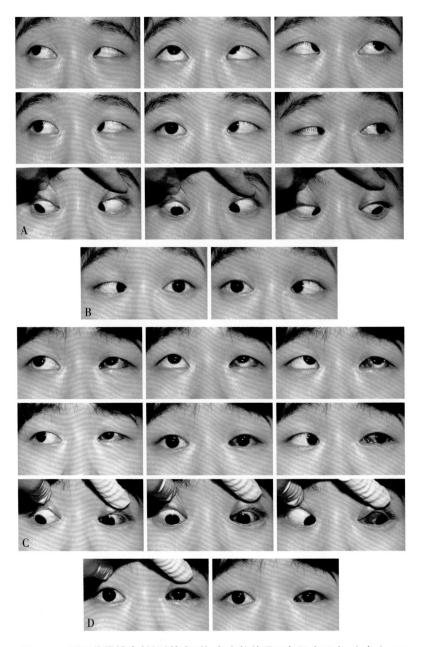

图 5-18   后天获得性内斜视（基本型），大度数单眼两条肌肉手术：患者女，26
岁，3 岁时因发热后出现双眼交替性内斜，双眼视力正常（轻度散光）。九方位
（图 A）和二方位外观（图 B）显示右眼注视，左眼内斜 45°；左眼注视，右眼内
斜大于 45°，眼球运动不受限。三棱镜遮盖试验：远距离 ET50+20PD；近距离
ET50+25PD。左眼内直肌后退 6mm+ 外直肌缩短 10mm 术后 1 天，九方位
（图 C）和二方位外观（图 D）显示双眼正位

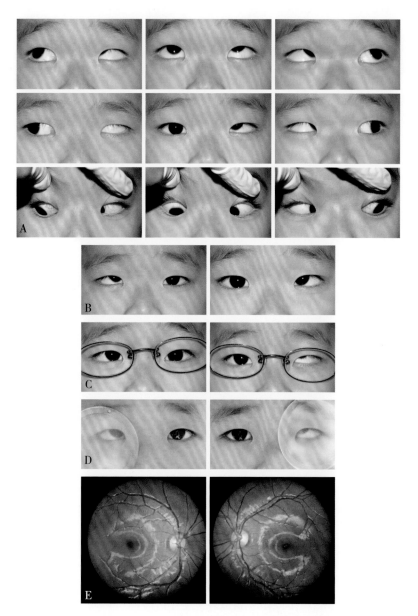

图 5-19　后天获得性内斜视（基本型）并 DVD（OU），左眼内直肌后退 + 双眼下斜肌前转位术：患者男，4 岁，自出生 10 个月时明显斜视，以左眼为主，配戴远视足度镜 8 个月后内斜度稍好转。检查：双眼视力和屈光状况，OD：0.6 +1.75DS−0.50×165 0.7；OS：0.5 +2.00DS−0.75×180 0.6；九方位外观（图 A），裸眼二方位（图 B）和镜下二方位（图 C）显示裸眼：双眼交替性内上斜 10°~15°；镜下：右眼注视，左眼内斜 10° 左右，上斜 5°~20°，左眼注视，右眼内斜 10° 左右，上斜 5°~15°；无明显 A-V 现象；眼球运动正常；遮盖任一眼，该眼均出现明显上漂，尤其左眼明显（半透明板下）（图 D）；歪头试验（−）；双眼轻度水平性眼球震颤；Krimsky 试验：镜下 ET15PD，裸眼 ET20PD；眼底照相：无明显旋转斜（图 E）。AC/A=1.67。远近立体视觉均无。左眼内直肌后退 4mm+ 双眼下斜肌前转位术后第 1 天，九方位外观（图 F），裸眼二方位（图 G）均双眼正位，但自发或遮盖后仍有轻度左眼上漂（图 H）；眼底照相：与术前相比，右眼稍内旋，左眼稍外旋（图 I）。（注：本例从图 A 看，很容易诊断为内斜 V 征和双眼下斜肌功能亢进，V 征为裸眼内斜度不稳定造成，下斜肌亢进为任一眼向内上方注视时，鼻子遮挡致该眼上漂所致）

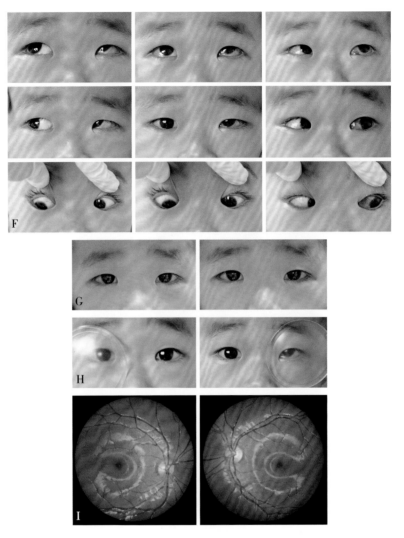

图 5-19(续)

一、基本型内斜视

基本型内斜视是后天获得性内斜视中最常见的一类,通常在出生 6 个月后的儿童时期发生,无调节因素,没有明显的屈光不正,远近距离内斜度相等(相差 <10PD)。

【临床特点】

起病时其斜度较婴幼儿性内斜视的斜度要小,以后常增加到 30~70PD。发病前可有发热,缺氧,外伤,全身其他疾病,或情绪变化等诱因。斜视度增加的原因不明,可能与下列因素有关:①患者为消除复视而增加斜度;②继发于内直肌解剖上的变化,如痉挛等;③患者常在全麻后眼位变为正位或外斜位,而且被动转动试验为阴性,von Noorden 认为是由于神经源性因素造成眼位的不稳定。也有部分内斜视患者的内斜度在起病时较大,以后逐渐变小,甚至消失;更有极少数患者内斜度自发逐渐消失,然后变为外斜视(这种改变称为继发性外斜视,consecutive comitant exotropia)。近年动物猴实验显示支配眼球运动核上区域的细胞可能与控制斜视度多少有关[56]。由此可见,共同性斜视的病因可能以脑源性为主,斜视医生通过手术矫正眼位也是治标不治本,因为眼外肌的手术不可能消除脑源性原因。

当患者表现为双眼交替性内斜视时,不会出现斜视性弱视;而当患者为单眼内斜时,则会伴有斜视性弱视,严重弱视时,该眼多为明显的旁黄斑注视,或表现为注视不良,即该眼注视时不稳定、呈不规律性震动等。发病较早的基本型内斜视患者也会合并下斜肌(或上斜肌)功能亢进、A-V 征、DVD 和眼球震颤等。

少数长期的单眼共同性内斜视患者还会表现为双眼非共同性,即右眼注视时,左眼的内斜度与左眼注视时右眼的内斜度不同,类似于麻痹性内斜视。事实上,单眼内斜的患者该眼多有内转亢进和外转不足。这个倒不难理解,问题是患者经常表现为用内斜眼注视时,健眼的内斜度要小于用健眼注视时患眼的内斜度,与麻痹性斜视的表现相反,这是为什么? 笔者推测可能是:健眼注视时,患眼内直肌挛缩使内斜度加大;患眼注视时,由于患眼外直肌并没有麻痹,健眼的内斜度并不会增大。

【治疗】

内斜视患者的弱视明显多于外斜视的患者,伴有弱视者,积极矫正屈光不正和遮盖好眼等弱视治疗,然后尽早手术矫正眼位。无弱视者,尽早手术矫正内斜。伴发的斜肌功能亢进、A-V 征和 DVD 等也应适当给予矫正。对有些顽固性旁黄斑注视的内斜视患者,内斜视术后可能仍然回复到这种内斜状态,术前宜交代这种可能发生的情况。

二、集合过强型内斜视

当患者近距离的内斜度大于远距离的内斜度时,除 AC/A 高的非屈光性调节性内斜视外,还有一种相似的内斜视,即集合过强型内斜视,但其集合过强是由于神经紧张而不是调节因素所致。

【临床特点】

①通常在 2~3 岁发病。②远距离为正位或小度数内斜,近距离为 20~40PD 的内斜(近距离内斜比远距离内斜≥10PD)。③屈光状况为远视或正视。④双焦点镜或缩瞳剂治疗不改变内斜度。⑤AC/A 比值为正常或低于正常。即除 AC/A 不同外,其他特点均与非屈光性调节性内斜视类似。因此,临床上,对所有远近内斜度不同的共同性内斜视患者要常规测量 AC/A 比值,AC/A 比值高者,宜配戴双焦点镜治疗;AC/A 比值正常或低者,宜手术矫正内斜视。我们在临床上对所有共同性斜视患者常规做 AC/A 测量。

【治疗】

需手术治疗,首选双眼或单眼内直肌后退,必要时加外直肌缩短术。但如果按常规双眼内直肌后退量效关系进行手术,则术后效果不理想,欠矫率高。因此,设计手术时要注意稍微增加手术量。

三、分开不足型内斜视

【临床特点】

①远距离内斜度大于近距离内斜度(≥10PD),可表现为远距离间歇性内斜或恒定性内斜,近距离正位。②远近距离分开性融合范围明显下降。③AC/A 比值低。④眼球运动可表现为轻度外转不足。⑤屈光状况可为轻度远视,正视或近视。极少数情况下,后天性非调节性内斜视可能存在中枢神经系统病变,尤其是当远距离斜度大于近距离斜度时(分开功能过弱),要注意可能是原发性脑部病变继发内斜视。

近来,我们发现不少 50 岁以上的患者,过去无斜视史,主诉看远有复视,看近无复视,临床检查无明显的屈光不正,看近时无明显斜视或为内隐斜,看远时常有 10~20PD 的内斜,眼球运动正常,有一定的双眼单视功能,AC/A 偏低,脑部影像检查(-),如果未及时治疗,病情发展,看近也有复视,远近距离内斜度都增大,不过还是远距离的内斜度明显大于近距离的内斜度,双眼单视功能丧失。这类患者就是成年获得性分开不足型内斜视[57]。临床上与急性共同性内斜视的第三型类似。不过,急性共同性内斜视第三型多为青壮年患者,一般有 -3.00~-4.00D 的近视,与过度近距离用眼有关,经眼部休息和局部点用睫状肌麻痹剂后复视可以减轻。

【治疗】

小度数内斜可用三棱镜矫正。明显的内斜需手术治疗。手术方法宜作一眼或双眼外直肌缩短,当选择作一眼内外直肌后退缩短术时,外直肌缩短量应大于内直肌后退量。也有学者报道内直肌后退一样有效,其可能机制是:内直肌挛缩导致看远距离物体时内斜度加大,远距离内斜的原因是外直肌与上直肌之间的 Pulley(滑车)结构松弛,外直肌下移,外转力本身力量并没有改变。不过,内直肌的后退量比常规基本型的要大一点[58]。

四、微内斜视

微斜视(microtropia)又称单眼固视综合征(monofixation syndrome, MFS),主要是指微内斜视,也包括较为少见的微外斜视。微内斜视通常是指内斜度在 8PD 以内的斜视,由于斜视度太小,有时在临床上用常规方法不易被发现,以致经常被忽视,实际上微斜是十分常见的疾病,约占普通人群的 1%[59]。33cm 角膜映光法检查双眼常无斜视,单眼与双眼交替遮盖试验时,斜视眼的注视运动可能不明显或移动幅度太少用肉眼不能看到。因微内斜视患者常伴斜视性弱视,如未注意到微内斜视,为弄清患眼视力下降的原因,可能会做一些不必要的昂贵的神经系统检查,如脑部 MRI 等。

【发病机制】

微内斜视的发生机制不明,有学者认为可分为两种类型,一种为原发性微内斜视,先天缺乏立体视觉,任何治疗方法均不能恢复双眼单视功能;一种为继发性微内斜视,是由于大度数斜视治疗后或屈光参差等因素引起,及时治疗可恢复双眼单视功能[59]。临床上,原发性微内斜视可由于神经源性或机械源性而发展为大度数斜视;相反,大度数内斜视在用光学或手术方法矫正后可以转变为微内斜视,如婴幼儿性内斜视常在手术矫正后出现继发性微内斜视。因此,间歇性外斜视小儿如外斜过矫后出现微内斜视,应及时用三棱镜或再手术来矫正斜视,以免形成弱视和破坏双眼单视功能[60]。目前,多数学者认为微内斜视不是静止不变的,只要是在视觉发育期间,及时治疗,完全有可能恢复正常的视力与正常的双眼单视功能[61]。Scott 等发现婴幼儿性内斜视患者的父母微内斜发生率高达 6%,提出微内斜是婴幼儿性内斜视的一种不完全表现型[62]。

【临床特点】

1. 双眼注视时一眼为黄斑抑制暗点;单眼注视时可以是旁中心注视,异常视网膜对应,也可为中心凹性注视。

2. 内斜度≤8PD。

3. 不能双眼中心凹性注视,尽管有一定的立体视觉功能,但立体视觉测定差于 60 秒弧,多介于 60~3 000 秒弧。

4. 弱视,多为轻度弱视,部分患者有屈光参差。

5. 正常或接近正常的周边融合功能和融合范围。

6. 任何治疗都难以恢复正常的双眼单视功能。

7. 常出现在以下情况下   ①大多数微内斜发生于大角度斜视治疗后,包括婴幼儿内斜视手术矫正后、调节性内斜视戴镜矫正后、后天性内斜视手术治疗后以及共同性外斜视手术治疗后等;②继发于两眼明显的屈光参差(不伴有斜视);③继发于单侧黄斑病变;④继发于双眼先天性白内障手术治疗后;⑤原发性或特发性微内斜,患者没有任何斜视和斜视病史,双眼不能同时中心凹性注视,可能是由于黄斑融像功能降低引起,也可见于婴幼儿性内斜视患者的一级亲属[63]。

8. 约 1/4 的微内斜(和约 1/2 的微外斜)会失代偿而变为大度数内斜(或外斜),失代偿后 29%~62% 的患者会主诉复视。其可能原因包括融合功能下降,伴发有垂直斜视,立体视觉功能差,严重弱视,伴有斜肌功能改变或分离性垂直性偏斜等[64]。

当患者为中心凹注视或旁中心注视点小于斜视角时,遮盖试验为阳性,即单眼遮盖健眼时可见患眼由内向正前方转动;当旁中心注视角与斜视角相等时,遮盖试验为阴性,遮盖时不出现眼球运动。微斜角度可大可小,Lang 提出以 5° 作为微内斜视的分界线,5°~10° 为小角度内斜。实际上,我们常常难以区分微内斜与小角度内斜的界限。

【诊断】

如果遮盖试验阳性,微内斜视的诊断十分容易,但一定要仔细观察才能发现。如果遮盖试验阴性,则应区分是微内斜视合并弱视,还是眼部其他器质性病变引起的视力下降。首先作睫状肌麻痹散瞳验光,由于微内斜视常继发于屈光参差,如果有明显的屈光参差,则多为微内斜视。再用检眼镜检查患者是中心凹注视还是旁中心凹注视,如为旁中心凹注视,则为微内斜视。当患者既无屈光参差,又是中心凹注视时,则较难诊断。这时可用 Bagolini 线状镜或 4△ 底向外(或向内)的三棱镜检查,如能查出患眼有黄斑部抑制性暗点,则为微内斜视。如仍不能查出,可用 Hardinger 刷来检查视网膜对应情况,如为异常视网膜对应,则属微内斜视。

特别要注意的是微斜在临床上十分常见,随着年岁的增长失代偿的比例又高,1/3~1/2 的失代偿微斜患者会主诉复视。因此,成人复视的诊治过程中要重视可能是微斜失代偿所致。

【治疗】

对于大龄儿童或成人,由于患者有舒适与接近正常的双眼单视和周边融合功能,不需治疗。对于小于 10 岁的儿童,要积极治疗弱视,有屈光参差的小儿,则应在屈光矫正后,作遮盖健眼等弱视治疗,正位视训练包括融合功能训练对稳定微内斜和避免失代偿有重要作用。失代偿的微斜患者则宜:①首先检查屈光的变化和矫正屈光不正与屈光参差,约 1/3 的患者即可恢复稳定的微斜;②小度数的斜视用三棱镜矫正;③约 50% 的患者需做手术矫正斜视。

第五节 继发性内斜视

一、知觉性内斜视

由于一眼视力下降,破坏了双眼融合功能可形成知觉性内斜视(sensory esotropia),这种内斜视是由于原发性知觉缺陷所致。产生的原因很多,常见的有:角膜混浊,先天性或外伤性单侧性白内障,严重的屈光参差,视网膜病变和视神经萎缩等。

【临床特点】

过去认为,一眼视力下降后,是出现知觉性内斜视还是知觉性外斜视与患者的年龄有关:出生或出生后不久一眼失去视力表现为外斜,因为此时双眼的调节和集合功能未发育;出生后 6 个月到 6 岁则表现为内斜,这是人眼调节和集合发育完善的重要时期;6 岁以后则表现为外斜,这个时候的调节和集合已完成,而人眼的休息眼位都是外斜。事实上很多情况并非如此。von Noordon 分析了 121 例知觉性斜视患者,从出生到 5 岁发病者,内斜与外斜的比例基本一致,且知觉性斜视患者上或下斜肌亢进的发生率高。目前,对于儿童与成人,一眼视力下降后是出现内斜还是外斜仍存在争论,不过可以肯定的是,临床上知觉性外斜视的发生率明显比知觉性内斜视的发生率要高。

事实上,为什么有些人出现外斜而有些人出现内斜的原因不明。如上所述,许多作者解释为随着年龄增加,外斜发生率增加是由于眼眶解剖位置逐渐外移所致。然而,一眼视力下降后,眼球向休息眼位改变也不能解释为什么同一年龄中有的患者向内斜而另一些人向外斜。Worth 认为知觉性斜视的方向与健眼屈光不正有关:如果健眼为正视 / 近视,则视力下降眼发生外斜;如健眼为远视,则视力下降眼为内斜。von Noordon 不支持这一观点,认为儿童早期不同程度的紧张性集合以及成人这种集合功能的逐渐下降可能与知觉性斜视的方向性有关。

知觉性内斜视属于共同性斜视,眼球运动不受限,但一眼长期内斜的患者可有该眼外展不足与内收亢进,被动转动试验向外转会有一定的抗力,这与长期内斜(尤其是大度数内斜)后的内直肌与结膜,Tenon 囊的挛缩等与关。

早期发生的知觉性内斜视患者,也可表现有 A-V 征、上斜肌(或下斜肌)功能亢进、眼底照相显示内旋(或外旋)、DVD 和眼球震颤等。临床检查时,除内斜外,还会有不同程度的垂直斜(图 5-20)。

注意,临床上所有的内斜视都有可能是由于眼病引起的知觉性内斜视,对每一个内斜视患者我们都要详细检查整个眼球(屈光、眼前节和眼底)、视神经、视路和视皮质等,以免造成误诊。如视网膜母细胞瘤患儿的第二主诉就是"斜视"(第一主诉为"白瞳"),误诊误治会产生严重的后果(图 5-21)。

【治疗】

通常用手术矫正内斜视以改善外观,一般都是做斜视眼的内直肌后退 + 外直肌缩短,内斜度较少者可以只做内直肌后退术,手术量与一般的共同性内斜视相同,但相对于其他共同性内斜视,知觉性内斜视

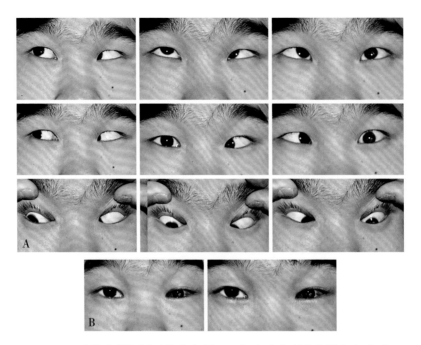

图 5-20　知觉性内斜视（左眼）：患者男，18 岁，自小左眼外伤性白内障，人工晶状体眼，视力 FC/30cm，右眼视力正常。左眼逐渐内斜 11 年。九方位外观（图A）显示左眼内斜 50PD，下斜 10PD，眼球运动显示左眼外转不足 −2。左眼内直肌后退 4mm+ 外直肌缩短 8mm 术后 1 天，二方位外观显示双眼正位（图 B）

的手术效果欠稳定，易欠矫或过矫，手术后保留小度数内斜视（即欠矫）比外斜视（即过矫）要好，因为斜视眼视力差，术后会有外斜的倾向，所以手术量设计应比通常的内斜视手术量少些。

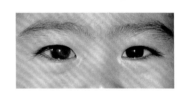

图 5-21　知觉性内斜视（右眼）：患者男，2 岁，家长代诉右眼内斜 4 个月，患儿除右眼内斜外，右眼角膜轻混浊，角膜直径增大，瞳孔区可见白色反光，诊断为视网膜母细胞瘤（右眼）

如果伴有下斜肌或上斜肌功能亢进、DVD 和 A-V 征等，也应进行相应的治疗，如做下斜肌或上斜肌减弱术治疗斜肌亢进、上直肌后退术治疗DVD 等。由于大部分患者无法恢复双眼单视功能，手术目的是改善外观，有时候不必处理对外观无明显影响的斜肌功能亢进、DVD 和 A-V 征等。对于查不出原因的伴发的小度数垂直斜，不必常规处理，特别是小度数的患眼下斜。不过，如果患眼小度数的上斜影响外观（露出下方少量的白色巩膜），可以选择患眼上直肌后退术治疗。

大度数内斜视的患者（超过 35° 或 60PD），一般需要做三条水平肌的手术，即还要做健眼的内直肌后退，这时，大部分患者不愿意。我们对患眼无法恢复视力者，采用超常量的内直肌后退（7~8mm）+ 最大量的外直肌缩短（10mm 或更多），也能得到理想的手术效果，这样就不需要在健眼上手术（图 5-22）。

对于后天单侧性外伤性白内障等可恢复视力的眼病患者，视力恢复后，眼位常有改善，且有可能恢复正常的双眼单视功能。因此，对于有可能恢复视力的知觉性内斜视患者，不要急于采用手术矫正内斜视，应首先恢复患眼视力（如白内障摘除 + 屈光矫正眼镜等），观察 3~6 个月，如果仍然内斜，才考虑做内斜矫正术。

成人知觉性内斜视，也可作斜视眼内直肌肉毒杆菌毒素局部注射治疗，其优点是不需要手术，可反复注射多次，但注射一次只能维持 2~3 个月，也会造成十分不便，除非有手术禁忌，还不如手术矫正好。

二、外斜视手术后过矫

外斜视手术后过矫（overcorrection after exotropia surgery），属于继发性内斜视（secondary esotropia），不

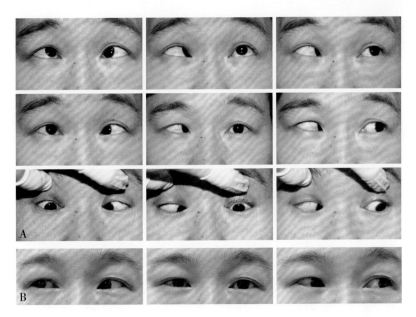

图 5-22 知觉性内斜视（OD）（右眼高度近视、视网膜前膜、弱视）：患者男，35岁，自 4 岁起家长发现右眼视力很差，未治疗。以后逐渐右眼向内斜。视力：OD：0.02 −10.00DS−1.75DC×175 0.03；OS：1.0 −0.25DS 1.0；右眼视盘和颞侧后极部视网膜前有轻的薄纱样灰白色机化膜。眼位：右眼内斜 >45°，右眼外转不足 −1（图 A）。经右眼内直肌后退 8mm+ 外直肌缩短 12mm 后 2 个月，双眼正位，右眼内转不足 −1（图 B）

过有些患者在外斜术后有一段时间正位（如 1 年等），以后出现内斜，这种情况国人也称为继发性内斜视，但英文则称为 consecutive esotropia。发生率为 6%~20%[65]。诊断标准通常是指外斜视手术后 6 周仍有大于 10PD 的内斜。一般来说，术后小度数内斜会在 2~6 周内消失，斜视手术医生常常会对共同性外斜视进行轻度过矫，尤其是对大龄儿童和成人，以便获得更佳的远期正位矫正效果。如外斜术后 2 周仍有以下情况宜进行相应的治疗：①存在复视；②内斜度未减少，甚至增加；③可能导致弱视形成的视觉未成熟小儿。这时可采用的非手术治疗包括：①遮盖治疗避免产生弱视及消除抑制；②足度矫正远视性屈光不正；③配戴三棱镜消除复视与小度数内斜；④内直肌肉毒杆菌毒素 A 局部注射。

共同性外斜视患者在双眼外直肌后退术与单眼外直肌后退 + 内直肌缩短术后 2 个月内的眼位改变有一定的差别。笔者的经验是：接受双眼外直肌后退术的患者，术后第一天（尤其是刚打开眼包）会有轻度的欠矫，数天后渐变为正位，2 个月内眼位比较稳定；接受单眼外直肌后退 + 内直肌缩短术的患者，术后第一天会有较明显的过矫，多数 1 周到 1 个月内渐变为正位，少数 2 个月内变为正位。2 个月以后，如果患者在手术后双眼单视功能恢复了，则两种术式的远期眼位都会比较稳定；如果患者在手术后一直没有恢复双眼单视功能，则两种术式的远期眼位都会有不同程度的回退。

再手术治疗适合于外斜术后 6 个月仍存在以下情况：①患者有大于 15PD 的内斜，不愿意配戴三棱镜等矫正；②术眼外展受限或有外侧非共同性，患者一直主诉有复视。然而，如果术后立即出现大度数内斜且术眼外转不能过中线，则可能为内直肌过度缩短或外直肌断裂（muscle rupture）和外直肌迷失（muscle lost）等，应马上手术治疗。

一般来说，内斜度在 25PD 以下者，只需要一条直肌手术；内斜度在 30PD 及以上者，需要两条直肌手术。手术方法包括：

1. 当患者不存在外展受限或外侧非共同性斜视时（远距离内斜度与近距离内斜度相似），如果原来外斜手术为双眼外直肌后退，可选择一眼或双眼内直肌后退术（图 5-23）；如果原来外斜手术为一眼外直肌后退内直肌缩短，可选择另眼内直肌后退或加外直肌缩短术。这种选择的优点是在未手术过的肌肉上手术操作容易，手术定量较准确。缺点是已经接受手术的直肌较多，减少了以后的手术选择，如患者第一次

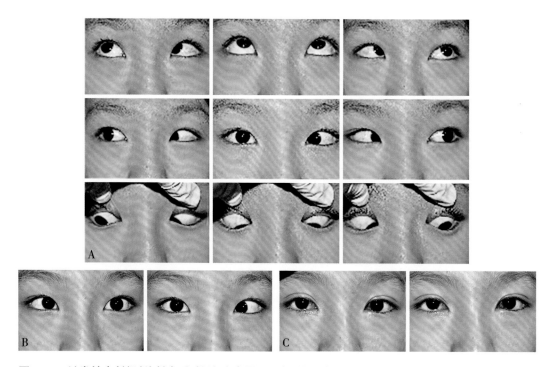

图 5-23　继发性内斜视（外斜术后过矫）：患者男，12 岁，共同性外斜视术后（双眼外直肌后退 8mm）双眼内斜 1 年。九方位（图 A）和二方位外观（图 B）见双眼可交替注视，左眼主斜，内斜 35PD，眼球运动不受限；远近立体视觉检查均无。双眼内直肌后退 4mm 术后 1 天，二方位外观显示双眼正位（图 C）

做了双眼外直肌后退，第二次做了双眼内直肌后退，则四条直肌都手术过了，以后还需要手术时，只能选择已做过的肌肉。另一种选择是做一眼或双眼外直肌前徙术；或一眼外直肌前徙 + 内直肌后退术。这种选择的优点是以后还有未手术过的直肌可供选择，缺点是手术难度大一点，手术定量不容易[66]。

2. 当患者存在明显的外展受限或外侧非共同性斜视时，则需要在原来已手术的眼外肌上手术。当被动转动试验显示无眼外肌抗力时，过矫的原因可能为外直肌后退过多（远距离内斜度大于近距离内斜度），这时宜做该外直肌前徙术；当被动转动试验显示外展有明显抗力时（远距离内斜度小于近距离内斜度），过矫的原因可能为内直肌缩短过多，这时宜做该内直肌后退术。

3. 如果术后外直肌断裂或迷失，内斜度很大，则尽量找到外直肌并进行修复；如果无法找到修复，则需做上下直肌移位术矫正。如果术后外直肌为向后滑动了（肌肉滑脱，slipped muscle），即由于原来外直肌后退手术时，缝合不牢固，肌膜仍然附着在原来后退的位置上，但肌肉向后滑动了，表现为逐渐出现术后过矫。这时也宜做外直肌前徙术。

少数间歇性外斜视患者术后过矫后会出现内斜 V 征，第一眼位内斜度不大，有复视，向下看时内斜度加大，由于向上看时无明显内斜，患者常采用低头（下颌内收）向上注视的代偿头位。根据我们的经验，这类患者可分为以下几种情况：①术前本身有轻度的外斜 V 征，由于没有下斜肌功能亢进，且上下斜度差别不是很大，手术只是矫正外斜，没有处理 V 征，术后轻度的过矫就会出现这种代偿头位；②术前没有 V 征，术中外直肌后退时发生了外直肌下移，产生了轻度的过矫并 V 征。

治疗可采用：①观察：部分小度数过矫随时间逐渐恢复到正位，复视消失，代偿头位也消失，向上看时残余小度数外斜没关系。②配戴三棱镜：用底向外的三棱镜，矫正第一眼位的内斜后，复视和代偿头位都会消失。③经观察半年左右，不愿戴棱镜或戴棱镜仍然有代偿头位的患者可以手术治疗。手术宜选原后退外直肌的前徙术，术中如果有外直肌向下移位，则将外直肌的位置恢复上移，既矫正了内斜，又消除了 V 征。术中如果外直肌位置没变，则只做外直肌前徙，第一眼位内斜矫正后，代偿头位也会消失。

三、残余性内斜视

残余性内斜视是指内斜手术后欠矫,发生率为20%~25%[67]。诊断标准通常是指内斜视手术后1周有大于10PD的内斜。一般来说,术后小度数内斜久矫会在2~6周内消失,斜视手术医生常常会对共同性内斜视进行轻度久矫,尤其是对大龄儿童和成人,以便获得更佳的远期正位矫正效果。

残余性内斜视可采用以下方法治疗:①睫状肌麻痹验光,明确是否有远视性屈光不正或远视度有增加,如有则先矫正远视,观察是否可以矫正内斜视;②小度数内斜(≤20PD)可通过配戴三棱镜矫正;③肉毒杆菌毒素内直肌内注射;④对于>15PD的内斜一般需要斜视手术矫正。

具体矫正式式有一定争论,包括原已后退内直肌的再后退、内直肌后固定缝线(Faden手术)、已后退内直肌的肌肉边缘切开、外直肌缩短等。我们通常对原已后退5.5mm以上的内直肌不再后退,而选择外直肌缩短;如果原来内直肌后退在5.0mm以下,则可选择内直肌再后退术(图5-24)。

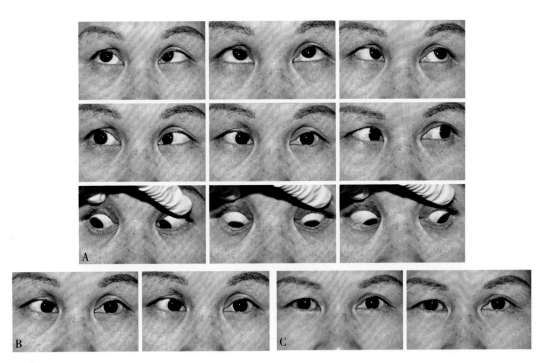

图5-24 残余性内斜视(共同性内斜视手术后欠矫):患者女,39岁,共同性内斜视术后(双眼内直肌后退,右眼外直肌缩短,手术量不详)双眼交替性内斜16年。九方位(图A)和二方位外观(图B)显示右眼内斜35PD,右眼外展不足−1。右眼内直肌探查后退3mm+外直肌缩短5mm术后1天,二方位外观显示右眼外斜5PD(图C)

与外斜术后过矫类似,当患者不存在原手术眼内转亢进或外转不足时(远距离内斜度与近距离内斜度相似),如果原来内斜手术为双眼内直肌后退,可选择一眼或双眼外直肌缩短;如果原来内斜手术为一眼内直肌后退外直肌缩短,可选择另眼内直肌后退或加外直肌缩短术。当患者存在明显的外展受限(远距离内斜度大于近距离内斜度)或内转亢进(远距离内斜度小于近距离内斜度)时,则还可在原来已手术的眼外肌上手术,当被动转动试验显示外展无抗力时,可选择外直肌再缩短,当被动转动试验显示外展有明显抗力时,宜做该眼内直肌再后退术。手术成功率变化较大,从41%~92%不等[68]。

由于斜视手术的成功率为70%~80%,再次斜视手术在临床上很常见,即需要我们经常处理这种继发性斜视。当我们看到的继发性斜视患者是别的医院或别的医生做的手术时,不要胡乱谈论手术做得不好或什么错误等,每个人都会遇到这种情况。手术处理时,我们很希望得到原来斜视手术的眼别、手术肌和手术量等信息。这样,一方面对我们自己的患者要求在病例文书上详细记载这些内容,而不只是记录"斜视矫正术";另一方面,当年代久远或其他原因无法找到原始资料时,我们要尽量通过临床检查进行分析。

首先,检查患者的结膜瘢痕,如左眼鼻侧结膜有手术瘢痕,则可知道左眼内直肌做过手术(排除眼外伤或其他眼科手术)。其次,做前段 OCT 和 / 或 UBM 检查也可得到眼外肌止点的资料,如通过检查发现右眼外直肌的止点不在正常位置(角膜缘后 7mm 左右),达到了角膜缘后 13mm,则推测原来做了右眼外直肌后退 5mm。

关于内斜与远视性屈光不正的关系,我们十分重视。事实上,屈光不正(包括远视和近视)与水平性斜视(包括内斜和外斜)都有关系,只是其他关系没有内斜与远视那么明确和重要:有些共同性外斜视患者,戴矫正近视眼镜后外斜度减少(见外第六章共同性外斜视),相反,戴矫正远视眼镜后外斜度增加;有些共同性内斜视患者,戴矫正近视眼镜后,内斜度增加。如下病例,患者为婴幼儿性内斜视,经右眼内直肌后退 + 外直肌缩短术后双眼裸眼正位,戴镜(近视)后右眼内斜 10PD(图 5-25)。

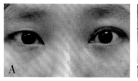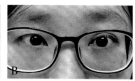

图 5-25　残余性内斜视(戴近视眼镜下):患者女,35 岁,诊断为婴幼儿性内斜视(OD),弱视(OD),经右眼内直肌后退 3mm+ 外直肌缩短 5mm 术后 2 个月,双眼裸眼正位(图 A),戴镜(近视)后右眼内斜 10PD(图 B)。双眼视力和屈光:OD:0.06 −6.50DS−2.00DC × 165 0.1;OS:0.1 −3.00DS−1.00DC × 15 1.0

第六节　特殊类型的共同性内斜视

一、急性共同性内斜视

后天性共同性斜视常在小时候出现,不会主诉有复视,因此确切发病时间无法弄清。但在临床上,偶见年长儿童或成人突然出现复视,发生内斜,其眼球运动正常,神经科检查无器质性病变,称为急性共同性内斜视(acute acquired comitant esotropia,AACE)[69]。尽管如此,我们仍应详细检查,以排除颅内或鼻窦等引起的麻痹性斜视,当患者出现急性内斜的同时,如伴有单侧或双侧上斜肌功能亢进和 A 征,则有脑部病变的可能性增大。AACE 临床上少见,占斜视手术患者的比例 <1%[70]。小于 5 岁的小儿也可发生AACE,也要注意排除脑部病变[71]。

【发病原因】

发病原因不明。Lyons 报道 10 例 AACE,大部分为未矫正的远视或单眼固视综合征失代偿所致,1 例为脑部肿瘤引起[70]。最近我们遇见一例急性共同性内斜视,是由于脑桥小脑角处的胆脂瘤引起(图 5-26)。多位学者报道脑部病变尤其是颅后窝内的肿瘤和其他病变等可引起 AACE,甚至在出现斜视时,并没有任何脑部症状[72-74]。也可在眼眶蜂窝织炎后发生 AACE[75]。最近 Firth 等报道海洛因吸毒者可引起共同性外斜视(间歇性或恒定性),而停吸后可引起急性共同性内斜视(间歇性或恒定性),原因不明,可能与核上性神经联系病变或位于脑干的阿片受体影响到眼球运动协调机制有关[76-78]。笔者也见过 3 例吸毒患者停吸期间发生急性共同性内斜视且伴少度数外旋转斜,经水平斜视矫正后复视消失,无旋转斜且恢复双眼单视功能。过度近距离用眼(如过多使用智能手机)也可能是 AACE 的诱因或原因之一[79];以至于最近几年急性共同性内斜视的发生率明显增加,这与过度使用调节以及相应的集合增加有关。

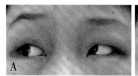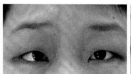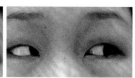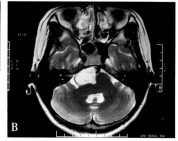

图 5-26　急性共同性内斜视(脑肿瘤引起):患者女,23 岁,突然出现视物重影,内斜 1 个月。检查见双眼交替性内斜 20°~25°,双眼各方向运动不受限(图 A),但双眼有垂直性眼球震颤,无明显快慢相。脑部 MRI 扫描显法右侧脑桥小脑角处占位性病变,后经神经外科手术证实为胆脂瘤(图 B)

【临床表现】

1. 发病突然,自觉有复视,复视为同侧水平性,复像在各个方向距离相等。

2. 内斜视,眼球运动正常,无眼外肌麻痹体征。

3. 常具有一定的双眼单视功能。

【临床分型和诊断】

1. 人为阻断双眼单视后发生的急性共同性内斜视(AACE Ⅰ型,或 Swan 型)　由 Swan 于 1947 年首先提出,主要特点是与双眼单视阻断因素相关。最常见的是一眼暂时遮盖后出现的内斜视,而以前双眼视功能正常,无斜视。如临床上有时会见到弱视遮盖治疗后,一眼角膜外伤或手术后遮盖,眼外伤眼睑肿胀消退后出现的急性共同性内斜视等。还有一种情况是患者一只眼因角膜混浊或白内障等原因致长期视力下降,经手术复明后(如穿透性角膜移植或白内障摘除人工晶状体植入术后)发生急性共同性内斜视,其发生机制不明,可能与患者长期习惯于另一只眼视物,双眼融合功能差,该眼复明后干扰了原来的视物习惯,或出现复视,机体使该复明的眼发生内斜。

许多患者发病前双眼融合功能正常,可维持双眼正位。可能有隐斜,屈光不正等,一旦融合功能被破坏,代偿机制不能控制正位时即出现内斜,内斜度可能变化不定,某些患者在矫正屈光不正或阻断因素去除后可恢复正位,某些可自行恢复正常,因此应至少观察 6 个月才可考虑手术治疗。观察期间 Fresnel 压贴式三棱镜和肉毒杆菌毒素内直肌内注射对消除复视有帮助。

2. Franceschetti 型急性共同性斜视(AACE Ⅱ型)　这型的特点是:①无明显原因,突然出现复视,相对大的内斜,无眼外肌麻痹的体征;②没有调节因素,通常无明显的屈光不正或为轻度远视,也不是由遮盖引起。③手术后双眼单视功能恢复较好。常是在全身身体或心理紧张,疾病等后出现,可能是这类患者融合储备少,尤其是分开融合储备功能,上述因素容易引起内斜发生(图 5-27,图 5-28)。

3. Bielschowsky 型急性共同性内斜视(AACE Ⅲ型)　由 Bielschowsky 于 1922 年首先报道。其特

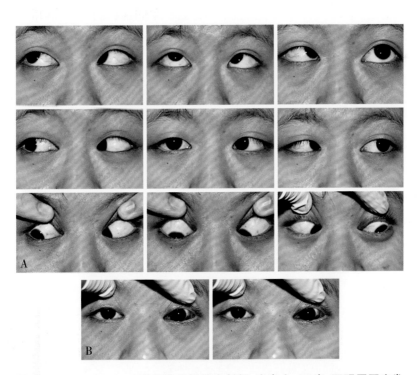

图 5-27　Franceschetti 型急性共同性内斜视:患者女,17 岁,不明原因突发内斜伴水平性复视 1 年。双眼矫正视力均为 1.2,屈光状况,OD:0.8 −0.50DS 1.2;OS:1.0 −0.25DS;双眼交替性内斜视 40PD,左眼主斜,眼球运动正常(图 A),同视机检查有融合和立体视觉功能;左眼内直肌后退 3mm+ 外直肌缩短 5mm 术后第 1 天,双眼正位,水平复视消失(图 B)

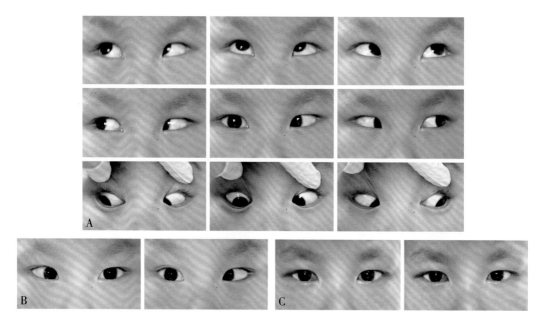

图 5-28　Franceschetti 型急性共同性内斜视：患者男，5 岁，突发内斜伴复视半年，配足度远视镜无效。脑部 MRI（－）。双眼矫正视力均为 1.0，屈光状况，OD：+1.50DS－0.50×165；OS：+1.50DS；九方位（图 A）和二方位外观（图 B）显示：镜下与裸眼均为双眼交替性内斜视 40PD（远距离），50PD（近距离），左眼主斜，眼球运动正常；同视机检查：融合点 +21°，有融合和立体视觉功能；双眼内直肌后退 4mm 术后第 1 天，双眼正位，复视消失（图 C）

点为发生于大于 －5.00D 的未矫正的近视成人。看远内斜伴有同侧复视，看近有融合，为正位，无眼外肌麻痹（图 5-29）。因为近距离无内斜，有人认为这型不是急性共同性内斜视，而属于分开不足型共同性内斜视，是由于未矫正的近视致患者经常过度近距离视物，引起内直收缩增强，外直肌收缩减弱，从而形成内斜视，也可能与调节痉挛有关[80]。

【鉴别诊断】

年龄稍长或成人突然出现复视而眼球运动无明显异常须与以下疾病鉴别[69]。

1. **周期性内斜视**　大部分周期性内斜视患者在斜视日并没有复视，但少数开始时有复视，且都为同侧性复视，各方向距离相等，且眼球运动功能正常。但其明确的周期性有助于鉴别。

2. **调节性内斜视**　少数调节性内斜视（屈光性或非屈光性）突然发生，伴复视，且眼球运动正常。但调节性内斜视有明显的远视性屈光不正或 AC/A 比值高，配戴合适的远视性矫正眼镜或双焦点镜后可矫正内斜。

3. **失代偿的单眼固视综合征**（decompensated monofixation syndrome）　单眼固视综合征（MFS）患者失代偿后也可表现为明显的内斜伴复视，眼球运动正常。但 MFS 多有轻度的弱视、中心抑制暗点、没有中心立体视觉，且常伴有屈光参差。即使手术矫正内斜后，单眼固视综合征的患者仍然会有小度数的内斜和没有中心立体视觉，而急性共同性内斜视患者则术后可完全恢复正位，且立体视觉功能可完全正常[81]。

4. **分开不足型内斜视**　该型内斜视发生缓慢，一般不会有复视，但少数患者也有复视；通常远距离有同侧性复视，近距离无复视，且 AC/A 低。

5. **重症肌无力**　轻度的重症肌无力患者主诉复视却不一定有明显的眼球运动受限，要认真询问是否有晨轻晚重与疲劳后症状加重等，必要时作新斯的明试验来区分。

6. **轻度的外直肌或展神经麻痹**　患者也主诉同侧性复视且无明显的眼球运动受限，容易混淆。但仔细检查其同侧性复视在向麻痹肌作用方向运动时距离最远可帮助鉴别。

7. **调节痉挛**（accommodative spasm，AS）　是由副交感神经过度刺激引起，多数为功能性或心

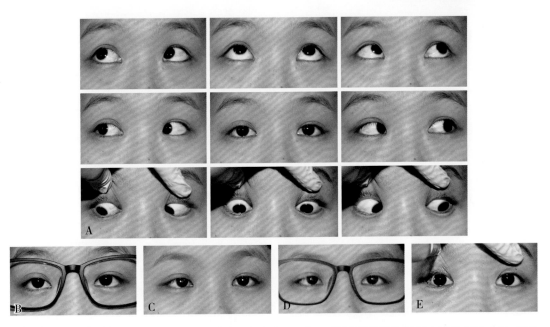

图 5-29　Bielschowsky 型急性共同性内斜视:患者女,19 岁,不明原因突发内斜伴水平性复视 1 年,开始时只是远距离有复视,近半年多近距离也有复视,曾配戴三棱镜治疗,短期内戴镜后无复视,但很快斜视和复视越发明显。双眼矫正视力均为 1.2,屈光状况,OD:0.1 −4.00DS 1.2;OS:0.1 −3.50DS;九方位(图 A)和二方位外观(图 B)显示,近距离:镜下和裸眼均双眼交替性内斜视 15PD,右眼主斜,眼球运动正常;远距离:裸眼(图 C)和镜下(图 D)均双眼交替性内斜视 25PD(长焦镜头采集)。同视机检查有融合和立体视觉功能;右眼外直肌缩短 7mm 术后第 1 天,双眼正位,水平复视消失(图 E)

理性原因,少数为神经系统器质性原因(如闭合性颅脑损伤,受伤当时和伤后数年都可引起 AS)。当调节痉挛伴有瞳孔缩小和集合过度时,称为近反射痉挛(spasm of the near reflex,SNR)。这时常表现为视物模糊(调节痉挛引起的假性近视),内斜视和水平性复视,头痛,眼痛和畏光等,症状可反复出现,严重程度不一,可双眼或单眼,深色虹膜人种瞳孔缩小可不明显,常采用睫状肌麻痹剂和配戴双焦点镜治疗。需与急性共同性内斜视鉴别[82]。

【治疗】

1. 尽管急性共同性内斜视的致病原因不明,但文献报道确有部分病例与颅内肿瘤及停吸毒品等有关,因此,建议首先做神经系统检查排除其他病变,并要详尽询问病史如吸毒史等。过度近距离用眼者,首先要减少这种用眼习惯,多参加户外活动放松调节;随着这种近距离用眼过多造成的急性共同性内斜视的增加,我们发现没有必要所有患者都要进行脑部的影像学检查。待原发病变消除后如斜视在半年或 1 年后仍旧不变,才考虑手术矫正。

2. 即使远视性屈光不正不是急性共同性内斜视的病因,但详细的屈光检查后,如果患者有明显的远视,也应先矫正远视后观察眼位有无改变,部分患者经远视性屈光矫正后内斜视可消失[70]。

3. 如内斜度小,可先观察,肉毒杆菌毒素内直肌内注射或用底向外的三棱镜治疗。如 6 个月后仍未恢复,则作内斜视矫正手术,手术设计与方式,手术量等与一般的共同性内斜视相同,也可作三棱镜适应试验(prism adaptation test),准确测出三棱镜适应后的内斜度数,这样手术量更准确[83]。理论上,对于过度近距离用眼的患者,由于远距离的内斜度比近距离的大,适宜采用外直肌缩短手术治疗;实际上,外直肌缩短术后容易出现内斜复发,还是以单眼内直肌后退 + 外直肌缩短术效果较可靠;另外,远距离内斜度大也与内直肌过度收缩相关,双眼内直肌后退手术也适用。由于患者有较好的双眼单视功能,有一定的融合能力,手术量可以在三棱镜交替遮盖试验测量结果的基础上适当增加,这样术后再发生内斜的可能性会明显减少。通常手术效果良好,绝大部分可获得正常的双眼单视功能[84],但部分患者甚至可在术后 1~3 年才恢复立体视觉[85]。

二、周期性内斜视

周期性内斜视(cyclic esotropia)发生的机制不明,与屈光不正,疲劳,融合功能等无明确相关性,推测可能与人脑控制的生物钟节奏有关,与之相关的部位包括海马、脑干和网状结构等。临床上少见,约每3 500例斜视患者有1例为周期性斜视。斜视发生有明确的周期性,通常为48小时一周期,即患者表现为24小时正位,24小时显性内斜视,眼球运动正常(图5-30)。

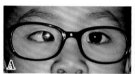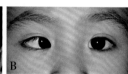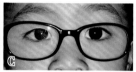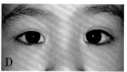

图5-30　周期性内斜视:患者男,4岁,家长发现患儿不明原因内斜6个月,起初3个月每天都内斜,近3个月则出现一日内斜,一日不斜,如此周期性重复,不伴复视;已戴远视足度矫正眼镜,戴镜后内斜程度无变化。双眼矫正视力均为0.5,屈光状况,OD:+2.75DS;OS:+2.50DS;斜视日:双眼镜下和裸眼均为交替性内斜视35PD,右眼主斜(图A,图B);非斜视日:镜下裸眼均双眼正位;眼球运动正常(图C,图D)

【临床特点】

大部分周期性内斜视在出生后早期发生,以3~4岁发生者多见,少数也可发生于成年。正位日双眼单视功能正常,无隐斜和明显的屈光不正(即使有,也是低度的);而斜视日,可达40~50PD的内斜视,斜度恒定,无复视,无融合功能或融合功能很差,有异常视网膜对应等。其周期性通常持续4个月到数年后变为恒定性。48小时周期性最常见,但也可72小时,96小时为一周期者,有的患者开始时表现为一天斜视后数天或数月正位,以后逐渐变为正位的时间缩短,直到固定为48小时的周期性。也有继发于脑部肿瘤[86],脑部外伤,颅面部手术,肌炎型炎性假瘤[87],甲状腺相关眼病,一眼视力丧失后,视网膜脱离手术后,内斜手术或间歇性外斜视术后的周期性内斜视。笔者曾见一例20岁女性,呈现出24小时周期性内斜视,患者中午12时以前不出现斜视,12时以后即出现内斜;也见过一例8岁男性,也呈现出24小时周期性内斜视,但患者只在上午8时以前出现斜视,8时以后即正位,以致上班期间所有医生的记录都是正位,只能提前上班才发现内斜。

周期性斜视与间歇性斜视的区别是:周期性者非斜视日不斜视,且斜视发生不受疲劳,调节或融合功能破坏等的影响;间歇性斜视则一天内可以正位,也可以斜视,发生斜视常与疲劳,调节等有关。

尽管周期性内斜视多见,但也可有周期性外斜视[88],周期性V征/下斜肌功能亢进[89,90],周期性动眼神经麻痹[91],周期性滑车神经麻痹[92],周期性垂直性斜视和周期性水平斜视合并垂直性斜视等[93]。

【治疗】

按斜视日斜度手术矫正,术后一般不会在非斜视日过矫。少数手术矫正后周期性斜视复发[94]。周期性发生期间用肉毒杆菌毒素A局部注射也可控制或消除周期性斜视[95]。

三、间歇性外斜视合并调节性内斜视

间歇性外斜视合并调节性内斜视是一种少见的特殊类型斜视,1954年Konstas报道2例后,Good(1969年)、久保田伸枝、井上浩彦等相继报道。丸尾敏夫等(1987年)发现在12 284例共同性斜视中有约0.5%为外斜视合并内斜视患者。我院1987—1989年3年共诊治共同性内斜视2 158例,遇到本病8例,患病率为0.4%。

【临床特点】

本病具有间歇性外斜视与调节性内斜视这两种斜视各自的特点,发病年龄早,斜视度经常有变化,有时外斜视,有时正位,有时内斜视(图5-31)。归纳起来,本病具有以下特点:

1. 发病年龄早,多在2岁以前发病　可以早在出生或生后早期即出现外斜视,2~3岁才出现内斜视;

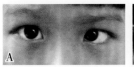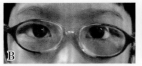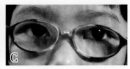

图 5-31　屈光性调节性内斜视并间歇性外斜视(OS):患者女,5 岁,发现左眼内斜 2 年,临床检查示左眼内斜 30PD(图 A);1%Atropine 验光:OD:+7.50DS+1.00DC×75 0.5;OS:+7.50DS+1.25DC×80 0.4;戴足度矫正远视眼镜后双眼正位(图 B);但遮盖后显示左眼外斜 40PD(图 C)

或先表现为调节性内斜视,以后逐渐发现伴有间歇性外斜视。在我们诊治的 8 例患者中,有 7 例首发症状为内斜视,随诊治疗过程中才发现伴有外斜视。

2. 常有高度远视　我们报道 8 例中 7 例为远视,其中 6 例为中高度远视,配戴眼镜后能矫正内斜视。

3. AC/A 比率正常或低于正常,表明其内斜视属于屈光性调节性内斜视。

4. 斜视度数变化大,常因注意力的集中或分散,所看物体的远近,检查用的视标不同而表现出不同的内斜或外斜度数,可为正位,内斜 10°~30° 和外斜 10°~30° 等,甚至有的人在被检查时其内斜度或外斜度从小渐大或从大渐小。

【诊断要点】

要根据两种斜视的特点,仔细观察,有的患者要经多次诊查才发现其外斜视或内斜视。经常内斜视需要使用调节性视标或阅读感兴趣的图片时才表现出来,而间歇性外斜视在患者精神不集中看远物时或采用单眼遮盖与不遮盖试验时才可诱发出外斜视。但必须排除下列情况才能诊断本病:

1. 由于长期戴矫正调节性内斜视的足度远视镜,导致调节与集合功能减退而引起的外斜视。

2. 原有看远和看近时斜视度数不等的斜视患者,在手术后出现看远表现某种斜视(内斜或外斜视,度数常较小),而看近表现为另一种斜视者。

3. 眼球运动异常的斜视患者,在不同注视方向看时出现某一方向为内斜视和另一方向为外斜视。

4. 分离性水平偏斜(DHD)的患者,尽管绝大多数表现为单眼或双眼向外偏斜,极少数也可以表现为既向内偏斜,又向外偏斜。但这类患者遮盖后出现的水平斜视速度较慢(外漂或内漂),内斜不是调节视标诱发,也很少为中高度远视等,容易鉴别。

【治疗】

对本病的治疗,首先是配戴远视性屈光不正矫正眼镜,以矫正其内斜视。对于外斜视,可通过手术矫正。配远视性屈光不正矫正眼镜时,宜低矫 +1.00~+1.50D。对外斜视,我们主张不必急于手术,宜多观察,如常常出现外斜视时才考虑行外斜矫正术。

第七节　假性内斜视

假性内斜视是指从外观看为内斜视,实际上不是内斜的情况。主要有以下几种假性内斜视。

1. **内眦赘皮或内眦距过宽**　包括先天性或后天外伤引起的内眦距过宽等。外观上看似乎有明显的内斜视,实际上双眼正位。角膜映光法显示反光点位于角膜中央,易于鉴别(图 5-32)。

2. **先天性大角膜、上睑弧度最高点偏颞侧和内眦侧睑裂过小(如外伤引起的内眦韧带断裂)等**　使鼻侧巩膜暴露减少,类似于内斜视(图 5-33,图 5-34)。

3. **异常的负 γ 角**　角膜反光点位于瞳孔中央偏颞侧,类似于内斜视,包括无眼部病变的特发性小度数异常负 γ 角和有明显屈光间质混浊或眼底病变的大度数异常负 γ 角。但交替遮盖试验(−)可与共同性内斜视相区别(图 5-35)。

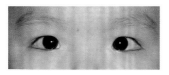 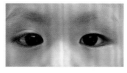 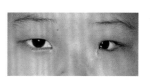

图 5-32　3 岁小儿内眦间距过宽(39mm),致假性内斜视外观

图 5-33　患者男,5 岁,右眼先天性青光眼,大角膜;外观呈现出右眼"内斜视"。实际上,双眼正位

图 5-34　左眼外伤致左侧内眦韧带断裂,类似于左眼内斜外观

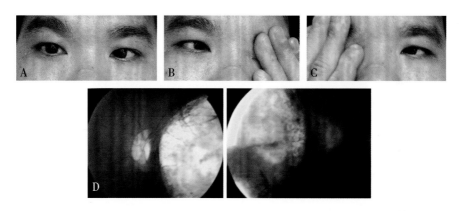

图 5-35　19 岁男性患者,自小双眼"交替性内斜视",检查双眼视力均为 0.04,不能矫正。双眼前节(−)。从外观看确实表现为交替性内斜视(图 A),但遮盖任一眼均表现为另眼采用约内斜 20 度注视(图 B,图 C),眼底照相显示双眼黄斑及颞部大片视网膜和脉络膜缺损(图 D),患者实际上是用鼻侧视网膜作为注视点,外观上的内斜视眼实为注视眼

第八节　共同性内斜视诊治思路

1. 对每一位以"内斜"就诊的患者,应先明确是真内斜还是假内斜,假内斜的主要原因是内眦赘皮或内眦距过宽等,异常大的负 γ 角要检查是否由眼底疾病引起。

2. 如内斜患者有明显的眼球运动障碍,则可能为外直肌麻痹或内直肌限制因素引起,应按非共同性内斜的诊治原则处理。

3. 每一位共同性内斜视患者都要常规作双眼前节和眼底等检查,排除是否为知觉性内斜视。

4. 病史询问时要注意斜视发病时间,尤其是出生后半年内发病者可能为婴幼儿性内斜视,否则多为后天获得性内斜视。如有斜视手术史,则宜诊断为继发性内斜视(外斜术后过矫或内斜术后欠矫)。

5. 每一位主诉有内斜,但角膜反光法检查没有内斜视的患者都要在调节视标下检查眼位,常规作 1%Atropine 睫状肌麻痹散瞳验光检查,如为远视性屈光不正,通常均需先戴足度矫正眼镜,根据配镜后的眼位改变,明确是屈光性调节性内斜视、部分调节性内斜视还是非调节性内斜视。当患者配镜后远距离无明显内斜,而近距离有内斜,则要检查 AC/A,明确是否为非屈光性调节性内斜视。由于 +3.50D 以上的小儿远视患者发生内斜和弱视的比例很高,我们推荐作常规配镜矫正。

6. 还要注意内斜是否有周期性、是否突发复视但眼球运动正常以及检查调节性内斜视患者是否经遮盖后会诱发出外斜视,以明确是否为周期性内斜视,急性共同性内斜视和调节性内斜视合并间歇性外斜视等。

7. 配镜不能矫正的内斜视患儿宜尽早手术矫正。但如伴有弱视,可先治疗弱视;如患者为斜视性弱

视,也可先矫正内斜,然后治疗弱视。

（颜建华）

参 考 文 献

1. Erin Babinsky, T. Rowan Candy. Why Do Only Some Hyperopes Become Strabismic? Invest Ophthalmol Vis Sci, 2013, 54: 4941-4955.

2. Von Noorden GK. Etiology of heterophoria and heterotropia//Von Noorden GK. Burian-Von Noorden's binocular vision and ocular motility: theory and management of strabismus. 2nd ed. St.Louis, MO: Mosby, 1980: 160.

3. Taira Y, Matsuo T, Yamane T, et al. Clinical features of comitant strabismus related to family history of strabismus or abnormalities in pregnancy and delivery. Jpn J Ophthalmol, 2003, 47: 208-213.

4. Major A, Maples WC, Toomey S, et al. Variables associated with the incidence of infantile esotropia. Optometry, 2007, 78: 534-541.

5. Rutstein R, Daum K. Anomalies of binocular vision: diagnosis and management. St. Louis, MO: Mosby Inc, 1998: 205-217.

6. Simonsz HJ, Kolling GH. Best age for surgery for infantile esotropia. European J Paediatric Neurology, 2011, 15: 205-208.

7. Göncü T, Akal A, Adibelli FM, et al. Spontaneous Regression of Over-elevation in Adduction Following Esotropia Surgery. J Pediatr Ophthalmol Strabismus, 2016, 53: 35-39.

8. Deng H, Irsch K, Gutmark R, et al. Fusion can mask the relationships between fundus torsion, oblique muscle overaction/underaction, and A- and V-pattern strabismus. J AAPOS, 2013, 17: 177-183.

9. Wong AM. Timing of surgery for infantile esotropia: sensory and motor outcomes. Can J Ophthalmol, 2008, 43: 643-651.

10. Mocan MC, Azar N. Surgical timing for infantile esotropia. Int Ophthalmol Clin, 2005, 45: 83-95.

11. Trikalinos TA, Andreadis IA, Asproudis IC. Decision analysis with Markov processes supports early surgery for large-angle infantile esotropia. Am J Ophthalmol, 2005, 140: 886-893.

12. Tychsen L. Can ophthalmologists repair the brain in infantile esotropia? Early surgery, stereopsis, monofixation syndrome, and the legacy of Marshall Parks. J AAPOS, 2005, 9: 510-521.

13. Cerman E, Eraslan M, Ogut MS. The relationship of age when motor alignment is achieved and the subsequent development of stereopsis in infantile esotropia. J AAPOS, 2014, 18: 22-25.

14. Elliott S, Shafiq A. Interventions for infantile esotropia. Cochrane Database Sys Rev, 2013, 7: CD004917.

15. Beck RW. Clinical research in pediatric ophthalmology: The Pediatric Eye Disease Investigator Group. Current Opinion in Ophthalmology, 2002, 13: 337-340.

16. Bayramlar H, Karaday R, Yildirim A, et al. Medium-term outcomes of three horizontal muscle surgery in large-angle infantile esotropia. J Pediatr Ophthal-mol Strabismus, 2014, 51: 160-164.

17. Magli A, Carelli R, Matarazzo F, et al. Essential infantile esotropia: postoperative motor outcomes and inferential analysis of strabismus surgery. BMC Ophthalmol, 2014, 14: 1-7.

18. Weakley DR, Stager DR, Everett ME. Seven-millimeter bilateral medial rectus recessions in infantile esotropia. J Pediatr Ophthalmol Strabismus, 1991, 28: 113-115.

19. Damanakis AG, Arvanitis PG, Ladas ID, et al. 8mm bimedial rectus recession in infantile esotropia of 80-90 prism diopters. Br J Ophthal-mol, 1994, 78: 842-844.

20. Shin KH, Paik HJ. Factors influencing the development and severity of dissociated vertical deviation in patients with infantile esotropia. J AAPOS, 2014, 18: 389-391.

21. Park KA, Oh SY. Long-term surgical outcomes of infantile-onset esotropia in preterm patients compared with full-term. Br J Ophthalmol, 2014, 98: 1-6.

22. Habot-Wilner Z, Spierer A, Barequet IS, et al. Long-term results of esotropia surgery in children with developmental delay. J AAPOS, 2012, 16: 32-35.

23. Issaho DC, Wang SX, de Freitas D, et al. Variability in Response to Bilateral Medial Rectus Recessions in Infantile Esotropia. J Pediatr Ophthalmol Strabismus, 2016, 53: 305-310.

24. Louwagie CR, Diehl NN, Greenberg AE, et al. Long-term follow-up of congenital esotropia in a population-based cohort. J AAPOS, 2009, 13: 8-12.

25. Rowe FJ, Noonan CP. Botulinum toxin for the treatment of strabismus. Cochrane Database Sys Rev, 2014, 2: CD006499.

26. Baggesen K, Arnljot HM. Treatment of congenital esotropia with botulinum toxin type A. Acta Ophthalmol, 2011, 89: 484-488.

27. Lueder GT, Galli M, Tychsen L, et al. Long-Term Results of Botulinum Toxin-Augmented Medial Rectus Recessions for Large-Angle Infantile Esotropia. Am J Ophthalmol, 2012, 153: 560-563.

28. Donahua SP. Pediatric strabismun. N Engl J Med, 2007, 356: 1040-1047.

29. Rutstein RP. Update on accommodative esotropia. Optometry, 2008, 79: 422-431.

30. 颜建华, 王亦敏, 杨少梅. 屈光性调节性内斜视的调节外因素探讨. 中华眼科杂志, 1995, 31: 28-30.

31. 颜建华, 杨少梅. 婴儿期屈光性调节性内斜视. 中国实用眼科杂志, 1996, 14: 302-304.

32. 颜建华, 陈国策, 麦光焕, 等. 屈光性调节性内斜视的长期疗效观察. 实用眼科杂志, 1993, 11: 98-100.

33. Ludwig IH, Imberman SP, Thompson HW, et al. Long-term study of accommodative esotropia. J AAPOS, 2005, 9: 522-526.

34. 颜建华, 王亦敏, 杨少梅. 屈光性调节性内斜视的眼位回退因素分析. 中华眼科杂志, 1995, 31: 352-355.

35. MacEwen CJ, Lymburn EG, Ho WO. Is the maximum hypermetropic correction necessary in children with fully accommodative esotropia？ Br J Ophthalmol, 2008, 92: 1329-1332.

36. Kahn AO. Cycloplegic Refractions in Children Who Never Wore and Who Always Wore Prescribed Spectacles for Refractive Accommodative Esotropia: Exploring the Natural History of this Form of Strabismus and the Effect of Treatment on their Hyperopia. Binocul Vis Strabismus Q, 2009, 24: 151-156.

37. Park KA, Kim SA, Oh SY. Long-term Changes in Refractive Error in Patients with Accommodative Esotropia. Ophthalmology, 2010, 117: 2196-2207.

38. 李佳, 颜建华. 远视足矫对屈光性调节性内斜视患者正视化的影响. 中国实用眼科杂志, 2012, 30: 948-952.

39. Hutchinson AK, Serafino M, Nucci P. Photorefractive keratectomy for the treatment of purely refractive accommodative esotropia: 6 years' experience. Br J Ophthalmol, 2010, 94: 236-240.

40. Polat S, Can C, Ilhan B, et al. Laser in situ keratomileusis for treatment of fully or partially refractive accommodative esotropia. Eur J Ophthalmol, 2009, 19 (5): 733-737.

41. Uretmen O, Kose S, Oztas Z, et al. Factors influencing stereoacuity in refractive accommodative esotropia. Can J Ophthalmol, 2007, 42: 600-604.

42. Hande Guclu, Vuslat Pelitli Gurlu, Sadik Altan Ozal, et al. Prognostic factors for stereopsis in refractive accommodative esotropia. Pak J Med Sci, 2015, 31: 807-811.

43. Liang SL, Fricke TR. Diagnosis and management of accommodative esotropia. Clin Exp Optom, 2006, 89: 325-331.

44. 牛兰俊. 关于集合过强型内斜视分类的探讨. 中华眼科杂志, 2008, 44: 965-966.

45. Fresina M, Schiavi C, Campos EC. Do bifocals reduce accommodative amplitude in convergence excess esotropia? Graefes Arch Clin Exp Ophthalmol, 2010, 248: 1501-1505.

46. Kim WK, Kang SY, Rhiu S, et al. The analysis of AC/A ratio in nonrefractive accommodative esotropia treated with bifocal glasses. Korean J Ophthalmol, 2012, 26: 39-44.

47. Whitman MC, MacNeill K, Hunter DG. Bifocals Fail to Improve Stereopsis Outcomes in High AC/A Accommodative Esotropia. Ophthalmology, 2016, 123: 690-696.

48. Mezer E, Wygnanski-Jaffe T, Stolovich C. Progressive-Addition Lenses for Accommodative Esotropia with a High Accomodative Element. Strabismus, 2015, 23: 170-175.

49. Lueder GT, Norman AA. Strabismus surgery for elimination of bifocals in accommodative esotropia. Am J Ophthalmol, 2006, 142: 632-635.

50. Gharabaghi D, Zanjani LK. Comparison of results of medial rectus muscle recession using augmentation, Faden procedure, and slanted recession in the treatment of high accommodative convergence/accommodation ratio esotropia. J Pediatr Ophthalmol Strabismus, 2006, 43: 91-94.

51. Ramasamy B, Rowe F, Whitfield K, et al. Bilateral combined resection and recession of the medial rectus muscle for convergence excess esotropia. J AAPOS, 2007, 11: 307-309.

52. Clark RA, Ariyasu R, Demer JL. Medial rectus pulley posterior fixation is as effective as scleral posterior fixation for acquired esotropia with a high AC/A ratio. Am J Ophthalmol, 2004, 137: 1026-1033.

53. Mitchell L, Kowal L. Medial rectus muscle pulley posterior fixation sutures in accommodative and partially accommodative esotropia with convergence excess. J AAPOS, 2012, 16: 125-130.

54. Uretmen O, Civan BB, Kose S, et al. Accommodative esotropia following surgical treatment of infantile esotropia: frequency and

risk factors.Acta Ophthalmol,2008,86:279-283.

55. Han SB,Hwang JM. Prismatic correction of residual esotropia of 20 prism dioptres or less after full hypermetropic correction. Eye (Lond),2009,23:2052-2055.

56. Das VE.Cells in the supraoculomotor area in monkeys with strabismus show activity related to the strabismus angle. Ann N Y Acad Sci,2011,1233:85-90.

57. Stager DR Sr,Black T,Felius J.Unilateral lateral rectus resection for horizontal diplopia in adults with divergence insufficiency. Graefes Arch Clin Exp Ophthalmol,2013,251:1641-1644.

58. Chaudhuri Z,Demer JL.Medial Rectus Recession Is as Effective as Lateral Rectus Resection in Divergence Paralysis Esotropia. Arch Ophthalmol,2012,130:1280-1284.

59. Matsuo T,Kawaishi Y,Kuroda R,et al. Long-term visual outcome in primary microtropia. Jpn J Ophthalmol,2003,47:507-511.

60. Morrison D,McSwain W,Donahue S. Comparison of sensory outcomes in patients with monofixation versus bifoveal fusion after surgery for intermittent exotropia. J AAPOS,2010,14:47-51.

61. Cleary M,Houston CA,McFadzean RM,et al. Recovery in microtropia:implications for aetiology and neurophysiology.Br J Ophthalmol,1998,82:225-231.

62. Scott MH,Noble AG,Raymond WR,et al. Prevalence of primary monofixation syndrome in parents of children with congenital esotropia. J Pediatr Ophthalmol Strabismus,1994,31:298-301.

63. Ing MR,Roberts KM,Lin A,et al.The stability of the monofixation syndrome. Am J Ophthalmol,2014,157(1):248-253.e1.

64. Michael R,Siatkowski RM. The decompensated monofixation syndrome (an American Ophthalmological Society thesis). Trans Am Ophthalmol Soc,2011,109:232-250.

65. Jung SH,Rah SH. The Clinical Course of Consecutive Esotropia after Surgical Correction. Korean J of Ophthalmol,2007,21:228-231.

66. Park SH,Kim HK,Jung YH,et al.Unilateral lateral rectus advancement with medial rectus recession vs bilateral medial rectus recession for consecutive esotropia.Graefes Arch Clin Exp Ophthalmol,2013,251:1399-1403.

67. Vroman DT,Hutchinson AK,Saunders RA,et al. Two muscle surgery for congenital esotropia:rate of reoperation in patients with small versus large angles of deviation. J AAPOS,2000,4:267-270.

68. Nucci P,Serafino M,Trivedi RH,et al.One-muscle surgery in small-angle residual Esotropia. J AAPOS,2007,11(3):269-72.

69. Clark AC,Nelson LB,Simon JW,et al. Acute acquired comitant esotropia. Br J Ophthalmol,1989,73:636-638.

70. Lyons CJ,Tiffin PA,Oystreck D. Acute acquired comitant esotropia:a prospective study. Eye(Lond),1999,13:617-620.

71. Buch H,Vinding T.Acute acquired comitant esotropia of childhood:a classification based on 48 children. Acta Ophthalmol, 2015,93:568-574.

72. Hentschel SJ,Yen KG,Lang FF. Chiari I malformation and acute acquired comitant esotropia:case report and review of the literature.J Neurosurg,2005,102(4 Suppl):407-412.

73. Defoort-Dhellemmes S,Denion E,Arndt CF,et al. Resolution of acute acquired comitant esotropia after suboccipital decompression for Chiari I malformation. Am J Ophthalmol,2002,133:723-725.

74. Lee JM,Kim SH,Lee JI,et al. Acute comitant esotropia in a child with a cerebellar tumor. Korean J Ophthalmol,2009,23:228-231.

75. Kang KD,Kang SM,Yim HB. Acute acquired comitant esotropia after orbital cellulitis. J AAPOS,2006,10:581-582.

76. Kowal L,Mee JJ,Nadkarni S,et al. Acute esotropia in heroin withdrawal:a case series.Binocul Vision & Strabismus Quarterly, 2003,18(3):163-166.

77. Firth AY. Heroin withdrawal as a possible cause of acute concomitant esotropia in adults. Eye(Lond),2001,15:189-192.

78. Firth AY. Heroin and diplopia. Addiction,2005,100:46-50.

79. Lee HS,Park SW,Heo H.Acute acquired comitant esotropia related to excessive Smartphone use. BMC Ophthalmol,2016,16:37.

80. Campos EC.Why do the eyes cross? A review and discussion of the nature and origin of essential infantile esotropia, microstrabismus,accommodative esotropia,and acute comitant esotropia. J AAPOS,2008,12:326-331.

81. Savino G,Abed E,Rebecchi MT,et al. Acute acquired concomitant esotropia and decompensated monofixation syndrome:a sensory-motor status assessment. Can J Ophthalmol,2016,51:258-264.

82. Hussaindeen JR,Mani R,Agarkar S,et al. Acute adult onset comitant esotropia associated with accommodative spasm. Optom Vis Sci,2014,91(4 Suppl 1):S46-S51.

83. Savino G, Colucci D, Rebecchi MT, et al. Acute onset concomitant esotropia: sensorial evaluation, prism adaptation test, and surgery planning. J Pediatr Ophthalmol Strabismus, 2005, 42: 342-348.

84. Schöffler C, Sturm V. Repeated surgery for acute acquired esotropia: is it worth the effort? Eur J Ophthalmol, 2010, 20: 493-497.

85. Sturm V, Menke MN, Knecht PB, et al. Long-term follow-up of children with acute acquired concomitant esotropia. J AAPOS, 2011, 15: 317-320.

86. Pillai P, Dhand UK. Cyclic esotropia with central nervous system disease: report of two cases. J Pediatr Ophthalmol Strabismus, 1987, 24: 237-241.

87. Bau V, Sievert M, Roggenkämper P, et al. Cyclic vertical deviation after ocular myositis and treatment by recession of the inferior rectus muscle. Graefes Arch Clin Exp Ophthalmol, 2005, 243: 1062-1065.

88. Dawson E, Adams G, Mengher L, et al. Alternate day exotropia. Strabismus, 2009, 17: 171-174.

89. Mohan K, Saroha V. Cyclic "V" esotropia. J Pediatr Ophthalmol Strabismus, 2004, 41: 122-125.

90. Pott JWR, Godts D, Kerkhof DB, et al. Cyclic esotropia and the treatment of over-elevation in adduction and V-pattern. Br J Ophthalmol, 2004, 88 (1): 66-68.

91. Miller NR, Lee AG. Adult-onset acquired oculomotor nerve paresis with cyclic spasms: relationship to ocular neuromyotonia. Am J Ophthalmol, 2004, 137: 70-76.

92. Prieto-Diaz J, Gallo EM. A case of cyclic superior oblique paresis. Binocul Vision & Strabismus Quarterly, 2005, 20: 27-32.

93. Murthy R, Hegde S. Acquired cyclic exotropia and hypotropia. J AAPOS, 2009, 13: 312-314.

94. Cahill M, Walsh J, McAleer A. Recurrence of cyclic esotropia after surgical correction. J AAPOS, 1999, 3: 379-380.

95. Lai YH, Fredrick DR. Alteration of cyclic frequency by botulinum toxin injection in adult onset cyclic esotropia Br J Ophthalmol, 2005, 89: 1540-1541.

第六章

共同性外斜视

第一节 概述和分类

一、概述

共同性外斜视(comitant exotropia)是指双眼视物时,只有一只眼正视该物体,另一只眼向外偏斜,但眼球运动正常。其发病机制至今仍不明。Duane 认为双眼分开是一积极主动的过程,而不是集合后的被动放松,外斜视的发生是由于分开与集合之间平衡被破坏:如果分开过强,则出现看远的外斜度大于看近的外斜度;如果集合不足,则出现看近的外斜度大于看远的外斜度;如果远近外斜度相等则是集合不足加分开过强。

Bielschowsky 指出 Duane 没有考虑到与外斜有关的休息眼位,休息眼位由解剖与机械因素如球外组织的局部解剖与生理特性,眶轴与眼眶形状,瞳孔距离,眼球大小等决定。早在 1896 年 Weiss 已注意到眼眶的发育,深度和水平肌的长度及止端会影响内外直肌间作用力的平衡。如 Crouzon 综合征的眼眶较浅并偏外而致外斜视发生率高。目前,大多数学者结合 Duane 和 Bielschowsky 的神经支配与机械因素理论来阐明其发生机制并进行分类。

屈光不正也会改变神经调节因素而导致外斜视:①未矫正近视患者由于调节减少使调节性集合下降,从而引起外斜,但通常近视在外斜起因上不如远视在内斜起因上那么明显;②高度远视由于看不清物体而放弃调节也可出现外斜;③尽管双眼同样程度近视引起外斜的作用不很明显,但近视性屈光参差,散光参差则较容易形成外斜,即双眼视网膜成像不一样清晰,阻碍双眼融合,有利于抑制形成,引发外斜视。

我们认为共同性外斜视的发生有两大因素:①中枢因素:是指中枢控制双眼融像的因素,包括 Duane 提出的控制双眼分开和集合的中枢神经机制。如出生时脑缺氧和脑麻痹患者双眼融像功能差,容易发生外斜;间歇性外斜视很有可能是脑部某些部位的病变引起双眼融像功能障碍引起,值得进一步探讨。②周边因素:是指发生双眼融像功能的外周基本条件有问题,如双眼视力明显不等或成像大小不等(如知觉性外斜和屈光参差引起的外斜等);双眼视野没有足够的重叠范围(如一眼眼底后极部大范围病变);眼眶、眼球和眼外肌的解剖位置、走行、止端变异等都会促使眼位发生向外偏斜。另外,遗传因素肯定起一定作用,临床上经常见到一个家族同时有多名共同性外斜视患者,为常染色体显性遗传。

二、分类

共同性外斜视的分类与共同性内斜视类似,但又有明显的不同。两者都可分为婴幼儿性、后天性、继发性和特殊类型等;主要的不同在于内斜与调节关系密切,从而分为完全调节性、部分调节性和非调节性内斜视;而外斜与融合功能关系密切,从而分为间歇性外斜视与恒定性外斜视等。共同性外斜视的分类如下:

1. 婴幼儿(先天)性外斜视
2. 后天获得性外斜视
(1) 间歇性外斜视
1) 分开过强型。
2) 基本型。
3) 集合不足型。
4) 类似分开过强型。
(2) 恒定性外斜视。
(3) 调节性外斜视。
(4) 微外斜(单眼固视综合征)。
3. 继发性外斜视
(1) 知觉性外斜视。
(2) 内斜术后过矫的外斜视。
(3) 残余性外斜视。
4. 特殊性共同性外斜视
(1) 急性共同性外斜视。
(2) 周期性外斜视。
(3) 调节性内斜视合并间歇性外斜视。

第二节 婴幼儿性外斜视

与婴幼儿性内斜视一样,婴幼儿性外斜视(infantile exotropia)也称先天性外斜视(congenital exotropia),比婴幼儿性内斜视少见,一般发生于出生 6 个月以内,也有学者提出出生 12 个月内。普通人群中发生率为 1 : 30 000[1],可能欧美人种婴幼儿性外斜视少见。在我们的临床印象中,中国人婴幼儿性外斜视的发生率与婴幼儿性内斜视相仿,诊室中经常见到双眼交替性大度数的婴幼儿性外斜视,不过,真实的发病率资料需要大规模的人群调查和分析。注意婴幼儿性外斜视可合并有颅面异常和神经系统病变[2]。

【临床特点】
1. 外斜发生于出生后 6 个月内。
2. 通常外斜度大,多数病例在 20°~40° 之间(图 6-1)。
3. 多为交替性恒定性外斜视,单眼外斜和固视不良者较少见。部分患者受调节性集合的影响,或因

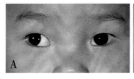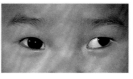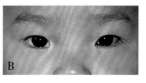

图 6-1 婴幼儿性外斜视:2 岁小儿,自出生后 4 个月外斜。二方位外观(图 A)显示:双眼交替注视,外斜约 35° 左右,眼球运动不受限。图 B 示左外直肌后退 7mm+ 内直肌缩短 7mm 后双眼正位

双眼单视功能的发育,看近的外斜度有变化,约 50% 的患者就诊时偶可表现为间歇性偏斜[3,4],不要误诊为间歇性外斜视。不过,这种间歇性偏斜的特点是大部分时间为外斜,且外斜度较大,随着年龄长大和双眼单视功能的发育,正位的时间可能增加(图 6-2)。而间歇性外斜视的特点是大部分时间为正位,且外斜度较小,随着年龄增大和双眼单视功能的破坏,正位的时间逐渐减少,外斜度越来越大。

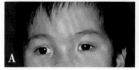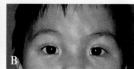

图 6-2　婴幼儿性外斜视:患者女,3 岁,自出生后双眼一直外斜,近 1 年来有时可正位。检查:双眼交替外斜 30°~40°,右眼主斜,无明显 A-V 征,眼球运动正常(图 A);但有时双眼正位(图 B)

4. 多为轻度远视性屈光不正,无明显屈光参差。

5. 可合并出现分离性垂直性偏斜,A-V 型外斜视,上斜肌功能过强或下斜肌功能亢进,先天性冲动性眼球震颤等。

6. 眼球运动正常,可合并头位异常。

Choi 等提出对婴幼儿外斜视分为两类,一类为发生于 1 岁前的,表现为间歇性的外斜视;一类为发生于 1 岁前的原发性婴幼儿外斜视。然而,两者有时很难鉴别[5]。 总之,我们对婴幼儿性外斜视的了解不如婴幼儿性内斜视,有关它的临床特点、鉴别诊断、手术治疗时机、双眼单视功能预后等有待今后进一步研究观察。

【鉴别诊断】

对于出生后 6 个月以内发生的外斜视,注意与以下疾病鉴别。

1. 假性外斜视　最常见为早产儿视网膜病变或家族性渗出性玻璃体视网膜病变等患者,因视网膜颞侧有纤维血管牵拉致黄斑向颞侧异位,为了注视前方的物体,患眼需向外偏斜,引起假性外斜视。有早产吸氧史和详细眼底检查即可诊断。这种假性外斜视做遮盖试验时,不会出现从外到中的运动也有助于鉴别。

2. 知觉性外斜视　应作全面的眼科检查,以排除眼部器质性病变引起的知觉性外斜视。

3. 眼球后退综合征　患者也是先天发病,可表现为外斜视。但患者外斜度一般不大,有特征性的内转或外转受限与睑裂变小、眼球后退等容易鉴别。

4. 先天性动眼神经麻痹　患者常有上睑下垂和上下转、内转受限等多种眼球运动障碍。

5. 先天性眼外肌纤维化　患者也表现为自出生外斜,但眼球运动检查会显示内转受限,且还可伴有上转和下转运动障碍等,被动转动试验内转时有明显抗力。

【治疗】

需手术治疗,出生或生后早期出现的外斜视,无间歇性时期要尽早手术,与婴幼儿性内斜视一样,通常提倡在 1~2 岁内手术[6]。不过,如果患儿外斜度不稳定,特别是外斜度不大且为间歇性者,或近期家长观察外斜度有减少的患儿,可以先观察。对外斜度在 30~50PD 的患者,可选择双眼外直肌后退术,或单眼外直肌后退 + 内直肌缩短术;对外斜度大于 50PD 的患者,可做双眼外直肌后退 + 一眼内直肌缩短术(图 6-3);对外斜度≤25PD 的患者,可只做一眼外直肌后退术。除矫正外斜外,对合并 A-V 征,上斜肌功能过强或下斜肌功能亢进,分离性垂直性偏斜等均要根据具体情况不处理或作相应的手术治疗(图 6-4~图 6-6)。

婴幼儿性外斜视的手术成功率较低,眼位矫正率为 60%~85%,且双眼单视功能恢复率很低,为 0~70%,多数只有粗略的立体视觉功能,一般均低于 100 秒弧,表现为恒定性外斜者更差[7]。再手术率高达 50%[8]。婴幼儿性外斜视

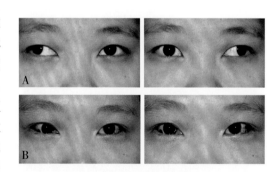

图 6-3　婴幼儿性外斜视(大度数):患者女,27 岁,自出生后双眼交替出现外斜。检查:视力,OD:0.1 -2.25DS-1.00DC×9 0.8;OS:0.12 -2.00DS 0.8。双眼交替外斜 35°~40° R/L5° 左右;无 A-V 征;三棱镜遮盖试验:近距离:XT50+12 R/L5 PD,远距离:XT50+16 R/L5 PD;眼球运动无异常(图 A)。做双眼外直肌后退 8mm+ 右眼内直肌缩短 8mm 术后第 1 天,双眼交替内斜 10°~15°,有复视(图 B)

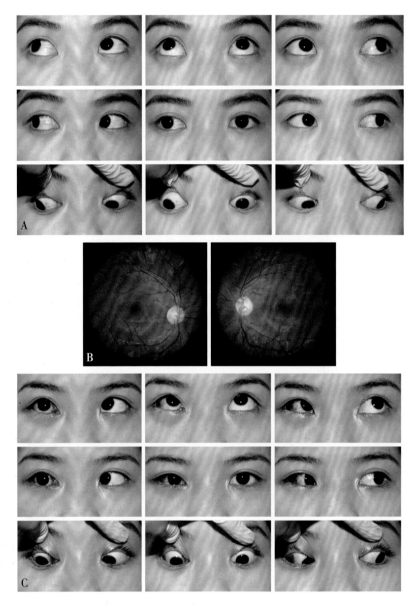

图6-4　婴幼儿性外斜视(A征)：患者女，23岁，自出生后右眼外斜，伴右眼视力差，一直未诊治。检查：视力，OD：0.15 +1.50DS 0.15；OS：1.2 +1.25DS 1.2。右眼外斜20°~25°，右眼注视不良；向上注视，右眼外斜 15°~20°，向下注视，右眼外斜 35°~40°；Krimsky 试验：XT50 R/L5 PD。眼球运动：右眼内下转亢进 +1，左眼内下转亢进 +2(图 A)。眼底照相：双眼均呈内旋转斜，以右眼明显(图 B)。考虑右眼视力很差，且 A 征可能有利于斜度稳定，仅做了右眼外直肌后退 8mm+内直肌缩短 7mm，术后第 1 天，右眼内斜 5°~10°，A 征不如术前明显，有复视(图 C)

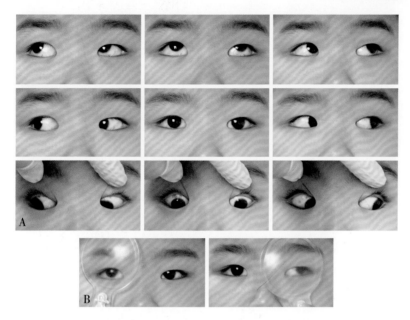

图 6-5 婴幼儿性外斜视（伴 DVD）：患者男，5 岁，自出生后 6 个月双眼交替出现外斜。检查：视力，OD：1.0 +1.75DS−0.75DC×178 1.0；OS：0.8 +2.25DS−0.75DC×180 1.0。 双眼交替外斜 25°~25°；无 A-V 征；眼球运动无异常（图 A）。半透明板下左右眼均出现明显上漂（图 B）

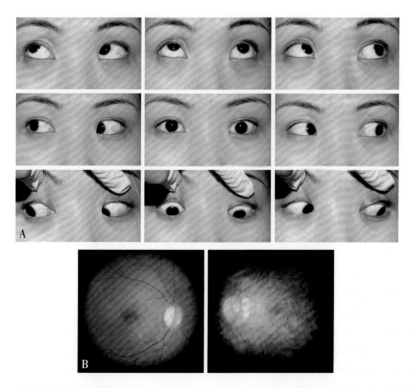

图 6-6 婴幼儿性外斜视（伴下斜）：患者女，34 岁，自出生后左眼一直外斜，伴左眼视力很差。检查：视力，OD：0.4 −2.75DS 1.0；OS −21.00DS−4.00DC×5 0.01。左眼外斜 10°~15° R/L10°~15°，左眼注视不良；无 A-V 征；Krimsky 试验：XT18R/L20 PD；眼球运动：左眼外上转不足 −1（图 A）。眼底照相：左眼呈病理性近视改变，无明显旋转斜（图 B）。考虑左眼因高度近视，外观有点外突，致左眼睑裂稍大于右眼，做左眼外直肌后退 6mm+ 上直肌缩短 6mm 术后第 1 天，双眼正位，双眼睑裂外观对称（图 C）

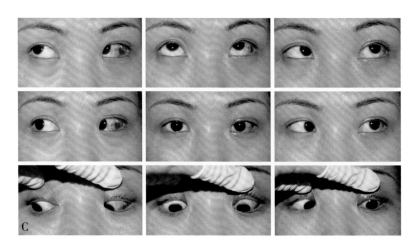

图 6-6(续)

术后复发也较早,较多在术后 1~3 个月(间歇性外斜视术后复发多在术后 6 个月到 4 年)[9]。

第三节　后天性共同性外斜视

后天性(获得性)共同性外斜视(acquired comitant exotropia)与共同性内斜视不只是斜视方向的不同,起病年龄,屈光不正所起的作用,斜视的发生发展过程,视网膜对应变化,预后等都不同。概括来说,后天性外斜视有以下特点:①发病年龄比内斜要晚;②总体趋势是先为外隐斜,以后逐渐发展为间歇性外斜,最后变为恒定性外斜视;③屈光不正对外斜的影响较小,不像内斜有明显的调节因素引起的斜视;④视网膜对应多数为单眼抑制或半侧视网膜抑制,很少表现为异常视网膜对应和旁中心注视等;⑤视力和双眼单视的预后相对比内斜要好。

由于外斜视以外隐斜和间歇性外斜视的表现方式多见,同一个患者可表现为初诊时为显性外斜,1~2 个月后复诊时可能为外隐斜或间歇性外斜视;或初诊时为外隐斜,复诊时为显性外斜。这种变化与患者的融合功能、意识、调节集合关系以及不同距离的斜度变化等有关。也正因为双眼集合性融合功能较强,分开性融合功能较差,以致有明显的外斜度也可以由于集合性融合功能而控制正位,从而间歇性外斜视发生率较高,间歇性内斜视却很少。

一、间歇性外斜视

间歇性外斜视(intermittent exotropia,IXT)患者的外斜度常常变化不定,可由意识加以控制而表现为正位,当注意力不集中或疲劳时自发外斜;诊室中检查角膜反光法常常正位,遮盖一眼后则表现为外斜视(图 6-7,图 6-8)。有时为了使主导眼看清楚,放弃双眼单视功能而表现为外斜视,这时是集中注意力视物时出现外斜。有时因患者在诊室里处于高度紧张状态而不出现外斜视,需要医生反复作遮盖检查或嘱咐患者向远处注视时才能发现有间歇性外斜视;有时甚至无论采用什么方法都诱导不出外斜视,只能通过以前的生活照片发现有外斜。间歇性外斜视是儿童最常见的斜视,占所有斜视的 25%,在人群中发病率达 0.5%~1%,中国人群中,IXT 发生率更高,占斜视患者中的 44.9%,且出现逐年上升的趋势[10-12]。根据远近距离外斜度的不同可分为四型。

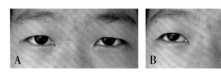

图 6-7　间歇性外斜视患者,男性,16 岁。注意力集中时双眼正位(图 A),遮盖后诱发左眼明显外斜(图 B)

1. **分开过强型**　远距离外斜度大于近距离外斜度至少 10PD,AC/A 比值高。
2. **基本型**　远距离外斜度等于近距离外斜度,AC/A 比值正常。
3. **集合不足型**　远距离外斜度小于近距离外斜度至少 10PD,AC/A 比值低。

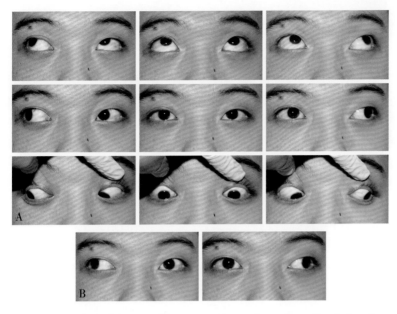

图 6-8　间歇性外斜视(大度数):患者男性,19 岁。双眼正位,眼球运动正常(图 A),自发或遮盖后诱发双眼交替性大度数外斜(图 B)

4. 类似分开过强型　远距离外斜度大于近距离外斜度至少 10PD,但当遮盖一眼一段时间(通常为 45 分钟或 1 小时)后,则远近距离外斜度相等。

我们回顾性分析 1 228 例间歇性外斜视手术治疗的患者,斜视类型以基本型为主,占 88.1%,其次为类似分开过强型(7.4%)和集合不足型(4.5%),未见到分开过强型[13]。

【临床特点】

1. 发病年龄与外斜视自然病程变化:我们通常认为小儿患者以内斜视为主,随着年龄增大,外斜视发病率增加。事实上,间歇性外斜视大部分在 1~5 岁内发生[14]。外斜视一般首先表现为外隐斜,当出现单眼抑制时逐渐进展为间歇性与显性外斜,因此,丧失双眼融合机制和单眼抑制形成是变为显性外斜视的原因。显性外斜开始时是远距离出现,尤其是向上方注视时,后来近距离和向下方注视时也出现外斜。由于开始有一长期的间歇性阶段,双眼单视功能恢复的预后较好。

为什么外斜视多数会从隐斜变为显斜或随年龄增大而逐渐加重与以下因素有关:①紧张性集合随年龄增加而减弱;②眼眶解剖结构随年龄增加逐渐外离;③双眼调节力也随年龄增长而下降;④双眼融合功能下降和单眼抑制形成等使双眼向外分离。

然而,不是所有的外斜视都会从隐性变为间歇性,再变为显性。有些外斜会多年保持不变,有些没有治疗外斜也会改善。如 von Noorden 观察 51 例 5~10 岁的间歇性外斜视 3.5 年,由于某些原因患儿没有手术,结果外斜视增加的占 75%,9% 外斜度不变,16% 外斜度减少。Chia 等对 287 名平均年龄为 3 岁的儿童随访了 5 年,发现有 63% 的儿童外斜视控制能力不变,17% 的儿童有改善,只有 20% 的儿童控制能力下降[15]。Romanchuk 等观察 119 例间歇性外斜视平均 9 年,58% 外斜度没有改变,19% 减少 10PD 以上,23% 增加 10PD 以上[16]。总之,间歇性外斜视的自然病程尚不明确。我们在临床上也发现:①少数间歇性外斜视患者未作任何治疗,几年后自行变为正位;②极少数间歇性外斜患者即使合并有原发性下斜肌功能亢进或 V 型斜视也可自行变为正位,下斜肌功能亢进和 V 征消失;③大部分间歇性外斜视患者在一段时间内相对稳定,延迟 1~2 年手术一般不会造成不良后果。因此,对于首诊的学龄前间歇性外斜视患者,我们一般不马上作出手术矫正的决定,宜随访观察一段时间,也让家长有一段心理适应期,尤其是学校或医院体检发现的患儿,患儿家长并不觉得自己的小孩眼睛有斜视。

Burian 观察到分开过强型外斜视比较稳定,类似分开过强型的近距离斜度容易增加,集合不足型的双眼单视功能容易恶化,外斜视进展较快,基本型常继发于集合不足型,斜度容易增加。

2. 性别分布　女性多见,Gass 报道 88 例中女性占 70%,Gregersen 报道 231 例,女性占 61%,Krzystkowa 报道 620 例,女性占 67%。我们观察 1 228 例,男女比例类似[13]。

3. 屈光不正　Donders 报道 100 例 70% 为近视,认为近视眼的调节下降是引发外斜视的病因。我们在临床上发现近视性屈光参差,尤其是一眼为近视,另一眼为基本正常患者的间歇性外斜视发生较多。近年研究发现,屈光不正在间歇性外斜视发生中起一定作用,但其屈光状况分布与正常人群一致。

4. 症状　间歇性外斜视表现为注意力不集中和疲劳时出现外斜,注意力集中时正位;开始时只表现为远距离外斜,逐渐近距离亦呈现外斜。由于多有单眼抑制而没有视觉疲劳的表现,但早期部分患者有视疲劳症状。少数患者会主诉间歇性复视。间歇性外斜视的一个主要特点是在户外强光下出现畏光(photophobia)和外斜,即在阳光下常闭一只眼(此时出现显斜,该眼即为主斜眼)(图 6-9)。其真正机制不明,有以下几种解释:①Jampolsky 认为是避免光散射的视觉干扰,这反过来又促进了"半侧视觉抑制机制";②看远时,间歇性外斜视患者多表现外斜视,接触视野增大,强的阳光刺激视网膜会出现畏光症状而闭眼;③von Noorden 认为强光减少了融合性集合的幅度即减少了融合,从而出现外斜;④有学者认为这是为了避免复视。这一现象值得我们注意,因为这常常是患者由间歇性外斜视转变为显性外斜视的征兆;然而,也有人认为有阳光下闭眼的患者说明有双眼单视功能,如这种现象消失,则患者已发展成单眼抑制,是需要手术矫正的指征之一。另外,这种阳光下闭眼现象在成功的手术治疗后也不一定完全消失。

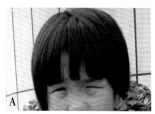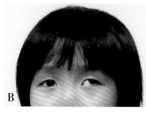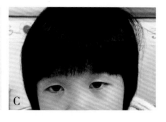

图 6-9　间歇性外斜视患者
A. 阳光下闭左眼;B. 看远物时左眼明显外斜;C. 看近物时双眼正位

5. 间歇性外斜视可合并出现下斜肌或上斜肌功能亢进、A-V 征、分离性垂直性偏斜、眼球震颤与垂直性斜视等,但只占少数,明显少于婴幼儿性外斜视的患者,这与患者的双眼单视功能较好有关。

6. 斜视度　间歇性外斜视的斜视度变化较大,因为斜度可由融合控制,而融合力与患者的健康状况、注意力、是否焦虑等有关。同一患者不同检查时间斜视度不一样,有时甚至同一天的上午与下午斜视度差别很大。例如早晨检查小儿可能由于融合控制好,只表现大度数外隐斜,下午则可能表现大度数显斜。相反,有不稳定融合功能的患者表现为间歇性外斜或显性外斜,但进入手术室后,其外斜可由于精神紧张而消失,因为进入手术室的恐惧感使患者产生很大的融合功能,以致外斜消失。这又常使无经验的手术医生放弃手术要患者回家,以后又不得不接受手术。因此,检查时应注意下列几点:

(1) 短期遮盖试验:对暴露出患者最大的外斜度和区别分开过强型与类似分开过强型具有重要意义。有些患者开始检查时外斜度数较大,以后随着检查的进行,外斜度逐渐减少,甚至完全正位,这时遮盖一眼 30~45 分钟后,因双眼间的融合被打破,从而暴露出最大的斜度,有利于准确设计手术量。有些间歇性外斜视患者常在远距离时斜视度大,近距离时斜视度小,通过遮盖患者一眼 30~45 分钟后,近距离斜视度会增加,甚至可大于远距离斜视度。如果为真正分开过强型,则遮盖后外斜度不会变化。

检查方法是先检查远距离和近距离三棱镜遮盖试验的斜视度,然后遮盖一眼 30~45 分钟,再测量斜视度。注意当在打开遮盖眼之前应遮盖另眼,再交替遮盖测量近距离斜视度。因为即使一时的双眼视觉刺激都可能再次激发近距离融合机制而使近距离斜视度变小。临床上大多数分开过强型外斜视实际上为类似分开过强型外斜视。

短期遮盖与戴 +3.00D 镜试验是两种完全不同的方法。遮盖是消除融合机制,戴 +3.00D 镜是为了减少调节与调节性集合。调节的减少对 AC/A 比率低的外斜视患者近距离外斜度的影响很少,戴 +3.00D 镜只稍增加外斜度;而如果患者 AC/A 比率高,则会明显增加近距离外斜度。外斜视患者检查 AC/A 与内斜视患者检查 AC/A 一样具有重要意义:①如果术前 AC/A 高,术后过矫时用正镜治疗效果好;同理,AC/A 比值高的患者在近距离使用调节以维持正位,为减少远距离斜度用负镜治疗的效果也会较好;②外斜视术前 AC/A 高的患者,因远距离外斜度大,近距离外斜度小,比较容易出现术后近距离过矫,因此,手术设计的量比 AC/A 正常或低的患者要少一点;③对控制能力强的间歇性外斜患者检查 AC/A 时,应先遮盖一眼 30~45 分钟后才检查。

(2) 检查视标:有些患者常用融合机制控制在近距离甚至远距离正位,选择模糊的双眼单视,而不是清晰的复视,尤其是小儿患者。因此,检查时要选用与患者远视力一致的调节视标来测量远距离斜度,而不能只用光源作为视标来检查斜视度。当患者主诉远距离间歇性出现视朦时,即为调节痉挛所致。此时作双眼同时视力检查时,其视力会低于单眼看的视力,从而证明存在调节痉挛。

(3) 检查距离:为测量出外斜视患者的远距离最大斜度,测量距离应在 5m 或 6m 处。

7. 双眼单视功能　间歇性外斜视的双眼单视功能与内斜视不同,这可能与发病时间以及疾病发展过程不同有关。分开过强型外斜视的近距离外隐斜常与远距离显性外斜同时存在,这时患者会有正常的双眼单视功能,异常视网膜对应即使有也很浅。大部分间歇性外斜视患者为交替性,双眼视力正常,呈现非注视眼抑制。间歇性外斜视患者正常视网膜对应与异常视网膜对应可以同时存在,当一眼外斜时为异常视网膜对应,正位时为正常视网膜对应。当交替外斜视存在深的单眼交替抑制时,很难检查出视网膜对应情况。立体视觉功能随患者融合机制的破坏亦明显下降,首先表现为远距离立体功能下降,然后发展为近距离立体视觉功能下降,因此对间歇性外斜视患者,应同时检查远近距离的立体视觉。

8. 外侧非共同性(lateral incomitance)问题　间歇性外斜视患者的外侧非共同性即双眼或单眼向外侧运动轻度受限,向左或右侧注视时其外斜度数会减少。可能与内直肌紧张有关。外侧非共同性的重要性在于如按常规手术量矫正外斜视,则会出现过矫。所以我们对存在外侧非共同性的外斜患者要适当减少手术量。然而,实际工作中,患者术前很少存在外侧非共同性,外直肌后退或外直肌后退 + 内直肌缩短术后倒可见到外侧非共同性,患者主诉术后术眼的侧向运动轻度受限,常伴侧向注视时有复视现象。

【鉴别诊断】

1. 分离性水平性偏斜(dissociated horizontal deviation,DHD)　间歇性外斜视与 DHD 都表现为有时外斜,有时正位,且斜度都变化不定和两者可以同时存在,临床上容易混淆。然而,只要关注两者的特点,也较易区分。详见分离性偏斜章。

2. 先天(或婴幼儿性)外斜视　部分先天性外斜视小儿随着身体的发育和双眼单视的形成,可以开始表现为间歇性或后期呈现出间歇性。主要区别是:①先天性外斜视患者的发病时间为半岁或 1 岁前;②先天性外斜视常一开始外斜度大,间歇性正位的时间少。

3. 合并先天性上斜肌麻痹等垂直斜视的间歇性外斜视要与单纯的间歇性外斜视相区别。这些合并垂直斜视的患者因开始时双眼融合力好或有代偿头位等使双眼正位,以后逐渐融合力减弱,出现间歇性斜视,往往先表现为间歇性外斜视,仔细检查会发现有垂直斜视和原发病变。

【治疗】

间歇性外斜视的治疗真的不容易,似乎简单,实则复杂。是保守治疗(观察、屈光矫正、负镜治疗、三棱镜治疗、正位视训练等)还是手术治疗,以及手术时机的选择等一直存在争议。我们在临床上经常见到患者到一家医院诊治时说要手术,到另一家医院时说不要手术,使患者左右为难;也经常见到患者手术治疗前为大度数外斜,手术治疗后即为小度数外斜,即没有恢复正位,且随着随访时间的延长,手术欠矫率不断增加。

1. 非手术治疗　间歇性外斜视一般需要手术治疗。但某些非手术的治疗方法有利于手术前建立良好的双眼单视条件或在等待手术期间保持双眼尽可能正位和维持双眼融合功能,部分小度数间歇性外斜视可通过非手术治疗控制双眼正位和恢复双眼单视功能,避免手术。

(1) 矫正屈光不正和负镜的应用:明显的屈光不正,尤其是散光与屈光参差应该矫正,以利于双眼融合功能的建立。近视要全矫正,远视则取决于每一个患者的具体情况,可根据年龄,远视程度,AC/A 高低等来决定。通常小于 2.00D 的小儿远视可不矫正;年龄大者,如有屈光性视疲劳则给予矫正。

如果患者的 AC/A 比率高,负镜可用来刺激调节性集合以减少外斜。年龄小的集合不足型,负镜应放在眼眶下半部;分开过强型则放在眼眶上半部。Jampolsky 指出许多儿童能耐受 3~5D 的调节刺激,治疗成功率接近 50%,负镜治疗一般不会促使近视加深。Watts 等报道经戴负镜(最少 –2.00D,最大 –4.00D)治疗后,70.8% 的 IXT 患者控制外斜的能力提高。von Noorden 认为年长儿童和成人一般不用负镜治疗,即使用也只是在有 AC/A 高的患者暂时使用。因为年长儿童容易引起调节疲劳。负镜太大会影响患者的视力和立体视觉,并伴有眼部不适。因此,负镜治疗较适合于 12 岁以下的 AC/A 高的患者,当患者本身为轻中度远视时尤其适合,最易为医生和家长接受[17-19]。

(2) 三棱镜:部分小度数间歇性外斜视患者术前以三棱镜底向内治疗以暂时使双眼正位,增加融合功能。Ravaut 认为某些患者可用三棱镜矫正外斜度,以后逐渐减少度数从而可避免手术治疗。Jampolsky 提倡外斜术后过矫,然后用三棱镜引出复视从而刺激融合。Berard 提出用三棱镜矫正 1/2~1/3 的斜度以增加黄斑刺激。但由于三棱镜会减少患者的集合性融像功能,临床上较少使用[20]。

(3) 正位视训练:通过实体镜或软件视频法进行去抑制、感知双眼复视和同时知觉、刺激调节性集合、增强患者的远近融合力和立体视觉功能等。对 5~12 岁的儿童,甚至成人有中度以上控制能力的小度数 IXT 较适用,特别是对集合不足型 IXT 帮助较大[21-23]。对 IXT 术后残余小度数外斜亦可通过正位视训练来消除,并有利于巩固术后的远期效果,提出宜将外斜手术与术后双眼立体视觉重建相结合。Knapp 总结大多数斜视学家的意见,正位视训练不应该作为手术的替代疗法,只是一种辅助手段。von Noorden 认为术前除了作弱视治疗外,一般不作正位视训练,作与不作正位视训练的预后没有差别。当术后抑制仍存在或为集合不足型外斜,则术后可作正位视训练。遮盖治疗包括采用部分遮盖(4~6h/d)或全遮盖主导眼,或者双眼交替遮盖(无明显主导眼),可以消除异常视网膜对应和单眼抑制,诱导复视并刺激运动性融合,从而增加斜视的控制能力[24]。Flynn 报道用交替遮盖治疗一组间歇性外斜视,治疗后双眼知觉和运动功能都有改善[24]。但遮盖治疗难以坚持,其增加控制作用是暂时的,远期效果不明。总之,正位视训练对增加患者控制双眼正位的能力和恢复双眼单视有一定的作用,但一般不会矫正外斜视,注意术前训练过的外斜视患者,手术后可能有明显的复视和过矫概率增加。

(4) 肉毒杆菌毒素 A 注射:向两眼外直肌注射肉毒杆菌毒素 A 也是一种手术的替代疗法。Spencer 等的研究显示注射前平均外斜 29PD,注射后降到平均外斜 6PD,22 例(69%)获得正位,特别对 2~4.5 岁儿童有效[25]。

尽管有研究认为对小于 20PD 的间歇性外斜视可以通过非手术方式改善,如正位视训练,遮盖或负镜诱导调节性集合等,然而这些方法是否长期有效,是否与手术结合会获得更好的治疗效果等有待今后进行系列化的长期临床对照研究[26]。

2. 手术治疗　间歇性外斜视需要手术的斜视度是:如果是美容目的,斜度 >20PD 时才手术;如果以恢复双眼视功能为目的,其远距离和近距离斜度 >15PD 应手术。许多学者主张外斜视手术宜适度过矫 10~20PD,这样可诱发刺激融合,以稳定眼位;但对视功能未发育成熟的小儿,则应避免过矫。也有人认为轻度不足比过矫好,应该保留 15PD 以下的残余外斜视。

间歇性外斜视患者如果没有双眼单视功能异常,并且大部分时间为正位,宜观察数月,因为不是所有的患者斜视都会有进展。出现病情进展的表现有:①双眼单视功能丧失,立体视锐度减少;②外斜视的时间增加(大于 50%),正位的时间减少;③外斜度逐渐增加;④有视疲劳症状;⑤继发集合功能不足等。

因此,间歇性外斜视的手术时机是:①有双眼视功能异常,尤其是远距离的立体视觉功能下降;②外斜视有进展,如外斜的时间和度数增加等。

由于外斜视的控制能力即其进展情况在临床上很难明确评估,最近提出的纽卡斯尔控制分数(The Newcastle Control Score,NCS 分数)是一项稳定可靠的,临床敏感的定量分级间歇性外斜视严重程度的方法,将主观和客观的控制能力测定整合到一个简单的分级系统,评估时结合了家长或家庭医生主观观察到的斜视发生频率,以及在眼科门诊客观应用遮盖试验诱导眼位偏斜后,观察间歇性外斜视患者控制眼球正位的能力[27]。目前最新的改良 NCS 分数有 9 个级别,从 1~9,分数越高代表越严重[28]。通常控制能力较差的患者(总 NCS 7~9)均需手术干预;控制能力较好的患者(总 NCS 1~3)一般不需要手术治疗;控制能力中度的患者(总 NCS 4~6)较难决定是否需要手术,尤其是当患者没有症状,近距离有正常的立体视觉功能时,医生和患者都会担心手术是否真的有益,特别是如果手术过矫可能会丧失已存在的立体视觉功能。事实上,这些患者中只有 16% 有自愈倾向,而 53% 的患者需要手术干预才能获得治愈,说明 NCS 4 是需要进行手术干预的合适阈值[29]。

NCS(The Newcastle Control Score)分数总分为 1~9 分,分数越高,控制能力越差

患者家庭评估

0 分:　　　从不出现斜视

1 分:　　　<50% 的时间发生远距离斜视

2 分:　　　>50% 的时间发生远距离斜视

3 分:　　　>50% 的时间发生远距离斜视 + 近距离斜视

医生评估

近距离斜视

0 分:　　　去遮盖后立即恢复正位

1 分:　　　去遮盖后经眨眼或再注视后才恢复正位

2 分:　　　去遮盖后仍然斜视

3 分:　　　自发斜视

远距离斜视

0 分:　　　去遮盖后立即恢复正位

1 分:　　　去遮盖后经眨眼或再注视后才恢复正位

2 分:　　　去遮盖后仍然斜视

3 分:　　　自发斜视

(1) 间歇性外斜视的最佳手术年龄:一直存在争论:Jampolsky 喜欢对视觉未成熟小儿推迟手术,以避免术后过矫,从而产生弱视。在等待期间可用负镜或交替遮盖治疗。小儿稍大后手术者在术前能较准确检查双眼单视功能,各个注视方向的斜视角,使手术矫正更加准确,还可配合正位视训练。Knapp 等赞成早期手术(4 岁或 4 岁以前),认为斜视越早矫正,其引起的双眼立体视觉功能降低就越能早期恢复,至于术后短期内少度数过矫,只要注意遮盖治疗,一般都不会引起斜视性弱视,而且绝大多数间歇性外斜视患者其病情为逐渐加重,延期手术会加深抑制程度,减少融合范围,而 4 岁以前进行手术是获得功能治愈的最关键因素[30]。我们认为只要手术眼位矫正满意,从功能角度考虑早手术至少不比晚手术差,但对于未成熟小儿宜推迟手术时间,因为术前交替性外斜视患者,双眼视力正常,甚至立体视觉功能也正常,术后可由于过矫而变为一眼恒定性内斜视、弱视与立体视觉的丧失。尽管过矫的发生率只有 10%,但已有不少这样的病例发生。因此手术宜推迟到 4 岁。术前用负镜或底向内的三棱镜治疗。只当患儿变为恒定性外斜视或融合功能很快破坏时才尽早手术。实际上,在考虑手术年龄时,斜视初始发病的年龄和斜视持续的时间也是影响预后的重要因素,Abroms 初步研究表明 7 岁以前和斜视持续时间少于 5 年者手术效果较好[31]。

(2) 手术方式的选择:术前要注意区分分开过强型与类似分开过强型,根据外斜视的分型选择手术肌肉(图 6-10~ 图 6-12)。Burian 的传统观点是:①基本型外斜视与类似分开过强型:先做主斜眼的外直肌后退与内直肌缩短,如仍不足再考虑另一只眼的手术;②分开过强型外斜视:宜做双眼外直肌后退术,矫正不足时加作内直肌缩短术;③集合不足型外斜视:如有内直肌力不足,做双内直肌缩短为佳,如内直肌功能尚好,则做单眼内直肌缩短与外直肌后退。如果做一眼后退缩短术,则内直肌缩短量要比外直肌后退量多一些[32]。另外一个手术选择为做水平肌后退缩短倾斜术,即双眼外直肌后退时,外直肌的上半后退少一点,下半后退多一点;或做双眼内直肌缩短时,内直肌上半缩短少一点,下半缩短多一点[33]。该型手术成功率变化大,为 41%~95%,个别甚至只有 18%。建议术后轻度过矫,尤其对做一眼或双眼内直肌缩短的患者宜有 10°~20° 过矫(术后第一天)[34]。

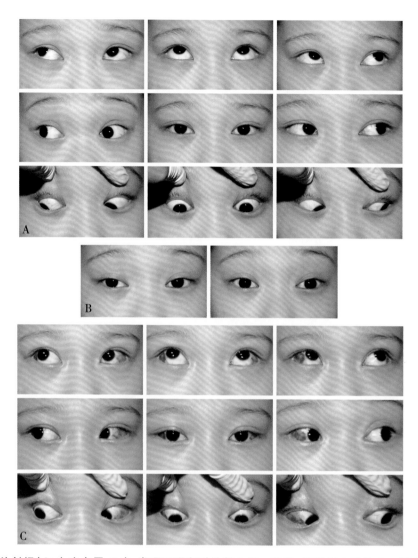

图 6-10   间歇性外斜视（OU）：患者男，9 岁，发现双眼有时外斜 6 年。检查：双眼视力均为 1.5，睫状肌麻痹检影，OD +1.00DS−0.50DC×180，OS +1.00DS−0.50DC×170。双眼自由交替外斜 15°~20°，有时交替外斜 25°~30° 无 A-V 征；眼球运动：正常（图 A，图 B）。NCS 评分：9 分；三棱镜遮盖法：远近距离均为 XT35R/L5 PD。双眼外直肌后退 6mm 术后第 1 天，双眼正位，遮盖试验（−）（图 C）

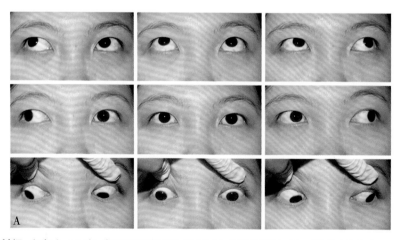

图 6-11   间歇性外斜视：患者女，25 岁，发现双眼有时外斜 22 年，逐渐缓慢加重。检查 OD 0.4 +1.75DS−1.75DC×162 1.0，OS 0.5 +0.25DS−1.00DC×12 1.0。双眼正位，可自发或遮盖后出现交替外斜，右眼主斜，斜视度为 50+10 PD（图 A，图 B），远近距离斜度一致，向上向下注视时斜度无差别，远近立体视觉检查均无，眼球运动不受限（图 A）。NCS 评分：9 分。右眼外直肌后退 10mm+ 内直肌缩短 8mm 术后 1 天，近距离右 ET15PD，远距离右 ET10PD（图 C）

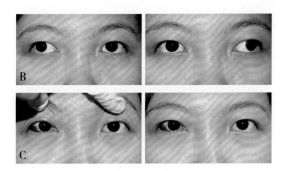

图 6-11（续）

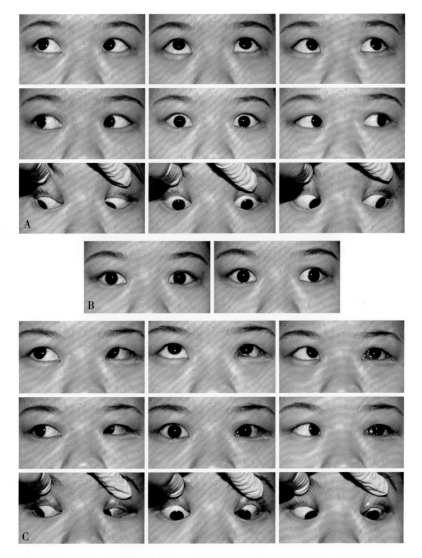

图 6-12 间歇性外斜视：患者女，22 岁，发现左眼视力差，有时外斜 5 年。检查 OD 1.2 plano，OS 0.1+7.25DS 0.2。双眼偶可正位，自发左眼外斜 30°~35°，Krimsky 试验：左 XT45 PD（图 A，B），远近距离斜度一致，向上向下注视时斜度无差别，远近立体视觉检查均无，同视机为左眼抑制，眼球运动不受限（图 A）。NCS 评分：9 分。左眼外直肌后退 10mm+ 内直肌缩短 8mm 术后 1 天，Krimsky 试验：左 ET8 PD（图 C）。这例很难区分是知觉性外斜视还是间歇性外斜视，它有长期左眼视力差（弱视）的因素，但只表现为间歇性外斜视。最好理解为处于间歇期的知觉性外斜视，或有明确发生因素的间歇性外斜视

然而,即使是集合不足型间歇性外斜视,也可考虑做双眼外直肌后退术,不少学者认为这是由于外直肌的紧张痉挛也可造成患者看近时外斜度加大,外直肌后退可消除外直肌的痉挛,从而消除了远近距离外斜视的差异。而且,外直肌后退术后反应很轻,术眼红肿不明显[35]。

Kushner 等认为,双眼外直肌后退对类似分开过强型和基本型一样有效[36]。对于外斜角度在15~25PD 之间的患者,单侧外直肌后退是一种有效的术式。当外斜度大于 55PD 时,可能需要做双眼外直肌后退加一眼或双眼内直肌缩短。当存在外侧非共同性时,按常规手术会导致过矫,手术前要考虑这一特殊情况,应适当减少手术量,因为术前已有外转不足的患者再作外直肌后退术会出现手术过矫[37]。双侧外直肌后退术后复发或欠矫的患者,约 1/4 的患者变为集合不足性外斜视,这与患者的融合功能差以及外直肌后退减弱远距离的外斜度较多有关[38]。

成人的大角度外斜视合并弱视,需要在弱视眼上做外直肌大量(12mm)后退并做结膜后退 + 内直肌缩短 12mm,这样可防止外斜视的复发。Rayner 和 Jampolsky 提出在弱视眼作外直肌后退到赤道后,内直肌缩短 14mm 以便仅在斜眼手术即可矫正眼位。这样术后常有明显的外转受限,但外斜不易复发。

Mitsui 等认为外斜视是由于主眼有一种异常的神经冲动传到从眼的外直肌,使该肌收缩,故发生外斜视,因此,主张在主眼手术(内,外直肌分担手术量),临床实践取得较好的结果。但此术难被患者所接受,而且很多学者认为斜视眼上手术一样可获得好的效果,何必要在好眼上手术。

我们的经验是外直肌后退 + 内直肌缩短术的效果可靠,几乎可以适用于所有类型的间歇性外斜视,即基本型、分开过强型和集合不足型都可以,术后宜有轻度的过矫。双外直肌后退术式也很常用,手术操作容易,术后反应轻;但少数患者术后容易发生过矫,尤其是双后退 6~7mm 的患儿,原因不明。

(3) 手术成功率:间歇性外斜视患者外斜视矫正术后其眼位并不稳定,通常仍有向外漂移的倾向,术后欠矫或外斜复发比术后过矫更为多见,且随访时间越长,欠矫发生率越高,手术矫正量应以能测量到的最大斜视角为标准[39,40]。由此,许多学者认为术后早期稍过矫(10~15PD)是远期效果良好的提示,术后早期的小度数过矫会使患者术后出现复视,有利于刺激同时知觉和融合功能的形成,从而恢复双眼立体视觉。一般小度数过矫会在术后 6 周内逐渐消失,但术后持续过矫将使患者变为持续性内斜视,这反而使敏感的患者产生复视、弱视并丧失双眼立体视觉,近年来又有许多学者提出术后过矫与术后欠矫的效果无差别,甚至不如欠矫的效果[41]。我们认为对学龄前儿童以术后正位最好,而对 6 岁以上的患者宜过矫 10~15PD。不过,术后短期内的眼位变化与手术方式有关:单眼外直肌后退 + 内直肌缩短术后以轻度过矫为宜,通常在术后 1 周到 1 个月后眼位会回复到正位;双眼外直肌后退术后则以双眼正位为宜,术后短期内较少发生眼位回退。

间歇性外斜视患者的手术成功率文献报道结果相差很大,范围从 33%~83%[42-44]。von Noorden 认为功能治愈应为双眼正位,无视疲劳症状,远近距离注视均有融合功能。手术成功率与随访时间长短以及判断标准直接相关。手术干预的成功率随着术后随访时间的延长而降低,因此术后一定要进行长期随访。判断间歇性外斜视患者手术成功的标准相差很大,大多数学者将眼位在外斜 8~10PD 内定为手术成功的标准,近来多数学者提出除眼位矫正外,还应将双眼立体功能,眼位控制能力和患者生活质量的数据纳入评定间歇性外斜视手术效果的指标[45]。

欠矫的处理:欠矫可在术后立即出现,也可在数月或数年后才出现。欠矫发生率为 27%(Parks 等,1993 年)。如果患者有一定的融合力,轻度欠矫一般不用治疗;明显的欠矫也可先试用底向内的三棱镜治疗,交替遮盖治疗,正位视训练和局部肉毒杆菌毒素注射等。大部分患者需要再次手术,通常首选原来没有手术过的肌肉来矫正残余外斜。

过矫的处理:过矫率各家报道不一,为 6%~20% 不等。术后立即出现大度数过矫见于外直肌脱失或内直肌缩短太多,这两种情况均宜立即手术,如为外直肌脱失,应积极寻找外直肌并加以缝合固定在原后退位置上;如为内直肌缩短太多,严重影响了眼球的外转,则要将内直肌做一定量的后退,以术中被动转动试验显示无明显阻力作为参考后退量。小度数内斜,共同性,则可观察。一般术后 10~15PD 的过矫会随时间推移而消失,术后 6 个月内不要急于手术。

手术后 2 周内表现为过矫不需要治疗。如果 2 周后仍有复视,缩瞳剂或远视性屈光不正矫正可以减少斜度,使患者融合;AC/A 高者远视轻度过矫或近距离加双焦点镜有好处。部分患者也可应用内直肌局部肉毒杆菌毒素注射。小儿 2 周后仍过矫需做遮盖一眼,以防弱视,遮盖还可以消除复视,减少内斜。如需要再次手术,通常首选原来没有手术过的肌肉来矫正内斜。

二、恒定性外斜视

恒定性外斜视(constant exotropia)通常由间歇性外斜视发展而来,但部分患者一开始即表现为恒定性,患者不能自行控制正位,可表现为一眼外斜或双眼交替性外斜。与间歇性外斜视类似,根据远近距离外斜度的不同可分为三型。①分开过强型:远距离外斜度大于近距离外斜度至少 10PD,AC/A 比值高;②基本型:远距离外斜度等于近距离外斜度,AC/A 比值正常;③集合不足型:远距离外斜度小于近距离外斜度至少 10PD,AC/A 比值低。

【临床特点】

1. 外斜度通常较恒定,不像间歇性外斜视那样外斜度变化很大,术前检查的结果也较可靠,所以手术容易准确矫正。

2. 通常需要手术矫正,戴屈光矫正眼镜和视觉训练等保守治疗无明确效果。尤其当患者年龄很小即恒定性外斜,无间歇时期者,双眼单视功能的预后很差,术前不必进行非手术治疗。

3. 如果患者是由间歇性外斜视发展而来,且间歇期比较长,则手术后恢复双眼单视的预后较好。然而,仔细观察发现真正由间歇性外斜视变为恒定性者似乎并不多,即使是发病时间很长的间歇性外斜视患者,常常在用力时还可以偶尔控制正位;而恒定性外斜视患者,即使外斜度很少,也不能控制正位;因此,间歇性外斜视与恒定性外斜视可能是两种不同的类型,而不是后者由前者发展而来。共同性外斜视伴弱视者比共同性内斜视要少,但如果是长期单眼恒定性外斜,则多为单眼抑制,伴有弱视,手术后难以恢复双眼单视功能。

4. 部分患者也可并发上斜肌或下斜肌功能亢进、A-V 征、分离性垂直性偏斜和眼球震颤等异常。

【治疗】

视觉发育期内出现的恒定性外斜视,无间歇时期者,要尽早手术。儿童早期外斜者,恢复双眼单视的可能性很少,手术目的是美容。但也有例外,von Noorden 已观察到几例患者术后恢复了正常的双眼单视与立体视觉功能。伴有屈光不正和弱视者,与内斜视一样,也宜先矫正屈光不正和治疗弱视,双眼视力平衡后才做外斜视手术。成人大度数的恒定性外斜视,确定诊断后可即手术。手术原则与间歇性外斜视相同(图 6-13~ 图 6-16)。

三、调节性外斜视

迄今为止,我们还没有在临床诊治工作中诊断过调节性外斜视。是否存在调节性外斜视(accommodative exotropia)尚有争论。理论上,类似于调节性内斜视,有近视性屈光不正的外斜视患者,由于戴近视性屈光不正矫正眼镜后,患者需要加强调节,从而引发调节性集合会减少外斜度。我们在实际工作中发现,少部分共同性外斜视的患者确实在戴用近视性屈光不正矫正眼镜后,外斜度有所减少(图 6-17);有时患者的外斜度很小,则戴镜后外斜可完全消失。然而,调节性外斜视不像调节性内斜视那样多而明显。但至少我们可以认为存在调节性外斜视,或调节因素在外斜视的发生中也起一定作用。有关调节性外斜视的临床特点、调节与外斜的关系等,尚有待今后进一步的观察和总结。

四、微外斜视

微外斜视(monofixational exotropia),与微内斜视一样,又称单眼固视综合征(monofixation syndrome),发生率远低于微内斜视,是微内斜视的 1/9 左右[46]。微外斜视通常是指外斜度在 8PD 以内的斜视。

临床特点类似于微内斜,患眼多有轻度弱视,黄斑抑制暗点,正常或接近正常的周边融合功能和融合范围。有一定的立体视觉功能,但立体视觉测定达不到正常(40~60 秒弧)。常出现在:①有 5%~10% 大角度间歇性外斜视或恒定性外斜视手术治疗后会出现微外斜视。近来多数学者认为这是因为间歇性外斜视术前已存在微外斜,越早手术者则微外斜的比率越高,而不是术后新出现的。提议已有微外斜的间歇

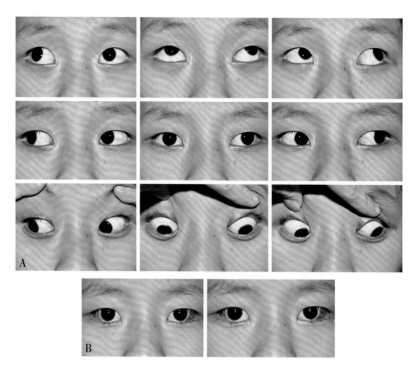

图 6-13   恒定性外斜视：患者男，13 岁，发现双眼交替外斜 4 年。检查见双眼可自由交替注视，外斜 35PD，远近距离斜度一致，远近立体视觉检查均无，眼球运动不受限（图 A）。双眼外直肌后退 7mm 术后 1 天，双眼正位（图 B）

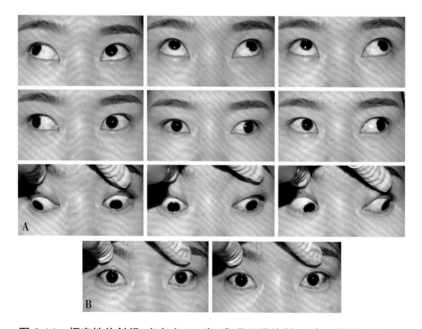

图 6-14   恒定性外斜视：患者女，28 岁，发现双眼外斜 13 年。检查：OD 0.5 −1.00DS 1.5，OS 0.8 +0.25DS−0.25DC×65 1.5。检查见双眼交替外斜 30°~35°，三棱镜遮盖试验远近距离均为 40 PD，无 A-V 现象，远近立体视觉检查均无，眼球运动不受限（图 A）。双眼外直肌后退 10mm 术后 1 天，双眼正位（图 B）

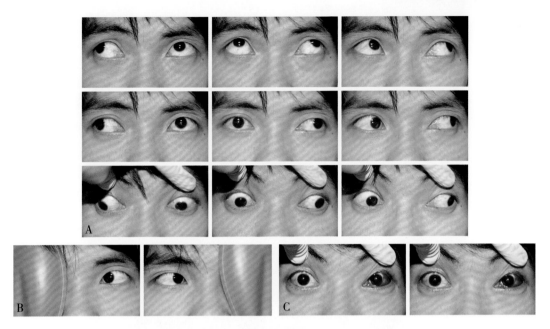

图 6-15 恒定性外斜视：患者男，24 岁，发现双眼交替外斜 15 年。检查见双眼可自由交替注视，外斜 50+25PD，左眼主斜（图 A），远近距离斜度一致，远近立体视觉检查均无，眼球运动不受限，但由于大度数外斜，向右侧注视时，右眼已向右转到正常位置，此时左眼类似于内转不足（图 A）。实际上，当遮盖右眼，左眼内转可达到正常位置（图 B）。双眼外直肌后退 8mm+ 左眼内直肌缩短 8mm 术后 1 天，双眼正位（图 C）

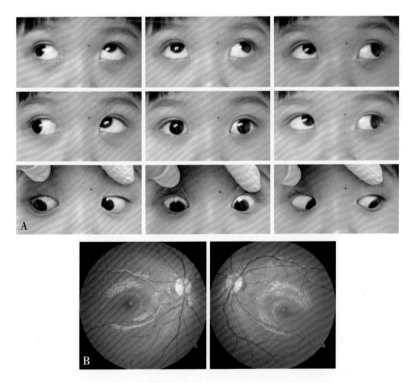

图 6-16 恒定性外斜视，合并 V 征，下斜肌功能亢进（OU）：患者女，3 岁，发现双眼外斜 1 年。检查：1% 阿托品睫状肌麻痹检影，OD +2.25DS，OS +3.00S−0.50DC×100。双眼自由交替外斜 15°~20°，向上注视时交替外斜 30°~35°，向下注视时交替外斜 10°~15°；眼球运动：右眼内上转亢进 +3，左眼内上转亢进 +4（图 A）。眼底照相：双眼明显外旋转斜（图 B）。左眼外直肌后退 12mm+ 双眼下斜肌部分切除术后第 1 天，双眼正位，V 征消失（图 C），眼底照相：右眼无外旋，左眼外旋好转（图 D）

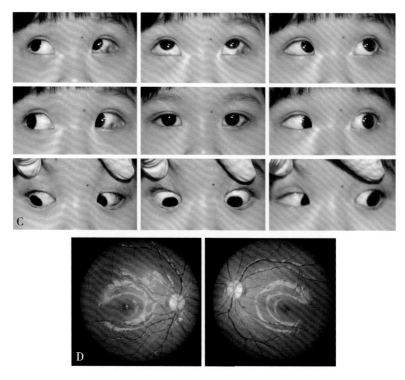

图 6-16（续）

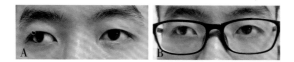

图 6-17 部分调节性外斜视（双眼）：患者男，25 岁，发现双眼外斜 10 年，"近视" 10 年。检查：视力和屈光状态，右眼：-2.50DS-0.50×28 1.0；左眼：-1.50DS 1.0；裸眼：右眼外斜 60PD（图 A）；镜下：右眼外斜 45PD（图 B）；双眼可以交替注视

性外斜视应与无微外斜的间歇性外斜视分开[47,48]；②原发性或特发性微外斜，可能是由于遗传或黄斑融像功能障碍引起。③部分屈光参差或一眼弱视的患者，仔细检查显示视力差的一眼有微外斜视，常见于一眼视力正常，另一眼中高度远视伴弱视的患者。

微内斜通常会在单眼遮盖三棱镜检查时有轻微内斜视，但在双眼交替遮盖三棱镜检查时内斜度会加大，而微外斜则单眼和双眼遮盖一样会显示较大的外斜度。以至过去有学者将其诊断为间歇性外斜视。另外，微外斜视患者比微内斜容易失代偿变为大度数外斜视。

治疗：成人的微外斜一般不需治疗。小儿患者则要积极治疗弱视，采用正位视训练包括运动性融合功能训练和立体视觉训练等，三棱镜矫正等。失代偿的患者需做手术矫正外斜视。

第四节 继发性外斜视

继发性外斜视（secondary exotropia）是指外斜视继发于眼球本身疾病或斜视手术后，分以下三种情况：①由于一眼视力下降引起的知觉性外斜视；②内斜视术后过矫引起的外斜视；③外斜视术后欠矫引起的残余性外斜视。下面分别叙述。

一、知觉性外斜视

知觉性外斜视(sensory exotropia)临床上十分常见,由一眼视觉功能下降引起,如屈光参差、单眼无晶状体眼、视神经视网膜病变和其他单眼器质性病变等,由于单眼视力下降致双眼融合功能障碍,发生外斜(图6-18,图6-19)。其特点是斜视为单侧,斜视发生在视力差眼,眼球运动正常。长期知觉性外斜视的患者,尤其是大度数外斜,也会出现患眼外直肌挛缩,导致内转轻度受限。显然,临床上知觉性外斜视明显多于知觉性内斜视。那么,究竟什么情况下发生外斜,什么情况下发生内斜,真正原因不明。一般说来,5岁以前发生眼病的知觉性斜视以内斜多见,而5岁以后则以知觉性外斜视多见;也有学者报道5岁以前内斜与外斜发生比率相似,5岁以后外斜多见;但双侧先天性白内障患者明显以内斜多见,单侧先天性白内障则内斜与外斜的比率相似,10岁以后的先天性或发育性白内障多为外斜。有学者认为,视力下降的程度和各种屈光不正及屈光度等与发生内斜或外斜无相关性[49]。也有文献报道好眼为远视和正视者,知觉性内斜视的发生要高于好眼为近视者[50]。

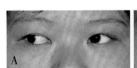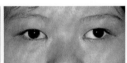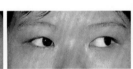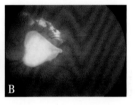

图6-18 知觉性外斜视(左眼):患者女,右眼视力正常,左眼视力0.01,不能矫正,左眼外斜48PD(Krimsky试验)(图A),眼底照相显示左眼视盘发育不良,视盘黄斑间视网膜上见黄白色"心"形胶质细胞瘤(图B)

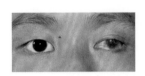

图6-19 知觉性外斜视(左眼):患者男,右眼视力正常,左眼视力FC/30cm,角膜不规则灰白色混浊,左眼外斜42PD(Krimsky试验)

少数知觉性外斜视患者会表现出轻度上斜或下斜、合并上斜肌或下斜肌功能亢进和A-V征、分离性垂直性偏斜等,眼底照相也可显示旋转性斜视。这些表现明显影响外观时可同时予以矫正[51]。如果患眼无视力恢复希望,且斜肌亢进和A-V征等对外观影响不明显者,也可不予以矫正。

对斜度不大,且眼病可以治愈的知觉性外斜视患者,宜在先治好原有眼病后观察3~6个月,如有复视可用三棱镜矫正。然而绝大多数患者为较大度数外斜,通常为美容目的而需要手术治疗(图6-20)。与知觉性内斜视一样,由于患眼视力差仍然存在,与其他共同性外斜视相比,术后容易再发生外斜,且手术矫正量相对难以预测。通常尽量集中手术量在斜眼上,作外直肌后退+内直肌缩短,并应预定过矫5°~10°。外斜度在25PD以内者,可只做患眼外直肌后退术治疗[52]。外直肌内注射肉毒杆菌毒素可避免手术治疗,效果良好。但一次注射只能维持2个月左右,需要重复多次注射,且大度数的外斜患者效果较差。

当知觉性外斜视患者的外斜度较大(>75PD)时,一只眼的常规量手术难以矫正,而患者通常又不愿意在健眼上手术。这时可选择:①超常量(或最大量)的外直肌后退(10~14mm)和内直肌缩短(9~11mm),以尽可能减少手术肌肉数和避免在好眼施行手术,况且,由于内直肌缩短量大,其机械作用使术后外斜不容易复发,一般也不会出现外展明显受限和睑裂变小与眼球后退等并发症[53]。②最大量的内直肌缩短(9~11mm)加外直肌外侧眶骨膜下深层组织缝合。即在肌止处切断外直肌后,将外直肌止端缝合到眶外侧骨膜下组织,使之不与巩膜愈合,效果优于大度数的外直肌后退术,可以最大限度减少外直肌的力量,而且该手术可逆,需要时可再将外直肌缝回到巩膜上。根据作者的经验,无论多大度数的知觉性外斜视,都可通过单眼的外直肌后退+内直肌缩短手术矫正。因为完全性动眼神经麻痹的患者,有大度数外斜,患眼内直肌完全麻痹,经最大度数的外直肌后退+内直肌缩短手术,都可以矫正外斜视;知觉性外斜视的内

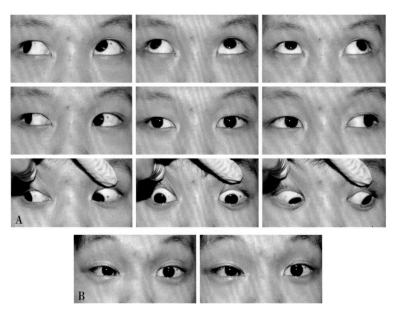

图 6-20　知觉性外斜视（右眼）：患者男,20 岁,摔伤后右眼视力差 9 年,外斜 6 年,诊断为右眼视网膜挫伤。检查:OD HM/ 眼前 +2.25DS 无提高,OS 1.2 +0.75DS 1.2。右眼外斜 20°~25° = 异常角（即右眼单眼视物时采用这一外斜位注视）。Krimsky 试验检查为右眼外斜 40PD（图 A）,向上向下注视时斜度无差别,双眼眼球运动不受限（图 A）。右眼外直肌后退 7mm+ 内直肌缩短 6mm 术后 1 天,右眼内斜 15° 左右（图 B）

直肌功能正常,更应当只通过两条肌肉的手术就可以矫正。

由于知觉性外斜视患者的融合功能与立体视觉功能基本丧失,部分患者术后会出现复视。因患眼视力差,这种术后复视要么逐渐被抑制;要么仍然存在,但对患者工作生活无明显影响。多数知觉性外斜视患者的眼病视力不能恢复,斜视手术是为了改善外观,术后无双眼单视功能;然而,少数患者因长期视力障碍后发生的斜视经眼病治疗后视力提高或达到正常,则斜视术后有可能恢复双眼单视功能。手术成功率比常规的共同性外斜视要低,但由于水平肌后退缩短术后的机械性作用,最好的眼位矫正率也可达到75%,再手术的患者也可按一般的水平斜视原则处理,尽量放在差眼上再手术[54-56]。

二、内斜视手术后的外斜视

内斜视患者手术治疗后发生过矫,出现外斜视,称之为继发性外斜视（secondary exotropia）。诊断标准是术后 2 个月以后,患者有 ≥10PD 的外斜视。如果内斜视手术后双眼正位,以后逐渐出现外斜视,我们也称为继发性外斜视,但欧美国家常称为 consecutive exotropia。Consecutive exotropia 还包括内斜患者未做手术,以后自发出现外斜视。内斜视术后过矫的发生率为 20%~27%,即使是内斜矫正正位的患者,40年内发生外斜视的比率也达 21%[57]。自发由内斜变为外斜者少见,多是由于内斜眼有弱视,视力差,以后逐渐发生外斜视;高度远视也是由内斜变为外斜的一个因素,因为高度远视患者要么放弃使用调节,要么在配戴足度矫正眼镜后调节减少,使双眼易于向外偏斜。

内斜视手术后的外斜视明显比外斜视术后的内斜视要多,这也可以解释前辈们经常教我们的手术经验:"内斜手术宜轻度欠矫,外斜手术宜轻度过矫"。临床上常常出现以下情况:内斜视术后轻度欠矫的患者,观察几个月后双眼正位;内斜视术后正位的患者,观察几个月后双眼出现轻度过矫,即外斜视。外斜视的发生与以下因素有关:①内直肌后退量大;如超过 6mm 以上的内直肌后退,使术后内转和集合能力差;②婴幼儿性内斜视;该类患者术后双眼单视功能差,术后眼位不稳定,容易外斜;③严重弱视或一眼视力很差的内斜视;④有中高度远视的内斜视（非调节部分）;由于随着年龄增大,调节力减少,也容易继发外斜;⑤身体发育迟缓,尤其是神经系统发育迟缓的内斜视;这类患者融合力差,容易外斜[58];⑥多次内斜手术者;⑦伴有 A-V 征、分离性垂直性偏斜(DVD)、垂直斜视和眼球震颤的患者等[59]。

另外一个发生外斜视的原因是内直肌后退术后其内直肌逐渐发生向后滑动(a slipped rectus muscle),即肌肉本身向后移位了,但筋膜仍然与新肌止相连。明确这种内斜术后过矫并发症的主要依据是临床检查显示原术眼内转功能很差和再手术时术中发现内直肌向后滑动,新止点后只有薄层的筋膜组织。这时需要将明显退后的内直肌向前移动缝合以矫正外斜,如果术中被动转动试验显示外直肌有挛缩,则还要做外直肌后退[60,61]。

内斜术后过矫的治疗包括:①如果外斜度小于 20PD,可采用远视低矫或近视过矫的屈光不正矫正方法;②外斜度 20PD 以下的患者也可用三棱镜底向内的方法矫正;③集合训练和双眼融合功能训练;④肉毒杆菌毒素外直肌内局部注射也可矫正 25PD 以内的外斜视。然而,大多数需要手术矫正外斜。

手术方法包括内直肌缩短(原来内直肌未手术)和内直肌前徙(原来内直肌做过后退术),有时甚至需缝回原肌止点处;外直肌后退(原来外直肌未手术或已做过外直肌缩短术),有时需做的外直肌后退量与原缩短量相同[62]。再手术的眼位矫正率为 46%~75%[63]。

再手术的肌肉选择和定量个体变化较大,没有固定的定量方法(图 6-21)。Cooper 提出再手术患者不应理会第一次手术情况,而应根据当前检查结果当作新的患者进行手术选择[64];有学者提出应按第一次手术的方法将原来后退的内直肌与缩短的外直肌回复到原位[65,66]。通常,如做内直肌前移(原后退过的内直肌),每前移 1mm 的手术效果与每缩短 1mm 的相仿,内直肌前移后,由于内直肌与眼球的接触弧增加,可明显改善内转功能。手术肌肉选择的主要原则:①如果患者远近距离的外斜度一致,既可选择未做过手术的外直肌后退,也可选择已做过手术的内直肌前徙。前者的优点是手术容易,定量也准确,缺点是以后还要手术的话,选择的余地少了;后者的优点是不在新的肌肉上手术,对患者损伤少,缺点是手术操作较难,定量也欠准确。②如果患者看远的外斜度大于近距离的外斜度,则选择未做过手术的外直肌后退术或原做过外直肌缩短术的外直肌后退。③如果患者看近的外斜度大于远距离的外斜度,则宜选择已做过手术的内直肌前徙术或未做过手术的内直肌缩短。

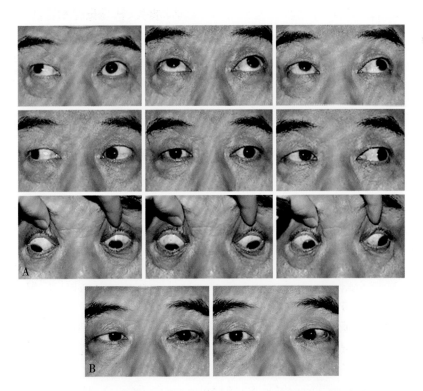

图 6-21 内斜手术后继发外斜视:患者男,57 岁,共同性内斜(双内直肌后退 5mm)术后继发双眼交替外斜 10 年。检查见双眼可自由交替注视,左眼主斜,外斜 35PD,远近距离斜度一致,远近立体视觉检查均无,眼球运动不受限(图 A)。左眼外直肌后退 7mm+ 内直肌前徙 4mm 术后 1 天,左眼内斜 15PD(图 B)

三、残余性外斜视

指外斜术后欠矫,诊断标准是外斜术后 2 个月患者仍然有≥10PD 的外斜视。这种情况临床上十分常见,即外斜视术后斜视度减少了,但仍然外斜。这也是共同性外斜视治疗困难的原因之一。但只要我们掌握各类共同性外斜视的特点,术前认真细致的斜视检查,合理设计手术方案,完全矫正正位也并不难;问题是即使术后短期内正位,随着随访期的延长,眼位会逐渐回退,出现欠矫。

与内斜术后过矫的外斜视一样,小度数的残余外斜视可通过保守治疗如矫正近视性屈光不正、配戴底向内的三棱镜、正位视训练和肉毒杆菌外直肌局部注射等。明显的外斜视则需要再次手术矫正。

手术方法包括外直肌后退(原未手术的肌肉)或再后退(原手术过的外直肌,但原手术量未超过7~8mm),内直肌缩短(原未手术的肌肉)或再缩短(原手术过的内直肌,但原手术量未超过 7~8mm,或即使超过了,被动转动试验外转无抗力)(图 6-22,图 6-23)。手术量的估计依每个患者的不同而不同。如果患者眼球运动正常,第二次手术是在未做过的直肌上手术,则仍可按共同性外斜视的手术量设计;如果患者眼球运动有异常,如内转不足或外转过强等,而且是在已做过的直肌上再手术,则不能按一般的共同性外斜视手术量来设计,这时只能依据患者的年龄、屈光状态、斜视度、眼球运动功能、原来手术的肌肉和手术量等综合考虑,尽量给予合理的矫正。

笔者的临床经验是:①尽量了解原来手术肌肉的量,这也提醒我们自己的斜视文书记录一定要写明手术肌肉和手术量。如果原来的外直肌后退量已达到了最大量,则只能选择其他肌肉;如果原来的外直肌后退量不大,则还可以再后退。此时的后退量(如 3~5mm)的手术矫正效果明显优于平时的手术量。笔者曾遇见一例外院做过斜视手术的共同性外斜视患者,术后仍然外斜,术前不知道原来外直肌手术的量,我们在手术中发现双眼颞侧结膜都有手术瘢痕,但外直肌周围无手术痕迹,外直肌完好无损,估计当时只做了结膜切口,并没有做斜视手术。②如果选择内直肌缩短,则术后第 1 天的眼位宜过矫 5°~10°,因为缩短肌肉的矫正效果常常会出现回退。③同样可依据远近斜度的差别选择外直肌减弱和内直肌缩短:远距离外斜度大,则选外直肌后退;近距离外斜度大则选内直肌缩短;远近距离外斜度相似,则可选外直肌后退或内直肌缩短。

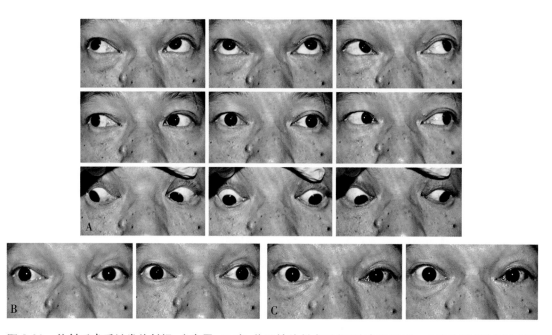

图 6-22　外斜手术后继发外斜视:患者男,42 岁,共同性外斜术后(双外直肌后退 + 右内直肌缩短,手术量不详)继发双眼交替外斜 15 年。检查见双眼可自由交替注视,左眼主斜,外斜 40PD(图 A,图 B),远近距离斜度一致,远近立体视觉检查均无,眼球运动不受限(图 A)。左眼外直肌探查后退 2mm+ 内直肌缩短 8mm 术后 1 天,双眼正位(图 C)

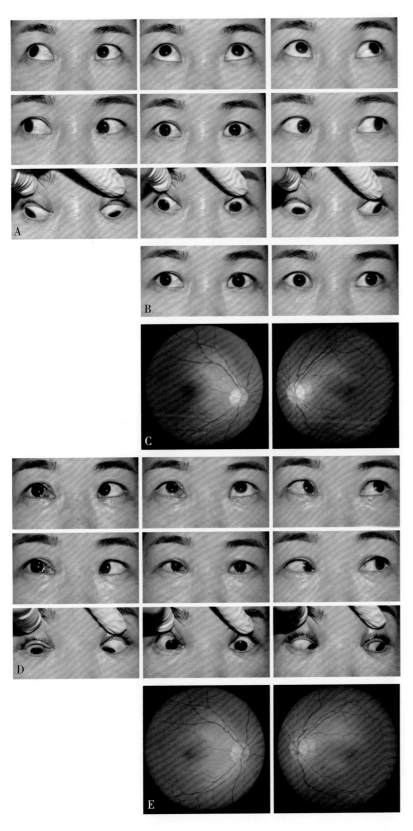

图 6-23 外斜手术后继发外斜 A 征:患者女,41 岁,发现双眼外斜 20 余年,10 年前外院诊断为外斜 A 征,做了双外直肌后退 7mm+ 双眼上直肌后退 6mm。术后仍有外斜就诊。检查:OD 1.0 +0.75DS −0.25DC×110 1.0,OS 0.9−0.25DS −0.50DC×95 1.2。左眼注视,右眼外斜 15°~20°,上斜 5° 左右,右眼注视,左眼外斜 15°~20°,右眼主斜;向上注视时外斜 15°~20°,向下注视时外斜 30°~35°。遮盖任一眼该眼均无明显上漂。三棱镜遮盖试验远近距离均为 XT25R/L5 PD,向上注视时为 XT18R/L5 PD,向下注视时 XT50 R/L20PD;同视机检查为单眼抑制。远近立体视觉均无。眼球运动:右眼内下转亢进 +2,左眼内下转亢进 +3(图 A,图 B)。眼底照相:双眼均有明显内旋转斜(图 C)。经右眼内直肌缩短 8mm+ 双眼上斜肌断腱术后第 1 天,右眼内斜 10° 左右,A 征消失,眼底无内旋转斜(图 D,图 E)。(注:该患者可能第一次术前为 Helveston 综合征,经上直肌后退术后 DVD 已不明显,但 A 征仍存在)

第五节　特殊类型的共同性外斜视

一、急性共同性外斜视

共同性外斜视多为逐渐发生,难以确定具体发病时间,多数患者因单眼抑制等不会主诉有复视。临床上会偶见突然出现复视和外斜,但眼球运动正常的患者,称急性共同性外斜视(acute acquired comitant exotropia)。急性共同性外斜视明显比急性共同性内斜视少见,后者作者见过百例以上,前者至今只见过 8 例。

【发病原因】

发病原因不明。但要注意:①与急性共同性内斜视不同的是,急性共同性外斜视患者伴有脑部病变者较多,尤其是脑干部位的缺血和占位性病变等[67]。Choremis 等报道 1 例脊椎手术后第 1 天出现急性共同性外斜视的 11 岁女性患者,既往无斜视和眼部病变,术后第 9 天自行恢复正位,推测可能与术后长期低血压致脑干缺血有关[68]。我们见过一例松果体肿瘤患者表现有急性共同性外斜视,分别经手术摘除肿瘤(先做)和单眼外直肌后退 + 内直肌缩短手术(肿瘤手术 1 年后做)后治愈。②海洛因吸毒者吸毒时可发生急性共同性外斜视,而停吸后可发生急性共同性内斜视[69],但至今只有 3 例吸海洛因发生急性共同性外斜视的病例,可能与吸毒者不愿就诊和隐瞒病史有关[70,71]。

【临床表现】

1. 外斜发病突然,自觉有复视。
2. 复视为交叉水平性,复像在各个方向和远近距离都相等。
3. 眼球运动正常,无眼外肌麻痹体征。
4. 常具有一定的双眼单视功能。

【鉴别诊断】

1. 周期性外斜视　周期性外斜视患者在斜视日一般没有复视,少数有复视者其明确的周期性有助于鉴别。

2. 重症肌无力　轻度的重症肌无力患者主诉交叉性复视却不一定有明显的眼球运动受限,要认真询问晨轻晚重与疲劳后症状加重的病史等。

3. 轻度的内直肌麻痹　因无明显眼球运动受限而容易混淆。其交叉性复视在向麻痹肌作用方向时距离最远有助于区别。

4. 原有间歇性外斜视控制力好,少数患者可因身体或心理原因出现明显外斜。原有斜视病史有利于鉴别。

5. 原有微外斜(单眼固视综合征),失代偿后表现为明显的外斜,少数患者会有复视,眼球运动正常。主要区别是原有微外斜者,常有明显的屈光参差和弱视等病史,检查显示有黄斑中心凹抑制和立体视觉功能不正常等。

【治疗】

1. 急性共同性外斜视的患者应先进行神经系统检查排除脑部等病变,询问是否有吸毒等。

2. 由于该病斜度易变化,并可自行消失,如外斜度小可先观察,肉毒杆菌毒素外直肌内注射或用底向内的三棱镜治疗等。宜待原发病变消除后,如斜视在半年或 1 年后仍旧不变,才考虑手术矫正(图 6-24)。

二、周期性外斜视

周期性外斜视(cyclic exotropia)临床上罕见,作者只见过 1 例,为 48 小时周期性,即一日正位,一日外斜。与周期性内斜视一样,其发生的机制不明,与屈光不正、疲劳、融合功能等无关。周期性外斜视与间歇性外斜视的区别是:周期性者非斜视日不斜视,且斜视发生不受疲劳和融合功能破坏等的影响。通常按斜视日斜度手术矫正外斜[72]。

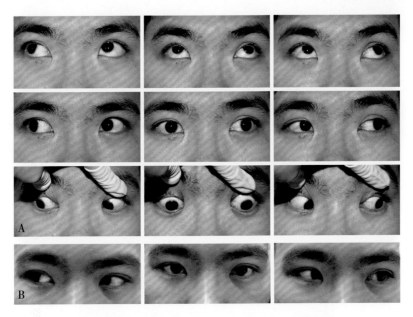

图 6-24 急性共同性外斜视：患者男，24 岁，双眼视力、眼前后段等均正常。突发外斜伴复视 2 年，起病时为远距离复视，很快近距离亦复视，且外斜很明显，脑部 CT（−），近 1 年来斜度稳定。检查见双眼远近距离均为交替外斜 50PD，无 A-V 征，眼球运动正常（图 A），同视机检查有同时视和融合功能；左眼外直肌后退 8mm＋内直肌缩短 7mm 术后 2 个月（图 B），双眼正位，遮盖试验（−），眼球运动正常，同视机检查有立体视觉功能

三、间歇性外斜视合并调节性内斜视

见第五章共同性内斜视。

第六节 假性外斜视

假性外斜视（pseudoexotropia）是指从外观看为外斜视，实际上不是外斜的情况。主要有以下几种假性外斜视：

1. 先天性小角膜、瞳距过宽、上睑弧度最高点偏鼻侧和外眦侧睑裂过小等 使颞侧巩膜暴露减少或鼻侧巩膜暴露增多，类似于外斜视。

2. 异常的正 γ 角 角膜反光点位于瞳孔中央偏鼻侧，类似于外斜视，包括无眼部病变的特发性小度数异常正 γ 角和有明显黄斑向颞侧移位的大度数异常正 γ 角，其中最常见的是早产儿视网膜病变和家族性渗出性玻璃体视网膜病变等，黄斑明显向颞侧移位，导致假性外斜视。但交替遮盖试验（−）可与共同性外斜视相区别（图 6-25）。

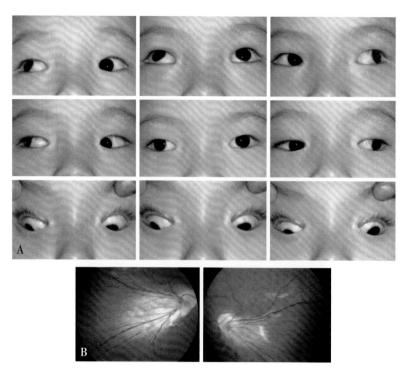

图 6-25   双眼均显示外斜视(图 A),但遮盖试验(-),眼球运动不受限,眼底示
早产儿视网膜病变,双眼黄斑明显向颞侧移位(图 B)

第七节   共同性外斜视诊治思路

1. 对每一位以"外斜"就诊的患者,应先明确是真外斜还是假外斜,假外斜的主要原因是异常大的正γ角,要检查是否由早产儿视网膜病变和家族性渗出性玻璃体视网膜病变等导致的黄斑向外移位引起。

2. 如外斜患者有明显的眼球运动障碍,则可能为内直肌麻痹或外直肌限制因素引起,应按非共同性外斜的诊治原则处理。

3. 每一位共同性外斜视患者都要常规作双眼前节和眼底等检查,排除是否为知觉性外斜视。

4. 病史询问时要注意斜视发病时间,尤其是出生后半年内发病者可能为婴幼儿性外斜视,否则多为后天获得性外斜视。如有斜视手术史,则宜诊断为继发性外斜视(内斜术后过矫或外斜术后欠矫)。

5. 每一位主诉有外斜,但角膜反光法检查没有外斜视的患者都要反复作遮盖检查,以确定是否为间歇性外斜视,嘱患者向远处注视和向上方注视容易诱发出外斜,必要时嘱家长带生活照片复诊,否则容易漏诊。

6. 还要注意外斜是否有周期性、是否突发外斜伴复视但眼球运动正常以及检查调节性内斜视患者是否经遮盖后会诱发出外斜视,以明确是否为周期性外斜视,急性共同性外斜视和调节性内斜视合并间歇性外斜视等。

7. 共同性外斜视患者通常需要手术矫正,但控制能力好且双眼单视功能正常的间歇性外斜视患者宜保守观察。

(颜建华)

参 考 文 献

1. Biedner B,Marcus M,David R,et al. Congenital constant exotropia:surgical results in six patients. Binocul Vis Eye Muscle Surg Q,1993,8(3):137-140.

2. Hunter DG, Ellis FJ. Prevalence of systemic and ocular disease in infantile exotropia: comparison with infantile esotropia. Ophthalmology, 1999, 106 (10): 1951-1956.

3. Hunter DG, Kelly JB, Buffenn AN, et al. Long-term outcome of uncomplicated infantile exotropia. J AAPOS, 2001, 5 (6): 352-356.

4. Biglan AW, Davis JS, Cheng KP, et al. Infantile exotropia. J Pediatr Ophthalmol Strabismus, 1996, 33 (2): 79-84.

5. Choi YM, Kim SH. Comparison of clinical features between two different types of exotropia before 12 months of age based on stereopsis outcome. Ophthalmology, 2013, 120 (1): 3-7.

6. Yoo EJ, Kim SH. Optimal surgical timing in infantile exotropia. Can J Ophthalmol, 2014, 49 (4): 358-362.

7. Rubin SE, Nelson LB, Wagner RS, et al. Infantile exotropia in healthy children. Ophthalmic Surg, 1988, 19 (11): 792-794.

8. Kraft SP. Infantile exotropia // Rosenbaum AL, Santiago AP. Clinical Strabismus Management: Principles and Surgical Techniques. Philadelphia: W.B. Saunders, 1999: 176-181.

9. Park JH, Kim SY. Clinical Features and the Risk Factors of Infantile Exotropia Recurrence. Am J Ophthalmol, 2010, 150: 464-467.

10. Gnanaraj L, Richardson SR. Interventions for intermittent distance exotropia: review. Eye, 2005, 19: 617-621.

11. Govindan M, Mohney BG, Diehl NN, et al. Incidence and types of childhood exotropia: a population-based study. Ophthalmology, 2005, 112: 104-108.

12. Yu CBO, Fan DSP, Wong VWY, et al. Changing patterns of strabismus: a decade of experience in Hong Kong. Br J Ophthalmol, 2002, 86: 854-856.

13. Yang M, Chen J, Shen T, et al. Clinical Characteristics and Surgical Outcomes in Patients With Intermittent Exotropia: A Large Sample Study in South China. Medicine (Baltimore), 2016, 95 (5): e2590.

14. Donahua SP. Pediatric strabismun. N Engl J Med, 2007, 356: 1040-1047.

15. Chia A, Seenyen L, Long QB. A retrospective review of 287 consecutive children in Singapore presenting with intermittent exotropia. J AAPOS, 2005, 9: 257-263.

16. Romanchuk KG, Dotchin SA, Zurevinsky J. The natural history of surgically untreated intermittent exotropia- Looking into the distant future. J AAPOS, 2006, 10: 225-231.

17. Watts P, Tippings E, Al-Madfai H. Intermittent Exotropia, Overcorrecting Minus Lenses, and the Newcastle Scoring System. J AAPOS, 2005, 9: 460-464.

18. Kushner BJ. Does overcorrecting minus lens therapy for intermittent exotropia cause myopia？ Arch Ophthalmol, 1999, 117: 638-642.

19. Jayter Silva de Paula, Fuad Moraes Ibrahim, Marcia Clivati Martins, et al. Refractive error changes in children with intermittent exotropia under overminus lens therapy. Arq Bras Oftalmol, 2009, 72 (6): 751-754.

20. Gnanaraj L, Richardson SR. Interventions for intermittent distance exotropia: review. Eye, 2005, 19: 617-621.

21. Serna A, Rogers DL, McGregor ML, et al. Treatment of symptomatic convergence insufficiency with a home-based computer orthoptic exercise program. J AAPOS, 2011, 15: 140-143.

22. Peddle A, Han E, Steiner A. Vision therapy for basic exotropia in adults: 2 case studies. Optometry, 2011, 82: 467-474.

23. Convergence Insufficiency Treatment Trial Study Group. Long-term effectiveness of treatments for symptomatic convergence insufficiency in children. OVS, 2009, 86: 1096-103.

24. Suh YW, Kim SH, Lee JY, et al. Conversion of intermittent exotropia types subsequent to part-time occlusion therapy and its sustainabiligy. Graefes Arch Clin Exp Ophthalmol, 2006, 244: 705-708.

25. Spencer RF, Tucker MG, Choi RY, et al. Botulinum toxin management of childhood intermittent exotropia. Ophthalmology, 1997, 104: : 1762-1767.

26. Buck D, Powell CJ, Rahi J, et al. The improving outcomes in intermittent exotropia study: outcomes at 2 years after diagnosis in an observational cohort. BMC Ophthalmol, 2012, 12 (1): 1.

27. Haggerty H, Richardson S, Hrisos S, et al. The Newcastle control score: a new method of grading the severity of intermittent distance exotropia. Br J Ophthalmol, 2004, 88: 233-235.

28. Buck D, Clarke MP, Haggerty H, et al. Grading the severity of intermittent distance exotropia: the revised Newcastle Control Score. Br J Ophthalmol, 2008, 92: 577.

29. Buck D, Powell C, Cumberland P, et al. Presenting features and early management of childhood intermittent exotropia in the UK: inception cohort study. Br J Ophthalmol, 2009, 93: 1620-1624.

30. Richard A. Saunders, MD, Rupal H. Trivedi, MD. MSCR Sensory results after lateral rectus muscle recession for intermittent exotropia operated before two years of age. J AAPOS, 2008, 12: 132-135.

31. Abroms AD, Mohney BG, Rush DP, et al. Timely Surgery in Intermittent and Constant Exotropia for Superior Sensory Outcome. Am J Ophthalmol, 2001, 131:111-116.

32. Choi MY, Hyung SM, Hwang JM. Unilateral recession-resection in children with exotropia of the convergence insufficiency type. Eye, 2007, 21:344-347.

33. Choi MY, Hwang JM. The long-term result of slanted medial rectus resection in exotropia of the convergence insufficiency type. Eye, 2006, 20:1279-1283.

34. Choi DG, Rosenbaum AL. Medial Rectus Resection(s) with Adjustable Suture for Intermittent Exotropia of the Convergence Insufficiency Type. J AAPOS, 2001, 5:13-17.

35. Ma L, Yang L, Li N. Bilateral lateral rectus muscle recession for the convergence insufficiency type of intermittent exotropia. J AAPOS, 2016, 20(3):194-196.

36. Kushner BJ. Selective surgery for intermittent exotropia based on distance/near differences. Arch Ophthalmol, 1998, 116:324-328.

37. Choi J, Chang JW, Kim S-J, et al. The Long-Term Survival Analysis of Bilateral Lateral Rectus Recession Versus Unilateral Recession-Resection for Intermittent Exotropia. Am J Ophthalmol, 2012, 153:343-351.

38. Cho KH, Kim HW, Choi DG, et al. Type of the recurrent exotropia after bilateral rectus recession for intermittent exotropia. BMC Ophthalmol, 2016, 16:97.

39. Isenberg SJ, Abdarbashi P. Drift of ocular alignment following strabismus surgery. Part 2: Using adjustable sutures. Br J Ophthalmol, 2009, 93:443-447.

40. Leow PL, Ko ST, Wu PK, et al. Exotropic drift and ocular alignment after surgical correction for intermittent exotropia. J Pediatr Ophthalmol Strabismus, 2010, 47:12-16.

41. Pineles SL, Deitz LW, Velez FG. Postoperative outcomes of patients initially overcorrected for intermittent exotropia. J AAPOS, 2011, 15:527-531.

42. Jeoung JW, Lee MJ, Hwang JM. Blateral lateral rectus recession versus unilateral recess-resect procedure for exotropia with a dominant eye. Am J Ophthalmol, 2006, 141(4):683-688.

43. Ekdawi NS, Nusz KJ, Diehl NN, Mohney BG. Postoperative outcomes in children with intermittent exotropia from a population-based cohort. J AAPOS, 2009, 13:4-7.

44. Koklanis K, Georgievski Z. Recurrence of intermittent exotropia: actors associated with surgical outcomes. Strabismus, 2009, 17: 37-40.

45. Morrison D, McSwain W, Donahue S. Comparison of sensory outcomes in patients with monofixation versus bifoveal fusion after surgery for intermittent exotropia. J AAPOS, 2010, 14:47-51.

46. Parks MM. The monofixation syndrome. Trans Am Ophthalmol Soc, 1969, 67:609-657.

47. Kushner BJ. The Occurrence of Monofixational Exotropia After Exotropia Surgery. Am J Ophthalmol, 2009, 147:1082-1085.

48. Pratt-Johnson JA, Barlow JM, Tillson G. Early surgery in intermittent exotropia. Am J Ophthalmol, 1977, 84:689-694.

49. Gusek-Schneider G, Boss A. Results Following Eye Muscle Surgery for Secondary Sensory Strabismus. Strabismus, 2010, 18(1): 24-31.

50. Kim IG, Park JM, Lee SJ. Factors associated with the direction of ocular deviation in sensory horizontal strabismus and unilateral organic ocular problems. Korean J Ophthalmol, 2012, 26(3):199-202.

51. Guyton DL. Ocular Torsion Reveals the Mechanisms of Cyclovertical Strabismus, The Weisenfeld Lecture. Invest Ophthalmol Vis Sci, 2008, 49:847-857.

52. Hopker LM, Weakley DR. Surgical results after one-muscle recession for correction of horizontal sensory strabismus in children. J AAPOS, 2013, 17(2):174-176.

53. Jee Ho Chang JH, Hoon Dong Kim HD, Jong Bok Lee JB, et al. Supermaximal Recession and Resection in Large-Angle Sensory Exotropia. Korean J Ophthalmol, 2011, 25(2):139-141.

54. Rosenbaum AL, Santiago AP. Clinical Strabismus Management Philadelphia: W.B. *Saunders Company*, 1999:193-199.

55. Scott WE, Kutschke PJ, Lee WR. 20th annual Frank Costenbader Lecture adult strabismus. *J Pediatı Ophthalmol Strabismus*, 1995, 32:348-352.

56. Kim MJ, Khwarg SI, Kim SJ, et al. Results of Re-operation on the Deviated Eye in Patients with Sensory Heterotropia. Korean Journal of Ophthalmology, 2008, 22(1):32-36.

57. Ganesh A, Pirouznia S, Ganguly SS, et al. Consecutive exotropia after surgical treatment of childhood esotropia: a 40-year follow-

up study. Acta Ophthalmol,2011,89:691-695.

58. Taylan Sekeroglu H,Erkan Turan K,Karakaya J,et al.Clinical risk factors for the development of consecutive exotropia:a comparative clinical study.Int J Ophthalmol,2016,9(6):886-889.

59. Mohan K,Sharma A,Pandav SS.Unilateral Lateral Rectus Muscle Recession and Medial Rectus Muscle Resection With or Without Advancement for Postoperative Consecutive Exotropia.J AAPOS,2006,10:220-224.

60. Tinley C,Evans S,McGrane D,et al.Single medial rectus muscle advancement in stretched scar consecutive exotropia.J AAPOS,2010,14:120-123.

61. Jung JH,Leske DA,Holmes JM.Classifying medial rectus muscle attachment in consecutive exotropia.J AAPOS,2016,20(3):197-200.

62. Patel AS,Simon JW,Lininger LL. Bilateral lateral rectus recession for consecutive exotropia. JAAPOS,2000,4:291-294.

63. Donaldson MJ,Forrest MP,Gole GA. The Surgical Management of Consecutive Exotropia. J AAPOS,2004,8:230-236.

64. Cooper EL. The surgical management of secondary exotropia. Trans Am Acad Ophthalmol Otolaryngol,1961,65:595-608.

65. Ohtsuki H,Hasebe S,Tadokoro Y,et al. Advancement of medial rectus muscle to the original insertion for consecutive exotropia. J Pediatr Ophthalmol Strabismus,1993,30:301-305.

66. Chatzistefanou KI,Droutsas KD,Chimonidou E. Reversal of unilateral medial rectus recession and lateral rectus resection for the correction of consecutive exotropia.Br J Ophthalmol,2009,93:742-746.

67. Takamatsu K,Ohta T.A study of eight patients with non-paralytic pontine exotropia.Rinsho Shinkeigaku,1995,35(10):1110-1113.

68. Choremis J,Arlet V,Brown K,et al. Transient Exotropia After Posterior Spinal Fusion in a Child:A New Case. J AAPOS,2000,4:120-121.

69. Firth AY,Pulling S,Carr MP,et al. Orthoptic status before and immediately after heroin detoxification. Br J Ophthalmol,2004,88:1186-1190.

70. Ross JJ,Brown V,Fern AI. Variable angle of strabismus related to timing of opiate ingestion. J AAPOS,2009,13:200-201.

71. Sutter FK,Landau K. Heroin and strabismus. Swiss Med Wkly,2003,133:293-294.

72. Dawson E,Adams G,Mengher L,et al. Alternate day exotropia.Strabismus,2009,17:171-174.

第七章

A-V 征

【定义】

A-V 征(A-V pattern)是一种有垂直非共同性的水平斜视。即双眼向正前方看、向正上方看和向正下方看时,其水平斜视的斜视度出现差异,因其斜视度在向上至向下注视时的变化使两眼角膜位置的改变类似字母 A 和 V,故称为 A-V 征。内斜 V 征患者向上注视时内斜度减少,向下注视时内斜度增加;外斜 V 征患者向上注视时外斜度加大,向下注视时外斜度减少;内斜 A 征患者向上注视时内斜度增加,向下注视时内斜度减少;外斜 A 征患者向上注视时外斜度减少,向下注视时外斜度增加。

尽管 A-V 征十分常见,但被全世界普遍接受和正确认识却只有 60 年的历史,即 Urist(1958 年)正式将水平斜视患者的垂直非共同性命名为 A-V 征[1]。1897 年,Duane 曾描述过双侧上斜肌麻痹患者的 V 征表现[2],Knapp 于 1959 年指出斜肌功能异常在 A-V 征中的作用,并应用斜肌手术治疗 A-V 征[3]。

【病因】

目前,我们对 A-V 征的真正病因了解并不多。尽管 A-V 征患者中眼球旋转斜和斜视功能亢进十分常见,但引起 A-V 征的原因很多,包括水平肌、垂直直肌、斜肌功能变化;肌止和筋膜异常;眼眶结构变异等[4]。

1. 水平肌学说　认为内斜 V 征是因为内直肌亢进引起下转时集合加强;外斜 V 征是因为外直肌过强引起上转时外斜加大;同样,内斜 A 征是由于外直肌过弱所致;外斜 A 征是由于内直肌过弱所致。这样,通过水平直肌的后退术或缩短术可以治疗 A-V 征,如双眼内直肌后退术治疗内斜 V 征,双眼外直肌后退术治疗外斜 V 征等。有学者通过肌电图研究发现水平肌在 A-V 征患者上转和下转时的肌电活动并无改变,从而否定水平肌学说。

2. 垂直直肌学说　认为如果上直肌功能不足,其向上看时的内转作用减弱,从而引起眼位外转,从而产生 V 征。同理,下直肌功能不足可产生 A 征。这样,上直肌的加强术可以治疗 V 征,下直肌的加强术可以治疗 A 征。以下病例我们通过单眼上直肌后退 + 下直肌缩短术治愈了外斜 A 征(图 7-1)。

3. 斜肌学说　目前,大家公认斜肌功能亢进是 A-V 征的主要原因。上下斜肌的第三个作用力为外转,如上斜肌麻痹,下转时外转力减弱,产生 V 征。同样,上斜肌功能亢进时会产生 A 征。同理,如下斜肌麻痹,上转时外转力减弱,产生 A 征;下斜肌功能亢进时会产生 V 征。通常,上斜肌功能亢进引起的 A 征主要表现为正前方与下方水平斜视度的差异;下斜肌功能亢进引起的 V 征主要表现为正前方与上方水平斜视度的差异。如下三个病例,一个病例为双眼原发性下斜肌功能亢进引起的外斜 V 征,下斜肌减弱术后 V 征消失(图 7-2);一个病例为左眼上斜肌麻痹引起的外斜 V 征(图 7-3);一个病例为双眼原发性上斜肌功能亢进引起的外斜 A 征,经双眼上斜肌减弱术后 A 征消失(图 7-4)。

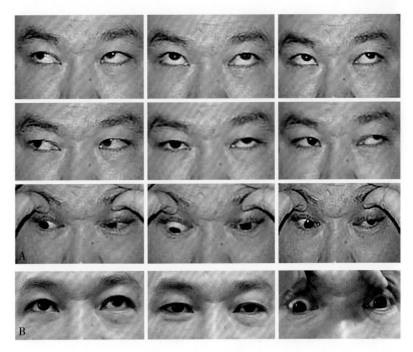

图 7-1 外伤性下直肌麻痹致外斜 A 征（左眼上直肌后退 + 下直肌缩短术治疗）：患者男，44 岁，车祸伤后左眼下直肌麻痹（伴左眶下壁爆裂性骨折，骨折已修复）。检查：左眼上斜 35PD 外斜 10PD，向上看左眼上斜 8PD，向下看左眼上斜 55PD 外斜 25PD。眼球运动：左眼外下转不足 −4（图 A）。经做左眼上直肌后退 7mm+ 下直肌缩短 5mm 后 6 个月，第一眼位：双眼正位，向下注视仍有左眼上斜 15PD，A 征消失。眼球运动：左眼外下转不足 −2（图 B）

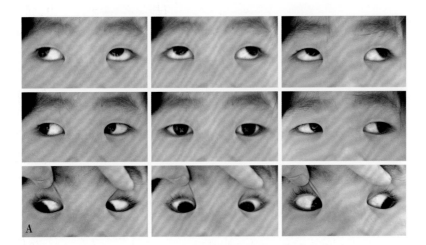

图 7-2 外斜 V 征（原发性下斜肌功能亢进 OU）：患者女，3 岁半，发现自出生 8 个月起双眼交替性外斜。视力与屈光状态：OD：0.5 +2.00DS−2.75DC×10 0.8；OS 0.5 +2.25DS−3.00DC×175 0.7。双眼交替外斜 40PD，向上注视时外斜 55PD，向下注视时外斜 15PD；眼球运动：双眼内上转亢进 +3（图 A）；歪头试验（−）。眼底照相：双眼明显外旋（图 B）。双眼外直肌后退 8mm+ 双眼下斜肌部分切除术后第 1 天，双眼正位，V 征消失，眼球运动正常（图 C）；眼底照相：右眼无外旋，左眼轻度外旋（图 D）

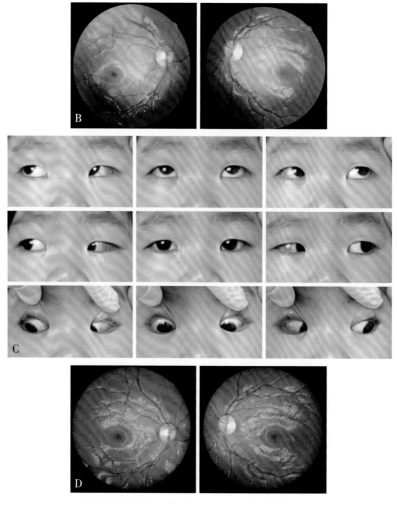

图 7-2（续）

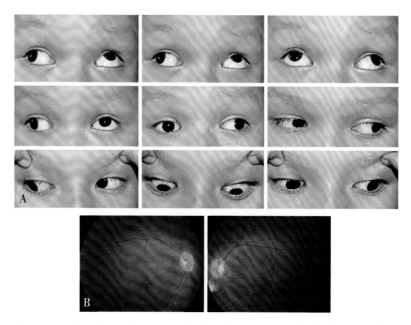

图 7-3　外斜 V 征（左眼先天性上斜肌麻痹）：患者男，7 岁，发现自 1 岁起头歪向右肩伴外斜。检查：双眼交替外斜 65PD（左眼主斜），向上注视时外斜 80PD，向下注视时外斜 50PD；眼球运动：左眼内上转亢进 +4，内下转不足 −2（图 A）；眼底照相：右眼明显外旋（图 B）

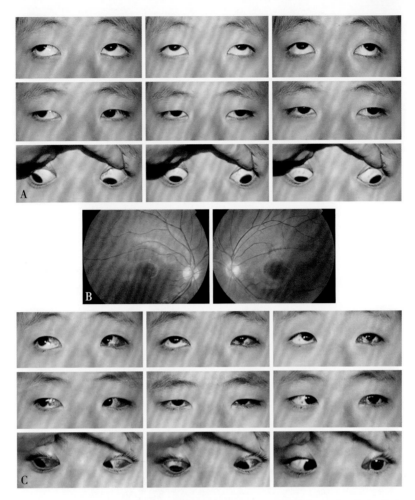

图 7-4　外斜 A 征(原发性上斜肌功能亢进 OU)：患者男,12 岁,发现双眼外斜 5 年,视力好。检查：双眼交替外斜 40PD(左眼主斜),向上注视时外斜 43PD,向下注视时外斜 55PD;眼球运动：双眼内下转亢进 +2(图 A);眼底照相：双眼内旋(图 B);左眼外直肌后退 6mm+ 内直肌缩短 5mm+ 双眼上斜肌断腱术后第一天,双眼正位,无明显 V 征(图 C)

　　用旋转斜也可解释 A-V 征,V 征与外旋,A 征与内旋有关。眼球旋转后所有四条直肌肌止点会移位：内旋转时,内直肌向下移位,下直肌颞侧移位,外直肌向上移位,上直肌鼻侧移位,这就是 A-V 征的基本原因(图 7-5)。可以解释肌止点异常,垂直直肌和斜肌功能改变为什么会引起 A-V 征。如上斜肌和上直肌麻痹(都是内旋肌)后,都产生外旋,可表现 V 征;下斜肌和下直肌麻痹(都是外旋肌)后,都产生内旋,可表现为 A 征。我们有时会见到共同性外斜视患者,向上看时外斜度大,向下看时外斜度小,但没有下斜肌功能亢进,手术时发现外直肌止点位置下移(相当于眼球外旋)了(先天性肌止点异常),这时,将外直肌上移就可以矫正 V 征。

　　4. 肌止点异常学说　水平肌止点异常可以引起 A-V 征。V 征患者内直肌止点上移,外直肌止点下移,导致上转时外直肌的外转力增加,下转时内直肌的内转力增加;A 征时为相反方向的移位(图 7-6)。同样,上直肌颞侧移位,下直肌鼻侧移位可引起 V 征;上直肌鼻侧移位,下直肌颞侧移位可引起 A 征。

　　5. 眼眶结构异常　颅面发育异常的患者如 Crouzon 综合征、先天性脑积水和眼外肌 Pulley(滑车)异常等,可造成眼外肌作用方向的改变,产生 A-V 征。Clark 等通过 MRI 观察水平直肌的 Pulley 改变,发现外斜 V 征患者有外直肌 Pulley 的下移,下移后引起"下斜肌功能亢进";外斜 A 征患者有外直肌 Pulley 的上移,上移后引起"上斜肌功能亢进",指出是外直肌 Pulley 的移位,而不是斜肌功能的改变产生了 A-V 征。

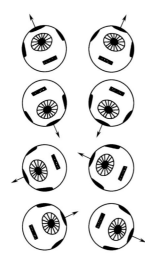

图 7-5　外旋与 V 征:双眼外旋后,向上看时,双上直肌有向外转的分力,向下看时,双下直肌有向内转的分力,造成 V 征;向右看时,右外直肌有向下转的分力,左内直肌有向上转的分力,造成"左眼下斜肌亢进"的外观;同理,向左看时,有"右眼下斜肌亢进"的外观

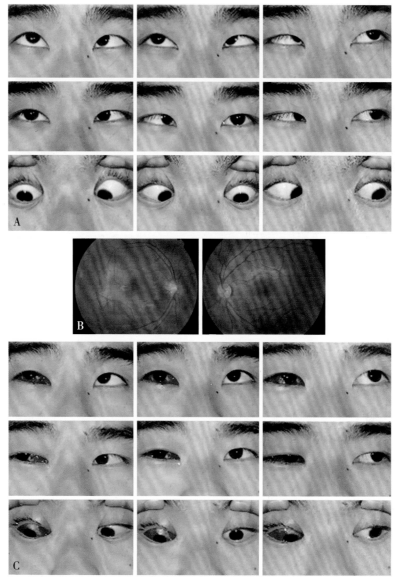

图 7-6　内斜 A 征(肌止异常):患者男,20 岁,发现双眼内斜 15 年,视力好。检查:双眼交替内斜 45PD(右眼主斜),向上注视时内斜 50PD,向下注视时内斜 40PD;眼球运动正常(无上斜肌功能亢进)(图 A);眼底照相:双眼内旋(图 B);术中见右眼内直肌明显向下移位,外直肌明显向上移位,将内外直肌移回到正常位置后,做右眼内直肌后退 4mm+ 外直肌缩短 6mm,术后第一天,双眼正位,A 征消失(图 C)

6. 神经支配机制　Guyton 等发现双眼融合功能差引起的眼球旋转是 A-V 征的原因,类似于知觉性外斜视,当双眼融合功能差时,可发生知觉性外旋或知觉性内旋斜视,眼球发生旋转后可造成各条直肌力量和方向的改变,从而产生 A-V 征(见前述)[5,6]。因此,A-V 征发生的原发因素到底是融合功能差引起的眼球旋转,还是斜肌功能亢进目前还不清楚。近年来,猴动物实验显示,A-V 征的发生可能还与核上神经联系机制相关[7]。

总之,任何单一因素都不能完全解释 A-V 征,但斜肌功能异常引起的 A-V 征最常见,通常都是下斜肌功能亢进引起 V 征,需下斜肌减弱术治疗;上斜肌功能亢进引起 A 征,需上斜肌减弱术治疗。当斜肌功能正常时,要考虑水平与垂直直肌因素,而采用水平直肌或垂直直肌的移位术治疗。

【发病率】

12.5%~50% 的水平斜视患者同时有 A-V 征。或者说 A-V 征通常占水平斜视的 1/5~1/3,即每 3~5 个水平斜视患者中就有 1 个 A-V 征。各种类型 A-V 征的发病率从高到低为:V 型外斜,A 型外斜,V 型内斜,A 型内斜。

【临床表现和诊断】

患者通常无症状,少数可有视疲劳和视物重影,尤其是当向下方注视时斜度加大的患者。当患者在上方或下方位置斜视度小且具备一定的融合功能时,会有下颌上抬或内收的代偿头位。还有些患者由于下斜肌功能亢进明显,家长代诉患儿有一眼或双眼向"内上方翻滚","露白眼"等。诊断 A-V 征很容易很直接,但误诊和漏诊却十分常见。所有水平斜视患者我们都要常规检查向上和向下注视时水平斜视度的差别,以免漏诊,临床上应注意以下几点。

1. 矫正屈光不正,并在调节视标下检查斜度。如果远视未矫正,屈光性调节性内斜视患者,近距离检查的内斜度会因为调节的改变而改变,造成误诊,即患者向上看时不调节不出现内斜,向下看时有调节而出现内斜,从而误诊为有内斜 V 征。相反,当患者原有内斜 A 征时,会因为向下看出现调节内斜而可能漏诊。尤其当患者有 AC/A 比值高时,向下看近距离物体更容易发生内斜,导致 A-V 征的误诊和漏诊。

2. 间歇性外斜视患者有一定融合功能时会出现假性 V 征,即向上注视时外斜度大,向正前方和向下注视时因融合而正位或外斜度明显减少,类似于外斜 V 征。实际上当反复遮盖阻断融合后,向上、向前和向下均为一致性的外斜(图 7-7)。

3. 分离性水平性偏斜患者向下注视时可由于鼻尖的阻挡发生明显的外斜,类似于外斜 A 征;同时,向上注视时因眉弓的阻挡发生外斜,类似于外斜 V 征(图 7-8)。

4. 以远距离注视调节视标,向上与向下转 25° 时三棱镜遮盖法测量的斜度为准。诊断 V 征时正上方与正下方的水平斜度应相差 ≥15PD;诊断 A 征时斜度应相差 ≥10PD。用电筒光近距离检查向上和向下水平斜度的差别只能作为 A-V 征诊断的参考。即使是标准的同视机检查向上与向下转 25° 的结果,也只能有重要的参考价值,不能作为诊断标准,因为同视机的远距离视标实际上为很近的镜筒内的假性远距离视标,与真实的远距离有一定差别。

5. 代偿头位　内斜 A 征和外斜 V 征患者常有下颌上抬的代偿头位,这时因患者向上注视时水平斜度加大,以致采用下颌上抬双眼向下注视的代偿头位,此位置水平斜度最小。同理,内斜 V 征和外斜 A 征患者常采用下颌内收的代偿头位。不过,当原在位水平斜度大,即使采用代偿头位也不能使双眼融合视物时,则不会有代偿头位。

6. 对 A-V 征患者,要特别注意:①是否有单眼或双眼内上转(下斜肌功能)和内下转(上斜肌功能)亢进,尤其是内下转亢进极易被忽视;②常规做双眼眼底照相检查,客观确定是否有旋转性斜视。

7. 特殊情况　除常见的 A-V 征外,还有以下较少见的类型:①X 征:即第一眼位正位或少度数外斜,而向上与向下注视时则出现明显外斜。这种情况可见于眼球后退综合征Ⅲ型和长期外斜视的患者,由于外直肌的条索样作用使双眼向上和向下注视时外斜度加大;也可见于四条斜肌都亢进的患者。②Y 征:外斜只有正上方才出现则为 Y 征。这种情况见于有双侧下斜肌功能亢进的患者、眼球后退综合征和 Brown 综合征;由于患者第一眼位和向下注视的眼位斜视不明显,双眼单视功能多数较好。③λ 征:外斜只在正下方出现则为 λ 征。可见于双侧上斜肌功能亢进或下直肌功能不足(如下直肌过量后退术后或

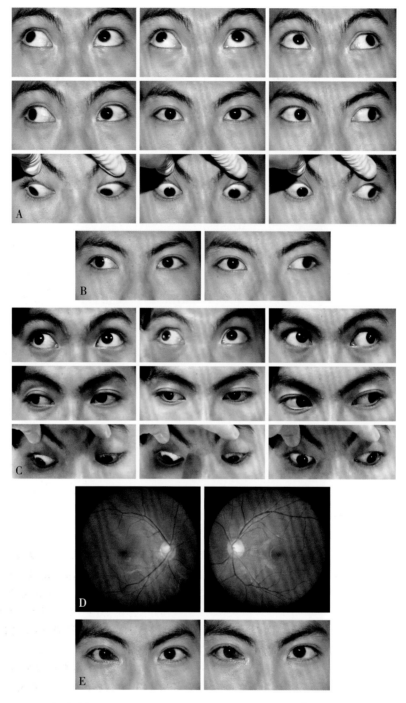

图 7-7　假性外斜 V 征(间歇性外斜视患者):患者男,21 岁,发现双眼有时外斜 10 年,逐年加重。视力与屈光状态:OD:0.1-2.00DS-0.5.DC×125 1.5;OS 1.5+0.75DS 1.5。角膜反光法检查:双眼有时正位,自发或遮盖后交替性外斜 40~45° R/L5° 左右,右眼主斜,但由于向下注视时双眼易于控制正位,向上看时不易控制正位,出现大度数外斜,极易误诊为外斜 V 征(图 A,图 B)。实际上,遮盖一眼后向下注视时,外斜度与正前方和上方一致(图 C)。三棱镜遮盖法检查远距离 XT45 R/L5PD,向上和向下注视时外斜度一致,近距离 XT52PD,R/L5PD。眼球运动正常。眼底照相:双眼均无外旋转斜视(图 D)。经右眼外直肌后退 10mm+ 内直肌缩短 8mm 术后第 1 天,右眼内斜 5° 左右(图 E)

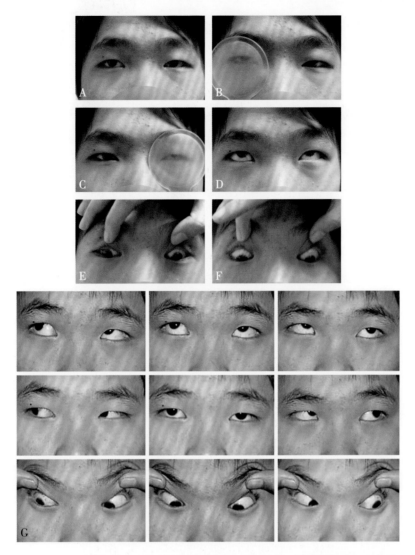

图 7-8　假性外斜 A 征（分离性垂直性斜视，分离性水平性斜视患者）：患者男，18 岁，发现双眼有时上斜，有时外斜 5 年，视力好。检查：右眼注视，左眼外斜 10PD，上斜 12PD，左眼注视，右眼外斜 15PD，上斜 16PD（斜度变化大），可交替注视（图 A）。半透明板下，任一眼均出现明显的上漂和外漂（图 B，图 C）。眼球运动正常。向上注视时无明显水平斜（图 D），向下注视时右眼外斜 50PD（图 E），也可出现向下注视时左眼外斜（图 F），类似于外斜 A 征，但实际上这是由于向下注视时鼻子遮挡引起右眼外漂所致。当鼻子不遮挡时，向下水平斜不明显（图 G）。同样，向上注视时，由于额头的遮挡，右眼向外漂动，类似于外斜 V 征（图 G）

外伤性下直肌断裂等）。

【治疗】

1. **手术治疗指征**　手术设计时不要忽视重要位置即向下与正前方斜视的矫正。比如，外斜 V 征患者尽管向上有 15° 的外斜，如果向下为正位且有正常双眼视觉，则不必处理。相反，外斜 A 征患者，向下外斜 15°，正前方为外斜 5°，由于影响了生理上重要的注视位即向下与正前方的双眼视功能，而需要手术治疗。

手术指征：①正前方与向下注视时有斜视；②明显的代偿头位；③明显的外观不正常。

2. **手术方法**　尽可能了解其病因，区别是斜肌，垂直直肌，水平肌异常还是眼眶结构异常等引起。如术前裂隙灯下仔细检查是否有直肌止点位置的异常，少数特殊病例需要做眼眶 CT/MRI 检查了解眼眶结构和眼外肌 Pulley 等。术中还要仔细观察直肌的解剖变异,如果有明显的直肌走行异常,则应首选修正这种异常,而不是去选择另外的眼外肌手术来矫正 A-V 征;如对外斜 V 征患者,如果术中发现外直肌止端有明显的下移,则将外直肌后退 + 止端上移就可以矫正外斜 V 征。A-V 征手术治疗的原则是根据病因选择术式,斜肌手术和水平肌移位是矫正 A-V 征的主要手术。

(1) 水平直肌手术:水平直肌后退或缩短术:因为向下注视时内直肌起作用,而向上注视时外直肌起作用;因此,内斜 A 征作双眼外直肌缩短术,而内斜 V 征则应施行双眼内直肌后退术。外斜 A 征作双眼内直肌缩短术,而外斜 V 征应作双眼外直肌后退术。

水平直肌止端的倾斜术:在内直肌或外直肌后退时,将直肌分成两束,上束和下束的后退量不等,如内斜 A 征患者,内直肌后退时上束后退多一点,上方内斜矫正的量也多一点,从而治疗 A 征。因此,我们的手术选择是:

内斜 A 征:双内直肌后退时,上束比下束后退量要多。

内斜 V 征:双内直肌后退时,下束比上束后退量要多。

外斜 A 征:双外直肌后退时,下束比上束后退量要多。

外斜 V 征:双外直肌后退时,上束比下束后退量要多。

一般上与下两束后退量之差为 2~4mm。水平肌止端的倾斜术一般不会产生新的旋转斜视。有报道这种术式与水平肌的垂直移位一样有效[8]。但我们的手术经验是,这一术式对 A-V 征不是很明显的患者可以使用;如果 A-V 征很明显,还是选择水平直肌移位手术较好。

水平肌倾斜缩短术也可治疗 A-V 征,如内斜 A 征患者,选择外直肌缩短时,将外直肌的上部缩短多一点,下部缩短少一点,上与下两部缩短量之差为 2~4mm。我们一般不使用这种术式。

根据同样的道理,双侧内直肌止端倾斜后退也可用于高 AC/A 的内斜视,此时,内直肌止端的下部后退多于内直肌止端的上部后退。双侧内直肌止端倾斜缩短可用于低 AC/A 的集合不足型外斜视,此时,内直肌的下部缩短量要大于上部的缩短量。

水平直肌垂直移位:即在后退或缩短外直肌与内直肌时,再将该肌肉向下或向上移位。例如,内直肌止端向下移位,则内转力在向下注视时比向上注视时减弱(图 7-9);而外直肌止端向上移位,则在向上注视时其外转力要比向下注视时减弱。

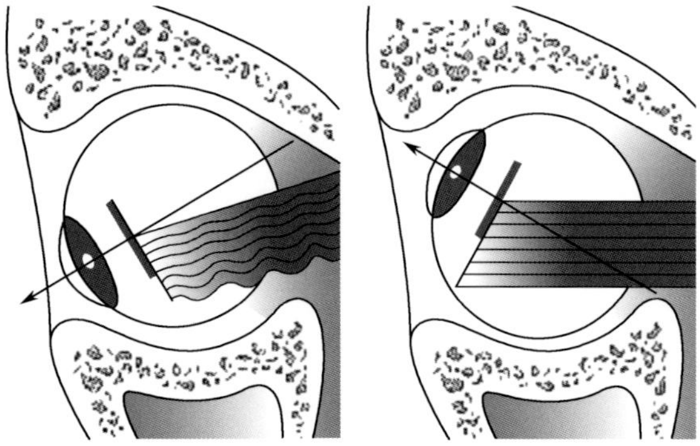

水平直肌垂直移位的规律如下:

内斜 A 征:作双眼内直肌后退及止端上移,或单眼内直肌后退止端上移 + 外直肌缩短止端下移。

图 7-9　内直肌下移治疗 V 征:内直肌向下移位后,向下注视时,内直肌较松弛,肌力减弱;向上注视时,内直肌较紧张,肌力增强。从而可以治疗内斜 V 征

内斜 V 征:作双眼内直肌后退及止端下移,或单眼内直肌后退止端下移 + 外直肌缩短止端上移。

外斜 A 征:作双眼外直肌后退及止端下移,或单眼外直肌后退止端下移 + 内直肌缩短止端上移。

外斜 V 征:作双眼外直肌后退及止端上移,或单眼外直肌后退止端上移 + 内直肌缩短止端下移。

即内直肌总是向 A 征或 V 征的尖端移位,外直肌总是向 A 征或 V 征的开口端移位(图 7-10)。通常应作的移位量为 5~7.5mm,即相当于肌止端宽度的 1/2 或 2/3,一般移位 5mm 可矫正上或下方斜视度相差 15~20PD。尽量不做全肌止宽度的水平肌垂直移位,这样做会产生较明显的旋转斜视,而且可能并发新的垂直斜视和明显改变原在位水平斜视的矫正效果。

对于不伴有斜肌亢进的 A-V 征患者,做水平肌移位是最好的手术选择。但是,水平肌移位后,确实可以加重原有的旋转斜,或产生新的旋转斜[9]。比如,外斜 V 征患者,做了双侧外直肌后退 + 肌止上移后,可产生新的外旋转斜,或使原有的外旋转斜加重。尽管如此,数十年来的经验告诉我们,这一术式的效果是肯定的,术后患者并没有旋转复视等的主诉。

(2) 垂直直肌手术:绝大多数 A-V 征患者在采用水平直肌或斜肌手术后,均可获得满意的矫正,很少

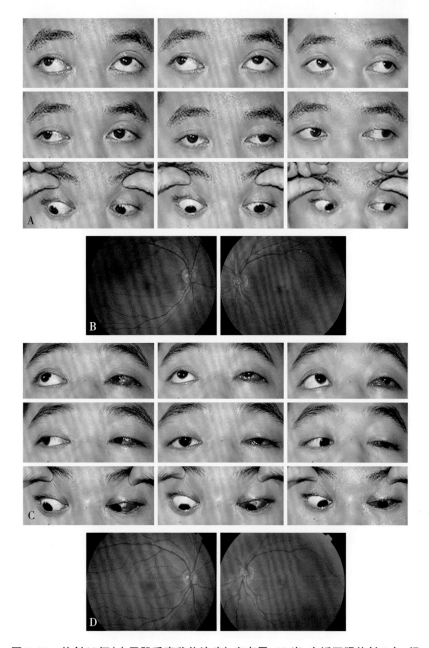

图 7-10　外斜 V 征（水平肌垂直移位治疗）：患者男，23 岁，主诉双眼外斜 8 年，视力正常。检查：双眼交替外斜 45PD（左眼主斜），向上注视时，交替外斜 57PD，向下注视时，交替外斜 30PD；各方向眼球运动正常（无下斜肌亢进）（图 A）；眼底无明显旋转（图 B）；左眼外直肌后退 6mm，上移 1/2 肌止宽 + 内直肌缩短 6mm，下移 1/2 肌止宽术后双眼正位，无明显 V 征（图 C），眼底与术前类似（图 D）

需要在垂直直肌手术。

　　垂直直肌减弱或加强术：外斜 A 征和内斜 A 征可作减弱上直肌，或加强下直肌。外斜 V 征和内斜 V 征则减弱下直肌，或加强上直肌。

　　垂直直肌的水平移位：外斜 V 征，上直肌向鼻侧移位后，向上注视时内转力加强，而使双眼向内向上。内斜 V 征，下直肌向颞侧移位后，向下注视时外转力增强，可使双眼向外向下。因此，垂直直肌水平移位规律如下：

　　内斜 A 征：上直肌向颞侧移位。

　　内斜 V 征：下直肌向颞侧移位。

　　外斜 A 征:下直肌向鼻侧移位。

　　外斜 V 征:上直肌向鼻侧移位。

　　直肌移位量为 5~7mm。理论上,与水平肌的垂直移位一样,垂直直肌的水平移位也可加重原有的旋转斜,或产生新的旋转斜。比如内斜 A 征患者,做上直肌的颞侧移位术后,可加重原有的内旋转斜或产生新的内旋转斜。由于 A-V 征患者通过斜肌手术或水平肌移位术可以得到有效的矫正,而垂直直肌的手术需要增加一条新的直肌,易产生眼前节缺血的并发症,垂直直肌的手术很少使用。

　　(3) 斜肌手术:外斜 V 征和内斜 V 征作单 / 双眼下斜肌减弱术,术后可矫正 V 征和外旋转斜视[10](图 7-11,图 7-12);外斜 A 征和内斜 A 征作单 / 双眼上斜肌减弱术,术后可矫正 A 征和内旋转斜视[11]。斜肌手术一般可以矫正 15~25 PD 的 A-V 征。上、下斜肌的减弱术一般不影响水平斜视手术的量,即水平斜视的矫正仍按正前方水平斜视的手术量进行设计。下斜肌减弱术常用的术式有下斜肌切断术、下斜肌部分切除术和下斜肌后退术等,具体选择依术者的经验和喜好而定,几种手术效果的差别不明显;而下斜肌前转位一般只用于伴有 DVD 的患者和下斜肌亢进特别严重者。上斜肌减弱术常用的术式为上斜肌断腱、上斜肌延长和上斜肌后退术等。部分学者喜欢做上斜肌后部 2/3 断腱术治疗 A 征,主要优点是保留了术眼的上斜肌的内旋功能,对于术前有一定融合功能的患者比较适合。没有合并斜肌功能异常的 A-V 征不能选择斜肌手术,但最近 Awadein 等报道,无下斜肌功能亢进或仅有轻微下斜肌功能亢进的外斜 V 征患者,下斜肌减弱术的效果稍优于外直肌上移的效果[12]。

　　(4) 笔者认为并不是所有的 A-V 征患者都需要手术矫正,A-V 征的形成应有一定的生理基础。比如双侧睑裂形状以内眦位低于外眦位的患者,向右侧注视时,需要右眼向右上转,左眼向右下转,类似于左眼上斜肌功能亢进,这类水平斜视患者常有 A 征,对于成人的这种 A 征可以只矫正水平斜,不处理 A 征。

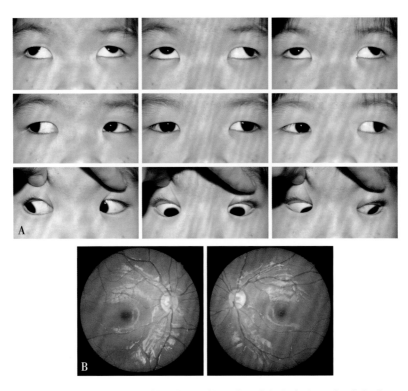

图 7-11　婴幼儿性外斜视并 V 征(下斜肌减弱术):患者女,4 岁,家长发现自出生后 3 个月起患儿双眼外斜,一直未诊治。检查:双眼自由交替外上斜 56PD(左眼主斜),向上注视时,交替外斜 70PD,向下注视时,交替外斜 30PD;眼球运动:右下斜肌亢进 +3,左下斜肌亢进 +2(图 A);眼底:双眼明显外旋(图 B);双眼外直肌后退 12mm+ 双眼下斜肌部分切除术后第 1 天,双眼正位,无明显 V 征(图 C),眼底:无旋转斜(图 D)

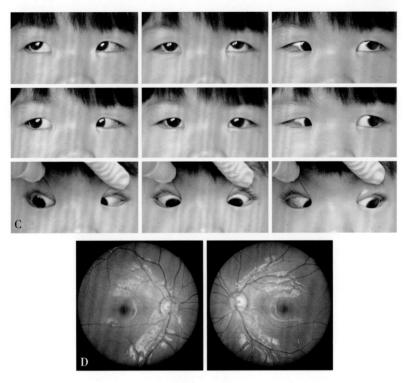

图 7-11(续)

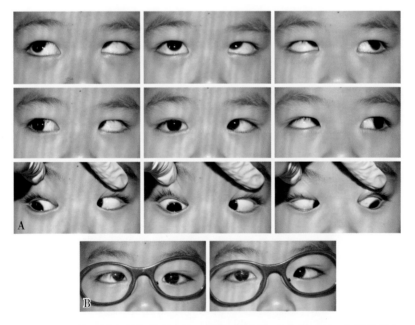

图 7-12　婴幼儿性内斜视并 V 征(下斜肌减弱术):患者男,5 岁,家长发现自出生后 5 个月起患儿双眼内斜,视力和屈光状况:OD 0.6 +1.50DS+0.25DC×85 0.8;OS 0.6 +1.75DS+0.25DC×95 0.7。戴足度镜 1 年内斜度无明显好转。检查:双眼自由交替内上斜 40PD(左眼主斜),向上注视时,交替内斜 30PD,向下注视时,交替内斜 50PD;眼球运动:双眼内上转均亢进 +3,镜下内斜减少 5PD(图 A,图 B);眼底:双眼明显外旋(图 C);双眼内直肌后退 5mm+ 双眼下斜肌部分切除术后第 1 天,双眼正位,遮盖试验示双眼内隐斜,无明显 V 征(图 D),眼底:右眼无旋转斜,左眼外旋斜度减少(图 E)

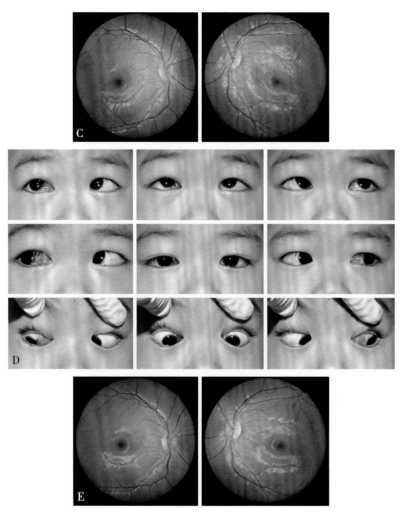

图 7-12（续）

同样,双侧睑裂形状以内眦位高于外眦位的患者,向右侧注视时,需要右眼向右下转,左眼向右上转,类似于左眼下斜肌功能亢进,这类水平斜视患者常有 V 征,对于成人的这种 V 征可以只矫正水平斜,不处理 V 征。另外,如果是知觉性外(内)斜视,其伴有的 V 征或 A 征,只要不影响外观,也可以不矫正,或许 A-V 征的形成有利于维持双眼眼位的稳定。

　　总之,A-V 征是临床上十分常见的现象,对每一个水平斜视患者都要常规检查向上方注视和向下方注视时的水平斜度差别。至今为止,其发生机制并不清楚,但绝大部分患者伴有下斜肌功能亢进(V 征)和上斜肌功能亢进(A 征),通过下斜肌减弱术和上斜肌减弱术可以矫正 V 征和 A 征,不伴有斜肌功能亢进的患者,宜做水平肌的垂直移位术来矫正。注意少数患者伴有颅面结构发育不良和眼眶结构改变。

(颜建华)

参 考 文 献

1. Urist MJ. The etiology of the so-called 'A' & 'V' syndromes.Am J Ophthalmol, 1958, 46: 835-844.

2. Duane A. Isolated paralysis of extraocular muscles.Arch Ophthalmol, 1897, 26: 317-334.

3. Knapp P. Vertically incomitant horizontal strabismus: the so-called 'A' & 'V' syndromes. Trans Am Ophthalmol Soc, 1959, 57: 666-699.

4. Kekunnaya R, Mendonca T, Sachdeva V. Pattern strabismus and torsion needs special surgical attention. Eye(Lond), 2015, 29(2): 184-190.

5. Guyton DL.Ocular torsion reveals the mechanisms of cyclovertical strabismus:the Weisenfeld lecture. Invest Ophthalmol Vis Sci, 2008,49(3):847-857.

6. Miller MM,Guyton DL. Loss of fusion and the development of A or V patterns. J Pediatr Ophthalmol Strabismus,1994,31(4): 220-224.

7. Das VE,Mustari MJ. Correlation of cross-axis eye movements and motoneuron activity in non-human primates with "A" pattern strabismus. Invest Ophthalmol Vis Sci,2007,48:665-674.

8. Mostafa AM,Kassem RR. A comparative study of medial rectus slanting recession versus recession with downward transposition for correction of V-pattern esotropia. J AAPOS,2010,14:127-131.

9. Kushner BJ. Torsion and pattern strabismus:potential conflicts in treatment. JAMA Ophthalmol,2013,131:190-193.

10. Yu X,Mai G,Yu H,et al. Study on ocular torsion of V patterns strabismus. Yan Ke Xue Bao,2003,19:160-164.

11. Wu HP,Mai GH,Deng DM,et al. The effect of weakening the overaction superior oblique muscles on the status of ocular torsion. Zhonghua Yan Ke Za Zhi,2006,42:883-887.

12. Awadein A,Fouad HM. Management of large V-pattern exotropia with minimal or no inferior oblique overaction. J AAPOS,2013, 17(6):588-593.

第八章

分离性偏斜

分离性偏斜(dissociated strabismus complex,DSC)包括分离性垂直性偏斜(dissociated vertical deviation,DVD),分离性水平性偏斜(dissociated horizontal deviation,DHD)和分离性旋转性偏斜(dissociated torsional deviation,DTD)。是指双眼交替遮盖时,被遮盖眼都呈现缓慢上转、外转和外旋运动,去遮盖后,该眼又缓慢下转、内转和内旋,返回原位。这与眼球运动神经支配法相矛盾,所以称为分离性偏斜[1]。因为一般的垂直斜视如右眼注视,左眼为上斜视;如左眼注视,则右眼呈下斜视。然而,这只是我们肉眼看到的表面现象,Christoff 等通过巩膜表面线圈详细同时记录注视眼和非注视眼的水平、垂直和旋转运动,发现当非注视眼表现上漂、外漂和外旋时,注视眼实际上发生了下漂、内漂和内旋,完全符合眼球运动的 Hering 法则[1]。DSC 十分常见,约50%需手术的斜视患者伴 DSC 或为原发性 DSC。由于 DVD 患者的上漂显而易见,临床医生有时会将 DSC 称之为 DVD,只有在患者明显表现有 DHD 时,才作出 DHD 的诊断,而 DTD 则肉眼无法辨别,临床上基本未做过 DTD 的诊断。由于 DSC 患者常同时有早期发生的水平性斜视(如婴幼儿性内斜视等),其遮盖后的上漂时有时无,时轻时重,临床上容易忽视而漏诊,以致在水平斜视矫正后患者主诉并发有垂直性斜视,其实这是术前本来就存在 DSC。

【发病机制】

原因不明,DSC 患者通常都有双眼单视功能破坏,尤其是先天性内(外)斜视或伴形觉剥夺性弱视(如先天性单眼白内障等)的斜视患者 DSC 发生率高,后天性斜视和间歇性斜视的发生率较低。双眼单视功能破坏后,大脑皮质高级中枢对双眼协调控制力下降,眼球运动的神经冲动在皮层下结构如小脑、前庭核、眼运动核等的控制下增加,类似于低等生物的背侧光反射(dorsal light reflex),从而产生 DSC 现象。因此,有学者认为 DSC 实际上是一种返祖现象:低等生物如鱼类的双眼位于两侧,没有双眼单视功能,大自然中的光线分布在鱼的两侧是对称一致的,从而保持鱼在垂直方向的稳定。当放置鱼在黑暗环境下,只照亮鱼的左侧,则鱼的头部会歪向右侧,以充分利用左侧的光线,此时的背侧光反射会使鱼的右眼向上斜,左眼向下斜,以尽量使双侧眼的光照度一致,并保持鱼在垂直方位的稳定。人眼的双眼单视功能破坏(类似于鱼的两侧光照不平衡)以后,非注视眼在背侧光反射的作用下发生上漂,产生 DVD。

【临床特点】

DSC 患者一般不会主诉眼部不适和复视,外观上的斜视(如上斜)是患者最担心的事情,但也不要忽视感觉上的不适。少数患者会有以下主诉:①偶然性的垂直性复视(DVD)或水平交叉性复视(DHD),这时细心的患者可能感觉到一只眼的视觉抑制(即一只眼的物像模糊并消失),一旦视觉抑制发生,复视就消除了,DVD 变得更明显;②喜欢闭一只眼(往往是 DVD 严重的眼),常常在闭一只眼数秒后患者能较好地控制眼位不上漂;③有时候有眼眶上部隐隐疼痛或压力感,或有说不出的不适感;④患者难以自主控制双眼的上漂,当面临心理压力、紧张、焦虑和全身状态差(疾病)时,上漂更明显。

DSC 的典型表现是:当患者疲倦、注意力不集中或遮盖一眼时,该眼缓慢上转(常称为上漂)伴外转(常称为外漂)和外旋。去遮盖后该眼慢慢下转伴内转和内旋,返回到中线位或先到中线位以下再到中线位。多数患者以遮盖后缓慢上转为主,称为 DVD;少数患者以遮盖后缓慢外转为主,称为 DHD;旋转运动由于常规检查难以觉察,很少独立诊断 DTD。这种往返运动可反复自发出现或只在较长时间遮盖该眼后才出现。遮盖眼缓慢上转或外转的程度变化不定,且两眼多不相等,常是非主导眼较明显,因此,很难准确测定斜视度。分离性偏斜几乎 100% 为双眼,对一眼不明显者,延长遮盖时间和嘱患者注视远处物体常可引出。相当部分患者的 DVD 只是在用三棱镜和同视机中和水平斜视后才表现出遮盖一眼后轻微的上斜,去遮盖后回复原位的状态(图 8-1,图 8-2)。

其实,不只是当患者疲倦、注意力不集中时出现 DSC,部分患者集中精力视物时也会出现 DSC。这是由于 DSC 常伴眼球震颤,当一眼上漂时,眼球震颤会减轻,此时另眼视物会较清晰。因此,在临床诊病过程中,经常有患者主诉当想看清远处物体时,一只眼出现上漂现象,即一眼上漂的目的是使另一眼看得更清晰。

【其他特点】

1. Bielschowsky 现象 DVD 患者当遮盖眼上转时,如于注视眼前放置一暗镜片,则遮盖眼便由上转位置下降;如注视眼前的暗镜片亮度增加时,则该眼再次上转,称为 Bielschowsky 现象。同理,如在 DVD 患者任何一眼前放红玻璃片,都会出现红光像低于白光像(前提是在一眼前放置红玻片后,患者能同时看到红光和白光)。最新研究表明,Bielschowsky 现象的机制不是因为双眼前亮度的改变引起,而是因为改变了注视眼所致[2]。

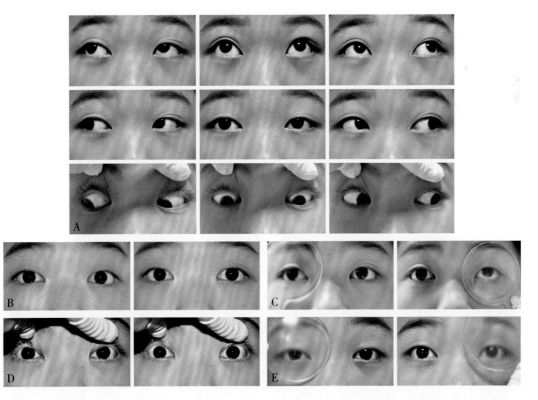

图 8-1 间歇性外斜视并 DVD(OU):患者女,10 岁,双眼有时向外偏斜近 3 年,视力正常,未予治疗。Vod 1.2(+0.25DS)→1.2;Vos 1.2(+0.25DS)→1.2。检查:双眼正位,经遮盖后出现交替外斜 30PD,无 A-V 征,眼球运动正常(图 A,图 B)。置半透明板于任一眼前,均出现该眼上漂,以左眼明显(图 C)。经双眼外直肌后退 6mm 术后第 1 天,双眼正位,遮盖试验(−),双眼运动不受限,半透明板下双眼上漂不明显(图 D,图 E)

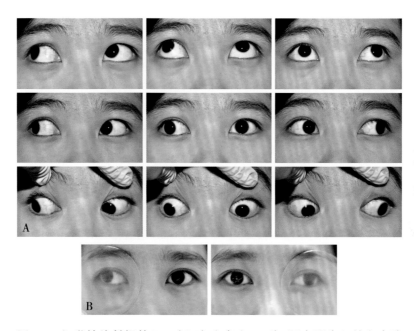

图 8-2 知觉性外斜视并 DVD(OD):患者女,20 岁,因右眼先天性白内障
人工晶状体术后逐渐外斜 10 年,右眼矫正视力:0.04,左眼正常。右眼外斜
57PD,无 A-V 征,眼球运动不受限(图 A)。半透明板下右眼缓慢上漂(图 B)

2. DVD 常是在双眼单视功能破坏后出现,因此经常有先天性或出生后早期发生的其他斜视,如 50%~90% 婴幼儿内斜视患者有 DVD;先天性外斜视患者也常合并有 DVD。100%DVD 患者伴有显性或隐性眼球震颤,有学者将隐性眼球震颤与 DVD、DHD 和 DTD 四者合称为 DSC;少数患者 DVD 或 DHD 等可单独发生,称为原发性 DVD 或 DHD。

3. 少数患者表现为被遮盖眼缓慢下转、下转程度变化不定、有时出现有时不出现,该眼注视时另眼不出现上转。或被遮盖眼缓慢上转和下转都存在。

4. 少数患者表现为被遮盖眼缓慢内转或自发内转,内转程度变化不定、有时出现有时不出现,该眼注视时另眼不出现内转。或被遮盖眼缓慢外转和内转都存在(图 8-3)。

5. 有时 DSC 患者只表现为外漂(DHD),即遮盖后该眼缓慢外斜,单眼外斜程度变化不定,双眼外斜程度不一致,去遮盖后回到正位,而不伴有任何另眼的伴随运动。既可单眼,也可双眼。如为双眼,则用三棱镜遮盖试验检查时,因双眼外斜的程度不等,要么中和一眼后另眼仍有外斜,要么中和一眼后另眼已出现内斜,即完全不同于共同性外斜视的双眼外斜度相等,有学者称这一检查方式为反转注视试验(reversed fixation test),只要反转注视试验阳性,在排除其他原因后就可以诊断为 DHD(图 8-4)。分析反转注视试验的结果时,要注意:①屈光参差:双眼屈光参差患者也可能因为左右眼的屈光状态不同,产生不同程度的调节性集合,从而造成双眼分别注视时水平斜度的差别。所以,反转注视试验应在双眼配戴屈光不正矫正眼镜的条件下检查。②间歇性外斜视合并调节性内斜视患者:这种患者在看远时多为外斜,看近距离调节视标时多为内斜,斜度变化大,可造成左右眼分别注视时斜度不等。③单眼调节麻痹的患者:也是因为左右眼的调节不同,会造成集合程度和水平斜度的差别。④麻痹性和 / 或限制性斜视患者:因为有眼球运动受限,左右眼注视时斜度肯定有差别。⑤共同性内(外)斜视术后患者:这些患者因为手术后造成了双眼非共同性,会产生左右眼注视时水平斜度的不同。⑥周期性动眼神经麻痹患者:这种患者有时表现为外斜(麻痹相),有时表现为内斜(痉挛相),导致水平斜度变化很大,检查时也会出现反转注视试验阳性。⑦长期单眼共同性外斜视患者:这类患者也可表现为左右眼注视时的外斜度不同,多数为健眼注视时,患眼的外斜度大;患眼注视时,健眼的外斜度小。⑧相反,反转注视试验阴性也不能排除 DHD,只有约 50% 的 DHD 患者该试验为阳性。双眼 DHD 患者,有时当注意力不集中时会双眼同时呈现出外斜状态。

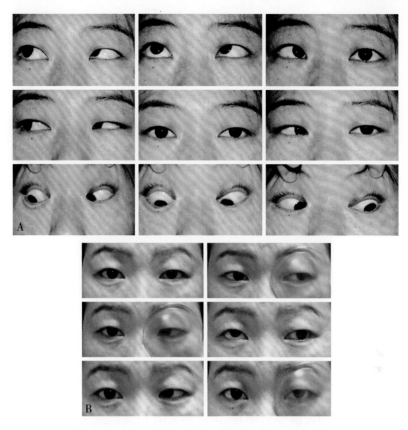

图 8-3 DVD,DHD(同时有向外漂和向内漂):患者女,30 岁,右眼有时向上偏斜近 30 年,近几年右眼有时向外偏斜,无重影,未予治疗。Vod 1.2(+0.25DS+0.25DC×160°)→1.2;Vos 1.2(+0.25DS−0.75DC×100°)→1.2。角膜映光法:可正位,左眼自发或经遮盖去遮盖后出现外斜 15°~30°(波动),有时内斜约 15°,上斜 <10°;右眼可自发上斜约 25°。(图 A,图 B)。Butterfly:无立体视觉。眼球运动:无明显异常(图 A,双眼运动左眼外转不足 −2,单眼运动左眼外转正常)

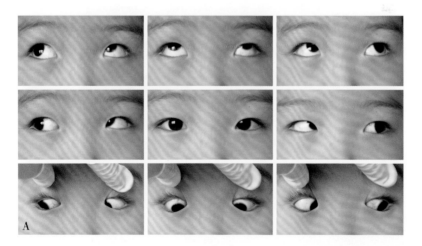

图 8-4 外斜 V 征,原发性下斜肌功能亢进,并 DHD(OU):患者女,5 岁,双眼有时向外偏斜 3 年半,视力正常,未予治疗。Vod 1.0(+0.75DS)→1.0;Vos 1.0(+0.50DS)→1.0。检查:双眼偶可正位,交替性外斜 30PD,左眼主斜,向上注视时交替外斜 45PD,向下注视时交替内斜 5PD(图 A);但右眼注视时,左眼的外斜度明显大于左眼注视时右眼的外斜度(图 B),半透明板下,双眼均外漂,以左眼明显,无上漂(图 C),三棱镜遮盖试验时,放置 30PD 棱镜在右眼前,右眼出现由内向中移动,左眼出现由外向中移动(反转注视试验阳性)。眼球运动检查:双眼内上转亢时 +3(图 A)。眼底照相:双眼明显外旋(图 D)。经双眼外直肌后退 6mm+ 双眼下斜肌部分切除术后第 1 天,双眼正位,遮盖试验(−),无 V 征,双眼运动不受限(图 E、图 F),眼底外旋消失(图 G)

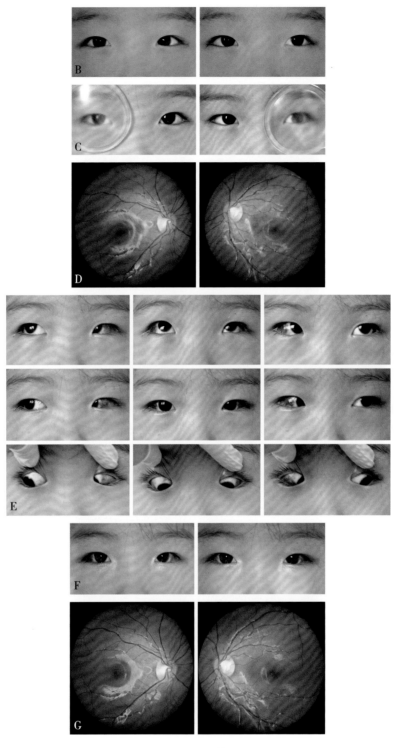

图 8-4（续）

　　6. 歪头试验和代偿头位。临床上有两种情况：①当头歪向 DVD 眼对侧时，DVD 眼上斜加重；如双眼均为 DVD，则头向右肩倾斜时，左眼上斜加重，头向左肩倾斜时，右眼上斜加重，这与上斜肌麻痹的歪头试验相反。②当头倾向右肩时，右眼 DVD 上斜加重；当头倾向左肩时，左眼 DVD 上斜加重，这类似于上斜肌麻痹的歪头试验。DVD 患者代偿头位的原因不明，Guyton 认为患者通过代偿头位来减轻眼球震颤的程度，从而提高视力，而不是 DVD 本身有代偿头位。这时，典型的表现是：如果遮盖注视眼，则代偿头位会减轻或消失，如果遮盖非注视眼，则代偿头位仍然不变。有些共同性内（或外）斜视患者合并有 DVD，术前不一定有代偿头位;但共同性斜视矫正后,余下的 DVD 可能使患者产生代偿头位。这一方面要求我们术前认真检查,不要漏诊 DVD,另一方面术前要向患者解释术后可能出现新的头位,因为轻度的 DVD 一般是不需要常规手术矫正的。

同理,有些患者采用面部转向右或左的代偿头位,其目的是减少眼球震颤的水平方向成分,以提高视力。当患者以非注视眼注视时,往往眼球震颤较明显,这时需利用集合运动来减轻眼震,那么注视眼的内斜度就会加大(或外斜度会减少);当患者以主视眼注视时,眼球震颤较轻,这时不需利用明显的集合运动来减轻眼震,那么注视眼的内斜度就会变小(或外斜度会增加),这就是 DHD 时双眼斜视程度不一的机制,也即是反转注视试验的原理。

7. DVD 的测量 十分不容易,DVD 的斜度变化不定,而且,很难确定中和点,因为 DVD 患者常伴眼球震颤和来回的跳动,以致每次检查和不同的人检查的结果都会不同。然而,如果不作定量测定,则无法客观观察 DVD 病程变化,无法评估各种手术和非手术方法的疗效。测量方法:如检查右眼的 DVD,让患者的左眼注视 5m 处的调节视标(配镜屈光矫正眼镜),以底向下的三棱镜置于右眼前,中和右眼的上漂,逐渐增加三棱镜的度数,直到右眼无明显上漂时即为右眼的 DVD 测量度数(以 PD 表示);以同样的方法测量左眼的 DVD 度数。理论上,应当在所有注视位置(常规为九个方位)测量 DVD 的量,包括近距离的 DVD 定量。因为即使一只眼的 DVD 的量在各个位置也可能不同,称之为单眼 DVD 的不对称;单眼不对称 DVD 的治疗方法可能有差异:如内上方 DVD 明显者,宜采用下斜肌前转位术治疗;如外上方 DVD 明显者,宜采用上直肌后退术治疗。

因为 DVD 也可以表现为显性、间歇性和隐性,测量 DVD 的度数时,遮盖的时间要长的点,以引出最大的 DVD 的量。当常规的遮盖难以引出患眼上漂时,也可以像检查间歇性外斜视患者一样,采用遮盖一只眼 45 分钟,以破坏双眼融合的方法再测量。DVD 常伴有水平斜视,宜首先以三棱镜中和水平斜视以后,再测量 DVD 的度数。测量 DVD 时,还要注意患者可能同时有真正的垂直斜。

对于小儿和不合作的患者,也可只作半定量,即将 DVD 按从轻到重分为四级:Ⅰ 级:上漂量 <5PD,控制力很好;Ⅱ 级:上漂量为 5~10PD,控制力较差;Ⅲ 级:上漂量为 11~15PD,控制力很差;Ⅳ 级:上漂量 >15PD,为显性上斜。

从 DVD 发生的原理上分析,DVD 的定量检查要注意以下特点:①全身麻痹状态下,DVD(DHD)的量是最大的,此时患者没有集合张力的抵消作用。②身体十分疲倦,双眼注意力不集中,充分放松状态下,DVD(DHD)的量是第二大的,此时双眼都会出现上漂和外漂。③主视眼视物时,非主视眼的 DVD(DHD)的量要大于非主视眼注视时,主视眼的 DVD(DHD)的量。④任何恢复双眼单视功能的措施(如斜视手术、弱视治疗、双眼单视训练等)都可以减少 DVD(DHD)的量。打一个形象的比方,左右两眼相当于夫妻二人,双眼单视功能就好比二人的感情,感情很好者则双眼一起注视同一个目标,不会出现斜视和 DVD;感情不好时则双眼容易分开,产生斜视和 DVD;感情是需要基础的,如双眼视力相近、双眼视野足够的重叠、眼球运动正常和中枢融合能力强等;所以,改善双眼单视功能有利于治疗 DVD。

8. Helveston 综合征 Helveston 报道 DVD、A 型外斜视和上斜肌功能过强三者合在一起的一种综合征。DVD 可表现为非共同性,外转时 DVD 明显,正前方为中等,内转时 DVD 不明显;或内转时明显,外转时减轻,有时称这种现象为一只眼的 DVD 不对称。也有很多学者不诊断为 Helveston 综合征,而是分开诊断为外斜 A 征和 DVD(图 8-5,图 8-6)。

由于 DSC 多为双眼不对称,临床上做常规的遮盖试验检查时会出现以下情况。第一眼位显示为一眼高于另一眼,遮盖任一眼均显示该眼缓慢上漂,容易误诊为垂直性斜视伴 DVD。其实,这种垂直斜是由于不对称 DVD 所致,当做快速交替遮盖时,确实会显示一眼注视时,另一眼上斜,上斜眼注视时,原来正位的眼出现下斜;但当缓慢交替遮盖时,被遮盖眼均出现上漂,另一眼均不出现下转,此时,不应诊断为垂直斜,而只诊断为双眼不对称 DVD。

偶尔,眼球后退综合征和先天性眼外肌纤维化患者等也可表现有 DVD。

【鉴别诊断】

DVD 和 DHD 十分常见,由于都有典型的被遮盖后上漂或外漂的表现,似乎诊断很容易。事实上,需

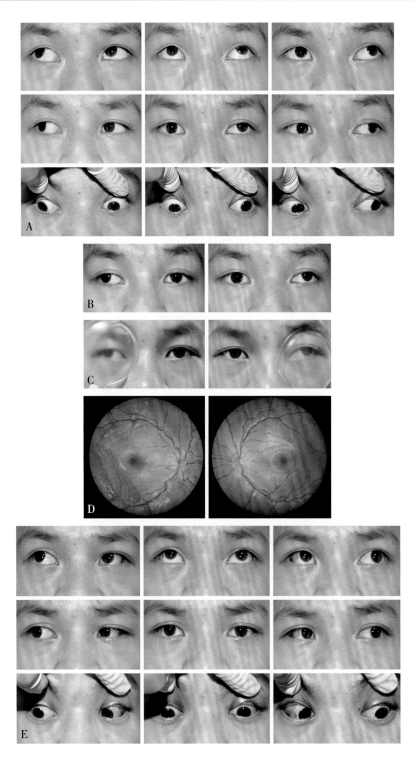

图 8-5　Helveston 综合征：患者男，21 岁。发现双眼外斜 5 年，双眼矫正视力正常（轻度远视）。检查：双眼交替外上斜 20°~25°（图 A，B），三棱镜遮盖法正前方 XT40PD，上方 35PD，下方 50PD（远距离）（外斜 A 征）。眼球运动：右上斜肌亢进 +1，左 +2（图 A），半透明板遮盖任一眼该眼均出现明显上漂，以左眼为重（DVD）（图 C），眼底照相：双眼均内旋转斜（图 D）。双眼外直肌后退 8mm+ 双眼上斜肌断腱 + 右眼上直肌后退 7mm，左眼上直肌后退 9mm 术后第 1 天，双眼正位，遮盖试验示轻度外隐斜，A 征消失（图 E，图 F），眼球运动示双眼外上转不足 −1，半透明板下双眼均无明显上漂（图 G），眼底照相双眼无内旋（图 H）

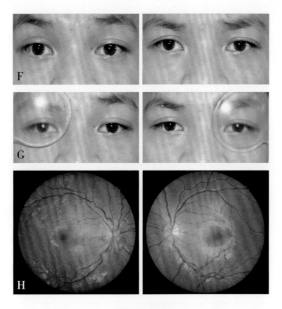

图 8-5（续）

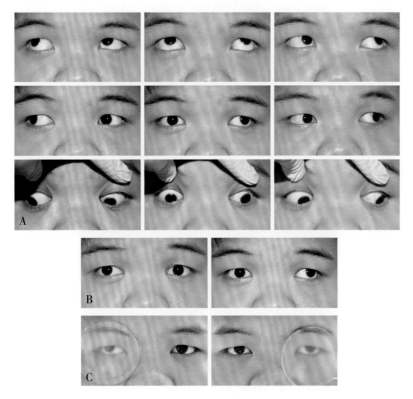

图 8-6　Helveston 综合征：患者男，20 岁。自出生双眼外斜。检查：OD：Vod 0.6（+3.25DS−2.25×5°）→0.8；Vos 0.6（+3.00DS−1.25×180°）→0.8。右眼注视，左眼外斜 25°~30°，左眼注视，右眼外斜 20°~25°（图 A，图 B），可交替注视。三棱镜遮盖法正前方 XT35PD，上方 35PD，下方 42PD（远距离）。双眼轻度水平性眼球震颤。眼球运动：双眼内下转亢进 +1（图 A），半透明板遮盖任一眼该眼均出现明显上漂，DVD 定量双眼均为 12PD（图 C），眼底照相：双眼均轻度内旋转斜（图 D）。右眼外直肌后退 6mm，左眼外直肌后退 8mm+ 双眼上直肌后退 8mm 术后第 1 天，双眼正位，遮盖试验示轻度外隐斜（图 E，图 F），眼球运动正常，半透明板下双眼均轻度上漂（图 G），眼底照相双眼无内旋（图 H）

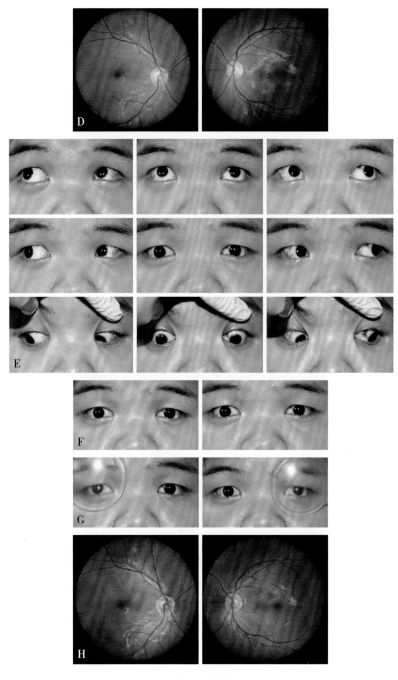

图 8-6(续)

要与之相鉴别的其他病变如原发性下斜肌功能亢进、间歇性外斜视和上斜肌麻痹等都是我们每天可能遇到的常见疾病,稍不注意,即使是有一定经验的医生也会出现误诊误治。

1. **原发性下斜肌功能亢进**　DVD 患者当向患眼内上方转动时,由于鼻子的遮挡会发生上漂(上斜),极易与原发性下斜肌功能亢进相混淆,尤其当两者同时出现时,准确诊断十分困难(图 8-7)。以下特点有助于鉴别:

(1) DVD 患者的遮盖眼上斜见于外转、第一眼位、内转时;下斜肌功能亢进只在内转时上斜,在外转时不出现上斜。

(2) 当患者为下斜肌功能亢进时,如要求患者以下斜肌亢进的眼向内上方注视时,对侧眼的上直肌常表现为继发不足(下斜视);DVD 患者则不会有此现象,相反,对侧上直肌常表现为"亢进"(上斜视)。

(3) 下斜肌功能亢进患眼眼底照相有明显的外旋,而 DVD 没有外旋(表 8-1)。

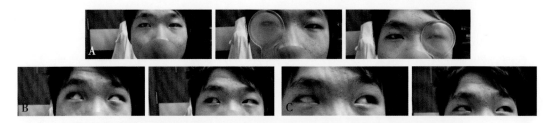

图 8-7　易误诊为下斜肌亢进的 DVD 患者：图 A：原在位无明显斜视（左 1），半透明板下左（右 1）右（中图）眼均出现上漂和外漂，诊断为双眼 DVD 和 DHD；图 B，图 C：双眼内上转不亢进（图 B 和图 C 右图），但当鼻部阻挡注视目标时，出现内上转假性亢进，类似于下斜肌功能亢进（图 B 和图 C 左图）

表 8-1　DVD 与原发性下斜肌功能亢进的鉴别要点

鉴别要点	DVD	原发性下斜肌功能亢进
上斜部位	内上、正上、外上方均上斜	内上方上斜
上斜度的变化	经常变化	较稳定
旋转斜	无	外旋
歪头试验	阳性或阴性	阴性
眼球震颤	常有	常无
合并 V 征	无	有
患眼向内上方注视时	对侧眼常上斜	对侧眼常下斜

2. 间歇性外斜视　间歇性外斜视与 DHD 都表现为有时外斜，有时正位，且斜度都变化不定和两者可以同时存在，临床上容易混淆。①DHD 患者双眼外斜不对称，做三棱镜遮盖试验时，如先中和右眼的外斜后，左眼可能出现了内斜；如先中和左眼的外斜，则右眼还有外斜，任何一种都称之为"三棱镜中和试验阳性"。间歇性外斜视患者不会出现这种情况，即三棱镜中和试验阴性。②DHD 常同时合并有 DVD、DTD 和眼球震颤，可有代偿头位和歪头试验阳性等表现。间歇性外斜患者多数没有这些表现。③DHD 的主要特点是双眼外斜度不对称，遮盖后出现外斜的时间较慢，若自发出现外斜，则外斜度变化大；而间歇性外斜视则左右眼注视时双眼外斜度一样，遮盖后出现外斜快，若自发出现外斜，则外斜度基本一致（表 8-2）[3]。

表 8-2　DHD 与间歇性外斜视的鉴别要点

鉴别要点	DHD	间歇性外斜视
左右眼分别注视时的外斜度	不一样	一样
遮盖后外斜出现的速度	慢	快
自发出现的外斜度变化	变化大	基本一致
三棱镜反转注视试验	阳性	阴性
合并眼球震颤	常有	常无
合并 DVD/DTD	常有	常无
合并代偿头位	常有	无
Bielschowsky 现象	有	无

3. 上斜肌麻痹　上斜肌麻痹尤其是先天性上斜肌麻痹表现为一眼高，内上转亢进和歪头试验阳性，DVD 患者也具有这些特点。主要不同在于：①上斜肌麻痹不会出现遮盖一眼的缓慢上漂；②上斜肌麻痹主要为内上转亢进，而 DVD 内上，正上和外上转都亢进；③部分 DVD 患者的歪头试验阳性表现为头歪向

一侧肩后，另一侧眼的缓慢上转，且遮盖后加重，这显然与上斜肌麻痹的不同；④上斜肌麻痹患者眼底照相有明显的外旋，DVD 患者则没有；⑤（与原发性下斜肌亢进一样）当患者以麻痹眼（下斜肌亢进的眼）向内上方注视时，对侧眼的上直肌常表现为继发不足（下斜视）；DVD 患者则表现为对侧上直肌为"亢进"（上斜视）（图 8-8）。

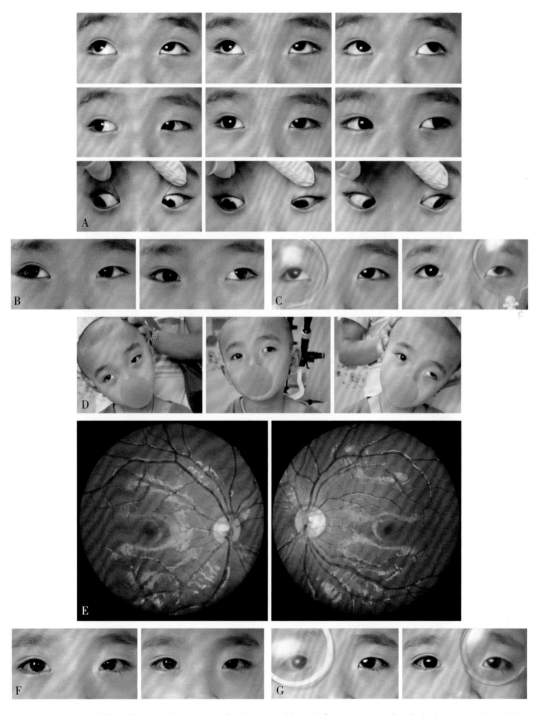

图 8-8　婴幼儿外斜视并 DVD（OU），易误诊为双眼上斜肌麻痹：患儿男，5 岁，自出生双眼交替向外偏斜（父母未主诉患儿上斜），未予治疗。Vod 0.5（+3.25DS−0.50×5°）→0.7；Vos 0.5（+3.50DS−0.75×5°）→0.7。检查：双眼交替性外斜 50PD（近距离），XT45PD（远距离），无 A-V 征，眼球运动正常（图 A，图 B）；远近立体视觉：均无。半透明板下，双眼均有上漂；DVD 定量：双眼均为 8PD（图 C），歪头时显示头歪向右肩时验时，右眼上斜，头歪向左肩时，左眼上斜（图 D，类似于双眼上斜肌麻痹）。但眼底照相显示双眼无外旋（图 E）。经双眼外直肌后退 9mm 术后第 1 天，双眼正位（图 F），半透明板下双眼上漂好转（图 G）

【治疗】

前已述及,DSC通常无症状,患者很少主诉有复视。如患者上斜明显,保守治疗的效果有限,多数需要手术治疗,手术治疗的指征是DVD的上斜量≥10PD;但大多数患者的上斜度小,无碍外观,通常不需要手术。无论采用哪种手术方法治疗DSC,都只是改善而不能完全消除DSC,这一点一定要在手术前和患者沟通讲透。

手术方法:

(1) DVD多选择作上直肌减弱术(上直肌后退)。如术后上漂仍明显则选择下直肌缩短或上直肌后固定缝线术,上直肌后固定术由于在较深的部位手术,较少应用。由于DVD多为双眼不对称性,一般选择双眼不对称的上直肌后退术,如只做单眼上直肌后退术,术后常会出现另眼明显上斜。部分作者喜欢作大度数上直肌后退(7~10mm),笔者经验是,大度数的上直肌后退效果较好。较常规的上直肌后退量为:上斜10PD以下不手术;上斜10~15PD,后退6~7mm;上斜15~20PD,后退8~9mm;上斜21~30PD,后退10~11mm。

当患者表现为单眼注视时(一眼视力很差),也可以只做非注视眼上直肌后退,但也应慎重,因为上直肌后退容易导致新的术后垂直斜视。此时,上直肌后退量应减少:上斜10~15PD后退5mm;上斜15~20PD后退6~7mm;上斜21~30PD后退8~9mm。

(2) 对同时有DVD和下斜肌功能亢进的患者,应选用下斜肌前转位术(anterior transposition of the inferior oblique muscle),这种术式既可改善DVD,又可消除下斜肌功能亢进。只做下斜肌单纯减弱术的效果不好。近来,下斜肌前转位术的应用逐渐增多,且无论术前是否合并有下斜肌功能亢进都可应用。而且,如果患者为单眼DVD,这一术式比上直肌后退术更安全,术后不容易并发垂直斜视。笔者的经验是,当DVD的上斜量达15~20PD时,应使下斜肌转位后向下拉的力量更大一点,缝合时其位置宜偏向鼻侧端,使之缝合后"更紧",甚至可缝合到下直肌止端颞侧上方1mm。下斜肌转位到下直肌颞侧止端旁后,支配下斜肌的神经血管束能像条索一样牵拉下斜肌,阻止眼球上漂。近年来,有学者做下斜肌鼻侧前移位矫正DVD,也得到了较好的效果。

对于双眼不对称DVD患者,学者们选择做不对称的双眼上直肌后退术的效果较一致;而各位学者对选择做不对称的下斜肌前转位术的效果则变化较大(有不一致的效果)。术前眼底照相显示的旋转斜视对选择上直肌后退,还是下斜肌前转位术也有参考意义:如果术前为内旋,宜做上直肌后退术;如果术前为外旋,宜做下斜肌前转位术。

(3) DHD患者则选择外直肌后退术,按常规的共同性外斜视量效关系给予矫正。术后仍外漂者再选择内直肌缩短术。当患者同时有共同性内斜视和DHD时,斜视手术宜慎重,必要时可选择双眼内直肌后退治疗内斜,一眼外直肌后退治疗DHD。

(4) DSC患者除常见的表现为DVD(上漂)和DHD(外漂)以外,少数患者还可表现为下漂(下斜)和内漂(内斜),这时可考虑做患眼的下直肌后退术和内直肌后退术。不过,当患者既有上漂又有下漂的表现时,手术也要十分慎重。

评估DSC患者的手术效果时,至少要到术后2~6个月检测才比较客观。术后数天内由于患者眼部疼痛和不适,检测时常常显示DVD和DHD不明显了,事实上,随着眼部红、肿、痛的消退,DVD和DHD又会出现。

尽管DVD的手术治疗有多种选择,但是至今为止仍不清楚哪种方法最有效,还缺乏严格的标准的临床随机对照研究来分析各种手术方法的安全性和有效性[4]。

DVD的手术并发症常见的有:①上直肌后退术后出现上睑退缩。我们的经验是做上直肌后退术中(尤其是大度数后退)应充分分离上直肌与提上睑肌之间的联系,一般要分离到上直肌肌止后15~20mm。②出现新的垂直斜视,特别是只做单侧上直肌后退的患者。③出现新的旋转斜,尤其是当上直肌的手术造成上斜肌处瘢痕形成的患者。④下斜肌前转位术的患者可能发生下睑轻度肿胀,轻微地影响外观。⑤下斜肌前转位术的患者还可出现抗上转综合征,即术眼外上转障碍。

DVD最常见的术后并发症为DVD再发。DVD再发可通过上直肌的再后退,或下斜肌的再前移手术治疗,但这种手术的效果难以预测。多数医生选择首次未手术的上转肌:如原来做的是上直肌后退术,则第二次做下斜肌前转位术;如原来做的下斜肌前转位术,则第二次做上直肌后退术。少数学者第一次即做上直肌后退 + 下斜肌前转位术,这种术式容易造成术眼上转受限和下斜视,一般不要采用。当然,我们还可选择下直肌缩短术或上直肌后固定缝线术治疗。实际上,所有减弱上转肌和加强下转肌的手术都可治疗 DVD。

DSC 患者也可非手术治疗。同时有弱视的患者,积极的弱视治疗恢复弱视眼的视力有利于 DSC 眼位的控制。负镜刺激调节,并减少隐性眼球震颤也可加强控制眼位的上漂。不伴有共同性水平斜视的患者,可以通过双眼单视功能的训练(如去抑制、融合功能和立体视觉训练等)减少或消除 DSC 的发生。又比如无双眼视觉的婴儿性内斜视术后,水平位无偏斜,但有 DVD,以左眼明显,平常以右眼作为注视眼,我们只要嘱患者戴一副使右眼视力下降一点的远视眼镜(+2.00D 已足够)从而变左眼为注视眼即可。然而,对成年人而言,改变主导眼会影响患者视物的质量,部分患者感觉不适应,类似于吃饭时,一般人都用右手抓筷子,如果突然要求用左手,都会很不适应。

至于 Helveston 综合征的治疗,过去我们认为外斜 A 征按常规的外斜矫正术 + 上斜肌减弱术(如上斜肌延长术或上斜肌断腱术等),而 DVD 则按上直肌后退术治疗即可。事实上,Helveston 综合征的治疗个体差异很大,需考虑以下情况:①如果外斜度大,需要三条直肌手术,且 A 征和 DVD 都很明显,则需要分次手术,因为一只眼一次不能做三条直肌的手术。可以先矫正 A 征和 DVD,做双眼上直肌后退 + 双眼上斜肌减弱术,然后二期做外斜矫正,这种选择的优点是先治疗不易控制的旋转垂直斜,后治疗手术容易控制的外斜视,缺点是患者自觉第一次手术后的效果不太明显,仍然存在明显的大度数外斜视;也可以先做外斜矫正,后做 A 征与 DVD 矫正,这种选择的优点是第一次术后患者自觉外观明显改善,甚至不需要再做第二次手术,缺点是先治疗手术容易控制的外斜视,后做不易控制的旋转垂直斜视。②如果外斜度可通过两条外直肌后退术矫正,则宜一次手术治疗,做双眼外直肌后退 + 双眼上直肌后退 + 双眼上斜肌减弱术。③这个病的表现差别很大,如果 A 征和 DVD 较轻微,可以只做外斜矫正术。④同样,如果 A 征不明显,也可以只做外斜矫正和 DVD 矫正。⑤对成人患者,如果手术的目的是改善外观,这时要分析患者是哪方面的外观需要治疗,是外斜还是上漂,从而选择适当的矫正方式。我们对部分成人患者只做了外斜矫正术,术后 DVD 和 A 征都有明显的减轻,其机制不明,患者十分满意。

(颜建华)

参 考 文 献

1. Christoff A, Raab EL, Guyton DL, et al. DVD—a conceptual, clinical, and surgical overview. J AAPOS, 2014, 18 (4): 378-384.

2. Ghadban R, Liebermann L, Klaehn LD, et al. Relative roles of luminance and fixation in inducing dissociated vertical divergence. Invest Ophthalmol Vis Sci, 2014, 56 (2): 1081-1087.

3. Brodsky MC. Dissociated horizontal deviation: clinical spectrum, pathogenesis, evolutionary underpinnings, diagnosis, treatment, and potential role in the development of infantile esotropia (an American Ophthalmological Society thesis). Trans Am Ophthalmol Soc, 2007, 105: 272-293.

4. Hatt SR, Wang X, Holmes JM. Interventions for dissociated vertical deviation. Cochrane Database Syst Rev, 2015 (11): CD010868.

第九章

麻痹性斜视

麻痹性斜视(paralytic strabismus)是指有眼外肌和/或支配眼外肌的脑神经、神经核、核间、核上性等病变,导致眼球运动受限的一类斜视。它与共同性斜视的鉴别诊断很重要。这一方面有利于治疗方法的选择,另一方面因为麻痹性斜视常伴脑部、眶部、鼻窦等影响神经系统和肌肉的病变,诊治麻痹性斜视时,必须注意全身和眶内情况,避免如脑内和眶内肿瘤等致命性疾病的漏诊。新近出现的单一眼外肌麻痹性斜视诊断不难,根据麻痹肌运动方向作用力不足,复视,用麻痹眼看时斜度加大,不正常头位等很容易作出诊断。但对某些先天性或长期患病和多条眼外肌麻痹者,有时候准确诊断很困难。

第一节　麻痹性斜视的临床特点

1. **麻痹性斜视发生突然,患者常因复视就诊**　麻痹性斜视对眼外肌平衡的影响很大,不仅影响麻痹眼,对非麻痹眼也有影响。麻痹性斜视一般经历以下几个阶段。第一阶段:斜度最大方向在麻痹肌作用方向,例如右眼上斜肌麻痹,右眼上斜度在向左下方向注视时(右上斜肌作用方向)最大。第二阶段:出现直接拮抗肌的过强与挛缩(constracture)。例如右眼上斜肌麻痹,右眼上斜不只限于左下方向,可能整个左半侧都有,且斜度差别不大,甚至患者向左上注视时(右下斜肌作用方向),斜度更明显。麻痹性斜视最大特点之一是,直接拮抗肌的过强与挛缩可能超过麻痹肌的不足,且可持续很长时间。第三个阶段:出现健眼配偶肌的亢进和配偶肌的拮抗肌的运动不足。如右上斜肌麻痹,最后会出现左眼下直肌的亢进和左眼上直肌的不足,斜度可扩展到整个视野,并逐渐变为共同性,左右眼注视时斜度差别亦不大。例如右上斜肌麻痹,其右上斜在第一眼位,左转、右转都有,且斜度可基本一致。

不是所有麻痹性斜视都从开始阶段发展到最后阶段。偶然拮抗肌并不亢进,斜视仍限于麻痹肌作用方向。然而大部分在数周或数月至数年逐渐变为共同,斜视扩展到整个视野。

2. **单眼与双眼运动**　眼球运动受限是麻痹性斜视的主要症状之一,麻痹眼向麻痹肌作用方向运动受限。新出现的麻痹性斜视,仔细的单眼运动(duction)检查与双眼运动(version)检查即可确定麻痹肌。内、外直肌麻痹很容易发现,垂直肌由于每眼有一对上转肌与一对下转肌,不容易分清哪一条肌肉麻痹。此时应在内转或外转位令患者随视标向上或向下转,按照六个诊断眼位(右上方、右侧、右下方、左上方、左侧、左下方)检查垂直方向的眼球运动,以分析麻痹肌。新近发生的麻痹性斜视,单眼运动检查时哪一方向不足即可诊断是哪一条肌肉麻痹。如右眼外直肌麻痹时,右眼单眼运动检查显示右眼外展不足。然而,由于患者可通过最大的神经支配克服麻痹肌的肌力不足,眼外肌不全麻痹时单眼运动可能正常。即右眼外直肌不全麻痹的患者,由于右眼外直肌最大的神经支配,单眼运动检查时,右眼外转可正常。此时,更有意义的是作双眼运动检查。当患者用右眼作注视眼则右眼外转正常,配偶肌左眼内直肌功能亢进;当患者以左眼作为注视眼则左眼内转正常,右眼外转不足。

直接拮抗肌的挛缩不但掩盖原麻痹肌的不足,而且影响对侧眼的运动平衡,当患者用麻痹眼作注视眼时这种情况很常见。因为直接拮抗肌需要更少的冲动来保持麻痹眼的平衡,根据 Hering 定律,直接拮抗肌的配偶肌也接受较少的冲动,从而表现出不足,这时难以鉴别哪一眼是麻痹眼。如右上斜肌麻痹,患者以右眼为注视眼,下斜肌功能亢进,当患者向左上方注视时,下斜肌需要少于正常的冲动,这时左上直肌也接受较少的冲动而呈现不足,类似于左上直肌麻痹,这时可用歪头试验来鉴别。

3. **斜度测定**　尽管单眼运动与双眼运动检查可初步定性诊断哪一条肌肉麻痹,但各诊断方向,左右眼注视时分别定量测定其斜视度更易分清哪条肌肉麻痹,并可分析肌肉麻痹的程度,有利于疗效与预后评估。我们常用同视机作九个方位左右眼分别注视时的斜度测定,即先以一眼注视时检查另一眼正前方,向右侧,向左侧,正上方,右上方,左上方,正下方,右下方,左下方九个方向 15° 位置的斜度;然后以另一眼注视按同法检查。

分析要点:

(1) 用哪一眼注视时检查的斜度大,则该眼为麻痹眼(即第二斜视角大于第一斜视角,麻痹眼注视时斜度大)。

(2) 按六个诊断眼位分析向哪一方向注视时的斜度最大,则为哪一条肌肉麻痹(即向麻痹肌作用方向注视时其斜度最大)。注意水平肌麻痹时应分析水平方向的水平斜度,垂直肌麻痹时应分析垂直方向的垂直斜度差异。

(3) 各个位置斜度相差 3°~5° 即有意义。

分析由于复视引起的视功能损害时可作双眼单视野检查(binocular single vision,BSV),即评估患者双眼注视时无复视的视野大小。这不仅对分析病情,评估预后,而且也是患者视功能评估的法律依据。

垂直旋转肌的麻痹无疑会引起旋转性斜视。当患者以麻痹眼作为注视眼时,正常眼会出现旋转性斜视,诊断时需注意,因此,我们习惯于以双眼旋转斜度的总和作为测量值。

4. **歪头试验(Bielschowsky 歪头试验)**　由于垂直直肌与斜肌麻痹时,上下转各有两条眼外肌的作用,临床上有时难以区分是哪一条肌肉麻痹,Bielschowsky 歪头试验则有助于鉴别是哪一条肌肉麻痹。这一试验对垂直直肌及斜肌都适用,但以斜肌麻痹较明显,因为直肌麻痹时斜肌的上下转作用较弱,而斜肌麻痹时直肌的上下转作用较强。

以 Parks 三步法分析歪头试验是一个临床上很实用的常用诊断方法,现介绍如下:

第一步:双眼在原在位时是右眼还是左眼上斜。如果右眼高于左眼,则只能是右眼下转肌受累(右下直肌,右上斜肌)或左眼上转肌受累(左上直肌,左下斜肌)。这样,麻痹的肌肉就限制在此四条肌肉上。

第二步:当双眼向水平方向即右转或左转时,观察向哪一方向转动时其上斜程度加大。这样可将麻痹肌限制在两条肌肉上。如向左转时右眼上斜度加大,则为右眼上斜肌或左眼上直肌麻痹。因为向左转时除水平肌外是右眼斜肌与左眼直肌处于最大作用方向。同理,如向右转时右眼上斜加大,则为右眼下直肌或左眼下斜肌麻痹。

第三步:是向右肩还是向左肩歪头时垂直斜度增加。如上所述,向左转时右眼上斜度增加,如头向右肩倾斜时左眼不动,右眼自下向上移动则为右上斜肌麻痹。因为当头向右肩倾时,姿势反射要求两眼的垂直子午线反射性地保持在垂直位置上,此时将出现一系列的眼位调整运动:右眼内旋肌使右眼向内旋,左眼外旋肌使左眼向外旋。如左眼不动,右眼自下向上移动,则说明左眼外旋肌是正常的,而右眼的内旋肌有问题。右眼的内旋肌是右眼上直肌与上斜肌,当上斜肌麻痹时,内旋靠上直肌,上直肌同时有上转作用,故右眼自下向上移动(此时无内旋时正常的上斜肌向下转的对抗作用)。同理,如头向左肩倾时则右眼外旋左眼内旋,此时右眼外旋肌正常,不会出现上下移动;左眼则会出现自上向下移动,因为左眼上直肌麻痹,内旋靠上斜肌的作用,而上斜肌同时有下转作用,将左眼自上向下转动。但由于斜肌的上下转作用不如直肌作用明显,以斜肌麻痹时歪头试验较明显。

临床上,有时凭肉眼观察向右肩或左肩歪头时垂直斜度的差别不容易,这时宜通过向左肩和向右肩歪头时三棱镜遮盖试验检查垂直斜度,垂直斜度差别≥5PD即具有临床鉴别意义。另外,检查时嘱患者头歪向右肩或左肩时,下颌稍内收一点,这样更容易发现歪头试验的阳性结果。

限制性斜视的患者不能用 Parks 三步法进行检查和诊断,否则会出现假阳性和假阴性结果。Parks 三步法也不适用于两条或以上的眼外肌麻痹,多条眼外肌的麻痹十分复杂,相互之间有协同和拮抗的影响,难以准确分析。

5. 代偿头位 大部分麻痹性斜视患者习惯于将头位放在能避免麻痹肌作用的方向,即头位常置于使麻痹肌接受最少收缩冲动的位置,从而消除或减少水平、垂直或旋转复视和维持双眼单视功能。例如右外直肌麻痹,面部转向右侧,双眼向左侧注视;上斜肌麻痹时,头歪向健侧肩膀,下颌内收,面部转向患侧。但少数患者其代偿头位转向相反方向,以增加复像距离或利用鼻子作为遮盖物。也有患者用代偿头位来维持异常视网膜对应导致的异常融合功能。

总之,有代偿头位时应想到可能有麻痹性斜视。但仅根据代偿头位的姿势并不能准确诊断是哪一条肌肉麻痹,即代偿头位的诊断意义不大。通常,斜肌麻痹时,代偿头位的方向是头歪向低位眼肩膀,如右眼上斜肌麻痹时,右眼高于左眼,头歪向左肩;右眼下斜肌麻痹时,右眼低于左眼,头歪向右肩。但垂直直肌麻痹时却不一致,头可以歪向高位侧或低位侧。

眼性代偿头位必须与颈椎、胸锁乳突肌等颈部疾病所致的头位异常区别。临床上我们经常见到麻痹性斜视患者在外科作了胸锁乳突肌手术,术后代偿头位无改善。表 9-1 列出了两者的鉴别要点。

表 9-1 先天性颈肌性斜颈与眼性斜颈的鉴别诊断

项目	颈肌性斜颈	眼性斜颈
年龄	出生 6 个月内发生	很少在 18 个月内发生
头位	被动转动或自行正位困难	易被转到正位或可自行转正位甚至相反方向
颈肌	胸锁乳突肌僵硬	无
视力	正常	复视(头位正时或转向相反位时)
遮盖试验	不影响	遮盖麻痹眼后头位正常(除非长期头位异常已引起继发性颈部肌肉等改变)
眼位	正位	垂直性斜视
眼球运动	正常	受限

注意,手术矫正麻痹性斜视后,代偿头位可以仍然存在,因为长期代偿头位可继发颈部骨骼和肌肉的挛缩与硬化。因此,有代偿头位的麻痹性斜视应尽早手术矫正。术前遮盖一眼后如果代偿头位消失,则术后代偿头位的矫正效果好;术前遮盖一眼后如果代偿头位不变或仅部分好转,则术后代偿头位的矫正效果不好。

6. 视力与双眼视觉 麻痹性斜视不像共同性斜视那样容易发生双眼知觉异常。大部分患者能在麻痹肌作用的反方向维持正常双眼单视,从而避免深度双眼知觉异常的发生。另外,斜视的非共同性使斜度不稳定,而斜度稳定是建立异常视网膜对应的前提。知觉异常在麻痹性斜视通常只限于先天性与出生后早期麻痹者。前已述及,麻痹性斜视会逐渐变为共同性,所以早期发生的病例以后会逐渐出现弱视,单眼抑制,不正常视网膜对应等知觉异常。

如果早期发生的病例其斜视仍为麻痹性,麻痹肌作用方向的复视可能由于局部抑制而消除。这种局部抑制只在向麻痹肌作用方向运动时发生。例如,右眼外直肌麻痹,其抑制只出现在原在位与向右转时,左转时会有正常的双眼视觉。

麻痹性斜视引起的弱视只有在早期发病者与任何注视方向都不能维持双眼视时才发生。有些患者用麻痹眼作为注视眼以增加复视距离,这时非麻痹眼可能成为弱视眼,因此,弱视眼不一定就是麻痹眼。

某些情况下,眼球运动的限制会造成不同注视方向视力不一致。例如,右眼外转麻痹,视力检查会出现原在位与内转位正常,外转位下降。很显然,外转困难影响了向外转时的中心凹注视,患者只能用鼻侧周边部分视网膜注视,视力当然会下降。

临床上经常见到部分患者相当一段时间内通过代偿头位以维持某些方向的正位和双眼单视,随着年龄的增长,双眼融合功能下降,斜视增大,这时代偿头位可能消失。患者会认为病情好了,其实这是双眼单视功能下降和病情加重的表现。

7. 神经源性与肌源性或机械限制因素性麻痹性斜视的区别　区分神经源性与结构异常引起的运动限制如眼外肌,结膜,Tenon囊引起的限制因素非常重要。例如外直肌麻痹引起的外展受限,但累及内直肌的机械因素如内直肌挛缩或纤维化,甲状腺相关眼病的内直肌肥厚,眼眶内壁骨折使内直肌嵌顿,结膜与Tenon囊的瘢痕等都会影响眼球外转,与外直肌麻痹的表现类似,但两者的治疗完全不同。外直肌麻痹如果不伴有内直肌挛缩的治疗为加强麻痹肌的功能;相反,如果为限制因素则先应排除限制因素,如果此时用加强麻痹肌的方法不仅不能矫正外转功能,还会造成睑裂变小和眼球后退等后果。

被动转动试验(forced duction test)是一种常用、简单和有效的鉴别麻痹性与限制性因素所致眼球运动障碍的诊断方法。操作方法如下:患者结膜表面麻醉后,以有齿镊夹住角膜缘处球结膜及巩膜浅层组织,牵拉眼球向受限方向转动,同时感受转动眼球时的抵抗力。如要区别外直肌麻痹与内直肌部位机械因素引起的外展不能,被动转动眼球向颞侧,如果无抵抗力,则为麻痹性;如果有抵抗力,则为机械因素。

有时,直肌的球后粘连也可引起被动转动试验阳性,而且这种被动转动试验可能与通常的结果相反。如我们对一例左眼侧壁开眶术后并发内斜视的患者检查时发现左眼被动转动向外转抗力很大,向内,向上和向下转动的抗力正常,一般会考虑为内直肌纤维化和直肌周围的粘连等限制因素,但实际上手术探查证实为外直肌球后粘连引起。因此,斜视手术医生也要注意这种特殊情况。

操作注意点:

(1) 操作时,不要压迫眼球向后,否则会造成假阴性结果,且患者可能发生眼心反射。

(2) 局麻时,宜嘱患者向被动转动方向注视,否则会有患者主动收缩造成的假阳性结果。小儿全麻时其检查结果最可靠。

麻痹肌肌力的估计:

被动转动试验时,还可以同时估计麻痹肌的肌力。如外直肌麻痹,当眼从内转位向中线转动时,可能为内直肌放松所致,也可能为外直肌主动收缩引起,如何区分? 方法是:用镊子抓住眼球置于内转位,嘱患者向外侧注视,如果感觉到有收缩力,则表明外直肌尚有部分功能。这一方法也称为被动收缩试验(Forced generation test)。被动收缩试验临床上应用较少,通常的眼球运动检查基本上可估计到麻痹肌的肌力大小。

另外一个鉴别麻痹性与限制性斜视的方法是眼位改变时的眼压升高:限制性斜视时,当眼球转向受限肌反方向时眼压升高。如甲状腺相关眼病的限制性下斜视,受累肌为下直肌纤维化,患眼下斜,上转受限,当眼球转向正前和上方时,眼压升高。而麻痹性斜视不会改变眼压。

睑裂变化和眼球后退也有助于鉴别麻痹性与限制性斜视:当患眼向限制性斜视反方向转动时,因为受累肌的限制作用,加上拮抗肌的收缩,有时会出现睑裂变小和眼球后退。而麻痹性斜视不会出现这种变化,相反,当向麻痹肌方向注视时,由于麻痹肌的无力和拮抗肌的神经冲动也减少,会出现轻微的睑裂变大和眼球突出。

临床上仔细观察眼球的快速扫视运动也可分辨麻痹性与限制性斜视:直肌功能正常是快速扫视运动的基本前提,当直肌麻痹时,患眼无法产生快速扫视运动,只能向直肌作用方向缓慢转动;而限制性斜视则表现为起动正常但很短暂的快速扫视运动,即在遇到限制因素时,快速扫视运动突然停止,类似于"绳索上的狗(dog on a leash)"(图 9-1)。

8. 先天性与后天性麻痹性斜视的鉴别　一旦麻痹性斜视的诊断成立,区别先天性与后天性具有重要意义。因为先天性或已有许多年麻痹性斜视病史者,不必要作全身与神经系统的进一步检查。而后天性者必须进一步检查,以查明病因。

然而,要正确区分两者有时不容易。尤其当患者可长期通过代偿头位及融合机制控制正位时,难以确定发病年龄。这时通过以前患者的照片发现代偿头位的时间具有重要意义。两者的鉴别诊断见表 9-2。

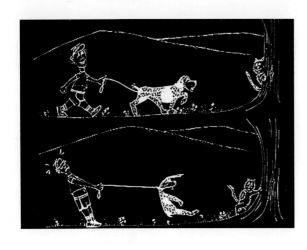

图 9-1 绳索上的狗（dog on a leash）：绳索为限制因素，在未遇到限制之前，狗追猫的起始速度不受影响；一旦遇到绳索，追猫活动马上停止。（From Wright KW. Thompson LS.Handbook of Pediatric Strabismus and Amblyopia,2006:328）

表 9-2 先天性与后天性麻痹性斜视的鉴别诊断

项目	先天性或久发病例	新发病例
复视	少有	常有
影像倾斜	无	滑车神经麻痹者常有
弱视	可有	无
共同性	可变为共同性	无
代偿头位	遮盖麻痹眼后可存在	遮盖麻痹眼后消失
面部不对称	可有	无
直接拮抗肌挛缩	可有	无
异常投射	无	有
过去照片	可能有代偿头位	无

综上所述，麻痹性斜视是与共同性斜视性质完全不同的一类斜视，两者的鉴别诊断非常重要，详见表9-3。

表 9-3 麻痹性斜视与共同性斜视的鉴别诊断

项目	麻痹性斜视	共同性斜视
起病	常突然发生,也可逐渐或先天性	常为逐渐发生或为先天性
起病年龄	任何年龄	常为儿童期
头部外伤史	常有	常无
第二斜视角 > 第一斜视角	有	无
复视	有	无
异常视网膜对应,弱视等	少有	常有
眼球运动	受限	正常
共同性	只晚期有	常为共同性
头位	不正常	一般正常
旋转斜	常见	少见,A-V 征除外
神经系统或全身疾病	可能存在	通常无
异常投射	新近患者常有	无

第二节　单条眼外肌麻痹

麻痹性斜视可由于肌性、神经肌肉接头、周围神经、神经核或核上性病变等引起。其中肌性包括肌肉本身如肌炎或肌纤维化和机械因素如多次手术后瘢痕形成,眼外肌挫伤,眼外肌外伤性或手术源性断裂迷失,眼眶骨折所致的眼外肌陷入等。另外,还有肌肉发育不全或先天性眼外肌缺如等。

眼外肌麻痹中,以第六对脑神经(展神经)麻痹最常见,其次为第四对脑神经(滑车神经),第三对脑神经(动眼神经)麻痹最少见。第三对脑神经支配的眼外肌中,以上直肌麻痹最常见,其次为下直肌,内直肌,而下斜肌单独麻痹者最少见。由于动眼神经支配多条眼外肌的运动功能,无论病变发生于神经核或神经干,均会引起多条眼外肌的功能障碍。所以,如临床上遇到动眼神经支配的单一眼外肌麻痹,应注意详细检查眼球运动,比较每对配偶肌的功能,以便决定除此肌肉功能障碍外,同一神经支配的其他肌肉是否有功能不足,临床上确实为动眼神经支配的单一肌肉麻痹者,其病因可能是先天性或后天性,后天性者以外伤和重症肌无力较多见。因此,后天性单一动眼神经支配的眼外肌麻痹时,应作新斯的明试验或腾喜龙(Tensilon)试验,以排除重症肌无力。

一、上直肌麻痹

【临床特点】

1. 单独上直肌麻痹很少见,大部分为先天性,后天性以外伤或手术源性多见。

2. 健眼注视时,麻痹眼下斜;麻痹眼注视时,健眼上斜,此时的上斜度(第二斜视角)大于健眼注视时麻痹眼的下斜度(第一斜视角)。

3. 主要影响患眼的外上转功能,原在位上转功能只部分受到影响,新发病例内上转转动正常,但长期病例内上转亦受影响(当患者的外上转、原在位上转和内上转功能一样受影响时,称之为双上转肌麻痹)。

4. 常有同侧下直肌和对侧下斜肌的功能亢进。

5. 眼底照相或双马氏杆检查显示有小度数外旋,外旋程度没有上斜肌麻痹者大。

6. 常有代偿头位,大部分患者头倾向健侧肩膀(也有倾向患侧肩膀者),下颌上举,以代偿患眼上转的不足。

7. 完全麻痹者 Bell 现象消失。

8. 上直肌麻痹可以与提上睑肌麻痹同时存在,所以先天性上睑下垂患者要常规检查上直肌的功能与Bell 现象,如果上转功能受限,则上睑下垂手术应慎重,以免造成暴露性角膜炎或溃疡等。另外,也要注意上直肌麻痹引起的假性上睑下垂,因为当眼球上转时,上睑上提,下转时上睑降落,当上直肌麻痹引起眼球下斜时,会出现假性上睑下垂(当健眼为注视眼时)。鉴别的方法是,嘱患者用麻痹眼注视,这时上睑下垂消失(表明提上睑肌肌力正常),健眼明显上斜。

【鉴别诊断】

一侧上直肌麻痹容易与另一侧的上斜肌麻痹相混淆,两者都表现为垂直斜伴外旋、代偿头位和歪头试验阳性,眼球运动检查也很类似,主要区别是歪头试验:上斜肌麻痹患者头歪向患侧时,患眼明显上斜;上直肌麻痹患者头歪向患侧时,患眼下斜,且下斜的程度较轻。另外,上直肌麻痹少见,外旋程度较轻;而上斜肌麻痹常见,外旋程度较重。其他还需要鉴别的有以下疾病:

1. Brown 综合征　两者都是患眼上转障碍,但与上直肌麻痹的患眼外上转障碍不同,Brown 综合征表现为患眼内上转障碍,且被动转动试验内上转有明显抗力。即 Brown 综合征为限制性的患眼内上转障碍,而上直肌麻痹为麻痹性的患眼外上转障碍。

2. 双上转肌麻痹(或称单眼上转障碍,monocular elevation deficiency)　这类患者表现为内上转、正上转和外上转都同等程度受累,部分学者认为双上转麻痹本身就是上直肌长期麻痹的结果。

3. 下直肌纤维化　单独的先天性下直肌纤维化类似于上直肌麻痹,亦表现为患眼下斜视和上转障碍,但纤维化患者被动转动试验显示患眼上转有明显抗力,眼眶 CT 扫描有时会显示下直肌后段肥厚。

4. 下斜肌部分切除术后粘连综合征 有下斜肌手术史,被动转动试验上转亦有一定的抗力可帮助鉴别。

5. 重症肌无力 重症肌无力患者可表现为单独的上直肌麻痹,但该病眼位和眼球运动有明显的变化,有晨轻晚重和疲劳试验阳性等易于鉴别。

6. 下直肌肌炎型炎性假瘤 当下直肌肌炎患者表现为下直肌限制因素时,其眼位和眼球运动可类似于上直肌麻痹,但 CT/MRI 会显示下直肌肥厚(肌腹和肌腱都肥厚),可有下方肌止处结膜局限性充血,患眼酸痛等炎症表现,全身口服糖皮质激素后明显好转等。

7. blow-out 眶底骨折 仔细询问外伤史,眼眶冠状位 CT 检查可显示眶底骨折和下直肌等眶内组织嵌顿在骨折部位,被动转动试验显示上转有明显抗力有助于两者的鉴别。

8. 甲状腺相关眼病的下直肌肥厚 有甲亢病史,多伴有眼睑退缩和眼球突出,CT/MRI 可显示下直肌梭形肥厚(肌腱不受累),且被动转动试验上转有明显抗力。

9. 眼眶肿瘤 各种眼眶肿瘤性病变有时因突眼不明显而以患眼下斜和上转障碍为主要表现,只有做眼眶影像检查(CT/MRI 和超声波等)才能协助鉴别。

由于上直肌麻痹需要与多种病变相鉴别,除了临床症状和体征不同外,眼眶影像学检查在鉴别诊断中起重要作用,所有患者宜常规作眼眶 CT/MRI 检查。

【治疗】

上直肌麻痹的治疗,除病因治疗外,常需手术矫治。根据每个患者的情况,可以有多种手术选择:

1. 如果是轻度的上直肌麻痹,其垂直斜视度很小,第一眼位 5° 左右,而且在该肌作用方向上,即该眼颞上方的斜视度小于 10° 者,可只选麻痹肌加强术,即上直肌缩短 4~5mm。

2. 如果垂直斜度大,且患眼存在下直肌挛缩时,宜做患眼下直肌后退 + 内外直肌部分移位(内、外直肌的上半分别移位到上直肌止端的鼻侧和颞侧)或 Jensen 术(内、外直肌的上半分别与上直肌的鼻侧半和颞侧半联结)。

3. 健眼上转亢进明显者,还可做健眼上直肌后退 + 患眼下直肌后退术。

4. 如果直接对抗肌(患眼下直肌)和配偶肌(健眼的下斜肌)功能很强,则手术可以选择患眼下直肌和健眼下斜肌减弱术,必要时再作麻痹肌的缩短。

5. 对垂直斜度很大者,还可分次手术,如第一次做患眼双下转肌的减弱(下直肌后退和上斜肌延长或断腱),第二次做患眼内外直肌部分移位或 Jensen 术(图 9-2)。

6. 对于上直肌麻痹患者的上睑下垂,无论是真性,还是假性,都应先做垂直斜视矫正术。如果是假性上睑下垂,则成功的垂直斜视矫正术后上睑下垂会消失;如果是真性上睑下垂,则斜视术后上睑下垂还会存在,但睑裂大小可能有改变,因为上下直肌的手术会影响睑裂大小。因此,只有在垂直斜视矫正术后,才可以做上睑下垂矫正手术。

二、内直肌麻痹

不伴有其他第三对脑神经支配肌肉麻痹的单独内直肌麻痹少见。此类病例多由于影响脑内支配内直肌的小区域的神经核病变,核束,眶内已分出支配内直肌的细小周围神经,内直肌本身等所致。分为先天性与后天性。后天性多由于外伤或脑炎后并发。近年来,由于鼻窦内镜的应用与普及,由鼻窦手术引起的内直肌损伤和断裂明显增多。翼状胬肉切除手术时,不小心也会损伤或切断内直肌造成内直肌部分或全部麻痹。我们报道单独内直肌麻痹 12 例 13 只眼,先天性 2 例,脑炎后并发 2 例,外伤性 2 例,斜视手术后医源性 1 例,原因不明 5 例[1]。

【诊断要点】

1. 内直肌麻痹后患眼内转受限,外直肌无拮抗力量故发生外斜。

2. 麻痹眼注视时,健眼的外斜度大于健眼注视时麻痹眼的外斜度(第二斜视角大于第一斜视角)(图 9-3)。

3. 新近出现的内直肌麻痹则主诉有明显的复视及头晕呕吐等复视症状。

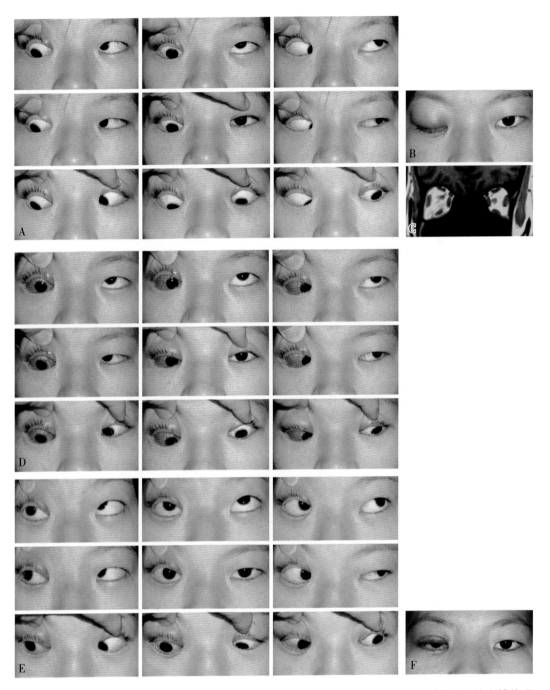

图 9-2   先天性上直肌麻痹并先天性上睑下垂(右):患者女,18 岁,自出生后右眼下斜视,不能上转伴眼
皮睁不开。不伴有其他眼部不适。检查见右眼下斜 35°~40°,右眼完全不能上转,双眼向右侧注视时,
右眼下斜加大,双眼向左侧注视时,右眼下斜减少(图 A)。右眼上睑完全性下垂,提上睑肌力为 0(图 B)。
被动转动试验右眼向上转有轻度抗力。眼眶 MRI 无异常发现(图 C,本例也可诊断为先天性动眼神经上
支麻痹)。第一次手术:右眼下直肌后退 5mm+ 上斜肌断腱;术后右眼仍下斜 20°~25°(图 D)。半年后
第二次手术:右眼 Jensen 术,即右眼内直肌上半与上直肌鼻侧半联结,外直肌上半与上直肌颞侧半联结;
术后半年双眼正位,右眼外上转不足 -1,右眼外下转和内下转均为不足 -1(图 E)。第二次术后半年再做
第三次手术:右眼提上睑肌缩短术(图 F)

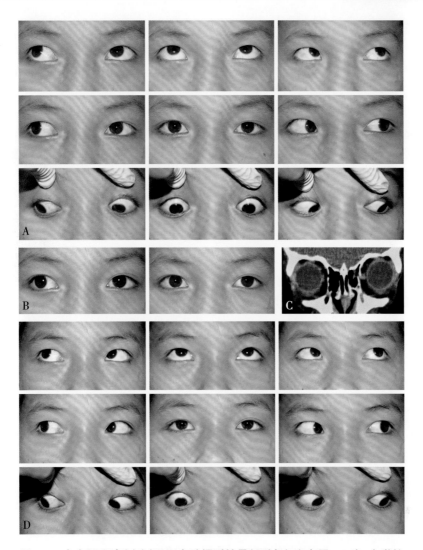

图 9-3　内直肌麻痹（左）（眼眶内壁爆裂性骨折引起）：患者男，13 岁，在学校玩耍时被别人肘部撞伤后有"重影"1 个月。检查见左眼外斜 10°~25°（变化大，与可被集合性融合力控制有关），左眼内转不足 –3（图 A）。左眼注视时右眼的外斜度大于右眼注视时左眼的外斜度（图 B）。眼眶 CT 冠扫显示左眼眶内壁骨折，内直肌嵌顿在骨折处（图 C）。经眼眶内侧骨折修复术后 2 个月，重影消失，双眼正位，左眼内转功能恢复正常（图 D）

4. 代偿头位为面部转向健侧，双眼向患侧方向注视。

5. 先天性内直肌麻痹可伴有一种少见的奇怪现象，即向健眼侧注视时，健眼外转，患眼亦同时外转，这种双眼同时外转的机制不明，可能为异常神经支配所致，也有人认为是眼球后退综合征的变异型，由于患眼支配内直肌的神经纤维没有支配内直肌，而是支配外直肌，当双眼向健侧水平运动时，健眼外直肌收缩，患眼内直肌收缩，而此时，支配患眼内直肌的神经支配了外直肌，故外直肌收缩，双眼同时外转。

【鉴别诊断】

1. **核间性眼肌麻痹**　系脑桥中部和动眼神经核之间的内侧纵束病变引起。单侧或双侧受累。表现为病变侧的内转麻痹和对侧的外展性眼震。眼震表现为不对称，即外展时眼震的波幅大，内转时眼震的波幅小。集合功能可保持正常。常由基底动脉的小支栓塞或多发性硬化等病变引起。

2. **全动眼神经麻痹**　除累及内直肌引起内转受限外，还影响上直肌，下直肌，下斜肌，提上睑肌和瞳孔括约肌的功能，出现眼球内转，上转和下转均障碍，上睑下垂，瞳孔散大等。

3. **先天性外直肌纤维化**　较少见，可以单眼或双眼发病，过去常称为"固定性外斜视"。亦表现为外斜视,内转受限。但被动转动试验向内转动时抗力很大,常不能牵拉到极度内转位置。

4. 重症肌无力 眼型重症肌无力可影响内直肌致眼球内转障碍。但重症肌无力常引起双眼上睑下垂和多条眼外肌麻痹,且晨轻晚重,疲劳试验阳性。新斯的明试验可使眼球运动功能部分或全部恢复。

5. 眼球后退综合征 眼球后退综合征 II 型表现为眼球内转受限。但眼球后退综合征具有特征性的表现:患眼内转时伴睑裂缩小,眼球后退,外转时睑裂变大,可正位或伴外斜。

6. 内直肌肌炎型炎性假瘤 当内直肌发生特异性炎症时,也表现为内转受限和外斜视,但患者常有眼部酸痛、内直肌肌止处充血水肿和眼球突出等;眼眶 CT 扫描会显示患眼内直肌肥厚,肥厚常同时累及肌腹和肌腱;全身服用糖皮质激素后病情好转。

【治疗】

单独内直肌麻痹的斜视手术指征是原发因素已消除半年或 1 年以上,患眼仍恒定偏斜或存在复视;然而,先天性内直肌麻痹宜尽早手术矫正。

单纯行患眼外直肌后退通常不能完全矫正偏斜。手术选择原则是:患眼内直肌尚存在部分功能者,外斜度小,首选患眼外直肌后退和 / 或内直肌缩短术(图 9-4)。只要内直肌存在少许功能,就宜进行患眼外直肌后退 + 内直肌缩短术。只有当患眼内直肌完全麻痹时,才选择:①患眼外直肌后退和患眼内直肌与上下直肌部分联结术(Jensen procedure,Jensen 术);②患眼外直肌后退与上下直肌部分移位术。我们倾向于选择后者。必要时,可选择健眼的外直肌后退以匹配患眼的内直肌麻痹(match the defect),以增加术后双眼单视野。

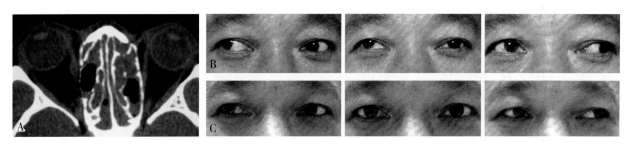

图 9-4　内直肌麻痹(右)(鼻窦内镜手术时内直肌断裂):患者男,43 岁,鼻窦手术后右眼外斜和复视 6 个月。眼眶 CT 检查见右眼眶内壁中后部损伤,内直肌断裂(图 A),右眼外斜 35PD,右眼内转不足 –3(图 B)。经右眼外直肌后退 8mm+ 内直肌缩短 6mm 术后 2 个月,重影消失,双眼正位,右眼内转和外转功能均为不足 –1(图 C)

三、下直肌麻痹

下直肌麻痹多为动眼神经麻痹的表现之一。但单独下直肌麻痹并不少见。脑干部位动眼神经核团中的下直肌核及其核束和眶内影响支配下直肌的神经,神经肌肉接头,肌肉本身病变等都会引起单独下直肌麻痹。脑干部位的病变以微血管缺血性病变、出血或血栓形成和外伤多见,占 50% 以上,其他包括炎症、肿瘤和多发性硬化等。眶内病变以外伤多见,其他如下直肌和下斜肌手术后的损伤和滑脱、鼻窦手术的损伤、先天性下直肌缺如、重症肌无力、眼眶肿瘤、眼眶炎症、眼眶手术、眼眶骨折、球后麻醉和视网膜脱离手术等都可引起下直肌单独麻痹。大多数后天性下直肌麻痹经观察或保守药物治疗后完全恢复,仅少数需斜视手术矫正[2-6]。

【诊断要点】

1. 垂直性复视,向下注视时加重。

2. 非共同性上斜视,麻痹眼注视时健眼的下斜度大于健眼注视时麻痹眼的上斜度。上斜在向麻痹眼颞下方注视时最大。

3. 代偿头位常见,下颌内收,头倾向患侧或健侧,有时患者会采用使物像分开的头位。

4. 眼底照相和双马氏杆试验显示患眼内旋。但有时出现健眼内旋,先天性下直肌麻痹患者可无旋转性斜视。

5. 患眼外下转运动障碍(图 9-5)。

6. 当以麻痹眼注视时会出现健眼假性上睑下垂。

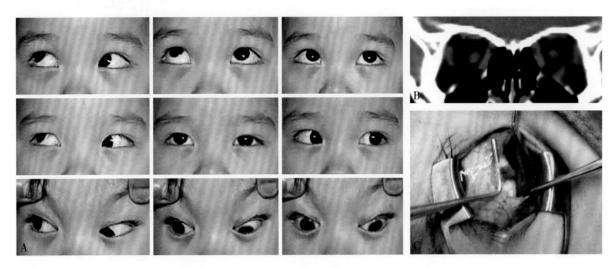

图 9-5　先天性下直肌发育不良(右眼):患者女,3 岁,自出生后即右眼上斜。检查见右眼上斜 15°~20°,右眼右下转完全受限(图 A),眼眶 CT 冠扫显示右眼下直肌明显变细(图 B),诊断为右眼下直肌麻痹(先天性下直肌发育不良)。术中见右眼下直肌存在,但明显细小(图 C)

【鉴别诊断】

1. 重症肌无力　应详细询问病史,有无晨轻午重现象;仔细检查,如果患者表现为斜度变化不定,有时好转,则可能为重症肌无力;新斯的明或 Tensilon 试验后斜视可明显减轻或消失。

2. 眶底骨折　如果患者有眼眶外伤史,则要注意眶底骨折,检查可见患眼上转不能,被动转动试验阳性,可有眼球陷没;下转正常或不正常,下转不正常表明有下直肌损伤或麻痹,这时的骨折部分常常位于眼眶的后段。眼眶 CT 扫描(冠扫)可显示眶底骨折,包括骨折大小、位置和范围等。

3. 甲状腺相关眼病　如累及上直肌(上直肌肥厚和纤维化)时也可有"下直肌麻痹"表现,仔细检查会发现有突眼,眼睑肿胀,眼睑退缩,结膜充血水肿等表现,CT 显示受累眼上直肌肥厚。

4. 核上性垂直性偏斜(skew deviation)　该病可表现为双侧下直肌麻痹,也有学者称之为交替性斜角性偏斜,常伴有下跳性眼震、间歇性头痛、身体不稳、语言不清等脑部表现,为脑干病变所致。

5. 医源性下直肌麻痹　患者在斜视手术、眼眶下方手术、下睑成形术后和球后注射后出现急性下直肌麻痹则为医源性伤及下直肌所致。

6. 假性上斜视　还要注意黄斑异位,下睑退缩等引起的假性上斜视。

【治疗】

1. 轻度的下直肌麻痹观察期间可应用三棱镜矫正向下方注视时的复视;或采用患眼上直肌注射肉毒杆菌毒素的方法来减轻或消除复视。

2. 当斜度稳定,观察至少 6 个月以后可以手术治疗。如果患者的融合功能较好,手术效果较理想。①轻度下直肌麻痹仅限于向下注视时有斜视者可做下直肌缩短 3~4mm。②中到重度的下直肌麻痹可用下直肌缩短 4mm+ 上直肌后退 5~7mm 来矫正,注意大于 4mm 的下直肌缩短可引起限制性上转障碍,即医源性双上转肌麻痹,不过患者上转功能随着下直肌机械缩短力的回退会逐渐恢复。③当患者以麻痹眼作为注视眼时,健眼下斜视,引起假性上睑下垂,还可选用健眼上直肌缩短、下直肌后退和上斜肌减弱术等治疗。④完全性下直肌麻痹的患者可采用患眼上直肌后退 + 内、外直肌部分移位或内、外直肌与下直肌的肌联结术治疗;然而,有时做上直肌后退 + 下直肌缩短的效果优于肌移位术。如下病例(图 9-6),患眼右眼下直肌完全麻痹(眼眶眶底骨折修复术后),如果选择右眼上直肌后退 + 内、外直肌部分移位术,则

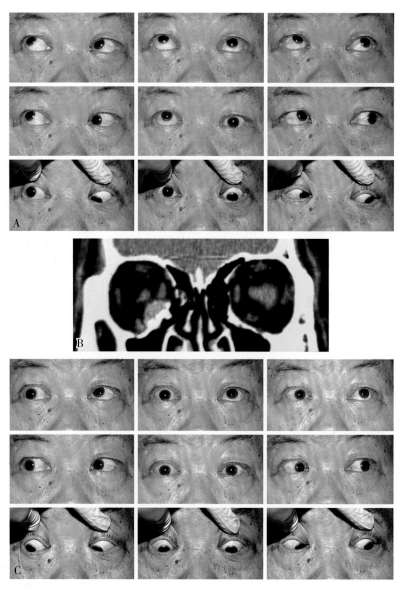

图 9-6 完全性下直肌麻痹(右眼)(外伤性眶底骨折修复术后):患者男,61 岁,右眼外伤后重影 3 年。患者 3 年前头部撞伤后出现垂直性复视,当时诊断为"右眼眶下壁骨折"。经眼眶下壁骨折修复术后,复视一直存在,尤其是向右下方注视时明显。检查见右眼上斜 25°~30°,右眼右下转完全受限(图 A),眼眶CT 冠扫显示右眼眶下壁骨折已修复好,但下直肌形状不规则,轻度下移,下直肌旁有明显异常软组织浸润(图 B)。经右眼上直肌后退 7mm+ 下直肌缩短10mm 后 2 个月复查,向正前方和下方注视时无复视,双眼正位,眼球运动检查见右眼外上转不足 –2,外下转不足 –1(图 C)

可能第一眼位可以正位,但向下运动难以恢复。相反,我们做超常量的上直肌后退 + 下直肌缩短术后,患者不仅第一眼位正位,向下运动基本恢复,正前方和下方均无复视,只是向上方运动差一点,效果优于肌移位术。

先天性下直肌缺如的手术治疗(图 9-7):如果患眼视力极差,且斜视度较大,应尽量在患眼上手术,手术包括:直肌肌移位即内直肌和外直肌移位至下直肌位置处;上转肌减弱:①上直肌后退术(必要时作超常量后退)3~8mm;②下斜肌部分切除或后退;③下斜肌转位术,即把下斜肌缝到下直肌肌止端颞侧旁巩膜面,必要时还可同时将下斜肌缩短 4~6mm,此时减弱了下斜肌的外旋和外转作用,而且使下斜肌的上转作用转变为下转作用,故对矫正上斜视有较好效果。

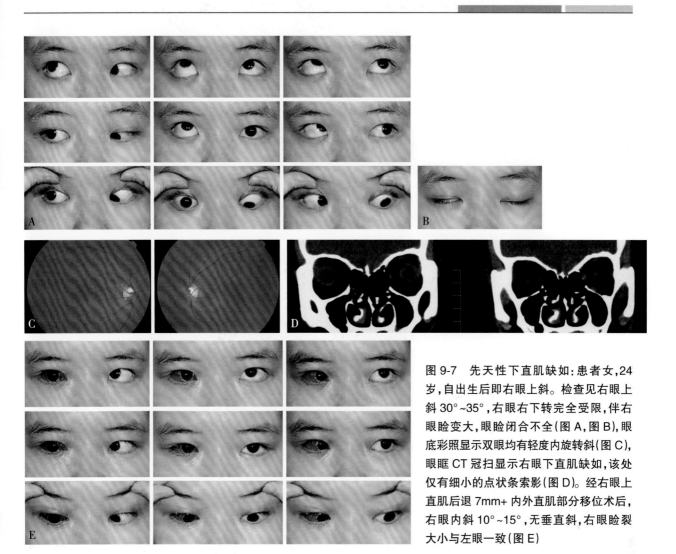

图 9-7　先天性下直肌缺如:患者女,24岁,自出生后即右眼上斜。检查见右眼上斜 30°~35°,右眼右下转完全受限,伴右眼睑变大,眼睑闭合不全(图 A,图 B),眼底彩照显示双眼均有轻度内旋转斜(图 C),眼眶 CT 冠扫显示右眼下直肌缺如,该处仅有细小的点状条索影(图 D)。经右眼上直肌后退 7mm+ 内外直肌部分移位术后,右眼内斜 10°~15°,无垂直斜,右眼睑裂大小与左眼一致(图 E)

为了预防眼前段缺血,上述手术宜分期进行,笔者主张先作肌移位术或加下斜肌减弱术,第二期作上直肌后退术,此时可根据余下的上斜度决定上直肌的后退量,往往获得较满意的效果。如果同时作直肌睫状前血管分离保留,就可以一期完成手术。

四、下斜肌麻痹

在所有眼外肌中,单独下斜肌麻痹最少见[7]。下斜肌由动眼神经下支支配,下支同时支配下直肌、内直肌与瞳孔括约肌。即使是单独动眼神经下支麻痹也罕见。其他病变如原发性上斜肌功能亢进、核上性垂直偏斜(skew deviation)和眼眶筋膜(pulley)异常等的表现类似于下斜肌麻痹,以致有学者对临床诊断下斜肌麻痹提出质疑[8,9]。然而,近来通过高分辨 MRI 影像检查证实下斜肌麻痹患者有明显的下斜肌萎缩变小,而动眼神经下支支配的内直肌和下直肌无萎缩,推断其发病原因与支配下斜肌的神经核及其神经联结病变引起神经下行性肌肉萎缩和先天性原发性下斜肌发育性障碍等有关[10]。后天性下斜肌麻痹常由支配下斜肌的眶内末端神经和肌肉损伤引起,常见原因为病毒感染,眼眶手术或外伤,眼睑整形手术损伤等[11]。发生于中枢神经系统病变的单独下斜肌麻痹更罕见,Castro 等(1990 年)报道一例继发于中脑病变的下斜肌麻痹。

【临床特点】

1. 大多数为先天性发病,但可在青少年或更晚才表现为垂直性斜视。也有相当部分为后天获得性。原在位健眼注视时,麻痹眼下斜;麻痹眼注视时,健眼上斜。向健侧注视时垂直斜度加大,向患侧注视时垂直斜度减少。伴水平斜视时,可表现为 A 征。

2. 患眼内上转运动受限；用患眼注视，向内上方转时其垂直斜视度最大。同侧上斜肌功能亢进。

3. 双马氏杆检查和眼底照相显示内旋斜，低位眼内旋明显。

4. 代偿头位其头倾向患侧，面部转向健侧，下颌上抬，但也有例外。

5. Bielschowsky 歪头试验阳性，当头向健侧眼倾斜时，患眼下斜加重。

6. 被动转动试验患眼向内上方转动无抗力。这一试验对鉴别诊断非常重要。因为 Brown 综合征的眼球运动与下斜肌麻痹完全相同，但 Brown 综合征时，被动转动试验内上转阳性；另外，下斜肌麻痹患者，做单眼内上转运动时，患眼可表现为内上转明显好转，而 Brown 综合征患者则无论是单眼运动，还是双眼运动均表现为内上转很差（图 9-8）。

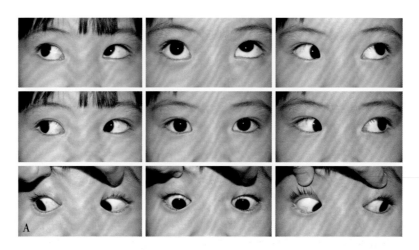

+5° L/R2° In5°		+3° L/R4° In5°
+2° L/R2° In4°	+2° L/R1° In4°	+2° L/R2° In4°
+5° L/R1		+4° L/R1°
	左眼注视	

+7° L/R8° In7°		+8° L/R10° In12°
+6° L/R3° In7°	+5° L/R3° In7°	+4° L/R4° In7°
+4° L/R2° In3°		+5° L/R3° In3°
	右眼注视	

B

图 9-8　后天性下斜肌麻痹（OD）：患者女，7 岁，视物重影 40 天。眼眶和颅脑 MRI（−）。Vod：1.0；Vos：1.0；眼位：轻度右眼高于左眼。眼球运动：右眼内上转不足 −3，外上转不足 −1（图 A）。被动转动试验：右眼内上转和外上转都无明显抗力。远立体视觉（Randot）：无；近立体视觉（Butterfly）：100″。同视机检查（图 B）：融合点：+5° L/R3° In7° = 他觉斜角（10° 同时知觉片）；上转 25°：+8° L/R10° In12°；下转 25°：+1° L/R2° In3°；Ⅱ°片：+4° L/R3° In7°~+6° L/R3° In7°；Ⅲ°片：有立体视觉；AC/A=1.33

【鉴别诊断】

由于下斜肌麻痹少见，况且临床上我们即使作下斜肌减弱手术，术后下斜肌功能也不一定下降，所以要区别是否为其他原因所致的下斜与内上转受限。除上述的 Brown 综合征外，还要注意以下疾病。

1. 上斜肌麻痹　一眼的下斜肌麻痹与另一眼的上斜肌麻痹都表现为垂直斜与代偿头位和歪头试验阳性。不同点在于：①上斜肌麻痹的患者在向健侧注视时垂直斜加重，而此时另一眼的下斜肌麻痹向该侧注视时垂直斜减轻;②上斜肌麻痹的患者表现为外旋,而下斜肌麻痹患者为内旋。少数婴幼儿一眼的先天性上斜肌麻痹患者可表现为类似另一眼的下斜肌麻痹,由于小儿各项检查不合作,临床上极易误诊,这时不要急于手术,应随诊观察,明确诊断后才手术治疗。

2. 下睑外伤所致的下斜肌麻痹表现,可能为外伤后脂肪粘连限制眼球运动,被动转动试验有助于区别。

3. 眶底骨折　可表现为下斜,上转受限。但患者常有外伤史,CT 会显示眶底骨折,被动转动试验阳性。

4. 双上转肌麻痹(单眼上转障碍)　外上,正上和内上方运动都受限,Parks 三步法查不出为某一条眼外肌麻痹。

5. 甲状腺相关眼病　常有眼睑退缩和眼球突出,CT 示患眼下直肌肥大,以外上转障碍为主,被动转动试验阳性。

6. 核上性垂直偏斜(skew deviation)　为核上性病变引起的垂直性斜视,是由脑干、小脑和前庭系统等部位的疾病影响前庭-眼反射联系通路所致。常表现为垂直性斜视、旋转斜、代偿头位和歪头试验阳性,临床上有时类似于上斜肌麻痹,有时类似于下斜肌麻痹。主要不同在于:①常伴有其他神经系统病变和表现;②双马氏杆试验和眼底照相显示高位眼有内旋,低位眼有外旋,这与上斜肌麻痹时高位眼为外旋,下斜肌麻痹时低位眼为内旋相反;③如为双侧对称性病变,则表现为共同性垂直斜视[12]。

【治疗】

1. 观察　下睑和前眶外伤或眼睑成形手术引起者有可能会自行恢复,所以手术要在 3~6 个月以后斜度稳定后才进行。中脑等细小的血管性病变(如腔隙性梗死)引起者,大部分患者也可自行恢复,应观察 6~12 个月。

2. 三棱镜　复视明显的下斜肌麻痹患者,如果原在位斜度小,非共同性不很明显,也可用三棱镜矫正。

3. 手术　先天性下斜肌麻痹患者通常需要手术治疗。如以患眼下斜视为主,可选患眼下直肌后退和/或上直肌缩短,也可选健眼上直肌后退和/或下直肌缩短;如旋转斜较大而垂直斜较小,且患眼上斜肌亢进者,宜选患眼上斜肌减弱术(图 9-9),如术前有双眼单视功能,作上斜肌减弱宜慎重,可能会

A

图 9-9　先天性下斜肌麻痹(右):患者女,29 岁,右眼外下偏斜 10 余年。自幼向右肩歪头视物,后逐渐好转。Vod 0.6 (−2.50DS)→1.0;Vos 0.4 (−2.75DS−0.75DC×165°)→1.0。角膜映光法:左眼注视,右眼外斜约 10°,下斜 10°-15°;右眼注视,左眼外斜 >45°,上斜 >45°(图 A)。 眼球运动:右眼内上转不足 −3(图 B),但单眼内上转不受限(图 C)。三棱镜遮盖试验:远距离:RXT35L/R15 PD,LXT50+18L/R35 PD,无 A-V 现象;近距离:RXT' 30L/R20 PD,LXT' 45+20L/R50 PD。歪头试验:头歪向右肩:RXT' 45L/R20 PD LXT' 50+20L/R25 PD;头歪向左肩:RXT' 45L/R40 PD LXT' 50+30L/R45 PD(图 D)。同视机检查:单眼抑制。远近立体视觉均无。眼底照相:右眼有明显的内旋(图 E)。手术方式:全麻下行右眼上斜肌断腱 + 左眼外直肌后徙(10mm)+ 左眼上直肌后徙(10mm)术。术后 2 个月,无复视。眼位:R/L5PD,各方向眼球运动良好(图 F)。歪头试验(−)(图 G)

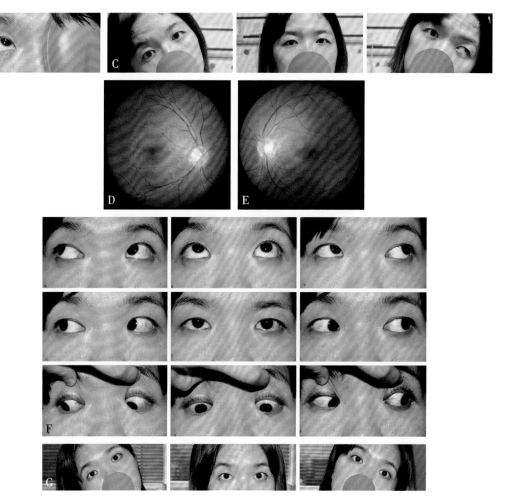

图 9-9（续）

出现术后远期过矫和术后上斜肌麻痹，需再次手术[13,14]。注意术中或术前一定要作被动转动试验，这不仅有利于鉴别诊断，而且对选择手术方式有益。如上转有抗力，则为下直肌瘢痕等引起，宜解除限制因素。

　　由于下斜肌单独麻痹以眶内下斜肌局部和脑内下斜肌核性病变可能性大，而眼眶和脑部 MRI 未见明确病变，推测以脑部下斜肌核处小的病灶引起，常规脑部 MRI 难以发现。建议请神经内科会诊，并给予复方血栓通、维生素和甲钴胺等药物治疗。

第三节　动眼神经麻痹

【临床表现】

　　完全性动眼神经麻痹时表现为患眼眼位为明显外斜（外直肌的作用），轻度下斜伴内旋（上斜肌的作用），即"下外斜（down and out）"。并由于三条直肌麻痹后，将眼球向后牵拉的作用减弱，引起轻度的眼球突出，眼球运动只是外转正常，外转位时可轻下转，内转不能过中线。因完全性上睑下垂，患者没有复视（图 9-10）。

　　由于眼内肌受累，瞳孔括约肌麻痹致瞳孔扩大，直接和间接对光反应均消失，睫状肌麻痹致调节麻痹和视近物不清。

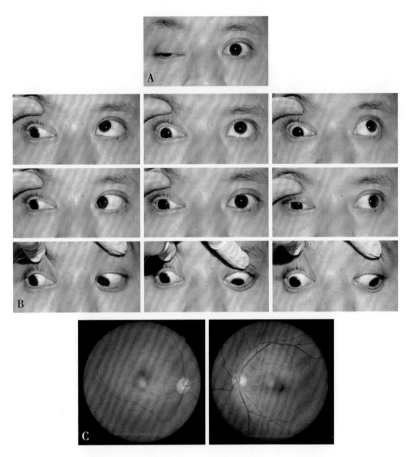

图 9-10　动眼神经完全麻痹（右眼）：患者男，表现为右眼上睑下垂（图 A），右眼
瞳孔散大，右眼明显外下斜（out and down），右眼内转、上转、下转不能（图 B）。
眼底照相显示右眼内旋，表明右眼上斜肌（滑车神经）未受累（图 C）

　　动眼神经不完全麻痹时，动眼神经支配的各条眼外肌可仍有部分功能。如内直肌可能部分麻痹，仍有部分内转功能，上直肌麻痹比下直肌麻痹轻者会表现为上斜，或瞳孔可为正常大小等。先天性动眼神经麻痹常为不完全性，表现为上睑轻度下垂或提睑功能正常，瞳孔正常，或有一定的内转和上下转功能等[15]。动眼神经在入眶前分为上下两支，上支支配上直肌与提上睑肌；下支支配下直肌，内直肌，下斜肌和副交感神经瞳孔括约肌与睫状肌，自海绵窦前部至眶内的病变只影响动眼神经的一支时可表现为上支或下支麻痹。由于支配下斜肌和瞳孔括约肌的神经走行是一起的，动眼神经麻痹时，如果瞳孔散大，则说明下斜肌也受累了（图 9-11）。

　　由于动眼神经支配多条眼外肌的功能，无论病变发生于神经核，脑干或神经干，均会引起多条眼外肌的功能障碍。如果临床上只遇到其中一条肌肉麻痹时，应详细检查是否伴有其他肌肉麻痹。

　　动眼神经的核性损害少见，其表现有一定特点。典型病例表现为：①一侧动眼神经完全麻痹，同时累及双侧上直肌和提上睑肌；②双侧不完全性动眼神经麻痹，但双侧提上睑肌不受累。非典型病例表现：①双侧完全性动眼神经麻痹，多为大的中脑中线性病变；②仅表现为双侧上睑下垂；③双侧眼内肌麻痹；④双侧上直肌麻痹；⑤单眼动眼神经支配的单一肌肉麻痹（上直肌与提上睑肌除外），多为细小的核性病变；⑥双眼同时有一条或两条动眼神经支配的眼外肌麻痹。临床上，单纯的核性麻痹仅见于疾病早期，中晚期常合并核间性眼肌麻痹和会聚麻痹等。

　　以下表现则不可能是核性损害：①一眼动眼神经完全麻痹不伴有另眼上转障碍；②单侧瞳孔散大；③单侧上睑下垂；④单侧上直肌麻痹。

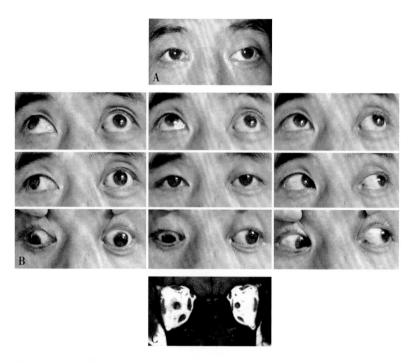

图 9-11　动眼神经下支麻痹(左,原因不明):患者男,39 岁,左眼外上斜视伴复视 5 年。检查见左眼外斜 20°~25°,上斜 10°~15°（图 A）,眼球运动检查见左眼内转不足 −4,左眼内下转和外下转均为不足 −4(图 B),眼眶 CT 冠扫示左眼下直肌和内直肌均萎缩变薄(图 C)。且右眼瞳孔明显大于右眼,直接和间接对光反应均十分迟钝(图 A)

　　急性单侧动眼神经麻痹包括瞳孔者应立即请神经内／外科会诊。首先考虑为后交通动脉瘤(86% 的患者有瞳孔散大),尤其当患者伴有头痛时。这时要作颈内动脉造影。其他情况应作头部 CT 或 MRI。如果不包括瞳孔,则要测血糖,考虑是否由糖尿病等微血管病变引起(73% 的缺血性动眼神经麻痹患者瞳孔正常)。即瞳孔是否受累可反映是肿瘤或动脉瘤压迫性病变还是良性的缺血性病变。老年人如果血沉增高要考虑是否由颅内血管炎所致,要作颞浅动脉活检以明确诊断。如果患者有病毒感染则可能为病毒性神经病变[16]。

　　总之,颅内动眼神经核(nuclear)、核束(fascicular)、动眼神经干(nerve)(包括常见的海绵窦处病变)和眶内病变等都是动眼神经麻痹的原因。小儿患者中先天性占 50%,后天获得性类似于成人,其中外伤和炎症占 1/3,其他如肿瘤、血管畸形,预防接种和小儿高热等;成人患者以外伤和糖尿病,动脉硬化致血栓或梗死等多见,其他原因包括肿瘤和血管畸形的压迫,炎症,病毒感染和多发性硬化等。无论如何,新近发生的麻痹一定要请神经科诊治做神经影像学检查以寻找原因。

　　在第三对脑神经恢复过程中,可出现向下注视时上睑退缩,称为假性 Graves 征,其可能机制是原支配下直肌的神经纤维长入提上睑肌的神经纤维内所致。另外,还可见到其他动眼神经异常神经联结现象,如向下或向内运动时瞳孔收缩,向下运动时伴内转等。先天性病变者异常联结较多见。后天性缺血性病变一般不会出现异常联结,因此后天性病变出现异常联结要怀疑压迫性病变。

　　另外一种少见的周期性动眼神经麻痹,通常为先天性,在 2 岁以前发病,绝大多数为单侧,右眼多见。表现为动眼神经所支配的眼内肌和眼外肌交替出现痉挛与麻痹。两者的间隔时间不长,麻痹相持续 1~3 分钟,痉挛相为 0.5~1.5 分钟,睡眠时仍有周期性变化,但深麻醉时消失,可伴有不同程度的弱视。发病后持续终生,少数情况转变为完全性动眼神经麻痹,多不伴有其他先天异常,很少有阳性家族史。所以,对动眼神经麻痹的小儿患者,宜至少观察 5 分钟,看是否有眼睑、瞳孔和眼球位置的变化(痉挛期)。当小儿患者一会儿表现为内斜(痉挛期),一会儿表现为外斜时(麻痹期),特别要注意是否为周期性动眼神经麻痹。

【治疗】

小儿动眼神经麻痹患者要注意治疗弱视,有屈光不正者矫正屈光不正,并作遮盖治疗。

动眼神经麻痹时可能同时伴有滑车神经麻痹,仅从眼位和眼球运动检查很难区分伴和不伴滑车神经麻痹。术前鉴别上斜肌是否有功能的方法是,通过眼底照相客观检查患者是否有内旋,尤其向下注视时,如果有内旋则滑车神经没有麻痹。这对选择手术方法很有帮助。另一种比较简单的方法是:在裂隙灯下观察患者向下注视时是否有患眼的内旋转运动(观察结膜血管),如果有这种运动,则说明上斜肌没有麻痹。

后天获得性动眼神经麻痹首先应该寻找病因并进行病因治疗。瞳孔散大的患者常有畏光表现,宜戴用有色或变色眼镜。调节功能减退者可配戴正球镜和 / 或双光镜治疗。如果保守治疗无效,观察 6~12 个月病情稳定可考虑手术治疗。由于动眼神经麻痹有多条眼外肌麻痹,手术十分复杂,富有挑战性,手术效果相对差,术前一定要向患者交代清楚:①可能需要二次或二次以上手术。②因为有多条眼外肌麻痹,手术只能是尽量获得原在位最小的斜度以及正前方一定的双眼单视野(binocular single vision,BSV)。③上睑下垂应在斜视手术以后才能作。并要尽量保守,因为患者的上直肌功能障碍,Bell 现象部分或全部丧失,术后易发生暴露性角膜溃疡。如果由于 Bell 现象丧失,而不能做上睑下垂手术的完全性上睑下垂患者,完全没有必要做斜视矫正手术。

手术治疗方案:

1. 动眼神经麻痹的手术应根据外斜度大小和有无垂直斜选择术式。不伴有垂直斜的轻度的外斜视,选择外直肌后退术或加内直肌缩短术,较大度数的外斜视,如视力差,恢复双眼视觉无望者,可选择外直肌超常量后退加内直肌超常量缩短,如仍不足可再作上斜肌转位术(把上斜肌切断并缩短后缝到内直肌止端的上方,滑车可以断或不断)(图 9-12)。当外斜伴下斜时,如上斜肌亦麻痹而无功能,则可做外斜矫正时同时上移内外直肌;如上斜肌功能正常,则可做单纯上斜肌断腱或上斜肌转位术。如斜眼视力好,为了使双眼运动的平衡协调,不宜把手术量全部集中在斜眼上,可行双眼外直肌后退加斜眼内直肌缩短,必要时再加斜眼上斜肌转位术。上斜肌转位术主要是因为条索(leash)作用机械性矫正下斜和部分内斜,一般不会增加内转和上转运动功能,且会限制眼球的下转,当患眼无下斜时,应慎用。

2. 大度数外斜患者,即使做外直肌超常量后退(10~14mm)和最大量内直肌缩短(10mm),近期眼位矫正满意,但远期常会出现再外斜。同时在术中外直肌内注射肉毒杆菌毒素 3~5U,有利于眼位的矫正[17]。且部分患者因注射后眼外肌结构发生了长期改变,不容易发生眼位回退[18]。另外,也可选择做外直肌后退时将外直肌止端缝合在颞侧眶缘骨膜下组织内,以防止再发外斜,且这种外直肌缝合可以可逆性修复[19];或做内直肌缩短时同时做内直肌与鼻侧眶缘骨膜固定缝合术[20]。

3. 动眼神经下支麻痹包括下直肌、内直肌、下斜肌和瞳孔括约肌以及睫状肌。如果上述眼外肌均为全麻痹,则手术治疗十分棘手。以下方法有利于矫正眼位:将麻痹眼的上直肌转位到内直肌,将外直肌转位到下直肌,同时作上斜肌断腱。

4. 近几年有学者提出一种新的手术方法治疗完全性动眼神经麻痹:将外直肌分为上下两半,至少分离到肌止后 20mm,将上半穿过上方的上直肌和上斜肌(在两者的下方经过,即肌肉与巩膜之间),缝合在内直肌止点上方;将下半穿过下方的下直肌和下斜肌(在两者的上方经过,即肌肉与巩膜之间),缝合在内直肌止点下方。为加强外直肌移位的作用,可以在内直肌止点后 8mm 处,将移位的外直肌上半和下半分别缝在巩膜上[21-23]。不过,这一术式不适用于:①长期麻痹的患者,外直肌有明显的挛缩,不能分离上下两半到肌止后 20mm 的患者;②做过外直肌后退等手术的患者;③以前做过上下直肌和上下斜肌等手术的患者,由于手术部位有瘢痕形成,手术难以完成。手术可能出现以下并发症:①脉络膜渗漏和脉络膜脱离;②视网膜脱离和黄斑水肿等;③手术过矫或欠矫等。

5. 部分患者有异常的神经支配现象,这时通过健眼的外直肌后退 + 内直肌缩短手术可以改善这种异常,既安全又效果良好。

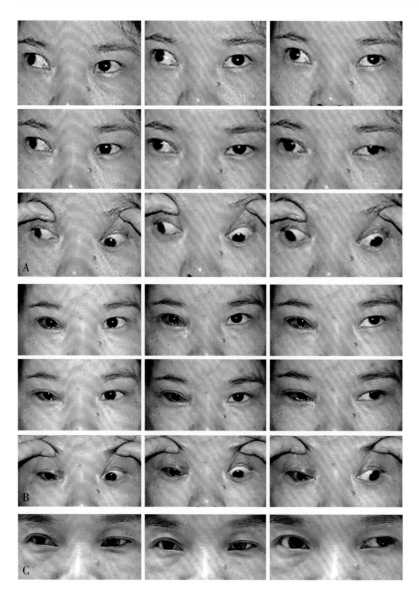

图 9-12   动眼神经麻痹（提上睑肌功能已恢复）（右眼）：患者女，42 岁，术前九方位外观照像显示（图 A）右眼外斜 35°~40°，下斜约 5°，右眼上转、内转和下转均不能过中线。经右眼外直肌后退 10mm+ 内直肌缩短 10mm+ 上斜肌断腱手术后，第 1 天九方位外观照相显示右眼内斜 5°~10°（图 B），术后 2 年半随访三方位外观照像显示双眼正位，右眼内转和外转均为不足 –2（图 C）

（颜建华）

第四节　滑车神经麻痹

【病因】

　　滑车神经麻痹或上斜肌麻痹（superior oblique palsy，SOP）在小儿患者中发病率最高，其中一半以上为先天性，先天性滑车神经麻痹与神经，肌肉的发育异常有关，常有上斜肌松弛，止端变异，甚至缺如等[24]。因为滑车神经与天幕边缘相邻，且左右两侧滑车神经只相距几毫米，即使轻微的颅脑闭合性外伤也可引起双侧滑车神经麻痹，是后天性滑车神经麻痹的主要原因。许多先天性病例也是由于先天性外伤所致。其次是血管性疾病，如糖尿病、高血压、动脉硬化，带状疱疹病毒感染和炎症等。也可见于肿瘤等占位性病变和其他神经源性疾病如多发性硬化等。医源性上斜肌麻痹见于上斜肌断腱术后，眼睑整形或眼眶手术等伤及上斜肌和滑车等引起。

【临床表现】

先天性上斜肌麻痹患者以垂直斜和代偿头位为主要表现；后天性上斜肌麻痹则以复视和代偿头位为主要表现。先天性上斜肌麻痹表现为：

1. **患者的主诉**　①歪头，即头歪向一侧肩膀；②患眼内上转时"露白"；③患眼上斜。

2. **临床检查**　①患眼上斜视，因为上斜肌有下转作用，麻痹后会表现为上斜。但当患者以麻痹眼作为注视眼时，则表现为健眼下斜视。②向健侧注视时，患眼上斜度增加；向患侧注视时，患眼上斜度减少。这是因为向健侧注视时，患眼为内转，此位置为上下斜肌的垂直作用的最大作用方向，由于有上斜肌麻痹，垂直斜度会加大。③歪头试验显示向患侧肩膀歪头时，患眼上斜加重，向健眼肩膀歪头时患眼上斜减轻。④眼球运动检查，患眼内上转（下斜肌）亢进，内下转（上斜肌）不足。有时患眼上斜肌不足不明显，而对抗肌下斜肌的亢进明显，甚至继发的下斜肌挛缩可成为主要的临床表现，结果上转时的上斜度会大于麻痹肌作用方向（下转时）的上斜度。⑤患者常采用头位倾向健侧的代偿头位，面部转向健侧，下颌内收。代偿头位的目的是减少垂直斜（而不是减少旋转斜）；所以，所有减少垂直斜视的手术都有减少代偿头位的作用。但有时患者可以头位歪向患侧肩膀，使复像距离增大；当患者一眼视力差或者垂直融合力够大以致能在各个注视方向维持正位时也可以无代偿头位。先天性病例常有比较大的融合范围。⑥眼底照相显示患眼外旋。但当患者以麻痹眼注视时，正常眼也表现为外旋；有时双眼共同分担外旋度（图 9-13）。

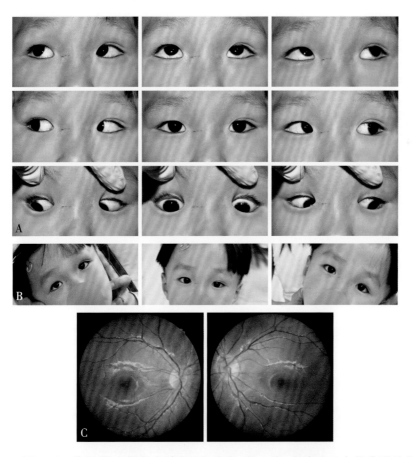

图 9-13　先天性上斜肌麻痹（OD）：患者，男，4 岁，自出生 3 个月发现头歪向左肩。检查：双眼视力和屈光状态：OD：0.4（+2.00DS/−0.5DC×80°）→ 0.5，OS：0.5（+1.50DS）→0.5；眼位：R/L5° 左右，无 A-V 现象；眼球运动：右眼内上转亢进 +1（图 A）；歪头试验显示头歪向右肩时，R/L15PD，头歪向左肩时，无垂直斜（图 B）；眼底照相见左眼外旋转斜（图 C）。右眼下斜肌部分切除术后第一天，双眼正位，各方向眼球运动正常（图 D）；眼底照相显示外旋转斜好转（图 E）

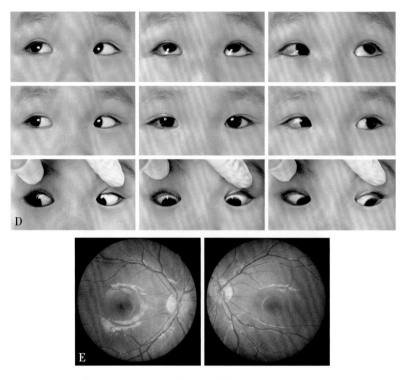

图 9-13(续)

　　大部分先天性上斜肌麻痹患者自小发病,多为 1 岁到学龄前,然而成人以后,甚至中年才发病就诊者也可见到,这是由于患者常有很大的垂直融合功能,可达 35PD,而正常人 3~5PD 的垂直斜即难以融合。随着年龄增大,融合功能下降,才表现为患眼上斜。所以,垂直融合范围大是先天性上斜肌麻痹的特点,由此,可排除后天性上斜肌麻痹(图 9-14)。

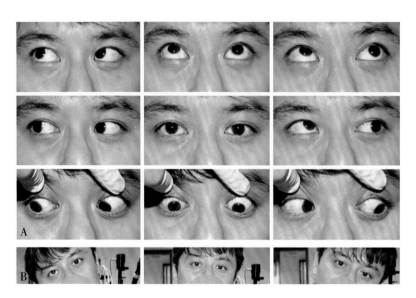

图 9-14　先天性上斜肌麻痹(OD):患者,男,30 岁,发现右眼上斜 12 年伴头轻度歪向左肩。检查:双眼矫正视力正常(近视);第一眼位:R/L 12PD;右眼内上转亢进 +3,内下转不足 −2(图 A);歪头试验显示头歪向右肩时,右眼上斜明显加重(图 B);眼底照相见双眼均外旋转斜(图 C)。经右眼下斜肌部分切除术后第一天,双眼正位,各方向眼球运动正常(图 D);歪头试验(−)(图 E);眼底照相显示外旋转斜明显好转(图 F)

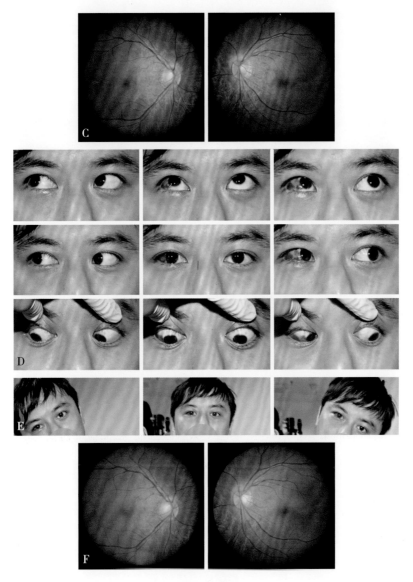

图 9-14（续）

　　有些小儿患者的代偿头位是头歪向患侧肩膀，这与我们理解的相反。事实上，我们发现这些小儿采用这种头位时，双眼明显向患侧注视，从而使垂直斜度减少，而不是使垂直斜度加大，采用这种头位的患者，手术矫正头位的效果常常欠佳（图 9-15）。

　　由于先天性上斜肌麻痹患者有较大的垂直融合功能，通过代偿头位，相当部分患者具有一定的双眼单视功能。一旦代偿头位消失，表明双眼单视功能亦丧失。因此，患者代偿头位消失不是病情好转，而是病情加重。

　　75% 先天性上斜肌麻痹患者因长期的代偿头位表现为面部不对称，即"阴阳脸"，头歪向哪一侧则那一侧面部较小，另一侧面部较大。也有学者认为这是先天性上斜肌麻痹与先天性面部不对称（congenital plagiocephaly）同时存在所致。

　　获得性上斜肌麻痹表现为：①复视：常主诉垂直性伴水平与旋转复视，旋转复视在向下注视时明显，垂直复视在向非麻痹侧注视时或头倾向患侧肩膀时加重。轻度麻痹时可能只在阅读用眼或向下方注视时出现复视。注意当患者用麻痹眼作为注视眼时，外旋转斜可以在非麻痹眼出现。②代偿头位：为减少复视，患者常采用头歪向健侧肩膀，面转向健侧和下颌内收的代偿头位。③眼位：常只有轻度的患眼上斜，甚至在第一眼位无患眼上斜，仅在患眼内下转位时才有轻度的上斜。④眼球运动：多表现为正常或只有

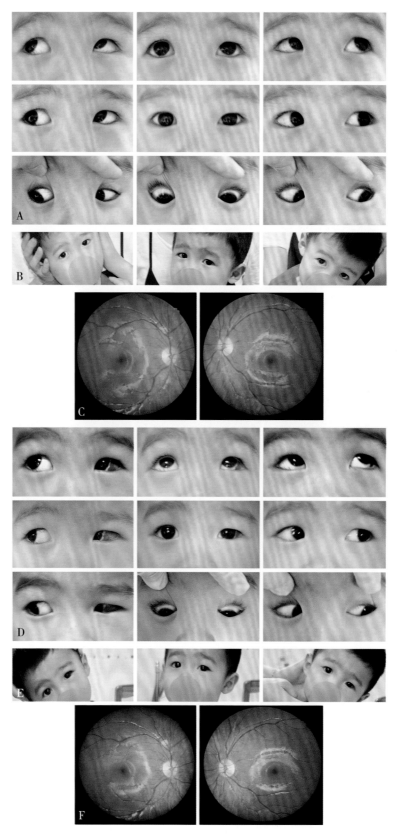

图 9-15　先天性上斜肌麻痹(OS),相反的代偿头位:患者,男,2 岁,自出生 2 个月被发现歪头向左肩视物。检查:第一眼位:
轻度 L/R;左眼内上转亢进 +2,内下转不足 –1(图 A);歪头试验显示头歪向左肩时,左眼上斜明显加重,但代偿头位却是头
歪向左肩(图 B),其实,歪头时患儿双眼向左侧注视,这时双眼也是容易维持正位的位置;眼底照相见左眼外旋转斜(图 C)。
经左眼下斜肌部分切除术后第一天,双眼正位,各方向眼球运动正常(图 D);歪头试验(–),代偿头位好转(图 E);眼底照相
显示左眼外旋转斜消失(图 F)

轻度的患眼内下转不足,或轻度的患眼内上转亢进。⑤歪头试验:向患侧肩膀歪头时,患眼上斜加重;向健侧肩膀歪头时,患眼上斜减轻。但歪头试验检查常不如先天性上斜肌麻痹明显,需做三棱镜定量测定向右肩和左肩歪头时的垂直斜度来分析。⑥双马氏杆试验和眼底照相显示患眼外旋。由于后天性上斜肌麻痹常无明显的上斜视,眼球运动亦无明显异常,最可靠的诊断方法是:①红玻璃试验:为垂直性复视,向患眼内下方注视时垂直复像分开最大,周边像为患眼。②同视机九个方位斜视度的准确测量:同样显示向患眼内下方注视方位的垂直斜度最大,麻痹眼注视时的健眼垂直斜度(第二斜视角)大于非麻痹注视时的麻痹眼的垂直斜度(第一斜视角),且向下注视时外旋转斜度加大。同样,Hess屏或三棱镜九方位斜度测定也可确定诊断。

下沉眼(the fallen eye):指双眼向患眼内下方注视时,如以麻痹眼注视,则健眼表现为下沉(下转过度)。这是因为向患眼内下方注视时,患眼因上斜肌麻痹需采用比正常多的神经冲动,根据眼球运动规律(Hering's law),健眼下直肌是正常功能的眼外肌,同样过多的神经冲动会形成下转过度,表现为下沉眼。

对侧上直肌抑制性功能不足(inhibitional palsy of the contralateral antagonist):因麻痹侧下斜肌功能亢进时,当患者采用麻痹眼注视时,下斜肌需要比正常小的神经冲动,根据眼球运动规律,对侧上直肌也会表现出不足。临床上,有时这种对侧上直肌功能不足会被误诊为上直肌麻痹(图9-16)。

该患者的同视机检查:

融合点:0°R/L10°Ex6°=他觉斜角(10°同时知觉片);上转25°:0°R/L6°Ex7°;下转25°:+1°R/

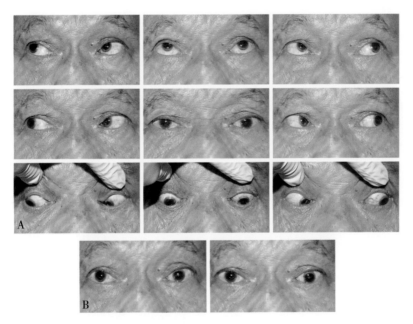

图9-16　后天性上斜肌麻痹(OD),易误诊为左眼上直肌麻痹:患者男,69岁,因视物重影1年半就诊。发病前2个月曾因年龄相关性白内障(OD)行"右眼超声乳化人工晶状体植入术"。头部和鼻部等全身检查(-),经神经营养药、血管扩张药等治疗1年无效。无外伤史,无高血压和糖尿病史。检查:双眼视力和屈光状态:OD:0.9 −0.75×85 1.0,OS:0.6 +1.00−0.50×110 1.0;右眼注视,左眼外斜5°左右,下斜10°~15°,左眼注视,右眼外斜5°左右,上斜5°~10°,无A-V现象;眼球运动:右眼内上转亢进+1(图A,图B);歪头试验显示头歪向右肩时,R/L 12PD,头歪向左肩时,R/L 5PD;眼底照相见左眼轻度外旋转斜(图C)。双马氏杆检查:右眼无旋转斜,左眼外旋1°;红玻璃复像试验:垂直性交叉复视,向左下方注视时垂直复像距离最大,周边像为右眼。考虑患者双马氏杆仅左眼外旋1°,且垂直斜视明显,我们选择左眼下直肌后退术。经左眼下直肌后退4mm术后第一天,复视消失,双眼正位,各方向眼球运动正常,歪头试验(-)(图D,图E)

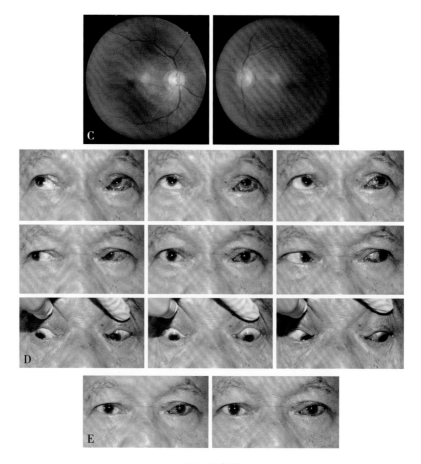

图 9-16(续)

L12° Ex11°；Ⅱ°片：−1° R/L10° Ex6°~+2° R/L10° Ex6°；Ⅲ°片：1,2 号图片有立体视觉,余无立体视觉。

+1° R/L6° Ex8°		−1° R/L7° Ex4°
0° R/L10° Ex8°	0° R/L10° Ex6°	+1° R/L9° Ex6°
+3° R/L14° Ex11°		+1° R/L16° Ex9°
左眼注视		

+6° R/L6° Ex8°		+2° R/L9° Ex4°
+5° R/L12° Ex12°	+0° R/L13° Ex12°	+3° R/L13° Ex10°
+6° R/L15° Ex15°		+4° R/L17° Ex12°
右眼注视		

　　注：本例曾误诊为左眼上直肌麻痹,因眼球运动也符合左眼上直肌麻痹,且双马氏杆仅左眼外旋 1°；然而,歪头试验,红玻璃复像试验,同视机九方位检查均符合右眼上斜肌麻痹。

　　滑车神经麻痹患者 30% 为双侧性,如小儿患者以先天性多见,成年患者以外伤性等多见。双侧性上斜肌麻痹的特点是(图 9-17)：

　　1. 第一眼位可无或有轻度垂直斜视。

　　2. 当患者向右侧注视时左眼高于右眼；向左侧注视时右眼高于左眼。

　　3. 常有 V 征与下颌内收。V 征是由于双侧下转时上斜肌的外转力下降和双侧下斜肌亢进引起。通常双侧性上斜肌麻痹时,上下注视时的水平斜度差 >10PD；而单侧性则 <10PD。

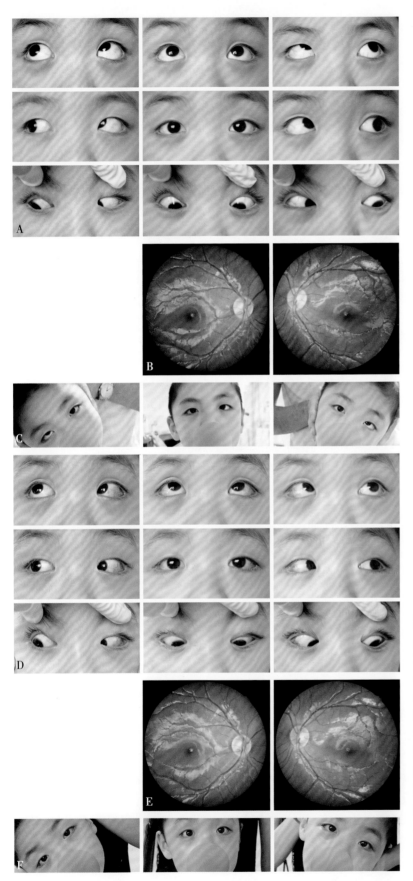

图 9-17 先天性上斜肌麻痹(OU):患者,男,4 岁,自出生发现双眼交替向上斜,以右眼明显,无代偿头位。检查:OD 0.5 +1.25DS−0.50×20 0.5,OS 0.5 +1.50DS 0.5;右眼注视,左眼上斜 10PD;左眼注视,右眼上斜 18PD;双眼内上转亢进 +3,右眼内下转不足 −2,左眼内下转不足 −1(图 A);眼底照相见双眼均外旋转斜(图 B)。歪头试验显示头歪向右肩时,右眼高于左眼,头歪向左肩时,左眼稍高于右眼(图 C);经双眼下斜肌部分切除术后第 1 天,双眼正位,各方向眼球运动正常(图 D);眼底照相显示外旋转斜明显好转(图 E);歪头试验(−)(图 F)

4. 歪头试验显示头歪向右肩膀时,右眼上斜加重;头歪向左肩膀时,左眼上斜加重。

5. 外旋转斜常大于10°~15°。

临床上,当外旋转斜度>10°~15°时多为双侧性,但外旋小于10°并不说明为单侧性,因为患者的融合能力不一样,可因主观的融合而未真正显示出外旋度。临床检查时,即使向左右侧注视或歪头试验时,左右眼轻度的上斜交替性改变都提示为双侧性,即垂直斜度在任一方位出现反转(如九个方位检查垂直斜视度时,一直为右眼高于左眼,但某一方向出现左眼高于右眼)时,哪怕只有1°,也可确定为双侧性。对侧眼有轻度的下斜肌功能亢进和V征明显时也要考虑是否为双侧性。

约10%的患者首先表现为单眼上斜肌麻痹,只是在单眼手术后才发现另眼亦表现为上斜肌麻痹,即隐蔽性双侧性上斜肌麻痹(masked bilateral superior oblique paresis)。所以,对单侧患者术前要说明有可能为隐蔽性双侧性而需要另眼再次手术。有时并不是双侧性,而是术后过矫,注意鉴别。一般有昏迷史的头部闭合性外伤多为双侧性,特发性(原因不清,无外伤及神经因素等)则多为单侧,且以左眼较多(原因不明)。

另外,后天性双侧SOP多为急性起病,其外旋转斜度以向下方注视时明显,向上方注视时不明显,即向下和向上注视时,外旋转斜度差别较大;而先天性双侧SOP向上方注视和向下方注视的外旋转斜度差别不大。就旋转斜的矫正而言,后天性双侧SOP患者宜选双侧Harada-Ito术式,该术式对矫正以下方为主的外旋转斜较好;先天性双侧SOP患者宜选择双侧下斜肌减弱术[25]。

【鉴别诊断】

1. **分离性垂直偏斜(DVD)**　DVD患者也表现为垂直斜和代偿头位,并由于鼻梁的遮挡,表现为一眼或双眼假性内上转亢进,容易与上斜肌麻痹相混淆。但DVD患者并无真正的上斜,歪头试验的结果与上斜肌麻痹相反,即头歪向一侧肩膀时,另一眼上斜加重(但也有头歪向一侧时,该侧上斜加重的表现);有典型的遮盖一眼后该眼缓慢上转、去遮盖后回复原位,常伴眼球震颤和先天性共同性内(或外)斜视等特点;眼底照相无旋转斜视。

2. **原发性下斜肌功能亢进**　常伴V型水平性斜视,歪头试验阴性。详见表9-4。

表9-4　原发性下斜肌功能亢进与继发性下斜肌功能亢进的鉴别

临床表现	原发性	继发性
下斜肌亢进	有	有
上斜肌不足	轻微或无	有
眼底照相外旋	有	有
主观旋转复视	无	有(先天性者无)
V型斜视	Y型	V型
歪头试验	阴性	阳性

3. **眼球后退综合征**　眼球后退综合征的患眼内转时上射现象,尤其是也伴有轻微的垂直斜和代偿头位时可与先天性上斜肌麻痹相混淆。注意眼球后退综合征多有水平转动受限和水平转动时睑裂大小的变化和眼球后退。

4. **核上性垂直偏斜(skew deviation)**　发生于脑干,小脑等核上性病变和外周前庭系统疾病,如脑干梗死,多发性硬化,颅高压等。一般表现为垂直性斜视,常伴旋转斜和代偿头位,类似于上斜肌麻痹。与上斜肌麻痹的主要不同点在于:①高位眼为内旋,低位眼为外旋;②可以表现为共同性或非共同性;③歪头试验不一定阳性;④伴有其他神经系统病变的表现。

【治疗】

先天性上斜肌麻痹宜尽早手术治疗,此时往往一条下斜肌的减弱术即可获取功能治愈,代偿头位消失。治疗时间越晚,则多合并有垂直、旋转和水平斜视,各个方位斜度都不一样,且面部和颈部肌肉和骨骼都有固定的改变,常常多次斜视手术也难以达到理想的效果。后天性上斜肌麻痹则多由外伤引起,大部分可逐渐恢复,应观察至少半年到1年后才考虑手术治疗。

1. 单眼上斜肌麻痹 手术方案主要根据是先天性还是后天性,九个方位斜视度的大小和六个诊断眼位眼球运动功能状况设计。先天性者重点是矫正头位异常和垂直斜度,如患眼下斜肌亢进明显,无明显上斜肌功能不足,且第一眼位上斜度小于10PD者,可只作患眼下斜肌减弱术如下斜肌部分切除术;第一眼位上斜度大于15PD者,如有明显的下斜肌功能亢进和上斜肌功能不足,除作患眼下斜肌部分切除术外,宜加做患眼上斜肌折叠术;如有下斜肌功能亢进,但无明显的上斜肌功能不足,则宜做患眼下斜肌部分切除+患眼上直肌后退或健眼下直肌后退术(当垂直斜度向健侧注视时明显或向下注视明显时,选健眼下直肌后退;当垂直斜度向患侧注视时明显或向上注视明显时,选患眼上直肌后退),即下斜肌减弱手术只能矫正小于15PD的上斜,所以如果上斜度大于15PD则要做两条肌肉的手术。下斜肌减弱手术对向下注视时的垂直斜无作用,所以测定向下注视时的垂直斜度很重要。如果向下有明显的垂直斜,则要作对侧的下直肌后退或同侧上斜肌折叠(如果上斜肌功能差);如果患眼下转差(下直肌不足 −1~−2 或上斜肌不足 −1~−2)则要做同侧上直肌后退或同侧上斜肌折叠术。由于手术预测性较差,宜用调整缝线。当上斜肌麻痹已变为共同性,各个方位垂直斜度差别不大,则患眼上直肌后退或健眼下直肌后退均可。伴有明显水平斜视时,可同时矫正水平斜视,但一眼不能同时作三条直肌手术,以免发生术后眼前节缺血。

先天性上斜肌麻痹患者中,同侧拮抗肌下斜肌亢进临床上常见,减弱同侧下斜肌的手术应用也十分普遍。然而,同侧上直肌的亢进或挛缩很少被我们注意。实际上,同侧上直肌挛缩占单侧患者的16%~19%[26,27],具有以下特点:①原在位患眼明显上斜(多数≥15PD);②有明显的代偿头位和向患侧歪头时患眼上斜加重;③向患侧水平注视时,患眼上斜明显;④对侧眼上斜肌功能亢进。有患侧上直肌挛缩的患者宜同时做患侧上直肌后退术[28,29]。

后天性上斜肌麻痹者主要是消除复视和代偿头位,大多数患者仅有轻度的垂直和/或水平斜视,但有明显的外旋转斜。因此,如患者主要为较大的外旋转斜,首选麻痹肌上斜肌加强术,最好是上斜肌前部前徙术(Harada-Ito procedure);如外旋转斜大伴 5~10PD 的垂直斜,可做患眼上斜肌折叠术;如垂直斜度大于15PD,则可选患眼上直肌后退术,但患眼上直肌后退会加重外旋转斜,因此,还可联合上斜肌前部前徙术;下斜肌亢进者也可做下斜肌部分切除+前徙(肌肉缝合到下直肌止点颞侧旁);如外旋转斜度小,向健眼侧注视或向下方注视时垂直斜度较大,也可选其配偶肌健眼的下直肌后退术。

上斜肌前部前徙术是日本的原田政美于 1964 年发明的一种上斜肌加强术式,传统术式的基本步骤是:从上直肌的颞侧作结膜切口,进入斜视钩把上直肌钩住,向鼻侧牵拉,暴露上斜肌,在上斜肌的肌止端的前部做缝线,然后沿上斜肌的走向,在颞侧巩膜上缝合,结扎缝线,此时上斜肌等于折叠了一段并且向前徙了。现代术式则在肌止处切断前 1/3 的上斜肌,分离周围组织后将前部 1/3 上斜肌止点缝在外直肌上缘止点后 8mm 的巩膜上。无论是传统还是现代术式均较简单易操作,对旋转斜的矫正很有效。目前 Harada-Ito 术式适应于:原在位外旋转斜明显,但垂直斜不明显,以及小的 V 征患者。外旋转斜时,不管用哪一眼注视,也不管哪一眼是麻痹眼,任何一眼的 Harada-Ito 手术均可矫正。因此,当麻痹眼的上下斜肌均已做了手术,但仍有外旋转斜,这时可做另眼的 Harada-Ito 手术,术后患者一般不会主诉视物倾斜。对外旋转斜度小于 10° 者,该手术效果较好,手术时以稍过矫最好,术后一般都有一定程度的回退,再手术率为 23%~50%,约 1/3 的患者术后需戴用三棱镜治疗[30]。

关于上斜肌折叠术,过去由于担心术后医源性 Brown 综合征而应用较少。近来发现该术式对以下情况疗效明显:①术前检查有明显的患眼内下转不足;②明显的异常头位,如下斜肌减弱术后异常头位部分好转,再做该术式后可明显改善头位异常;③对 V 征的矫正效果好;④可矫正约 20PD 的垂直斜;⑤其他手术方法无效时可应用。一般折叠量为 6~20mm,通过颞侧结膜入路,具体折叠量由术中被动转动试验决定,被动转动方法(Saunder 法)是抓紧 6 点角膜缘处结膜向内上方转动眼球,正常情况 6 点处的角膜缘应能过中线(内外眦连线)。只要术终被动转动眼球能达到这种情况,就不需担心术后医源性 Brown 综合征(内上转障碍),因为该手术后内上转障碍为 100%,但轻度障碍并不明显影响外观和双眼协调运动。而且,这种术后内上转障碍会随着时间的延长逐渐消失[31]。

概括地说,先天性上斜肌麻痹最有效的手术选择是患眼下斜肌减弱术,或加上患眼上斜肌折叠、或患眼上直肌后退、或健眼下直肌后退术;而以旋转斜为主的后天性上斜肌麻痹者首选患眼上斜肌加强术,即上斜肌前部前徙术。值得提出的是,上直肌后退术可能增加旋转斜或产生垂直斜的逆转,因此,上直肌的后退量应慎重控制。另外,同时做患眼下斜肌减弱和上直肌后退术的患者,术后容易出现患眼上转障碍,要特别慎重。

有时患者的直接对抗肌即下斜肌功能非常强,患者或其父母常为其患眼向上翻转而苦恼,但患者在第一眼位时患眼上斜度很小,手术只选择患眼的下斜肌减弱术,而且往往仅此就可获得满意的效果。

2. 双眼上斜肌麻痹 先天性者可选择下列术式:①双眼下斜肌减弱术(后退术,部分切除术)。②双眼下斜肌减弱 + 双眼上斜肌折叠术。③双眼不对称者可选非对称的双眼上斜肌折叠术,第一眼位时高位眼的折叠量应较低位眼的大;或高位眼做上斜肌折叠术,低位眼做上斜肌前部前徙术;如垂直斜度大,可加做高位眼的上直肌后退或低位眼的下直肌后退。后天性者多表现为大度数的外旋转斜,可作双眼上斜肌前部前徙术。

附:上斜肌麻痹的分类

(一) Knapp 上斜肌麻痹的分类(以右眼为例,表中度数为 PD)

第 1 型(Class 1):右眼下斜肌功能亢进为主,右眼上斜度以向内上方注视时为最大。这型容易误诊为左眼上直肌麻痹,但歪头试验证实为右眼上斜肌麻痹。

RHT 2	RHT 6	RHT 25
RHT 2	RHT 6	RHT 16
RHT 3	RHT 4	RHT 10

治疗:右眼下斜肌减弱术。

第 2 型(Class 2):右眼上斜肌功能不足为主,右眼上斜度以向内下方注视时为最大。

RHT 0	RHT 0	RHT 2
RHT 0	RHT 2	RHT 5
RHT 2	RHT 3	RHT 15

治疗:右眼上斜肌折叠术,当不熟悉上斜肌手术或代偿头位不明显时,可做左眼下直肌后退术。

第 3 型(Class 3):右眼上斜扩展到整个左侧视野,既有右眼下斜肌功能亢进,又有右眼上斜肌功能不足。

RHT 3	RHT 12	RHT 30
RHT 4	RHT 10	RHT 25
RHT 7	RHT 10	RHT 20

治疗:有几种选择:当最大上斜度≤25PD 时,可做右眼下斜肌减弱术,或右眼上斜肌加强术;当最大上斜度 >30PD 时,可做右眼下斜肌减弱 + 右眼上斜肌加强术,或右眼下斜肌减弱 + 左眼下直肌后退术。

第 4 型(Class 4):在第 3 型的基础上,右眼上斜还扩展到整个下方视野,即呈 "L" 型扩展。

RHT 10	RHT 20	RHT 35
RHT 10	RHT 25	RHT 30
RHT 40	RHT 35	RHT 30

治疗:第 3 型相似。对要不要同时矫正下方视野的上斜,Knapp 认为还是先按第 3 型一样手术,术后有些患者下方视野内的上斜会减少或消失。如果术后仍然存在,则做右眼下直肌缩短术,或左眼上斜肌

减弱术。

第 5 型 (Class 5):右眼上斜扩展到整个下方视野。这型容易误诊为右眼下直肌麻痹,同样,歪头试验证实为右眼上斜肌麻痹。过去,称这种类型为"双下转肌麻痹"。

RHT 3	RHT 5	RHT 8
RHT 10	RHT 10	RHT 10
RHT 40	RHT 35	RHT 30

治疗:当下方的最大上斜度≥30PD 时,可选择右眼上斜肌折叠术 + 左眼上斜肌减弱术。

第 6 型 (Class 6):为双侧上斜肌麻痹,常发生于闭合性颅脑外伤后。多数有大于 25PD 的内斜 V 征。向下方注视时,左右眼都只有轻度的上斜视。

XT 2	XT 10	XT 10
XT 4	XT4 LHT 5	RHT 8
ET15 LHT 10	ET15 RHT 5	ET15 RHT 14

治疗:双侧上斜肌加强术。如果向下方注视时,有大于 20PD 的内斜(内斜 V 征),则做双侧上斜肌加强术 + 双侧内直肌止点下移 4~5mm。

第 7 型 (Class 7):极少见,多见于鼻上方眼睑部分的外伤后,既有上斜肌麻痹,又有轻度上斜肌的限制性因素,即 Brown 综合征。过去,常称为"狗咬综合征"。

0	LHT 6	LHT 8
RHT 2	RHT 6	RHT 8
RHT 5	RHT 8	RHT 20

治疗:相当棘手,手术效果不佳。建议先矫正 Brown 综合征,二期再手术治疗上斜肌麻痹。

(二) Scott 上斜肌麻痹的分类

单侧上斜肌麻痹的分类(以右眼为例)。

第 1 型 (Class 1):①原在位右眼上斜 <15PD;②右眼下斜肌功能亢进 +2~+3;③右眼上斜肌功能正常或不足 –1。

ET 2	XT4 RHT 8	XT8 RHT 25
RHT 2	RHT 8	XT2 RHT 23
ET 5	RHT 4	RHT 12

治疗:右眼下斜肌减弱术。

第 2 型 (Class 2):①原在位右眼上斜 <15PD;②右眼下斜肌功能亢进 +3~+4;③右眼上斜肌功能不足 –1~–2。

0	XT3 RHT 9	RHT 20
RHT 2	RHT 5	RHT 20
RHT 2	RHT 3	RHT 22

治疗:右眼下斜肌减弱术。

第 3 型 (Class 3):①原在位右眼上斜 <15PD;②右眼下斜肌功能正常或亢进 +1;③右眼上斜肌功能不足 –2~–4。

RHT 2	RHT 9	RHT 10
RHT 5	RHT 16	RHT 22
RHT 8	RHT 20	RHT 25

治疗:右眼上斜肌折叠术。

第 4 型(Class 4):①原在位右眼上斜 >15PD;②向右侧方向亦有上斜 <15PD(即在麻痹肌作用方向外亦有明显的上斜了);③右眼下斜肌功能亢进 +3~+4;④右眼上斜肌功能不足 −1~−2。

XT3 RHT 19	XT5 RHT 26	RHT 33
RHT 15	XT6 RHT 28	RHT 35
RHT 12	RHT 15	RHT 30

治疗:右眼下斜肌减弱 + 上斜肌折叠术,或右眼下斜肌减弱 + 右眼上直肌后退术。

第 5 型(Class 5):①原在位右眼上斜 >15PD;②向右侧方向亦有上斜 <15PD(即在麻痹肌作用方向外亦有明显的上斜了);③右眼下斜肌功能亢进 +1~+2;④右眼上斜肌功能不足 −2~−3。

RHT 2	XT2 RHT 7	XT6 RHT 25
RHT 4	XT4 RHT 20	XT6 RHT 40
RHT 10	XT4 RHT 25	RHT 35

治疗:右眼下斜肌减弱 + 上斜肌折叠术,或右眼下斜肌减弱 + 左眼下直肌后退术。

第 6 型(Class 6):这种类型少见,比较难以手术矫正。

①原在位右眼上斜 >30PD;②向右侧方向亦有上斜 >15PD;③右眼下斜肌功能亢进 +3~+4;④右眼上斜肌功能不足 −2~−3;⑤左眼上直肌功能不足 −1。

RHT 25	RHT 33	RHT 45
RHT 30	RHT 40	RHT 45
RHT 28	RHT 42	ET10 RHT 40

治疗:右眼下斜肌减弱 + 上斜肌折叠术 + 左眼下直肌后退术。

第 7 型(Class 7):这种类型见于长期的上斜肌麻痹,各个方向的垂直斜度类似,变成共同性垂直斜了,如果垂直斜度少,可以用三棱镜矫正;如果垂直斜度大或不接受三棱镜治疗,则手术治疗。

①原在位右眼上斜;②各个方向的上斜变化不大,差别一般在 5~7PD 以内;③歪头试验(+);④轻度的右眼下斜肌功能亢进和 / 或轻度的右眼上斜肌功能不足。

XT4 RHT 20	XT8 RHT 20	XT7 RHT 22
XT4 RHT 20	XT8 RHT 22	XT7 RHT 28
XT8 RHT 21	XT8 RHT 25	XT8 RHT 28

治疗:右眼上直肌后退,或右眼下斜肌减弱 + 左眼下直肌后退术。

第 8 型(Class 8):这种类型经常误诊为左眼的单眼上转障碍。

①原在位右眼上斜 <20PD;②向上注视时,左眼明显下斜;向右侧方向亦有上斜 >15PD;③歪头试验(+);④轻度的右眼下斜肌功能亢进和 / 或轻度的右眼上斜肌功能不足;⑤左眼内上转和外上转不足至少 −2;⑥患者可有下颌上抬的代偿头位。

RHT 18	RHT 20	RHT 20
RHT 6	RHT 12	RHT 14
0	RHT 4	RHT 8

治疗:左眼下直肌后退术,或左眼下直肌后退 + 右眼上直肌后退术。

双侧上斜肌麻痹的分类:第1~3类为双眼对称性上斜肌麻痹,原在位无明显垂直斜,患者无不适症状,双眼斜肌的功能也对称;第 4 类为双眼不对称的上斜肌麻痹,原在位有垂直斜;第 5 类为隐蔽性(masked)双侧上斜肌麻痹,只有在术后才发现另一侧也有上斜肌麻痹。

第 1 类(Class 1):①原在位无垂直斜;②V 征表现在从原在位到上转位之间的差别;③中等程度的下斜肌功能亢进(+2~+3);④无或轻度的上斜肌功能不足(–1);⑤无代偿头位;⑥主诉无旋转斜(实际上有旋转斜)。

XT18 LHT 14	XT 20	XT20 RHT 15
LHT 12	XT 8	RHT 12
LHT 3	0	RHT 4

治疗:双侧下斜肌减弱术。

第 2 类(Class 2):①原在位无垂直斜;②V 征表现在从原在位到下转位之间的差别,下转位有较明显的内斜;③无或轻度的下斜肌功能亢进(0~+1);④中度的上斜肌功能不足(–2~–3);⑤有下颌内收的代偿头位;⑥主诉有旋转斜。

LHT 2	0	0
ET7 LHT 10	RHT 2	ET4 RHT 14
ET14 LHT 15	ET18 RHT 4	ET10 RHT 12

治疗:双侧上斜肌折叠术。

第 3 类(Class 3):①原在位无垂直斜;②明显的 V 征,表现在从上转位到下转位之间的差别;③中度的下斜肌功能亢进(+2~+3);④中度的上斜肌功能不足(–2~–3);⑤可有下颌内收的代偿头位;⑥主诉有旋转斜。

	0	
ET14 LHT 35	ET 10	ET16 RHT 28
	ET 40	

治疗:双侧下斜减弱术 + 双侧上斜肌折叠术。

第 4 类(Class 4):共同特点为:①原在位有垂直斜;②有 V 征;③有代偿头位。这类又分为三个亚类(假定右眼为高位眼,即右眼的上斜肌麻痹比左眼的严重):4A:①原在位右眼上斜;②对称性中度的上斜肌功能不足(–2~–3);③单侧的下斜肌功能亢进(+2~+3);④头歪向左肩;⑤V 征表现在从原在位到下转位之间的差别。

	XT5 RHT 7	
LHT 5	XT2 RHT 5	ET5 RHT 8
	ET12 RHT 5	

治疗:单侧下斜肌减弱 + 双侧上斜肌折叠术。

4B:①原在位右眼上斜;②轻度的对称性的下斜肌功能亢进;③双侧不对称的上斜肌功能不足(−2~−3);④头歪向左肩;⑤V征表现在从原在位到下转位之间的差别。

	XT 10	
LHT 5	XT5 RHT 5	XT5 RHT 6
	ET5 RHT 10	

治疗:双侧不对称的上斜肌加强术(如一侧折叠,一侧前部前徙术),或加双侧下斜肌减弱术。

4C:双侧上斜肌和下斜肌的改变都为不对称性。①原在位右眼上斜;②不对称性的上斜肌功能不足,以右眼更明显;③不对称的下斜肌功能亢进,以右眼更亢进;④头歪向左肩;⑤中等到大的V征。

	XT14 RHT 16	
XT5 LHT 5	XT5 RHT 14	XT5 RHT 25
	ET10 RHT 14	

治疗:双侧下斜肌减弱 + 不对称的上斜肌加强术(如一侧折叠,一侧前部前徙术);或双侧对称的下斜肌减弱 + 双侧对称的上斜肌加强术 + 另一条直肌后退术。

第 5 类(Class 5):这类患者开始只符合单侧上斜肌麻痹的诊断,无论是眼球运动检查,还是各个诊断眼位的斜视度,以及旋转斜(不超过10°)和歪头试验都不能诊断为双侧性;但做了斜视手术后,另一眼的上斜肌麻痹出现了,各种检查和评估符合另一眼的上斜肌麻痹(注意要排除第一次手术后的过矫)。一眼斜肌手术后,如果有隐蔽性的另一眼上斜肌麻痹,一般首先表现为另一眼的下斜肌功能亢进。

治疗:按单侧上斜肌麻痹手术原则治疗。

第五节　展神经麻痹

展神经麻痹为麻痹性斜视中最常见的脑神经麻痹[32],它支配外直肌,麻痹以后引起内斜视和水平方向的复视,患眼外展受限,常伴面转向患侧的代偿头位视物,小儿患者则可引起斜视性弱视以及斜视带来的心理影响等。由于相当部分展神经麻痹患者经观察和非手术治疗可以治愈,需要手术治疗者比滑车神经麻痹要少,在需要手术的眼外肌麻痹中,外直肌仅次于上斜肌,占第二位。

【病因】

先天性外展功能不全多为展神经或外直肌发育不良等所致。真正的先天性展神经麻痹较少见,对先天性外展功能下降或丧失的小儿应注意是否为眼球后退综合征或其他原因引起的外展障碍。新生儿可能出现短暂的外展麻痹,一般在几天或几周内自行恢复。小儿单独一侧展神经麻痹而不伴有其他神经系统病变常与病毒感染有关,如非特异性发热,上呼吸道感染和免疫接种等,多在发热或接种后 1~3 周内发病,发病年龄多为 18 个月到 10 岁,常在发病后 6~10 周自行逐渐恢复。

外伤和肿瘤是小儿展神经麻痹的主要原因,常见的肿瘤包括脑干和颅后窝的星形胶质细胞瘤和髓母细胞瘤等(图 9-18)。其他原因包括 Gradenigo 综合征(乳突炎和展神经麻痹),脑膜炎,重症肌无力和海绵窦部位的病变等。

成人患者缺血与血管性病变则是主要原因,约占 1/3[33]。高血压,糖尿病引起的微血管病变,颈内动脉海绵窦漏(图 9-19),炎症,外伤,肿瘤等都是常见病因,多发性硬化引起者少见。我国南方尤其在广东省,鼻咽癌引起的展神经麻痹常见,要常规做鼻咽部检查,以排除鼻咽癌(图 9-20);鼻咽癌另外一种表现为患者经过鼻咽部局部放疗(或放疗 + 化疗)多年后出现一侧展神经麻痹,这时,多数患者为放疗后的远期并发症,很难自行恢复,一般需要手术治疗,少数患者为鼻咽癌复发,需请耳鼻喉科或头颈肿瘤科医生诊治。20%~25% 的患者查不出原因。血管性病变引起者预后最好,大部分可逐渐恢复,肿瘤引起者预后最差[34,35]。

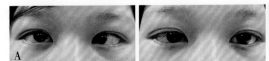
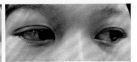

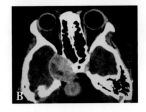

图 9-18 完全性展神经麻痹(右眼):患者女,14 岁,右眼视力下降伴复视 1 年,右眼内斜 20°~25°,右眼外转不能过中线(图 A)。眼眶和脑部 CT 扫描显示脑桥小脑角处有一 3cm×6cm 大小葫芦状肿物,边界清楚,横跨颅中窝和颅后窝,累及右眶尖和右侧蝶鞍(图 B)

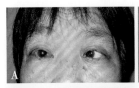
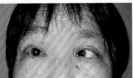
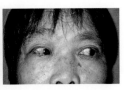

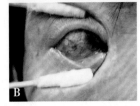

图 9-19 完全性外直肌麻痹(右眼):患者女,56 岁,主诉复视 1 周。曾全身用激素和神经营养药物治疗无效,无高血压和糖尿病史。检查见右眼注视时,左眼内斜 30°~35°,右眼外转不能过中线(图 A);右眼球轻度突出,右眼结膜血管明显扩张(图 B)。经神经外科会诊,诊断为右侧低流量颈内动脉海绵窦漏

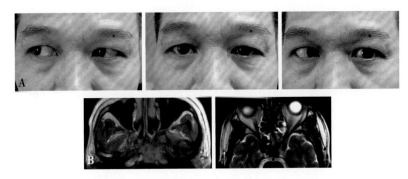

图 9-20 左侧展神经(外直肌)麻痹(鼻咽癌复发引起):患者男,48 岁,主诉复视 5 天。5 年前患鼻咽癌,经局部放疗+全身化疗后"治愈"。近 1 年来肿物复发,全身化疗后病情反复,难以控制,目前正接受免疫生物治疗。检查见左眼小度数内斜,左眼外转不足 −3(图 A),MRI 检查见肿物已侵犯左侧翼腭窝、破裂孔和海绵窦,影响到了展神经(图 B)

【诊断】

展神经(外直肌)麻痹的诊断十分容易,特别是全麻痹者。但轻度麻痹需要仔细检查才能准确诊断。

1. 内斜视,患眼外转受限,向麻痹肌作用方向注视时可出现眼球震颤和轻度睑裂开大(因内外直肌均松弛,眼球稍向前突出所致),外转扫视速度下降。完全麻痹者,患眼外转不能过中线;不完全麻痹者,患眼外转可过中线,但达不到正常位置。

注意轻度的外展麻痹患者第一眼位可无内斜,外展也无明显受限,患者只主诉向患侧外展时有复视,容易漏诊。这时可通过做简单的红玻璃复像检查或同视机九个方向斜视度检查帮助诊断,即红玻璃复像

检查时,向患眼颞侧方向有同侧性水平复视,周边像为患眼;或同视机九个方位斜视度检查时,向患眼颞侧方向有轻度内斜,患眼注视时的内斜度大于健眼注视时的内斜度。另外,这种轻度的外展麻痹可表现为看远时的内斜度大于看近时的内斜度(分开麻痹),即患者主诉看远处物体时水平复视明显,甚至只在看远时才有复视,看近时并无复视。

2. 水平性同侧复视。向麻痹眼外展方向注视时复像距离最大。

3. 代偿头位　面部转向患侧,双眼喜欢向健侧注视。

4. 患眼注视时的内斜度大于用健眼注视时的内斜度(第二斜视角大于第一斜视角)。通常远距离斜度大于近距离斜度,当向麻痹肌作用方向注视时内斜度最大;双侧麻痹者远距离斜度各方向可能一致。

【鉴别诊断】

需与引起外转受限的疾病鉴别。

1. Duane 眼球后退综合征　该病也表现为外展受限和内斜视,可以是单侧或双侧,极易与展神经麻痹混淆。然而,本病为先天性,斜度一般不会变化,第一眼位内斜度通常较小,甚至可以正位或为小度数外斜。主要特点是:患眼内转时睑裂变小且眼球后退,伴或不伴上射和下射,外转时睑裂增大。

2. 甲状腺相关眼病　本病内直肌肥厚的患者也表现为外展受限和内斜视,尤其是患者甲状腺功能正常,无明显眼球突出和上睑退缩时容易混淆。但甲状腺相关眼病患者表现为限制性内斜视,被动转动试验阳性,眼眶超声和 CT/MRI 扫描等影像检查显示患眼内直肌梭形肥厚。如果患者有明显的眼球突出和上睑退缩,则只从外观即可区别。

3. 重症肌无力　当患者仅累及外直肌时会表现为外展受限和内斜视。但重症肌无力患者的内斜度有变化,常伴上睑下垂,其斜视度与上睑下垂等常在疲劳后加重,有晨轻晚重现象。新斯的明试验和 / 或冰试验后症状好转。

4. 眶内侧壁骨折　眼眶内壁骨折时内直肌可嵌顿在骨折处,限制眼球外转,表现为内斜视,当患者尤其是小儿未提及外伤史时,容易误诊为展神经麻痹。应详细询问是否有外伤史,CT 扫描能显示眶内壁骨折,内直肌和眶内脂肪等嵌入筛窦等,被动转动试验阳性。

5. 内直肌纤维化综合征　一般为先天性发病,也表现为内斜和外展受限,斜度和眼球运动无明显变化。主要通过被动转动试验阳性进行鉴别。我们近年通过眼眶 CT/MRI 检查发现部分患者会显示内直肌中后段(即眶深部)肥厚。

6. 眼眶肌炎型炎性假瘤(累及内直肌)　急性期内直肌肌止处有充血水肿,触痛明显;急慢性期患者的眼眶 CT 检查均显示内直肌不规则肥厚,包括肌腱和肌腹,既可以表现为麻痹性(内直肌麻痹),也可以表现为限制性(内直肌限制眼球外转,伴内斜,此时类似于外直肌麻痹),类固醇激素治疗有效。

7. 婴幼儿性内斜视　当患儿以内转眼作为注视眼,且为双眼交替性斜视时,常表现为双眼外转"受限",极易误诊为外展受限。然而,娃娃头试验显示外转不受限,常伴 DVD,下斜肌功能亢进,隐性眼球震颤等。

8. Mobius 综合征　除外展受限和内斜外,还有面肌麻痹,出生即有,病变不发展,常伴其他脑神经和肢体肌肉骨骼异常,无复视,垂直方向和集合运动正常。

9. 集合痉挛　过去少见,外展障碍表现为间歇性,经常变化,有时外转正常。见于患脑麻痹或其他发育性病变的小儿。现在随着智能手机的普及,集合痉挛的患者明显增多了,表现为长时间用手机后,看远处物体时有同侧性水平复视,看近物时无复视,眼球运动不受限,经休息和眼局部滴用睫状肌麻痹剂后病情可缓解。

【治疗】

首先要寻找引起外直肌麻痹的原因。应常规作新斯的明或腾喜龙(Tensilon)试验、被动转动试验和眼眶影像学(CT 或 MRI)检查,以排除重症肌无力和限制性肌源性病变等。如果为小儿,有急性外直肌麻痹,不伴有其他神经系统病变,可用中医中药,神经营养药,多种维生素和血管扩张药等保守治疗,观察随访 2 个月,如果仍无好转则要作头部和眼眶 CT 检查。成人注意是否有糖尿病,高血压,颅内血管炎等病变,如果无其他异常,可用上述保守治疗继续观察。如果外直肌麻痹伴有疼痛,可能为外直肌肌炎型眼眶炎性假瘤,可试用全身皮质激素治疗,但要注意随访以排除占位性病变。要特别注意鼻咽癌等肿瘤所致的展神经麻痹。

单侧和双侧性外伤性展神经麻痹自行恢复的可能性分别为80%和40%[36]。起病时表现为双侧麻痹和完全性单侧麻痹患者恢复较差[37]。

因起病半年内不能手术治疗,观察期间如果复视明显可遮盖一眼,理论上交替性遮盖可预防内直肌继发性痉挛,小儿交替性遮盖可预防弱视。如为2岁小儿没有弱视时宜每眼交替遮盖半天;已有弱视者则可好眼遮盖75%的时间,弱视眼遮盖25%的时间。

肉毒杆菌毒素急性期局部注射有利于防止内直肌挛缩,改善复视,矫正眼位及代偿头位,但在未查明病因前,建议不要注射。另外,肉毒杆菌毒素局部注射并不能促进麻痹肌肉的恢复;注射一次后的药物效果一般维持2~3个月,但最多可达6个月,在这期间不能进行手术矫正;注射药物后患者内外转都受限,会出现双眼向左和向右侧注视时都有复视。因此,轻度的外展麻痹和第一眼位无复视的患者不必使用局部肉毒杆菌毒素注射。对小度数的内斜视,可使用三棱镜消除复视。

观察6个月至1年以后(注意,有些脑部和眶内肿瘤如脑膜瘤等,尽管已成功手术切除,但也宜观察1~3年;因为这类肿瘤易复发,且复发早期难以发现,很容易认为肿瘤已"治愈"),病因已消除,如果仍有明显的内斜,且病情稳定,可以手术治疗以改善眼位,消除复视与代偿头位,增加双眼单视野。如果患者外转不能过中线则为完全性外直肌麻痹;如果不能过中线,而且外转时眼球处于中线以内则说明有继发性内直肌挛缩。因此,我们可以通过一种新的、简单的、外转功能状态检查,较全面地分析是外直肌完全麻痹,还是部分麻痹,是否继发内直肌挛缩和挛缩的程度:外展功能不足分为-1~-8,-1~-4表示外展不足的程度,即-4为患眼外展不能过中线,-3为可以过中线,外展力只有正常的25%,-2为外展力只有正常的50%,-1为外展力只有正常的75%;-5~-8表示内直肌挛缩的程度:-5为患眼不仅不能过中线,尽最大力量也只能到达离中线25%的位置,-6为患眼尽最大力量也只能过到离中线50%的位置,-7为只能达到离中线75%的位置,-8为眼球处于正常最大内转位置,完全不能向颞侧转动。

手术治疗应根据斜视度大小,外直肌功能情况即外直肌是完全麻痹还是部分麻痹和患眼视力情况等选择下列术式。

1. 不完全的外直肌麻痹(轻中度),斜视度较小,可选患眼内直肌后退、患眼外直肌缩短,或患眼内直肌后退+外直肌缩短术,这样可矫正10°~35°的内斜视。如果没有患眼内直肌挛缩,轻度麻痹者还是以外直肌缩短术矫正效果最好;如果有患眼内直肌挛缩,轻度麻痹者则以内直肌后退术为宜。中度麻痹的患者则常需用患眼内直肌后退+外直肌缩短术治疗。即使外直肌只有少部分功能和内斜度较大,也宜首选患眼内直肌后退和外直肌缩短术,尽量不做上下直肌移位和联结术。这样,如果日后欠矫,还可以做上下直肌移位和联结术。如果首选上下直肌肌移位或联结术等,术后欠矫后再手术矫正困难。

然而,有些轻度麻痹患者只在向麻痹肌作用方向有明显的内斜,正前方和反方向内斜不明显,这时宜选择健眼配偶肌的后退手术(match the defect)。如左眼外直肌轻度麻痹,水平方向的内斜度(PD)正前方为6PD,向右侧注视为2PD,向左侧注视为18PD,此时宜做右眼内直肌后退3~4mm。

2. 完全性的外直肌麻痹　如果被动转动试验显示患眼内直肌有挛缩,应首选患眼的内直肌后退+上下直肌部分移位术,即将上直肌与下直肌的颞侧半分别移位到外直肌止端上方和下方;或做患眼内直肌后退+上下直肌与外直肌的直肌联结术(Jensen术式),即将上直肌的颞侧半与外直肌的上半在赤道处联结,将下直肌的颞侧半与外直肌的下半在赤道处联结。如果被动转动试验显示患眼内直肌没有挛缩,可以不做患眼内直肌后退,而选择做患眼的上直肌和下直肌全部移位术,即将上直肌全部移位到外直肌止点的上方,下直肌的全部移位到外直肌止点的下方。如果上述手术后仍有残余内斜视,第二期作患眼外直肌缩短或健眼的内直肌后退术。如果预先作好了计划,已在内直肌,上直肌和下直肌手术时分离和保留了直肌的睫状前动脉,则该眼外直肌的手术可在术后较早的时间内进行。

选择上、下直肌移位术时,通过以下方式可以加强内斜的矫正效果:①在移位到外直肌止端前,先将上、下直肌需移位的部分缩短3~5mm;②在已做好上、下直肌的移位后,将移位的上、下直肌分别缝合固定在距外直肌止点后8mm处上方和下方的巩膜上(后固定缝线);③做上、下直肌的"X"移位:即将移位的上直肌缝合在外直肌止点的下方（从外直肌下方经过）和将移位的下直肌缝合在外直肌止点的上方。

　　近年来,我们对完全性外直肌麻痹的患者首次选择患眼的内直肌后退＋外直肌缩短术也得到了很好的效果,部分患者也恢复了一些外展功能,其手术效果不亚于直肌移位术。术后外展功能恢复的机制不清,可能与外直肌缩短手术本身造成的创伤激发了眼外肌的自身干细胞的再生有关。我们的经验是:内直肌后退量要大,一般要达到7~9mm;外直肌的缩短量也要大,一般要达到10~12mm。最好在术后第一天有10°~15°的过矫(图9-21,图9-22)。如果术后残余有内斜视,还可第二次做患眼上下直肌的移位术或联结术。

　　要注意有时外伤性第六对脑神经麻痹伴垂直斜是由于伴有第四对脑神经麻痹所致,这时手术计划要考虑到两条肌肉的麻痹问题。

　　近年来有学者提出一种新的手术方法治疗完全性外直肌麻痹和眼球后退综合征Ⅰ型患者:只做上直肌的移位(不做下直肌的移位),移位到外直肌止点的上方,同时做或不做内直肌后退术。手术也取得了良好的矫正效果,很少并发术后垂直斜,其主要优点是保留了一条下直肌没有手术,减少了可能并发眼前节

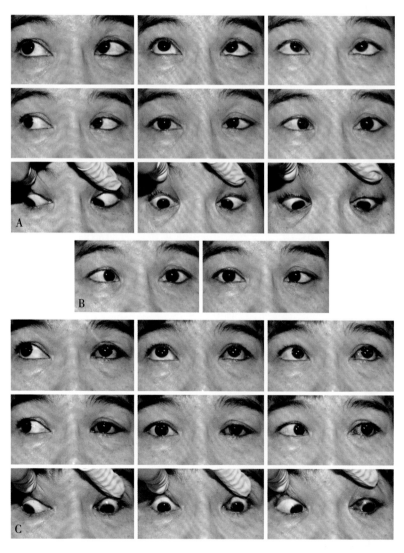

图9-21　外直肌完全麻痹(OS):患者女,45岁,不明原因左眼内斜,不能外转3年。脑部和鼻部等检查(−)。检查:双眼视力,眼前节和眼底无异常。左眼内斜30PD(第一斜视角),左眼注视,右眼内斜62PD(第二斜视角),右眼完全不能外转(不能过中线)(图A,图B)。左眼内直肌后退7mm＋外直肌缩短10mm术后第1天,左眼外斜15PD,左眼内转和外转均为不足−2(图C)

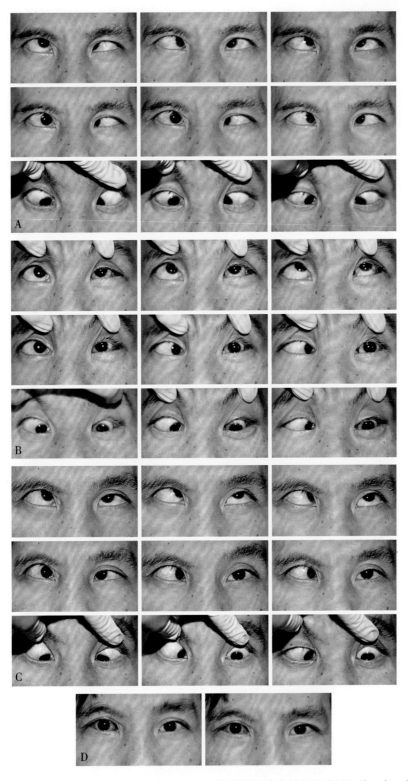

图 9-22　外直肌完全麻痹（OU）：患者男，38 岁，脑部受伤昏迷后双眼外展不能 2 年。检查：
检查：OD 0.8 +0.25DS+0.50×180 1.0，OS 0.8 +0.25DS+0.50×170 0.8；双眼角膜下 1/3
有薄纱样灰白混浊，以左眼明显。右眼内斜 30°~35°，同时左眼内斜大于 45°，左眼为主斜
眼。双眼完全不能外转（不能过中线），双眼均不能在第一眼位注视（图 A）。做左眼内直肌后
退 9mm+ 外直肌缩短 10mm 术后第 1 天，左眼可在第一眼位注视，左眼外转不足 –3，内转不
足 –1。术后半年，右眼内斜大于 45°，左眼运动同术后第 1 天。做右眼内直肌后退 8mm+ 外
直肌缩短 15mm 术后第 1 天，双眼正位。双眼外转不足 –3，内转不足 –1

缺血的风险;最近,也有学者报道只做下直肌的移位治疗外直肌麻痹[38,39]。我们没有这方面的手术经验,总感觉术后会出现新的垂直方向的不平衡。

近年来发现即使单一的眼外肌也可能受同一脑神经的不同分支的支配,提出了单一眼外肌功能分部的概念(compartmentalization of extraocular muscle function)。如外直肌分为上下两部分,分别由展神经的上支和下支支配。临床上,约30%的外直肌麻痹患者为选择性上部(上支)麻痹严重于下部麻痹,患眼除内斜外,还会出现下斜,且向患眼外展时患眼的下斜加重;影像检查则显示患眼外直肌上部明显比下部要细小。因此,当发现外直肌麻痹的患者同时有垂直性斜视时,我们要考虑到是否为外直肌的分部麻痹,而不是我们常规考虑的合并有垂直肌的麻痹。同理,内直肌也分为上下两部分,由支配内直肌的上下小分支神经支配;上斜肌分为内外两部分,由支配上斜肌的滑车神经的内外分支支配,经过滑车以后,上斜肌的内部分靠前,主要负责内旋功能,外部分靠后,主要负责下转的功能。然而,眼外肌功能分部的概念还没有被广大的临床工作者接受,一些基本的内容如眼外肌和支配神经的解剖、生理功能、病理改变、眼外肌麻痹的表现、诊断和治疗等并不清晰,有待今后进一步的研究和探讨[40]。

多条支配眼外肌的运动神经麻痹:缺血性和特发性者少见,多数患者为肿瘤等压迫性病变引起。动眼、滑车和外展三条神经均受累者,40%为肿瘤引起,多位于海绵窦部位。其他也可表现为动眼神经和展神经同时麻痹,动眼神经和滑车神经同时麻痹等。而展神经和滑车神经极少出现同时麻痹。

海绵窦部位的病变:动眼神经的上支或下支病变多数位于海绵窦,一侧展神经麻痹伴Horner综合征也是海绵窦的病变引起。多条眼外肌麻痹伴疼痛和第五对脑神经第一、二支受累多为影响海绵窦和眶上裂等的特发性炎症引起(Tolosa-Hunt综合征)。临床上表现为一侧展神经麻痹伴轻度眼球突出、结膜和眼底血管明显扩张者多为颈内动脉海绵窦漏引起。海绵窦部位的病变以肿瘤最多,占70%,其中一半为转移癌;另25%为窦内动脉瘤和动静脉漏等;长期用免疫抑制剂和AIDS患者等要注意海绵窦部位的真菌感染性病变(mucormycosis)。

第六节　双上转肌麻痹

双上转肌麻痹(double elevator palsy)即上直肌与下斜肌麻痹,由White于1942年首先提出[41]。近来多数学者称为单眼上转障碍(monocular elevation deficiency),并认为后者更适合[42],因为下直肌限制引起者并没有上直肌与下斜肌麻痹,且相当部分患者不一定两条上转肌都麻痹[43,44]。

临床上该病并不少见,具有以下临床特征(图9-23,图9-24):①常为单侧先天性,当患者以健眼注视时,患眼下斜伴上睑下垂;当以麻痹眼注视时,健眼上斜,麻痹眼无上睑下垂现象,健眼的上斜度大于患眼的下斜度(第二斜视角大于第一斜视角)。因此,我们称这种患眼的上睑下垂为假性上睑下垂。尽管大部分为假性上睑下垂,但25%~50%的患者伴真性上睑下垂,下垂的程度不一。②麻痹眼向右上、正上和左上转都严重受限,且这三个方向的上转受限程度一致,但仅75%的患者Bell征消失或明显减弱,25%的患者保留Bell现象。部分患者也可只有上转轻度受限,其他方向眼球运动正常。③常有下颌上抬的代偿头位。④约1/4的患者表现有Marcus-Gunn下颌瞬目现象,表明有包括动眼神经在内的异常脑神经联结,即发生原因与先天性眼外肌纤维化和/或动眼神经发育不良引起的下行性眼外肌纤维化有关。⑤70%左右的患者被动转动试验显示上转有抗力。有学者将之列为限制性斜视范畴,并与眼球后退综合征、Brown综合征和先天性眼外肌纤维化等总称为先天性眼球运动障碍综合征。⑥50%以上的患者合并弱视、屈光参差、水平斜视和下睑缘下3~4mm处的皮肤皱褶或下睑内翻;在我们诊治的病例中,合并内转障碍和外斜视者相对常见。⑦后天性麻痹引起者,患者突然一眼上转受限,无上睑下垂,上转时有复视,第一眼位可有或没有复视,部分患者合并瞳孔异常与其他眼外肌异常,有作者认为是顶盖前区的血管阻塞引起。

根据上述表现,单眼上转障碍可分为以下几种亚型:①原发性核上性上转障碍;该型Bell现象存在。②原发性下直肌限制引起;该型被动转动向上有阻力,并无上转肌麻痹(图9-25)。③原发性上直肌和/或合并下斜肌麻痹。④上直肌麻痹与下直肌限制同时存在。编者认为原发性下直肌限制引起的上转障碍不应诊断为双上转肌麻痹,以免引起混淆。除被动转动试验外,眼眶CT或MRI检查有助于鉴别是双上

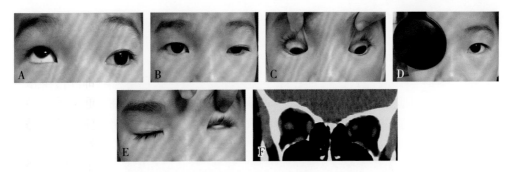

图 9-23　左眼双上转肌麻痹（假性上睑下垂，Bell 征存在）：患者男，6 岁，自出生后左眼睑裂小，左眼上转困难，诊断为左眼双上转肌麻痹。图示左眼下斜，左眼上转不能伴左睑裂小（图 A，图 B，图 C）。然而，遮盖右眼后，左眼睑裂大小正常（图 D），即患者为假性上睑下垂，是由于左眼球下斜后，左眼上睑跟随下垂（相当于正常人向下看时的睑裂）。而且，患儿左眼的 Bell 征存在（图 E），即左眼双上转肌麻痹为核上性原因所致。眼眶 CT（冠扫）显示左眼上直肌细小（图 F）

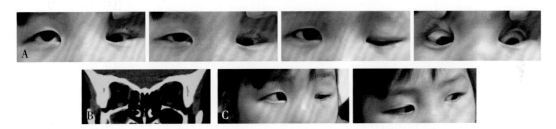

图 9-24　左眼双上转肌麻痹（真性上睑下垂，伴 Marcus-Gunn 下颌瞬目现象）：患者女，5 岁，自出生后左眼睑裂小，左眼下斜 40°~45°，左眼完全不能上转（图 A）；张口后，左眼睑裂增大，但仍比右眼睑裂小（Marcus-Gunn 下颌瞬目现象）。眼眶 CT（冠扫）未见明显眼外肌病变（图 B）。当患儿双眼向左下方注视时，左眼睑裂明显增大（图 C），以至于患儿常有代偿头位，即面部转向右，下颌上抬，头歪向右肩

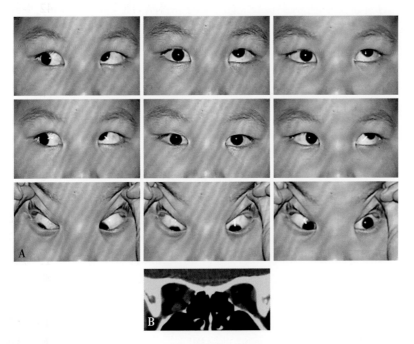

图 9-25　右眼下直肌限制因素引起的双上转功能障碍：患者男，6 岁，自出生后右眼下斜，右眼上转困难。图示右眼下斜 15°~20°，右眼上转不能（图 A）。然而，被动转动试验显示右眼上转有中度抗力，眼眶 CT（冠扫）见右眼下直肌和内直肌明显肥厚（图 B），表明是由于下直肌限制因素，而不是上转肌麻痹因素造成右眼下斜和上转不能

转肌麻痹还是下直肌限制因素:前者多表现为上直肌细小,即发育不良;后者多表现为下直肌后段肥厚。

有趣的是近 1/3 的单眼上转障碍患者经长期观察伴有分离性垂直偏斜(DVD)。这种伴有 DVD 的患者可能与双眼融合功能差、有明显水平斜视及手术矫正较早有关[45]。

然而,先天性单眼上转障碍的真正病因不明[46]。可能是上直肌长期单独麻痹,使斜度扩展到上方整个视野,因为部分病例外转时上转受限更明显,曾有病例经肌电图证实下斜肌功能正常。上直肌为主要上转肌,内上,正上和外上方都起作用;而下斜肌只能使眼上转到中线位,再向上则无明显作用,中线以上主要为上直肌的作用。

鉴别诊断包括机械因素影响上转者,如外伤性眶底骨折,甲状腺相关眼病的下直肌肥厚和眼外肌纤维化综合征等。眶底骨折有明确的外伤史和 CT 扫描可显示下壁骨折与眶内容物嵌顿在骨折部位;甲状腺相关眼病则多有突眼、上睑退缩和甲亢病史;眼外肌纤维化综合征常为双眼且有多条眼外肌受限。另外,双上转肌麻痹表现为患眼内上、正上和外上方一致的眼球运动障碍,这与上直肌麻痹患者表现为患眼外上方眼球运动障碍为主不一致,也与 Brown 综合征患者的以患眼内上方眼球运动障碍为主不同。

【治疗】

以手术治疗为主。当患者表现为麻痹眼下斜时,如被动转动试验患眼上转有抗力,且无水平斜视,治疗应以麻痹眼的下直肌后退为主;如被动转动试验患眼上转无抗力,无明显水平斜视,则宜做水平肌垂直移位术;如有明显的水平斜视(>20PD)和下斜视,则可做水平肌后退缩短同时向上移位术[47];如下斜度大而一条下直肌后退矫正不足,应首先作内直肌和外直肌的移位或联结术,可加上斜肌减弱术。第二期才作下直肌后退,这样可更有利于根据余下的斜视度控制调整后退量。如先作下直肌后退,则最后的肌移位是不能根据余下的斜视度来控制手术量的。下斜度很大,且被动转动试验抗力明显时,宜做斜视固定缝线,将眼球用缝线固定在上转位 1~2 周[48,49]。对于大度数垂直斜视,还有一个手术选择是一期做患眼的下直肌后退 + 上斜肌断腱或延长术;二期做患眼内、外直肌移位术或肌联结术治疗。

由于水平肌移位术后再手术困难,作者对术前患者有一定上转功能者选择下直肌后退 + 上直肌缩短,获得了良好的矫正效果,未出现眼前部缺血等表现;但术后患眼可能出现下转困难。患眼下直肌后退 + 健眼上直肌后退也可矫正较大度数的垂直斜视,而且术后反应较轻。当患者以麻痹眼作为注视眼而表现为健眼上斜视时,手术宜选在上斜眼进行,上斜眼的上直肌后退加下斜肌部分切除术或移位到下直肌肌止端旁,如仍不足,可加作斜眼下直肌缩短术;最后还残余垂直斜度者,也可以在麻痹眼手术。合并内转障碍和外斜视的患者,手术难度较大,需分次甚至多次手术,通常采用一期矫正垂直斜,二期矫正水平斜。

合并麻痹眼真性上睑下垂者,如患眼在下斜视矫正两个月后上转功能恢复好,则可作上睑下垂手术,切勿在斜视手术前做上睑下垂矫正术;如果斜视矫正术后患眼上转仍差,则手术应慎重,以免发生暴露性角膜炎和干眼。

第七节　双下转肌麻痹

双下转肌麻痹是指一眼的下直肌和上斜肌同时麻痹。临床上并不多见,多为先天性,文献中尚未见后天性的双下转肌麻痹。病因不明。因两条肌肉在中枢是由不同的核团支配,也不能以中枢性原因解释。

与双上转肌麻痹(单眼上转障碍)相同,所谓的双下转肌麻痹可能实为下直肌单独麻痹的结果。当患者以健眼注视时,麻痹眼上斜;当以麻痹眼注视时,健眼下斜,有时伴有假性上睑下垂。麻痹眼向下方眼球运动均等量受限(内下,正下,外下),其他方向正常。此病须与机械因素引起者相鉴别。von Noorden 报道一例类似双下转肌麻痹者是由额窦黏液囊肿术后致上穹窿严重瘢痕引起。我科曾遇一例患儿上方巩膜与眶顶粘连导致双下转肌麻痹的先天性限制性上斜视。

双下转肌麻痹的手术治疗包括减弱麻痹肌的直接对抗肌上直肌和下斜肌,内外直肌移位(即内直肌和外直肌的下半移位到下直肌肌止旁)或直肌联结术(即内直肌的下半与下直肌的鼻侧半相联结,外直肌的下半与下直肌的颞侧半联结)。当合并水平斜视时,则应在垂直斜视矫正后第二期再作内直肌或外直肌手术矫正。如为限制性斜视,则宜探查上直肌并解除眼球上方的限制性因素。健眼的假性上睑下垂往往在矫正垂直斜视后自然消失,千万别急于手术。

经过数十年的临床实际观察,我们并没有见到真正双下转肌麻痹的病例,要么是眼球上方的限制因素导致患眼下转受限,要么就是下直肌麻痹或上斜肌麻痹。过去,由于先天性上斜肌麻痹的患者可表现为患眼下方为主的上斜视,患眼下转受限,即被诊断为"双下转肌麻痹"。我们认为,不像双上转肌麻痹,可能不存在真正的双下转肌麻痹。

第八节　麻痹性斜视治疗注意事项

前面已详述各种麻痹性斜视的治疗,最后在这里提出几点注意事项:

1. 麻痹性斜视的治疗应首先治疗病因,有些疾病如脑肿瘤及某些全身病均应根据原发病加以治疗,脑部肿瘤如果只是压迫眼运动神经,则成功的肿瘤治疗后其神经功能有可能恢复;如果肿瘤(恶性)已破坏了眼运动神经,则肿瘤治疗后其神经功能也不能恢复。

2. 手术治疗前应至少观察 6~12 个月,待病情稳定后方可手术治疗;但先天性麻痹性斜视宜尽早手术矫正。观察期间可进行各种眼外肌运动训练和维生素,中药等治疗。某些脑肿瘤(如脑膜瘤)引起的麻痹性斜视,脑部手术后观察的时间宜长一些,因为这类肿瘤是良性的,又容易复发,如果过早手术,术后肿瘤复发了,还会引起麻痹性斜视。但长期麻痹斜度稳定的患者,引起麻痹的因素已消除,经详细检查后即可手术治疗。

3. 决定麻痹性斜视是否需要手术治疗,首先要确定麻痹肌是否影响了双眼视觉。正常情况下,向各个方向的眼球转动幅度很少大于 10°~15°。所以,周边复视对患者干扰不大,比如外直肌轻度麻痹,患者只在极度外展时有复视,则不必手术治疗。因此,需要手术治疗的指征是:实际注视野内有复视和不采用代偿头位时不能维持双眼单视的患者。

4. 已变为共同性者可以用三棱镜治疗。当斜度小于 10~20PD 时,用三棱镜可以消除复视,大度数斜视则需要手术治疗。用任何方法都不能恢复双眼单视者,遮盖是消除复视,使患者舒适的最后一个方法。

5. 麻痹性斜视发病初期,肌肉内局部注射肉毒杆菌毒素可以防止和消除拮抗肌挛缩,并有利于在观察期间改善眼位,消除复视。

6. 正前方与下方视野(即功能视野)对患者的工作与生活具有重要意义,手术应尽量使这两个方位得到满意矫正,有时甚至因这样做使上方视野出现了相反的效果也可以考虑。所以,手术宜把高位眼降下来,尽可能不做或少做下转肌尤其是下直肌的减弱手术,以免影响下方注视野的功能。

7. 一条眼外肌麻痹后,会引起直接对抗肌挛缩,对侧眼配偶肌功能过强,对侧眼拮抗肌的抑制性麻痹。所以,如右眼外直肌麻痹时,理论上可以作下列手术选择:

(1) 加强受累肌(右眼外直肌缩短)。

(2) 减弱直接对抗肌(右眼内直肌后退)。

(3) 减弱对侧配偶肌(左眼内直肌后退)。

(4) 加强对侧拮抗肌(左眼外直肌缩短)。

麻痹性斜视的手术矫正原则宜尽量增加麻痹肌作用方向的力量。如部分麻痹时的肌肉缩短和折叠术,全麻痹时的邻近肌肉移位和肌联结术等。但由于麻痹性斜视常有拮抗肌亢进,甚至以这种表现为主,这时的手术以减弱拮抗肌为主,而因肌肉本身麻痹无力,加强麻痹肌的作用有限。例如,外直肌完全麻痹,作外直肌缩短作用有限,所以对内,外直肌麻痹病例,全麻痹者应作大度数的外直肌或内直肌后退加上下直肌移位术;部分麻痹者,可以作后退缩短术。因手术效果难以肯定,手术可能需分次进行,这点一定要在手术前向患者及家属讲清楚。

8. 手术治疗的目的是使两眼眼球运动协调一致,即两眼向某一方向运动时幅度一致。所以在设计手术时要注意这一点。如右眼外直肌部分麻痹,右眼向右转动受限,这时可作左眼内直肌后退,使两眼向右转动时比较一致。

　　总之,麻痹性斜视时首选直接对抗肌的减弱,次选配偶肌减弱,加强麻痹肌的效果远不如前两者。

　　9. 手术设计与注视眼有密切关系,故应先确定患者是健眼注视还是麻痹眼注视。健眼注视者,其继发受累肌是直接拮抗肌发生痉挛与挛缩,宜先选择直接拮抗肌的减弱术(如右眼外直肌麻痹,选择右眼内直肌后退术);麻痹眼注视者,则继发受累肌常为麻痹肌的配偶肌痉挛与挛缩,宜选择配偶肌的减弱术(如右眼外直肌麻痹,选择左眼内直肌后退术)。

　　10. 有眼外肌痉挛或粘连牵引导致对抗肌功能障碍者,首先应分离解除粘连,去除牵引,减弱挛缩肌。长期麻痹性斜视者,一般都有拮抗肌不同程度的挛缩,尤其是大度数斜视的患者。

　　11. 直肌手术在一只眼上一次不超过两条直肌,应尽量不在相邻两直肌同时手术,否则有发生眼前段缺血的危险。垂直斜视的度数一般较小而且双眼视功能良好,所以垂直肌手术量应尽量控制在 3~5mm,除上直肌的后退量在必要时可作 5~8mm 外,其他垂直肌不宜作超常规量后退或缩短。

　　12. 一条直肌完全麻痹者,往往需要做直肌联结术或直肌移位术和直接对抗肌减弱术。

　　13. 垂直肌麻痹患者除表现上斜或下斜视外,还伴有旋转和水平斜视,手术计划应先垂直肌后水平肌,做垂直肌的手术时,既要考虑上下斜,也要考虑旋转斜,尽量做到协调一致;宜在解决上斜或下斜视后,最后才矫正水平斜视。

　　14. 通常最大斜度的方向决定选择什么肌肉手术,而肌肉麻痹的程度(部分或全麻痹)决定做什么手术。如右上斜肌麻痹时,如向左上方垂直斜度大,则做右眼下斜肌减弱术;如向左下方垂直斜度大,则做右眼上斜肌加强。又如右外直肌全麻痹时,宜做右眼上下直肌移位或联结术;外直肌部分麻痹时,宜做右外直肌缩短 + 内直肌后退术。

　　15. 麻痹性斜视总的手术策略见表 9-5。

表 9-5　麻痹性斜视手术策略

麻痹肌功能	最大斜视的方向	手术选择
轻度麻痹	拮抗肌	减弱拮抗肌
	麻痹肌	减弱配偶肌
	无	加强麻痹肌减弱拮抗肌
中重度麻痹	拮抗肌	减弱拮抗肌和配偶肌
	麻痹肌	加强麻痹肌减弱配偶肌
	无	加强麻痹肌减弱拮抗肌
全麻痹	麻痹肌	肌移位(或缩短)减弱配偶肌

　　16. 外伤或各种原因造成的水平肌麻痹(如外直肌)和水平斜视(如内斜视)等,常伴有小度数的垂直斜和旋转斜,这种垂直斜视度在各个注视方向不一致,从而促使我们去寻找是否同时有旋转垂直肌的麻痹,但这种垂直斜没有规律,难以判断是哪一条或几条肌肉的麻痹。这时可认为是继发于水平肌麻痹的非特异性垂直不平衡。应先矫正水平斜视,然后再观察垂直斜视的变化,绝大多数患者只需矫正水平斜即可。

(颜建华)

参 考 文 献

1. 颜建华,陈国策,麦光焕,等 . 单独内直肌麻痹 . 实用眼科杂志,1993,11(10):588-590.

2. Choi KD,Choi JH,Choi HY,et al. Inferior rectus palsy as an isolated ocular motor sign:acquired etiologies and outcome. J Neurol,2013,260(1):47-54

3. Muralidhar R,Vijayalakshmi P,Gunda AK. Inferior rectus paresis and medial rectus overaction following retrobulbar anesthesia for cataract surgery. Int Ophthalmol,2010,30(4):435-438.

4. Harrison AR,Wirtschafter JD. Isolated inferior rectus paresis secondary to a mesencephalic cavernous angioma. Am J

Ophthalmol, 1999, 127 (5): 617-619.

5. Khawam E, Fahed D, Khatib L. Isolated inferior rectus paresis with falling eye phenomenon of the contralateral eye in a patient with pineal tumor: a case report. Binocul Vis Strabismus Q, 2010, 25 (1): 31-36.

6. Awadein A. Clinical findings, orbital imaging, and intraoperative findings in patients with isolated inferior rectus muscle paresis or underaction. J AAPOS, 2012, 16: 345-349.

7. Santiago AP, Rosenbaum AL. inferior oblique palsy: Diagnosis and management//Rosenbaum AL, Santiago AP. Clinical Strabismus Management: Principles and Surgical Techniques. Philadelphia (PA): WB Saunders, 1999: 230-236.

8. Donahue SP, Lavin PJ, Mohney B, et al. Skew deviation and inferior oblique palsy. Am J Ophthalmol, 2001, 132: 751-756.

9. Clark RA, Miller JM, Rosenbaum AL, et al. Heterotopic muscle pulleys or oblique muscle dysfunction? J AAPOS, 1998, 2: 17-25.

10. Ela-Dalman N, Velez FG, Demer JL, et al. High-resolution magnetic resonance imaging demonstrates reduced inferior oblique muscle size in isolated inferior oblique palsy. J AAPOS, 2008, 12: 602-607.

11. Tiedemann LM, Lefebvre DR, Wan MJ, et al. Iatrogenic inferior oblique palsy: intentional disinsertion during transcaruncular approach to orbital fracture repair. J AAPOS, 2014, 18: 511-514.

12. Brodsky MC, Donahue SP, Vaphiades M, et al. Skew Deviation Revisited. Surv Ophthalmol, 2006, 51: 105-128.

13. Scott WE, Nankin SJ. Isolated Inferior Oblique Paresis. Arch Ophthalmol, 1977, 95: 1586-1593.

14. Olivier P, von Noorden GK. Results of Superior Oblique Tenectomy in Inferior Oblique Paresis. Arch Ophthalmol, 1982, 100: 581-584.

15. Wright KW. Complex Strabismus: Restriction, Paresis, Dissociated Strabismus, and Torticollis//Wright KW, Spiegel PH, Thompson LS. Handbook of Pediatric Strabismus and Amblyopia. Springer Science+Business Media, Inc. e-ISBN 0-387-27925-4, 2006: 323-387.

16. Berlit P. Isolated and combined pareses of cranial nerves Ⅲ, Ⅳ and Ⅵ. A retrospective study of 412 patients. J Neurol Sci, 1991, 103 (1): 10-15.

17. Kim EJ, Hong S, Lee JB, et al. Recession-Resection Surgery Augmented with Botulinum Toxin A Chemodenervation for Paralytic Horizontal Strabismus. Korean J Ophthalmol, 2012, 26 (1): 69-71.

18. Kranjc BS, Sketelj J, D'Albis A, et al. Long-term changes in myosin heavy chain composition after botulinum toxin a injection into rat medial rectus muscle. Invest Ophthalmol Vis Sci, 2001, 42: 3158-3164.

19. Velez FG, Thacker N, Britt MT, et al. Rectus Muscle Orbital Wall Fixation: A Reversible Profound Weakening Procedure. J AAPOS, 2004, 8: 473-480.

20. Saxena R, Sinha A, Sharma P, et al. Precaruncular approach for medial orbital wall periosteal anchoring of the globe in oculomotor nerve palsy. J AAPOS, 2009, 13: 578-582.

21. Saxena R, Sharma M, Singh D, et al. Medial transposition of split lateral rectus augmented with fixation sutures in cases of completethird nerve palsy. Br J Ophthalmol, 2016, 100: 585-587.

22. Sukhija J, Kaur S, Singh U. Nasal lateral rectus transposition combined with medial rectus surgery for completeoculomotor nerve palsy. J AAPOS, 2014, 18: 395-396.

23. Gokyigit B, Akar S, Satana B, et al. Medial transposition of a split lateral rectus muscle for complete oculomotor nerve palsy. J AAPOS, 2013, 17: 402-410.

24. Holmes JM, Mutyala S, Maus TL, et al. Pediatric third, fourth, and sixth nerve palsies: a population-based study. Am J Ophthalmol, 1999, 127 (4): 388-392.

25. Muthusamy B, Peggy Chang HY, Irsch K, et al. Differentiating bilateral superior oblique paresis from sensory extorsion. J AAPOS, 2013, 17 (5): 471-476.

26. von Noorden GK, Murray E, Wong SY. Superior oblique paralysis: A review of 270 cases. Arch Ophthalmol, 1986, 104: 1771-1776.

27. Molinari A, Ugrin MC. Frequency of the superior rectus muscle overaction/contracture syndrome in unilateral fourth nerve palsy. J AAPOS, 2009, 13: 571-574.

28. Khan AO. Double elevator weakening for unilateral congenital superior oblique palsy with ipsilateral superior rectus contracture and lax superior oblique tendon. J AAPOS, 2012, 16: 301-303.

29. Burke RN, Brown HW, Jampolsky A, et al. Vertical strabismus surgery. In: Haik GM, editor. Symposium on Strabismus. Transactions of the New Orleans Academy of Ophthalmology. Saint Louis: CV Mosby, 1971: 366-385.

30. Bradfield YS, Struck MC, Kushner BJ, et al. Outcomes of Harada-Ito surgery for acquired torsional diplopia. J AAPOS, 2012, 16

（5）：453-457.

31. Engel JM. Treatment and diagnosis of congenital fourth nerve palsies：an update. Curr Opin Ophthalmol，2015，26（5）：353-356.

32. Richards BW，Jones FR Jr，Younge BR. Causes and prognosis in 4 278 cases of paralysis of the oculomotor，trochlear，and abducens cranial nerves. Am J Ophthalmol，1992，113（5）：489-496.

33. Tiffin PA，MacEwen CJ，Craig EA，et al. Acquired palsy of the oculomotor，trochlear and abducens nerves. Eye（Lond），1996，10（Pt3）：377-384.

34. Brazis PW. Isolated palsies of cranial nerves Ⅲ，Ⅳ，and Ⅵ. Semin Neurol，2009，29（1）：14-28.

35. Rush JA，Younge BR. Paralysis of cranial nerves Ⅲ，Ⅳ，and Ⅵ. Cause and prognosis in 1 000 cases. Arch Ophthalmol，1981，99（1）：76-79.

36. Holmes JM，Beck RW，Kip KE，et al. Botulinum toxin treatment versus conservative management in acute traumatic sixth nerve palsy or paresis. J Am Assoc Pediatr Ophthalmol Strabismus，2000，4（3）：145-149.

37. Holmes JM，Beck RW，Kip KE，et al. Predictors of nonrecovery in acute traumatic sixth nerve palsy and paresis. Ophthalmology，2001，108（8）：1457-1460.

38. Mehendale RA，Dagi LR，Wu C，et al. Superior rectus transposition and medial rectus recession for Duane syndrome and sixth nerve palsy. Arch Ophthalmol，2012，130：195-201.

39. Velez FG，Chang MY，Pineles SL. Inferior Rectus Transposition：A Novel Procedure for Abducens Palsy. Am J Ophthalmol，2017，177：126-130.

40. Demer JL. Compartmentalization of extraocular muscle function. Eye，2015，29：157-162.

41. White JW. Paralysis of the superior rectus and the inferior oblique muscle of the same eye. Arch Ophthalmol，1942，27：366-371.

42. Olson RJ，Scott WE. Dissociative Phenomena in Congenital Monocular Elevation Deficiency. J AAPOS，1998，2：72-78.

43. Scott WE，Jackson OB. Double elevator palsy：the significance of inferior rectus restriction. Am Orthoptic J，1977，27：5-10.

44. Ziffer AJ，Rosenbaum AL，Demer JL，et al. Congenital double elevator palsy：vertical saccadic velocity utilizing the scleral search coil technique. J Pediatr Ophthalmol Strabismus，1992，29：142-149.

45. Kushner BJ. A case of dissociated hypertropia after surgery for a double elevator palsy. Binocular Vision Q，1990，5：88-92.

46. Kim JH，Hwang JM. Congenital monocular elevation deficiency. Ophthalmology，2009，116（3）：580-584.

47. Rose L VT，Elder JE. Management of congenital elevation deficiency due to congenital third nerve palsy and monocular elevation deficiency. Clinical and Experimental Ophthalmology，2007，35：840-846.

48. Knapp P. The surgical treatment of double-elevator paralysis. Tram Am Ophthahnol Soc，1969，67：304-323.

49. Burke JP，Ruben MB，Scott WE. Vertical transposition of the horizontal recti（Knapp procedure）for the treatment of double elevator palsy：effectiveness and long-term stability. Br J Ophthalmol，1992，76：734-737.

第十章

特殊类型斜视

特殊类型斜视(special forms of strabismus)与一般的共同性和麻痹性斜视不同,具有特定的临床特点,大部分为眼外肌结构异常(如眼外肌肥厚和眼外肌纤维化等)或邻近组织结构异常(如爆裂性眼眶骨折)所致,多数归于限制性斜视。尽管这类斜视相对少见,但临床上也时常见到,稍不注意就会漏诊或误诊,治疗也比较棘手,属于难治性复杂斜视,其治疗方法根据病因不同而异,下面分别加以描述。

第一节 眼球后退综合征

眼球后退综合征也称为 Duane 眼球后退综合征(Duane's retraction syndrome,DRS),占斜视患者的1%~4%,普通人群中发病率为0.1%,无种族和地域差异[1]。为最常见的先天性眼球运动异常神经支配性疾病[2]。由 Stilling(1887 年),Turk(1896 年)和 Alexander Duane(1905 年)最早描述,欧洲文献常称为Stilling-Turk-Duane 综合征。以左眼多见,左:右 =3:1;双眼者占 20%(10%~24%);女性多见,女:男 =3:2[3]。

【病因】

眼球后退综合征为先天性,绝大部分为散发,仅 2%~5% 为家族遗传性,为常染色体显性或隐性遗传。已发现的异常基因包括伴全身异常综合征的 *SALL4* 基因、*HOXA1* 基因和染色体 4,8,22 异常等;不伴有其他异常的有位于 2q31 染色体的 *DURS2*(*CHN1*)基因[4-8]。

后天性如由于眼眶肿瘤、眼眶外伤或眼部手术等引起者称为假性(或医源性)眼球后退综合征。先天性者其真正病因尚不明确,20 世纪 70~80 年代的组织学和电生理学研究提出,其发病与眼外肌结构异常和眼球运动神经支配异常等有关。如外直肌为无弹性纤维组织所代替,内直肌止端变异、眼外肌与球壁间有异常的纤维带等影响了眼球运动并出现眼球后退等改变。肌电图检查发现外直肌有矛盾性电活动,即外展时外直肌无电活动,而内收时外直肌有电位活动。Hoyt 等认为,外直肌的矛盾性电活动是由于麻痹的外直肌经异常的动眼神经支配所致,因外直肌麻痹使患眼不能外展,而内转时由于动眼神经异常支配外直肌与内直肌同时收缩,致眼球后退。

自 2000 年以来,神经影像学的进展证实眼球后退综合征是由于人第 4~8 周胚胎发育期间第六对脑神经核缺乏和第六对脑神经干未发育或缺如,伴动眼神经支配内直肌的神经异常支配外直肌有关。20 世纪 60 年代初妊娠妇女服用反应停(thalidomide)除引起肢体和耳部发育障碍外,还有 44% 的患者出现以眼球后退综合征为主的非共同性斜视,服药时间在人胚胎第 20~24 天[9]。Duane I 型为支配外直肌的神经发育障碍,外直肌纤维化,但无内直肌的异常神经支配。所以,患眼外展明显受限,内转正常,但内转时,由于外直肌有条索样牵拉,引起眼球后退和睑裂缩小。而且,这种内外直肌的共同牵拉会使处于内转时的眼或因这时患眼处于轻度上斜位向上滑动形成上射,或因这时患眼处于轻度下斜位向下滑动形成下射。Duane Ⅱ型为支配外直肌的神经发育障碍,但全部或近全部支配内直肌的神经异常支配外直肌,所以常有外直肌的部分肌纤维结构正常(异常支配部分),部分纤维化(发育障碍),外展无明显受限,而内转明显受限。Duane Ⅲ型为支配外直肌的神经发育障碍,只有部分支配内直肌的神经异常支配外直肌,所以患眼外转明显受限,内转时内外直肌同时收缩,内转也明显受限。根据支配内直肌的神经异常支配外直肌的比例不同,而表现为不一样的内外直肌受限程度。根据以上异常神经支配的类型,有学者提议将 Duane Ⅲ型归为 Duane Ⅱ型,而将 Duane Ⅱ型归为 Duane Ⅲ型[3]。

【临床表现】

1. 为先天性静止性病变,患眼完全或部分外转受限;此时,患者常采用面部转向患侧的代偿头位。

2. 患眼部分(极少完全)内转受限。

3. 患眼内转时眼球后退,睑裂缩小;患眼外转时眼球回复到原位,睑裂变大。

4. 患眼常有内转时眼球上射(up shoot)或下射(down shoot)。

5. 常有患眼集合功能下降或消失。

有学者报道有上射的患者,88% 有 V 型斜视;有下射的患者,100% 有 A 型斜视;同时有上射和下射的患者,100% 有 X 型斜视[10]。我们在临床上没有看到这种联系。

由于眼球后退(致睑裂变小)的程度与上下射的严重性反映了内外直肌共同收缩和内外直肌纤维化的程度,这些与手术设计和病情观察等有关,Kekunnaya(2016 年)等提出了定量记录眼球后退和上下射的简单方法[11]。眼球后退的定量:当患眼处于最大量的内转位时,测量患眼的睑裂高度,并与此时处于外转位的健眼睑裂高度比较。共分为四级:①患眼睑裂高度小于健眼睑裂高度 <25%;②患眼睑裂高度小于健眼睑裂高度 <50%,≥25%;③患眼睑裂高度小于健眼睑裂高度 <75%,≥50%;④患眼睑裂高度小于健眼睑裂高度≥75%。

眼球上射的定量:当患眼处于内转位时,在健眼瞳孔中央划一条与双眼内眦角平行的直线,根据此线在患眼的位置,将上射的定量分为四级:①线条位于患眼瞳孔中心与瞳孔缘之间;②线条位于瞳孔缘与角膜缘之间;③线条位于角膜缘或巩膜上;④睑裂区看不到角膜了。眼球下射的定量参考上射的定量,不同的只是线条位于瞳孔中心的上方。

Huber 建议分三型[12]:

Duane Ⅰ型:外转完全或明显受限,内转正常或轻度受限,内转时眼球后退,睑裂缩小,外转时睑裂增宽(图 10-1,图 10-2)。根据第一眼位是内斜、外斜或正位又进一步分为:Duane ⅠA:第一眼位为内斜;Duane ⅠB:第一眼位为外斜;Duane ⅠC:第一眼位为正位。

Duane Ⅱ型:内转完全或明显受限,患眼外斜,外展正常或轻度受限,内转时眼球后退,睑裂缩小(图 10-3)。

Duane Ⅲ型:内外转均不能或受限,内转时眼球后退,睑裂缩小(图 10-4)。

变异型:同Ⅱ型,但健眼外转时,患眼亦外转;也有学者称这种表现为 Duane Ⅳ型。

垂直型:向上或向下运动受限,向受限反方向运动时睑裂缩小,眼球后退。

Ⅰ型最常见,以后依次为Ⅲ、Ⅱ型。第一眼位可有或无斜视,如伴有斜视,内斜视多见于Ⅰ型、Ⅲ型,外斜视多见于Ⅱ型。许多患者有代偿头位以维持双眼单视,无复视或复视少见。

眼球后退综合征患者远视(>1.50D)占 71%,近视和正视分别占 15% 和 14%;屈光参差(球镜差或柱镜差 >1.0D)占 23%(范围 14%~40%)弱视占 14%(范围 3%~25%),弱视主要与斜视有关,屈光不正或屈光参差的影响较小[3]。

眼球后退综合征另一特点是合并眼与全身其他病变,发生率是正常人群的 10~20 倍,占 15%~50%。合并其他眼部病变有:眼底有髓神经纤维、上睑下垂、眼球震颤、角结膜皮样瘤、虹膜基质发育不良、瞳孔不正、白内障、永存玻璃体动脉残留、脉络膜萎缩、腭鱼泪、小眼球等。合并全身病变有:Goldenhar 综合

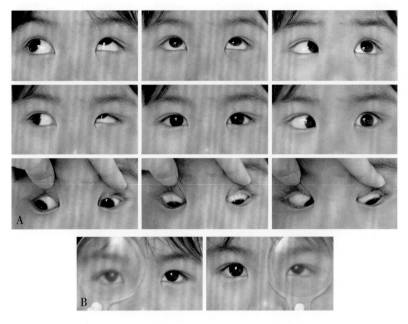

图 10-1　左眼眼球后退综合征Ⅰ型，并双眼 DVD 患者：第一眼位双眼正位，左眼外转受限，向右侧注视时，左眼睑裂变小，眼球轻后退伴上射；向左侧注视时，左眼睑裂增大（图 A）。半透明板下双眼均出现上漂（图 B）（本病例图为康瑛教授提供）

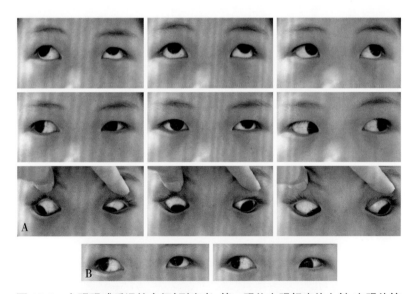

图 10-2　左眼眼球后退综合征Ⅰ型患者：第一眼位左眼轻度外上斜，左眼外转轻度受限，向右侧注视时，左眼睑裂变小，眼球轻后退（图 A）伴上射和下射（图 B）；向左侧注视时，左眼睑裂轻度增大（图 A）。做左眼外直肌后退术后双眼正位，左眼上下射均基本消失（图 C）（本病例图为康瑛教授提供）

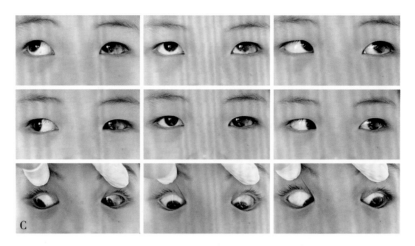

图 10-2(续)

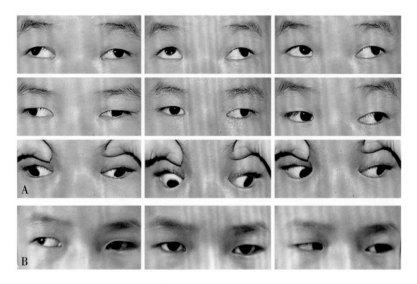

图 10-3   左眼眼球后退综合征 Ⅱ 型患者:左眼外斜 35°~40°,左眼内转不能过中线,向右侧注视时,左眼睑裂变小,眼球轻后退,向左侧注视时,左眼睑裂增大(图 A);图 B 示行左眼外直肌后退术后半年,双眼正位,左眼内转功能明显改善

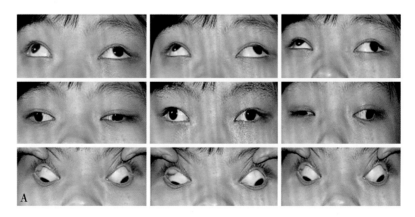

图 10-4   双眼眼球后退综合征 Ⅲ 型患者:第一眼位双眼同时大度数外斜,双眼内转和外转均受限,尤其内转受限明显,向右侧注视时,右睑裂变大,左眼睑裂变小,眼球轻后退,向左侧注视时,左眼睑裂增大,右睑裂变小,眼球后退(图A);图 B 示行双眼外直肌后退 + 上下直肌颞侧半分别移位到内直肌止端上方和下方后,双眼正位,双眼睑裂变化和眼球后退明显改善

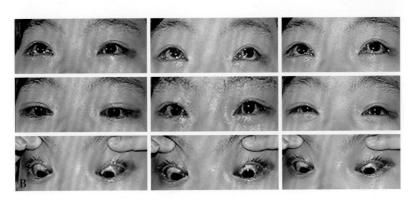

图 10-4(续)

征、变性疾病如 Klippel-Feil 综合征、腭裂、面部畸形、感觉性耳聋、外耳畸形、肢体、手、脚发育不正常等。尽管病种很多,但发生率不高,可分为四类:骨骼(腭部和脊柱),耳部(外耳中耳和半规管),眼(眼睑和皮样囊肿)和神经系统。其中最常见为感觉性耳聋,占 16%(图 10-5),其次为合并眼部各种轻度异常,占 8%。提示对这类患者我们要认真作眼科详细检查,注意全身情况尤其是听力缺陷。下面列出几个与眼球后退综合征相关的综合征:

Okihiro 综合征:伴前臂异常和听力丧失。

Wildervanck 综合征:伴颈椎融合,听力丧失。

Holt-Oram 综合征:伴上肢和心脏异常。

Morning-glory 综合征:伴视神经异常。

Goldenhar 综合征:伴角膜皮样瘤,附耳,下颌异常等。

双侧眼球后退综合征的特点:基本上与单侧性相同,相对单侧性患者而言有以下不同:①视力差或弱视者多见;②代偿头位少见;③第一眼位有斜视以及 A 或 V 型斜视者多见;④伴有眼部和全身其他先天性异常者多见[13]。Jampolsky 提出将双侧性病例分为以下三类:①有融合功能的双侧性患者,表现为双侧临床特点相似,多为 Duane I 型,代偿头位不明显,第一眼位正位或仅小度数斜视;②无融合功能的双侧性患者,第一眼位有明显的内斜或外斜;③有 A 或 V 型斜视的双侧性患者[14,15]。

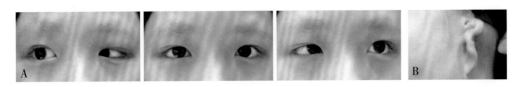

图 10-5 双眼眼球后退综合征 I 型并左耳聋:患者女,10 岁,自出生双眼外转差,第一眼位双眼基本正位,右眼外转不足 −2,左眼外转不足 −3。向右侧注视时,右睑裂变大,左睑裂变小,眼球轻后退;向左侧注视时,左睑裂增大,右睑裂变小,眼球后退(图 A)。伴左侧耳聋,左耳廓严重发育不良(图 B)

【鉴别诊断】

1. **外直肌麻痹** 外直肌麻痹无内转时睑裂缩小和眼球后退,且向外上和外下方向运动时的外转都和水平方向外转一样受限;而眼球后退综合征有内转时的睑裂缩小和眼球后退,而向外上和外下方向运动时的外转会比水平外转要好。

2. **假性眼球后退综合征** 有明确的外伤史或眼眶肿物和眼眶手术史,是因为眶内组织纤维化和瘢痕组织牵拉所致[16]。最常见的原因是外伤性眶内壁骨折,其他包括先天性内直肌变短或发育不良、内直肌和眶内壁之间异常的纤维条带、复杂的复发性翼状胬肉术后、内直肌的肿物或转移癌等都可因患眼外转时同时有内侧限制因素而致眼球后退和睑裂缩小。颞侧球结膜皮样瘤术后纤维条索形成等则可造成患者内转时眼球后退和睑裂缩小。

3. 婴幼儿性内斜视　当患儿采用交叉注视的方式时,常表现为明显的内斜视和双眼外转受限,此时水平注视稍有睑裂改变就会误诊为双侧性眼球后退综合征Ⅰ型。鉴别要点是遮盖一眼,让另一眼向颞侧转动,此时可见到外展正常;或做娃娃头试验,显示双眼外转均正常。

4. Moebius 综合征　类似于一侧或双侧外直肌麻痹,容易与眼球后退综合征混淆。该病患者不伴有眼球水平转动时的睑裂改变,且伴一侧或双侧面肌麻痹等表现。

【治疗】

大部分患者第一眼位无明显斜视,也无明显的代偿头位,不必手术治疗。即使手术治疗也难以恢复正常眼球运动。如果患者同时有屈光参差、屈光不正及弱视等,则要验光配镜并积极弱视治疗。测定双眼单视功能也很重要,通常患者第一眼位有正常的双眼视觉或代偿头位下有正常的立体视觉。

手术指征:

1. 第一眼位有明显的斜视。

2. 有明显的代偿头位(abnormal head position,AHP)(AHP>15°),通常头转向外展受限眼侧。

3. 内转时有明显的上射或下射现象,或明显的内转时眼球后退,睑裂缩小,影响患者的外观。

第一条和第二条为主要的手术指征;第三条只是相对的手术适应证。但当患者第一眼位无斜视,却因外转受限有代偿头位时,也难以通过手术改善代偿头位。

手术设计:设计手术时直肌后退最常用,也是医生最能控制的手术肌肉。尽量不作肌肉缩短术,以免加重眼球后退和睑裂缩小,但当临床检查显示无明显的内外直肌共同收缩(即眼球后退、睑裂缩小和内转时的上下射),而且斜视度大的患者,直肌后退的同时或二期也可考虑做直肌缩短术;如果患者伴大度数内斜,术前常忽视了眼球后退综合征,在内斜矫正术后才发现有明显的眼球后退综合征存在。另外,内转时眼球下射或上射不是上斜肌或下斜肌的亢进所致,斜肌手术不能矫正这种异常。由于斜视手术主要矫正第一眼位的斜视,很难改善患眼的眼球运动功能,因此,术前要特别交代清楚,并指出术后仍然存在代偿头位,以代偿眼球运动功能。

手术原则如下:

1. 内直肌后退　大多数需要手术的患者为外转受限伴 <30PD 的内斜视。患眼内直肌后退可矫正≤20PD 的内斜视;如内斜视 >25PD,患眼尚有部分外展功能,同时作另一眼内直肌后退或内直肌后固定缝线,这样可增加双眼单视野,减轻或消除代偿头位。根据 Hering 眼球运动规律,对侧内直肌后退有助于患眼外转,而且由于眼球后退综合征常为双侧性,对侧眼也常有不明显的外展功能差[15]。当患眼内转时睑裂缩小明显,健侧内直肌后退有利于改善这种症状。因为健侧内直肌后退后,健眼内直肌需要更多的神经冲动保持正位,此时,健眼外直肌会相应减少神经冲动,从而患眼内转的神经冲动也会减少。然而,由于眼球后退综合征患者有内外直肌的异常神经支配和共同收缩,内直肌后退不应大于 6mm,否则会造成术后内转明显受限和内斜过矫[17]。出现这一现象是由于手术改变了眼外肌的神经支配张力。内转减弱后,内转时需要更多的神经冲动,则外直肌也接受更多的神经冲动而形成外斜,甚至内转即可激发出现外转形成外斜。如果患者术前内转时眼球后退很明显,表明外直肌共同收缩能力很强,术后则容易发生过矫。

前已述及,因为担心术后加重睑裂缩小和眼球后退,患眼外直肌缩短一般列为禁忌。然而,当患眼符合以下情况时,可以做患眼外直肌缩短:①患眼第一眼位内斜≥25PD;②内转基本正常;③外转明显受限(不足至少 -3.5);④内转时只有轻度的眼球后退和睑裂缩小;⑤无内转时上射下射现象。不过,外直肌缩短量不要超过 3~3.5mm,同时内直肌的后退量要≤5mm[18]。

2. 外直肌后退　可矫正原在位的外斜视和减轻内转时的眼球后退,睑裂变小。事实上,绝大部分眼球后退综合征患者通过一条水平肌后退即可矫正第一眼位的斜视和明显改善内转时的上射/下射和睑裂变小等[19]。与内直肌后退不宜超过 5mm 或 6mm 不一样,外直肌后退一般可比普通的斜视后退量要多一点,其矫正效果更好。外斜度较大者,还可做对侧眼的外直肌后退术[20]。或对外斜度较大的患者(如内转差的Ⅱ或Ⅲ型患者),在外直肌后退的基础上,加做术后眼球固定缝线,将眼球固定在内斜位 10°~15° 一周,也会达成较好的治疗效果。

3. 垂直直肌颞侧移位　上直肌和下直肌部分或全部移位到外直肌止点上方和下方以矫正外转受限,增加双眼单视野和改善代偿头位[21]。但眼球后退综合征患者常有水平直肌纤维化,直肌移位术需同时作患眼内直肌后退,部分患者术后易并发内斜过矫[22],还需注意术后并发垂直斜和不能同时做三条直肌手术以免并发眼前段缺血。况且,手术本身并不明显增加外展功能,因此,很多学者很少应用这一术式[23]。

4. 上直肌移位术　最近有学者提出只做上直肌移位术(不同时做下直肌移位)矫正眼球后退综合征I型的小度数内斜视,并改善外转功能。即将上直肌移位到外直肌止点的上方,同时在外直肌止点后 8mm 做后固定缝线。当内斜度 <15PD 时,只做上直肌移位术;当内斜度≥15PD 时,需同时做患眼内直肌后退术。术后没有并发明显的垂直斜和旋转斜视。然而,无论是只做上直肌移位术,还是做上直肌和下直肌同时移位术,都有可能并发旋转垂直斜度的改变。

5. 患眼内转时的上射或下射　是由于无弹性纤维化的外直肌和内直肌共同收缩引起,轻者可作内直肌后退或外直肌后退(第一眼位有内斜或外斜),重者可做内、外直肌都后退(第一眼位无斜视)。外直肌止端 Y 字缝合,即将外直肌止端分为上下两半,并将其分别固定在颞上与颞下方的巩膜上,也可控制这种眼球的上射和下射。不过,当同时做外直肌后退时,因为 Y 字缝合会使外直肌张力增大,需增加外直肌的后退量[24]。

6. 内转时的眼球后退和睑裂缩小　一般不需手术矫正,如需手术,类似于内转时的上射或下射,则轻者只作内直肌或外直肌后退,重者同时作内、外直肌都后退,后退的量依术前眼位和眼球后退的程度而定,如果第一眼位斜视不明显,则外直肌的后退量要比内直肌的后退量多 1~2mm。

第二节　Brown 综合征

Brown(1950 年)首先描述这一综合征(Brown syndrome),表现为患眼内上转受限且被动转动试验时向内上转有抗力。他怀疑是先天性上斜肌腱鞘短造成了患眼内转时不能上转及被动转动试验时内上转受限,手术切断腱鞘后,被动转动试验即无阻力,所以过去常称为上斜肌腱鞘综合征(superior oblique tendon sheath syndromes)[25]。1950 年以前眼科文献有较多下斜肌麻痹病例报道,以后逐渐减少,可见过去相当部分下斜肌麻痹实为 Brown 综合征。本病自 Brown 首次描述后,有许多病例报道。可以是单眼或双眼,先天性或后天获得性,少数有家族史[26]。

【病因】

1. 腱鞘异常　Brown 描述当上斜肌腱鞘太短时会影响内转时上转。这一理论可以解释部分患者,而不是所有患者的表现。例如 Parks 发现患者没有腱鞘缩短。解释的机制是:内转时上斜肌滑车与肌止点间的距离延长,外转时则缩短。当腱鞘缩短后会限制内转时上转,而内转时下转不会受限制,因上转时也要求滑车与肌止间距离延长,过短则会限制上转。现有学者认为 Brown 综合征和先天性上斜肌麻痹都属于先天性脑神经异常支配性疾病(congenital cranial dysinnervation disorders,CCDDs)。当滑车神经核、滑车神经和上斜肌缺如或发育不良时,表现为先天性上斜肌麻痹;当发育不良的上斜肌呈现纤维化或腱鞘缩短等,则会表现为 Brown 综合征[27,28]。

2. 腱异常　Girard 报道一有趣现象:有一患 Brown 综合征患者,当反复作内上转动作时,突然其受限因素消失,眼球运动恢复正常,他指出先天性肌腱的不正常是其原因。也有其他作者报道,当某些患者内上转时,可以突然听到一嘎啦声,显然这一综合征可由上斜肌解剖因素即滑车滑动不正常引起。如外伤后异常纤维形成,血肿,以及关节炎患者引起的腱异常等影响滑动功能都会造成这一综合征。这时局部激素注射有效。

3. 上斜肌及邻近结构的瘢痕形成等也可影响患眼内转时上转。

4. 异常神经支配类似于 Brown 眼球后退综合征,内上转时上斜肌收缩会造成内上转受限。但真正的 Brown 综合征患者全麻下被动转动试验阳性,而异常神经支配时为阴性。

5. 上斜肌手术后继发上斜肌折叠术后易发生这一并发症。

6. 继发于下斜肌麻痹　有人认为上斜肌腱鞘纤维化是继发于下斜肌麻痹所致。

7. 视网膜脱离和青光眼导管植入术后等也可引起 Brown 综合征。

【临床表现】

Brown 综合征的典型表现：

1. 双眼运动(versions)和单眼运动(ductions)均显示患眼内转位时不能上转。

2. 患眼原在位上转明显好转,外转位上转正常。即患眼的上转障碍从内转位上转明显受限到外转位上转正常间呈现出一条直线。

3. 被动转动试验阳性,即将患眼眼球牵拉向内上方时有明显阻力。

4. 偶有患眼内转时睑裂增宽。

5. 第一眼位患眼可表现为下斜。

6. 常伴患眼内转时眼球下射(down shoot)。

7. 患眼正上转时可表现为外斜,形成 V 征或仍然无水平斜。

患者可有代偿头位:下颌上抬或面部转向对侧。偶在内转时出现复视,原在位一般无复视,视觉抑制少见[29,30]。

做被动转动试验时,如果压迫眼球向后,则上斜肌腱被拉紧更明显;同样当在 3 点与 9 点处抓住结膜向外旋转时,上斜肌腱亦被拉得更紧。在这两种情况下作被动转动试验时内上转的抗力更明显。

Wilson(1989 年)和 Stager(1999 年)根据病情严重程度将 Brown 综合征分为[31]:

1. **轻型**　双眼为正位,只是患眼内上转受限(图 10-6)。

2. **中型**　双眼为正位,患眼内上转受限,但患眼内转时有眼球下射。

3. **重型**　第一眼位患眼有下斜,患眼内上转受限,内转时有下射。伴或不伴代偿头位。

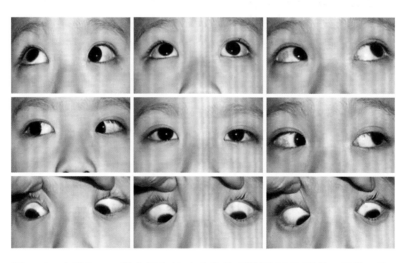

图 10-6　左眼 Brown 综合征患者:九方位外观照相显示双眼第一眼位正位,
左眼内上转运动受限,被动转动试验左眼内上转有抗力

【鉴别诊断】

1. **下斜肌麻痹**　眼位和眼球运动检查两者表现相似,鉴别要点是 Brown 综合征患者被动转动试验阳性和有 V 征。而下斜肌麻痹患者被动转动试验阴性,可有上斜肌功能亢进和 A 征,歪头试验显示头倾向健侧时下斜加重。实际上,下斜肌麻痹患者的单眼运动检查常显示患眼内上转可达到或基本达到正常。

2. **先天性下直肌纤维化综合征**　因下直肌纤维化,被动转动试验正上方、内上方、外上方都为阳性。

3. **双上转肌麻痹**　早期被动转动试验正常,晚期造成下直肌紧张,上转有轻度抗力,患眼内上转,上转和外上转都同等程度受限。

4. **眶底骨折**　有外伤史,眼球凹陷,被动转动试验上方所有方向都有抗力,CT 检查可见眼眶下壁有骨折。

5. 甲状腺相关眼病 以外上转受限明显,有突眼,上睑退缩,眼睑肿胀等表现,眼眶 CT 和超声波检查显示眼外肌肥大(尤其是下直肌肥大)。

6. 内斜或外斜 A 征 这类患者可表现为患眼内上转不足,内下转亢进,但单眼运动内上转不受限,被动转动试验阴性等有助于鉴别。

7. 手术损伤下斜肌或下斜肌减弱术后 开睑或眼整形手术损伤下斜肌的患者,或当患者无下斜肌亢进却做了下斜肌减弱术,可表现为患眼内上转受限,但手术史及被动转动试验阴性有利于鉴别。

【治疗】

考虑到有些获得性甚至先天性 Brown 综合征可自行恢复,对第一眼位双眼正位,没有代偿头位者不作治疗[32]。

1. 病因治疗 如鼻窦炎、青年性风湿性关节炎的治疗等。

2. 局部激素注射治疗 对局部有红肿史等炎症性病变和全身性如青年性风湿性关节炎引起者,滑车处局部注射激素有效。特别注意询问患者是否有眼眶疼痛史,有疼痛常常表明患眼滑车处有炎症,而红肿往往不明显。

3. 第一眼位患眼有下斜或代偿头位明显者需要手术治疗。手术方式是作上斜肌肌腱切除或切断术,为避免术后发生上斜肌麻痹,可选择:①手术时应切开肌腱鞘膜,在肌鞘膜内切断肌腱,并尽可能保持上斜肌腱周围的肌间筋膜不受破坏,即鞘内上斜肌断腱术。但部分患者仍出现上斜肌麻痹表现。②同时作上斜肌肌腱切除与下斜肌减弱术。③作上斜肌硅胶延长术或缝线延长术,可于术中调整硅胶和缝线的长度以达到最佳手术效果,当术后发生上斜肌麻痹时,可缝合上斜肌断端[33,34]。我们常采用不可吸收缝线做上斜肌延长术治疗。

4. 由于 Brown 综合征的病因复杂,有些患者即使做了上斜肌减弱术(如断腱或延长术等),患眼内上转仍然受限。因此,建议术前、术中和术后均宜做被动转动试验。如上斜肌减弱术后仍然被动试验阳性,则应再次检查是否有其他限制性因素存在,如上斜肌肌止附着异常和上斜肌与上直肌纤维化粘连等。

第三节 Möbius 综合征

Möbius 综合征(Möbius syndrome,MBS)特征性表现为先天性面神经和展神经麻痹,病变一直静止不变。该病首先由 von Graefe(1880 年)和 Moebius(1888 年)提出,其发生率为 1:250 000(出生婴儿),男女比例一样[35]。面神经麻痹通常为双侧不对称性,眼球水平运动受限总是影响外展,部分影响内转,亦为双眼不对称性多见,但面神经麻痹和眼球水平运动受限都可以单侧发生。垂直方向运动很少受影响。患者多表现为内斜视,集合功能可正常或受限,Bell 现象存在,少数合并有眼球震颤、上睑下垂和睑裂闭合不全。

MBS 常伴有身体其他部位的发育异常,如其他面部脑神经的异常、语言和/或咽部功能障碍、颅面部发育畸形、胸部发育异常、上下肢体发育障碍等;而且,MBS 既可表现为运动功能障碍,也可表现为感觉功能障碍,并因此产生行为、认知和心理方面的功能障碍。MBS 的发病原因不明,它不只是影响面神经和展神经的核团与神经干,脑干其他结构甚至脑内更大范围的病变都可能被波及。大部分患者为散发性,约 2% 的病例为家族遗传性,已有报道 HOXA1 基因和 TUBB3 基因突变的患者表现为不典型 MBS,MBS 患者的临床表现变异大,应不止一个基因改变[36-38]。

Möbius 综合征其实属于先天性面部发育不良(congenital facial weakness)的表现之一,从面部发育不良的角度看,最常见的眼球运动受限表现为:双眼水平注视麻痹,占 43%;其次为:双眼水平注视麻痹合并不同程度的垂直运动受限,占 26%;再次为:Möbius 综合征,只有一眼或双眼的外展受限,占 5%。另外还有:不伴有眼球运动受限的病例,占 26%。即先天性面部发育不良患者依据是否伴有眼球运动受限分为上述四种亚型。因此,Möbius 综合征在先天性面部发育不良中属于罕见的一类[39]。

MBS 的治疗:首先对 MBS 患者进行多学科的会诊和评估,包括运动、感觉和心理认知方面等,尽量早期干预和加以恢复。从眼科角度,如果患者有内斜视,应尽早手术矫正,伴发的弱视和屈光不正则应进行相应的弱视治疗和验光配镜。如内斜度小,仅轻度外展受限,则选择一眼内直肌后退。如内斜度较大,外转仍有部分功能,则选择内直肌后退 + 外直肌缩短(图 10-7)。如内斜度较大,外转完全受限,则可选择内直肌后退 + 上下直肌部分移位术等[40-42]。

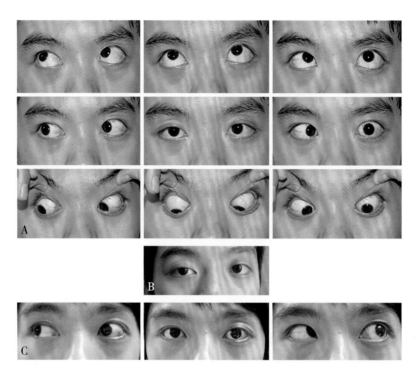

图 10-7　Möbius 综合征:患者男,17 岁,自出生左眼内斜,左眼不能左转,伴左右面部不对称。检查见左内斜 10°~15°,左眼外转不足 –3(图 A);面部不对称,右侧大于左侧,左侧鼻唇沟不明显,并且常采用面部向左转(双眼向右注视)的代偿头位(图 B)。经左眼内直肌后退 4mm+ 外直肌缩短 6mm 术后 6 个月,双眼正位,左眼外转和内转均为不足 –1(图 C)

第四节　先天性眼外肌纤维化

先天性眼外肌纤维化(Congenital fibrosis of the extraocular muscles,CFEOM)为一种临床上少见的先天性静止性限制性眼外肌运动障碍伴上睑下垂。为家族遗传性,包括常染色体显性和隐性遗传;也有散发病例。目前临床上分三个亚型(CFEOM1,2,3),已确定与之相关的五个基因位点(表 10-1)[43]。CFEOM1型的发病率为 1/23 万[44],尚无 CFEOM2 和 CFEOM3 型的发病率统计,其发生率比 CFEOM1 型更少。患者全部或部分眼外肌纤维化,病理检查显示肌肉组织全部被纤维组织代替。

【临床特点】

1. CFEOM1 型　即传统的先天性眼外肌纤维化,临床表现为:①常因双眼全眼外肌广泛纤维化双眼固定于向下注视位置,多位于水平中线下 20°~30°,眼球不能向各个方向运动。②因双眼提上睑肌也受累而有明显双眼上睑下垂。③被动转动试验双眼各个方向均有明显的抗力。④患者常采用下颌上抬的代偿头位(图 10-8)。⑤患者水平眼外肌的受累情况会有个体变异,可表现有外斜或内斜,以外斜多见。⑥由于斜视和上睑下垂,患者常有斜视性和形觉剥夺性弱视。⑦表现的异常神经联结有:向上或任一方向注视时可出现反常的集合运动;一眼外转时,另眼也外转;Marcus-Gunn 下颌瞬目现象等。⑧患者全身心理和物理方面发育正常,有个例报道中枢神经系统脑皮质和基底核发育障碍[45]。

表 10-1 三种亚型先天性眼外肌纤维化的特点总结

亚型	临床特点	神经病理	遗传基因位点 / 相关基因
CFEOM1	双侧上睑下垂,双眼固定下转位	动眼神经上支	常显 FEOM1A:12q12/*KIF21A* FEOM1B:16q24.3/*TUBB3* 6p25.2 /*TUBB2B*
CFEOM2	双侧上睑下垂双眼固定外转位	动眼神经和滑车神经	常隐 FEOM2 11q13/*PHOX2A/ARIX*
CFEOM3	变化不定	动眼神经?	常显 FEOM3A:16q24.3/*TUBB3* FEOM3B:12q12/*KIF21A* FEOM3C:13q12.11

CFEOM1 型为常染色体显性遗传,100% 外显率(图 10-9)。FEOM1 已定位于 12 号染色体的 *KIF21A* 基因。近来,分子遗传学研究又将 CFEOM1 型分为 1A 和 1B,两者的临床表现一样,但遗传学上 CFEOM1A 为 *KIF21A* 基因改变,CFEOM1B 为 *TUBB3*(*16q24.3*)基因或 *TUBB2B*(*6p25.2*)基因改变[46,47]。神经影像和病理组织学检查表明该型患者双侧动眼神经上支缺如或严重发育障碍,动眼神经核 α 运动神经元发育不良,支配所有眼外肌的运动神经纤维缺如或发育不良。

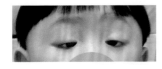

图 10-8 CFEOM1 型:患者女,3 岁,双眼自出生后即上睑下垂,双眼固定于下斜位,有明显的抬头(上颌上抬)代偿头位。家中父亲有类似的眼病

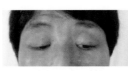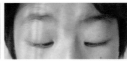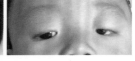

图 10-9 CFEOM1 型:一家三口 CFEOM1 型患者(父、女儿和儿子)外观照:双眼自出生后即上睑下垂,双眼固定于外下位,有明显的皱额和抬头代偿头位

2. CFEOM2 型 临床表现有:①双眼固定于不同的外斜位,外转功能可部分保存或完全不能外转,上转、下转和内转受限(图 10-10)。②双眼上睑下垂的程度可轻可重。③被动转动试验双眼各个方向均有明显的抗力。④患者常采用下颌上抬的代偿头位。⑤垂直肌的受累情况有个体变异:包括双眼垂直位基本一致,双眼上转和下转均不能,或只双眼上转不能,或只双眼下转不能;双眼垂直眼位不一,任一眼的上转不能或下转不能等。⑥患者常有斜视性和形觉剥夺性弱视。⑦通常无异常神经联结,但可有双眼瞳孔大小异常和瞳孔对光反射 / 近反射(-)。⑧通常不伴有全身其他异常。

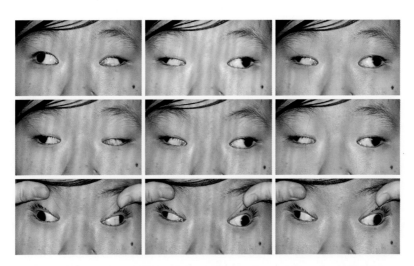

图 10-10 CFEOM2 型:患者女,19 岁,双眼自出生后处于外斜位,需面转向右(左眼视物)或向左(右眼视物)视物。双眼均不能上转、下转和内转,但无上睑下垂

CFEOM2 型为常染色体隐性遗传,100% 外显率。FEOM2 已定位于染色体 11q13 的 *PHOX2A/ARIX* 基因。神经影像和病理组织学检查表明该型患者双侧动眼神经和滑车神经缺如或严重发育障碍。

3. CFEOM3 型　临床表现变化不定,可以是单眼或双眼,可以任一条眼外肌单独受累或多条眼外肌共同受累,可有或无上睑下垂,每一受累肌肉的程度也不一致,可部分或完全受限,第一眼位可以正位或向任何方向偏斜,可有或无代偿头位(图 10-11)。也可有或无异常神经联结,通常无瞳孔异常。

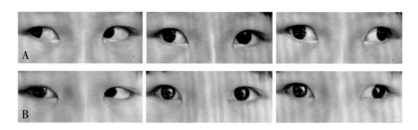

图 10-11　CFEOM3 型:患者女,7 岁,自出生后右眼外斜视。检查见右眼外斜 25°~30°,右眼完全不能内转,水平转动时无睑裂大小改变(图 A)。被动转动试验显示右眼内转有明显的抗力。经右眼外直肌后退 + 内直肌缩短术后 3 个月,双眼正位,右眼内转不足 –3,外转不足 –1(图 B)

CFEOM3 型为常染色体显性遗传,外显率不全。近来,分子遗传学研究又将 CFEOM3 型分为 3A 和 3B 和 3C,前两者的临床表现一样,但遗传学上 CFEOM3A 为 *TUBB3*(*16q24.3*)基因改变,CFEOM3B 为 *KIF21A* 基因改变;CFEOM3C 表现为双眼上睑下垂和双眼上转障碍,伴智力发育差和面部发育异常或驼背,其基因定位于 13p12.11[46,47]。神经病理学表明 CFEOM3 型患者为双侧动眼神经核不同程度发育障碍。有时,同一家族成员中,既有 CFEOM1 型,又有 CFEOM3 型,甚至双上转肌麻痹等表现(图 10-12)。

三种亚型先天性眼外肌纤维化的临床特点和相关基因位点见表 10-1[46,47]。

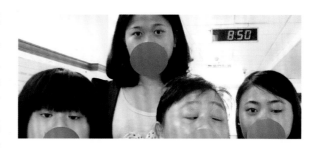

图 10-12　先天性眼外肌纤维化一家系,表型各异:母亲(前排右一)为 CFEOM1 型,外观示双眼严重下睑下垂,双眼固定于向下向内的位置,双眼均不能向任何方向转动;大女儿(后排右一)表现为左眼双上转肌麻痹并真性上睑下垂;二女儿(前排左一)表现为 CFEOM1 型,双眼稍固定于向下向内位置,伴双眼轻度上睑下垂;小女儿(后排左一)仅表现为左眼轻度外斜和左眼轻度内转受限(本图片由康瑛教授提供)

【治疗】
1. 非手术治疗　尽早矫正屈光不正和弱视治疗。

2. 手术治疗　手术不能恢复眼球运动,只能尽量使第一眼位接近正位和尽量减少代偿头位。因为每位患者的表现不一,手术方法应个体化,总体原则是先矫正垂直斜视,再矫正水平斜视,最后矫正上睑下垂。通常下直肌纤维化比上直肌要严重,垂直斜视的矫正可做下直肌后退 + 上直肌缩短,这类特殊病例下直肌可后退 6~10mm,垂直眼位的调整还可参考患者的身高,身高者宜眼位低一点,身矮者宜眼位高一点。如有内斜或外斜,可作内直肌或外直肌后退,后退后注意再作被动转动试验,有时内直肌下还有纤维条索限制眼球外转。如果需要矫正上睑下垂,不宜用提上睑肌,因为提上睑肌也有纤维化,提议作额肌提吊术。由于患眼不能上转,Bell 现象不存在,注意术后暴露性角膜炎,手术以能暴露瞳孔即可。

这类患者的手术效果差,结果难以预测,手术可能需分次或多次进行。即使是尽量将眼位移到中央都不容易,严重的斜视患者,受累肌的后退量可以超过常规后退量,以达到比较理想的手术效果。如内直肌纤维化患者的内直肌后退,其后退量可以大于 5~6mm,达到 7~8mm,甚至更多;因为有的严重内斜患者,自出生后该眼就有大度数内斜,内直肌不仅僵硬纤维化,还会明显短于正常内直肌,如果按共同性内斜视的量作参考,内直肌还会拉住眼球处于内斜位,从而达不到较好的矫正效果。如果超常规内直肌后退以后,眼球仍然内斜,则需要做直肌断腱,有时需要将眼位固定于眶壁。然而,有些单一眼外肌纤维化的患者,经做该眼外肌的后退术后,不仅第一眼位获得正位,还能恢复相当部分眼球运动功能(图10-13)。对明显眼外肌纤维化的患者肉毒杆菌毒素应用意义不大。

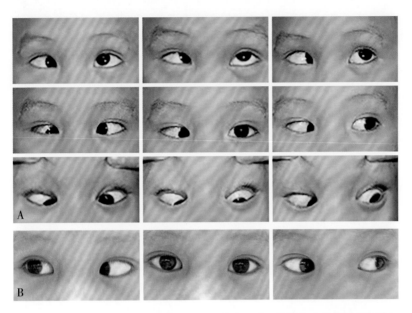

图10-13 先天性内直肌纤维化(右):患者男,4岁,术前九方位眼外观照相:右眼内下斜大于45°,右眼外转不足 –4,内上转、外上转均不足 –2(图A)。经右眼内直肌断腱 + 固定缝线术(术中被动转动试验示右眼外转有极大的阻力,用缝线固定右眼在外上斜15°~20°位置1周)后2个月:双眼正位,眼球运动示右眼外转不足 –1(图B)

附:先天性脑神经异常支配性疾病

自20世纪后半起,斜视和小儿眼科医生发现了一些先天性斜视小儿患者,有明显的眼球运动障碍,病变静止不变,手术时发现受累眼外肌有明显的纤维化,认为是眼外肌本身病变引起,诊断为先天性眼外肌纤维化综合征[48]。近十年来,随着神经影像学、神经解剖学和分子遗传学的发展,提出这一类疾病的病源不是眼外肌本身,而是由于脑干和脑神经发育障碍影响了眼球运动功能,而眼外肌纤维化是继发于神经发育异常所致。因此,自2002年起提出了新的概念"先天性脑神经异常支配性疾病(congenital cranial dysinnervationdisorders,CCDDs)"[43],CCDDs是一个十分泛指的概念,上述先天性眼外肌异常病变如Duane眼球后退综合征、Brown综合征、Möbius综合征、先天性眼外肌纤维化等都属于CCDDs。其他如双上转肌麻痹(单眼上转障碍)、先天性水平注视麻痹并进行性脊柱侧弯(horizontal gaze palsy and progressive scoliosis,HGPPS)、先天性上睑下垂和先天性面神经麻痹等都是CCDDs。目前已肯定7个基因的改变与CCDDs发病有关,新的基因和新的临床表现型还会不断被发现。从眼球运动障碍和斜视的角度分析,CCDDs主要影响了支配眼外肌的三条脑神经:①动眼神经:如先天性全眼外肌纤维化CFEOM1型;②展神经:如Duane眼球后退综合征和Möbius综合征等;③滑车神经:如Brown综合征。而诸如先天性上睑下垂和双上转肌麻痹等则是动眼神经的一部分受影响。CCDDs可以有各种不同的组合,即表现型会有很大的变异,可以伴有脑部、耳部、脑血管、心血管系统、全身骨骼肌肉等病变。笔者认为,CCDDs的概念太广泛,在临床诊治过程中并不实用,还是以过去的具体病变如Duane眼球后退综合征和Möbius综合征等更适用。

第五节　固定性斜视

固定性斜视(strabismus fixus)通常指一眼或双眼固定于内斜或外斜位,不能向其他方向转动,可以为先天性或后天获得性。过去提到的先天性固定性内(外)斜视,实际上为先天性眼外肌纤维化;后天获得性是指高度近视性固定性内下斜视(myopic strabismus fixus,MSF)。过去对MSF的发生机制了解不够,采用常规的内直肌后退(或断腱)和外直肌缩短(甚至外侧眶骨膜锚定术,即眶壁固定术),以及二期的下直肌后退和上斜肌断腱等手术治疗的远期效果不佳,往往在术后短期内患眼重新回到内下斜位。近十多年来,Yamada等学者们通过影像学检查证实是高度近视患者眼轴延长,外直肌和上直肌之间的肌间膜变薄,致眼球后极从外直肌和上直肌之间变薄弱的肌间膜疝出,使眼球前部向内向下偏斜所致。因此,采用加固眼球外上象限(外直肌与上直肌联结)的方法治疗MSF获得了良好的手术治疗效果[49,50]。本节讲的固定性斜视特指MSF。

【临床特点】

1. 固定性斜视少见,常为单眼或双眼固定于内斜或内下斜位,斜视角大,多数大于45°,外转和上转严重受限,受累眼固定在这一位置,不能运动。

2. 被动转动试验证明有极大抵抗力,不能将眼球牵引到外转位。

3. 患者有高度近视,眼轴多在26mm以上,常在40岁以后发生,病程缓慢发展,多双眼先后发病,斜视角由小变大,运动受限程度亦逐渐加重,首先表现为向外和向上运动受限,最后固定于内斜或内下斜位。早期病例外转可接近于正常;中期病例尽管有较大度数的内下斜视,但患者用力后仍可慢慢外转,到达接近于外转不足 −1 或 −2 的位置,有些患者早期表现为患眼感觉沉重并下沉,伴垂直性复视,检查时患眼下斜,故欧美医生喜欢称该病为重眼综合征(heavy eye syndrome);后期病例则受累眼固定在大度数的内下斜位,不能向任何方向转动(图10-14)。我们见到一例MSF,发生斜视后该眼因视网膜脱离并注入硅油治疗,最后发生了眼球萎缩,但仍然表现为内斜视(图10-15)。

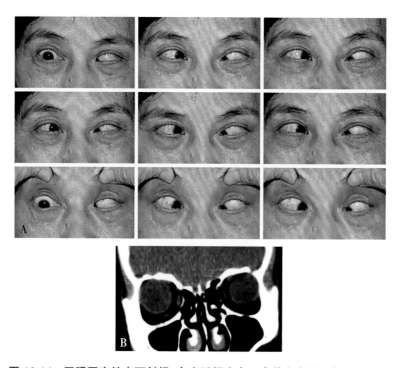

图10-14　双眼固定性内下斜视,高度近视患者。术前九方位照相示双眼固定于大度数内下斜位,尤其是左眼,各个方向均不能转动(图A),眼眶CT冠扫示双眼均见外直肌下移,上直肌内移,眼球向颞上方向疝出移位(图B)。经做双眼内直肌后退 6mm+ 外直肌上半与上直肌颞侧半联结术(先做左眼,3个月后做右眼)后,双眼正位,眼球运动功能基本恢复(图C)

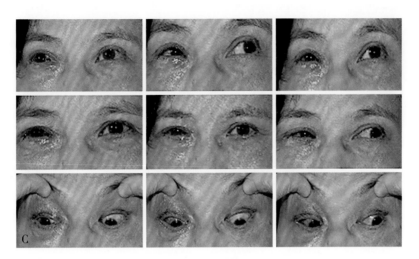

图 10-14(续)

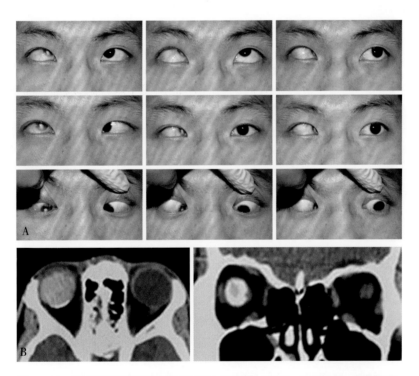

图 10-15 高度近视固定性内斜视(OD):患者男,30 岁。自幼近视,逐渐加深,10 年开始右眼内斜,不断加重,不能外转,要求矫正眼位后戴美容性接触镜治疗。几年前右眼曾行内路视网膜脱离手术,注入了硅油,但一直未取出。检查:OD 无光感,OS:0.05 –20.00DS 0.25。右眼基本固定于内斜位 >45°(可稍向颞侧移位,不能达中线),但无明显下斜(图 A),右角膜不规则灰白色混浊,表现光滑,前房内有硅油,晶状体混浊,眼底看不入。眼眶 CT(平扫 + 冠扫):右眼无明显外直肌下移和上直肌鼻侧移位等,眼球明显较左侧小(已萎缩)(图 B)。经做右眼内直肌后退 6mm+ 外直肌缩短 10mm 后第 1 天,双眼基本正位(图 C)

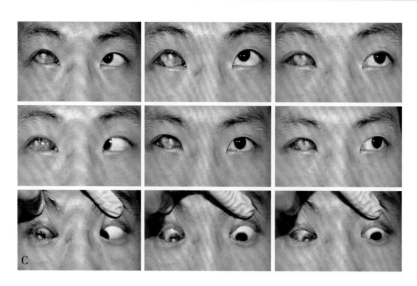

图 10-15(续)

4. 患者有明显的代偿头位,当斜度太大时出现视物困难,尤其是双眼均固定于大度数内下斜的患者,生活十分不便,即使年龄很大也强烈要求手术矫正。

5. 过去认为发生原因与眼球增大并接触眶壁引起的眼外肌炎性变化等有关。现公认是高度近视患者眼球后极从外直肌和上直肌之间疝出,致眼球前部向内下偏斜。正因为高度近视患者外直肌和上直肌之间的筋膜连接带薄弱,容易发生眼球后极的疝出,共同性外斜视伴高度近视的部分患者,外直肌后退(或加内直肌缩短)术后可能容易发生过矫;同样,先天性特发性眼球震颤伴高度近视的患者,做外直肌后退(尤其是大度数后退)术后也容易发生继发性内下斜视。

6. 眼眶 CT 或 MRI 扫描(平扫 + 冠扫)显示眼球后极向颞上眶壁移位,上直肌向鼻侧移位,外直肌向下方移位。

【治疗】

1. 高度近视固定性内下斜视手术按常规手术方法常不能矫正或矫正效果很差。但当影像学检查患眼后极部未见向颞上方疝出者,即轻症患者可用常规手术方法如内直肌后退和外直肌缩短手术矫正。如以后病情仍发展,则需再次按以下手术方法矫正。本节病例2,因为眼球萎缩后患眼下斜不明显,而且影像学检查无明显外直肌下移和上直肌鼻侧移位,所以只做了患眼的内直肌后退 + 外直肌缩短也获得了理想的手术效果。

2. 由于这种斜视是眼球后极部向外上方疝出引起,外上方肌间膜薄弱,外直肌向下移位,上直肌向鼻侧移位。因此,通过手术将外直肌向上移位和上直肌向颞侧移位,并加强外上方肌间膜薄弱处,就可以矫正这种斜视。学者们设计了以下方法:①将患眼外直肌的上半向上方移位(相当于正常外直肌的位置),上直肌的颞侧半向颞侧移位(相当于正常上直肌的位置),使移位的肌肉固定在角膜缘后 7mm 的巩膜上,同时作患眼内直肌后退[51]。为加强移位肌肉的张力,要将移位的外直肌和上直肌缩短 4mm[52]。②将患眼外直肌的上半和上直肌的颞侧半联结,相当于一半 Jensen 术,可同时做患眼的内直肌后退[53]。③将患眼外直肌和上直肌在角膜缘后 12mm 处联结,或不做联结,将两者移位到正常的位置后在巩膜上作缝合使之固定在该位置,同时做内直肌后退[54]。我们常规选择患眼内直肌后退 + 半 Jensen 术,联结后不做肌肉的巩膜表面缝合固定,手术效果良好,联结的方法既可以用 5-0 的不可吸收缝线,也可用硅胶带;既可以做一针缝合,也可以缝合一针后再加固缝一针,甚至缝合三针。为了确保手术效果的可预测性,最好先做术眼内直肌悬吊后退,但不打结,然后做外直肌上半和上直肌颞侧半的联结,最后再根据眼位矫正效果确定内直肌后退的量,内直肌的后退量为 5~10mm 不等。注意,轻度内下斜的患者只做半 Jensen 术即可,不一定都要做内直肌的后退手术;半 Jensen 术式的联结部位也不能太靠后,太靠后的联结可能反过来加重内下斜视。

3. 如果患者内下斜非常严重,外直肌和上直肌松弛菲薄,宜做完全性内直肌切断+半Jensen术,且需要用固定缝线将眼球固定在稍过矫位(即外斜10°~15°),术后第5~7天拆除这一缝线。不过,还是以尽量不做内直肌断腱为妥,断腱也容易造成术后过矫。

总之,高度近视固定性内下斜视患者的手术矫正效果良好。然而,患者间的严重程度不一,很难避免术后欠矫与过矫,特别是麻下手术的患者。一般来讲,轻度内下斜的患者只做半Jensen术即可;中度内下斜的患者常规做患眼内直肌后退+半Jensen术;特别严重的患者做内直肌后退+半Jensen术+眼球固定缝线。

第六节　甲状腺相关眼病性斜视

甲状腺相关眼病(thyroid associated ophthalmopathy,TAO)又称为Graves眼病、甲状腺眼病(thyroid eye disease,TED)等,是与甲状腺功能相关的自身免疫性疾病,可伴有或不伴有甲状腺功能异常,为最常见的眼眶疾病,是成人单眼和双眼突眼的第一位原因。其病因尚不明确,目前公认是由于自身免疫反应导致眼眶局部淋巴细胞等炎症细胞浸润,组织水肿和成纤维细胞增生。TAO患者经眼眶影像学检查,60%有眼外肌肥厚,一般为肌腹梭形肥厚,而肌腱不受累,其眼球运动受限常见,属于限制性斜视,因多影响下直肌和内直肌,故以一眼或双眼下斜和内斜、上转和外转受限常见,伴突眼和上睑退缩,是成人复视最常见的原因[55-59]。

眼外肌受累通常分为两个阶段,前一个阶段称为活动期,是炎症反应阶段,以眼外肌、眼眶软组织炎症细胞浸润和水肿为主要特点,斜视和眼球运动受限会发生变化而出现波动;后一个阶段称为静止期,为这些组织的纤维化,斜视和眼球运动受限较稳定。

由于TAO患者的斜视(dysthyroid strabismus,DS)既可分为活动期与静止期,又多伴有上睑退缩和眼球突出等表现,既可单眼也可双眼受累,况且大部分患者还需要内分泌科、核医学科和甲状腺外科等专科的共同治疗,因此临床治疗十分棘手。眼科治疗包括药物治疗,放射治疗与手术治疗等。药物治疗和放射治疗在TAO初期效果较好,但是对于病情进展到纤维化期的患者疗效甚微,一般需要手术治疗。因此,TAO限制性斜视的治疗需要医生根据患者病情发展阶段、严重程度,进行个体化的、积极而及时的处理[60]。

【临床特点】

1. 除斜视和复视外,患者常主诉眼部疼痛不适,发红,流泪,畏光和视力模糊等。TAO斜视平均年龄约50岁,女性多见,男∶女=(4~5)∶1,但是男性和年长者其斜视常较严重,而年轻患者较少出现斜视。多数患者有眼睑肿胀,上睑退缩,上睑迟落,眼睑闭合不全以及结膜充血水肿等软组织受累表现。眼球向前方突出,严重时眶压升高明显,眼球高度突出,引起暴露性角膜炎或溃疡。肥大的眼外肌压迫视神经可引起患眼视功能下降甚至失明,表现为视力下降,视野缺损,色觉障碍和视觉诱发电位异常等。

2. TAO患者影像学检查(眼眶CT/MRI/超声波)60%有眼外肌肥大,眼外肌肥大的特点是肌腹肥大而肌腱不肥大,即呈梭形肥大。但眼外肌有病变不一定出现斜视与复视,斜视占全部TAO患者的15%。下直肌为最常受累的眼外肌,以后依次为内直肌、上直肌、外直肌。极少数会累及上下斜肌[61]。另外,由于外直肌是最少受累的直肌,单独外直肌肥厚性病变首先要考虑特发性眼外肌炎症等其他病变,而不是TAO。由于下直肌受累,上转时引起复视,患眼表现为下斜视,上转受限,被动转动试验向上外有抗力。因下直肌有内转作用,可同时伴有内斜。患眼向上运动受限可引起上转时眼压升高5~10mmHg,而处于下斜位时眼压正常。因此,斜视矫正手术或肉毒杆菌毒素治疗有时可使眼压下降约5mmHg[62]。

3. 开眶减压术可使10%~30%的患者出现新的斜视(图10-16),尤其是内下壁开眶减压术;而内外壁平衡减压术则较少引起新的斜视或使原有的斜视加重。但根据开眶减压(尤其是下壁减压)可引起下斜视的特点,对需开眶减压且伴上斜的患者可通过开眶减压手术同时矫正或减轻上斜视(图10-17)。

4. 80%的患者有甲状腺功能亢进表现。10%~20%的患者不伴有甲状腺功能亢进,甚至表现为甲状腺功能低下,称之为眼型Graves病。常见到新发病的TAO斜视患者以前有过甲状腺功能亢进,或几年前

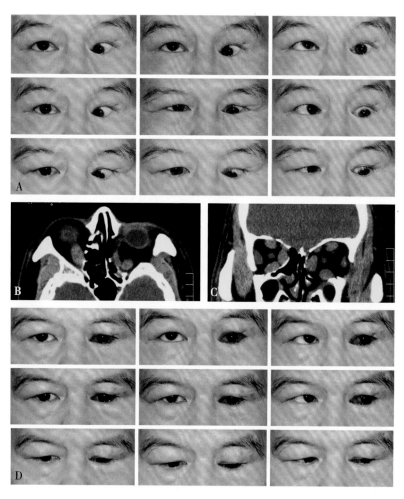

图 10-16　甲状腺相关眼病（TAO）患者：左眼眶内、外、下壁减压术后下斜视，左上转明显受限（图 A），眼眶 CT 平扫（图 B）和冠扫（图 C）示双眼四条直肌均明显肥厚，左内、外、下眶壁部分已打开，左下直肌后退术后外观照（图 D）示双眼第一眼位正位，左上转部分改善

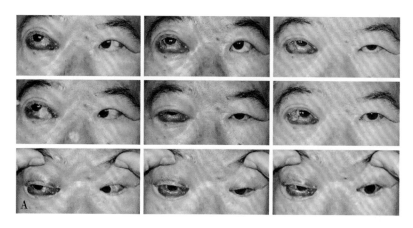

图 10-17　甲状腺相关眼病（TAO）患者：左眼内外壁开眶减压术后半年，右眼视力明显下降（指数 /30cm）2 个月伴右眼大度数上斜，右眼基本固定性上转位，不能向各个方向转动（图 A），眼眶 CT 平扫（图 B）和冠扫（图 C）示双眼四条直肌均肥厚，左眶内外壁已打开，经做右眼眶内外下三壁开眶减压术后，右眼视力恢复到 1.0，且双眼恢复正位，右眼各个方向转动明显好转（图 D）

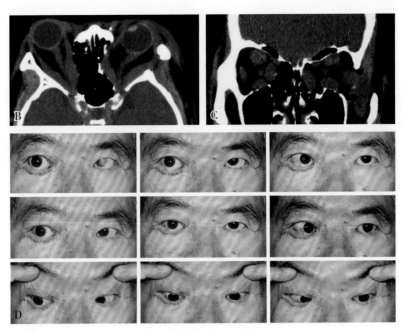

图 10-17(续)

做过甲状腺手术,或服用放射性碘治疗后甲状腺功能早已正常。因此,眼肌病变不一定反映甲状腺功能状态。

目前国内外比较流行 TAO 分类方法有"NOSPECS""VISA"和"EUGOGO"法等[63,64],我们习惯于使用"NOSPECS"法,即按照病情发展阶段分为 0~Ⅵ共七级。0 级:无症状,无体征;Ⅰ级:仅有上睑肿胀和退缩等软组织受累体征,但无症状(图 10-18);Ⅱ级:既有上睑肿胀和退缩等软组织受累体征,又有眼部不适,畏光和流泪等症状(图 10-19);Ⅲ级:眼球突出(图 10-20);Ⅳ级:眼外肌受累(图 10-21);Ⅴ级:角膜受累(图 10-22);Ⅵ级:视神经受压导致视功能障碍(图 10-23)。因此,有斜视者至少属于 TAO 的第Ⅳ级。

【常见的斜视类型】

根据 TAO 眼外肌受累的频率与临床上斜视发生的实际情况,可将 TAO 眼外肌病变分为以下几类:

1. 单眼下直肌受累　这是最常见的 TAO 斜视类型之一,临床上表现为受累眼眼位低于健眼,超声波和 CT 或 MRI 检查显示受累眼下直肌梭形肥厚,受累眼上转受限,尤其是外上转更明显,被动转动试验示受累眼上转抗力很大,常伴有明显的受累眼上睑退缩和上睑迟落,轻和中等程度的受累眼眼球突出。

2. 双眼下直肌受累　双侧下直肌受累致双眼下斜,双眼上转受限的病例比单眼下直肌受累要多见。如果是双眼下直肌受累的程度一样,则患者可不表现为斜视,也不会出现复视,但由于双侧下直肌牵拉眼球向下方一致性偏斜,患者只能采用下颌上举的代偿头位,给患者工作和生活带来十分不便。如果双侧下直肌受累的程度不一样,则患者也是表现为垂直性斜视,下直肌严重的那一侧下斜更明显,双眼向上运动均受限,也以严重的那一侧受限更明显,由于有垂直性斜视,患者有垂直性复视,向上方注视时复像更明显,为减轻复视,有些患者会采用头倾向眼位低的那一侧,这样可以缩小复像距离。

下直肌受累时,一般都会出现外旋转斜视,其中以双侧下直肌受累时更明显,外旋转斜视除与下直肌本身为外旋转肌,它的纤维化过度牵拉会造成外旋转外,还与因患眼上转受限,作为上转肌之一的下斜肌过度收缩有关。TAO 下直肌受累时上转功能受限很早就有学者提出与上直肌功能差有关,但临床实际情况表明上直肌功能减弱者十分罕见,多与下直肌纤维化限制患眼上转有关。然而,我们确实观察到部分下直肌受累的患者在后退下直肌后,患眼仍不能上转的病例,影像学检查患眼上直肌也不肥厚。因此,我们认为 TAO 下直肌受累时上转受限可能既与下直肌纤维化牵拉有关,也与上直肌功能差有一定关联,其确切机制有待进一步探讨。

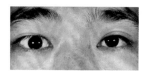 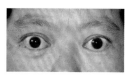 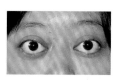

图 10-18　TAO Ⅰ级:仅有右眼上睑肿胀和退缩等软组织受累体征,但无症状

图 10-19　TAO Ⅱ级:患者既有双眼眼睑肿胀和退缩等软组织受累体征,又有双眼眼部不适、畏光等症状

图 10-20　TAO Ⅲ级:眼球突出;患者双眼眼球突出

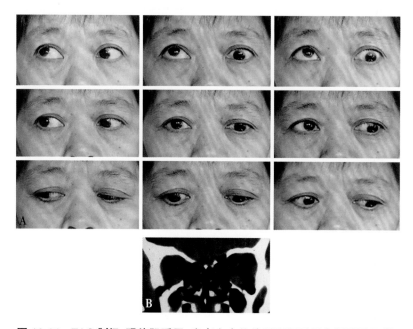

图 10-21　TAO Ⅳ级:眼外肌受累;患者九方位外观照相显示左眼明显下斜,左上转受限(图 A)。眼眶 CT 冠扫显示左眼下直肌明显肥大(右眼下直肌亦轻度肥大),限制了左眼的上转(图 B)

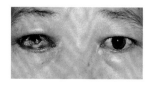 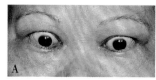 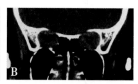

图 10-22　TAO Ⅴ级:角膜受累;患者右眼严重性暴露性角膜溃疡

图 10-23　TAO Ⅵ级:视神经受压导致视功能障碍;患者双眼视力、色觉和 VEP 均明显下降(图 A),眼眶 CT 冠扫显示双眼内、外、上、下直肌均明显肥大,视神经受压导致视功能障碍(图 B)

　　3. 一眼下直肌与另一眼上直肌受累　这种 TAO 斜视类型往往垂直斜很明显,双眼高低相差度数大,患者有明显的垂直性复视。临床表现为一眼下斜,该眼向上运动受限,尤其是向外上受限明显;另眼上斜,该眼向下运动受限,尤其是向外下运动受限明显。据临床观察,这类斜视以一眼下直肌受累为主,另眼上直肌受累一般程度较轻。

　　4. 一眼或双眼内直肌受累　一眼内直肌受累表现为该眼内斜视,向外转动受限,患者诉有水平同侧性复视,常有面部向患侧转动的代偿头位以抵偿外转的不足;如为双侧内直肌均受累,则患者常有明显的内斜视,双眼外转均受限。这类患者有时呈双眼固定于内斜位的真正"斗鸡"样外观。如果患者眼球突出不明显,又没有甲状腺亢进的病史,很容易误诊为"固定性内斜视"。同样,内直肌受累引起的内斜视一般不是外直肌或展神经麻痹所致。但肥厚的眼外肌在眶后段压迫展神经可以导致内斜加重,另外,开眶减压术后的内斜视也可能与手术本身损伤外直肌有关。

5. 一眼或双眼下直肌与内直肌同时受累 内直肌与下直肌同时受累则表现为患眼内下斜视,患眼向上(尤其是外上方)和向外侧运动受限。这类斜视向上注视时内斜会加大,与下直肌纤维化牵拉有关,临床上可表现为内斜 A 征。

6. 一眼或双眼上直肌受累 上直肌受累少于下直肌受累,表现为患眼上斜视,向下转尤其是向外下转运动障碍,有明显的垂直性复视,向下方注视时明显,患者常采用下颌内收的代偿头位以减轻复视。

7. A 型内斜视 A 型内斜视常见于以下两种情况:一种是一眼或双眼内直肌和下直肌同时受累者;一种是继发于开眶减压术后。开眶减压手术术后引起 A 型内斜视与以下因素有关:①眶底内侧骨壁和外侧骨壁开窗时可能损伤下斜肌和外直肌致下斜肌和外直肌麻痹;②眼球突出度减少后会使上斜肌的功能增强。

然而,TAO 眼外肌病变十分复杂,以上分类只是粗略地勾出了几种临床上常见的表现,事实上,任何一眼或双眼单条和多条眼外肌都可同时或单独受累。

【TAO 诊断标准】

我们常用 Bartly 提出的 TAO 诊断标准,出现下列情况可作出 TAO 的诊断[65]:

1. 患者有眼睑退缩 只要合并存在下列客观检查之一者:①甲状腺功能异常或调节异常;②眼球突出;③视神经功能障碍(包括视力、瞳孔反射、视野或色觉的异常,无其他原因可解释);④眼外肌受累(限制性眼肌病变或者影像检查显示眼外肌肥大),以上眼部体征可单眼或双眼,在排除其他原因类似的疾病时可作出诊断。

2. 患者缺乏眼睑退缩 这些病例若诊断为 TAO 则必须有甲状腺功能异常或调节异常,并合并有眼球突出或视功能障碍或眼外肌受累之一,并排除其他原因引起类似的眼部体征。

【鉴别诊断】

大多数 TAO 斜视患者有甲状腺功能亢进,且眼部检查除斜视和眼球运动受限外,还有明显的眼睑退缩和眼球突出,诊断不难。然而,我们经常见到一些误诊和漏诊患者。

1. 麻痹性斜视 这是临床上最常见的 TAO 眼外肌病变的错误诊断。如果患者无甲状腺功能亢进,或未询问过去的甲亢病史,临床上以新发复视就诊却又不伴有明显上睑退缩与眼球突出者容易误诊。由于 TAO 是一种限制性眼外肌病变,因此,在做常规眼位和眼球运动检查以及复像试验和同视机九个方位斜度检查后,常常得出患眼受累肌对抗肌麻痹的诊断,并由此而作一些神经内科不必要的检查如头部 MRI/CT、脑电图等。注意以下情况可以避免误诊:

(1) 询问过去是否有甲状腺功能亢进的病史。

(2) 仔细检查是否有轻微的眼睑退缩、上睑肿胀、上睑迟落、眼睑闭合不全和眼球突出等体征。

(3) 作眼球被动转动试验(forced duction test),如果被动转动眼球某些方向有阻力,则表明为限制性眼外肌病变,要考虑到可能为 TAO 眼外肌病变。

(4) 作影像学检查包括眼眶超声波和 CT/MRI 等,是否有眼外肌肥大;一般的神经 / 肌肉麻痹性斜视不会有眼外肌的肥厚。

2. 高度近视固定性内下斜视 如患者眼睑退缩和眼球突出不明显,以任一眼(或双眼)内直肌或内直肌和下直肌受累的 TAO 眼外肌病变易误诊为固定性内斜视或固定性内下斜视,两者都表现为内斜视或内下斜视,且被动转动试验都有明显的阻力。其鉴别十分容易:只要嘱患者作眼眶 CT 或眼眶超声波检查,观察是否有眼外肌肥大即可明确诊断(图 10-24),固定性斜视无眼外肌肥大表现。另外,是否有高度近视也有助于鉴别。

3. 肌炎型眼眶特发性炎性假瘤 肌炎型眼眶特发性炎性假瘤也可表现为斜视与眼球运动障碍,影像学检查亦可眼外肌肥大,容易误诊。但肌炎型眼眶特发性炎性假瘤多有反复眼部红痛、眼外肌肥大不

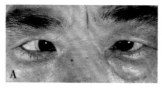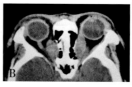

图 10-24　甲状腺相关眼病（TAO）患者外观照示第一眼
位双眼同时内斜视（图 A），且被动转动试验双眼外转都有
很大抗力，容易误诊为固定性斜视。但眼眶 CT 平扫示双
眼内直肌明显梭形肥厚，肌腱不肥厚，致双侧眶内壁受压，
呈可乐瓶样外观（图 B）

像 TAO 那样只表现为肌腹肥大即梭形肥大，而是肌腹和肌腱都肥厚，且不伴有上睑退缩、迟落和甲状腺
功能亢进等表现。详见表 10-2。

表 10-2　肌炎型眼眶特发性炎性假瘤和 TAO 眼外肌病变的鉴别

	肌炎型眼眶特发性炎性假瘤	TAO 眼外肌病变
男：女	1：1	1：3
发病类型	急性或慢性	慢性
疼痛	常有	无，除非有角膜炎或眼眶充血明显时
单侧 / 双侧	多单侧	双侧
眼睑	红肿，上睑下垂等睑与眶周水肿	上睑退缩与迟落，闭合不全等
全身情况	常伴全身不适	好，但有甲亢症状
实验室检查	血沉增高	有甲状腺功能异常
CT	眼眶肿块或浸润性密度增高，葡萄膜巩膜增厚，眼外肌肥大包括肌腱，所有眼外肌均可受累，以上、内直肌多见	梭形眼外肌肥大，肌腱不受累，以下直肌和内直肌为主，眶脂肪内容物增加
超声波检查	葡萄膜巩膜增厚，Tenon·s 囊下积液	眼外肌肥大

4. **双上转肌麻痹（单眼上转障碍）**　通常小儿多见，多为先天性，不伴有其他 TAO 表现，外上、内上被
动转动试验都受限或都不受限，而 TAO 患者为外上转明显受限。

5. **Brown 综合征**　为内上转受限，被动转动试验内上转有抗力。

6. **外伤性眶底骨折**　引起下直肌受限制，也多表现为患眼下斜视和上转受限，被动转动试验上转有
抗力。但有外伤史，眼眶 CT 显示有眶下壁骨折伴眼球凹陷。

7. **引起肥大的眼外肌疾病**　除上述的肌炎型眼眶特发性炎性假瘤外，颈内动脉 - 海绵窦漏、眼肌转
移癌等都可表现为眼外肌肥大。颈内动脉海绵窦瘘的眼外肌肥大为受累眼四条直肌一致的轻度肥大；而
眼肌转移癌则多表现为某一眼外肌局部的肿大。详见表 10-3、表 10-4。

表 10-3　常见四种眼外肌肥大疾病的 CT 鉴别诊断

诊断	单 / 双侧性	好发直肌	肌腹改变	肌止改变	其他
TAO	多双侧	下、内、上	对称肿大	正常	视神经增粗
炎性假瘤	多单侧	上、内、下	不规则肿大	肥厚	泪腺肿大
颈内动脉海绵窦瘘	多单侧	同时四条直肌	轻或中度	正常	眼上 V 增粗
囊肿或肿瘤	单侧	肿物邻近直肌	局部增大	正常	眶内占位

表 10-4　常见四种眼外肌肥大的临床鉴别

临床表现	TAO	炎性假瘤	颈动脉 - 海绵窦瘘	肿瘤或转移癌
病史	甲亢	很少累及全身	高血压等	原发肿瘤
双侧	常见	少见	罕见	不常见
急性发作	罕见	常见	常见	少见
锐痛	罕见	常见	不常见	不常见
结膜血管	全部	弥漫性	小动脉	无
受累肌肉频率	下 - 内 - 上 - 外	无特异性	无特异性	无特异性
肌肉功能	限制性	麻痹或限制、疼痛	早期一般正常	限制、麻痹

8. 重症肌无力　重症肌无力也是一种自身免疫性疾病,临床上可表现为类似任何一种类型的斜视。约 5% 的重症肌无力患者伴有 TAO,由于 TAO 患者很少首先累及外直肌和引起外斜视,当 TAO 患者有外斜视时要想到可能为 TAO 伴重症肌无力。还有,当 TAO 患者的斜视不能用影像学改变解释时,也要考虑是否合并有重症肌无力。

【治疗】

1. 保守治疗　当 TAO 斜视患者出现复视时间不长(小于 6 个月到 1 年)或病变不稳定时不宜手术治疗。早期复视和等待手术治疗的 TAO 斜视患者可采用以下治疗措施。

(1) 观察:TAO 本身有自限倾向,有 8%~10% 的患者可自行缓解。少数早期和小度数 TAO 斜视不需要治疗可自行恢复。另外,表现为间歇性斜视的 TAO 患者也可自动缓解。因此,对甲状腺功能正常、患者无眼睑肿胀、无结膜充血等相对静止的小度数斜视病例,尤其是当患者在第一眼位和向下注视的眼位没有出现复视时,可选择随访观察。

(2) 控制甲亢:如果患者有甲状腺功能亢进应合理应用抗甲状腺药物,使血中甲状腺素 T_3、T_4 和 TSH 水平恢复正常。除抗甲状腺药物外,对合适患者也可用 ^{131}I 和甲状腺部分切除术等控制甲亢。甲亢的治疗应由有经验的内分泌医生、核素医生和外科医生进行。甲亢是否控制对稳定和减少眼部病变有重要意义。

(3) 全身药物治疗:早期的 TAO 斜视是由于眼外肌水肿和淋巴细胞等炎症细胞浸润所引起(活动期),糖皮质激素能减轻眼外肌炎症渗出、水肿、减少纤维组织形成;而在静止期或晚期效果不明显。其给药途径主要是口服和静脉滴注:口服给药通常采用较高剂量,一般的使用方法是:起始量在 60~80mg/d 连续 1~2 周,40mg/d 2~3 周,30mg/d 3~4 周,20mg/d 3~4 周,10mg/d 3~4 周,总疗程 4~6 个月。疗效在 60%~70% 之间。静脉注射采用大剂量甲泼尼龙治疗,每天静脉注射甲泼尼龙 1g 连续 3 天,再以后每周连续使用 3 天,连续 2~3 周,在间隔期间以及停止静脉注射以后均可改为口服泼尼松龙 40~60mg/d 维持治疗,并逐渐减量。有效率在 75%~100% 之间。与口服泼尼松相比,有以下优点:①总有效率高,一部分口服效果不明显或复发者,治疗仍有效;②特别适合于有视神经病变患者的治疗;③缩短了疗程,并发症也明显减少[66-68]。对糖皮质激素治疗效果不好或全身情况不允许(患糖尿病、高血压、胃溃疡、结核病等)的病例可用免疫抑制剂治疗,包括环孢素、甲氨蝶呤、硫唑嘌呤、环磷酰胺等,但这类药物副作用较大。口服泼尼松联合环孢素比单纯口服泼尼松效果更好。环孢素既能控制自身免疫反应,又可以抑制 TAO 晚期的纤维化过程,对眼球运动受限的患者效果明显。

(4) 遮盖治疗消除复视:如果 TAO 斜视患者不能耐受配戴三棱镜,而复视对视觉干扰非常明显,且不宜行斜视矫正手术时,可暂时性用遮盖一眼的方法消除复视。由于 TAO 患者往往同时伴有眼球突出与眼睑闭合不全,用遮盖材料时注意不能擦伤角膜。

(5) 配镜治疗:斜视手术前,Fresnel 压贴式三棱镜对消除 TAO 斜视患者的复视有一定意义。以小于 12PD 的相对共同性斜视患者,且具有一定的融合功能者效果最好。另外,三棱镜也适用于 TAO 斜视术后残余斜视度的矫正。尽管患者戴上三棱镜后视力稍有下降,但由于复视对患者的干扰太大,患者宁愿有轻度的视力下降。因为 TAO 斜视一般都为非共同性,配戴三棱镜时以矫正正前方和正下方的复视为主,不必也不可能完全矫正所有方向的复视。然而,因 TAO 斜视患者的斜视度往往经常有变化、各个注视方向的复视程度又很不一致以及部分患者斜视度太大,以致绝大部分患者实际上不能耐受三棱镜的配戴。患者的屈光情况也可因眼外肌肥大或手术等不断变化,所以要经常验光配镜矫正屈光不正。

(6) 化学去神经治疗:自 20 多年前第一次报道用肉毒杆菌毒素 A(botulinum toxin A)治疗斜视以来,肉毒杆菌毒素肌肉内注射治疗眼科疾病如特发性眼轮匝肌痉挛、上睑退缩、先天性内斜视、知觉性外(或内)斜视、麻痹性斜视等的文献逐年增多,但用于治疗 TAO 斜视的资料较少。然而,肉毒杆菌毒素对 TAO 斜视的治疗有一定的价值[69-71]。

1) 作用机制:肉毒杆菌毒素 A 是一种较强的肌肉松弛剂,它在神经肌肉接头处抑制乙酰胆碱的释放,在胞吐作用之前对参与乙酰胆碱囊泡与神经细胞膜融合的突触相关膜蛋白(SNAP25)裂解。目前的药物有两种,一种为卫生部兰州生物制品研究所生产的肉毒杆菌毒素 A(商品名为衡力),另一种为美国眼力健公司生产的 Botox。

2) 用量和用法:在肌电图(EMG)监视下进行肌内注射,选择 TAO 患者的受累肌即水肿肥大的肌肉,以缓解受累肌的牵拉力,从而达到矫正斜视、消除复视的目的。常用量为每条肌肉 3~8U,加在 0.1ml 的生理盐水中,通过结膜行眼外肌内注射,如果注射位置准确,肌电图仪示波器的图像有改变,或可听见的信号声。近年也有报道不需要肌电图监视,甚至不必注入眼外肌内,只需注入相应眼外肌处结膜下即可达到类似的效果。

3) 疗效出现及持续时间:通常在注射肉毒杆菌毒素 A 2~3 天内见效,有些患者数小时内即见效,有些则要一周,疗效持续 8~12 周,此后,由于神经发芽及神经肌肉接头传导的重建,限制了毒素活性的发挥。由于肉毒杆菌毒素在肌肉内维持的时间有限,2~3 个月后,多数病例需作重复注射,以注射 2~3 次的病例最多。有 2%~3% 的患者注射后无效,即原发性无反应;5%~10% 的患者注射后出现抗体,成为继发性无反应者。

4) 副作用:尽管肉毒杆菌毒素有较强的毒性,但由于 TAO 患者的药物用量很少,一般不会出现全身性的副作用。眼局部副作用除一般的注射部位结膜下或肌肉内出血、损伤、继发眼眶感染等外,注射后的欠矫、过矫和暂时性上睑下垂是主要的并发症。肌肉内注射毒素的用量不好掌握,多数病例注射后斜视减少,复视仍存在;少数病例注射后过矫,如下斜视可变成上斜视,内斜视可变成外斜视,少数病例注射后可获得功能治愈,斜视和复视消失,有正常的双眼单视功能。

5) 适应证:①早期急性或亚急性 TAO 斜视,斜视度较小,但其复视严重干扰患者的工作和生活;②TAO 斜视矫正术后的小度数过矫或欠矫,复视明显者。已发生眼外肌纤维化的晚期病例和严重斜视患者肌肉内注射肉毒杆菌毒素无效。

6) 结果:50%~75% 的病例有效,少数不需再手术治疗获得长期稳定的治愈。

2. 放射治疗　放射治疗作为 TAO 患者主要的治疗措施之一,对早期急性或亚急性以炎性细胞浸润和水肿表现的患者效果较好,尤其是患者有全身皮质激素禁忌或不能用皮质激素的患者可作为治疗首选。而且 TAO 患者在应用皮质激素一疗程后进行放射治疗即联合治疗会增加部分疗效[72]。

理论上,对 TAO 限制性斜视患者,早期炎症阶段全身皮质激素和放射治疗都有效,后期肌肉组织纤维化后则需要手术治疗。疗效与全身激素治疗相近。也有学者认为放射治疗对 TAO 眼外肌病变的疗效差。其治疗总剂量一般为 20Gy,分 10 次照射,每次 2Gy,由于剂量较小,照射时间也较短,基本上无副作用。口服激素与眼眶放射联合治疗方法比两者单独治疗效果更好。

3. 手术治疗　TAO 斜视的保守治疗效果很有限,只有少数早期以急性或亚急性眼肌病变引起的轻度斜视通过药物治疗恢复正常或自然治愈;肉毒杆菌毒素和放射治疗也只有一定的辅助作用。因此,手术治疗是矫正斜视的最主要的方法[55-61]。到目前为止,有关 TAO 斜视手术矫正的临床资料逐渐增多,但仍有待进一步积累。TAO 斜视矫正手术有许多与一般共同性斜视和麻痹性斜视不同之处:首先,TAO 往往为双眼与多条眼外肌受累,病变程度又复杂多变;其次,这种斜视患者常伴有眼球突出和眼睑退缩等,三者互相影响,增加了手术的难度;再次,眼部病变又与全身甲状腺病变有关。TAO 斜视手术操作难度较大,不容易分离和暴露肌肉,术中出血多,况且,因 TAO 疾病本身易于发生变化,术后斜视度也常常易变而不稳定,再次手术的比例较高,手术也不能完全消除所有注视方向的斜视与复视,只能尽量消除第一眼位和向下阅读眼位的斜视和复视。这些术前一定要向患者及其家属讲清楚。下面分别介绍有关 TAO 斜视手术的手术指征、手术时机、手术方法、手术效果和手术并发症以及手术注意事项等。

(1) 眼外肌手术前注意点

1) TAO 早期眼外肌的病变是可逆性的(活动期),药物或放射治疗有效。因而在确定斜视手术之前,应先对症和非手术治疗,如图 10-25 中的图 B 患者目前处于活动期,不宜手术。一般观察病情稳定在 6 个月至 1 年以上为好(静止期)。但对于一些处于非活动期且病情较为严重的斜视患者,特别是下斜视和上斜视的患者,因严重影响患者

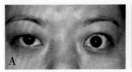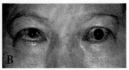

图 10-25 甲状腺相关眼病(TAO)患者静止期(患者 A)和活动期(患者 B)外观照相

的生活和工作,一般在病情稳定 1~2 个月就可考虑手术治疗。

2) 由于 TAO 患者除有斜视与眼球运动障碍外,还有眼球突出与上睑退缩等表现。如果患者有暴露性角膜炎或视神经病变需要作开眶减压术,则眼外肌手术应在眼眶减压术后才进行,这是因为眼眶减压术可引起或加重患眼下斜视或内斜视。若患者同时有患眼上睑退缩与斜视,则由于斜视术后常可引起上睑或下睑退缩或使原有的退缩加重,应先作斜视矫正术,然后才作眼睑手术。即三种手术的顺序是:先作开眶减压术、再作眼外肌手术、最后才是眼睑手术。

3) 对于少于 8~10PD 的斜视,可借助三棱镜等其他措施来矫正,不要轻易决定手术治疗。其原因是:①TAO 为一种自身免疫性疾病,病情有反复复发与加重的特点,静止期只是相对的,患者既可由活动期转为静止期,也可由静止期转变为活动期,这种斜视度相对易变的特点不宜选择在小度数斜度时手术治疗;②TAO 小度数斜视的量不易掌握,患者术后由于继发炎症,用皮质激素后斜度又会有改变。因此,小度数斜视不宜急于安排手术。

4) 斜视手术前患者的甲状腺功能应趋于正常。如果患者甲亢未控制,应先到内分泌科等相关学科治疗。

(2) 眼外肌手术指征

1) TAO 患者有明显的斜视,复视,尤其是第一眼位和向下方注视眼位(阅读眼位)的斜视和复视。

2) 患者尽管第一眼位无明显斜视,但因有双眼眼球运动障碍,致明显的代偿头位,严重影响患者生活与工作。如患者双眼下直肌纤维化致双眼均不能上转,但由于两侧程度一致,患者并无斜视与复视,却有明显的下颌内收的代偿头位,这时也需要行双侧下直肌后退术以矫正代偿头位。

(3) 手术肌肉、手术量与手术方式选择

1) 由于 TAO 眼外肌病变表现为受累肌的限制性斜视,应首选受累肌的后退。TAO 患者一般不累及斜肌,通常不做斜肌手术;但少数患者表现为 A 征,内旋和内上转受限,CT 显示为上斜肌肥厚,则可做上斜肌断腱术。

其手术眼和手术肌肉依患者受累眼和受累肌的不同而不同,可选用:①单眼下直肌后退:适用于单眼下直肌受累患者;②双眼下直肌后退:适用于双眼下直肌受累患者;③一眼下直肌后退与另一眼上直肌后退:适用于一眼下直肌与另一眼上直肌受累患者;④一眼或双眼下直肌与内直肌同时后退:适用于一眼或双眼下直肌与内直肌同时受累患者;⑤一眼或双眼内直肌后退:适用于一眼或双眼内直肌受累患者;⑥一眼或双眼上直肌后退:适用于一眼或双眼上直肌受累患者(图 10-26)。

2) 具体每一例患者的手术肌肉要根据被动转动试验、眼球运动功能、眼位和眼眶 CT 等结果决定(图 10-27)。如右眼下直肌受累常有右眼被动上转困难,右眼外上转障碍,右眼下斜视与眼眶 CT 示右眼下直肌明显肥厚等典型表现,这时要选右眼下直肌后退手术。

3) 通常忌作对抗肌的缩短术。因为对抗肌缩短术会使患眼眼球运动受限加重,并因缩短拮抗肌后会向后压眼球致眶压升高,加重视神经病变。

但我们发现对于垂直斜视度很大的严重眼外肌病变患者,当只做受累肌后退不能矫正其斜视时,

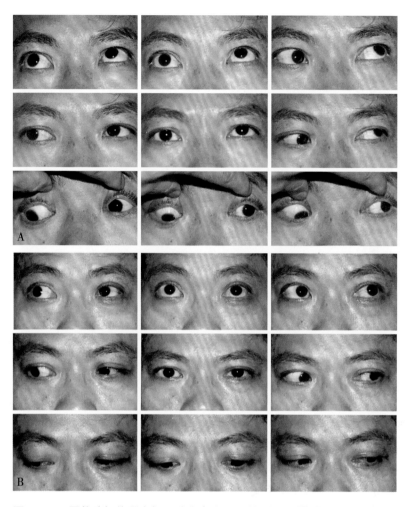

图 10-26　甲状腺相关眼病（TAO）患者左眼上斜，左眼下转明显受限（图 A），
经左上直肌后退术后，双眼正位，左下转功能基本恢复（图 B）

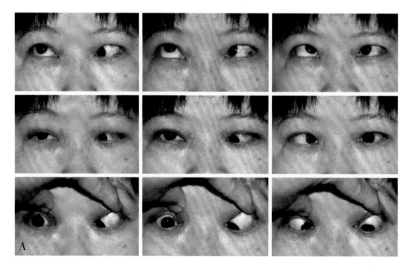

图 10-27　甲状腺相关眼病（TAO）患者左眼大度数内下斜，右眼外转下转和
左眼外转上转受限（图 A），经右眼内直肌后退 + 上直肌后退术后，第一眼位双
眼正位，右眼下转明显改善（图 B）

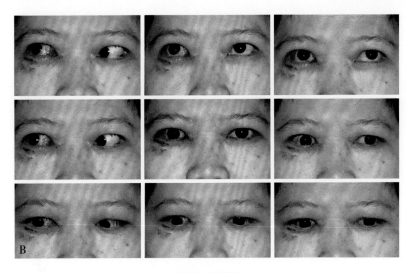

图 10-27（续）

作对抗肌的缩短术并没有发生过矫与加重视神经病变等的后果,且手术中对抗肌没有发生纤维化,而是表现为肌肉萎缩变薄,其手术效果优于单纯患眼受累直肌后退术。因此,部分病例亦可选择对抗肌的缩短术。

4) 手术量的估计通常难以确定,普通斜视手术的定量方法不适用于这些患者,小度数的复视常常需要比预期更大的后退量,而对于大度数的复视,需要的后退量常常比预期要小。主要依靠被动转动试验抗力的大小,第一眼位的斜视度与眼球运动功能检查结果,术中作一期调整或作调整缝线。当术前斜视度≤15°时,一般不需要做牵引固定缝线;当术前斜视度大于20°~25°时,术后常规作牵引固定缝线,将眼球被动拉向手术肌相反方向,这一方面可加强后退效果,另一方面可防止手术肌术后继续纤维化而使手术失败或眼位回退。令人惊奇的是,一条受累肌的后退联合固定缝线有时可以矫正高达40°~45°的斜度量(图 10-28)。与常规斜视不同的是,TAO 患者斜视手术可激发眼外肌的炎症反应,术后全身应用激素有利于控制病情。术后应常规给予口服泼尼松片 30~40mg,晨顿服,1~2 周后减为 20~30mg,以后每周减量 5mg。

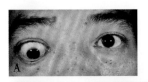

图 10-28 甲状腺相关眼病(TAO)患者右眼大度数下斜(图 A),经右眼下直肌后退 + 固定缝线术后,第一眼位双眼正位,右眼上转明显改善(图 B)

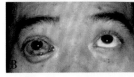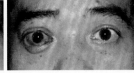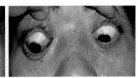

5) 相当部分患者为双眼不对称的下直肌纤维化致一眼下斜大于另一眼的下斜,这时患者常在第一眼位时表现为垂直斜与垂直性复视,但向下方注视时没有垂直斜与复视。如果只作一眼的下直肌后退,则虽可矫正第一眼位的垂直斜,却使向下注视时出现垂直斜与垂直性复视,对患者的视觉干扰一点也不亚于术前。因此,最好对这类患者同时作双眼不对称性下直肌后退,使患者在矫正第一眼位斜视的同时,不会出现向下注视的垂直性复视与斜视。

6) 手术后的组织炎症反应在应用全身性皮质激素后可减轻眼肌病变,部分患者会出现术后过矫。对于下直肌与内直肌后退的患者,一定要在术前考虑这一点,以轻度欠矫为宜。但上直肌后退的患者可轻度过矫,以有利于向下方注视时无复视。

7）TAO 患者作眼外肌手术时，由于眼外肌纤维化明显，手术暴露有时相当困难，操作时尤其是切断肌止端与作巩膜缝线时，注意避免穿破眼球。严重斜视的患者可作直肌断腱术，但是，尽量不要做这种断腱术；有时，即使术前斜视度很大，术中暴露非常困难，断腱术后也容易发生远期过矫。

8）与一般斜视手术不同的是，本病严重病例下直肌和内直肌可后退 6~7mm，个别患者甚至可将下直肌与内直肌作完全性断腱；上直肌和外直肌的后退量可更多。但对于纤维化程度轻的病例，同样遵循下直肌与内直肌后退量均不宜超过 5mm 的原则。

9）因 TAO 眼外肌病变常为双眼与多条眼外肌受累，设计手术时一眼不能同时作两条以上直肌的手术，否则会发生眼前段缺血的严重后果。

10）当患者同时有下斜视与内斜视时，如果内斜视没有下斜视明显，则要考虑到可能是下直肌纤维化引起患眼同时出现下斜视与内斜视，宜先作患眼下直肌后退术，下直肌后退后，作眼球被动转动试验可表明是否需要实行内直肌手术。

11）不要像一般的麻痹性斜视那样，作邻近肌肉移位术或肌肉联结术以矫正 TAO 斜视。这类手术在 TAO 患者一般列为禁忌。

12）对术前患者存在的旋转性斜视和 A 征斜视，不要按常规的 A 征斜视手术原则去做，通常不必特别处理，在行受累肌后退后可自然消失。

13）可调缝线的应用　全麻术后的可调缝线或局麻术中一期眼位调整可提高 TAO 斜视手术的成功率。然而，笔者一般不做调整缝线，一是因为相当部分患者需要做固定缝线术，不必要调整；二是这类患者术后的斜度常不稳定，很难确保当时的调整策略是否正确。

14）眼外肌超聚酰胺袖套、异体巩膜移植以及手术中局部应用丝裂霉素 C 并不比常规手术的效果好，也不能防止术后逐渐发生的眼外肌和眼外肌周围组织纤维化形成。

15）有学者根据双眼垂直肌受限程度设计手术量，Del Canto 等人提出术中松解肌肉后定位的方法，即在眼外肌被切断后，依眼外肌断端自然附着在第一眼位时巩膜上的位置作为该直肌后退的量[73]。我们认为临床实际情况变数大，难以应用。

16）TAO 为一种自身免疫性疾病，病情有反复复发与加重的特点，静止期只是相对的，患者既可由活动期转为静止期，也可由静止期转变为活动期。因此斜视手术后还要定期随访，必要时继续进行全身内分泌与皮质激素等治疗。

（4）手术并发症

1）TAO 眼外肌病变的上下直肌手术很容易合并上睑或下睑退缩[74-76]：我们采取以下方法避免术后并发上睑与下睑退缩（图 10-29）。①作下直肌或上直肌后退时，充分分离下直肌与下睑组织的联系及上直肌与提上睑肌之间的联系；②作下直肌后退时，先将与下直肌相联的下睑筋膜组织与下直肌分离开，术后再将这一筋膜组织缝回到后退后相当于原止点处；③如为下直肌手术，同时在术后作一下睑牵引缝线将下睑向上拉，一般固定 3~5 天。

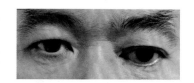

图 10-29　甲状腺相关眼病患者左下直肌后退术后并发左眼下睑退缩

2）过度矫正或矫正不足：TAO 患者行斜视矫正术因欠矫或过矫而进行二次手术的概率高达 45%~50%，这常与术前斜视度检查不准确、术中出血多、术后瘢痕形成、患者病情变化、限制因素严重，定量困难等有关。因此，术前要详细检查斜视度，术中仔细操作，术后应用皮质类固醇以及要全身控制甲亢等。

如果为下直肌和内直肌术后过矫，则患者术后集合和向下功能注视眼位困难，易引起术后阅读困难。有时内转或下转时还有复视。因此，作下直肌后退术后宜轻度欠矫。

3）A 型斜视：TAO 斜视矫正术后易发生 A 型斜视。这与下直肌后退后减弱了下转时的内转作用有关。这时如果同时作患眼下直肌后退和对侧眼上直肌后退，可减少这种并发症的发生。

4）结膜撕裂：由于 TAO 限制性斜视眼球常固定在某一位置，手术操作十分困难，加上患者年龄较一般的共同性斜视年龄大，结膜本身菲薄，术中极易引起结膜撕裂。因此，结膜切口应采用角膜缘的梯形放射状切口,这样既有利于术野暴露,又不易结膜撕裂;术中动作宜轻便,不要以固定镊去钳铗角巩缘的结膜,结膜撕裂后可用缝线修补。

5）角膜上皮脱落:因术中经常要用力牵引眼球,术中易发生角膜上皮脱落。导致术后患眼十分疼痛。这种并发症在大度数斜视即限制性斜视明显者尤其多见。术中注意保护好角膜,宜用湿棉片遮盖。

6）肌肉滑脱:只要术中缝合肌肉牢固,一般不会出现术后直肌滑脱的并发症。如果术后出现肌肉滑脱,则应立即再次手术找到滑脱肌肉,重新缝合。对于 TAO 患者的肌肉滑脱,比较容易找到眶深部断端,因为肌肉缺少正常的弹性,术后不会发生明显的移动。牵拉眼外肌时,还可发生眼外肌断裂的并发症(一拉为二综合征),术者牵拉肌肉时要注意力度与方向,以避免这种并发症。

7）术后眶内血肿形成:由于 TAO 斜视手术需要向后分离很深,加上肌肉充血较明显,术后容易出血,如果止血不充分,可发生眶内血肿,大的眶内血肿可严重影响视力。因此术中止血要充分,术后必要时用绷带加压包眼,并嘱患者注意术后休息。如果已发生明显的眶内血肿,应立即进行超声波检查定位眶内血肿后,以粗的注射针头穿刺抽吸血肿,抽吸完后加压绷带包眼。穿刺抽吸时不要损伤眶内结构以及引起新的损伤和出血。

8）眼前段缺血:只要禁忌在一只眼作三条直肌和尽量避免在一只眼作相邻两条直肌的手术,一般可防止眼前段缺血这一并发症的发生。

9）感染:由于 TAO 患者长期服用皮质类固醇等,要特别注意术后感染的并发症。只要严格掌握消毒无菌技术、术前常规结膜囊滴抗生素、术后注意眼部换药卫生,一般不会出现眼局部感染。

(颜建华)

第七节　肌炎型特发性眼眶炎性假瘤

特发性眼眶炎性假瘤由 Birch-Hirshfield 于 1905 年首先描述,为一种可以影响到所有眶内组织结构的特发性炎性疾病[77-79]。发病原因不明,目前多数学者认为是一种眼眶器官特异性自身免疫性疾病[80]。临床上根据炎症受累的部位分为弥漫型、泪腺炎型、肌炎型、视神经周围炎型、巩膜周围炎型和局限性眶内占位性病变等亚型[77-79]。肌炎型特发性眼眶炎性假瘤(myositis of idiopathic orbital inflammatory pseudotumor, MIOIP)是继甲状腺相关眼病之后引起眼外肌肥大的第二位原因[81]。临床上一眼或双眼的任何一条或多条眼外肌都可以受累,除引起眼球运动障碍与斜视外,多伴有眼球或球后眶内疼痛,眼睑肿胀,结膜充血和眼球突出等。Gunalp 等报道 MIOIP 占特发性眼眶炎性假瘤的 25%[79],我们报道 209 例特发性眼眶炎性假瘤中,MIOIP 占 8%,是较少见的一种类型之一[82]。

【临床表现】

1. 临床上,MIOIP 多发生于 30~50 岁的中年患者,以女性多见,一般男:女为 1:2,左右眼发病率无差别,但双眼发病者比较多[83-85]。

2. 典型 MIOIP 表现为受累肌运动方向的眼球运动障碍与麻痹性斜视、眼球运动时疼痛、复视、眼球突出以及眼睑肿胀与结膜充血水肿等,其中结膜充血以肌止处明显(图 10-30,图 10-31)。特别注意约 50% 的患者有眶内疼痛,以酸痛为主,眼球运动时疼痛加重,患者十分难受,这显然与甲状腺相关眼病不同[86]。

3. 眼眶 CT 或超声波等影像学检查显示受累眼外肌包括肌腱与肌腹的不规则性肥大。不过,除眼外肌外,有时候眶内其他组织可同时受累,产生弥漫性或局限性的炎症改变。

4. 如果一眼有多条肌肉肥大肿胀,则可以使眶尖部组织受压而出现眶尖综合征,以及引起视盘水肿与视神经萎缩等严重后果[83,86]。

5. MIOIP 可影响任何一条或多条眼外肌,但上下斜肌受累者较少(图 10-32)[84]。Siatkowski 等[83]回顾一组病例数最多的 MIOIP 75 例,68% 为单一眼外肌受累,其中外直肌发生频率最高,占 33%,以后依次为内直肌(29%)、上直肌(23%)和下直肌(10%)。Lacey 等[81]发现上直肌、外直肌和内直肌的发生频率基本一致,下直肌的发生率则稍低。直肌受累者,一般同时累及直肌肌腱与肌腹。

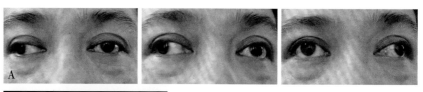

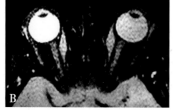

图 10-30 内直肌肌炎型炎性假瘤（双侧）

A. 外观照相示双眼同时外斜，双眼内转均不能过中线（内转不足 –4），即内直肌肌炎表现为内直肌麻痹；B. 眼眶 MRI 平扫显示双侧内直肌梭形肥厚，类似于甲状腺相关眼病（TAO）（但 TAO 不会表现为外斜，而是表现为内斜）

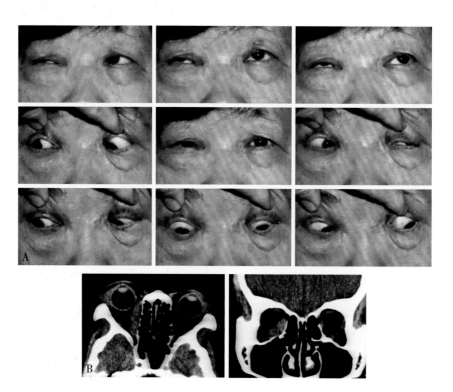

图 10-31 内直肌和下直肌肌炎型炎性假瘤（右侧）

A. 九方位外观照相显示右眼轻度上斜伴上睑肿胀，右眼外下转不足 –2，内转不足 –1，也表现为受累肌的麻痹；B. 眼眶 CT 平扫和冠扫显示右眼内直肌和下直肌不规则肥厚，累及肌腹和肌腱

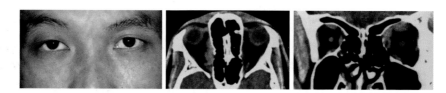

图 10-32 内直肌，上斜肌和上直肌肌炎型炎性假瘤（左侧）：外观照相（左图）显示双眼正位；眼眶 CT 平扫（中图）和冠扫（右图）显示左眼内直肌、上斜肌和上直肌不规则肥厚，该患者眼外肌的炎症对眼位影响不大

6. 与甲状腺相关眼病眼外肌肥厚引起的受累肌限制性斜视不同,MIOIP 所表现的斜视与眼球运动受限比较复杂,约 1/3 的患者表现为受累肌的麻痹;1/3 表现为受累肌的限制;1/3 表现为受累肌的麻痹和限制(混合性)(图 10-33)[81-83]。

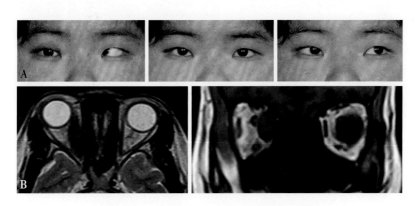

图 10-33 内直肌肌炎型炎性假瘤(右侧)
A. 外观照相显示右眼内斜,右眼内转和外转均受限,以外转受限明显(同时表现为限制和麻痹);B. 眼眶 MRI 平扫和冠扫显示右内直肌明显肥厚

【诊断标准】

(1) 患者有较典型的 MIOIP 表现,如受累眼外肌肌止端处结膜充血水肿、复视、受累肌作用方向眼球运动障碍、眼球运动时疼痛、眼球突出等。

(2) CT 或 MRI 和超声波显示有明显的眼外肌肥大改变。

(3) 除外由甲状腺相关眼病引起的眼外肌肥大,甲状腺功能检查正常。亦除外由如颈内动脉 - 海绵窦瘘等引起的眼外肌肥大。

(4) 有组织病理学诊断确定为 MIOIP 和 / 或患者对激素治疗有明显的反应[77-79,82]。

【鉴别诊断】

MIOIP 临床上少见,但其误诊却很常见;准确诊断需要眼眶影像学检查,而斜视专科医生对眼眶的影像学特点不太熟悉。

1. **麻痹性斜视** 当 MIOIP 患者只表现为斜视和眼球运动受限,而无眼部红痛与眼球突出时,容易误诊为一般的"麻痹性斜视",而按普通的麻痹性斜视治疗,如神经营养药和血管扩张药等,导致治疗效果不佳与耽误治疗。因此,我们提议原因不明的眼球运动明显受限的患者常规做眼眶影像学检查。

2. **急性结膜炎或巩膜炎** 当患者有眼部红痛时,很多医生又常误诊为"急性结膜炎"与"巩膜炎"等,只给予患者局部消炎眼药水点眼。注意,眼外肌炎症的"红眼"主要以受累肌的肌止处充血为主。

3. **眼球后退综合征** 特别注意的是有时 MIOIP 可出现眼球后退综合征一样的表现,如当右眼外直肌因长期病变导致肌肉纤维化,患者向左侧注视时可出现睑裂缩小与眼球后退。其实,任何水平肌纤维化都可以产生继发的眼球后退表现,一定要寻找其可能的原因。

4. **引起眼外肌肥大的原因很多,其鉴别诊断十分重要[81]。除 MIOIP 外,归纳起来还有三类:**

(1) 甲状腺相关眼病,又称 Graves 眼病。该病为最常见的引起眼外肌肥大的疾病,其特点是双眼与多条眼外肌同时受累,以下直肌与内直肌多见,影像学检查显示只有肌腹肥大,肌腱不受影响。而且多同时伴有上睑退缩与迟落,甲状腺功能常有异常等易于与 MIOIP 相鉴别。

(2) 颈内动脉 - 海绵窦瘘等影响眼眶静脉回流的疾病。这类病变以眼眶与眼球淤血为特征,影像学上显示患眼四条直肌均轻度肥大,伴有眼上静脉扩张。另外,彩色多普勒与脑血管造影会显示特征性的异常血管改变。

(3) 眼外肌本身的囊肿与淋巴瘤及转移癌等。这类病变不常见,必要时宜作眼外肌病变组织学活检以明确诊断。

【治疗】

对于 MIOIP 的治疗,首选全身口服泼尼松 40~60mg/d,晨顿服,2 周后逐渐减量,一般每周减量 5mg;当患者起病急,病情重,眼球突出与结膜充血水肿明显时可全身静脉滴注地塞米松 10~15mg/d,3~5 天后改为泼尼松口服(图 10-34)。当病变位于眼眶中前部或患者有全身用皮质激素禁忌者,也可眼眶局部激素注射,常用方法为地塞米松 5mg+ 曲安耐德 20mg 病变局部注射,必要时 1 个月后再注射 1 次。激素治疗无

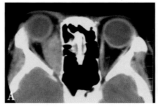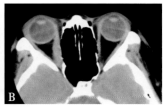

图 10-34   内直肌肌炎型炎性假瘤(右侧)
A. 治疗前右内直肌明显肥厚,同时累及肌腱和肌腹;B. 全身糖皮质激素口服治疗后内直肌明显缩小

效时可改用其他免疫抑制剂或眼眶局部放射治疗,放射治疗的剂量一般为 20~25Gy[85-87]。但 Mombaerts 等报道放射治疗对激素治疗效果不好及复发的病例同样无效[85]。

MIOIP 患者在激素治疗过程中极易复发,复发既可以表现为受累肌的复发,也可以表现为同一眼另一条眼外肌的发病,甚至可以是另一眼的眼外肌发病。患者复发常发生在泼尼松口服剂量为 20~30mg/d 时,因此,我们在激素减量过程中,这个剂量的维持时间要长一点。另外,对这种病临床治疗效果不佳的原因主要有两个[82,86]:①起始激素的剂量不够,很多眼科医生只用每天泼尼松 30mg。应该用量为 0.8~1.0mg/(kg·d)。②用激素后效果很好,但突然停药,以致很快复发。应该逐渐减量,用药时间一般都要 3~6 个月。用激素的过程中,注意补充钾、护胃和口服安眠药(必要时)等。

当患者病情稳定无复发时,根据斜视度大小及眼别等可考虑配戴三棱镜或作斜视手术矫正[88]。然而,这类斜视的手术往往十分复杂,既要分析哪些眼外肌受累了,是单眼还是双眼,也要区分是麻痹性、限制性抑或麻痹性与限制性的混合因素,全面完善制订合理的手术治疗方案;术后可能发生 MIOIP 复发,斜视与复视再次出现,又需要全身激素治疗。

第八节   眼眶骨折性斜视

近年来,我国眼眶外伤性骨折的病例逐渐增多,这与交通事故和日常生活中的意外伤害等增多有关。发生眼眶骨折后,眼外肌常因嵌顿在眶壁骨折处、眼外肌本身的损伤和眶内组织损伤后引起的眼外肌限制性因素等,造成眼球运动障碍和斜视,称为眼眶骨折性斜视(strabismus due to orbital fracture)。这类斜视比较复杂,有些患者的眼球运动功能经保守治疗可能逐渐恢复,有些患者则需要手术治疗;有些患者只需要眼眶骨折手术,有些患者除眼眶骨折手术外,还需要斜视手术;斜视手术本身的处理也较为棘手,常常既有麻痹性,又有限制性,既有水平性斜视,又有旋转垂直性斜视;而且,不只涉及斜视专科,还与眼眶病相关,严重者还会累及到神经外科、颌面外科与耳鼻喉科,有时需要与眼眶专科医生等进行沟通与会诊,以便更好地处理这类斜视。

【临床表现和病因】

1. **爆裂性骨折(blow-out fracture)**   当外力作用于眼球前部,使眶内压急剧升高,这种间接力影响眶壁最薄部位发生骨折,常为眶下壁骨折,也可出现眶内侧壁纸样板骨折,或内壁与下壁骨折同时发生,常称之为 blow-out 骨折或爆裂性骨折[89]。这类骨折的眶缘通常是完整的。此时眶脂肪、筋膜、下直肌、下斜肌甚至眼球会陷入骨折部位上颌窦内(图 10-35),或内直肌及相应内侧眶组织陷入筛窦内(图 10-36),从而引起限制性和/或麻痹性斜视。这种骨折一般由比眶口大的物体损伤引起,如网球、拳头和肘部击伤等;另外,由于眶壁骨折,外力对眼球的冲击力减少了,从而保护了眼球,减少了外力对眼球的伤害,因此,爆裂性骨折患者的眼球损伤很轻或没有,大部分视力正常。我们常常认为爆裂性骨折的外力一定不小,其实,即使是看上去很轻的撞击也可能发生骨折,作者本人曾见一例 2 岁小儿,从家里 40cm 高的床上掉下来即发生了眶下壁的爆裂性骨折。

2. **直接骨折**   是指外力直接作用于眶壁,引起眶壁骨折,常伴有眶缘的骨折(图 10-37)。临床上多见

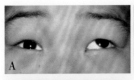
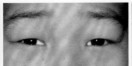
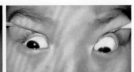
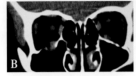

图 10-35 眼眶下壁爆裂性骨折(右):患者男,10岁,小儿玩耍时被拳头打伤右眼后垂直性复视2周。三方位外观照相显示右眼小度数下斜,右眼上转和下转均中度受限(图A)。眼眶CT(冠扫)检查见右眼眶下壁骨折,下直肌嵌顿在骨折处(图B)

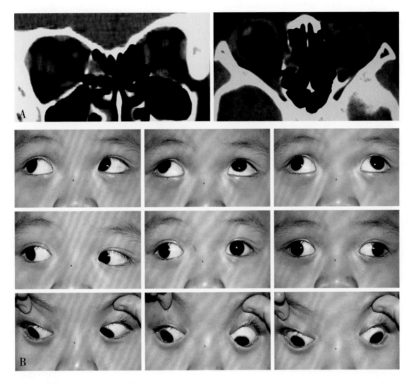

图 10-36 眼眶内壁爆裂性骨折(右):患者男,4岁,小儿玩耍时被肘部撞伤后右眼外斜,伴水平性复视3周。眼眶CT(平扫+冠扫)检查见右眼眶内壁小范围骨折,内直肌嵌顿在骨折处(图A)。九方位外观照相显示右眼大度数外斜,右眼完全不能内转(图B)

于车祸伤、从高处摔伤和重物直接击伤眶部等。如眶上壁骨折是由于额骨外伤,作用力直接传向眶顶,致眶上壁骨折片或向颅内移位,或向眶内移位,如向眶内移位,则可限制眼球向该方向转动并从而出现复视,常称之为 blow-in 骨折(blow-in fracture)(图 10-38),这与爆裂性骨折不同,前者是外力直接作用于眶壁骨质引起,外力较大;后者是外力经眼球等眶内软组织传导,间接作用于眶壁引起,其外力较小。眶外壁较厚,外伤也可造成 blow-in 骨折,但单独骨折者较少,多伴有颅面部其他复合伤,也常是外力直接作用于外壁所致,较多发生于颧额缝等骨质薄弱处。外力直接作用也可造成眼眶下壁和内壁的骨折,但有时眶下壁和内壁骨折是直接和间接作用力混合引起。

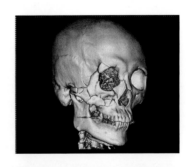

图 10-37 直接骨折(右眶):车祸伤后致右眼眶壁直接骨折,三维重建CT图显示右眼眶上、下、内、外四个壁均有骨折,伴眶缘骨折

3. 临床表现 眼眶外伤性骨折后,结膜、眼睑与周围眶组织明显水

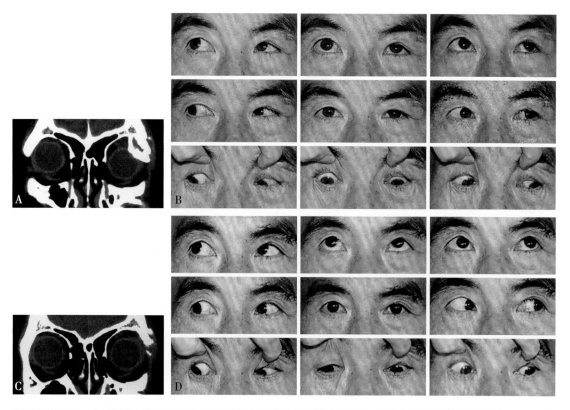

图 10-38　blow-in 骨折(左眶上壁):车祸伤引起左眼眶上壁直接骨折,CT 冠状位显示眶前段骨折片顶压眼球,使眼球向内下方移位(图 A)。图 B:术前九方位外观照相,左睑裂稍小于右侧,左眼外上转运动受限,患者向左上方注视困难伴左眼疼痛,有明显的复视,类似于左上直肌麻痹。图 C:左眶骨折修复术后 CT 冠状位,左眼眶前段移位的骨片已取出,眼球回复到正常位置。图 D:术后九方位眼外观照相,左眼外上转运动恢复正常,向该方位注视时无疼痛和复视

肿,瘀斑,俗称"熊猫眼",部分患者可出现鼻出血,如有皮下气肿则表明内侧和 / 或下眶壁已受伤。颧骨骨折会造成眶下神经支配区域皮肤麻木(图 10-39)。

对于眶下壁爆裂性骨折,眼球运动明显受限,尤其上转受限很常见,一旦眼睑水肿消退,眼睑能睁开后,患者会主诉垂直性复视,被动转动试验患眼上转有抗力。此时检查可发现眼球后退凹陷以及垂直性斜视。下壁骨折通常引起下斜,上转不能,下直肌被嵌入骨折处;但如果为眶下壁后部骨折则可表现为上斜和下转不能,原因是陷入的下直肌拉眼球后部向下,

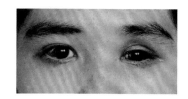

图 10-39　眼眶骨折后眼球凹陷:双眼外观照相显示左眼球明显凹陷,双眼结膜下大片出血

从而使眼球前部向上,出现上斜,另外,外伤引起的下直肌麻痹也会导致患眼上斜和下转功能减弱(图 10-40);眶下壁前部和后部广泛范围骨折则可引起患眼上转和下转功能都受限,第一眼位既可正位,也可上斜或下斜[90]。

同样,眶内壁爆裂性骨折既可表现为患眼内斜,患眼外转受限(多为眶内壁前部骨折);也可表现为患眼外斜,患眼内转受限(多为眶内壁后部骨折)。

对于直接骨折引起的斜视,除了类似于眶内壁和眶下壁爆裂性骨折的斜视表现外,还可由于眼球在眶内的位置变化、眼外肌本身位置的改变、眼外肌本身的挫伤或血肿、各种复杂的眶内结构损伤造成的限制因素、眶内支配眼外肌的神经损伤等多种因素的影响,其眼球运动受限与斜视的表现十分复杂,有时需要斜视医生与眼眶病专业医生共同诊治,作出合理的诊治方案。

眶顶骨折可引起眼球运动异常,多表现为患眼上直肌功能下降,下斜视,眼球陷没,上睑下垂和中枢神经系统病变。眶顶骨折可引起 Brown 综合征。大部分为受伤后滑车或上斜肌肌腱炎症所引起,1988 年

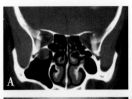
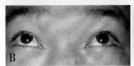
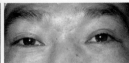
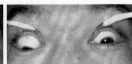

图 10-40　左眶下壁深部骨折：眼眶 CT 冠状位显示左眶下壁深部骨折（图 A），外观照相显示左眼上斜视和左眼下转障碍（图 B）

Bladwin 报道一例为顶壁骨折上斜肌陷入所致[91]。我们最近也见到一例眶上壁内侧骨折，上斜肌嵌顿在较狭窄的骨折部位，经上斜肌复位和应用骨蜡填充骨折部位后眼位和眼球运动恢复正常。

内壁骨折还可产生眼球后退综合征。有时即使轻微外伤也可造成内壁骨折，这时患眼外转不能，内转有一定受限，内转时内直肌拉眼球向后，出现眼球后退。因此诊断先天性眼球后退综合征时要注意到是否有外伤史。相当部分眼眶内壁骨折的患者表现为内转受限和外斜，类似于内直肌麻痹（图 10-36）。

被动转动试验时要注意：①眶内出血等也会造成被动转动试验受限。②下壁骨折时上转有抗力；内壁骨折时外转有抗力。但上壁骨折时下转一般无抗力，即被动转动试验阴性，只表现为上直肌功能不足。主动转动试验也有意义，有助于鉴定眼外肌主动转动功能。但需要患者充分合作。

由于新鲜病例的临床表现被眼睑肿胀和淤血所遮盖，出现下列情况时要注意眶底骨折：①眼部被重力击伤，致伤物的半径在 5cm 或以上，如网球、成人拳头、膝盖等；②眶下神经支配区域的皮肤知觉减退；③眼睑有皮下气肿；④患眼下斜视或向上注视时有疼痛感；⑤患侧眼球凹陷，上睑的眶睑沟加深或伴上睑下垂。

小儿眶底骨折的特点[92]：小儿眼眶的解剖和受力后的改变和成人不同，其骨折特点有：①约 50% 的小儿眼眶爆裂性骨折表现为 Trapdoor 骨折。由于小儿的骨骼不易折断而有弹性，受力后下壁折断向下移位，下直肌嵌入骨折处，但随即向下移位的骨折片又弹回将下直肌卡在骨折部位，称为 Trapdoor 骨折。这种骨折容易引起下直肌缺血坏死，目前提倡在受伤后 48 小时内修复骨折。②部分小儿表现为"白色骨折"（white fracture）。即受伤后眼部无肿胀和充血等改变，类似于没有受伤，容易误诊。所以对不明原因的小儿垂直斜视和复视要仔细询问外伤史，必要时检查眼眶 CT。③由于小儿的下直肌嵌顿比成人严重，部分小儿受伤后的眼心反射（恶心，呕吐等）明显，以至于误认为是胃肠道疾病或脑部受伤。④小儿眶底骨折的影像学检查常不明显，即使是很有经验的影像学医生也容易漏诊或误诊（图 10-41）。这时，影像学医生报道眼球和眼眶无异常，当眼科医生不会准确阅读眼眶 CT 片时，就会误认为是一般的眼外肌本身或眼运动神经损伤，耽误眼眶骨折的修复治疗。

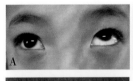
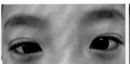
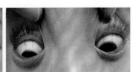
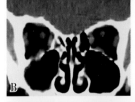

图 10-41　小儿眶下壁爆裂性骨折
A. 7 岁小儿被肘部击伤后右眼上转障碍；B. 眼眶 CT 平扫示右眶下壁 Trapdoor 骨折；C. 眼眶下壁骨折修复术后 1 周，右眼上转功能恢复

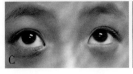
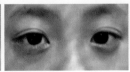
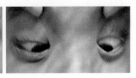

【鉴别诊断】

1. 滑车神经麻痹   表现为患眼上斜,向患眼内侧注视时上斜加重,歪头试验示向患侧歪头时上斜加重,也可在外伤后发生,但被动转动试验阴性。眶底骨折时表现为对侧眼上斜,向上注视时上斜更明显,被动转动试验阳性。

2. 下直肌纤维化包括先天性眼外肌纤维化综合征、双上转肌麻痹、甲状腺相关眼病等。前两者为先天性;后者有眼部其他表现如上睑退缩,眼球突出,眼外肌肥大等。

3. 脑部外伤可引起很多眼球运动障碍性病变表现,也要注意鉴别:如Skew偏斜(Skew deviation)常伴发于中脑背部脑桥处等外伤以后,这种垂直斜为核上性,可以为共同性或非共同性,被动转动试验阴性。向上或向下垂直注视麻痹也见于中脑背部外伤性病变。海绵窦、眶上裂部位外伤可引起全眼外肌麻痹。

4. 所有复杂的斜视,甚至所有眼球运动障碍的麻痹性和限制性斜视都要与眼眶骨折性斜视进行鉴别,宜常规做眼眶CT扫描(尤其是冠扫,因为冠扫对眼眶下壁和上壁的骨折显示特别清楚),以排除眼眶骨折。

【治疗】

通常认为眼眶骨折后的斜视和复视如果保守治疗2周后消失,则不需手术;如果2周后仍存在,则需要做眼眶骨折修复术。由于手术解决了眼外肌的限制因素,术后斜视复视会逐渐消失。尽管眼眶骨折修复的时机仍存在争论,但早期手术的效果较好,伤后2~4周为骨折修复较理想的手术时机[93,94]。

概括起来,眼眶骨折后复视和眼球运动障碍的主要原因有三种:①眼外肌水肿、血肿和直接挫伤,眼外肌运动神经损伤等引起的麻痹性斜视;②眼外肌嵌顿到骨折处引起的限制和/或麻痹性斜视;③眼外肌本身纤维化和周围纤维瘢痕粘连等引起的限制性斜视。

第一种原因主要采用保守治疗。给予激素口服,多种维生素和血管扩张药等治疗后绝大部分患者的斜视和复视完全消失。如仍不好转,则在伤后6个月到1年后考虑行斜视手术矫正。因此,不是所有的麻痹因素都会在2周内消除,有些眼外肌的挫伤和眼球运动神经的损伤可能需要半年到1年,甚至更长时间才能恢复。这时有两点可帮助鉴别麻痹性与限制性,一是观察眼眶CT是否有眼外肌嵌顿在骨折处,如有,则通常为限制性,如无则通常为麻痹性;二是作眼外肌的被动转动试验,如被动转动试验向骨折所在眶壁对侧牵拉有阻力则为限制性,否则为麻痹性。

第二种原因强调早期(伤后2~4周内)行眼眶骨折修复术治疗。使嵌顿的眼外肌尽快完全复位、然后行骨折复位、缺损修补和眼眶容积重建等。手术可经上颌窦入口,将嵌顿或脱入上颌窦的组织托起。也可从下睑皮肤或下穹隆部结膜作切口,沿眶下分离,将嵌顿或脱入上颌窦的组织分离并送回眶内,然后用钛网、人工骨板、自体骨或其他材料修复眶底,以防眶组织再嵌入。结膜切口的优点是面部皮肤不留瘢痕,但以后如需要做斜视手术则因瘢痕形成,手术难度加大;后者手术暴露好,但留下瘢痕,再次斜视手术容易。眶底修复术后严重的并发症为视力丧失,可因眶内出血、视网膜中央动脉阻塞、手术伤及视神经等引起。其他并发症有植入物脱出和下睑外翻等。另外,手术修复时,切勿再次损伤嵌顿的眼外肌,应小心在骨折口处分离,尽量将该处的眼外肌和眶内容物完整回纳入眶内。还有,眼眶骨折手术修补用的植入物如位置过深或不适当,也会导致医源性限制性斜视,术者在术终时应检查眼球位置或做被动转动试验,确认不存在医源性斜视与限制因素[95]。

如经眼眶骨折手术后斜视和复视消失,则不必再做斜视矫正术;如术后6个月到1年仍存在复视和斜视,则通常需行斜视矫正术,但如斜视度小,也可通过配戴三棱镜来消除复视。要注意的是眼眶骨折修复术后斜视的转归有三种[96]:①术后斜视消失;②术后斜视部分好转;③术后发生向相反方向的斜视;如眶底骨折引起的限制性下斜视,受伤后因下直肌嵌顿在骨折处,发生了下斜,行眼眶骨折修复后,下直肌嵌顿消除,患者不再下斜,但由于有明显的下直肌本身损伤,下直肌收缩无力,从而在骨折修复后可能出现上斜。这些可能性要在术前向患者交代清楚(图10-42)。

值得注意的是:①眼眶骨折的手术修复不是急诊手术,但如果CT和/或MRI显示有眼外肌断裂,则宜急诊手术修复断裂的眼外肌;②外壁和上壁的blow-in骨折,骨折片向眶内移位,顶压眼球和眼外肌,手术修复或取出骨折片后可立即解除限制性因素,使眼球运动恢复正常。

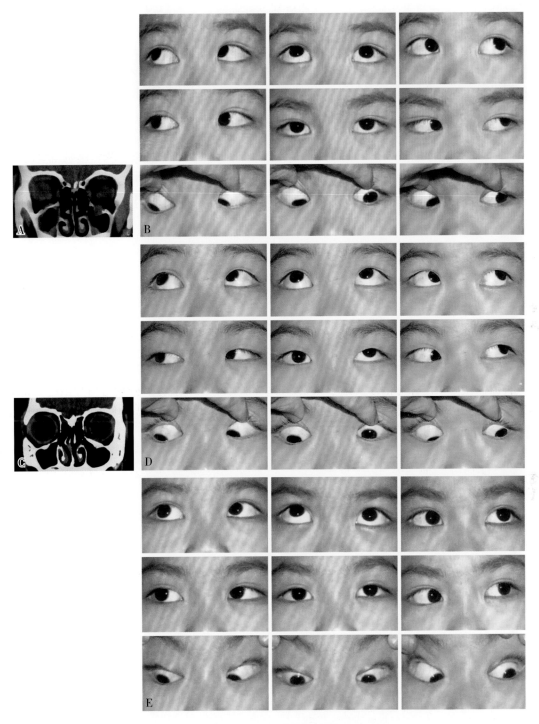

图 10-42　左眶下壁爆裂性骨折修复术后上斜加重

图 A. 左眼眶下壁爆裂性骨折术前 CT 冠状位，示左下直肌嵌顿在下壁骨折处；图 B. 同一患者术前九方位外观照相，第一眼位双眼正位，左眼外下转受限，向下看有复视；图 C. 同一患者眼眶下壁骨折修复术后 CT，左眶下壁修补完整，眶内容物已回纳；图 D. 同一患者骨折修补术后九方位外观照相，术后左下直肌麻痹明显加重，第一眼位左眼明显上斜；图 E. 同一患者术后半年行左眼下直肌缩短 + 上直肌后退后 1 年九方位外观照相，双眼正位，左下转恢复正常，无复视第三种原因通常发生于受伤后半年以上,由于受伤或手术本身产生的瘢痕粘连形成,引起限制性斜视,即斜视是由于纤维瘢痕牵拉引起,而不是眼外肌麻痹所致。这种斜视通常需行松解瘢痕粘连和斜视矫正术,单纯的纤维瘢痕松解不能消除斜视。

与眼眶骨折有关的斜视手术非常复杂。基本原则是[97]:①术前做被动转动试验,如为限制性斜视,则首先要解除限制因素;问题是如果限制因素位于眼眶的中后部,斜视手术时无法解除这种限制因素。②解除限制因素后,如患眼能向麻痹方向转动一部分(即为部分麻痹)者,根据斜视度可行对抗肌后退术和/或加麻痹肌缩短术。③解除限制因素后,如患眼完全不能向麻痹方向转动(即为完全麻痹)者,可考虑行对抗肌后退联合肌移位或肌联结术。如眶下壁骨折修复后患眼上斜,完全不能下转,则可行患眼上直肌后退+内外直肌部分移植到下直肌止端处;或行患眼上直肌后退+下直肌与内外直肌肌联结术(Jensen术),即分别将下直肌颞侧半与外直肌下半,下直肌鼻侧半与内直肌下半在眼球赤道处联结以加强下转功能,矫正患眼上斜视。如要行内外直肌全部移植,则要分次手术,因为一次手术不能同时切断一只眼的三条直肌,以免发生眼前段缺血。

不过,当眶中后部的限制因素无法去除时,邻近眼外肌的移位术和肌联结术治疗效果不好,此时,常规的直肌后退缩短术反而效果较佳。近来我们确实发现,对于大度数的上斜视,完全不能下转的患者,如果做上直肌后退+内、外直肌部分移位术,即使术后第一眼位能达到正位,患眼仍然不能下转,患者向下注视时会有明显的复视;而采用患眼上直肌后退7~8mm+下直肌缩短8~10mm术后,患者不仅第一眼位可达到正位,还可恢复大部分下转的功能,可消除向下注视的复视。十分严重的患者,任何常规的斜视手术都无法矫正这种斜视,这时候,可选择眶壁固定术治疗[97]。

注意:①眶底骨折常伴有眼球本身与眼附属器的外伤,要同时处理;当眼球外伤表现为破裂伤时,首先处理眼球外伤;当眼球外伤表现为挫伤时,可同时处理,但必须确保眼眶骨折修复时,不要增加眼球的损伤。②眶底骨折也常有脑部或鼻窦等身体其他部位的外伤,要请神经科,耳鼻喉科,颌面外伤医生会诊。③少数眶底骨折(内壁等骨折也类似)患者主诉有明显的复视和斜视,伤后1个月仍旧未恢复,影像学检查也显示有明显的骨折和眶内容物嵌顿,不做眼眶骨折修复术也可恢复正位和眼球运动功能(图10-43)。可见,眼眶骨折的手术指征确实仍然存在争论。

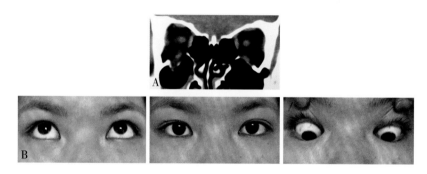

图10-43 眶下壁爆裂性骨折术后斜视复视自行恢复(右):患者女,21岁,右眼不慎撞到门把手后视物有垂直性重影,尤其是向上注视时明显。当地医生诊断为眶底爆裂性骨折,眼眶CT冠扫显示右眼眶下壁骨折,眶内容物嵌顿在骨折处,且范围较大,几乎包括下壁全部(图A),观察1个月后复视未好转,建议做眼眶骨折修复术,但患者因害怕而拒绝手术。自伤后第二个月开始,垂直性复视逐渐减轻,右眼球向上转动亦慢慢恢复,伤后7个月检查见右眼上转功能完全恢复,无复视(图B)

第九节 重症肌无力

重症肌无力(myasthenia gravis,MG)是一种以B淋巴细胞为主引起的自身免疫性疾病,有针对身体横纹肌神经肌肉接头处乙酰胆碱受体（AChR）的抗体形成，从而降低终板电位的产生，造成骨骼肌易疲劳和肌力下降。该病最易影响眼外肌，在疾病发生发展过程中，几乎全部患者会表现有眼外肌和提上睑肌功能障碍，部分患者甚至最终仅累及眼外肌，称为眼肌型重症肌无力（ocular myasthenia gravis，OMG）。OMG任何年龄均可起病，相对发病高峰是 <10 岁的儿童和 >40 岁的男性，>50% 的 MG 患者以 OMG 起病，其中 10%~20% 可以自愈，20%~30% 始终局限于眼外肌，剩下的 50%~70% 中，绝大多数（>80%）可能在起病 2 年内发展为全身型重症肌无力[98]。

重症肌无力的发生率为 20/百万 ~400/百万，男女均可发生，女性多见，约 3∶2，通常在 5~30 岁发病，有早到 1 岁，迟到 70 岁以上发病者。女性高峰年龄段为 20 岁，男性则为 40 岁，年龄越大，发生率越高，老年患者在临床上容易漏诊[99]。少数可有家族史（家族性遗传重症肌无力）。

本病自然病程：一般有 10~15 年的活动期，此时肌力逐渐减弱，免疫治疗有效。以后病变相对不活动，肌力弱，症状不出现波动，免疫治疗无效。

【临床表现】

特点是全身横纹肌易疲劳。大多数患者开始表现有眼部症状，约一半患者开始表现为眼症者在半年内发生全身症状，超过 80% 的患者则在 2 年内出现全身性症状。因此，当患者超过 2 年仍然只表现为眼症时，则以后发生全身病变的概率很低。首先症状是复视与上睑下垂，症状变化不定是主要特点。有些患者不主诉复视，而是诉说"视物不清""眩晕""步行困难"等。症状出现前常有情绪变化，上呼吸道感染，妊娠等。晨起时症状轻而不明显，以后渐加重，上睑下垂常不对称，可为一眼性，所有眼外肌或其中任一条都可能受累，内转受限有时类似于核间麻痹。斜视为非共同性，眼球运动检查每次都可能不一样。如果有瞳孔受累或非共同性斜视有疼痛表现则可排除重症肌无力。

重症肌无力患者 65%~80% 有胸腺增生，10%~20% 有胸腺瘤，CT 检查可作出诊断。10% 的患者伴有甲状腺功能异常，甲状腺功能控制有利于重症肌无力的治疗，宜常规做甲状腺功能检查。另外，5% 的甲状腺相关眼病患者会同时存在重症肌无力，当甲状腺相关眼病患者表现为一眼明显上睑下垂，或眼球运动受限程度与眼外肌肥厚不相称时要考虑是否存在重症肌无力。少数患者也可累及心肌与平滑肌，表现出相应的内脏症状。

重症肌无力的特点之一就是病程呈慢性迁延性，可自发减轻缓解，缓解与恶化交替，大多数患者经过治疗可以达到临床治愈重症肌无力（即患者的临床症状和体征消失，和正常人一样能正常生活、学习、工作，并停止一切治疗重症肌无力的药物）。感冒、过度悲伤、生气、过劳、月经来潮、使用麻醉、镇痛、镇静药物、妊娠或分娩、手术等常使病情复发或加重。某些抗生素、如黏菌素、链霉素、卡那霉素等药物均有加重肌无力之作用，应当注意。

临床分型（改良的 Osseman 分型）

（1）Ⅰ型：眼肌型。

（2）ⅡA 型：轻度全身型；四肢肌群常伴眼肌受累，无假性延髓麻痹的表现，即无咀嚼和吞咽困难构音不清。

（3）ⅡB 型：四肢肌群常伴眼肌受累，有假性延髓麻痹的表现，多在半年内出现呼吸困难。

（4）Ⅲ型：重度激进型；发病迅速，多由数周或数月发展到呼吸困难。

（5）Ⅳ型：迟发重症型；多在 2 年左右由Ⅰ型、ⅡA 型、ⅡB 型演变。

（6）Ⅴ型：肌萎缩型，少见。

【诊断要点】

一是易疲劳性，二是腾喜龙（Tensilon，edrophonium）或新斯的明（neostigmine）试验阳性。

依酚氯铵试验：依酚氯铵为乙酰胆碱酶（AChE）抑制剂，静脉注射 5~10mg（通常先注射 1mg，观察患者的眼部效果和不良反应，1 分钟后再注射 4mg，如果仍无眼部效果，再注射 3~5mg，总量为 10mg）后观察 3 分钟，患者上睑下垂和眼球运动有改善即为试验阳性，无改善则为试验阴性。通常最多注射 7mg 即有阳性结果，平均为 4mg。上睑下垂的阳性可达 95%，但眼外肌功能改善的阳性率会低一些。依酚氯铵试验十分安全，一般的毒副作用为轻度的胃痉挛、腹泻、恶心等，较重者可出现心率缓慢和晕厥等，但发生率仅为 0.16%。应常规准备阿托品急救。有心脏病和哮喘的患者列为该试验的相对禁忌证。新斯的明试验的作用较慢，较适合小儿患者，肌注或皮下注射 0.5~1mg［小儿为 0.05~0.1mg/（岁·次）］，若注射后 10~15 分钟症状改善，30~60 分钟达到高峰，持续 2~3 小时，即为新斯的明试验阳性。如果观察 45 分钟仍无效果则为阴性。

冰试验（ice test）和休息试验（rest test）等：冰试验是用冰袋置于眼睑处 2~5 分钟，然后观察上睑下垂和眼球运动功能是否改善。休息试验是嘱患者闭眼休息 2~5 分钟，然后观察效果。这些临床试验简单方便快速，无副作用，但试验的可靠性缺乏大病例的随机对照。小样本观察冰试验的敏感性达 80%~100%，特异性为 100%。甚至少数药物试验阴性的患者冰试验为阳性，未见其他眼外肌病变的患者为阳性。

其他检查方法：

（1）重复电刺激：重复神经电刺激为常用的具有确诊价值的检查方法。利用电极刺激运动神经，记录肌肉的反应电位振幅，若患者肌肉电位逐渐衰退，提示神经肌肉接头处病变的可能。但不是所有患者都有肌电图异常。24% 有全身表现和 66% 有眼部表现患者的肌电图正常。

（2）单纤维肌电图：单纤维肌电图是较重复神经电刺激更为敏感的神经肌肉接头传导异常的检测手段。可以在重复神经电刺激和临床症状均正常时根据"颤抖"的增加而发现神经肌肉传导的异常，在所有肌无力检查中，灵敏度最高，是诊断重症肌无力的相对"金标准"。但检查费时，需要特殊训练的检查者，部分患者不接受这种检查。

诊断注意点：

1. 重症肌无力可表现为类似从中枢到外周眼外肌的任何一种眼球运动疾病。如假性核间麻痹，一个半综合征，单独下直肌麻痹，单独下斜肌麻痹，某一对脑神经（第Ⅲ、Ⅳ、Ⅵ）麻痹，慢性进行性眼外肌麻痹等。Brodsky 发现一个患者分别在不同时间表现为类似调节性内斜视与第四对脑神经麻痹。当表现类似某一种疾病时，症状与体征的变化有助于重症肌无力的诊断[100]。

2. Tensilon 试验不一定准确。如吉兰 - 巴雷综合征，肉毒杆菌毒素中毒，脊髓灰质炎等也可表现为阳性。同样，重症肌无力也可出现假阴性结果。出现阴性结果时可重复试验。

3. 有时可表现为一眼上睑接近"正常"，一眼上睑退缩。因为"正常"眼为上睑下垂眼，由于有肌无力而需要增加神经冲动，从而使另一正常眼出现上睑退缩。这时易误诊为甲状腺相关眼病（图 10-44）。

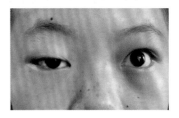

图 10-44　右眼重症肌无力性上睑下垂，当患者用力睁眼时，右侧睑裂接近"正常"，此时无上睑下垂的左眼出现上睑退缩，类似于"甲状腺相关眼病"

4. 80%~90% 有全身表现者和 50%~60% 眼部表现者有抗乙酰胆碱受体抗体。检测抗体对重症肌无力的诊断具有特征性意义。然而，①许多眼型重症肌无力不能依据本试验诊断；②抗体滴度高并不能反映疾病的严重程度；③眼症患者该抗体阳性也不表明发生全身表现的危险性高；④许多其他疾病如自身免疫性肝病、系统性红斑狼疮、炎症性神经病变、甲状腺瘤、甲状腺相关眼病、风湿性关节炎等也可出现阳性结果。

【治疗】

属神经内科诊治。常用口服溴吡斯的明和泼尼松联合治疗（图 10-45）。溴吡斯的明用量为 30~60mg/ 次，每天 3 次，根据效果和副作用可增加到 90mg/ 次，每 3~4 小时 1 次。约 1/3 的患者有胃肠痉挛、恶心、呕吐和腹泻等副作用。相对禁忌证包括心律不齐、哮喘和前列腺肥大。早期重症肌无力患者效果良好，后期往往效果不佳。泼尼松口服起始剂量通常为 10~20mg/d，每天 1 次，然后每 3 天增加 5~10mg/d，直到总量为 40~60mg/d。一般服药 2 周内症状改善，以后减量为每 2 周减 5~10mg/d，一直减到隔天 20mg，再以后更慢减量。有些患者需多年长期服小剂量维持，有些患者减量后症状反复，需再加量治疗，激素治疗的有效率可达 72%~96%。有报道指出激素治疗眼症重症肌无力可减少以后发生全身症状的概率，但尚未有标准的前瞻性临床随机双盲对照研究证实。上述药物无效时，还可使用免疫抑制剂如硫唑嘌呤、环孢素 A、环磷酰胺和他克莫司等。药物治疗的患者中 40%~80% 能完全缓解，20%~40% 部分缓解。其他治疗方法还有：

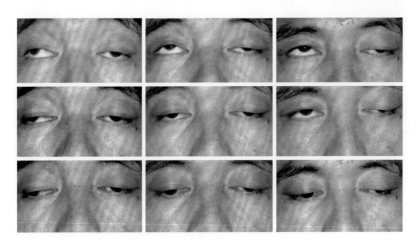

图 10-45　重症肌无力患者,九方位外观照相显示双眼上睑下垂,右眼上斜 10°~15°,右眼内转、下转和左眼各个方向运动均受限;患者有明显的晨轻午重和疲劳后症状加重现象

（1）血浆置换:通过将患者血液中乙酰胆碱受体抗体去除的方式,暂时缓解重症肌无力患者的症状,如不辅助其他治疗方式,疗效不超过 2 个月。

（2）静脉注射免疫球蛋白:人类免疫球蛋白中含有多种抗体,可以中和自身抗体、调节免疫功能。其效果与血浆置换相当。

（3）中医药治疗:越来越受到重视,重症肌无力属"痿症"范畴。中医中药可以减少免疫抑制剂带来的副作用,在治疗上起着保驾护航的作用,而且能重建自身免疫功能。

（4）胸腺切除术:由于胸腺切除术并发症少,有胸腺瘤者是手术的绝对适应证。无胸腺瘤的重症肌无力也可手术,但小儿手术要慎重,因可能影响免疫功能。胸腺切除术的效果为:10%~15% 能完全消除症状;50% 消除部分症状;30% 症状有缓解。但最好的手术效果要在手术 3 年后才出现。

眼科手术一般禁忌,手术指征为:①慢性期患者,症状稳定超过 1 年以上;②药物治疗无效,经较长时间观察者（图 10-46,图 10-47）。手术方式与一般麻痹性斜视相同,如内直肌功能差,可作同眼外直肌后退或内直肌缩短,也可作对侧眼外直肌后退。但手术效果难以估计,应作调整缝线[101]。

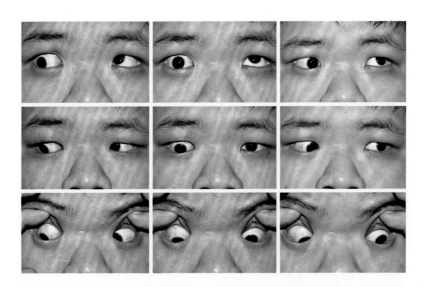

图 10-46　眼型重症肌无力（稳定）:患者男,19 岁,"右眼向下偏斜并睁开困难"4 年。患者 4 年前无明确原因右眼向下斜视,伴右眼睁不大,右眼向各个方向转动都困难,疲劳后加重,早晨起来时症状改善。诊断为"重症肌无力",经内科服药治疗后,右眼能睁开,但下斜却一直无好转,近两年斜视稳定。眼位:右眼外斜10°~15°,下斜 30°~35°;眼球运动:右眼外上转不足 −4,内上转不足 −3。容易误诊为甲状腺相关眼病

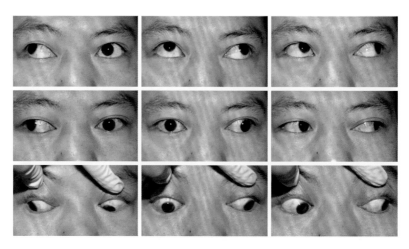

图 10-47　眼型重症肌无力(稳定):患者男,36 岁,自 5 岁起左眼上睑下垂,外斜视,诊断为"重症肌无力",经药物治疗后上睑下垂早已恢复正常,但一直外斜,近 20 多年病情稳定。左眼外斜 35°~40°,下斜 10°~15°;眼球运动:左眼内转不足 –2,内上转不足 –1,外上转不足 –2

肉毒杆菌毒素眼外肌注射列为禁忌,不仅治疗效果不好,还会加重全身和眼局部病情[102]。

第十节　慢性进行性眼外肌麻痹

慢性进行性眼外肌麻痹(chronic progressive external ophthalmoplegia,CPEO)为一种少见的后天性眼外肌麻痹,病情缓慢进展加重,不伴有眼部红痛不适,与线粒体基因突变有关,可有家族史。有时会误诊为重症肌无力。

【病因】

CPEO 与线粒体基因突变有关,然而线粒体基因突变也可由核内基因突变引起。因此,CPEO 的遗传方式有多种,包括线粒体(母性)遗传、常染色体遗传和不遗传的散发病例等。①大多数患者为线粒体 DNA 散发的少数几个碱基对缺失引起,不会遗传。②属于线粒体(母性)遗传的患者中 80% 存在线粒体 A3243G 点突变。③原发于核内 DNA 病变继而形成线粒体 DNA 多处缺失者可表现为常染色体显性或隐性遗传。CPEO 患者中发生线粒体 DNA 突变最多的组织为骨骼肌,其他组织如血液和唇黏膜中发生较少,因此临床上常采纳骨骼肌做分子遗传学检测。为什么线粒体基因突变容易影响眼外肌,可能与眼外肌需要的能量更多有关,因为线粒体是细胞中产生能量的场所。

【临床特点】

CPEO 通常在儿童期或 30 岁以前发病,男女比例相等,常有家族史。90% 的患者首先表现为双侧性上睑下垂,以后渐发展为所有眼外肌功能受限,尤以上转受限明显,而下转功能相对可保存一部分。其中 40% 表现为双眼对称性眼球运动障碍,60% 表现为双眼不对称的非共同性斜视,以外斜多见,也可表现为垂直性斜视,由于存在上睑下垂和视觉抑制,患者一般不主诉有复视。严重病例双眼完全性上睑下垂,双眼固定不动。无易疲劳性,Tensilon 注射无效。CPEO 除眼球运动障碍外,还有以下其他病变。

(1) 视网膜病变:本病 65% 的患者有视网膜受累,多表现为视网膜色素变性和视神经萎缩。轻者仅轻度或无视力障碍,重者可致失明。

(2) 全身其他病变:CPEO 患者中,同时有全身其他肌肉病变(疲劳和麻痹等)占 61%,内分泌疾病 67%,共济失调和震颤 39%,心脏传导障碍 26%,多发性神经病变 23%,痴呆 13%,其他还有听力下降和糖尿病等[103]。

因此,对疑为 CPEO 的患者要注意:①详细检查眼底,宜做视野和 ERG 检查;②请神经内科会诊,是否伴有全身其他部位骨骼肌和脑部病变;③请心脏内或外科会诊,必要时置心脏起搏器治疗;④患者常有血清乳酸升高,轻微活动后尤其明显;⑤骨骼肌活检病理检查显示碎片样红肌纤维(实为肌膜下病变线粒体的堆积),肌肉组织的分子遗传学检查有利于确诊和临床分类。

【临床类型】

由于 CPEO 临床表现多种多样,除影响眼外肌和提上睑肌外,也可累及其他横纹肌、心脏、脑和视网膜等;而且相同的临床表现可以有不同的分子遗传学改变,相同的分子遗传学改变也可以有不同的临床表现;CPEO 既可以作为一个主要的综合征,也可以作为其他综合征为主的一个症状;因此,单纯用 CPEO 的诊断很难概括该病的全部表现,而用线粒体脑肌病变(mitochondrial encephalomyopathy)相对可以包括所有的表现。简单的临床分型可按如下方式:

1. 以眼外肌肌病为主要表现的综合征 即为单纯性慢性进行性眼外肌麻痹(图 10-48)。

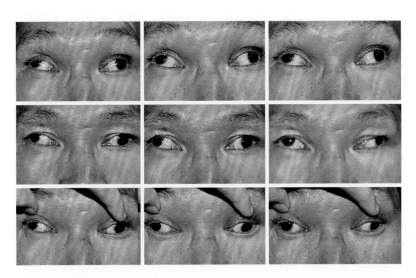

图 10-48 家族性慢性进行性眼外肌麻痹:患者男,49 岁,发现双眼向外偏斜15 年。患者 15 年前无任何诱因双眼转动困难,眼球向外斜视,伴视物重影,并在无意中逐渐加重,不伴有眼部红痛等不适,无晨轻午重现象。近 5 年来,双眼固定于外斜位置,基本稳定,不能向任何方向转动。家中妈妈有类似病史。眼眶 CT 未见异常(仅双眼内直肌稍细小)

2. 以全身骨骼肌肌病为主要表现的综合征 包括面部肌、咽部肌肉和四肢躯干骨骼肌等。

3. 以中枢神经系统为主要表现的综合征 包括 MELAS 和 MERRF 等。

表 10-5 列出了以线粒体 DNA(mitochondrial DNA,mtDNA)突变为基础的临床分类。

【鉴别诊断】

1. 重症肌无力 本病与重症肌无力相似,也常有表现为肌肉活动后病情加重,要注意鉴别。重症肌无力的症状时轻时重,清晨时病情轻,疲劳后症状加重。冰试验和新斯的明或 Tensilon 试验阳性。

2. 肌炎型眼眶炎性假瘤 炎性假瘤常有眼眶疼痛和肌止处结膜充血水肿,可有眼球突出,超声波和眼眶 MRI/CT 显示眼外肌不规则增厚。全身激素治疗后明显缓解。

3. 甲状腺相关眼病 患者常有眼睑退缩和眼球突出,有甲亢或甲亢病史,眼眶影像示眼外肌梭形肥厚。

4. 先天性脑神经异常支配性疾病 包括先天性眼外肌纤维化和眼球后退综合征等。为先天性静止性病变,被动转动试验阳性等容易区别。

5. 眼咽肌变性(oculopharyngeal muscular dystrophy,OPMD) 表现为上睑下垂、眼外肌麻痹、咽肌麻痹、吞咽困难,伴面部、颈部和远端肢体肌力减弱。为常染色体显性遗传,已确定为染色体 14q 的多腺苷酸结合蛋白核 1 基因的第一外显子中的 6-GCG 重复系列异常扩张引起。

表 10-5　线粒体脑肌病以 mtDNA 改变为基础的临床分类

综合征	症状 / 体征	mtDNA 改变
CPEO	上睑下垂,眼外肌麻痹	单点或多点缺失 A3243G 点突变
CPEO + 上睑下垂	眼外肌麻痹伴其他器官受累	单点或多点缺失 A3243G 点突变
Kearns-Sayre 综合征	上睑下垂,眼外肌麻痹,视网膜变性,发病年龄小于 20 岁,加以下至少一项:心脏阻滞 / 共济失调 / 脑脊液蛋白大于 100mg/dl	单点缺失
MELAS 综合征	线粒体肌病(myopathy)和脑病(encephalopathy)(癫痫 / 头痛 / 痴呆),乳酸血症(lactacidosis)卒中样发作(stroke),常伴有眼外肌麻痹	A3243G 点突变
MERRF 综合征	癫痫性肌阵挛(myoclonic epilepsy),碎片样红肌纤维性肌病(ragged red fibers),双侧视神经萎缩,共济失调	A8344G 点突变
MNGIE 综合征	肌肉 / 神经 / 胃肠道 / 脑病变(myo-,neuro-,gastr-ointestinal encephalopathy)包括阻塞性肠病 / 腹泻 / 恶心 / 眼外肌麻痹 / 上睑下垂 / 视网膜变性	多点缺失
NARP 综合征	感觉神经病变(neuropathy)包括近端肌力弱 / 癫痫 / 痴呆,共济失调(ataxia),视网膜色素变性(retinopathia pigmentosa)	T8993G/C 点突变

6. 肌强直变性Ⅰ型(myotonic dystrophy type 1,DM1) 表现为全身肌力弱和肌强直,任一该病患者都可表现有眼部病变,包括肌强直性白内障、视网膜异常、上睑下垂和眼睑痉挛等。已确定为染色体 19q 的肌强直变性蛋白激酶基因的 CTG 重复系列异常扩张引起[104]。

【治疗】

目前尚无有效的治疗。全身口服辅酶 Q 和各种维生素尚无严格临床对照研究支持。可采用眼外肌手术治疗眼外肌功能不足和斜视,如对大度数外斜视可用最大量的外直肌后退 + 内直肌缩短术治疗,但由于眼外肌肌力可能变化且逐渐减弱,斜视手术宜特别慎重,术后斜视会继续加重或出现新的斜视,复视明显的患者可用三棱镜辅助或遮盖一眼治疗,肉毒杆菌毒素局部注射效果欠佳,尤其是已做斜视手术或斜视进行性加重的患者[105]。可用支架提高上睑(图 10-49)[106],也可作提上睑肌缩短或额肌提吊术治疗上睑下垂,然而由于双眼上转受限,术后易发生暴露性角膜溃疡。

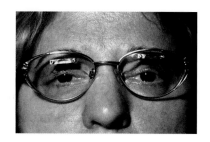

图 10-49　眼镜支架提高双侧上睑:在普通眼镜后面做一金属支架,撑起上睑(图片引自:Bau V,Zierz S.Update on Chronic Progressive External ophthalmoplegia. Strabismus,2005,13:133-142)

（颜建华）

参 考 文 献

1. DeRespinis PA,Caputo AR,Wagner RS,et al. Duane's retraction syndrome.Surv Ophthalmol,1993,38:257-288.

2. Gunduz A,Ozsoy E,Ulucan PB.Duane Retraction Syndrome:Clinical Features and a Case Group-Specific Surgical Approach. Semin Ophthalmol,2019,34:52-58.

3. Freedman HL,Kushner BJ. Congenital ocular aberrant innervation-newconcepts. J Pediatr Ophthalmol Strabismus,1997,34:10-16.

4. Al-Baradie R,Yamada K,St Hilaire C,et al. Duane radial ray syndrome(Okihiro syndrome)maps to 20q13 and results from mutations in SALL4,a new member of the SAL family. Am J Hum Genet,2002,71:1195-1199.

5. Tischfield MA,Bosley TM,Salih MA,et al. Homozygous HOXA1 mutations disrupt human brainstem,inner ear,cardiovascular and cognitive development. Nat Genet,2005,37:1035-1037.

6. Engle EC,Andrews C,Law K,et al. Two pedigrees segregating Duane's retraction syndrome as a dominant trait map to the DURS2 genetic locus. Invest Ophthalmol Vis Sci,2007,48:189-193.

7. Miyake N,Chilton J,Psatha M,et al. Human CHN1 mutations hyperactivate alpha2-chimaerin and cause Duane's retraction syndrome.Science,2008,321:839-843.

8. Ferrarioa JE,Baskarana P,Clarka C,et al.Axon guidance in the developing ocular motor system and Duane retraction syndrome depends on Semaphorin signaling via alpha2-chimaerin. PNAS,2012,109:14669-14674.

9. Miller MT,Strömland KK.What can we learn from the thalidomide experience:an ophthalmologic perspective. Current Opinion in Ophthalmology,2011,22:356-364.

10. Kalevar A,Ong Tone S,Flanders M.Duane syndrome:Clinical features and surgical management.Can J Ophthalmol,2015,50:310-313.

11. Kekunnaya R,Moharana R,Tibrewal S,et al.A simple and novel grading method for retraction and overshoot in Duane retraction syndrome.Br J Ophthalmol,2016,100:1451-1454.

12. Huber A. Electrophysiology of the retraction syndromes. Br J Ophthalmol,1974,58:293-300.

13. Arif O,Khan AO,Oystreck D.Clinical Characteristics of Bilateral Duane Syndrome. J AAPOS,2006,10:198-201.

14. Zanin E,Gambarelli N,Denis D.Distinctive clinical features of bilateral Duane retraction syndrome. J AAPOS,2010,14:293-297.

15. Jampolsky A. Duane Syndrome//Rosenbaum AC,Santiago AP. Clinical Strabismus Management. principles and surgical techniques. Philadelphia:W.B. Saunders,1999:325-346.

16. Lee SB,Kim KN,Heo DW,et al.Transient pseudo-Duane syndrome after lateral orbital trauma. J AAPOS,2012,16:83-85.

17. Nelson LB. Severe adduction deficiency following a large medial rectus recession in Duane's retraction syndrome. Arch Ophthalmol,1986,104:859-862.

18. Kekunnaya R,Kraft S,Rao VB,et al.Surgical management of strabismus in Duane retraction syndrome. J AAPOS,2015,19:63-69.

19. Natan K,Traboulsi EI.Unilateral rectus muscle recession in the treatment of Duane syndrome. J AAPOS,2012,16:145-149.

20. Snir M,Dotan A,Friling R,et al.Contralateral lateral rectus muscle recession in patients with Duane retraction syndrome type 3.Eye(Lond),2014,28:279-284.

21. Molarte AB,Rosenbaum AL. Vertical rectus muscle transposition surgery forDuane's syndrome. J Pediatr Ophthalmol Strabismus,1990,27:171-177.

22. Foster RS. Vertical muscle transposition augmented with lateral fixation.J AAPOS,1997,1:20-30.

23. Barbe ME,Scott WE,Kutschke PJ.A simplified approach to the treatment of Duane's syndrome. Br J Ophthalmol,2004,88:131-138.

24. Velez FG,Velez G,Hendler K,et al.Isolated y-splitting and recession of the lateral rectus muscle in patients with exo-duane syndrome.Strabismus,2012,20:109-114.

25. Brown HW. In Allen JH,editor. Congenital structural muscle anomalies in strabismus ophthalmic symposium. St Louis:Mosby,1950:205-236.

26. Wright KW. Brown's syndrome:diagnosis and management. Trans Am Ophthalmol Soc,1999,97:1023-1109.

27. Ellis FJ, Jeffery AR, Seidman DJ,et al.Possible association of congenital Brown syndrome with congenital cranial dysinnervation disorders.J AAPOS,2012,16:558-564.

28. Coussens T1, Ellis FJ.Considerations on the etiology of congenital Brown syndrome.Curr Opin Ophthalmol,2015,26:357-361.

29. Manley DR,Alvi RA.Brown's syndrome. Curr Opin Ophthalmol,2011,22:432-440.

30. Brown HW. True and simulated superior oblique tendon sheath syndromes.Documenta Ophthalmol,1973,34:123-136.

31. Stager DR,Parks MM,Stager DR,et al. Long-term results of silicone expander for moderate and severe Brown syndrome(Brown syndrome 'plus').J AAPOS,1999,3:328-332.

32. Abrams MS. Late spontaneous resolution of congenital Brown syndrome.J AAPOS,2010,14:563.

33. Parks MM,an Brown M. Superior oblique tendon sheath syndrome of Brown.Am J Ophthalmol,1975,79:82-86.

34. Suh DW,Oystreck DT,Hunter DG. Long-term results of an intraoperative adjustable superior oblique tendon suture spacer using nonabsorbable suture for Brown syndrome. Ophthalmology,2008,115:1800-1804.

35. Picciolini O,Porro M,Cattaneo E,et al.Moebius syndrome:clinical features,diagnosis,management and early intervention.Ital J Pediatr,2016,42:56.

36. Oystreck DT,Engle EC MD,Bosley TM.Recent Progress in Understanding Congenital Cranial Dysinnervation Disorders. J Neuro-Ophthalmol,2011,31:69-77.

37. Tischfield MA,Baris HN,Wu C,et al. Human TUBB3 mutations perturb microtubule dynamics,kinesin interactions,and axon

guidance. Cell,2010,140:74-87.

38. Tischfield MA,Bosley TM,Salih MA,et al. Homozygous HOXA1 mutations disrupt human brainstem,inner ear,cardiovascular and cognitive development. Nat Genet,2005,37:1035-1037.

39. Rucker JC,Webb BD,Frempong T,et al.Characterization of ocular motor deficits in congenital facial weakness:Moebius and related syndromes.Brain,2014,137(Pt 4):1068-1079.

40. Spierer A,Barak A. Strabismus surgery in children with Mobius syndrome. J AAPOS,2000,4:58-59.

41. Ventura LO,da Cruz CB,de Almeida HC,et al. Mobius sequence:Long-term strabismus surgical outcome.Arq Bras Oftalmol, 2007,70:195-199.

42. Sun LL,Gole GA MD.Augmented vertical rectus transpositions for the treatment of strabismus in Mobius syndrome. J AAPOS, 2011,15:590-592.

43. Gutowksi NJ,Bosley TM,Engle EC. 110th ENMC InternationalWorkshop:The congenital cranial dysinnervation disorders (CCDDs)Naarden. Neuromuscul Disord,2003,13:573-578.

44. Reck AC,Manners R,Hatchwell E. Phenotypic heterogeneity may occur in congenital fibrosis of the extraocular muscles. Br J Ophthalmol,1998,82:676-679.

45. Flaherty MP,Grattan-Smith P,Steinberg A,et al. Congenital fibrosis of the extraocular muscles associated with cortical dysplasia and maldevelopment of the basal ganglia. Ophthalmology,2001,108:1313-1322.

46. Heidary G,Engle EC,Hunter DG. Congenital Fibrosis of the Extraocular Muscles. Seminars in Ophthalmol,2008,23:3-8.

47. Singh A,Pandey PK,Agrawal A,et al.Congenital cranial dysinnervation disorders.Int Ophthalmol,2017,37:1369-1381.

48. Harley RD,Rodrigues MM,Crawford JS. Congenital fibrosis of the extraocular muscles. Trans Am Ophthalmol Soc,1978,76: 197-226.

49. Aoki Y,Nishida Y,Hayashi O,et al.Magnetic resonance imaging measurements of extraocular muscle path shift and posterior eyeball prolapse from the muscle cone in acquired esotropia with high myopia. Am J Ophthalmol,2003,136(3):482-489.

50. Krzizok TH,Schroeder BU. Measurement of recti eye muscle paths by magnetic resonance imaging in highly myopic and normal subjects. Invest Ophthalmol Vis Sci,1999,40(11):2554-2560

51. Zou L,Liu S,Liu R,et al.Modified loop myopexy technique for severe high myopic strabismus fixus.Clin Exp Ophthalmol,2017, 45:790-796.

52. Ejzenbaum F,Goldchmit M,Souza-Dias CR. Surgical correction of progressive high myopic esotropia by Yamada's technique: report of two cases. Arq Bras Oftalmol,2005,68:547-550.

53. Larsen PC,Gole GA. Partial Jensen's procedure for the treatment of myopic strabismus fixus. J AAPOS,2004,8:393-395.

54. Wong I,Leo SW,Khoo BK. Loop myopexy for treatment of myopia strabismus fixus. J AAPOS,2005,9:589-591.

55. 卢敏,马文芳,颜建华,等. 下直肌后退术治疗甲状腺相关眼病性眼外肌病变. 中国实用眼科杂志,2009,27:1366-1368.

56. Jianhua Yan,Hao Zhang. Surgical management of big deviation of strabismus in patients with thyroidal associated ophthalmopathy. Int Ophthalmol,2008,28:75-82.

57. 鲁志卿,颜建华. 甲状腺相关眼病患者斜视手术量效关系分析. 中华眼科杂志,2007,43:982-986.

58. 吴中耀,颜建华. 甲状腺相关眼病性眼外肌病变的手术治疗. 中国实用眼科杂志,2002,20:760-762.

59. Erin OS,David KW. Strabismus associated with thyroid eye disease. Ophthalmology,2007,18:361-365.

60. Harrad R.Management of strabismus in thyroid eye disease. Eye(Lond),2015,29:234-237.

61. Wei Y,Kang XL,Del Monte MA.Enlargement of the superior rectus and superior oblique muscles causes intorsion in Graves' eye disease.Br J Ophthalmol,2016,100:1280-1284.

62. Kikkawa DO,Cruz RC Jr,Christian WK,et al. Botulinum A toxin injection for restrictive myopathy of thyroid-related orbitopathy: effects on intraocular pressure. Am J Ophthalmol,2003,135:427-431.

63. Barrio-Barrio J,Sabater AL,Bonet-Farriol E,et al.Graves' Ophthalmopathy:VISA versus EUGOGO Classification,Assessment, and Management.J Ophthalmol,2015,2015:249125.

64. Bartalena L,Baldeschi L,Dickinson A,et al. European Group on Graves' Orbitopathy(EUGOGO). Consensus statement of the European Group on Graves' orbitopathy(EUGOGO)on management of GO. Eur J Endocrinol,2008,158:273-285.

65. Brtley GB,Gorman CA. Diagnostic criteria for Graves' ophthalmopathy. Am J Ophthalmol,1995,119:792-795.

66. Marcocci C,Bartalena L,Tanda ML,et al. Comparison of the effectiveness and tolerability of intravenous or oral glucocorticoids associated with orbital radiotherapy in the management of severe Graves' ophthalmopathy:results of a prospective,single-blind, randomized study. J Clin Endocrinol Metab,2001,86:3562-3567.

67. Kahaly GJ, Pitz S, Hommel G, et al. Randomized, single-blind trial of intravenous versus oral steroid monotherapy in Graves' orbitopathy. J Clin Endocrinol Metab, 2005, 90: 5234-5240.

68. PAR Meyer. Avoiding surgery for thyroid eye disease. Eye, 2006, 20: 1171-1177.

69. Granet DB, Hodgson N, Godfrey KJ, et al. Chemodenervation of extraocular muscles with botulinum toxin in thyroid eye disease. Graefes Arch Clin Exp Ophthalmol, 2016, 254: 999-1003.

70. 吴晓等. A 型肉毒毒素在甲状腺相关眼病限制性斜视治疗中的应用. 中华眼科杂志, 2006, 42: 1063-1067.

71. Gair EJ, Lee JP, Khoo BK, et al. What is the role of botulinum toxin in the treatment of dysthyroid strabismus. J AAPOS, 1999, 3: 272-274.

72. Mourits MP, van Kempen-Harteveld ML, Garcia MB, et al. Radiotherapy for Graves' orbitopathy: randomised placebo-controlled study. Lancet, 2000, 355 (9214): 1505-1509.

73. Del Canto AJ, Crow S, Perry JD, et al. Intraoperative relaxed muscle positioning technique for strabismus repair in thyroid eye disease. Ophthalmology, 2006, 113: 2324-2330.

74. Kushner B. A surgical procedure to minimize lower-eyelid retraction with inferior rectus recession. Arch Ophthalmology, 1992, 110: 1011-1014.

75. Pacheco M, Guyton D, Repka M. Changes in eyelid position accompanying vertical rectus muscle surgery and prevention of lower lid retraction with adjustable surgery. J Pediatr Ophthalmol Strabismus, 1992, 29: 265-272.

76. Liao SL, Shih MJ, Lin LL. A procedure to minimize lower lid retraction during large inferior rectus recession in Graves ophthalmopathy. Am J Ophthalmol, 2006, 141: 340-345.

77. Mombaerts I, Goldschmeding R, Schlingemann RO, et al. What is orbital pseudotumor? Surv Ophthalmol, 1996, 41: 66-78.

78. Kennerdell JS, Dresner SC. The nonspecific orbital inflammatory syndromes. Surv Ophthalmol, 1984, 29: 93-103.

79. Gunalp I, Gunduz K, Yazar Z. Idiopathic orbital inflammatory disease. Acta Ophthalmol Scand, 1996, 74: 191-193.

80. Atabay C, Tyutyunikov A, Scalise D, et al. Serum antibodies reactive with eye muscle membrane antigens are detected in patients with nonspecific orbital inflammation. Ophthalmology, 1995, 102: 145-153.

81. Lacey B, Chang W, Rootman J. Nonthyroid causes of extraocular muscle disease. Surv Ophthalmol, 1999, 44: 187-213.

82. Jianhua Yan, Zhongyao Wu, Yongping Li. The differentiation of idiopathic inflammatory pseudotumor from lymphoid tumors of orbit: Analysis of 319 cases. Orbit, 2004, 23: 245-254.

83. Siatkowski RM, Capo H, Byrne SF, et al. Clinical and echographic findings in idiopathic orbital myositis. Am J Ophthalmol, 1994, 118: 343-350.

84. Stidham DB, Sondhi N, Plager D, et al. Presumed isolated inflammation of the superior oblique muscle in idiopathic orbital myositis. Ophthalmology, 1998, 105: 2216-2219.

85. Mombaerts I, Koornneef L. Current status in the treatment of orbital myositis. Ophthalmology, 1997, 104: 402-408.

86. Yan J, Wu P. Idiopathic orbital myositis. J Craniofac Surg, 2014, 25: 884-887.

87. Mannor GE, Rose GE, Moseley IF, et al. Outcome of orbital myositis: Clinical features associated with recurrence. Ophthalmology, 1997, 104: 409-414.

88. Bessant DAR, Lee JP. Management of strabismus due to orbital myositis. Eye, 1995, 9: 558-563.

89. Furuta M, Yago K, Iida T. Correlation between ocular motility and evaluation of computed tomography in orbital blowout fracture. Am J Ophthalmol, 2006, 142: 1019-1025.

90. Seiff SR, Good WV. Hypertropia and the posterior blowout fracture: Mechanism and management. Ophthalmology, 1996, 103: 152-156.

91. Fulcher TP, Sullivan TJ. Orbital roof fractures: management of ophthalmic complications. Ophthal Plast Reconstr Surg, 2003, 19: 359-363.

92. Yew CC, Shaari R, Rahman SA, et al. White-eyed blowout fracture: Diagnostic pitfalls and review of literature. Injury, 2015, 46: 1856-1859.

93. Dal Canto AJ, Linberg JV. Comparison of orbital fracture repair performed within 14 days versus 15 to 29 days after trauma. Ophthal Plast Reconstr Surg, 2008, 24: 437-443.

94. Damgaard OE, Larsen CG, Felding UA, et al. Surgical Timing of the Orbital "Blowout" Fracture: A Systematic Review and Meta-analysis. Otolaryngol Head Neck Surg, 2016, 155: 387-390.

95. Hwang CJ, Katowitz WR, Volpe NJ. Orbital metallic mesh causing chronic intraocular foreign body and restrictive strabismus. Ophthal Plast Reconstr Surg, 2007, 23: 312-313.

96. Mauriello JA Jr, Antonacci R, Mostafavi R, et al. Combined paresis and restriction of the extraocular muscles after orbital fracture: a study of 16 patients. Ophthal Plast Reconstr Surg, 1996, 12: 206-210.

97. Qing Xia, Zhonghao Wang, Jianhua Yan. Surgical Management of Strabismus in Patients With Orbital Fracture. J Craniofac Surg, 2018, 29: 1865-1869.

98. Gilhus NE, Verschuuren JJ. Myasthenia gravis: subgroup classification and therapeutic strategies. Lancet Neurol, 2015, 14: 1023-1036.

99. Kusner LL, Puwanant A, Henry J. Kaminski HJ. Ocular Myasthenia Diagnosis, Treatment, and Pathogenesis. The Neurologist, 2006, 12: 231-239.

100. Almog Y, Ben-David M, Nemet AY. Inferior oblique muscle paresis as a sign of myasthenia gravis. J Clin Neurosci, 2016, 25: 50-53.

101. Ohtsuki H, Hasebe S, Okano M, et al. Strabismus surgery in ocular myasthenia gravis. Ophthalmologica, 1996, 210: 95-100.

102. Bentley CR, Dawson E, Lee JP. Active management in patients with ocular manifestations of myasthenia gravis. Eye, 2001, 15: 18-22.

103. Lou HC, Reske-Nielsen E. Progressive external ophthalmoplegia: evidence for a disorder in pyruvate-lactate metabolism. Arch Neurol, 1976, 33: 455-456.

104. Schoser BGH, Pongratz D. Extraocular Mitochondrial Myopathies and their Differential Diagnoses. Strabismus, 2006, 14: 107-113.

105. Tinley C, Dawson E, Lee J. The Management of Strabismus in Patients with Chronic Progressive External OPhthalmoplegia. Strabismus, 2010, 18: 41-47.

106. Bau V, Zierz S. Update on Chronic Progressive External Ophthalmoplegia. Strabismus, 2005, 13: 133-142.

第十一章

核间性和核上性麻痹性斜视

在临床诊治工作中,我们十分熟悉眼球运动神经核性和核下性病变如展神经麻痹等疾病的诊治,却对核间性和核上性眼球运动障碍性病变感到陌生。无论外界物体是在近处还是远处、鼻侧还是颞侧,是静止的还是运动的,以及头部和身体是处于活动还是某些特别的姿势,眼球运动的作用是将这些外界物体的视觉刺激带到黄斑并维持这种黄斑注视功能。眼球运动的控制十分复杂,是由脑皮层、皮层下核团、上丘、小脑、前庭、中脑、脑干、眼运动神经、眼外肌等共同作用下完成的。核间性和核上性病变的表现与核性和核下性疾病的表现有明显的不同:核间性眼肌麻痹是由于病变影响了联系第六对脑神经核和第三对脑神经核的内侧纵束(medial longitudinal fasciculus,MLF)所致,导致一眼的内转障碍,但因为没有影响到该眼的集合运动通路,该眼的集合运动功能正常;核上性病变则常引起凝视麻痹、快速扫视运动和追随运动障碍、集合和分开障碍、眼球震颤等。如脑桥旁正中网状结构(paramedian pontine reticular formation,PPRF)病变,引起同侧的外直肌和对侧的内直肌麻痹,产生与病变同侧的水平运动障碍。核间性和核上性眼球运动障碍约占所有眼球运动疾病的10%[1]。 尽管这些眼球运动障碍性病变不属于眼科本身的疾病,但我们仍然要熟悉并认真分辨这些病变,并与神经内科和/或神经外科医生进行沟通,以便及时和更合理的治疗这类疾病。

第一节 核间性眼球运动障碍

一、核间性眼肌麻痹

核间性眼肌麻痹(internuclear ophthalmoplegia,INO)是由于脑桥中部和动眼神经核之间的内侧纵束(MLF)病损引起(图 11-1)。典型表现为病灶侧眼的内转麻痹和病灶对侧眼的外转眼震,但大部分患者的集合功能正常,这样就可以与动眼神经部分麻痹相鉴别了(图 11-2)。除了调节性集合功能保留外,融合性集合功能也可不受限,因此,患者常常不表现有显性斜视。内转麻痹可以表现为内转速度变慢、内转程度受限和完全不能内转;内转受限者,其追随运动和扫视运动都受到影响,热刺激后内转受限也不会改善。有时内转麻痹不明显,但有水平转动诱发的眼震,表现为向病灶对侧凝视时外展眼震的波幅大,内收眼震的波幅小,这种分离性眼震也是 MLF 损害的特征之一。双侧性病变时,主要表现为双侧内直肌麻痹,集合功能可正常、下降或完全丧失。由于内侧纵束还包含有控制垂直眼球运动的通路,该处病变还可以表现有垂直凝视性眼球震颤、垂直性追随运动受限和核上性垂直偏斜(Skew deviation)等,有 Skew 偏斜时,高位眼多数为病灶侧。当患者表现有水平和/或垂直性斜视时,有些主诉复视和振动幻视,有些则无复视和振动幻视。

根据集合功能是否受累,可将 INO 分为两个类型:前型 INO,集合功能不受累;后型 INO,集合功能受累。

年轻人双侧 INO 的病因以多发性硬化多见,有一种较常见的表现是患者亚急性出现双眼 INO,持续几周后明显改善或自愈,很容易误认为是重症肌无力。年长者以单侧多见,常是小血管的梗死引起,脑部 MRI 常不容易显示这种细小的病变。其他常见的原因有:脑干和第四脑室的肿瘤、脑干脑炎、Arnold-Chiari 畸形、颅脑外伤、药物中毒等。Bolanos 等报道 65 例核间性眼肌麻痹患者,单眼 INO 占 55.4%,双眼 INO 占 33.8%,一个半综合征占 10.8%;最常见的原因为血管性,占 36.9%,其次为多发性硬化 32.3%,感染性 13.8%,其他所有原因只占 17.0%;约一半 INO 患者 9 个月内治愈[2]。最近 Keane 报道 410 例 INO 患者:87% 为单侧;血管梗死占 38%,多发性硬化 34%,其他不常见的原因 28%(包括外伤 5%、幕疝 5%、感染 4%、肿瘤 4%、医源性外伤 3%、出血 3%、血管炎 2%,其他 2%)[3]。

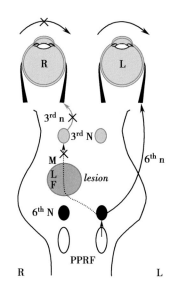

图 11-1　核间性眼肌麻痹(INO)示意图:由于脑桥中部和动眼神经核之间的内侧纵束(MLF)病损引起

二、一个半综合征

一个半综合征(one and a half syndrome)是由于一侧脑桥下部被盖背面的单个小病灶,损害了一侧内侧纵束和同侧脑桥旁正中网状结构(PPRF)所致(图 11-3)。表现为:①向病灶侧的水平运动麻痹(一个),可以是完全麻痹或不完全麻痹;②向病灶对侧的内转麻痹(半个)。即双眼水平运动时,一眼(病灶同侧)固定在正中位,一眼(病灶对侧)只能够外转并同时出现眼震。部分患者集合功能正常。可伴有面神经麻痹、全身半侧运动麻痹或感觉麻痹等(图 11-4)。发生的原因包括多发性硬化、脑干出血、脑干肿瘤和动静脉畸形等。

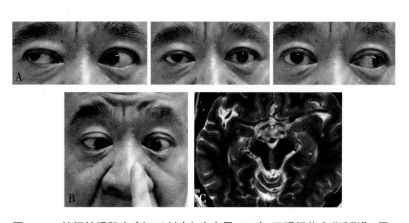

图 11-2　核间性眼肌麻痹(INO)(右):患者男,50 岁,双眼视物有"重影"1 周。有"高血压病"多年,药物控制好。A. 检查见右眼外斜 5°~10°,右眼内转不足 -4,向左侧注视时有轻度水平性眼球震颤;B. 但双眼集合功能正常。C. 脑部 MRI 扫描未见脑桥明显病变,但左侧丘脑,基底核区和放射冠区有多发性陈旧性腔梗,脑内少许缺血灶

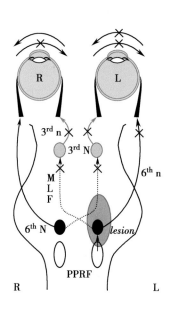

图 11-3　"一个半综合征"示意图:由于一侧脑桥下部被盖背面的病灶损害了一侧内侧纵束和同侧脑桥旁正中网状结构(PPRF)所致

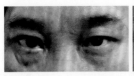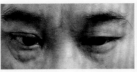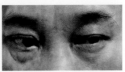

图 11-4　一个半综合征（one and a half syndrome）伴右侧面神经麻痹（病变位于右侧）：患者男，45 岁，脑干出血（原因不明）后视物重影 5 个月。检查见右眼内斜 10°~15°，右眼外转不足 −4，内转不足 −3，左眼内转不足 −4；双眼均有垂直性眼球震颤；伴右侧眼睑闭合不全，轻度下睑麻痹性外翻，右侧鼻唇沟变浅

三、双眼外斜性核间麻痹

双眼外斜性核间麻痹（wall-eyed bilateral internuclear ophthalmoplegia）很少见，患者特征性表现为双眼外斜（wall-eyed）和双侧 INO。外斜的原因不明，集合功能亦丧失。内直肌的核是否受损，以及病变是位于脑桥还是中脑还有争论。发生的原因包括多发性硬化、血管性病变、脑炎、慢性炎症性脱髓鞘性多发性神经病变（chronic inflammatory demyelinating polyneuropathy）和进行性核上性麻痹（progressivI supranuclear palsy）等。

四、核间性眼肌麻痹和滑车神经麻痹综合征

核间性眼肌麻痹和滑车神经麻痹综合征（INO and trochlear syndrome）罕见，表现一侧核间性眼肌麻痹和对侧眼的上斜肌麻痹（对侧眼上斜），是由于引起 INO 的病变距同侧的滑车神经核很近，而滑车神经的核支配对侧眼的上斜肌，故而造成对侧眼的上斜肌麻痹。不过，通常 INO 患者（不伴滑车神经麻痹）的上斜眼是位于病灶侧。

第二节　核上性眼球运动障碍

人体有六个眼球运动控制系统，包括快速扫视运动、缓慢追随运动、集合分开运动这三个分别保持对周边的物体、缓慢运动的物体和远近距离不同的物体在黄斑处注视；另外三个系统，即视动性眼球运动、前庭眼运动和注视系统，分别对持续性头运动、短暂性头运动和双眼在某一特别位置的注视功能（表 11-1）。这些眼球运动系统都依赖于脑皮层、中脑、脑干、小脑等核上性眼球运动系统的联系和控制。因此，核上性眼球运动障碍常表现为凝视麻痹、快速扫视运动和缓慢追随运动障碍、集合分开运动不能和眼球震颤等。

表 11-1　六个眼球运动系统及其功能

快速扫视运动（saccades）	将周边感兴趣的视标快速带到黄斑
缓慢追随运动（smooth pursuit）	保持运动着的视标一直在黄斑处
集合分开运动（vergence）	双眼向相反方向运动，保持远近视标都在黄斑处
视动性眼球运动（optokinetic）	保持持续性头运动的视标在视网膜内
前庭眼系统（vestibular）	对短暂的头运动视标保持在视网膜内
注视系统（fixation）	保持双眼在特别位置注视

临床医生诊治患者时要注意这些核上性眼球运动功能是否受损：①除检查正前方（第一眼位）的斜视外，将两个调节视标（或为检查者的手指和鼻子）放在患者眼前 40cm，相距 30°~40° 处，嘱患者交替注视这两个视标，观察双眼快速扫视运动功能，包括扫视运动的潜时、速度、准确性和方形波震（square wave jerks）等。②将视标（如铅笔）从患者正前方 1m 处，匀速缓慢向周边移动（保持头部静止），检查双眼缓慢

追随运动情况,包括运动的幅度、速度、方向和平稳性等。③从远(1m)而近移位视标,检查双眼近反射和集合分开运动功能;正常人的集合近点为8~10cm。④上转受限的患者,检查Bell现象:如果Bell现象存在,说明是核上性上转运动受限。⑤当眼球运动受限时,做娃娃头试验(doll's head maneuvers),或称为眼脑试验(oculocephalic maneuvers)检查,如果娃娃头试验显示该方向眼球转动功能正常,表明这种眼球运动受限为核上性眼球运动功能障碍。⑥认真检查是否有双眼眼球震颤,包括眼球震颤的性质、方向、频率和对称性等。⑦前庭眼反射检查(the vestibulo-ocular reflex,VOR):嘱患者注视眼前一静止的视标,检查者迅速小幅度转动患者的头部,观察双眼的反应:如果VOR正常,则患者双眼仍然注视眼前视标;如果VOR功能受损,则患者双眼离开了视标,需要采用一次扫视运动来再次注视眼前的视标。

双侧前庭功能受损引起VOR功能差的原因不少,但最常见的原因是长期使用氨基苷类抗生素(如庆大霉素等)的毒副作用。

一、凝视麻痹

凝视麻痹(gaze palsy)是指双眼均不能向某一方向转动(这与核性和核下性眼球运动受损完全不同),包括水平性、垂直性和全麻痹。

(一) 水平凝视麻痹(horizontal gaze palsy)

大脑额叶和顶叶的眼运动区病损则产生向病灶对侧的水平凝视麻痹(图11-5),包括快速扫视运动麻痹和追随运动麻痹,表现为双眼看向病灶侧,伴对侧偏瘫,常见于一侧大脑半球卒中的患者。然而,这种水平凝视麻痹常常在几天内逐渐恢复。双侧性病变则出现两个水平方向的凝视麻痹,多因大量脑出血引起。

一侧脑桥旁正中网状结构(PPRF)的损害表现为同侧性凝视麻痹,即双眼离开病灶侧,且不容易恢复(图11-6);因为该处没有影响前庭眼反射的联系,患者双眼对前庭刺激的眼反射和热刺激试验反应功能不受损。双侧性病变引起完全性水平侧视麻痹,即向两个水平方向的扫视功能和追随功能都丧失;常伴有吞咽障碍和四肢瘫痪,但垂直运动不受限,称为锁住综合征(locked-in syndrome),通常是由于脑桥处的基底动脉栓塞引起。更严重时除水平凝视麻痹外,还同时有垂直性凝视麻痹[1,4]。

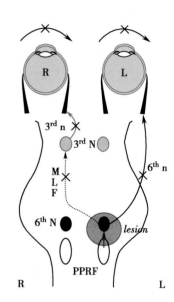

图11-5 同侧性凝视麻痹示意图[一侧脑桥旁正中网状结构(PPRF)的损害]:表现为同侧的外直肌麻痹和对侧的内直肌麻痹,即双眼离开病灶侧

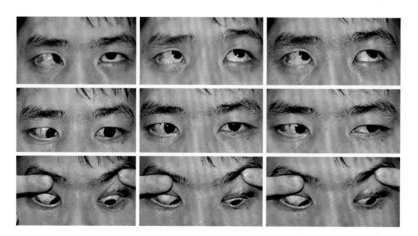

图11-6 同侧性凝视麻痹[右侧脑桥旁正中网状结构(PPRF)的损害]:患者男,20岁,脑桥血管瘤术后10年,自术后即双眼向右侧转动障碍,伴复视,病情一直稳定。眼位:双眼均不能在第一眼位注视,右眼内斜40°~45°,同时左眼外斜15°~20°;左眼为主视眼,右眼不能外转,左眼不能内转(即双眼不能向右侧转动),病灶位于右侧脑桥

(二) 垂直凝视麻痹(vertical gaze palsy)

独立发生的垂直凝视麻痹见于大脑半球病变、中脑和脑桥病变等。老年人常见有非特异性的双眼上转障碍,临床上无特殊意义。

中脑背侧或顶盖前区的病变常只表现为垂直凝视麻痹,头端损害表现为上视麻痹,尾端接近下丘的损害表现为下视麻痹,范围大的病损则出现完全性垂直凝视麻痹。

1. 上视麻痹　Parinaud 综合征(Parinaud syndrome)为核上性眼球运动障碍中最常见的疾病之一,为中脑背侧病变引起,病因很多,如松果体肿瘤、中脑炎、脑积水、中脑或丘脑血管阻塞或出血、副肿瘤病变、脂质沉积症和多发性硬化症等。因影响后联合与邻近结构出现以下特征性的临床表现:上视麻痹或完全性垂直凝视麻痹、集合痉挛或集合麻痹、眼睑退缩(collier sign)、集合退缩性眼震(convergence-retraction nystagmus)、瞳孔光近反射分离(light-near dissociation of the pupils,即瞳孔对光反射迟钝,瞳孔近反射正常)和核上性垂直偏斜(skew deviation)等。患者因 Skew 偏斜或集合功能障碍可能主诉垂直或水平性复视(图 11-7)。

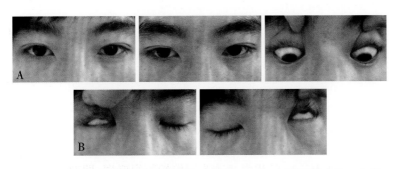

图 11-7　垂直凝视麻痹(上视麻痹):患者男,18 岁,双眼不能上转 4 个月,无复视,无眼部红痛不适;半年前曾有类似病史,但未治疗于半个月后"自愈"。检查见双眼正位,但需抬头才能在第一眼位注视(A)。双眼内上转和外上转均为不足 −4;但双眼 Bell 现象均存在(B);表明双眼上转障碍为核上性,可能为中脑顶盖区的头端损害性病变

帕金森病(Parkinson's disease,PD)表现为四大临床特征:肢体颤抖、运动缓慢、齿轮状强直和姿势反射损害。眼部表现除较常见的集合不足,近距离复视和阅读困难外,也常有中等程度的上视麻痹,首先影响向上的快速扫视运动(如扫视运动减慢和扫视运动不足等),然后是缓慢追随运动(如齿轮状追随运动等)。其他表现还有:注视能力差,注视时常被方形急动波眼震中断;即使视力正常,也主诉视功能差,瞬目反射减少,典型的帕金森眼神,视功能性眼震异常等。治疗后以上表现可得到缓解。

核上性单眼上转麻痹(monocular elevation paresis)也称为双上转肌麻痹(double elevator palsy)可以为先天性或后天获得性,是由于 MLF 的头端间质核(rostral interstitial nucleus)与顶盖前区的眼运动核之间的联系有病变引起。前庭眼反射功能正常。临床上要与甲状腺相关眼病、慢性进行性眼外肌麻痹和重症肌无力等相鉴别。

2. 下视麻痹　单独的下视麻痹很少见,常是由于中脑腹部 MLF 的头端间质核(rostral interstitial nucleus of the MLF)病损引起。内侧纵束头端间质核位于间脑 - 中脑移行带的中线区,是与眼球垂直运动有关的一个重要结构,它接受 PPRF 和前庭核的传入纤维,并发出投射纤维到动眼神经核,其病变会产生垂直性急动麻痹,特别是向下的急动麻痹。有人称之为"垂直凝视中枢"。该处病变可由于血管梗死或进行性核上性麻痹(progressive supranuclear palsy,PSP)等引起。

PSP 是一种神经变性性疾病,主要特征为进行性核上性眼球运动障碍、认知能力下降和帕金森神经功能障碍。PSP 的发生率低于 1/20 000,平均发病年龄为 60 岁,自发病后,平均生存 6~7 年。患者首先出现下视麻痹,以后逐渐发展为上视麻痹和水平凝视麻痹;伴注视不稳、眼睑退缩、眼睑痉挛和眼睑睁开闭合困难;最后变为全麻痹。然而,前庭眼反射和热刺激仍然可使眼球正常转动,证实 PSP 为核上性眼球运

动障碍。

临床诊断 PSP 的主要依据是：症状逐渐发展、发生年龄在 40 岁以上、核上性眼球运动麻痹（垂直凝视麻痹和垂直扫视运动减慢等）、明显的肢体不稳和起病第一年即经常摔倒，没有其他疾病可以解释这些表现。

尽管眼球运动异常是 PSP 最特征性的表现，而且出现较早，但也可以无眼球运动异常或很晚才出现。垂直扫视运动减慢往往是眼球运动异常的早期表现，做垂直扫视运动时，患者常不能跟随直线向上或向下，而是斜行向上或向下，称之为绕道征（the round-the-house sign）。以后逐渐出现水平扫视运动异常，表现为扫视距离不足（hypometric saccades），并经常出现方形急动波眼震（square-wave jerk）。PSP 患者追随运动异常也很常见，后期则扫视运动和追随运动功能都丧失。开始时，尽管主观意识的眼球运动受限（如扫视和追随运动），但眼脑试验（the oculocephalic maneuve）显示单眼运动无异常；后期，则眼脑试验也显示眼球运动麻痹。集合分开功能也有异常，融合功能逐渐下降，并出现持续性复视（persistent diplopia），这种持续性复视即使用三棱镜也不能矫正，因为患者无融合功能。

除眼球运动异常外，PSP 患者也有认知能力下降，类似于老年痴呆症（Alzheimer disease）。但 PSP 患者的认知能力下降不如老年痴呆症严重，而且，脑 MRI 检查常无异常。但晚期可显示中脑萎缩。PSP 患者与 PD 类似，表现有四肢运动缓慢，与 PD 不同的是：PSP 患者步伐不稳易倒地，没有肢体震颤，对多巴胺治疗无反应[5]。

眼外肌全麻痹（total ophthalmoplegia）：见于 PSP、系统性红斑狼疮、Miller Fisher 综合征（Miller Fisher syndrome, MFS）、Whipple 病、Wernicke 脑病和药物中毒等。

MFS 是急性感染性多神经炎（Guillain-Barre' syndrome）的最常见变异型。特征表现为三个症状：眼外肌麻痹、全身运动共济失调和无反射（areflexia）。其他常见的有瞳孔异常、上睑下垂和面瘫等。MFS 为一种急性自限性疾病，与感染、自身免疫和肿瘤性疾病等相关，患者的抗 GQ1b IgG 抗体多有升高。MFS 的预后良好，多数不会留下明显的身体缺陷。

Whipple 病（Whipple disease, WD）为一种革兰氏阳性细菌 Tropheryma whipplei 引起的慢性多系统感染性疾病，罕见。眼球运动障碍表现为开始时的垂直性凝视麻痹，以后发展为水平凝视也麻痹，最后眼外肌全麻痹，包括扫视运动和追随运动都受累。其他较常见的表现有胃肠道症状、体重减轻和对称性的多个关节疼痛等。

Wernicke 脑病是一种维生素 B_1 缺乏引起的代谢性疾病，常见于嗜酒的患者。表现为眼外肌麻痹、意识紊乱和步伐失调。眼球运动异常包括外展不足、垂直性眼球震颤、INO、一个半综合征、水平或垂直凝视麻痹，最后变为全眼外肌麻痹。

二、强直性凝视偏斜

强直性凝视偏斜（tonic gaze deviation）与凝视麻痹相反，早期病变可产生刺激性反应，即双眼出现持续性同时向某一方向偏斜，包括水平性和垂直性。同侧大脑半球和对侧脑桥的急性刺激性病变可引起双眼同侧性的强直性水平偏斜。强直性垂直性向上偏斜见于脑炎后、脑部血管病变和对吩噻秦的反应等。强直性向下偏斜则见于脑积水、代谢性脑病和丘脑出血等。

三、快速扫视运动异常

快速扫视麻痹（saccadic palsy）即不能做扫视运动。水平扫视麻痹可以在对侧大脑急性病变的短期内发生，或可在同侧 PPRF 病变时出现。心脑手术后可出现快速扫视运动完全消失。快速扫视运动不准（saccadic dysmetria）是指扫视运动的幅度不适当，也可以是扫视运动减慢。小脑疾病时常出现扫视运动不准：做向心性扫视运动时，扫视幅度过大；做离心性扫视运动时，扫视幅度过小。PD 患者常有快速扫视运动的潜时延长，幅度过小等。扫视运动减慢（slow saccades）则见于脊髓小脑变性性病变、PD、PSP、Wilson 病、一侧较大的大脑半球病变和 PPRF 病变等。心脏手术后可发生不同程度的垂直性扫视运动减慢，或水平和垂直扫视运动都减慢。

眼运动失用(ocular motor apraxia)是指有意识的扫视运动完全或近完全丧失,而前庭反应性眼震的快相仍然存在。先天性眼运动失用见于婴儿,自出生即有,患儿不能完成指令的水平扫视运动,而是先转动头部到指令位置,然后在该处用眼注视视标;患儿自发性和反应性扫视运动正常。后天性眼运动失用(Balint综合征)少见,见于大脑病变,尤其是双侧顶枕叶边界处的梗死性病变,水平和垂直扫视运动都受影响,视觉方向紊乱,不能按指令指向和抓到物体。

心脏手术后的眼球运动异常(ocular motor deficits post-cardiovascular surgery):心脏手术后的少数患者(如冠状动脉搭桥手术和主动脉瓣膜手术等)麻醉醒后出现持续性的眼球运动受限:各种不同的主观意识性的眼球运动障碍,如扫视运动、追随运动、集合分开运动等。有两种表现较常见,一种为上述三种主观意识眼球运动全部丧失;一种为选择性的扫视运动功能障碍。影像检查通常无异常,少数患者会有轻度的脑桥病变。这种眼球运动异常通常一直存在。

四、缓慢追随运动异常

单侧缓慢追随运动麻痹(unilateral smooth pursuit paresis)见于一侧顶枕叶交界处的病变,引起患者对同侧方向视标的追随运动困难,以至于采用多个小扫视运动(small saccades),或称为扫视追随(saccadic pursuit)或齿轮状追随(cogwheel pursuit),来追随视标。患者常伴有对侧双眼同侧视野缺损和同侧视动性眼球震颤(optokinetic nystagmus,OKN)消失。单侧缓慢追随运动麻痹还见于小脑单侧病变的患者。双侧缓慢追随运动麻痹(bilateral smooth pursuit paresis)的患者不能平稳追随运动的目标,代之以扫视追随,没有特定的病变部位,见于大脑半球、小脑、脑干等部位的病变,注意力损害和某些药物,如镇静药、抗惊厥药、锂制剂和美沙酮(methadone)等也可引起双侧缓慢追随运动麻痹。

五、集合分开运动异常

1. **集合麻痹(convergence paralysis)** 表现为不能集合注视近距离视标,近距离视物有复视,但双眼运动和单眼运动检查时,内转正常。中脑背侧的病变如感染、血管梗死和脱髓鞘性疾病都可引起集合麻痹。PD和PSP等也有集合麻痹。应注意的是,患者如果主观上不愿意集合也会类似于集合麻痹。集合不足(convergence insufficiency,CI)在学生中十分常见,造成阅读困难,他们无任何其他部位的病变。

2. **集合痉挛(convergence spasm)** 近反射痉挛者,主诉复视和视物不清,检查显示瞳孔缩小和有时一眼或双眼内转。单眼运动正常。前庭眼反射法(vestibulo-ocular reflex maneuver)或热刺激法显示外直肌功能正常。当神经系统检查无异常时,集合痉挛通常为心理性的,表明患者压力太大或阅读用眼太久。少数患者可能有中脑背侧器质性病变。

3. **分开麻痹(divergence paralysis)** 表现有水平复视和远距离内斜。当外直肌功能正常时,单独存在的分开麻痹患者不需进一步的检查。当存在外直肌功能差时,分开麻痹可能与颅高压、多发性硬化、颅内感染和脑血管性疾病等有关。

六、眼球震颤

冲动性、摆动性、旋转性、分离性和混合性眼球震颤等都可见于中枢源性病变。分离性眼球震颤是指双眼的震颤幅度等不同。

1. 冲动性眼球震颤(Jerky nystagmus)

(1) 原在位水平冲动性眼球震颤(horizontal nystagmus in the primary position):最常见于迷路和前庭核处的病变,眼震方向(即快相)在病灶的对侧。迷路处病变还可伴有旋转眼球震颤成分,然而,单纯旋转性眼震常是中枢性病变所致。中枢源性眼球震颤不会因为双眼注视而减弱(这与先天性眼球震颤不同)。

(2) 上跳性眼球震颤(upbeat nystagmus):是指原在位时出现快相向上的垂直性眼球震颤,伴向上的追随运动障碍。分为先天性和后天性。后天性分为三型:原位大幅度上跳性眼球震颤,向上凝视时眼震加强,向下凝视时眼震减弱,见于小脑蚓部背侧或延髓病变;原位小幅度上跳性眼球震颤,向上凝视时眼震减弱,向下凝视时加强,见于延髓髓内病损;原位上跳性眼球震颤的幅度先大后小,常见于Wernicke脑病。

上跳性眼球震颤也可见于脑桥病变,吸烟和巴比妥酸盐(barbiturates)等药物的毒副作用等。

(3) 下跳性眼球震颤(downbeat nystagmus):是指原在位时出现快相向下的垂直性眼球震颤。最常见于颅颈连接处病变如 Arnold-Chiari 畸形,其次见于小脑病变、脑积水、脑代谢性疾病、多发性硬化等。也可由药物如酰胺咪嗪(carbamazepine)、巴比妥酸盐(barbiturates)、苯妥英(phenytoin)和锂等引起。下跳性眼球震颤一般在原在位呈现,向下注视时震颤加重,多伴向下的追随运动障碍。

(4) 周期性交替性眼球震颤(periodic alternating nystagmus,PAN):表现为自发性水平性冲动性眼震,每 3~4 分钟即改变眼震方向;即正前方注视时出现双眼向一侧眼震,开始幅度大,逐渐衰减,随后停止(空档相),继之出现性质相同,方向相反的眼震,亦逐渐衰减而停止,如此交替进行。一个周期包括左右两个方向的眼震相和一个空档相,一般每个周期长约 220 秒,左右两个方向的眼震相各 90 ± 10 秒,空档相 10~40 秒。见于脊髓小脑变性、颅后窝肿瘤、头部外伤、脑血管病变、脑炎和苯妥英药物中毒等。对颅颈连接处病变和多发性硬化患者,可与下跳性眼球震颤同时出现。

(5) 凝视性眼球震颤(gaze-paretic nystagmus):这种眼震在原在位不出现,只在向视野周边注视(如极度向外和向上等)才发生,与中枢神经整合功能缺陷有关。水平凝视性眼球震颤见于同侧小脑绒球叶病变和药物(如镇静药、抗惊厥药、乙醇等)。向上凝视性眼球震颤见于小脑病变、INO、药物(如巴比妥酸盐)等。注意,正常生理情况下,极度向周边注视可出现眼球震颤(end-point nystagmus)。麻痹性斜视(如外直肌麻痹)时,向麻痹肌作用方向注视也会出现眼球震颤。

(6) Bruns 眼球震颤(Bruns nystagmus):表现为向病灶侧注视时呈现出缓慢大幅度眼球震颤,向病灶对侧注视时呈现出快速的小幅度眼球震颤。缓慢眼球震颤是由于小脑的神经整合功能受损引起;快速眼球震颤是由于脑干前庭功能受损引起。这种眼震最常见于脑桥小脑角的肿瘤,如听神经瘤等。

(7) 回跳性眼震(rebound nystagmus):表现为持续(10~20 秒)凝视性眼球震颤后,回到原在位也出现冲动性眼球震颤。回跳性眼震是一种显著的短暂的眼震,通常见于小脑疾病(小脑变性、脱髓鞘病变和肿瘤等),在这些慢性病例中的发生率约占 1/3。

(8) 中枢位置性眼球震颤(positional nystagmus):由某一头位引发的眼球震颤,可以是纯垂直性或旋转性眼震。见于延髓和小脑蚓部等的病变。

2. 摆动性眼球震颤(pendular nystagmus) 可以是先天性或后天获得性,眼震特点为多向性,摆动方向可以是水平、垂直、斜向、椭圆或混合性,两眼眼震多不同步,常伴头部震颤。后天性者多为脑干和/或小脑病变引起,见于多发性硬化、血管梗死、代谢性疾病和长期曝露于甲苯环境等。

3. 分离性眼球震颤(dissociated nystagmus) 是指双眼眼震的方向、节律、幅度等不相同。如一眼垂直眼震,另一眼水平或旋转性眼震;一眼震幅小而快,一眼震幅大而慢等;单眼眼震也是它的一种类型。见于小脑病变和核间性眼肌麻痹。

4. 跷跷板样眼球震颤(see-saw nystagmus) 是指交替性出现一眼上转内旋眼震,另一眼下转外旋眼震,约每秒一个周期。可以是先天性或后天性。后天性见于鞍旁肿瘤或中脑 Cajal 中间核(the interstitial nucleus of Cajal)处的病变。

5. 集合退缩性眼球震颤(convergence-retraction nystagmus) 是指眼球震颤快相表现为眼球集合或眼球退缩。临床上,眼震的集合成分和退缩成分可以有量的差异,可以为显著集合性眼震、显著退缩性眼震和联合性集合退缩性眼震。如 Parinaud 综合征患者多有轻度集合退缩性眼震,但常被忽视了;此时,当使用视动鼓向下方转动以产生快相向上的眼震,则患者此时的眼震快相均由眼的集合和/或退缩运动所代替。做意志性向上快速扫视运动时也容易引出这种眼震。见于中脑病变,多在顶盖或顶盖前区,单侧病灶也可引起双眼的集合退缩性眼震,常伴有向上凝视麻痹和中脑背侧病灶引起的体征。

6. 眼球下跳(oular bobbing) 是指双眼快速向下跳动,持续数秒后双眼缓慢向上飘回原位的异常眼球运动。多见于昏迷患者,主要为脑桥的广泛性损害(如脑桥出血梗死等)和代谢性脑病的深昏迷患者,可能是由于脑桥的同向水平运动中枢受损,而垂直运动的传出纤维完整,致向下运动的功能仍保存。有时候患者会表现为眼球上跳(reverse bobbing),即双眼快速向上跳动,然后缓慢返回原位。

7. 眼球扑动(ocular flutter) 是指一种水平性快速眼球震荡(saccadic oscillations),中间没有间

歇期,一次扑动常由 3~4 个震荡周期构成,每秒 3~10 个周期,平均震幅为 5°~10°。

8. 眼阵挛(opsoclonus) 是指双眼不协调的水平性、垂直性或旋转性快速眼球震荡,表现为双眼不一致的快速同向运动,其振幅为 20°~40°,每次发作持续 2 秒以上;其与眼球扑动的不同在于:眼球扑动是水平性眼球震荡,而眼阵挛是各种方向的眼球震荡。也有人称眼阵挛为双眼同向运动共济失调(ataxic conjugate movement of eyes)。有假说认为,眼球扑动和眼阵挛都是因为脑桥 PPRF 处的快速扫视运动的抑制神经元异常引起。眼球扑动和眼阵挛见于病毒性脑炎、成神经细胞瘤、脑积水、丘脑出血和小脑病变等[1,6]。

七、核上性垂直性偏斜

核上性垂直性偏斜(skew deviation)指眼球的垂直方向散开,即垂直性斜视,与耳石纤维功能异常有关。为主诉有复视的核上性眼球运动障碍中最常见的临床病变,与核性和核下性病变不同,患者的单眼运动不受限,多数表现为共同性,即各个方向的垂直斜度相似;少数呈现出非共同性。相对多见的类型为向右侧注视时,右眼上斜;向左侧注视时,左眼上斜。很难准确定位病灶的位置,常见于小脑、中脑、脑桥和延髓的病变(如小脑与延髓前庭神经核之间联系的病变,脑桥的 MLF 病变和中脑的 Cajal 间质核病变等)。前庭 - 眼反射通路病变(如迷路炎)也可造成这种垂直性偏斜。患者常表现为向低位眼歪头,眼底照相显示低位眼外旋,高位眼内旋斜视,这与常规的上斜肌麻痹(高位眼为外旋斜视,或双眼均为外旋斜视)和外斜 A 征(单眼或双眼都为内旋斜视)的表现不同。有些后天性单眼上转麻痹(monocular elevation paresis)患者原在位正位,外上和内上转都受限,就是由于核上性的对侧顶盖前区病变影响上直肌与下斜肌的功能所致。

当病变位于脑桥前庭交叉纤维以上时,病灶侧的眼位高,如核间麻痹伴核上性垂直性偏斜时,病灶侧为高位眼;当病变位于前庭交叉纤维以下时,病灶侧的眼位低,如 Wallenberg 延髓外侧综合征(Wallenberg lateral medullary syndrome)时,病灶侧为低位眼,可伴有中枢前庭性眼球震颤,如下跳性眼震或旋转性眼震等。

总结:

1. 许多中枢神经系统病变,尤其是脑干、小脑和前庭系统的病变,都可引起眼球运动障碍和眼球震颤。准确诊断的前提是,我们应该系统地检查各种类型的眼球运动,包括原在位的眼位、眼球运动的范围、快速扫视运动、平稳追随运动、集合分开功能、前庭眼反射、视动性眼球震颤和各种类型的眼球震颤等。

2. 单独的垂直性眼球运动障碍常是由于中脑内侧纵束的头端间质核(rostral interstitial nucleus of the MLF,riMLF)的病损引起;只影响垂直性扫视运动者,则为 Cajal 间质核(the interstitial nucleus of Cajal,INC)的病变,INC 为垂直性眼球运动的整合中枢;后联合(the posterior commissure,PC)病变表现为集合退缩性眼震。急性起病者多为中脑上部的血管梗死或出血性病变。

3. 单独的水平性扫视运动异常是由于脑桥的 PPRF 病变引起,如脑干出血和胶质瘤等。一般来说,垂直眼球运动障碍包括垂直性眼球震颤的病变在中脑,水平眼球运动障碍包括水平性眼球震颤的病变在脑桥。

4. 核间性眼肌麻痹(internuclear ophthalmoplegia)即同侧眼球的内转障碍和另一侧眼球的外展性眼震的病变位于脑桥的内侧纵束(medial longitudinal fascicule,MLF)。

5. "一个半综合征"(one and a half syndrome),即向病灶侧的水平运动麻痹和向病灶对侧的内转麻痹,是由于脑桥下部损害了一侧内侧纵束和同侧脑桥旁正中网状结构(paramedian pontine reticular formation,PPRF)所致。

6. 中枢源性眼球震颤最常见的为下跳性眼球震颤(downbeat nystagmus)和上跳性眼球震颤(upbeat nystagmus),下跳性眼球震颤多由两侧小脑绒球叶病变(如神经变性性疾病、缺血性病变和 Arnold-Chiari 畸形等)引起。上跳性眼球震颤比下跳性眼球震颤少见,见于中脑和延髓等的病变。

7. 所有方向均有凝视性眼球震颤表明小脑功能受损,病因很多,如药物毒性(尤其是抗癫痫药)、慢性酒精中毒和神经变性性疾病等。小脑病变还常表现有扫视运动不准:做向心性扫视运动时,扫视幅度过大；做离心性扫视运动时，扫视幅度过小；扫视追随（saccadic pursuit）、Skew 偏斜、注视能力差和 VOR 异常等。

（颜建华）

参 考 文 献

1. Karatas M. Internuclear and supranuclear disorders of eye movements：clinical features and causes.European Journal of Neurology,2009,16：1265-1277.

2. Bolanos I,Lozano D,Cantu C. Internuclear ophthalmoplegia：causes and long-term follow-up in 65 patients. Acta Neurol Scand,2004,110：161-165.

3. Keane JR. Internuclear ophthalmoplegia：unusual causes in 114 of 410 patients. Arch Neurol,2005,62：714-717.

4. Bae YJ, Kim JH, Choi BS, et al. Brainstem pathways for horizontal eye movement：pathologic correlation with MR imaging. Radiographics,2013,33：47-59.

5. Eggenberger ER.Supranuclear Eye Movement Abnormalities. Continuum（Minneap Minn）,2014,20（4）：981-992.

6. 宰春和 . 神经眼科学 . 北京：人民卫生出版社,1987：50-78.

第十二章

眼球震颤的诊断和治疗

一、概述

眼球震颤为一类各种原因导致的眼球非自主的、节律性颤动,眼球颤动可为含有慢相和快相侧的冲动型眼球震颤,也可为向两侧震颤速度相同的钟摆样眼球震颤,除了常见的水平震颤之外,也可见垂直震颤和旋转震颤,甚或多种震颤混杂表现[1,2]。眼球震颤包括生理性和病理性眼球震颤。本章仅讨论临床需要处理的病理性眼球震颤。临床常见眼球震颤为发病于出生后 4~6 个月之内的先天性眼球震颤,患者多数无视物颤动感、眩晕等症状;而继发于药物、中毒、前庭系统异常及其他颅内神经系统异常的获得性眼球震颤,多伴有视物颤动感、眩晕等主观症状。大部分眼球震颤由于物像落在黄斑区的时间短、视网膜成像质量差,严重影响患者的视功能,对于发病年龄小的先天性眼球震颤者,由于在视功能发育敏感期影响了正常视功能发育,患者可同时伴有弱视的因素。部分先天性眼球震颤患者在某个方位时眼球震颤明显缓解、甚至完全稳定,患者在此方位可有良好的视功能,甚至能达到正常视力水平。因此,患者可采取该方位视物而伴有代偿头位,这些代偿头位有时在需要清晰视物或注视感兴趣的目标时更容易表现。眼球震颤的诊疗过程中最为重要的是,需要鉴别患者为单纯的眼球震颤,抑或是继发于眼部疾患的所谓知觉障碍性眼球震颤,还是继发于全身系统性疾病,尤其是神经系统疾病的获得性眼球震颤;治疗的主要目的是利用药物、光学和手术手段改善患者视功能、促进视功能正常发育、矫正代偿头位、提高患者生存质量。

部分机制可以抑制眼球震颤的幅度或频率,从而提高患者的视功能;有时候患者通过这些代偿可能对视功能的改善不明显,通过常规视力检查时可能没有体现,但患者可主观表述视物更清晰或更容易注视目标。通过主动的集合运动和侧方眼位注视能抑制眼球震颤。Adelstein 和 Cüppers 很早就发现,先天性眼球震颤患者通过集合运动可以抑制眼球震颤,患者可表现为内斜视、假性外展麻痹、利用内转眼注视等,并将该现象命名为"震颤阻滞综合征"[2]。另外,显性 - 隐性眼球震颤(融合功能缺陷型眼球震颤)也可通过集合功能抑制显性震颤,使内转眼转变为隐性眼球震颤,从而获得更好的视力。部分先天性眼球震颤患者还可以通过双眼向同侧运动时,一对配偶肌的神经支配活动抑制眼球震颤,使该方位注视时眼球震颤缓解或消失,此眼震明显缓解的注视方位称之为中间带。患者多使用该中间带而伴有异常头位。多数患者仅仅有某一固定方向的中间带,部分患者可以有相反方向的两个中间带,此时需要仔细观察,与周期性眼球震颤鉴别,后者的代偿头位是规律、周期交替的转变。

二、眼球震颤分类

眼球震颤可分为生理性眼球震颤和病理性眼球震颤,生理性眼球震颤通常不伴有中枢神经系统异常,包括前庭刺激所致(冷热水试验)、视动性眼震(optokinetic)、偏心注视(eccentric gaze)等。目前根据发病时间和病因,可将病理性眼球震颤分为先天性眼球震颤和继发于全身和神经系统异常的获得性眼球震颤。先天性眼球震颤多于出生时或生后早期发病,视力多有不同程度的受损,一般无视物晃动感,无眩晕、听觉功能障碍等系统性表现,无神经性系统异常。而获得性眼球震颤可伴有视物晃动感,可伴有眩晕、听力异常及神经系统异常等症状和体征。

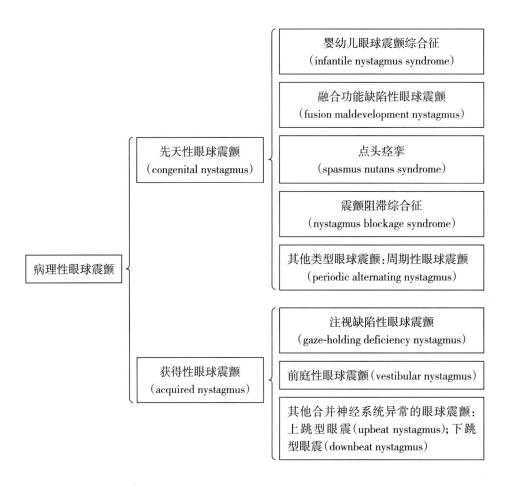

常见的先天性眼球震颤类型有:

(一) 婴幼儿眼球震颤综合征(infantile nystagmus syndrome,INS)

即为原来所谓的先天性眼球震颤,为一类出生后即发生或于出生后早期发生的眼球震颤,包括不伴眼部异常的单纯的眼球震颤(既往所谓的运动缺陷型眼球震颤)和伴有眼部病变(如眼部白化病、先天性白内障、先天性角膜白斑、视神经缺损、黄斑缺损等严重影响视功能)的眼球震颤(既往所谓的感觉缺陷型眼球震颤)。近来的眼动研究显示,伴有眼部异常的所谓感觉缺陷型眼球震颤和运动缺陷型眼球震颤,有相同的眼动波形并提示有类似发生机制,均是由于眼球运动控制系统异常或不稳定所致,因此,近年来将感觉缺陷型眼球震颤和运动缺陷型眼球震颤均称为婴幼儿眼球震颤综合征。INS可为散发或家族遗传性,包括性连锁遗传、常染色体显性遗传和常染色体隐性遗传,据报道,常见于 *FRMD7* 和 *GPR143* 基因。

INS的患者视力多受显著影响,患者视力与患者的眼震幅度、频率及由此所致的黄斑注视时间显著相关,由于集合作用能一定程度上抑制眼球震颤,因此患者近距离注视时视力更好,显著优于其远视力。

INS的眼球震颤主要为水平震颤,也可伴有垂直、旋转等震颤,双眼震颤幅度和频率对称,遮盖单眼时多无显著变化。眼震频率与患者的情绪压力等有关,如在集中注意力视物时眼震频率增加,而在无注视任务和睡眠时眼震频率降低。患者在向各个方向注视时的眼球震颤频率和波幅有可能不同,部分患者在某个方位时眼震明显降低,甚至基本消失,在此方位患者视力显著提高,此方位即称为眼震中间带。如果此方位非患者正前方,则患者利用此方位视物时需要头位偏斜,即可伴有异常头位。

INS 的眼动波形有其特点,主要包括以下几类[1](图 12-1):

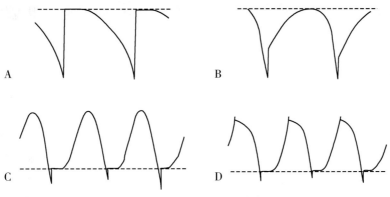

图 12-1　常见的 INS 眼动波形

A. 冲动型伴有延长的黄斑注视;B. 假性周期性冲动型;C. 钟摆样伴有注视扫视运动;D. 假性钟摆样伴有注视扫视运动

(引自:Khanna S,Dell'Osso LF.The Diagnosis and Treatment of Infantile Nystagmus Syndrome(INS).The Scientific World JOURNAL,2006,6:1385-1397.)

患者多无自觉视物晃动感,因此也多无因此所致的头晕、眩晕等不适症状。如果患者诉有视物晃动感,则需要仔细排除是否为继发于如前庭、颅内等系统性疾病的获得性眼球震颤。但是并非所有的 INS 均不伴有视物晃动感,既往曾有研究显示,约 40% 的患者诉有一过性的视物晃动感[3,4]。部分病例可伴有视物时头部晃动或点头的表现,尤其是在集中注意力视物时,有时需要就此和点头痉挛综合征鉴别(spasmus nutans syndrome,SNS),一般来说,INS 的点头症状较少出现、点头幅度较大、且能被主动抑制,眼动检查可以很好鉴别两者[4]。

(二)融合功能缺陷性眼球震颤综合征(fusion maldevelopment nystagmus syndrome,FMNS)

既往称为显性 - 隐性眼球震颤。在幼年时期发病,患者在单眼遮盖时注视眼表现为眼震或眼震更明显,双眼注视时眼震消失或明显缓解。一般为双眼、共同性的水平眼震,快相指向注视眼、慢相指向遮盖眼,所以眼震方向取决于注视眼别。由于遮盖后眼震显现或加重,患者单眼视力显著低于双眼同时注视的视力。近年来,通过眼动检查的研究发现,纯粹的隐性眼球震颤很少见,多为显性 - 隐性眼球震颤,在遮盖单眼后眼球震颤更明显[4]。诊断隐性眼球震颤时,除了要仔细检查双眼于正前方注视时无眼震,也要仔细检查侧方注视时是否也没有眼震,只有这样,才能诊断为真正的隐性眼球震颤。

FMNS 一般均伴有显斜视或隐斜,双眼视功能改善后眼球震颤会减少,研究发现,斜视矫正后 FMNS 可显著减少。部分患者随年龄增长,其眼球震颤亦减轻。由于 Alexander 法则,即隐性眼球震颤在向注视眼(未遮盖眼)方向注视时更明显,向对侧眼注视时眼震减轻,因此,处于内转位时,注视眼的眼球震颤会减轻,视力亦由此提高,因此,部分 FMNS 患者利用其内转位眼注视,从而伴有代偿头位(图 12-2)。临床上有时不易和震颤阻滞综合征鉴别。

(三)震颤阻滞综合征(nystagmus blockage syndrome,NBS)

为一类特殊类型的先天性眼球震颤,患者伴有婴幼儿时期发生的内斜视、假性外展麻痹、注视眼处于内转位无明显眼球震颤,但向正前方和外转时冲动型眼球震颤显著加重。NBS 的发生,据认为是由于持续的利用集合运动抑制先天性眼球震颤,导致内直肌张力过高产生内斜视,内转眼震减轻后视力更好,因此患者利用内斜眼作为注视眼视物,从而伴有代偿头位,遮盖试验检查时可发现注视眼处于内转位。

NBS 患儿多在视远时出现内斜视,由于抑制 INS 导致内斜视,此时患者的眼球震颤幅度降低,或转变

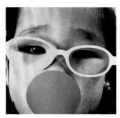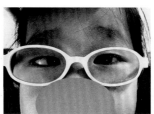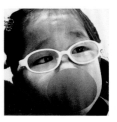

图 12-2　病例 1 患儿常保持正位(A),在集中注意力视物,尤其是注视远处目标时出现内斜视(B),并利用内斜视眼视物而呈现代偿头位(C)

为隐性眼球震颤,患者利用内斜视眼作为注视眼从而伴有代偿头位,部分患者具有正常双眼视者,可由于内斜视而诉有复视。

NBS 和 FMNS 伴有内斜视者在临床上不好鉴别,两者均在注视眼处于内转位时眼震减轻、利用内斜眼注视而导致代偿头位,且部分 NBS 抑制眼球震颤仅仅达到 FMNS 的状态。研究显示,通过眼动检查仪分析眼球震颤的波形可以较好地鉴别两者[4]。

三、眼球震颤的临床检查

眼球震颤的临床检查包括病史收集和一般情况检查、视功能评估和视力检查、屈光度检查、眼位和眼球运动检查及眼动检查[5]。通过临床检查评估患者是否伴有视力异常,是否伴有代偿头位,是否同时伴有斜视及注视眼别,评估是否需要进一步的神经系统检查。

1. **病史和一般检查**　通过病史了解眼球震颤是否为先天性或生后早期发生,还是后天获得性;同时需要了解患者的家族史、用药史和出生情况。询问病史和检查患者时尽量使其处于放松状态,以获得更真实的眼球震颤情况,同时留意其是否伴有代偿头位、是否伴有头部晃动等。眼部全面检查排除是否伴有器质性眼病,同时可利用裂隙灯显微镜和检眼镜检查,观察是否伴有隐性眼球震颤。

2. **视力检查**　眼球震颤患者可伴有隐性眼震的成分,因此双眼同时注视的视力和单眼分别注视的视力可有较大差距,检查视力时首先需要测量双眼同时注视时的视力,包括头正位及其代偿头位时的视力;然后分别测量单眼视力,测量时可将 +6~+8.0D 的镜片置于对侧眼前。

3. **眼球震颤检查**　眼球震颤的幅度、频率、快相方向、双眼对称性及集合运动对其影响均需要仔细评估。检查时需要分别遮盖单眼评估其眼球震颤是否改变,尤其要注意检查在各个注视方位时是否减轻或加重,另外,转动患者头位观察其眼球震颤频率和幅度也非常重要。

4. **代偿头位检查**　评估是否有代偿头位及其稳定性,对眼球震颤的治疗尤为重要。可通过观察患者集中注意力注视远处视标的头位,并连续观察 5~10 分钟,了解其代偿头位是否会存在周期性改变,需要注意核实观察到的代偿头位与患者及其家人所述的代偿头位是否一致。明确代偿头位后,在双眼前分别放置尖端指向视线方向的等量三棱镜,观察患者注视视标时的代偿头位是否改善,并调整三棱镜至其头位正常位置,此即为其扭转角。多数患者的扭转角为水平侧脸位,部分患者的扭转角可为下颌上抬、下收或头向左右肩倾斜。

屈光度检查时可在睫状肌麻痹时或小瞳孔时检影验光,不管患者是否伴有代偿头位,检影验光时均建议患者注视正前方时进行,对伴有明显代偿头位者,主觉验光时可以尝试其在代偿头位时的最佳矫正视力,检查时可在对侧眼前放置 +6~+8.0D 的镜片。

5. **斜视检查**　斜视检查同一般的斜视度检查,但三棱镜 + 交替遮盖检查有时不容易判断是否中和,此时可采用三棱镜 + 角膜映光法检查。另外,对伴有代偿头位的患者,判断在代偿头位时的注视眼别对手术设计非常重要,需要尤为注意、多次核实。

6. **眼动检查记录**　目前已有多种眼动检查设备快速、准确地记录眼球震颤的波形、频率、波幅,并能计算黄斑区注视时间以评估患眼视功能。

四、眼球震颤的诊断

根据病史、体征和临床症状,眼球震颤的诊断不难确立,在临床上对眼球震颤的诊断,首要的是评估患者为先天性眼球震颤,还是继发于系统性疾病的获得性眼球震颤;其次是评估眼球震颤为单纯的不伴有眼部器质性病变的先天性眼球震颤(运动缺陷型),还是伴有眼部异常的眼球震颤(知觉缺陷型)。通过眼动记录仪获取眼震波形是眼球震颤诊断和鉴别诊断的重要手段。

根据眼球震颤发生年龄、患儿出生情况、视力和眼球震颤特点、有无自觉症状、全身发育情况等,可以作为是否需要进行特殊的眼部和全身检查的依据(表 12-1)。眼部特殊检查包括眼电图、VEP 检查;全身检查包括神经系统评估和全身代谢发育评估检查,神经系统评估包括神经专科诊治、神经系统影像学检查、脑干诱发电位检查、脑电图检查;全身代谢发育评估包括:全身发育检查评估、遗传学检查评估甚至基因检测和代谢性疾病体液检查[5,6]。图 12-3 为参考的眼球震颤诊断流程图[2]。

表 12-1　需要特殊眼部检查和全身检查的提示

	不需要特殊眼部和全身检查	需要特殊眼部和全身检查
病史	眼球震颤首发于出生后 4~6 个月内	眼球震颤首发于出生 6~9 个月后
	无系统性疾病	有严重的系统性疾病
	无早产史、无宫内发育迟缓、正常生长发育要求	早产或异常生产;有宫内发育迟缓或生长发育迟缓
	无中毒和全身长期用药史	有中毒或全身长期用药史
症状	无视物晃动感、无眩晕等症状	有视物晃动感、有眩晕等症状
	无听力异常、平衡感异常表现	有听力丧失、平衡感异常症状
眼部体征	双眼视力基本正常	视力低下或视力低下的临床表现
	眼部结构正常	眼部结构异常(如黄斑缺损、视盘发育异常)
	有婴幼儿性眼球震颤或融合发育异常眼球震颤的典型眼动波形	眼球震颤为垂直性、双眼不对称等
全身情况	正常生长发育	发育迟缓或存在神经系统体征

五、眼球震颤的治疗

眼球震颤治疗目的在于提高患者视力、缓解震颤、纠正异常头位、改善患者生存质量。对于获得性眼球震颤,需要神经系统和全身的检查和治疗,以治疗原发病、缓解眼球震颤导致的视物晃动感;对于伴有先天性白内障等眼病病变的眼球震颤,手术治疗白内障、恢复清晰屈光间质、获得良好的视网膜成像是眼球震颤治疗的基础。一般的先天性眼球震颤治疗手段包括两个方面:针对中枢的治疗手段和针对周围系统的治疗手段;中枢治疗手段通过药物抑制脑干促发的眼球震颤信号;针对周围系统的治疗手段包括药物性、光学和手术治疗手段,这些手段不影响患者脑干眼震控制系统的信号;另外,改善患者视功能从而改变传入系统信号,以影响眼球震颤,如眼球震颤的配镜治疗、先天性眼底病的基因治疗等[7-9]。

另外,诊治眼球震颤者,尤其是年幼者,治疗过程中要注重视功能的发育,如幼儿伴有代偿头位的眼球震颤者,在手术矫正其代偿头位前,可以允许甚至鼓励其利用代偿头位视物,以利于其获得较好的视力而有助于幼儿的视功能发育。

1. 药物治疗　药物治疗的目的是抑制眼球震颤、提高视功能而不影响正常的眼球运动。表 12-2 为目前可用的一些治疗眼球震颤的药物。

另外,也有报道使用肉毒杆菌毒素注射入眼外肌以稳定眼球震颤、减轻患者视物晃动感,但需要重复注射、存在复视和上睑下垂的缺点,临床较少应用[3]。

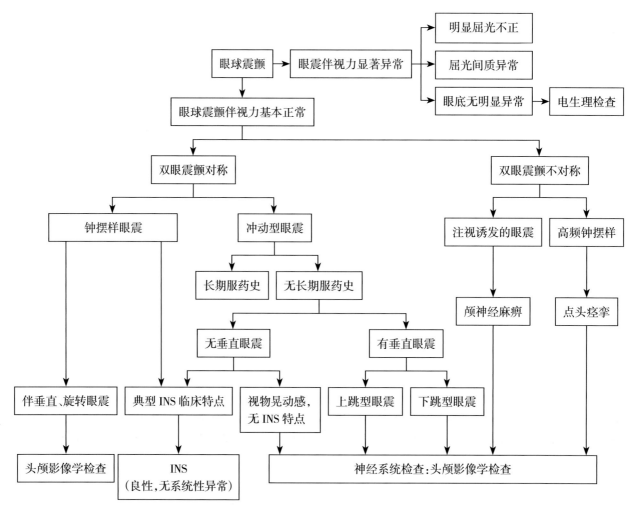

图 12-3 眼球震颤诊断流程图(引自 Hertle RW. Nystagmus and ocular oscillations in infancy and childhood//Wright KW,Spiegel PH,Thompson LS. Handbook of Pediatric Neuro-Ophthalmology,2006,Springer Science+Business Media,Inc.)

表 12-2 眼球震颤的治疗药物

震颤类型	药物	主要副作用
INS	加巴喷丁(gabapentin),300~600mg,qid	嗜睡、眩晕、共济失调和疲劳
	美金刚胺(memantine),10mg,qid	头晕、头痛、眩晕、嗜睡和便秘
	乙酰唑胺(acetazolamide),250~1 000mg,bid	肢端感觉异常、味觉改变、耳鸣
	布林佐胺滴眼液(1%brinzolamide),bid	同乙酰唑胺
下跳型眼震(downbeat nystagmus)	4- 氨基比林(4-aminopyridine),5~10mg,tid	失眠、头晕、头痛、感觉异常
	氯硝西泮(clonazepam),0.5~1mg,bid	嗜睡、抑郁、记忆力减弱
上跳型眼球震颤(upbeat nystagmus)	美金刚胺(memantine),10mg,qid	头晕、头痛、眩晕、嗜睡和便秘
	4- 氨基比林(4-aminopyridine),5~10mg,tid	失眠、头晕、头痛、感觉异常
	巴氯芬(baclofen),5~10mg,tid	嗜睡、眩晕和疲劳
旋转性眼球震颤(torsional nystagmus)	加巴喷丁(gabapentin),300mg,qid	嗜睡、眩晕、共济失调和疲劳
周期性眼震(periodic alternating nystagmus)	巴氯芬(baclofen),5~10mg,tid	嗜睡、眩晕和疲劳
	美金刚胺(memantine),5~10mg,qid	头晕、头痛、眩晕、嗜睡和便秘

续表

震颤类型	药物	主要副作用
继发于多发性硬化的获得性钟摆样眼震（acquired pendular nystagmus in MS）	加巴喷丁（gabapentin），300mg，qid	嗜睡、眩晕、共济失调和疲劳
	美金刚胺（memantine），10mg，qid	头晕、头痛、眩晕、嗜睡和便秘
继发于眼 - 颚震颤的获得性钟摆样眼震（acquired pendular nystagmus in OPT）	加巴喷丁（gabapentin），300mg，qid	嗜睡、眩晕、共济失调和疲劳
	美金刚胺（memantine），10mg，qid	头晕、头痛、眩晕、嗜睡和便秘
	苯海索（trihexyphenidyl），5~20mg，tid	抗胆碱能副作用：口干、视物模糊、尿潴留

引自：Thurtell MJ，Leigh RL. Treatment of Nystagmus. Current Treatment Options in Neurology，2012，14：60-72.

2. 光学治疗　包括屈光不正矫正和三棱镜；矫正屈光不正对患者的视力有帮助，对没有中间带的患者有时会采取过矫近视、欠矫远视以期能促进其调节性集合功能，抑制眼球震颤；角膜接触镜能抑制眼球震颤、改善屈光矫正效果，提高患者视觉质量。三棱镜的使用包括利用三棱镜激发集合功能，以抑制眼球震颤、改善视功能，或通过三棱镜转移视野、纠正代偿头位。针对前者为适用于没有中间带、具有双眼视功能的眼球震颤患者，双眼前各置 6~7 棱镜度的底向外三棱镜联合 –1.0D 球镜（补偿诱发的调节）；针对后者则适用于有中间带的患者，三棱镜尖端指向中间带眼位，双眼前各置合适的三棱镜至代偿头位纠正，临床可以使用压贴三棱镜。三棱镜存在色散、周边视物变形和视力轻度下降的缺点。

3. 手术治疗　眼球震颤的手术治疗主要适用于有中间带伴有异常代偿头位的患者，通过手术将中间带转移到正前方视野，以改善和纠正异常头位；目前临床上也有尝试对没有中间带的患者通过切断 + 再缝合眼外肌肌腱以影响眼外肌的本体感受器信息，据研究表明，能一定程度抑制眼球震颤、改善患者视功能和提高生存质量[9]。

（1）转移中间带的手术：常用的为改良 Anderson-Kestenbaum 手术，经典术式为 5，6，7，8；即中间带为外转眼的外直肌后退 7+ 内直肌缩短 6，中间带为内转眼的内直肌后退 5+ 外直肌缩短 8，可用于矫正大约 30 度（50~55 棱镜）的异常头位，对其他度数的扭转角，可以适当增减手术量，如超过 35 度的扭转角可以各增加 1mm 的手术量，而对于 20~25 度扭转角者，可以各减少 1mm 的手术量。

（2）伴有下颌下收的眼球震颤者：这些患者在上转位时眼球震颤程度更轻、上方注视时视力更好，经连续观察至少 5~10 分钟后其代偿头位无变化，排除周期性眼球震颤者，手术可选择双眼下斜肌切断 + 双眼上直肌后退（5mm）；若伴有水平斜视者，则可同时行水平直肌的后退 / 缩短。

（3）伴有下颌上抬的眼球震颤者：这些患者在下转位时眼球震颤程度更轻、下方注视时视力更好，经连续观察至少 5~10 分钟后其代偿头位无变化，排除周期性眼球震颤者，手术可选择双眼上斜肌断腱 + 双眼下直肌后退（5mm）；若伴有水平斜视者，则可同时行水平直肌的后退 / 缩短。

（4）伴有头位倾斜的眼球震颤者：这些患者在头位倾斜时（眼球旋转性震颤）眼球震颤程度更轻、视力更好，经连续观察至少 5~10 分钟后其代偿头位无变化，排除周期性眼球震颤者，同时需要排除代偿垂直斜视的头位倾斜（部分患者伴有垂直斜视时，头向低位眼肩膀倾斜）；手术可水平移位垂直直肌一个肌止端宽度。手术时将眼球向倾斜侧旋转，如头向右肩倾斜时，则右眼上直肌鼻侧移位、下直肌颞侧移位，左眼上直肌颞侧移位、下直肌鼻侧移位。

（5）眼球震颤同时伴有斜视者：如无异常头位，则按照常规的斜视矫正手术治疗斜视，同时可将未手术的水平直肌肌腱切断 + 再缝合，以一定程度抑制眼球震颤。有学者建议手术后目标眼位处于 10PD 左右的外隐斜更好，利于激发融合性集合以抑制眼球震颤。

（6）眼球震颤伴有代偿头位并水平斜视者：需要排除震颤阻滞综合征；术前需要明确注视眼，尤其是在代偿头位（中间带）时的注视眼别，通过代偿头位时注视眼别的扭转角手术量矫正异常头位，对侧眼手术量为斜视度数 + 扭转角的。如病例 2（图 12-4）所示。

（7）眼球震颤异常头位伴有垂直斜视者：经连续观察至少 5~10 分钟后其代偿头位无变化，排除周期

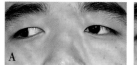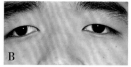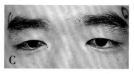

图 12-4　病例 2 中间带为右前方,在中间带时的注视眼为左眼,此时若扭转角为 20PD(A);正前方注视时显示右眼外斜视,若外斜视为 45PD(B);则手术时左眼手术量为扭转角的矫正量:内直肌后退 5.5mm;而右眼手术量则为扭转角量 + 外斜视的手术量(20PD+45PD):外直肌后退 8.5+ 内直肌缩短 7.5。术后 1 天时斜视和代偿头位均矫正(C)

性眼球震颤,单眼遮盖试验明确垂直斜视对异常头位有影响者,可在手术矫正代偿头位时同时矫正垂直斜视。如病例 3(图 12-5)所示:

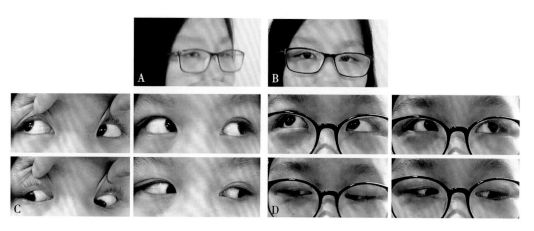

图 12-5　病例 3 术前伴有侧脸视物且合并头轻向左肩倾斜(A,B),眼球运动显示右眼下直肌功能不足(C);手术时行左眼内直肌后退 5mm+ 外直肌缩短 8mm;右眼外直肌后退 7mm+ 下转位 + 内直肌缩短 6mm,术后侧脸和头位倾斜现象均矫正,眼球运动协调(D)

4. 其他治疗　既往研究显示针灸胸锁乳突肌的起点和止点的穴位(天鼎穴、完骨穴)并给予电刺激能显著抑制眼球震颤、改善黄斑区注视能力、提高视力[7]。生物刺激反馈(biofeedback)疗法,包括声音刺激、额部刺激等方法,据信有部分改善视功能效果[8];然而尚缺乏充分的临床数据验证。

(余新平)

参 考 文 献

1. Khanna S,Dell'Osso LF. The Diagnosis and Treatment of Infantile Nystagmus Syndrome(INS). The Scientific World JOURNAL,2006,6:1385-1397.

2. Hertle RW. Nystagmus and ocular oscillations in infancy and childhood//Wright KW,Spiegel PH,Thompson LS. Handbook of Pediatric Neuro-Ophthalmology,2006,Springer New York.

3. Thurtell MJ,Leigh RL. Treatment of Nystagmus. Current Treatment Options in Neurology,2012,14:60-72.

4. Hertle RW,Dell'Osso LF. Nystagmus in infancy and childhood. Oxford University Press,2013.

5. Hertle RW. Examination and refractive management of patients with nystagmus. Survey of Ophthalmology,2000,45(3):215-223.

6. Nystagmus. IN Binocular Vision and Ocular Motility:theory and management of strabismus//Von Noorden GK. Campos EC. 6th edition. Mosby,Inc,2002.

7. Sharma P,Tandon R,Kumar S,et al. Reduction of congenital nystagmus amplitude with auditory biofeedback. J AAPOS,2000,4: 287-290.

8. Blekher T, Yamada T, Yee RD,et al. Effects of acupuncture on foveation characteristics in congenital nystagmus. British Journal of Ophthalmology,1998,82:115-120.

9. Wang ZL.Dell'Osso LF. A Review of the tenotomy nystagmus surgery:origin,mechanism,and general efficacy. Neuro-Ophthalmology,2007,31:157-165.

第三篇

斜视的非手术治疗

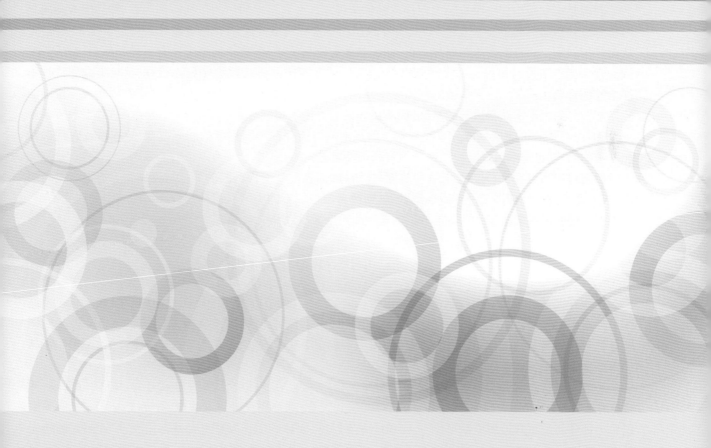

第十三章

斜视的配镜治疗

斜视是指双眼中任一眼视轴出现偏离的临床现象。引起斜视的原因包括解剖因素、神经因素和屈光因素等。双眼眼外肌的神经支配异常、眼外肌运动异常或机械性限制均有可能导致双眼单视无法维持，从而产生斜视。斜视的发生与屈光不正、屈光参差有密切关系，多数斜视患者伴有不同类型的屈光不正。例如常见的调节性内斜视与远视密切相关。因此，对斜视患儿进行视力和屈光检查、及时验光配镜是斜视治疗的首要步骤之一。大多数斜视需要手术治疗，但手术的成功与正确的验光配镜密切相关。正确的验光配镜是斜视手术获得成功的基础，而不正确的验光配镜可能导致术后斜视的复发。通过手术矫正斜视，术后患者仍有可能恢复部分双眼视觉。斜视术后可能存在不同程度的屈光改变，故术后及时把握验光配镜的时机，也是术后双眼视觉恢复的有利条件之一。

斜视可以通过完全（足度）、低度和过度（过矫）的屈光配镜使视网膜的成像从模糊变为清晰而提高视力，或者通过改变调节以增加或减弱集合，从而改善眼位。不同类型斜视往往合并不同类型的屈光不正，需根据斜视的类型来确定屈光不正矫正的最终配镜度数。

第一节 内斜视的配镜原则

是否存在调节因素对内斜视的诊断和治疗至为重要。调节因素指的是屈光性调节因素和非屈光性调节因素。屈光性调节性内斜视与远视相关，由于远视，为了看清物像，双眼需要过多的调节。过多的调节导致过多的调节性集合，从而造成眼位内斜。多数在 2~3 岁发病，且多为中度远视（+4.0~+6.0D），AC/A 比率正常，远近距离内斜度相近。

小儿屈光状态和调节功能随生长发育而发展变化，婴儿在出生时大多数为 +2.0~+4.0D 的远视眼，并且存在有 +1.0~+2.0D 的顺规散光。随着眼球的生长发育，远视屈光度逐渐减少，散光度亦逐渐降低，4 岁以后大部分的儿童其远视度数可低于 +2.0D。8 岁以后，眼球的生长发育已经基本完成，接近成人的屈光状态。所有小儿斜视患者，在初次就诊时就应该严格给予睫状肌麻痹散瞳验光，检查双眼的屈光状态，及时矫正屈光异常。远视儿童往往具有较强的调节，常规的插片验光或电脑验光无法验出其所有的度数，必须使用较强的睫状肌麻痹剂才能验出所有的远视度数。阿托品是目前睫状肌麻痹作用最强的药物，可以有效减少验光中调节的影响。一般给予 1% 硫酸阿托品凝胶（或眼膏）点双眼，每天 1~2 次，连续 3 天，充分给予睫状肌麻痹后再行视网膜检影验光，3 周后复查验光试镜。为避免阿托品中毒，每次只能使用少量的阿托品眼膏，不宜使用阿托品眼液。阿托品起效缓慢，持续时间长，易引起畏光及视物模糊等不良反应,影响儿童的日常生活和学习。环戊通是一种强效胆碱酯酶抑制剂,具有作用强、起效快、后续作用短的特点,在国外应用广泛,是儿童检影验光的一线用药。少数小儿在使用环戊通后发生过敏反应、诱发癫痫和发生幻听、幻视、躁狂等神经系统症状。因此对有癫痫、脑瘫或神经系统疾病病史的儿童不使用环戊通眼液,且滴药后立即闭眼按压泪囊区,以减少药物的体内吸收,避免不良反应。在远视儿童,环戊通的睫状肌麻痹效果仍弱于阿托品眼用凝胶。大于 12 岁的患者,由于调节力减低,可用托吡卡胺眼液快速散瞳。

对于内斜视的患者,临床上我们很难在患者戴镜前确定其是调节性或非调节性。因此,适当的配镜方案对内斜视的诊治至关重要。

1. 屈光状态为远视性屈光不正 总原则是首先需要充分矫正其所有的远视,即充分睫状肌麻痹散瞳验光的远视度数为最后配镜的度数(足度)。在具体实践中,低度远视(≤+3.0D)者可以足度矫正或过矫 +0.50~1.0D,过矫镜一般不超过半年;中度远视(+3.0~+6.0D)进行足度矫正;高度远视者(>+6.0D)由于难以耐受,可以采用逐渐递增法,即首次给予 3/4 的远视度,3 个月后如果眼位已经矫正,则不再增加眼镜度数。如果仍旧内斜,则逐渐增加屈光度数,直至调整至足度或近足度。也有耐受性好的一次给足度数。对于初次配镜的患者,为了提高其对远视镜的耐受性,可在散瞳剂作用消失前戴完全矫正眼镜,或在开始戴完全矫正眼镜时,再使用一次阿托品。内斜视配镜的处方原则是保证眼位不出现斜视为主。大多数患者在戴镜 3 个月左右内斜视可消失,但应继续戴镜,定期检查视力及眼位变化。初次戴镜后每 3 个月随访 1 次。坚持每半年到 1 年重新验光,直至 15 岁。少数患儿原来配戴足度远视眼镜可以完全矫正眼位,经过一段时间后无法再完全矫正,发生眼位回退。颜建华等观察 137 例屈光性调节性内斜视的患儿,经散瞳验光后,远视给予配镜矫正,平均随访 7 年后,有 23 例发生眼位回退,眼位回退发生率约 16.8%,与国外的报道类似[1]。远视的矫正时间晚且双眼视觉功能不良的患儿更容易发生眼位的回退。所以,该类型的斜视患儿最佳验光矫正年龄为 2~3 岁,戴镜正位后,在保证不内斜的基础上,每年可适当减少 +0.5~+1.5D 的远视度数。内斜视的屈光状态为复合远视散光时,足度矫正散光,远视矫正按上述原则配镜。

2. 屈光状态为近视性屈光不正 以获得最佳矫正视力的最低度数为宜。

内斜视患者如戴镜后内斜视度数可以完全矫正,则无须手术。如戴镜 1 年眼位无显著变化,则必须重新考虑配镜处方,应以提高视力为原则。如果戴足度镜 1 年或过矫镜半年,斜视度恒定不变,则可以考虑手术治疗斜视。

部分调节性内斜视指睫状肌麻痹散瞳验光配戴全矫正远视镜后,患者内斜视角度有所改善,改变量在 10△ 以上,但仍存在大于 10△ 的内斜视。该类斜视发病率较高,占共同性内斜视的 46% 左右,多合并轻度或中度远视。首先应给予阿托品睫状肌麻痹验光后,足度矫正远视配镜。屈光参差大时患者配戴框架镜困难,有条件的 8 岁以上儿童可配角膜接触镜,必要时行准分子激光或人工晶状体植入。在戴足度镜 1 年后仍存在明显的内斜,可予以手术矫正,术后仍需继续戴镜。

非屈光性调节性内斜视临床上好发 2~5 岁小儿,AC/A 比值高,常在 6 以上。双眼视力接近或正常,屈光度常常为 +1.0~+3.0D,可为正视眼,甚至近视。看近的内斜视度大于看远的内斜视度,有时看远甚至正位。给予足度镜时看近依然内斜。此类患者应首选双焦眼镜或渐进多焦眼镜治疗。双焦眼镜的同一个镜片分为上、下两部分,看远处物体的时候利用镜片的上半部分,看近时用镜片的下半部分。多焦渐进镜具有视觉的连续性,无跳像,调节自然、美观,使用方便。宽阔的近用区、清晰的远用区以及较短的中间区更适合于儿童随意用各种姿势视物。患者应使用阿托品散瞳行检影验光后,按检影验光的度数配镜。看远的镜片应矫正全部远视,看近的镜片在其基础上加 +2.5~+3.0D。屈光矫正后以看近时为内隐斜为宜。戴镜 3~4 个月后 AC/A 比值开始下降,通常是戴镜下的比值先下降至正常,裸眼的 AC/A 比值随后下降。患儿 5 岁后可以逐渐减少双焦眼镜中看近镜片度数,每半年重新散瞳验光 1 次。根据验光结果及眼位检查结果,可逐次减少 +0.5~+1.0D 给予重新配镜。患者戴镜后应定期复查,注意远视性屈光不正度的变化,如远视性屈光度增加,增加镜片度数后仍不能矫正内斜需要行手术治疗。

非调节性内斜视患者也会有不同程度的屈光异常,此类患者的内斜角度与屈光因素无关。对于此类斜视患者的配镜应以获得最佳矫正视力为准则。戴镜半年至 1 年,斜视度恒定不变,则可以考虑手术治疗。

第二节 外斜视的配镜原则

外斜视可以在任何年龄发病,发生在幼儿早期的通常是间歇性的,患儿对光敏感而喜闭上斜视眼。一般人眼在看近时调节与集合是联动的,产生多少调节则会伴有多少相应的集合。部分中低度近视患者不愿配戴矫正眼镜,或在近处视物时不戴眼镜,因看近时不需要动用调节,眼睛相应地放弃集合,容易形成外斜视。刘虎等对南京地区 5 831 名儿童的流行病学调查发现,外斜视与近视有关[2]。7 个基于人群的研究,涉及 23 541 名研究对象的 Meta 分析显示,近视是共同性外斜视的危险因素[3]。伴有近视的外斜视患者,配镜矫正很有必要,尤其手术矫正斜视后,如近视未得到配镜矫正,外斜视容易回退。患有外斜视风险的人早期发现和矫正屈光不正可以减少外斜视的发生。8 岁以上的儿童散瞳验光可采用环戊通或复方托吡卡胺眼液,于验光前 0.5 小时点双眼 3 次,检影验光后 1 天需复查验光,决定最终的屈光矫正度数。

1. 屈光状态为近视性屈光不正 近视与外斜视有关系,但没有内斜与远视那样关系密切。近视矫正眼镜可以一定程度上改善外斜视。不过,外斜视患者的配镜目的主要是获得较好的视力,以获得最佳矫正视力的足度矫正为宜。戴镜半年至 1 年,斜视度数恒定不变,则可以考虑手术治疗。

2. 屈光状态为远视性屈光不正 ≤+3D 的远视患者,如果戴镜与不戴镜视力相差一样,可以不需要矫正。>+3D 远视患者,以获得最佳矫正视力的最低度数为宜。戴镜 2 个月至半年,斜视度恒定不变,则可以考虑手术治疗。

间歇性外斜视配戴近视镜后,可以增加调节性集合使斜视度减少。对于间歇性外斜视的患者,早期戴镜和正位视训练可以增加间歇性外斜视的控制力,改善双眼视觉功能。可以过矫 −1.0~−2.0D,进行负镜片过矫治疗,以增强对眼位偏斜的控制。底向内的三棱镜有助于双眼单视的维持,对≤20△外斜较佳。

对于间歇性外斜视合并调节性内斜视的患者,患者斜视度时常变化,有时内斜,有时外斜。多在 2 岁以前发病,最早出现外斜,2~3 岁才出现内斜。患者常伴有中、高度远视,AC/A 比率正常或低于正常。此外,患者的斜视度变化大,常因看物体的距离不同及检查用的视标不同而表现内斜或外斜或正位。患者先配远视镜以矫正其内斜视,中高度远视可低配 +1.0~+2.0D,内斜矫正后,按照外斜视处理。对外斜视不要急于手术,如果外斜出现的频率高及双眼视觉功能受损才考虑外斜视矫正。

第三节 隐斜视的配镜原则

隐斜是一种潜在性眼位偏斜,能在融合控制下保持双眼单视。部分隐斜视患者伴有眼痛、视物模糊、复视、串行、阅读困难等视疲劳症状,严重者还会产生头痛、恶心、呕吐等症状。充分的光学矫正能消除或大大减轻不适症状。对于有症状者,首先要矫正屈光不正,其次是正位视训练,最后才考虑手术。

1. 内隐斜视 无症状者无须治疗。有症状者如为远视,低中度远视给予充分矫正;高度远视首先低矫,以后逐渐增加度数,每次增加不超过 +1.0D,达到缓解症状为宜。如为近视,应该给予获得最佳矫正视力的最低矫正度数为宜。对一些非调节性内隐斜或症状明显的老年人,可给予三棱镜矫正,只矫正内隐斜的 1/3~1/2。如果有屈光参差,仍有双眼单视功能,以给予既能维持正常双眼单视功能又能达到清晰的远视力度数为准;已丧失了双眼单视功能者,则不必完全矫正。如患者虽无远视,但 AC/A 比率偏高,则需戴双光眼镜,看远用平光,看近配戴正镜片。

2. 外隐斜视 无症状者无须治疗。如合并近视或散光,均需足度矫正。如为远视,则尽量低矫。对于一些年龄大,合并有高度、中度远视患者,需给予三棱镜。一般而言,三棱镜度数以解除症状为标准,隐斜度改变不超过原来的 1/3~1/4。

3. 垂直隐斜视 是指双眼视轴上下位置关系的偏斜,这种隐斜视由于双眼垂直方向的眼外肌解剖位置异常或肌力不平衡所致,主要影响的肌肉是上下直肌,或上下斜肌。垂直隐斜比水平隐斜的症状要重,主要是因为垂直方向的融合储备力小,较小的眼位偏斜即可引起较明显的症状。垂直隐斜度稍大就会难以克服,而变成"显性斜视"。垂直隐斜量如果在 $2^{\triangle}$ 以内,如无明显的症状,可以不矫正。如果超过 $2^{\triangle}$,有明显的症状,必须矫正。三棱镜对垂直性隐斜的最大矫正度数在 $10^{\triangle}$ 以内。垂直隐斜的矫正量,基本上矫正其垂直隐斜度的 2/3 左右,同时需参考几个有关因素:其一,分析麻痹肌的类型,麻痹肌为下转肌(下直肌或上斜肌)时多矫,麻痹肌为上转肌(上直肌或下斜肌)时少矫,因为人的主要视线方向为正前方和向下两个方向;其二,比较远距离和近距离隐斜度哪个更多,近距离比远距离隐斜度更多则多矫,反之则少矫,因为只有这样近距离阅读时才不会疲劳。如果有垂直隐斜,又有水平隐斜,则首先必须矫正垂直隐斜,而且应矫正充足。当垂直隐斜矫正后,水平隐斜会得到改善,因为垂直隐斜的矫正会给水平向的肌力平衡以更大的活动空间;反之,如果只作水平隐斜的矫正,矫正肯定会失败。

4. **旋转隐斜视**　指双眼不自主以眼的前后轴为旋转中心进行旋转,因而使眼的垂直子午线偏离正常位置。起因一为垂直眼外肌功能过强或不足,二为光学因素。此类患者大多具有不同程度的散光。散光的主轴既不水平也不垂直,患者在看垂直或水平线条时,视网膜成像向最大散光子午线方向倾斜,患者必须把眼球旋转一定的角度才能把物像恢复原有位置。对于患者的散光应给予充分矫正。同时可以改变其散光轴位,加一个适当的圆柱镜片,使视网膜物像倾斜,上、下斜肌产生旋转运动以平衡解剖异常所致的旋转性隐斜。一般添加圆柱镜度数不超过 0.5D,物像倾斜总向着角膜最大弧度径线的方向。伴随垂直隐斜的患者,必须在充分矫正垂直隐斜的基础上再矫正旋转隐斜。

总之,隐斜视患者大多数无症状,只有在出现明显的视疲劳症状时才给予矫正。对于有症状者通过正确的配镜往往能改善。对于敏感者,则需注意其视觉心理健康,对患者耐心解释沟通,定期随访。通过调换工作环境、改善体质,增强战胜疾病的信心。

第四节　斜视矫正术后的配镜原则

斜视手术的目标不仅为改善眼位和外观,更应力争恢复双眼单视功能。斜视手术对术眼的屈光状态造成一定程度的影响,术后应该注意有无屈光方面的变化。眼外肌手术后由于眼睑、结膜充血水肿,眼外肌止端改变后对巩膜壁压力或牵拉力发生改变,手术切口的愈合过程,眼外肌在巩膜壁的附着过程等一系列复杂原因,均会对术眼的屈光状态造成一定程度的影响,尤其角膜曲率变化造成的散光。许多国内外学者均报道过他们对不同年龄、不同类型的斜视患者实施不同手术方式后眼屈光状态的动态观察。大部分患者术后均产生不同程度的屈光改变,但其改变多为短期的变化,随着时间推移渐渐消退。

斜视矫正术后眼位变化受多种因素影响,其中术后早期屈光矫正是重要因素之一。特别对于部分调节性内斜视患者,术后的屈光矫正对维持患者眼位、恢复双眼视觉功能尤为重要。无论是外斜视还是内斜视,术后屈光矫正有利于改善视力和调整眼位。斜视手术对屈光状态的影响与手术伤口恢复有关。伤口恢复时间为 1~2 个月,其再配镜时间宜选择术后 2 个月,最迟不应超过 4 个月。我们建议术前存在屈光不正的患者,如果手术后矫正视力没有下降,则继续配戴原有眼镜;如果术后矫正视力下降,则宜尽早行验光检查,根据验光及术后斜视矫正结果给予配镜。特别对于部分调节性内斜视患者,应根据手术后的眼位改变,适当提早首次验光的时间,根据眼位变化进行屈光度调整:术后眼位稍呈过矫,远视屈光度给予低矫。术后眼位欠矫,给予远视足矫,甚至过矫 +0.50~+1.00DS 为宜。

第五节　角膜接触镜的应用

斜视患者的屈光矫正通常采用传统的框架眼镜,但对于特殊的患者,如屈光参差、高度散光以及幼儿术后无晶状体眼,使用框架镜矫正时,由于其放大率和本身的光学质量局限,会引起视网膜成像的大小明显不等,大脑皮质选择性地抑制模糊像,从而影响患者双眼视觉的形成。此类斜视患者的框架眼镜往往存在棱镜效应和有关的中心定位问题。另外由于双眼物像不等,可使患者产生头晕、视物变形等症状,严重者甚至诱发呕吐。因此,此类患者对框架眼镜的耐受性和依从性较差。角膜接触镜与框架眼镜相比具有其独特的优越性。角膜接触镜可改变角膜前表面的屈折力,物像放大率作用小,无球面差,镜片的光学性能佳,能提供优秀的像质,在视网膜上形成尽可能清晰的物像。配戴角膜接触镜所需要的调节更少,能最大限度减少屈光不正、调节不足等对视功能的影响。患者双眼之间的视网膜像大小差异很小,配戴后视物的舒适性和持久性大为提高,双眼视觉功能能够较好地建立。

角膜接触镜分为软性角膜接触镜和硬性高透氧性角膜接触镜(rigidgas permeable contact lens,RGP)。软性角膜接触镜的缺点是透气性差,长期配戴时容易对眼表正常结构及生理功能产生影响,从而引发角膜上皮损伤、干眼和慢性角膜炎等并发症。基于以上不足,目前临床上多采用 RGP 进行屈光矫正。RGP 质地较硬的材料特性,在配戴时通过较好地维持镜片自身形状,形成镜片 - 泪液 - 角膜 - 房水这一新的光学系统,发挥泪液透镜效应,能矫正绝大部分的角膜散光。散光大于 2.00D 或不规则散光难以矫正者均能适应并感觉舒适。角膜接触镜的验配需注意适应证和禁忌证,同时注意接触镜使用的护理教育,定期复查,避免出现并发症。

第六节 三棱镜的应用

三棱镜可以通过折射改变光线的方向,使原本偏离的物像均落于双眼的黄斑,有利于形成正常视网膜对应,消除抑制,重新建立或者维持双眼单视功能。三棱镜分为传统棱镜及压贴棱镜。压贴棱镜无论其度数大小,镜片的厚度只有 1mm,同时具有清晰度高、轻、物像扭曲现象少、操作简便、易更换等优点,最大配戴度数可达 $40^\triangle$。不过,临床多采用 $20^\triangle$ 以下的三棱镜以减少变形。三棱镜的应用范围较广,可用于不适合或不愿意手术的斜视患者,麻痹性斜视伴有复视或代偿头位的患者,小度数偏斜而具有同时视的患者,斜视矫正术后欠矫或过矫,先天性眼球震颤引起的代偿头位,DVD 单眼上漂现象以及成人视疲劳等。然而,配戴三棱镜可导致一定程度的视敏度下降,影响美观、视物变形和色散等。

在验配三棱镜时,首先给患者检影验光,在患者原有屈光度数的基础上试戴三棱镜。一般按患者实际检查三棱镜度数的三分之一开始试镜,将三棱镜度数平均分配至双眼。或者统筹安排,直至患者症状消失或明显改善,再决定处方。三棱镜尖指向该眼偏斜方向。

1. **内斜视** 三棱镜可用于 $10^\triangle$~$30^\triangle$ 内斜视的患者,可以使用底向外棱镜中和偏斜角。内斜视手术后小度数过矫或欠矫、立体视功能较差或者不能或暂时不宜施行手术的内斜视,可先试用压贴三棱镜,让患者建立一定的双眼单视功能后再行斜视手术。

2. **外斜视** 对于小度数外斜视患者可以使用底向内棱镜中和外斜,维持融合控制。不过,配戴三棱镜并不能增加患者的集合功能和融合力。相反,过久使用可能导致融合性集合幅度减小,加重集合功能不足。斜视矫正术后欠矫或过矫也可使用三棱镜矫正。有时候,斜视矫正术后外观很好,但部分患者主觉复视难以耐受,也可给予压贴三棱镜消除复视。

3. **麻痹性斜视** 该类患者常由于眼位偏斜引起复视,产生视觉紊乱、代偿头位,影响工作和生活。当斜视度小于 15°时,可以考虑三棱镜矫正,缓解复视、视混淆及改善代偿头位。尽量矫正患者正前方及正下方的复视。如三棱镜无法解决复视,可以遮盖单眼、戴不透明镜片或遮盖接触镜等。

4. **先天性眼球震颤** 先天性眼球震颤常伴有偏中线静止眼位和代偿头位等,可以通过手术或三棱镜治疗,改善患者代偿头位。

斜视对双眼视觉功能的发育影响重大。如果屈光不正在早期没有得到正确的矫正,将严重影响眼位偏斜角度,双眼视觉功能的发育和弱视的治疗效果等。很多患者,尤其是未成年人及其家长对散瞳和验光配镜依从性差,这需要我们耐心解释,详细阐述验光配镜在斜视矫正过程中的意义。随着近些年视光科学的高速发展,我们还可以针对患者的年龄及双眼情况,选择角膜塑形镜、眼内镜、准分子或飞秒激光屈光矫正术等屈光矫正方式。重视斜视患者的屈光状态,早发现、早诊治,采用个性化的治疗才能让每个患者达到最佳双眼视觉功能。

(邱 璇)

参 考 文 献

1. 颜建华,王亦敏,陈国策,等.屈光性调节性内斜视长期疗效观察.中国实用眼科杂志,1993(2):98-100.
2. Zhu H,Yu J J,Yu R B,et al. Correction:Association between Childhood Strabismus and Refractive Error in Chinese Preschool Children. Plos One,2015,10(3):e0120720.
3. Tang S M,Chan R Y T,Lin S B,et al. Refractive Errors and Concomitant Strabismus:A Systematic Review and Meta-analysis. Scientific Reports,2016,6:35177.

第十四章

斜视的正位视训练

第一节　概　　述

　　正常双眼视觉的建立需要有正常的知觉性双眼视觉和运动性双眼视觉,正常的知觉性双眼视觉需要双眼和视觉中枢感知到一样的物体,包括大小、颜色、形状、方向,且在中枢能够正常融像和合成视差信息;正常的运动性双眼视觉需要正常的集合、分开、扫视等双眼运动功能。斜视导致的双眼视觉异常,在中枢视觉发育成熟前(大约 8 岁),常常会因为视觉中枢的代偿作用,形成弱视、视觉抑制、异常视网膜对应等代偿性的异常,也会发生融合和分开功能破坏等双眼视觉异常;而如果发生在中枢视觉发育成熟后,则常常会发生调节、融合和分开功能破坏等而导致双眼视觉异常。

　　斜视性双眼视觉异常包括显性斜视的双眼视觉异常和非显性斜视的双眼视觉异常。光学矫正和手术是显性斜视治疗的主要治疗手段,视觉训练主要是对斜视手术前后和小角度斜视的双眼视觉功能恢复有较大的帮助作用;而非显性斜视双眼视觉异常则主要包括各类调节问题和隐性斜视,对于这类双眼视觉异常,光学矫正和视觉训练为其主要的治疗手段和方法,对于改善非斜视双眼视觉异常引起的视觉和相关症状有较大的意义。本文笔者将就这两类异常的分类、诊断和处理做一详细介绍。

第二节　斜视视觉训练的适应证

　　非显性斜视双眼视觉异常在各个年龄阶段的表现意义不同,在 6 岁前的儿童中,隐性的斜视会对弱视的发生发展起到一定的作用(详见弱视章节);在 7~18 岁的青少年中,除了视疲劳的症状外,调节和集合的异常更主要是会导致近视的发生和加深;而在 18 岁后的成年患者,非显性斜视双眼视觉异常主要是会引起视疲劳相关的症状,严重者甚至会导致神经官能症。因此,针对视疲劳患者,视觉训练的主要目的在于缓解视疲劳症状;针对青少年近视患者,视觉训练的主要目的除了缓解视疲劳症状,更在于防控近视发生发展;而针对弱视患者,视觉训练的主要目的在于建立正常的单眼和双眼视觉。

　　非显性斜视双眼视觉异常进行视觉训练的适应证如下:

　　1. 非斜视性双眼视功能异常伴有明显的视疲劳症状,如视物模糊、视物不能持久、阅读串行、眼酸胀、头晕头痛、复视等。

　　2. 伴有非显性斜视双眼视异常的青少年近视加深。

　　3. 弱视治疗中的单眼视功能恢复和双眼视功能重建。

　　显性斜视患者进行视觉训练的主要目的在于提高斜视眼视力(详见第十五章弱视的治疗)、消除抑制或复视,建立或恢复正常的融合和分开功能,最后建立完整的双眼视觉。

　　显性斜视双眼视觉异常患者进行视觉训练的适应证如下:

1. 小角度共同性外斜视未达斜视矫正手术适应证或有其他原因不适合进行斜视矫正手术。
2. 患者不愿意接受斜视矫正手术且有进行视觉训练的意愿。
3. 斜视矫正术后仍存在小角度斜视。
4. 斜视矫正术后出现复视、抑制或视疲劳症状,需重建双眼视觉功能。
5. 存在异常视网膜对应或单眼抑制,术前或术后建立双眼视觉。

第三节　非显性斜视双眼视觉异常的视觉训练

　　非显性斜视双眼视觉异常包括隐斜视和聚散功能异常、调节功能障碍、屈光参差等。临床处理方法以非手术治疗为主,主要有:

1. **光学矫正**　屈光矫正、正或负球性附加镜、棱镜。
2. **视觉训练**　调节功能训练、聚散融合功能训练、抗抑制训练。

一、隐斜视和聚散功能异常

　　当双眼在融合刺激下可控制正位,而当融合被破坏时则出现眼位偏斜,这种情况即为隐斜视。当隐斜度超过正常范围而融像储备不足以维持融合时,即可能出现非斜视性聚散功能异常,表现为视疲劳症状,如视物模糊、视物不能持久、阅读串行、眼酸胀、头晕头痛、复视等,在青少年中还可能表现为近视过快增长。视觉训练的目的是帮助患者缓解或消除视疲劳症状,控制近视发生发展,建立或巩固双眼视觉。

　　根据隐斜视的类型,可将非斜视性聚散功能异常分为外隐斜、内隐斜、垂直隐斜。根据 AC/A 值,又可将外隐斜、内隐斜分为不足型、过度型、单纯型。具体分类如下(表 14-1):

表 14-1　非斜视性聚散功能异常分类

隐斜类型	AC/A	非斜视性聚散功能异常类型
外隐斜	低	集合不足
	高	散开过度
	正常	单纯性外隐斜
内隐斜	低	散开不足
	高	集合过度
	正常	单纯性内隐斜
垂直隐斜		

　　针对不同类型的隐斜视和聚散功能异常,需采取不同的矫正或训练方法,具体训练的方法见最后附录。下面我们就各种类型的隐斜视和聚散功能异常的概念、表现和治疗方法做一详细介绍。

　　(一) 集合不足

　　集合不足是指在视近时双眼呈明显的外隐斜,而在视远时双眼眼位在正常范围,AC/A 比率低于正常。集合不足的本质是集合的融像储备不能满足视近的集合需求,是肌性视疲劳的最常见原因。临床上可见于初戴眼镜的高度远视眼、屈光参差、中、高度近视眼等。

　　集合不足的常见症状有:阅读或近距离工作时眼部酸胀不适、视物模糊、视物不能持久、交叉性复视、头痛等。有时可因视物模糊、复视、头痛而放弃工作。

　　临床检测发现:远距离眼位正常,近距离高度外隐斜。AC/A 比率低于正常。近距离正相对集合降低,集合近点远移(>10cm),调节检测正常。

　　视觉训练(集合功能训练)是集合不足的首选和有效的治疗方法,有效率超过 90%。通过视觉训练提高正融像集合功能,缓解视疲劳症状。训练有效的指标是正相对集合增加,集合近点距离缩短从而达到或接近正常范围。

　　集合不足的视觉训练一般分为三个阶段进行,各阶段训练目标如下:

第一阶段:

- 与患者间达成良好有效的沟通方式。
- 提高集合幅度。
- 正融像性聚散(PFV)储备达到正常值。
- 调节幅度和调节灵活度达到正常。

第二阶段:

- 负融像性聚散(NFV)储备达到正常值。
- PFV 灵活度达到正常。
- NFV 灵活度达到正常。

第三阶段:

- 提高聚散灵活度。
- 改变调节需求进行融合训练。
- 结合扫视、追踪进行融合训练。

　　根据各阶段训练目标,采用不同训练方法,并在训练过程中根据训练情况调整:

第一阶段:

(1) 训练室训练

1) 聚散球训练。

2) 镜片分类。

3) 镜片排序(调节过度者从正镜开始,调节不足者从负镜开始)。

4) 立体图集合训练(smooth)。

5) 矢量图融合训练(先周边,再中心,再增加细节)。

6) 计算机随机点集合训练。

7) 自主性集合训练。

(2) 家庭训练

1) 聚散球训练。

2) 计算机融合及调节训练。

第二阶段:

(1) 训练室训练

1) 立体图训练(jump,先训练集合后训练散开)。

2) 裂隙尺训练(先训练集合后训练散开)。

3) 矢量图融合训练(先周边后中心,先训练集合后训练散开)。

4) 固定矢量图训练。

5) 双眼调节训练。

6) 偏心圆卡或自主集合训练。

7) 计算机随机点训练:集合与散开交替。

(2) 家庭训练

1) 计算机融合及调节训练。

2) 偏心圆卡或自主集合训练。

第三阶段:

(1) 训练室训练

1）加偏振反转拍或偏振反转拍的矢量图融合训练。

2）偏心圆卡或自主集合训练。

3）救生圈卡训练。

4）计算机随机点训练：跳跃性融像。

（2）家庭训练

1）计算机融合及调节训练。

2）偏心圆卡或自主集合训练。

（二）散开过度

散开过度是指在视远时双眼呈明显外隐斜，而在视近时双眼眼位在正常范围，AC/A 比率增高。

患者的症状表现为视远时出现交叉性复视和视疲劳，视远时单眼视觉优于双眼。

临床检测发现：近距离眼位正常，远距离高度外隐斜，或远距离间歇性外隐斜，AC/A 比率增高，远距离正相对集合降低。部分患者因远距离异常视网膜对应，出现黄斑抑制。

散开过度的处理首先需矫正屈光不正，可选择远用负性附加球镜或棱镜矫正。

散开过度的视觉训练各阶段目标如下：

第一阶段：

- 与患者间达成良好有效的沟通方式。
- 使用近用三级视标，提高 NFV 和 PFV 储备。
- 建立复视感：
  - 若存在正常视网膜对应，则使用病理性和生理性复视。
  - 若存在异常视网膜对应，则只用生理性复视。
  - 有 30%~35% 的正常视网膜对应患者无法建立复视感。
- 调节幅度和调节灵活度达到正常。

第二阶段：

- 使用近用二级或一级视标，提高 NFV 和 PFV 储备。
- 提高视近 NFV 和 PFV 灵活度。

第三阶段：

- 使用中距离三、二、一级视标，提高 NFV 和 PFV 储备。
- 提高中距离 NFV 和 PFV 灵活度。
- 提高聚散灵活度。
- 改变调节需求进行融合训练。

第四阶段：

- 使用远用三、二、一级视标，提高 NFV 和 PFV 储备。
- 改变调节需求进行融合训练。
- 结合扫视、追踪进行融合训练。

各阶段训练方法：

第一阶段：

（1）训练室训练

1）聚散球抗抑制训练。

2）镜片分类。

3）镜片排序（调节过度者从正镜开始，调节不足者从负镜开始）。

4）立体图集合训练（smooth）。

5）矢量图融合训练（先周边，再中心，再增加细节）。

6）计算机随机点训练：集合及散开。

7）垂直棱镜训练。

（2）家庭训练

1）聚散球训练。

2）计算机融合及调节训练。

3）红绿眼镜结合笔灯训练抗抑制。

第二阶段：

（1）训练室训练

1）立体图训练（jump，先训练集合后训练散开）。

2）裂隙尺训练（先训练集合后训练散开）。

3）矢量图融合训练（先周边后中心，先训练集合后训练散开）。

4）固定矢量图训练。

5）双眼调节训练。

6）偏心圆卡或自主融像训练。

7）实体镜（二级视标）。

8）计算机随机点训练：集合与散开交替。

（2）家庭训练

1）计算机融合及调节训练。

2）偏心圆卡或自主融像训练。

3）笔灯训练。

第三阶段：

（1）训练室训练

1）中距离立体图训练。

2）偏心圆卡或自主融像训练。

3）救生圈卡训练。

4）计算机融合训练（二级视标）。

5）实体镜（二级、一级视标）。

（2）家庭训练

1）计算机融合及调节训练。

2）偏心圆卡或自主融像训练。

第四阶段：

（1）训练室训练

1）视远立体图训练。

2）计算机跳跃性融合训练。

3）实体镜（一、二、三级视标）。

4）视远偏心圆卡训练。

5）视远扫视、追踪下的融合训练。

（2）家庭训练

1）计算机融合及调节训练。

2）视远偏心圆卡训练。

（三）单纯性外隐斜

单纯性外隐斜是指远距离和近距离均表现为外隐斜，AC/A 比率正常。引起外隐斜的主要原因为融合性集合、调节性集合、意志性集合均不足。对于外隐斜度数大或融合力不足的患者，由于长期过度使用融合储备，可产生肌性视疲劳。

患者表现为在近距离用眼不久即感视疲劳，可出现视物模糊、视物不能持久、眼痛、头痛等，近距离阅读时间过长可发生调节痉挛，伴交叉性复视。

临床检测发现：远距离和近距离均表现为外隐斜，AC/A 比率正常，远近距离正相对集合均降低，负相对调节降低。

单纯性外隐斜应遵循近视全矫、远视低矫、散光全矫的治疗原则，可给予适量的负性附加球镜进行治疗。采用基底向外的棱镜片训练是有效的矫治方法。视觉训练可增加融合力。若远、近隐斜视量值相近，可考虑在视觉训练的同时给予基底向内的棱镜片缓解症状。

单纯性外隐斜的视觉训练与集合不足的视觉训练大体相近，在集合不足视觉训练方案的基础上，第三阶段需增加远距离 PFV 的训练。

（四）散开不足

散开不足是指在视远时双眼呈明显内隐斜，而在视近时双眼眼位在正常范围，AC/A 比率降低（$<3^{\triangle}$/D）。散开不足一般是功能性的，临床并不多见。

患者表现为远距离工作视疲劳、头痛伴同侧性复视，在疲劳或身体虚弱时症状尤为明显。

临床检测发现：近距离眼位正常，远距离内隐斜，AC/A 比率降低（$<3^{\triangle}$/D），远距离负相对集合降低。

散开不足的治疗应首先矫正屈光不正，远距离工作时，眼镜附加底向外的棱镜片是有效的缓解症状的方法。在使用底向外的远用缓解棱镜片的同时，可进行底向内的棱镜片功能训练，以提高远距离负相对集合。

散开不足的视觉训练各阶段目标如下：

第一阶段：

- 与患者间达成良好有效的沟通方式。
- 建立对散开的感觉。
- NFV 储备达到正常。
- 调节幅度及调节灵活度达到正常。

第二阶段：

- PFV 储备达到正常。
- 视近 NFV 灵活度达到正常。
- PFV 灵活度达到正常。

第三阶段：

- 视远及中距离 NFV 达到正常。
- 视远及中距离 NFV 灵活度达到正常。

各阶段训练方法：

第一阶段：

（1）训练室训练

1）聚散球训练。

2）立体图散开训练（smooth，先周边，再中心，再增加细节）。

3）计算机随机点散开训练。

（2）家庭训练

1）聚散球训练。

2）计算机融合及调节训练。

第二阶段：

（1）训练室训练

1）立体图训练（jump，先训练散开后训练集合）。

2）固定矢量图训练。

3）裂隙尺训练（先训练散开后训练集合）。

4）矢量图融合训练（先周边后中心，先训练散开后训练集合）。

5）双眼调节训练。

6）偏心圆卡或自主散开训练。

7）计算机随机点训练:散开与集合交替。

（2）家庭训练

1）计算机融合及调节训练。

2）偏心圆卡散开训练。

第三阶段:

（1）训练室训练

1）远距离立体图训练。

2）远距离偏心圆卡散开训练。

3）远距离计算机跳跃性融像训练。

（2）家庭训练

1）计算机融合及调节训练。

2）远距离偏心圆卡训练。

（五）集合过度

集合过度是指在视近时双眼呈明显的内隐斜,而在视远时双眼眼位在正常范围,AC/A 比率高于正常($>6^{\triangle}$/D),常合并调节过度。集合过度的患者在普通人群并不少见,典型例子是未经矫正的远视眼,或新矫正的近视眼、初期老视眼,视近时过度使用调节,调节性集合增加,导致集合过度。

集合过度患者表现为近距离工作困难,短时间近距离工作时,由于内隐斜增加,而发生视物模糊、并伴有视疲劳症状。如要集中精力继续工作则出现头痛和同侧性复视,使其不能长时间坚持近距离工作。

临床检测发现:远距离眼位正常,近距离高度内隐斜,AC/A 比率高于正常($>6^{\triangle}$/D),近距离负相对集合降低,近距离正相对调节也相应降低。

集合过度的治疗首先要消除致病因素,尽量减少近距离工作时间。远距离屈光矫正的基础上,近距离工作时给予适量正性附加球镜,是有效的治疗方法,可显著改善症状。由于 AC/A 比率高于正常,故少量的近附加正镜即可大幅度地改善集合异常。在戴镜缓解症状的同时可进行视觉训练(散开功能训练),虽然散开功能训练不如集合功能训练效果显著,但对于增加负相对集合量有一定帮助。

集合过度的视觉训练第一、第二阶段目标与散开过度相近,第三阶段训练目标为:

- 聚散灵活度达到正常。
- 改变调节需求进行融合训练。
- 结合扫视、追踪进行融合训练。

第一、第二阶段训练方法参见散开过度,第三阶段训练方法:

（1）训练室训练

1）加偏振反转拍或偏振反转拍的矢量图融合训练。

2）偏心圆卡或自主融像训练。

3）救生圈卡训练。

4）计算机随机点训练:跳跃性融像。

（2）家庭训练

1）计算机融合及调节训练。

2）偏心圆卡或自主融像训练。

（六）单纯性内隐斜

单纯性内隐斜是指远距离和近距离均表现为内隐斜,AC/A 比率正常。引起内隐斜的原因为集合兴奋过强,主要为神经支配因素引起过强的神经冲动,维持双眼单视所用的集合兴奋超过实际需要,而形成内隐斜。调节因素方面,如未经矫正的远视眼和已矫正的近视眼,可因过度使用调节而诱发过强的集合,造成内隐斜。

内隐斜度数大或融合力不足的患者,由于长期过度使用融合储备,可产生肌性视疲劳。视疲劳是单纯性内隐斜最常见的症状。患者表现为看近不久即有视物模糊、头痛,视近时常有眼球向鼻侧的被牵拉感,发展到融合功能破坏时,可出现双眼同侧性复视。

双眼视觉检查表现:远距离和近距离均表现为内隐斜,AC/A 比率正常。远、近距离负相对集合均减低,正相对调节减低。

单纯性内隐斜的治疗:应首先矫正屈光不正,配戴合适的矫正眼镜,并去除可能引起视疲劳的调节因素,可提高视力,促进融合。远视性屈光不正需要完全矫正。可给予适量的正附加镜以缓解症状。若远、近隐斜视量值相近,可以考虑给予底向外的棱镜缓解症状;若远、近隐斜视量值不等,则采用量值较低者。

单纯性内隐斜的视觉训练各阶段目标如下:

第一阶段:

- 与患者间达成良好有效的沟通方式。
- 建立对散开的感觉。
- NFV 储备达到正常。
- 调节幅度及调节灵活度达到正常。

第二阶段:

- PFV 储备达到正常。
- NFV 灵活度达到正常。
- PFV 灵活度达到正常。
- 中距离 NFV 达到正常。

第三阶段:

- 提高聚散灵活度。
- 改变调节需求进行融合训练。
- 结合扫视、追踪进行融合训练。
- 视远 NFV 灵活度达到正常。

各阶段训练方法:

第一阶段:

(1) 训练室训练

1) 聚散球训练:建立对散开的感觉。

2) 镜片分类。

3) 镜片排序(调节过度者从正镜开始,调节不足者从负镜开始)。

4) 矢量图融合训练(先周边,再中心,再增加细节)。

5) 计算机随机点散开训练。

(2) 家庭训练

1) 计算机融合及调节训练。

2) 聚散球训练。

第二阶段:

(1) 训练室训练

1) 立体图训练(jump,先训练散开后训练集合)。

2) 固定矢量图训练。

3) 裂隙尺训练(先训练散开后训练集合)。

4) 矢量图融合训练(先周边后中心,先训练散开后训练集合)。

5) 双眼调节训练。

6) 偏心圆卡或自主散开训练。

7) 计算机随机点训练:散开与集合交替。

（2）家庭训练

1）计算机融合及调节训练。

2）偏心圆卡散开训练。

第三阶段：

（1）训练室训练

1）加偏振反转拍或偏振反转拍的矢量图融合训练。

2）偏心圆卡或自主融像训练。

3）救生圈卡训练。

4）计算机随机点训练：跳跃性融像。

5）中远距离立体图训练。

6）中远距离偏心圆卡训练。

（2）家庭训练

1）计算机融合及调节训练。

2）偏心圆卡或自主融像训练。

二、调节功能异常

调节功能异常通常可分为调节不足、调节过度、调节灵活度不足。调节功能可通过视觉训练得到提高和改善。

（一）调节不足

调节不足是指患者的调节幅度低于相应年龄的正常值，是调节功能异常中最常见者。功能性、屈光性（包括远视、未戴矫正眼镜的近视、屈光参差等）眼部疾病或全身因素引起副交感神经功能不全可导致调节不足。

患者可有视疲劳的全部症状，如远距离和近距离视物模糊、近距离工作困难，且常伴有集合问题；偶有畏光、流泪等眼部刺激症状；严重者可伴有头痛、恶心、乏力等全身症状。

临床检测发现：调节幅度低于相应年龄的正常值，调节灵活度在负度数相的速度减慢，负相对调节正常，正相对调节减低，以及调节滞后偏高。

调节不足的处理首先应该矫正屈光不正。对于调节幅度过低者，须给予适量正附加镜，可显著改善症状。若调节幅度和调节灵活度的追加检测提示功能递减性改变，须在给予正附加镜的同时进行视觉训练（调节功能训练），避免对正附加镜的依赖，导致调节功能进一步下降。

调节不足的视觉训练各阶段目标如下：

第一阶段：

- 与患者间达成良好有效的沟通方式。
- 调节幅度达到正常。
- 提高集合力。
- 提高调节动用的感觉。
- PFV 储备达到正常。

第二阶段：

- 调节灵活度达到正常。
- 提高调节反应速度。
- NFV 储备达到正常。
- PFV 灵活度达到正常。
- NFV 灵活度达到正常。

第三阶段：

- 提高双眼调节灵活度。

- 改变聚散需求进行调节训练。
- 结合扫视、追踪进行融合训练。

各阶段训练方法：

第一阶段：

（1）训练室训练

1）镜片分类。

2）镜片排序（从负镜开始）。

3）聚散球训练。

4）字母表操。

5）融合训练（smooth，先周边，再中心，再增加细节）。

6）计算机随机点集合训练。

（2）家庭训练

1）字母表操。

2）计算机调节训练。

第二阶段：

（1）训练室训练

1）镜片排序（正负镜）。

2）立体图训练（jump，先训练集合后训练散开）。

3）固定矢量图训练。

4）双眼调节训练。

5）裂隙尺训练（先训练集合后训练散开）。

6）偏心圆卡或自主集合训练。

7）计算机随机点训练：集合与散开交替。

（2）家庭训练

1）计算机融合及调节训练。

2）偏心圆卡集合训练。

第三阶段：

（1）训练室训练

1）结合正负镜和裂隙尺的双眼调节训练。

2）加偏振反转拍或红绿反转拍的矢量图融合训练。

3）偏心圆卡或自主融像训练。

4）救生圈卡训练。

5）计算机随机点训练：跳跃性融像。

（2）家庭训练

1）计算机融合训练。

2）偏心圆卡或自主融像训练。

（二）调节过度

调节过度是指调节功能不能放松，导致调节反应超过调节刺激。调节反应过强，增加了睫状肌的负担，引起一系列视疲劳症状，其诱发因素有环境因素、眼部因素及全身因素。

患者的大部分症状都与阅读和近距离工作有关，表现为阅读时出现视物模糊和视疲劳，或长时间视近后视远模糊，严重者伴有头痛等全身症状，特别是在紧张的近距离工作之后症状更为明显。

临床检测发现：调节幅度正常，调节灵活度在正度数相的速度减慢，负相对调节低于正常以及调节超前偏高。

对于屈光不正者，应首先矫正屈光不正。处理方法包括视觉训练以及辅助使用解除睫状肌痉挛的药物。

调节过度的视觉训练各阶段目标：

第一阶段：

- 与患者间达成良好有效的沟通方式。
- 建立调节放松的感觉。
- 视近 NFV 储备达到正常。
- 调节幅度和调节灵活度达到正常。

第二阶段：

- PFV 储备达到正常。
- 视近 NFV 灵活度达到正常。
- PFV 灵活度达到正常。

第三阶段：

- 中距离 NFV 达到正常。
- 视远 NFV 达到正常。

各阶段训练方法：

第一阶段：

（1）训练室训练

1）镜片分类。

2）镜片排序（从正镜开始）。

3）聚散球训练。

4）字母表操。

5）矢量图融合训练（smooth，先周边，再中心，再增加细节）。

6）计算机随机点散开训练。

（2）家庭训练

1）字母表操。

2）计算机调节训练。

第二阶段：

（1）训练室训练

1）镜片排序（正负镜）。

2）立体图训练（jump，先训练散开后训练集合）。

3）固定矢量图训练。

4）双眼调节训练。

5）裂隙尺训练（先训练散开后训练集合）。

6）偏心圆卡或自主散开训练。

7）计算机随机点训练：集合与散开交替。

（2）家庭训练

1）计算机融合及调节训练。

2）偏心圆卡散开训练。

第三阶段：

（1）训练室训练

1）结合正负镜和裂隙尺的双眼调节训练。

2）加偏振反转拍或红绿反转拍的矢量图融合训练。

3）偏心圆卡或自主融像训练。

4）救生圈卡训练。

5）计算机随机点训练：跳跃性融像。

（2）家庭训练

1）计算机融合训练。

2）偏心圆卡或自主融像训练。

（三）调节灵活度不足

调节灵活度不足是指对交替变化的调节刺激不能作出快速且精确的调节反应,调节反应潜伏期和速度异常,表现为调节反应迟钝。

调节灵活度不足易引起视物模糊及视疲劳症状。最常见的临床症状为看近物后出现短时性近距离和远距离视物模糊。患者的典型表现为非常缓慢地看清物体,特别是由看近转为看远或由看远转为看近时感到视物模糊。

临床检测发现:调节幅度和调节反应正常,调节灵活度的速度明显减慢,正负相对调节均低于正常。

调节灵活度不足的患者应首先矫正屈光不正。治疗方法以调节灵活性训练为主,使视疲劳症状减轻或消失。调节灵活性训练能够调动潜在的调节功能,提高调节灵活度,缓解视疲劳症状。

调节灵活度不足的视觉训练各阶段目标:

第一阶段:

- 与患者间达成良好有效的沟通方式。
- 建立调节动用和调节放松的感觉。
- 视近 NFV 和 PFV 储备达到正常（smooth）。
- 调节幅度和调节灵活度达到正常。

第二阶段:

- PFV 储备达到正常。
- 视近 NFV 储备达到正常（jump）。
- PFV 灵活度达到正常。

第三阶段:

- 中距离 NFV 储备达到正常。
- 视远 NFV 灵活度达到正常。

各阶段训练方法:

第一阶段:

（1）训练室训练

1）镜片分类。

2）镜片排序（从负镜开始）。

3）聚散球训练。

4）字母表操。

5）融合训练（smooth,先周边,再中心,再增加细节）。

6）计算机随机点集合训练。

（2）家庭训练

1）字母表操。

2）计算机调节训练。

第二阶段:

（1）训练室训练

1）镜片排序（正负镜）。

2）立体图训练（jump,先训练集合后训练散开）。

3）固定矢量图训练。

4）双眼调节训练。

5）裂隙尺训练（先训练集合后训练散开）。

6）偏心圆卡或自主集合训练。

7）计算机随机点训练：集合与散开交替。

（2）家庭训练

1）计算机融合及调节训练。

2）偏心圆卡集合训练。

第三阶段：

（1）训练室训练

1）结合正负镜和裂隙尺的双眼调节训练。

2）加偏振反转拍或红绿反转拍的矢量图融合训练。

3）偏心圆卡或自主融像训练。

4）救生圈卡训练。

5）计算机随机点训练：跳跃性融像。

（2）家庭训练

1）计算机融合训练。

2）偏心圆卡或自主融像训练。

第四节　显性斜视的视觉训练

手术是治疗斜视重要且有效的方法，手术矫正眼位至正位是促进双眼视觉发育和恢复的重要基础。双眼视觉异常的训练治疗可以作为术前或术后的辅助治疗方法，以期扩大融合范围，增加手术效果，也可以在术后加快消除视觉抑制及异常视网膜对应、加强融合及提高弱视眼视力、建立双眼视觉等。

（一）消除抑制训练

对于具备正常视网膜对应，但是存在抑制区的斜视患者，应进行消除抑制的训练，目的是迫使正常视网膜对应患者双眼的抑制区同时接受刺激，恢复视网膜抑制区的同时视功能，使隐性斜视患者意识到生理性复视，使显性斜视患者意识到病理性复视。出现复视是消除抑制的标志。然后再对大角度斜视进行手术治疗，或对小角度斜视进行聚散训练等治疗。（具体方法见第十五第七节）

（二）异常视网膜对应的治疗

异常视网膜对应的训练原则是，阻止物像向斜视患者视网膜的异常对应点投影和对其产生刺激，改为对双眼正常对应点（黄斑）共同刺激，试图恢复正常视网膜对应关系。在提高斜视眼视力、消除抑制、通过手术或棱镜片矫正眼位的基础上，该治疗用于斜视患者术前或术后促进恢复正常对应，或巩固正常对应关系。（具体训练方法见第十五第七节）

（三）融合训练

融合训练用于融合功能不足的患者，但是只能增强或改善融合功能，不能消除斜视（例如使间歇性显性斜视转变为隐斜视）。训练前首先必须治疗和消除抑制。眼球运动训练可分三阶段进行，各阶段训练目标如下（具体训练方法见附录）：

第一阶段：

- 与患者达成良好有效的沟通方式。
- 提高自主聚散能力。
- PFV 和 NFV 储备达到正常。
- 调节幅度和调节灵活度达到正常。

第二阶段：

- PFV 灵活度达到正常。
- NFV 灵活度达到正常。

第三阶段：

- 改变聚散需求进行融合训练。
- 改变调节需求进行融合训练。
- 在扫视、追踪过程中进行融合训练。

各阶段训练方法如下：

第一阶段：

（1）训练室训练

1）聚散球训练。

2）镜片分类。

3）镜片排序（调节过度者从正镜开始，调节不足者从负镜开始）。

4）矢量图融合训练（先周边，再中心，再增加细节）。

5）计算机随机点训练：集合与散开交替。

（2）家庭训练

1）计算机融合及调节训练。

2）聚散球训练。

第二阶段：

（1）训练室训练

1）立体图训练（jump，先训练集合后训练散开）。

2）固定矢量图训练。

3）裂隙尺训练（集合及散开）。

4）矢量图融合训练（先周边后中心，先训练集合后训练散开）。

5）双眼调节训练。

6）偏心圆卡或自主融像训练。

7）计算机随机点训练：集合与散开交替。

（2）家庭训练

1）计算机融合及调节训练。

2）偏心圆卡融合训练。

第三阶段：

（1）训练室训练

1）加偏振反转拍或红绿反转拍的矢量图融合训练。

2）偏心圆卡或自主融像训练。

3）救生圈卡训练。

4）计算机随机点训练：跳跃性融像。

（2）家庭训练

1）计算机融合及调节训练。

2）偏心圆卡或自主融像训练。

（李劲嵘）

第十五章

弱　视

第一节　弱视的定义

人类认识弱视是一个非常漫长的过程。历史上,第一个对弱视作出精确的临床描述的是 Le Cat(1713年)。迄今对弱视机制的理解还不够深入,因此给弱视下一个确切的定义是很难的。历史上曾有许多不同的表述,比较经典的是 Von Noorden(1985年)的定义:单眼和双眼视锐度的降低,眼部检查结果正常,及早治疗可痊愈或部分恢复。

中华医学会眼科分会斜视与小儿眼科学组在 1996 年修订的《弱视定义、分类和诊疗指南》中将弱视定义为:眼部无明显器质性病变,以功能性因素为主引起的远视力≤0.8 且不能矫正。然而,以上定义仅以患儿视力为主要诊断依据,虽然指南中也提到诊断弱视要注意年龄因素对正常视力参考范围的影响,但却没有设定可供参考的标准,在该标准下造成了大量的过度治疗,给相关儿童和家庭带来负担和一定的伤害。

经过充分讨论,中华医学会眼科分会斜视与小儿眼科学组于 2011 年达成了新的《弱视诊断专家共识》[1,2],将弱视定义为:视觉发育期由单眼斜视、未矫正的屈光参差、高度屈光不正或形觉剥夺引起的单眼或双眼最佳矫正视力低于相应年龄的视力;或双眼视力相差 2 行及以上,视力较低眼为弱视。并对相应年龄对应的矫正视力作了规定,其中 3~5 岁的正常值下限为 0.5,6 岁及以上儿童视力的正常值下限为 0.7。

2017 年美国眼科学会(American Association of Ophthalmology,AAO)在往年指南强调病因的基础上(斜视、屈光、形觉剥夺),对弱视的视力标准和各种类型弱视的诊断标准都作出了更准确的定义(表 15-1 和表 15-2,AAO PPP)[3]。

表 15-1　弱视诊断标准

标准	临床表现	标准	临床表现
单眼弱视		双眼弱视	
单眼遮盖反应	不对称差异	最佳矫正视力	3~4 岁双眼视力均低于 20/50
注视性质	不平衡的注视表现		4~5 岁双眼视力均低于 20/40
优先注视	2-octave 差异 *		>5 岁双眼视力均低于 20/30
最佳矫正视力	两眼间视力相差≥2 行		

*2-octave 差异相当于 teller 视力表 4-card 的差异,相当于以 4°视角比例来划分。

表 15-2　弱视病因

单眼弱视	举例
屈光不正	
近视	两眼间屈光度相差 2.00~2.50D
远视	两眼间屈光度相差 1.50~2.50D
散光	两眼间屈光度相差 2.00~2.50D
形觉剥夺	上睑下垂,角膜瘢痕/混浊,白内障,玻璃体积血
斜视性	内斜视,外斜视,上斜视

双眼弱视	举例
屈光不正	
近视	3.00~5.00D
远视	4.50~6.00D
散光	2.00~3.00D
形觉剥夺	
双眼上睑下垂	严重双眼上睑下垂
双眼角膜混浊	酪氨酸血症,角膜营养不良,peters 异常,眼前段发育不良,慢性感染性疾病,代谢综合征
双眼白内障	散发,常染色体显性遗传,常染色体隐性异常
双眼玻璃体积血	眼外伤

D=diopter

第二节　弱视的发病机制

刚出生时,人类的视觉系统尚未发育成熟;出生后在正常的视觉经验刺激下,视觉系统的形态和功能才不断发育和完善。关于视觉系统敏感期的学说,最先提出的是 Hubel 和 Wiesel。他们以猫为研究对象进行了大量实验,发现猫在出生后一段时间内,正常的视觉经验对其双眼视觉的发展至关重要,他们称该时间段为"关键期"或"敏感期"。许多研究将人类与灵长类视觉神经通路的正常解剖作对比,发现人和猴视觉功能发育最快的时期,恰恰是视觉系统受异常环境影响后最易产生永久性损害的时期。

在该时期,视觉系统对异常的视觉刺激非常敏感[4]。人为将该段时期大致分期为:关键期、敏感期和可塑期。关键期是指视觉感知功能发育至与成人相同水平的时期;敏感期是指异常的视觉干扰能够引起视觉感知功能障碍的时期;可塑期是指视觉感知功能对其自身的发育障碍仍然具有修复能力的时期。这三个分期实际上是相对的,它们对视觉刺激的敏感程度逐渐降低;不同物种、不同人群、不同个体的视觉感知功能发育也存在较大的差异。视觉发育期的划定时间,目前存在着较大的争议,一般认为关键期为0~3 岁、敏感期为 3~12 岁,可塑期为 8~12 岁。

弱视常见的病因为斜视、屈光参差、屈光不正和形觉剥夺(先天性白内障和上睑下垂等),这些病因均引起双眼竞争异常和单眼或双眼视觉功能损害,从而导致弱视。关于弱视的发病机制,国内外学者从动物模型到临床试验进行了深入研究,在分子水平、电生理、影像学及光学相干断层扫描等多方面的研究中均取得进展。弱视发病机制的研究是一项复杂且涉及多种学科和方法的综合性研究。William 等[5]对无形觉剥夺和单眼形觉剥夺的幼猫进行 α- 氨基 -3- 羟基 -5 甲基 -4- 异噁唑丙酸受体表达研究,发现双眼视力差别越大,视觉皮质 1 区该受体表达缺失越明显。Shooner 等[6]对弱视恒河猴视皮质 1 区及视皮质 2 区的无颗粒层神经元进行研究,发现弱视眼对应的皮层神经元信号以及神经元数量有所降低。大量的弱视动物模型实验表明:斜视性或屈光参差性弱视动物模型的 V1 区细胞缺失,双眼视皮层细胞兴奋/抑制失衡,细胞反应强度降低,中心凹神经元平均敏感度和空间分辨力下降,阻断 GABA-A 受体对皮层的抑制可提升纹状体细胞的兴奋性。在临床研究中,Hess 等[7]研究发现,在弱视患者中也存在同样的问题,即中心凹神经元平均敏感度和空间分辨力下降,对比敏感度阈值降低,VEP 阈值降低或延迟,V1 区细胞缺失,双眼视皮层细胞兴奋/抑制失衡,细胞反应强度降低等。

既往观点认为:一旦超过视觉可塑期,将无法再建立正常的视觉感知功能。然而国内外的近期研究显示:即使年龄超过视觉可塑期的患儿,其受损的视觉感知功能仍然具有一定的恢复空间。因此,可塑期究竟是有一定的期限还是终身存在的,还需更深入的研究去证实。Zhonglin Lu 等[8]在 2008 年通过测定对比敏感度(contrast sensitivity function,CSF)下的截止频率(cut-off spatial frequency),并在截止频率基础上进行 CSF 辨别任务训练(知觉学习训练),发现成年弱视患者的视觉皮层仍有较大带宽的视觉可塑性。在动物模型研究中,Ren 等发现,经过高频 CS 训练的大龄猫,最佳空间频率(OSF)和细胞外单电极信号信噪比(SNR)均有提高;人心理物理学研究中,在经过方向辨别训练后,fMRI 结果提示,受训练者的初级视觉中枢 V1 区对该方向的神经反应较训练前提高;而 Yu 等[9]对正常人在不同视野范围使用对比度察觉训练方法,发现外侧膝状体大细胞核层的 fMRI 信号强度提高,而小细胞层和初级视皮层则无变化,由此他们认为神经可塑性可能源于丘脑。总而言之,从视觉发育的三个分期可以看出,弱视的治疗越早越好,尽量在视功能具有较大可塑性的时期内进行,才可能获得较大程度的视功能康复。

然而弱视发病机制极其复杂,具体机制尚未明确,目前主要学说有形觉剥夺和双眼相互作用异常(双眼竞争)。形觉剥夺可引起单眼或双眼异常,而双眼竞争只引起单眼弱视。未经矫正的双眼高度屈光不正可引起光学离焦,视网膜成像模糊,导致形觉剥夺;而屈光参差可引起双眼竞争。这些异常如果发生在视觉发育期内,会导致视功能发育障碍。近年,电生理学、药理学、生物化学、分子生物学、基因学等基础学科的发展,加上影像学的进步,尤其是功能性磁共振成像技术的出现,对人类弱视发病机制的研究提供了新的思路和方法。

第三节　弱视的分类

美国眼科学会(AAO)一直以来都将弱视分为以下几类:

1. 斜视性弱视　恒定、非交替或不等交替的斜视可能导致弱视。处理来自两只眼睛的不相等输入的神经元之间的竞争性或抑制性相互作用引起斜视性弱视,具体表现为:患者通过主视眼(主导眼)支配皮质视觉中心,以及长期减少对非注视眼的传入信息的反应。

2. 屈光性弱视　包括:屈光参差性、双侧高度屈光不正。未经治疗的单侧或双侧屈光不正可能会导致弱视。当不均匀的屈光不正导致一只眼视网膜上的图像聚焦比另一眼差时,就会出现单视弱视。这种形式的弱视可能与斜视相伴发生。屈光性弱视部分归因于视网膜成像模糊对所在眼视力发展的直接影响,双眼间竞争或抑制也参与屈光性弱视的形成。更大程度的屈光参差或散光,弱视的风险和严重程度会增加。双侧屈光性弱视(等视差)是一种较不常见的屈光性弱视形式,表现为双侧视力均下降。它被认为仅由模糊的视网膜图像导致。

3. 形觉剥夺性弱视　形觉剥夺性弱视是弱视中最不常见的形式,但它通常是最严重且难以治疗的。常见病因是先天性或早发性白内障、上睑下垂、角膜混浊,感染性或非感染性眼内炎症、玻璃体积血也与形觉剥夺性弱视有关。这些病变可导致视轴被部分或完全阻挡,视网膜图像模糊退化,从而引起弱视。由于双眼间竞争的参与,单侧视觉剥夺引起的弱视,视力受损往往比双侧相同程度剥夺所致的视力受损更严重。对于单眼白内障的新生儿,治愈白内障并在 2 个月大时进行光学矫正,往往会有较好的预后;在 6 岁以下的儿童中,致密的视轴区白内障可能导致弱视;6 岁后获得的类似程度的晶状体混浊通常较少导致弱视。可以进行检影的极性白内障和层状白内障,常会引起轻度至中度的弱视,或对视觉发育没有影响。尽管难以进行视网膜检查,但是通过该白内障可以获得较好的眼底视图。一部分由视网膜或玻璃体结构异常(例如:视神经发育不全,早产儿视网膜病变,葡萄膜炎等)所致的弱视可治愈。弱视眼的视神经或视网膜中,微小的或未被识别的异常亦可导致视力受损。在某些病例中,这些情况与需要矫正的屈光不正有关。

4. **遮盖性弱视** 2017 版的美国弱视眼科临床指南中增加了这个分类。这是一种特殊形式的剥夺性弱视,见于非弱视眼的治疗性遮盖或睫状肌麻痹后。一项前瞻性临床随机对照试验表明,在每天遮盖6 小时或更长时间的儿童中,1% 会出现对侧眼视力下降两行或更多;每天局部滴用一滴阿托品眼药水治疗 6 个月的儿童,9% 出现相同情况。在随后的较低剂量的遮盖和阿托品的研究中,遮盖性弱视的发生率较低。

中华医学会眼科分会斜视与小儿眼科学组于 2011 年达成了《弱视诊断专家共识》,其将弱视分类如下:

1. **斜视性弱视** 单眼性斜视形成的弱视。

2. **屈光参差性弱视** 双眼远视性球镜屈光度数相差 1.50DS,或柱镜屈光度数相差 1.00DC,屈光度数较高眼形成的弱视。

3. **屈光不正性弱视** 多发生于未配戴屈光不正矫正眼镜的高度屈光不正患者。屈光不正主要为双眼高度远视或散光,且双眼最佳矫正视力相等或接近。远视性屈光度数 ≥5.00DS、散光度数 ≥2.00DC 可增加产生弱视的危险性,一般在配戴屈光不正矫正眼镜 3~6 个月后确诊。

4. **形觉剥夺性弱视** 由于屈光间质混浊、上睑下垂等形觉剥夺性因素造成的弱视,可为单眼或双眼,单眼形觉剥夺性弱视较双眼弱视后果更为严重。

第四节 弱视的检查

1. **普通眼科检查** 弱视是排除性诊断,只有排除了器质性病变引起的视力缺损后才可以考虑弱视这一功能性诊断。除此之外,常规眼科检查也可以为弱视的诊断提供线索,比如:先天性上睑下垂、先天性白内障都可以在详细的眼科检查中查出,此时需要考虑患者是否存在弱视;角膜映光法和遮盖试验可以初步判断患者的眼位,结合患者的病史、父母的主诉进行综合判断患者是否存在斜视,因斜视性弱视的诊断中,斜视是一个关键的诊断依据。在诊断弱视之前,应该排除视盘、视神经、脉络膜和视网膜器质性病变,最好在实现充分散瞳后使用间接检眼镜和聚光镜检查,全阈范围的眼底照相可以帮助初步排除周边的视网膜病变;检查不合作的患儿可能需要配合全身麻醉。

2. **视力** 主观视力检查涉及辨认视标,包括字母、数字或符号,这是评估视力、确定弱视的最常采用的方法。视标应清楚、标准、具有相似的特征。目前常见的视力表有 LEA 图形视力表、HOTV 字母视力表、Snellen 视力表及 EDTRS 视力表。视力检查时应该考虑拥挤现象的影响:由于弱视者区分孤立的视标要比成行的视标容易一些,以单个视标进行视力检查有可能高估视力。因此,在弱视患者视力检查中以成行的视标来呈现,才可以获得更为准确的单眼视力评估。

3. **验光**

(1) 电脑验光法:①要用睫状肌麻痹剂充分麻痹受检眼的睫状肌。与成人相比,儿童的调节力更大,因此应在正确涂用 1% 阿托品眼膏或凝胶获得最大睫状肌麻痹效果后验光,特别是对 7 岁前、初次验光、伴有斜视特别是内斜视的患者。②在睫状肌麻痹之前,动态的视网膜检影可以对调节功能进行快速评估。③按时用标准眼校对仪器。④要求受检儿童注视仪器所给的目标。这样做可促进受检眼的调节放松。

(2) 主观验光法:必须有近期散瞳检影及试镜结果的记录,以作为插片试镜的重要依据。该法主要用于可以配合查视力的学龄儿童。凡是带散光者,必须根据前次或前几次的记录,反复测试其散光轴位和屈光力,以矫正视力的高低作出判断,确定给镜处方。

注意事项:近视性弱视的诊断需谨慎,大于 10.00DS 的高度近视尚需排除高度近视性视网膜病变。一般在配戴屈光矫正眼镜 3~6 个月后视力不能恢复正常且排除高度近视性视网膜病变后可确诊。

4. **注视性质检查法** 在部分弱视患者中,注视性质也可能发生异常,正常的黄斑中心凹注视变为旁中心注视。检测注视性质的方法有:

(1) 角膜映光法:角膜映光法是粗略的检查方法。检查者与患者面对面,手持一个点光源,把灯光放置在患者的正前方,即患者头颅正中平面与通过眼球旋转中心的水平面相互垂直,遮盖注视眼,用弱视眼注视灯光。如果弱视眼有比较明显的旁中心注视,则角膜映光点偏离瞳孔的中央,而且眼球不产生再注视运动或者只有微小幅度的再注视运动。缺点是:这种方法容易出现漏诊和误诊。比如,轻度的旁中心凹注视可能漏诊,大角度的 Kappa 角也可能误诊为旁中心注视。

(2) 视镜检查法:检查时,把对侧眼遮盖,如同用直接检眼镜检查眼底一样,把视镜的投影打开,将星星投射到患者的眼底黄斑附近,让患者注视星星。星星的投射部位标志着患者用于注视的视网膜部位。如果患者用黄斑中心凹注视,这时候黑色星星落在黄斑中心凹;如果是旁中心注视患者,黑色星星落在中心凹之外的视网膜区域,该区域就是旁中心注视点。

检查结果以注视性质的分级来呈现。注视性质的分级有多种分类方法。临床应用最多的,也最实用的是分为四级。评判的依据为黑色星星所在的区域、距中心凹的距离,以及注视是否稳定。

1) 中心注视:黑色星星在中心凹反光点处轻微摆动。可有稳定的中心凹注视和不稳定中心凹注视。

2) 旁中心凹注视:注视区域在中心凹反光点之外、中心凹边缘之内。

3) 旁黄斑注视:注视区域在中心凹之外,靠近中心凹边缘的黄斑区,距离中心凹较远,且注视不稳。

4) 周边注视:在检查过程中,注视点不断发生变化,这个注视区域有一到两个视盘直径大小,或者更大,注视性质是不稳定的。

5. 双眼视觉检查

(1) Worth 四点灯试验:首先检查眼位是否存在偏斜以及斜视的方向。患者戴上红绿眼镜,右眼常常戴红镜片,注视前方的四点实验灯箱。询问患者看到几个灯光,分别是什么颜色,如果患者把下方白色的灯看成粉红色,说明右眼是主眼;把下方的白灯看成浅绿色,说明左眼是主眼。如果下方的红绿灯交替闪烁,也是正常的,说明患者具有双眼中心凹融合功能或周边(抑制性暗点之外)融合功能。有微小斜视或和谐的异常视网膜对应患者的典型表现是:看近的时候表现出具有融合功能,看远的时候表现出单眼抑制。在分析结果的时候,一定要结合眼位。患者是在两只眼分离状态下的双眼视觉,在分析的时候应该注意到这点。分析方法如下:

1) 患者看到四点灯,侧面两点绿灯,上面一点红灯,下面一点白灯。如果患者双眼正位,属于正常视网膜对应,就说明双眼具有融合功能;如果伴有微小斜视和小度数内斜视,双眼异常视网膜对应,也说明具有融合功能。

2) 患者只能看到三点绿灯,说明戴红镜片的眼抑制。

3) 患者只能看到垂直排列的两点红灯,说明戴绿镜片的眼抑制。

4) 患者看到三点绿灯和两点红灯,患者为正常视网膜对应,表现出来的是复视,也可能红绿两组等交替出现,这样可能是双眼交替抑制。

5) 同时看到五点灯分离成两组:三点绿灯、两点红灯,说明患者存在复视。患者可能存在隐性斜视或间歇性斜视,当戴上红绿眼镜,双眼视轴分离的时候,出现复视。也可能是恒定性水平斜视,同侧复视(红灯位于右侧,白灯位于左侧),常见于内斜视,交叉复视常见于外斜视,矛盾性复视见于异常视网膜对应者。通过三棱镜把斜视角中和,观察复视的变化,可以鉴别视网膜对应是否正常。

四孔灯检查操作简便,结果容易解释。一般的患者都能够配合医生进行检查,正确地表达自己所观察到的结果,检查结果能够粗略地反映患者单眼抑制与否及其双眼视觉的状况。

(2) 立体视觉检查

1) Titmus 立体视觉检查图:在临床上,应用 Titmus 立体视觉检查图做双眼视觉功能筛选时,由于单眼视觉线索的干扰,检查结果可能出现假阳性。Titmus 立体图的缺点是存在单眼线索,只能测定局部非中央眼立体视觉。另外,该检查图只能用于近距离立体视觉检查。有些患者没有近距离立体视觉,但是存在远距离立体视觉;反之亦然。对此类患者,应该同时检查近距离立体视觉和远距离立体视觉。

2) 随机点 E 立体视觉检查图(random-dot E,RDT):RDT 优点是该检查图操作简便易行,没有单眼线索。缺点是不能做立体视觉详细的定量检查,而且检查答案仅有"是"与"不是"两种可能,被猜中的概率很大,准确性较差。

6. 对比敏感度(CSF)检查　弱视患者受损的视功能包括视标视力、光栅视力、对比敏感度、轮廓整

合和整体运动感知等。字母视力表以其快速易懂的优势广泛应用于弱视的筛查、早期干预和疗效评估，但 CSF 能在不同空间频率对视功能进行检测，更适于评估弱视患者空间视力损伤。例如，弱视患者经治疗后视力能达到临床"治愈"的标准，但其高频段的 CS 仍有损害。

目前检测对比敏感度的方法有：

（1）条栅图法：条栅图法通过引入调制传递函数的概念，根据灰度调制曲线的变化制作成宽窄、明暗不同的条栅图，即通过变化条栅的对比度和空间频率来测试 CSF。测试方法在不断改善，但仍存在耗时长、被试接受度低、猜测正确概率大、准确率和可重复性低、受固定对比度和空间频率的限制以及印刷褪色及环境光线的影响等缺陷。

（2）字母表法：字母表法同样应用调制传递函数，视标从条栅转为大小、明暗不同的字母或数字进行检测，相比条栅法的优点在于：字母视标能检测 CSF 峰值附近的 CS，联合视力可确定 CSF 曲线的形状，节省时间，被试接受度高；其次，字母比条栅更易识别，被试容易掌握检查要点；字母表有更好的重测信度，但仍受到如照明不均、印刷褪色、表面反光和需要认识字母等因素的局限。

（3）基于计算机的对比敏感度测试：随着计算机硬件和编程以及阈值测算算法的发展，可通过软件控制显示器产生不同空间频率和对比度的视标，被试通过人机对话完成 CSF 检测，这也是将来 CSF 检测临床应用的趋势。

7. 视觉诱发电位 对于不配合检查的婴幼儿，用视觉诱发电位（visual evoked potential，VEP）测量婴幼儿的视力也可以作出相对客观的评估。

第五节 弱视的临床表现和诊断

一、临床表现

1. 视力 视力低下是其最主要的临床特征。评判的依据是指最佳矫正视力。还应该特别指出，年龄段不同，最佳矫正视力也存在差别。一般情况下，最佳矫正视力≤0.8 可诊断弱视；针对学龄前儿童，我国 3~5 岁儿童正常视力参考值下限为 0.5，6~7 岁为 0.7。弱视患者在对应年龄段的矫正视力低于此标准。

2. 拥挤现象 弱视眼对单个视标的识别能力比较高，对排列成行的视标的辨别能力比较差，这种现象称为拥挤现象。临床表现为患者的单视力表检查结果优于行视力表的检查结果。

3. 斜视 对于视觉发育前发生的斜视患者，如果习惯于用某一只眼注视，另外一只眼没有注视能力或注视能力降低，后者可能存在重度弱视。重度的弱视，也可能发生知觉性斜视。

4. 注视性质 弱视患者常无法表现为中心注视。角膜映光法表现为角膜映光点偏离瞳孔中央，而且眼球不产生再注视运动或者只有微小幅度的再注视运动。

5. 立体视觉 另外一个重要的临床特征是立体视觉降低或丧失。同视机检查可有弱视眼单眼抑制、融合功能缺失或不同程度的立体视觉功能下降；随机点近立体视觉检查结果大于 40~60 秒弧。

6. 暗适应和色觉 把半透明的滤光片或灰色滤光板放置在弱视眼前，这只眼的视力不降低，还可能会有轻微的改善。弱视患者，特别是重度弱视患者的色觉有不同程度的损害。

7. 调节功能 弱视眼的调节功能异常包括调节幅度降低、调节潜伏时间延长、调节性集合异常等。

8. 对比敏感度 弱视眼在高空间频率一端的对比敏感度下降明显，以屈光参差性弱视最为明显。

9. 双眼视觉功能 Worth 四点灯试验、同视机检查可表现为单眼抑制。

10. 其他电生理检查 弱视患者的 VEP 往往有 P100 潜伏期延长和波幅降低。

二、诊断依据

2017 年美国眼科学会（AAO）在往年指南强调病因的基础上（斜视、屈光、形觉剥夺），对弱视的视力标准和各种类型弱视的诊断标准都作出了更准确的定义（见表 15-1 和表 15-2，REF AAO PPP）。

第六节 弱视的治疗

弱视的治疗原则:其一是病因治疗,临床上最多见的是屈光矫正、消除混浊的屈光间质(先天性角膜白斑、先天性白内障等)以及斜视矫正等;其二是被动治疗,通过消除两只眼异常的相互作用,消除优势眼对弱视眼的抑制,如遮盖和压抑治疗等;其三是辅助治疗,如视觉训练、药物治疗、经颅微刺激方法、针灸疗法等。

一、病因治疗

(一) 屈光矫正

屈光矫正是治疗弱视最直接最重要的治疗手段。绝大多数弱视患者都伴有轻重不等的屈光不正,其中多数为中、高度的远视,其次为散光,少数为高度近视。而屈光不正性弱视和屈光参差性弱视占全部弱视的 50%~70%。因此弱视的屈光不正需要给予合理的矫正,才能获得满意的治疗效果。美国眼科学会2017 年的弱视眼科临床指南(preferred practice pattern,PPP)中明确提出单独治疗屈光不正可以有效提高未治疗的屈光参差性弱视和斜视性弱视儿童的视力。

矫正屈光不正有多种方式,其中最常用的是配戴框架眼镜,这种方式既安全又方便,是有效的治疗方法。此外还有角膜接触镜、角膜屈光手术等,可在特殊的屈光状态矫正时使用。

具体的矫正原则如下:

1. 屈光参差性弱视 足度屈光矫正。部分患者经过坚持配戴足度屈光矫正镜后,视力便可得到提高。因此,只有戴镜 4~6 周后视力不能提高者,才附加其他弱视治疗方式。

按笔者的经验,屈光参差≤4.0DS 的患者,往往能接受足度框架眼镜治疗;但屈光参差 >4.0DS 的患者,尤其是 8 岁以上大龄患儿,往往难以耐受框架眼镜矫正时候的物像不等。当难以耐受足度框架眼镜治疗时,为提高双眼单视功能和获得好的治疗效果,可考虑配戴角膜接触镜或屈光手术治疗,以消除双眼参差带来的物像不等。

2. 屈光不正性弱视 伴有内斜者足度屈光矫正,无眼位问题者可以适当减去生理性远视后矫正。高度屈光不正的患者,尤其是大龄儿童或成人,如不能接受框架眼镜,可配戴角膜接触镜或者使用贴膜球镜。定期复查验光(半年至 1 年),并根据验光结果及时调整镜片度数,坚持戴镜 1~2 年,一般可达到最佳视力。

(二) 屈光间质问题

先天性角膜白斑、先天性白内障等屈光介质混浊疾病会引起形觉剥夺性弱视,应尽早去除形觉剥夺病因。其中晶状体高密度的先天性白内障、瞳孔大部分被遮挡者需要早期行手术治疗。白内障手术治疗是弱视治疗一个非常重要的步骤,但术后的弱视治疗更是一个漫长的过程。单眼先天性白内障患者手术后,通常需要治疗到 9 岁或更长时间,应对此类患者光学治疗和遮盖疗法给予规范的指导,定期复诊,才能获得良好的治疗效果。角膜混浊引起的弱视,必要时可行穿透性角膜移植术,但该类手术风险较高,且术后针对排斥反应的治疗复杂,存在婴幼儿检查和护理困难等问题。

(三) 斜视矫正问题

由斜视引起的弱视,治疗包括两大方面:非手术治疗和手术治疗。其中非手术治疗为通过配戴有压贴棱镜的眼镜来达到矫正眼位和恢复双眼视觉的目的(适用于部分小度数的斜视性弱视患者),或者配戴合适足度的矫正眼镜(适用于调节性斜视)。手术治疗一般在经弱视治疗视力恢复正常后进行,或者在弱视治疗半年仍无效后进行。

二、被动治疗

对于屈光矫正后仍存在弱视的患者,遮盖和压抑治疗是被证实的最有效手段。其主要是通过人为抑制弱视患儿的非弱视眼,减少非弱视眼对弱视眼的抑制,使弱视眼有更多的机会接受外界的视觉信息刺激,改善视功能。

(一) 遮盖疗法

遮盖疗法在弱视治疗中发挥着极其重要的作用,在有效的屈光矫正基础上,合适的遮盖方法和良好的依从性,是保证患儿取得良好治疗效果的前提。遮盖疗法有三种不同的形式:传统遮盖疗法、反传统遮盖疗法和交替遮盖疗法。所谓传统遮盖,指的是遮盖优势眼,也是临床上应用最广泛的、治疗效果最好的方法。本文多数的遮盖疗法指的是传统的遮盖法。

按照每天遮盖时间的长短,遮盖疗法可以分为:全天遮盖(full-time occlusion)和部分时间遮盖(part-time occlusion)。美国眼科学会制定的眼科诊疗指南(preferred practice pattern,PPP)中指出:每日遮盖时间占非睡眠时间的 70%~100% 称为全天遮盖,每天遮盖优势眼 10~14 小时;如果遮盖时间 <70%,称为部分时间遮盖,每日至少遮盖 2 小时。儿童眼病研究学组(Pediatric Eye Disease Investigator Group,PEDIG)根据不同弱视程度来对比不同遮盖治疗方案的优劣程度,具体见表 15-3。

表 15-3 不同遮盖治疗方案对不同程度弱视的优劣比较

弱视程度	每日遮盖时间	改善后视力≥20/30	提高的行数	随访时间
重度(<20/100)	全天	25%	4.7行	4个月
重度(<20/100)	6 小时/天	25%	4.8行	4个月
重度(<20/100)	2 小时/天	0/13 患者	3.7行	17 周
中度(≤20/80)	6 小时/天	62%~79%	3.16行	4~6个月
中度(≤20/80)	2 小时/天	62%	2.40行	4个月

3 岁前的婴幼儿尚未能用语言表达视力,医生应根据双眼屈光参差的大小、注视优势、注视行为的差别等因素来估计双眼视力的差别,决定遮盖优势眼的时间;在随访时,应根据遮盖疗法的效果,调整遮盖时间。而 3 岁以上的患儿,每天遮盖的时间因人而异,应用最多的是全天遮盖,即患儿在全部清醒时间一直遮盖优势眼,遮盖得越严越好。使用弱视眼的时间越长,弱视眼视力恢复得越快,疗程越短。3~6 岁的儿童,特别是 3 岁半以上的儿童,往往能够用语言表达视力。若双眼的视力相差过大,如优势眼的视力正常,弱视眼的视力只有 0.1,可以选择全天遮盖优势眼,或者每天遮盖的时间超过清醒时间的 70%。

由于视觉抑制的程度不同,每位患者对遮盖疗法的敏感程度也不尽相同,对同样的方法,不同的患者可有不同的效果。比较敏感者,弱视眼视力提高得比较快,或是双眼视力的差别减小得比较快。对于这类患者,可以适当减少每天遮盖的时间。部分患者弱视眼的视力提高比较慢,优势眼的视力也没有明显降低,可以适当延长每天遮盖的时间。

遮盖优势眼之后,尤其对于重度弱视患儿,其生活和学习会遇到很多困难,常导致他们极力反抗,拒绝进行遮盖。这些后果一定提前要告知家长,获得家长的配合,在监督患儿安全的前提下,督促患儿遮盖优势眼,提高其依从性以达到最好的效果。

遮盖疗法有以下副作用:

1. 遮盖性斜视在遮盖治疗过程中,患者的融合功能被打破,注视眼也会改变,此时眼外肌存在一定程度的不平衡,就可能引起斜视和复视。若视近时出现内斜,应检查患者的 AC/A 比值是否正常,如果 AC/A 比值偏高,可配戴双光眼镜。若患者出现外斜视,应适当降低远视眼镜的度数,增加调节,增加调节性集合,控制眼位,避免外斜视的出现。对于部分调节性内斜视和间歇性外斜视的患儿,原则是待弱视治愈之后,及时安排手术矫正眼位。

2. 遮盖性弱视年龄比较小的患者,特别是 4 岁以前的婴幼儿,在全天遮盖后,发生遮盖性弱视的危险性比较大。一般情况下,遮盖性弱视的出现也说明患儿的视觉可塑空间较大。在发现后调整为部分遮盖,一般可恢复。

(二) 压抑疗法

压抑疗法(penalization)指的是利用光学离焦、药物或半透明的压抑膜降低优势眼的远视力或近视力,使得双眼竞争的过程中优势眼被压抑,原来的优势状态发生颠倒,从而限制优势眼的使用,迫使弱视眼使用。这种治疗方法的本质是,使优势眼视网膜上的物像清晰度下降,非优势眼视网膜上的物像保持清晰,使优势眼的视力低于弱视眼的视力至少 2 行,从而消除优势眼对弱视眼的抑制,迫使弱视眼注视目标。

【适应证】

压抑疗法适应证与遮盖疗法的适应证基本相同,只是压抑疗法不适用于重度弱视。

【压抑疗法分类】

1. 药物压抑　两只眼戴上合适屈光度的屈光矫正眼镜。优势眼用睫状肌麻痹剂,如 1% 阿托品眼膏,每天或每周晚上 1 次。睫状肌麻痹之后,使优势眼的调节功能暂时降低或丧失,达到降低优势眼近视力的目的,使优势眼不能看清近处目标,迫使患者近距离视物时使用弱视眼,而远距离时使用非弱视眼。

此外,儿童眼病研究学组(Pediatric Eye Disease Investigator Group,PEDIG)根据弱视程度来对比不同阿托品治疗方案的优劣程度,具体结果见表 15-4。

表 15-4　不同阿托品治疗方案对不同程度弱视的优劣程度对比

弱视程度	阿托品使用时间	改善后视力≥20/30	提高的行数	随访时间
重度(<20/100)	周末	21%	4.5 行	18 周
中度(≤20/80)	每天	47%~75%	2.3~2.84 行	4~6 个月
中度(≤20/80)	周末	53%	2.3 行	4 个月

2. 光学压抑　优势眼戴上过矫 +3.00D 的球镜,降低优势眼的远视视力,弱视眼戴上合适屈光度的眼镜,使其既能看清远处目标,也能看清近处目标。此外还有使用 Bangerter 磨砂片遮盖,中性密度滤光片(neutral density filter,NDF)遮盖。Bangerter 磨砂片一种是微泡样磨砂设计的薄膜,遮盖后通过空间畸变等作用来达到压抑相对健眼视力的目的(图 15-1)。笔者所在团队的前期研究(IOVS2012 和 2015)[10-13]发现:Bangerter 磨砂片和 ND 滤光片不但可以在一定程度上压抑相对健眼,而且可通过部分压抑健眼,使弱视患儿可以在双眼单视的前提下进行治疗。这类光学压抑方式,相对而言不会引起患者明显的外观改变,也不会像遮眼贴那样容易引起皮肤过敏等反应,因而患儿的依从性高,较容易接受,使其具有一定的应用前景。

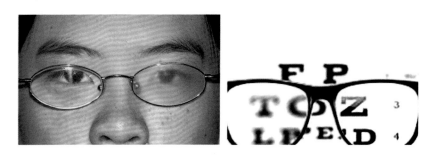

图 15-1　配戴磨砂片压抑膜的患儿

3. 光学药物压抑疗法　全压抑比较常用,既抑制优势眼视远,也抑制优势眼视近。通过降低优势眼镜片的度数,优势眼同时使用阿托品,使优势眼的远视力和近视力都降低。弱视眼戴上合适屈光度的眼镜,迫使弱视眼注视远近的目标,承担全部外界视觉任务。

4. 选择性压抑疗法　适用于高 AC/A 比率的患者,优势眼用阿托品,弱视眼戴上双光镜,不仅减轻或消除看近的内斜视,也能够提高弱视眼的近视力。

三、辅助治疗

(一)物理治疗

弱视的传统物理治疗主要有以下 5 种,这些治疗方法在我国应用较为普遍,但是目前缺乏大样本的随机对照临床研究结果支持。

1. 红色滤光片疗法　也叫红闪疗法,这种治疗方法是根据视网膜的解剖生理学特点设计的。黄斑中心凹只有视锥细胞,视杆细胞主要集中在周边视网膜。从中心凹到周边视网膜,锥细胞的密度急剧下降,视杆细胞逐渐增多。锥细胞对红光敏感,而视杆细胞对红光不敏感。普通光线经过红色滤光片之后,一定波长的红光照射到视网膜上,只有黄斑中心凹的锥细胞最敏感,而中心凹之外的区域没有多大反应,在刺激过程中,不断提高中心凹的功能,改善中心凹的分辨力,最终达到改善注视性质的目的。

红闪疗法通常选用的红色滤光片可以过滤掉波长小于640nm的光线,只保留波长640~660nm的红光。弱视眼中,只有中心凹对透过红胶片呈现的观察目标敏感。

2. 低功率氦氖激光疗法　主要是采用低功率(0.9mW)、对人体无害的640nm波长的红色氦氖激光照射黄斑区,通过兴奋各级视觉通路上的视细胞,来兴奋弱视侧感知细胞,解除抑制作用,从而改善弱视者的旁中心注视(图15-2)。

3. 后像疗法　后像镜是在直接检眼镜的基础上创制的。在30°强光照射范围的中心部位分布3°、5°、7°等不同大小的黑圆点,用其保护中心凹,其周围30°范围的视网膜受强光刺激后,通过强光刺激黄斑旁中心区域,使相应感光细胞感受阈值上升,对环境光形成负后像;同时,通过对黄斑中心凹区进行遮光,避免在该处形成负后像,通过两者结合改善注视性质。后像镜能够投射一个直径比较大的圆形光环,在圆形光环的中央是一个直径比较小的圆形阴影,或者称为圆形黑斑,圆形阴影大小不同,直径分别为1°、3°、5°。

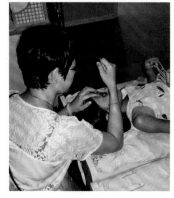

图 15-2　低功率氦氖激光

具体方法:先将弱视眼散瞳,并令固视眼注视远方的一个目标,确保固视眼在治疗时固视不动。如患者为偏心固视明显的中心凹照射,可于固视眼前设一固视目标,尽力设法保持固视眼不移动。检查者在暗(半暗)室中用后像镜照射弱视眼底,使黑圆点阴影落在中心凹部位保护中心凹,用强光(6V,15W)照射20~30秒。如果固视能力不好或有眼球震颤,可以用后像镜追随中心凹进行照射。照射后遮盖健眼,令患者注视白色屏中心的十字视标,并询问患者后像出现与否、后像持续时间、后像与十字视标的关系等。

对于偏心注视者,可以通过空间注视训练,使生理的注视方向及中心固视再建立起来。训练时自觉后像后,令患者用指示棒指出眼前30cm白色屏上后像位置,并使其向白色屏上十字中心移动,即将自觉的视线进行以中心凹外返回中心凹空间位置的训练,以矫正偏心注视。其后可增大距离,强化效果。有时也可一时出现单眼复视,这是新、旧固视点的斗争造成的,应训练至直到新固视点形成优势。

4. 光刷刺激治疗(如海丁格刷,图15-3)　是一种利用旋转的偏振光片形成的内视现象,该现象只会出现在中心凹 Henle 纤维对应区,这意味着当看到刷状视标时,患者必然是在利用黄斑区中心凹进行注视。海丁格刷利用特殊的光学原理和视网膜内视现象产生一个光刷,用光刷刺激视网膜黄斑中心凹,提高黄斑中心凹的分辨力,改善注视性质。适用于旁中心注视性弱视患者。治疗后若注视性质发生转变,由旁中心注视转变为中心凹注视,则治疗成功,应改为传统遮盖疗法继续治疗。

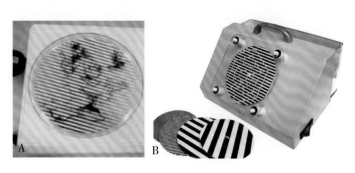

图 15-3　光刷治疗(A)和 CAM 治疗(B)

　　具体方法:开启同视机,用一对I级画片检查患儿的重合点。检查到重合点后,把两张特殊的I级画片放置在同视机的插片槽内,在弱视眼一侧,安装海丁格内视刷和螺旋桨画片,另一侧放置飞机画片。打开海丁格内视刷电动机开关,使患儿逐渐看到慢慢旋转的螺旋桨,随后看到旋转的螺旋桨移到飞机的头部。让患儿注视不断旋转的螺旋桨,坚持7~10分钟,每周2~3次,10次为一个疗程。

　　5. 光栅刺激(图15-3)　由Campbell及与Hess于1978年在剑桥大学工作期间共同发明,因此也称作CAM刺激法。它的理论基础主要是视觉皮层V1区是由大量可以感知不同方向和不同空间频率刺激的视细胞组成的。因此,光栅刺激是通过不同空间频率、不同方向的对比度视标对弱视眼进行刺激,以改善视觉中枢的视觉感知功能。应该指出,尽管CAM在开发之初治疗效果明显,但在临床对照试验中未能取得理想结果,因此被国外临床医生认为是无效的。然而,近年来兴起的各种弱视知觉学习训练均受其启发,原理也多有类似。目前被广泛引用的一种弱视治疗方法——截止频率下的对比敏感度训练,已被证明能有效改善弱视患者的视力。该方法由Lu等提出,被证明在弱视患者中对于单眼视功能的提高有更好的效果,中山眼科中心研究团队也阐明了其对双眼视觉功能的作用机制。该方法理论上比CAM具有更强的针对性,有望成为一种高效的弱视治疗手段。

　　(二)调节训练

　　临床检查中发现,许多弱视患儿的调节功能出现异常,尤其是单眼弱视患儿,因此在弱视训练中,患儿调节训练成为重要的一部分。可以通过每次复诊时的调节检查,选择适合患儿的调节训练方案,个性化地改善调节功能,比如不同度数的翻转拍、字母表、镜片排序等(详见第七节)。

　　(三)知觉学习训练

　　传统弱视治疗观念建立在弱视患儿不具备双眼视觉、无法获得立体视觉等高级双眼视觉功能的假说上。而随着计算机终端显示技术的发展,计算机编程辅助基础上的知觉学习成为新的研究热点。以Hess、Levi[14]、Polat[15]和Lu[16]为代表的北美和欧洲的许多视觉科学家,采用阈值测定和反馈的方法,对视觉可塑期内及可塑期后的弱视患儿进行反复的视觉任务刺激,均获得了不同程度的单眼和双眼视觉功能的改善。其中Hess和笔者所在的课题组[17-19]在前期研究中,通过使用双眼平衡下的治疗模式(图15-4),发现弱视视觉皮层中仍残存一定程度的双眼相互作用,而视觉抑制才是阻止弱视视觉重建的最大障碍。消除视觉抑制后,成人弱视的视觉功能仍有较大改善空间。在消除视觉抑制的基础上,进行双眼视觉平衡训练能够改善许多弱视患儿甚至是年龄超过视觉可塑敏感期患儿的视功能。这种方法的最大优势,就是可以在不遮盖相对健眼的情况下治疗弱视,患儿依从性高,且较容易进行家庭训练和治疗。训练的模式通常采用视频游戏。视频游戏刺激分两部分,两部分可以根据双眼的不平衡状态调整刺激强度,人为使不平衡的双眼在平衡的条件下进行训练。受试者配戴视频眼镜后,通过特殊的视频传导技术,用双眼分别感知游戏的两部分,通过双眼融合将游戏内容整合在一起后进行训练,从而重建双眼视觉功能。此外,Zhonglin Lu等与笔者所在的课题组[20-22]通过测定对比敏感度(contrast sensitivity,

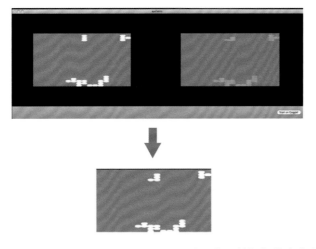
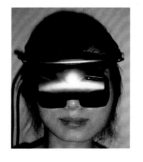

图15-4　双眼平衡下的视频游戏治疗模式

CS)的截止频率,并在截止频率基础上进行 CSF 辨别任务训练(知觉学习训练),发现通过此方法,弱视眼的视功能可得到较明显改善。Polat[15]等发现,当 Gabor 视标与两侧的视标的距离在 2~3 个 λ(Gabor 光斑波长)时,患者的识别能力最大,由此可通过调整两侧视标和中央视标的距离估计出截止频率,反复给予该频率附近的刺激,弱视眼视力平均提高 78%。上述这些方法,有望在遮盖和屈光矫正的基础上,加强弱视尤其是大龄弱视的治疗效果,提高治疗效率,缩短弱视的治疗周期。

(四) 神经源性治疗

1. 兴奋性神经递质的补充治疗　弱视是一种神经发育性的疾病,因此,近年来也有学者应用一些神经递质类的兴奋性药物来进行弱视的辅助治疗,最经典的就是左旋多巴的应用。研究显示[23,24],这种药物可以通过外源途径提高神经递质浓度,改善视觉感知通路的神经传导,提高视中枢细胞的兴奋性(图 15-5),具体表现为视觉诱发电位潜伏期缩短,N1-P1 波振幅增加。这表明左旋多巴可一定程度上提高弱视者的形觉视力。

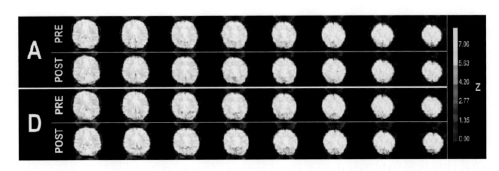

图 15-5　服用左旋多巴后,fMRI 检测显示弱视患者皮层的神经元活动明显增强

2. 经颅刺激视皮层的治疗　非侵入性的电流或磁刺激在神经科学中广泛应用,它可能通过改变弱视兴奋/抑制环路的平衡来改善弱视的视觉功能。广泛应用于运动神经功能康复的 rTMS(repetitive transcranial magnetic stimulation)和 tDCS(transcranial direct current stimulation)是其中的代表。许多研究结果均发现,无论是 rTMS 还是 tDCS,均能够改善一些已经超过视觉可塑性敏感期的弱视患者的视觉感知功能。笔者所在的课题组对 tDCS 的应用研究发现[25-27],tDCS 能够在视觉训练的基础上加强大龄弱视患儿立体视觉的重建。另一项采用 P-VEP 探讨 tDCS 对可塑期后弱视患儿的视觉神经传导通路兴奋性改变的研究发现,tDCS 能够显著提高大龄弱视患儿 P-VEP 的振幅。这些研究表明,tDCS 是一种潜在的治疗大龄和难治性弱视的手段,但其确切疗效和作用机制仍有待进一步的研究来证实。

(五) 针灸治疗

根据中医学理论,针灸可能通过经络的反复刺激使大脑血流量增加,诱导神经生长因子释放,从而提高弱视患者的视力。近年有大样本临床研究针灸在弱视治疗中的效果,该方法的效果与传统的遮盖无显著区别,但确切机制和效果还需要进一步研究证实。

第七节　视觉训练的方法

(一) 调节功能训练

1. 镜片排序

【目的】

提高调节准确性。

【方法】

(1) 遮盖单眼,另一眼注视 40cm 的阅读材料。

（2）在另一眼前加负镜,再换成正镜,描述通过这两块镜片阅读有什么区别。

（3）感知加正镜与加负镜的区别后,将6~8块不同度数的球镜放在桌上。

（4）按戴镜阅读最用力到最放松的顺序进行排序。

2. 反转拍训练

【目的】

提高调节灵活度。

【方法】

单眼或双眼进行,与调节灵活度检查方法相同。

3. Hart chart训练（字母表操）

【目的】

提高调节灵活度。

【方法】

（1）小卡片置于眼前40cm处,大卡片贴在3~5m处的墙上。

（2）读出小卡片上第一行的字母,然后读大卡片上第二行的字母,如此反复。

（3）将小卡片从40cm逐渐移近,一边移一边读出第一行的字母,至不能看清,然后读大卡片上第二行的字母,如此反复。

（4）将卡片置于接近调节近点处,按上述方法训练。

（二）聚散融合功能训练

1. 集合卡训练

【方法】

（1）将卡片置于双眼中央,贴着鼻梁。

（2）注视最远端的桶形图案,应只看到一个桶形图案,颜色是红绿交替,其他两组的桶形图案将出现复视。

（3）注视此图案,维持上述状态10秒,然后注视中央的桶形图案10秒,再到最近端的桶形图案10秒,注意每注视一组桶形图案时,另两组桶形图案都应出现复视。

（4）如果集合功能较差,可将卡移远,集合功能加强后再逐渐移到贴着鼻梁的位置。

2. 可变红绿矢量图训练

【概述】

500系列:主要训练周边融像功能（510:周边融像;515:周边融像和立体视觉;525:周边和中央融像及立体视觉）。

600系列:训练中央融像和立体视觉。

优点:可设置不同的聚散需要。

【方法】

【BC500系列】

（1）准备

1）将一组卡片置于卡片托板上,并置于零位。

2）卡片放在眼前40cm处。

3）戴红绿眼镜（右红左绿）。

（2）确认看到以下的情形

1）510:一个大圈及周边的四个小圈。

2）515:两个大圈及周边的四个小圈;两个大圈中,里面的圈有立体效果,向外凸出（图15-6）。

3）520:两个大圈、周边四个小圈、中央有一个小交叉、上方有一个小方形、下方有一个小圆圈;两个大圈

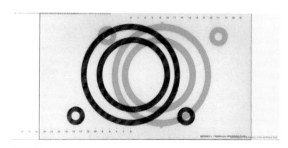

BC515

图15-6　可变红绿矢量图训练 BC515

中,里面的圈有立体效果,向外凸出。

（3）注视大圈,将卡片往 BO 和 BI 方向稍作移动,感受 SILO 现象。

（4）正融像性聚散训练

1）拉动卡片,使绿圈的箭头对准下方的刻度 3,保持看到的情形与零位时相同。

2）用指示棒指出所见圈的位置:此时棒的位置应位于卡片和眼之间,左眼 - 右圈连线和右眼 - 左圈连线的交叉点。

3）感受此时眼睛"向内转"和"用力看"的感觉。

4）放下指示棒,保持上述情形 10 秒左右,转为看远处某物体,几秒钟后再回到卡片上,重新获得上述融像状态;如此反复 3 次。

5）拉动卡片,使下方的箭头增加 3 个刻度,重复步骤 2）~5）。

6）如难以获得融像,可进行以下训练:

① 回到上一刻度的位置,加强训练。

② 回到上一刻度的位置,在保持融像状态下,将卡片慢慢移近。

③ 再将卡片拉到新的训练位置,并将卡片移远,以获得融像状态。

在训练过程中,应时刻感受双眼"向内转"和"用力看"的感觉。

（5）负融像性聚散训练:方法与正融像性聚散基本相同,区别如下:

1）拉动卡片,使上方的箭头对准相应的刻度。

2）用指示棒指出所见圈的位置:此时棒的位置应位于卡片的远端,左眼 - 左圈连线和右眼 - 右圈连线的交叉点;当训练量达到 6~8 时,圈的位置会变得太远而指不到了。

3）感受此时眼睛"看远处"和"放松看"的感觉。

（6）加强训练

1）遮盖其中一眼,几秒钟后去遮盖,重新获得融像状态。

2）在其中一眼前加单块棱镜,底分别置于向外和向内的方向上,重新获得融像状态。

3）在保持融像的状态下,在眼前加棱镜反转拍进行训练。

4）在保持融像的状态下,在眼前加透镜反转拍进行训练。

5）将两组卡片置于双侧卡片架上,先看上面一组卡片,保持融像状态 10 秒钟后,转为看下方的一组卡片;如此反复。

6）使用红绿反转拍进行训练。

7）改变训练距离,无论是训练眼球集合还是散开,都是卡片越近,训练量越大。

【BC600 系列】

（1）将 BC601（Bunny 兔,图 15-7）置于卡片托板上,并设在零位。

（2）确认看到以下情形:

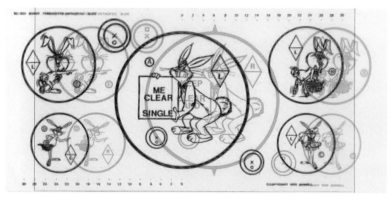

BC601 Bunny 兔

图 15-7　可变红绿矢量图训练 BC601 Bunny 兔

1）看到 5 个圈的图案,不会出现复视,且线条清晰。

2）圈内的菱形都可同时看到 L 和 R。

3）中央的图案:Bunny 兔举的牌子上有"KEEP ME CLEAR AND SINGLE"。

4）有三组小圆圈,有立体效果,内圈向外凸。

5）中央的图案 A 在卡片的平面上,围绕的圈向外凸;右侧的图案(B 和 C)向外凸,并凸于相应的圈外;左侧的图案(D 和 E)向里凹,并凹于相应的圈内。

（3）正融像性聚散训练

1）拉动卡片,使绿圈的箭头对准下方的刻度 3,保持看到的情形与零位时相同。

2）注视点在 5 幅图形之间跳跃注视:A → B → C → A → D → E → A。

3）其他步骤同 BC500 系列。

（4）负融像性聚散训练(略)。

（5）加强训练(略)。

（6）先使用 601 和 606,再使用 605、607 和 610 卡片,因为后三者的笔画更精细。

3. 固定红绿矢量图训练

【描述】

（1）BC50 系列为训练水平方向聚散功能;BC70 系列为垂直方向。

（2）BC50 系列的训练量为 $30^\triangle$,BC70 系列的训练量为 $3^\triangle$,每张图案旁边都有数字表示该图案的训练量。

【方法】

（1）准备

1）将 BC51 卡片正放于眼前 40cm 处,戴红绿眼镜,右红左绿(图 15-8)。

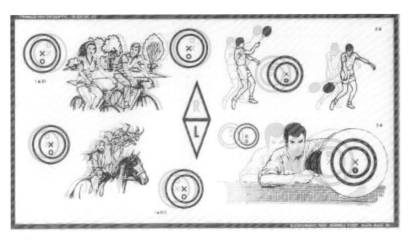

BC51

图 15-8 固定红绿矢量图训练 BC51

2）看第一组图案(骑车者)($1^\triangle$BI),确认看到单一和清晰的图像,图案两侧的两组小圈有立体效果,内圈向内凹。

（2）正融像性聚散的训练

1）从 BC51 第二组图案开始,依次注视,注意保持每组图案的单一和清晰;注意每组图案旁边的小圈有立体效果,内圈向外凸。

2）每组图案维持注视 10 秒钟,再到下一组。

3）训练过程中,感知眼睛"向内转"和"用力看"的感觉。

4）如到某组图案难以获得融像,方法参见 500 系列卡片的说明。

（3）负融像性聚散的训练

1）继续使用 50 系列卡片。

2）有两种方法：更换红绿镜片的眼别或将卡片反面向上。

3）训练方法同上，但此时小圈的立体效果将相反，内圈向里凹。

（4）水平方向的聚散的加强训练：同 500 系列卡片。

（5）垂直方向的聚散训练

1）使用 70 系列卡片（图 15-9）。

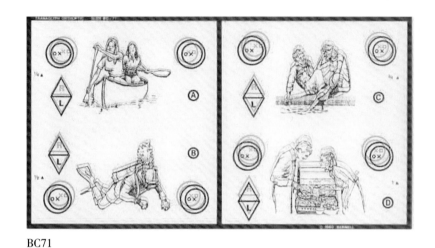

BC71

图 15-9　垂直方向的聚散训练卡 BC71

2）红绿眼镜在右红左绿时，训练的是右眼上转的融像性聚散。

3）要训练左眼上转的融像性聚散，需要将红绿镜片互换。

4）方法与 50 系列相同。

（6）垂直方向的聚散的加强训练：可将 50 系列卡片和 70 系列卡片放在一起，在两系列卡片的图案之间进行跳跃注视。

4. 裂隙尺训练（图 15-10）。

【概述】

（1）精细的中央融像图案。

（2）可进行正融像性聚散和负融像性聚散训练。

（3）不需要戴红绿眼镜。

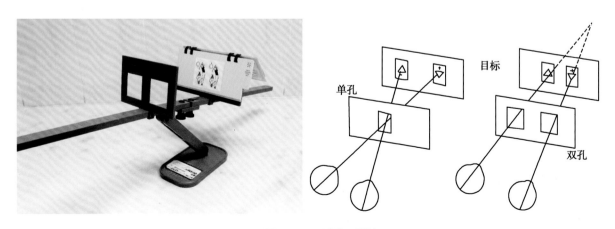

图 15-10　裂隙尺训练

（4）训练量：30△BO to 17½△BI，训练量 = 卡片的编号 ×2.5。

【方法】

（1）准备

1）将双孔板置于尺的 DA 处。

2）将卡片板置于尺的 A 处，翻到 suppression card（图 15-11）。

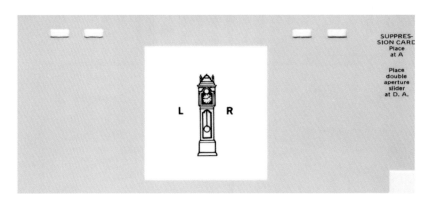

图 15-11　suppression card

3）鼻子对着尺的一端看卡片，右眼应只看到钟和 R，左眼应只看到钟和 L，如果不是上述情形，前后移动双孔板至适当的位置。

4）双眼同时注视，应同时看到钟，R 和 L，如果 R 或 L 看不到，说明有一眼被抑制，先用其他方法进行抗抑制的训练。

（2）正融像性聚散训练

1）使用单孔板。

2）将单孔板置于"1 and 2"位置，卡片板置于 0，翻到 AP1（图 15-12）。

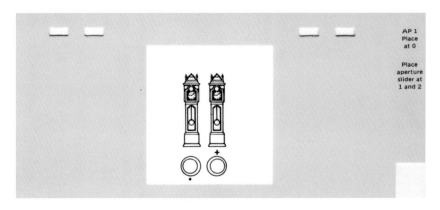

图 15-12　AP1 卡

3）通过单孔板看卡片，右眼应看到钟和小圈以及小圈下的点；左眼应看到钟和小圈以及小圈上的加号。

4）双眼一起注视，将两个像融合为一个，小圈上下的点和加号都能看到，并能感觉小圈的立体效果（内圈向外凸）。

5）如果不能获得融像，拿一根指示棒置于孔的中央，注视指示棒的尖端，感觉卡上两个像的融合。

6）如仍不能融像，先用红绿卡片或弱视计进行融像训练。

7）获得融像后，保持融像的状态 5~10 秒，然后通过单孔板的上方看远处的物体，几秒钟后再通过单孔板看卡片,重新获得融像状态。

8)将卡片翻到下一页,单孔板的位置按卡片所示进行调整,但卡片的位置一直保持不变。

9)同样方法进行训练。

(3)负融像性聚散训练

1)使用双孔板。

2)将双孔板置于"1 and 2"位置,卡片翻到 AP1,置于 0 位置。

3)通过双孔板看卡片,右眼应看到钟和小圈以及小圈上的加号;左眼应看到钟和小圈以及小圈下的点。

4)双眼一起注视,将两个像融合为一个,小圈上下的点和加号都能看到,并能感觉小圈的立体效果(内圈向里凹)。

5)如果不能获得融像,将指示棒插在尺上 A 位置的孔内,双眼通过双孔板的上方注视指示棒,感知下方的像的融合;视线转回卡片上,获得融像。

6)当使用 AP2 卡片,指示棒插在尺的 B 位置。

7)如用上述方法仍不能融像,先用红绿卡片或弱视计进行融像训练。

8)获得融像后,保持融像的状态 5~10 秒,然后通过双孔板的上方看远处的物体,几秒钟后再通过双孔板看卡片,重新获得融像状态。

9)将卡片翻到下一页,双孔板的位置按卡片所示进行调整,但卡片的位置一直保持不变。

10)同样方法进行训练。

5. 自主融像训练

【概述】

此类训练不需要借助任何透镜、棱镜、孔径、隔板、红绿/偏振光滤镜,是最接近自然状况的训练方法,同时也是最难的训练方法,通常作为最后的训练方式。

【BC275 卡片和 BC550 卡片】

BC275 为一组红绿的圈;BC550 有四组,代表不同的聚散需求。

各有两种,分别印在纸片上和透明胶片上。

【方法】

(1)正融像性聚散训练

第一阶段:使用 BC275。

1)将卡片放在眼前约 40cm 处。

2)拿一支笔,放在眼睛和卡之间,大约眼前 15cm 处。

3)闭上左眼,用右眼看,笔尖和左边的圈应对在一起。

4)闭上右眼,用左眼看,笔尖和右边的圈应对在一起。

5)如果没有对好,前后移动笔尖的位置。

6)双眼同时看着笔尖,感觉后面卡片的图像,此时应感觉后面有三组圆圈。

7)保持三组圈的状态,将笔尖拿走,注意力将自然地转到卡片上,会看到中间的一组圈有立体效果,小圈向前凸起来。

8)感觉双眼"向内转"和"用力看"的感觉,维持这样的状态和卡片的立体效果半分钟,休息半分钟,再重复上述步骤。

9)熟练掌握上述方法后,可以不用笔而直接看到三组圈和立体效果,注意中间的一组圈的立体效果是小圈向前凸,如果看到小圈向后凹,说明训练反了,拿笔重复上述步骤进行训练。

10)保持正确的立体效果,将卡片慢慢地向前移和向后移,范围在眼前 25~50cm。

第二阶段:使用 BC550。

1)先看最下方,距离最近的 2 组圈,用上述方法看成 3 组圈,中间的一组有立体效果,小圈向前凸。

2)转为注视上一行的 2 组圈,同样的方法训练。

3）目标：从一行跳到另一行，都能很快地达到上述的立体效果。

（2）负融像性聚散训练

第一阶段：使用 BC275。

1）将卡片放在眼前 7~10cm 处，双眼一起看。

2）前后稍微调整距离，直至能看到三组圈，注意看中间的一组圈，模糊的，但能感觉到立体效果，小圈向后凹。

3）努力保持住三组圈的状态，慢慢将卡片向后移，三组圈会慢慢变清晰，注意中间的一组圈始终保持立体效果，小圈向后凹。

4）将卡片放在 40cm 处，保持这样的效果半分钟，休息半分钟，重复上述训练。

5）保持上述状态，将卡片慢慢地前后移动，范围在眼前 25~50cm 之间。

6）熟练掌握上述训练方法后，尝试直接将卡片放在眼前 40cm 左右，想象在看远处的物体，尽量让双眼放松，感觉卡片上的图形变成三组圈，中央的圈具有上述的立体效果。

7）如果在训练过程中，发现看到的立体效果相反（小圈向前凸），则从头开始训练，即从 7~10cm 处开始。

第二阶段：使用 BC550。

1）先看最下方，距离最近的 2 组圈，用上述方法看成 3 组圈，中间的一组有立体效果，小圈向后凹。

2）转为注视上一行的 2 组圈，同样的方法训练。

目标：从一行跳到另一行，都能很快地达到上述立体效果。

（三）消除抑制训练

主要方法如下：

1. 同视机交叉移动刺激法

（1）对于抑制较强且范围较大的患者，可在同视机镜筒两侧插入同时视画片，令注视眼注视该侧画片（例如房子），将另一侧镜筒（例如熊猫）从无抑制的周边视网膜开始沿水平方向缓慢推进，越过中心部抑制区到达对侧周边部非抑制区（患者的感觉是：熊猫由房子一侧逐渐向房子靠近→熊猫消失→熊猫重新出现在房子的另一侧），然后同方法返回，熊猫来回穿过并刺激抑制区。

（2）如果抑制范围较小，则应更换小视角同时视画片，在他觉斜视角的小范围抑制区摆动镜筒，或者使用能引起反应和能被感觉到的速度交替熄灭，进行"黄斑按摩"，刺激双眼黄斑消除抑制。

2. 同视机追踪训练

在他觉斜视角处插入同时视画片（例如房子和熊猫），在 3°~5° 范围之内缓慢移动一侧镜筒，令患者手持另侧镜筒跟随，尽量保持熊猫在房子内。开始训练时，可以使用较大且中空的同时视画片（例如汽车和门），当能较好地追随时，逐步改用较小的且中央带线条的同时视画片（例如小鸟和笼子）进一步训练。

3. Cheiroscope 立体镜训练

患者用主视眼通过镜子看特定图案，抑制眼直接看立体镜下方的白纸，按照所见的图案，用笔描记轮廓，或在已有轮廓上涂颜色。鼓励患者努力地使图案和笔同时看到。先选择较大和较粗线条的图案，如抗抑制的效果有改善，逐渐改为较精细的图形。

4. 镜面法

适用于范围广的深度抑制患者。令患者手持一面镜子，放在被抑制的眼前 45°，通过镜子看一目标，最好是一发光的物体，主视眼直视正前方的另一目标，患者应同时看到这两个目标。如抑制眼看不到图像，将目标亮度调高，或移近，或将环境光线调暗，患者可眨眨眼，或稍微转动镜子的角度。当同时看到双眼的目标，尽量维持此效果。

5. 电筒和红绿眼镜训练

适用于斜视患者的抗抑制训练。嘱患者戴红绿眼镜，在黑暗的环境下看电筒。如不能看到红绿两个光点，可将电筒设成闪烁光或摇晃一下电筒；如有需要，可使用垂直方向的棱镜使光点移出抑制区域。当患者能看到两个光点时，让患者努力维持此效果。逐步将电筒光的亮度调低、背景光调亮，目标是在正常环境下可以持续保持复视的像。

6. 红绿/偏振光栅阅读训练

适用于无斜视，且有一定融像功能的患者。将红绿或偏振光阅读条栅置于阅读材料上，戴相应的红绿/偏振光眼镜，目标是在去除抑制的情况下，阅读 10 分钟左右。当抑制出现,可通过眨眼、快速遮盖单眼、缩短阅读距离、增加照明亮度等方法消除抑制。一旦抑制被消除,可联合反转拍进行调节和融像功能的训练。

7. 聚散球训练

【方法】

(1) 拿一条大约 3m 长的绳子,一端固定住(例如绑在门的把手、墙上的钉子或椅子的靠背等处),另一端用手拿着放在鼻尖的位置。

(2) 在绳子上串 3 个颜色鲜艳的珠子作为注视目标。

(3) 当注视其中一个珠子时,应该感觉到有两条绳子在该珠子处交叉,而另外两个珠子都分别变成两个。

(4) 分别注视 3 个珠子,如果都可以看到上面所描述的情形,则进行步骤(5)~(7)的训练;如果只有 1 个或 2 个珠子能看到上面所描述的情形,则进行步骤(8)~(9);如果都不能看到上面所描述的情形,则进行步骤(10)。

(5) 目标从一个珠子快速地跳到另一个珠子,注意在注视每一个珠子时都应该看到步骤(3)所述的情形。

(6) 将近处的珠子慢慢向前移,始终注视该珠子,在移动的过程中都应该看到步骤(3)所述的情形,直至移到鼻子前方。

(7) 将远处的珠子慢慢向后移,眼睛跟着这个珠子看,在移动的过程中都应该看到步骤(3)所述的情形,直至移到绳子的末端。

(8) 如果前面的珠子能看到重影的像,后面的珠子不能,则慢慢将前面的珠子向后移,在移动的过程中都应该看到步骤(3)所述的情形,目标是移到后方珠子的位置;如果在移动过程中重影的像消失,可尝试步骤(10)的方法。

(9) 如果后面的珠子能看到重影的像,前面的珠子不能,则慢慢将后面的珠子向前移,在移动的过程中都应该看到步骤(3)所述的情形,目标是移到前方珠子的位置;如果在移动过程中重影的像消失,可尝试步骤(10)的方法。

(10) 如果都不能看到重影的像,尝试眨眨眼、移动一下绳子、增加房间的光线或者戴上红绿眼镜。

(四)异常视网膜对应训练

1. 后像和实像训练 在乳白塑料板背景下插入十字后像画片(一眼垂直放置,另眼水平放置,双眼画片叠加后成十字),适当增加双眼灯亮度后在他觉斜视角处慢慢交替熄灭,并逐步增加交替熄灭速度直至演变成双眼同时熄灭,如果患者出现后像并能看成正十字时,再分别将左右镜筒的十字后像画片换成同时视画片,让后像和同时视画片依然重合。

还可以单独使用同时视画片进行实像训练,方法是在他觉斜视角插入视角较小的同时视画片,慢慢地交替熄灭,逐步增加交替熄灭速度并逐渐转成双眼同时亮灭,刺激视网膜正常对应区,促使患者能够看到熊猫位于房子正中央。

2. 动态双眼视网膜刺激法 在他觉斜视角插入同时视或融合画片,若使用融合画片时应当选用有上下控制点画片(例如上下 3 个跑步小人),锁定镜筒,令患者始终注视正前方(眼既不转动,也不追随画片移动),操作者左右活动镜筒,让患者感到画片左右对称活动,刺激和"按摩"双眼正常视网膜对应点。该训练还具有一定的消除抑制作用。

3. Pemberton 训练法 适用于异常角较大的大龄合作儿童。将一眼镜筒放在 0°,另一眼镜筒放在他觉斜视角和自觉斜视角之间的位置,插入同时视画片,令患者左右眼交替地注视各侧画片,交替间隔为 2 秒左右。异常视网膜对应患者自觉视标的移动方向与实际眼动方向相反。纠正患者的注视方向并反复训练,使异常视网膜对应转为正常对应。

4. 左右移动训练法 插入小视角的融合或同时视画片,患者自己操纵斜视眼镜筒,在他觉斜视角位置左右 3°~5° 范围内来回活动,若患者能感觉到两侧画片且两侧画片逐渐接近,则慢慢减小活动幅度,集中刺激双眼黄斑部使画片重合。

（李劲嵘）

参 考 文 献

1. 赵堪兴.斜视弱视学.3版.北京：人民卫生出版社,2017.

2. 牛兰俊,林肯,韩惠芳.实用斜视弱视学.江苏：苏州大学出版社,2016.

3. Wallace,David K,Repka,,et al. Amblyopia Preferred Practice Pattern（R）. Ophthalmology,2018,125：105-142.

4. J. M. Holmes,M. P. Clarke. Amblyopia. Lancet（London,England）,2006,367：1343-1351.

5. Mitchell S,Bruce W. Clinical management of binocular vision. Fourth edition.Lippincott Williams &Wilkins,a Wolters Kluwer,2014.

6. Shooner C,Hallum L E,Kumbhani R D,et al. Population representation of visual information in areas V1 and V2 of amblyopic macaques. Vision Research,2015,114：56-67.

7. Hess R F,Campbell F W,Greenhalgh T. On the nature of the neural abnormality in human amblyopia：neural aberrations and neural sensitivity loss. Pflügers Archiv,1978,377（3）：201-207.

8. Lu Z L,Huang C B,Zhou Y. Broad bandwidth of perceptual learning in the visual system of adults with anisometropic amblyopia. Proceedings of the National Academy of Sciences of the United States of America,2008,105（10）：4068-4073.

9. Yu C,Klein S A,Levi D M. Perceptual learning in contrast discrimination and the（minimal）role of context. Journal of Vision,2004,4（3）：4.

10. Chen Z,Li J,Thompson B,et al. The effect of Bangerter filters on binocular function in observers with amblyopia. Investigative Ophthalmology & Visual Science,2015,56（1）：139.

11. Deng D,Li J,Thompson B,et al. Do Bangerter filters promote binocular function in amblyopes. Invest Ophthalmol Vis Sci,2013.

12. Li J,Thompson B,Ding Z,et al. Does partial occlusion promote normal binocular function. Investigative Ophthalmology & Visual Science,2012,53（11）：6818-6827.

13. Chen Z,Li J,Thompson B,et al. The effect of Bangerter filters on binocular function in observers with amblyopia. Investigative Ophthalmology & Visual Science,2015,56（1）：139.

14. Li R W,Ngo C V,Levi D M. Relieving the Attentional Blink in the Amblyopic Brain with Video Games. Scientific Reports,2015,5：198483.

15. Polat U,Ma-Naim T,Belkin M,et al. Improving vision in adult amblyopia by perceptual learning. Proceedings of the National Academy of Sciences,2004,101（17）：6692-6697.

16. Spiegel D P,Li J,Hess R F,et al. Transcranial direct current stimulation enhances recovery of stereopsis in adults with amblyopia. Neurotherapeutics the Journal of the American Society for Experimental Neurotherapeutics,2013,10（4）：831.

17. Li J,Lam C S,Yu M,et al. Quantifying sensory eye dominance in the normal visual system：a new technique and insights into variation across traditional tests. Invest Ophthalmol Vis Sci,2010,51（12）：6875-6881.

18. Li J,Thompson B,Lam C S,et al. The role of suppression in amblyopia. Investigative Ophthalmology & Visual Science,2011,52（7）：4169-4176.

19. Li J,Li J,Chen Z,et al. Spatial and Global Sensory Suppression Mapping Encompassing the Central 10° Field in Anisometropic Amblyopia. Investigative Ophthalmology & Visual Science,2017,58（1）：481-491.

20. Chen Z,Li J,Liu J,et al. Monocular perceptual learning of contrast detection facilitates binocular combination in adults with anisometropic amblyopia. Scientific Reports,2016,6：20187.

21. Li J,Hess R F,Chan L Y,et al. Quantitative measurement of interocular suppression in anisometropic amblyopia：a case-control study. Ophthalmology,2013,120（8）：1672-1680.

22. Li J,Spiegel D P,Hess R F,et al. Dichoptic training improves contrast sensitivity in adults with amblyopia.. Vision Research,2015,114（15）：161-172.

23. Williams S R,Turner J P,Crunelli V. Gamma-hydroxybutyrate promotes oscillatory activity of rat and cat thalamocortical neurons by a tonic GABAB receptor-mediated hyperpolarization. Neuroscience,1995,66（1）：133-141.

24. Yang C I,Yang M L,Huang J C,et al. Functional MRI of amblyopia before and after levodopa. Neuroscience Letters,2003,339（1）：52.

25. Spiegel D,Jinrong L I,Hess R,et al. Anodal tDCS Enhances the Effect of Binocular Therapy on Stereopsis in Adults with

Amblyopia. Invest Ophthalmol Vis Sci,2013.

26. Ding Z,Li J,Spiegel D P,et al. The effect of transcranial direct current stimulation on contrast sensitivity and visual evoked potential amplitude in adults with amblyopia. Sci Rep,2016,6:19280.

27. Li J,Thompson B,Deng D,et al. Dichoptic training enables the adult amblyopic brain to learn. Current Biology Cb,2013,23(8):308-309.

第十六章

斜视的药物治疗

第一节　共同性斜视的药物治疗

一、局部散瞳药物

散瞳药物用于治疗共同性斜视的药理基础是睫状肌麻痹作用。应用于以下方面：①睫状肌麻痹验光。②有助于明确诊断：用药后内斜视度数减少或变成正位，提示内斜视与调节密切相关，即调节性内斜视。③暂时性替代治疗屈光调节性内斜视：如果屈光调节性内斜视患儿因为年龄小、屈光度数高或其他原因暂时不配合戴镜，可以考虑暂时局部使用睫状肌麻痹药物，以预防双眼视功能进一步损害。④辅助配戴远视镜：部分伴有远视的斜视患儿在配戴远视眼镜的开始阶段，会出现睫状肌不能放松的情况，表现出戴镜视力下降和患儿不配合戴镜，此时可以局部使用散瞳药，辅助睫状肌放松，让患儿逐渐适应远视镜。⑤弱视治疗：单眼斜视或伴有屈光参差的斜视患儿常可引起单眼弱视，在矫正屈光不正的同时多需要遮盖治疗。如果患儿不配合遮盖，健眼是远视眼，可以考虑健眼局部使用散瞳药物。

常用的睫状肌麻痹药物属于抗胆碱药物，通过阻断 M 胆碱能受体，减弱胆碱能节后神经纤维的效应，表现为睫状肌和瞳孔括约肌的麻痹作用。依据睫状肌麻痹作用从强到弱依次是 1% 阿托品眼膏、1% 环戊酮滴眼液和复方托吡卡胺滴眼液。1% 阿托品眼膏是其中最强的睫状肌麻痹药物，药效可以维持 2~3 周；1% 环戊酮滴眼液次之，药效可以维持 2~3 天；复方托吡卡胺最弱，药物维持 4~6 小时。局部睫状肌麻痹药物的局部副作用是畏光和视近不清，禁用于房角狭窄的患者。1% 阿托品眼膏的全身副作用包括发热、脸红、口干、心动过速等；1% 环戊酮滴眼液全身副作用包括嗜睡、精神及行为障碍等；复方托吡卡胺的全身副作用包括心动过速等。因此，为了减少副作用，使用这些药物时要注意按压泪囊区。另外，验光时可以根据患者的年龄、斜视类型和屈光不正的类型选择不同的睫状肌麻痹药物。除了验光，1% 的阿托品眼膏是应用于共同性斜视治疗的主要睫状肌麻痹药物。

二、局部缩瞳药物

缩瞳药物用于治疗共同性斜视的药理基础是使睫状肌及瞳孔括约肌收缩，增加眼球屈光力，视近时不需要主动调节，从而使视近反射性的眼球集合减少。应用于调节性内斜视的诊断和治疗，尤其是集合过强型内斜视的治疗。考虑到药物的副作用，临床中一般用于不配合戴镜的集合过强型内斜视患儿。

缩瞳药物属于胆碱酯酶抑制剂或类乙酰胆碱药，包括毛果芸香碱滴眼液及碘依可酯（碘磷灵）滴眼液。常用的局部缩瞳药为 1% 毛果芸香碱滴眼液,一天 4 次。在临床中,如果用药 1 个月后效果不明显则可以停止使用;如果有效,用药后 2~3 个月可以逐渐减少药量。局部缩瞳药的局部副作用包括视力模糊、刺痛、过敏等,全身副作用不明显。

三、肉毒杆菌毒素

详见本章第三节肉毒杆菌毒素在斜视治疗中的应用。

第二节　麻痹性斜视的药物治疗

先天性麻痹性斜视多与眼外肌或支配眼外肌的神经发育异常有关,一般需手术治疗;而后天性麻痹性斜视的病因复杂,原则是先查找病因,并对因及保守治疗,部分患者因此治愈;如果经保守治疗半年后,斜视没有恢复的希望再考虑斜视手术;如果在保守治疗过程中,肌肉的功能有所改善,斜视的度数有所减少,可以观察或延长保守治疗时间至斜视稳定 2 个月后再行手术。

一、病因治疗

后天性麻痹性斜视是指后天获得的眼外肌或其支配神经麻痹引起的斜视,常见病因包括外伤(颅脑及眼眶外伤)、肿瘤、血管性病变(动脉瘤、颈动脉海绵窦瘘、硬膜下血肿、脑出血)、微血管病变(糖尿病、高血压)、感染、炎症、颅高压、神经外科术后并发症以及神经肌肉接头性疾病等,可见于神经系统、全身系统、眼眶以及邻近器官病变。成人的后天获得性麻痹性斜视更常见于微血管性病变及颅脑外伤,儿童的则更常见于肿瘤及神经系统疾病。

1. 寻找病因　后天性麻痹性斜视的诊断一旦明确,首要是寻找并明确病因。详细询问病史特别是神经系统、全身系统、鼻咽及眼眶等相关疾病的既往史及临床表现,并建议到相应的专科就诊,以便明确病因。

2. 对因治疗　明确病因后,应及时到相应的专科进行对因治疗。如重症肌无力、脑炎、多发性硬化和痛性眼肌麻痹需到神经内科;糖尿病微血管病变导致眼外肌麻痹需到内分泌科;颅脑外伤及肿瘤需到神经外科治疗。

二、保守治疗

1. 全身应用糖皮质激素　眼眶挫伤、肌炎型炎性假瘤或者不明原因导致的眼外肌麻痹,如果没有全身应用激素的禁忌证,在急性期可以全身应用糖皮质激素。激素使用的剂量和时间因不同的疾病有所不同,对眼眶挫伤和不明原因导致的眼外肌麻痹,可以短期全身使用糖皮质激素;对严重的威胁视力的肌炎型炎性假瘤可以使用甲泼尼龙冲击疗法,病情稳定后小剂量维持,后逐渐减量停药。

2. 神经营养治疗　眼眶挫伤或者不明原因导致的眼外肌麻痹,可以全身使用神经营养治疗,包括维生素 B_1、维生素 B_{12}、胞磷胆碱和三磷腺苷等。

3. 肉毒杆菌毒素治疗　详见第三节肉毒杆菌毒素在斜视治疗中的应用。

4. 中医中药治疗

第三节　肉毒杆菌毒素在斜视治疗中的应用

A 型肉毒杆菌毒素(botulinum toxin type A,BTA)是革兰氏阳性厌氧芽孢菌属肉毒杆菌产生的一种外毒素。它通过选择性作用于胆碱能神经末梢,抑制突触前膜的乙酰胆碱的释放,阻断神经冲动的传播,使运动终板(突触后膜)不能形成动作电位,致使其所支配的靶器官(肌肉或腺体)功能减弱。早在 1977 年,美国眼科医生 Scott AB 利用 BTA 的化学去神经支配作用应用于成人水平斜视的临床治疗研究,并于 1980 年首次报道了 BTA 作为成人水平斜视临床治疗的有效性和安全性,其后又被拓展用于其他的眼动力障碍疾病、肌肉挛缩性疾病、偏头痛以及美容等。另外,B 型肉毒杆菌毒素于近几年也开始应用于临床治疗,主要用于对 BTA 产生了耐药性的患者。本节主要讨论 BTA 在斜视中的应用。

一、BTA 治疗斜视的机制

BTA 可暂时性降低眼外肌的张力。BTA 并不影响肌肉的解剖位置及远期生理功能,具有可逆、可反复、操作简单等优点。对麻痹性斜视的急性期而言,BTA 注射于麻痹肌的拮抗肌,预防其痉挛,平衡肌肉间的张力和长度,有利于麻痹肌功能的恢复;减少第一眼位的斜视度,及时消除复视和改善代偿头位。对慢性期患者而言,术前应用 BTA 注射于麻痹肌的拮抗肌有助于鉴别完全还是部分性麻痹,评估麻痹肌的残余功能,有助于手术的设计;术中应用则可以避免肌肉后徙从而减少眼前段缺血的可能。对共同性斜视而言,眼外肌注射 BTA 可以降低肌肉的张力,等效于暂时性的眼外肌后徙作用,眼位得以暂时的矫正,而正常的第一眼位有利于双眼视功能的建立和恢复,从而有助于永久性的眼位矫正。

二、BTA 的药理特点、用药途径、量效关系及并发症

一般用药后 3 天出现肌肉麻痹,5~7 天达高峰,可维持 3 个月或更长时间。若麻痹作用消失,BTA 可定期反复多次注射。

传统的眼外肌注射 BTA 需在肌电仪引导下进行,注射部位一般在肌止端后 25mm,以使药物能准确进入神经肌肉接头密集分布的肌腹并产生化学去神经支配的作用。但是,自 2002 年 Benabent EC 首先报道无须肌电仪引导的眼外肌注射 BTA 后[1],其后有不少研究表明其有效性和可行性[2-4]。本人及研究团队对 BTA 的注射途径及剂型进行了相关研究,表明无须肌电仪引导的直视下眼外肌注射 BTA(肌止端后 6~10mm)是简单可行的有效注药途径[3,4]。

BTA 存在量效效应,需根据患者的年龄、体重、注射肌肉的大小、注射肌肉周围的瘢痕情况(术后)以及病情的轻重调整用药量。如 3 岁以上儿童及成人斜视患者的单条眼外肌注射剂量为 2.5~5U,12.5kg 以下的婴孩的用药量渐减。临床治疗的安全剂量为单个注射部位的注射剂量不超过 50U,一次用药量不超过 400U。

BTA 治疗是相对安全的,全身毒副作用少,尚未见有严重全身过敏反应的报道,个案报道包括感冒样症状和坏死性筋膜炎等。局部副作用主要包括毒素所致的肌肉麻痹和注射操作引起的并发症,如上睑下垂、邻近肌肉麻痹、复视、瞳孔散大、结膜下出血、球后出血和眼球穿孔,其中最常见的并发症为上睑下垂,发生率为 21%~53%,并发性上斜则为 16%。邻近肌肉的受累程度与药液量、毗邻距离和肌肉对药物的敏感性有关,多可自行缓解。为了降低并发症,本人及研究团队通过将注射部位提前、注射药液容积减少、联合透明质酸钠注射等途径,有助于降低邻近肌肉麻痹的发生[3,4]。

三、BTA 应用于不同类型的斜视治疗

1. **斜视术后的过矫或欠矫**　斜视的一次手术成功率为 60%~90%,过矫或欠矫的患者需要再次或多次手术。有些医生或患者不愿意多次手术,可选择 BTA 治疗,尤其是存在融合功能的患者。Dawson EL 对 60 名接受 BTA 治疗的外斜术后过矫患者进行了回顾分析,年龄为 5~80 岁,平均斜视手术为 1.8 次,斜视度为内斜 17$^\triangle$。经 BTA 治疗后,有融合功能患者中 41.7% 得到满意的矫正眼位和消除复视,无融合功能者则为 17%,两者有显著性差异,其中眼位矫正满意的患者中有 42% 只需一次注射[5]。

2. **失代偿的微小斜视和中小角度的共同性斜视**　双眼视功能发育不完善的患者,常表现为小角度斜视(≤5°)、轻度弱视和双眼的屈光参差。这些患者往往在发展到重度弱视后,或因某些促成因素如头外伤等导致失代偿性大角度斜视并复视才就诊。这些患者通常首先采用戴镜(屈光镜和三棱镜)和弱视治疗,效果欠佳者可行 BTA 治疗,手术则为其最后治疗手段。Marsh 等报道,接受了 BTA 治疗的失代偿小角度斜视患者中 50% 得到了满意的治疗效果[6]。

BTA 不适合大角度共同性斜视治疗,而对 ≤40$^\triangle$ 的中小角度斜视尤其是 ≤20$^\triangle$ 的斜视则有较好的疗效。有研究对 30 名失去融合功能的共同性斜视成人患者分别行手术和 BTA 治疗,并追踪观察半年,发现斜视

手术的斜视度矫正率达 92.7%,BTA 治疗组则为 50.5%,两者有显著性差异,但 BTA 对斜视度≤20△的疗效明显优于斜视度 >20△的患者[7]。另外,BTA 对内斜的治疗效果优于外斜,可能与内直肌的单神经支配纤维密度较高有关[8]。

3. 知觉性斜视　知觉性斜视往往发生于视力严重受损的患眼,临床特点是斜视度大,双眼视功能丧失,术后复发率相对高。Han SH 等对 12 名知觉性斜视进行 BTA 治疗,治疗量为 1.25~5U,4 人接受 2 次以上的治疗,观察时间为末次注射后 6 个月以上,结果斜视度矫正率为 72.8%,9 名患者得到满意的矫正眼位[9]。另外,BTA 注射联合手术治疗可使大角度的知觉性斜视得到较满意的矫正。Owens PL 等对 3 名大角度知觉性外斜视进行了治疗,术前患眼外斜度为 100△~110△,平均视力 0.1,手术方式为患眼外直肌后退 10mm 联合内直肌缩短 10mm,并在直视下于相当于肌止后 10mm 注射 BTA,结果一名患者获得完全矫正,并持续至术后 2.5 年,一名患者残余外斜 8△,持续至 4.5 年,另一名患者残余外斜 18△,外观也得到明显改善[10]。

4. 先天性内斜视和儿童期斜视　先天性内斜视发病早,常在出生后 3 个月左右发病,斜视度较大,可达 30°,早期多交替性注视,视力基本正常,因此,早期治疗是保证视力和双眼视功能正常发育的关键。但是,由于先天性内斜视的具体病因还未明确,婴幼儿的视力和斜视度检查欠精确,眼球小,眼球和眼肌的发育尚未成熟,所以最佳的手术治疗时间尚存争议。相对而言,BTA 治疗则具可逆性,不影响眼外肌的解剖起止,不留瘢痕,不影响日后的治疗,因此,早在 20 世纪 80 年代多位作者提出 BTA 对先天性内斜视早期治疗的可能性,其后越来越多的临床研究证实了这一设想。McNeer KW 等对 76 名先天性内斜视和儿童期斜视患者行双侧内直肌 BTA 治疗,注射量为 2.5U,40 人接受一次注射,36 人需多次注射,观察时间为末次注射后 12~95 个月,结果显示,患儿的眼位得到显著改善,其中 89% 患者得到满意的矫正眼位[11]。Campos EC 对先天性内斜视的 BTA 治疗时间进行了探讨,发现患儿于 7 个月大前接受 BTA 治疗则疗效较好[12]。Tejedor J 则认为 BTA 对高度远视、弱视轻、斜视度小的儿童期斜视有较好的疗效[13]。本人及研究团队发现,无需肌电仪引导的单次双眼内直肌注射 BTA 治疗先天性内斜视的术后半年正位率为 30%~40%[3]。但是,也有学者提出 BTXA 治疗儿童期斜视的缺点,譬如患儿眼球小,邻近肌肉易受累引起斜视和复视,影响视力和融合功能的发育等。

5. 展神经麻痹　展神经麻痹一般在发病 6 个月后而未愈者才考虑斜视矫正手术,而有研究表明 BTA 对展神经麻痹急性期或慢性期的治疗均是积极且有效的。Metz 和 Mazon 报道对急性展神经麻痹患者进行 BTA 临床研究,发现治疗组 71% 患者的外直肌功能得到恢复,而未接受 BTA 治疗的对照组只有 31% 患者得到恢复,两组疗效有显著性差异[14]。对慢性期展神经麻痹患者可行诊断性内直肌注射 BTA,如果眼球外转过中线,为非完全性展神经麻痹,对这些患者可行内直肌后退联合外直肌缩短术;否则,应行上下直肌外转位或联合内直肌后退术,一眼超过两条直肌手术的需术中联合睫状前血管的分离和保留以减少眼前段缺血的发生[15]。此外,上下直肌全腱转位联合围术期的内直肌 BTA 注射治疗完全性展神经麻痹患者有较好的疗效,并可减少眼前段缺血的发生率[15]。另外,本人及研究团队的研究发现,无需肌电仪引导 BTA 对外伤性展神经麻痹有较好的疗效,一方面肉毒杆菌素注射治疗后的 1~2 周患者复视症状及眼位便得到明显改善,缩短病程;另一方面对外伤性展神经麻痹的治愈率达 70% 左右[4]。

6. 动眼神经和滑车神经麻痹　BTA 在动眼神经麻痹中的应用意义是判定内直肌功能,以选择相应的治疗手段。对患眼的外直肌注射 BTA 后观察患眼内转功能,如果内直肌功能只是部分丧失,外直肌后徙联合内直肌缩短术对矫正外斜视有一定的疗效,如果内直肌功能完全丧失,则应选择其他的手术方式[16]。

有研究报道,对侧眼下直肌注射 A 型肉毒杆菌毒素对滑车神经麻痹有一定的疗效,尤其是滑车神经麻痹手术后残余性斜视[17]。

7. 甲状腺相关性眼病　甲状腺相关性眼病可引起限制性斜视和难以耐受的复视。在急性期,由于眼肌炎症浸润严重,手术量和手术效果具有不可预测性,故此不主张急性期行手术治疗,此时可以考虑 BTA 眼外肌注射联合其他保守治疗手段。Scott AB 对 8 名甲状腺相关性眼病引起的斜视及上睑退缩患者进行相应的肌肉 BTA 注射治疗,发现对病程早期的中小度数斜视(≤25°)的矫正效果较好,对病程晚期、大度数斜视和上睑退缩者的疗效欠佳[18];Uddin JM 等对 11 例经保守治疗无效的甲状腺相关性眼病上睑退缩患者行结膜下提上睑肌注射 BTA,发现所有患者均有不同程度的好转,但要注意避免上睑下垂及复视[19];Olver JM 等通过皱眉肌和降眉肌注射 BTA 治疗 14 名甲状腺相关性眼病慢性期的特殊面容患者,所有患者的特殊面容均有改善,有效维持时间 4~6 个月,可重复注射[20]。

(陈静嫦)

参 考 文 献

1. Benabent EC,Garcia Hermosa P,Arrazola MT,et al. Botulinum toxin injection without electromyographic assistance.J Pediatr Ophthalmol Strabismus,2002,39(4):231-234.

2. Kao LY,Chao AN. Subtenon injection of botulinum toxin for treatment of traumatic sixth nerve palsy.J Pediatr Ophthalmol Strabismus,2003,40(1):27-30.

3. Chen J,Deng D,Zhong H,et al. Botulinum toxin injections combined with or without sodium hyaluronate in the absence of electromyography for the treatment of infantile esotropia:a pilot study. EYE,2013,27(3):382-386.

4. 陈静嫦,邓大明,康瑛,等 . 无需肌电仪引导的肉毒杆菌毒素联合或不联合透明质酸钠内直肌注射治疗外伤性外展神经麻痹 . 中华眼视光学与视觉科学杂志,2013,15(9):529-532.

5. Dawson EL,Marshman WE,Lee JP. Role of botulinum toxin A in surgically overcorrected exotropia. J AAPOS,1999,3(5):269-271.

6. Marsh IB. Is botulinum toxin treatment useful in decompensated microtropias//JT de Faber. Transactions of the 26th meeting of the European Strabismological Association. Barcelona. Swets and Zeitlinger. Lisle:83-85.

7. Carruthers JD,Kennedy RA,Bagaric D. Botulinum toxin vs adjustable suture surgery in the treatment of horizontal misalignment in adult patients lacking fusion. Arch Ophthalmol,1990,108:1432-1435.

8. Abbasoglu OE,Sener EC,Sanac AS. Factors influencing success and dose-effect relation of botulinum A treatment. Eye,1996,10(Pt 3):385-391.

9. Han SH,Lew H,Jeong CW,et al. Effect of botulinum toxin A chemodenervation in sensory strabismus. J Pediatr Ophthalmol Strabismus,2001,38(2):68-71.

10. Owens PL,Strominger MB,Rubin PA,et al. Large-angle exotropia corrected by intraoperative botulinum toxin A and monocular recession resection surgery. J AAPOS,1998,2(3):144-146.

11. McNeer KW,Tucker MG,Spencer RF. Botulinum toxin management of essential infantile esotropia in children. Arch Ophthalmol,1997,115(11):1411-1418.

12. Campos EC,Schiavi C,Bellusci C. Critical age of botulinum toxin treatment in essential infantile esotropia. J Pediatr Ophthalmol Strabismus,2000,37(6):328-332.

13. Tejedor J,Rodriguez JM. Long-term outcome and predictor variables in the treatment of acquired esotropia with botulinum toxin. Invest Ophthalmol Vis Sci,2001,42(11):2542-2546.

14. Metz HS,Mazow M. Botulinum toxin treatment of acute sixth and third nerve palsy. Graefe's Arch Clin Exp Ophthalmol,1988,226:141-144.

15. Ian B Marsh. Botulinum toxin and the eye.Hospital Medicine,2003,64(8):464-467.

16. Saad N,Lee JP. The role of botulinum toxin in ten consecutive cases of partial third nerve palsy. Aust NZ J Ophthalmol,1990,20:41-46.

17. Garnham L,Lawson JM,O'Neill D,et al. Botulinum toxin in fourth nerve palsies. Aust N Z J Ophthalmol,1997,25(1):31-35.

18. Scott AB. Injection treatment of endocrine orbital myopathy. Doc Ophthalmol,1984,58(1):141-145.

19. Uddin JM,Davies PD. Treatment of upper eyelid retraction associated with thyroid eye disease with subconjunctival botulinum toxin injection. Ophthalmology,2002,109(6):1183-1187.

20. Olver JM. Botulinum toxin A treatment of overactive corrugator supercilii in thyroid eye disease. Br J Ophthalmol,1998,82(5):528-533.

第四篇

斜视的手术治疗

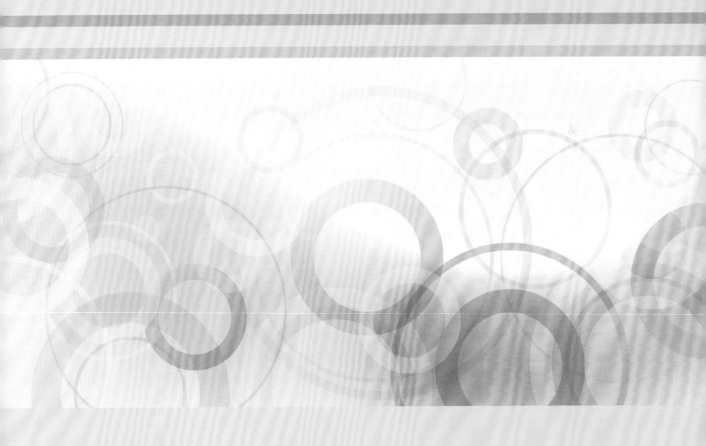

第十七章

斜视矫正术的全身麻醉

斜视矫正术是通过减弱或加强眼外肌的力量以矫正患者眼位的手术。尽管传统的表面麻醉能够完成手术,但是,随着麻醉药物的发展和喉罩工具的应用,越来越多的患者为了舒适,要求在全身麻醉下完成手术。充分了解患者的术前状态与手术特点,对提高斜视矫正手术的麻醉质量与效率有着重要的指导意义。

第一节 术前麻醉评估与准备

一、麻醉前评估

麻醉前评估包括以下主要内容:全面了解患者病史及有无合并与斜视相关的其他脏器疾病;评估患者对手术麻醉的耐受性;评估术中可能出现的并发症及应采取的防治措施;制订麻醉具体实施方案[1]。充分的麻醉前评估和准备,不仅可提高麻醉安全性,减少围术期并发症和加速患者康复,还能明显扩大患者的麻醉适应证。

1. 病史收集

(1) 个人史:了解日常活动能力,有无烟酒嗜好,有无吸毒成瘾及药物依赖史。

(2) 既往史:了解以往疾病史,特别注意与麻醉有关的疾病,如心、脑、肝、肾、代谢及内分泌疾病等。

(3) 过敏史:患者的过敏史非常重要,但需鉴别过敏反应与副作用,而且对麻醉药的真性过敏反应极为罕见,但酯类局麻药过敏反应较酰胺类局麻药多见,术前应慎重施行皮内过敏试验。

(4) 治疗用药史:麻醉手术前用过何种药物、剂量、用药时间及反应情况。如降压药、β受体阻滞药、糖皮质激素、洋地黄、利尿药、抗生素、胰岛素及口服降糖药、甲状腺药物,抗癌药、镇静安定类药、单胺氧化酶抑制药、三环类抗抑郁药、抗凝药等。

(5) 麻醉手术史:了解以往做过哪些手术,用过何种麻醉方法和麻醉药物,麻醉中及麻醉后是否出现特殊情况,有无意外、并发症和后遗症,有无药物过敏史,家庭成员中是否也发生过类似的麻醉严重问题,特别关注是否有恶性高热史。

值得一提的是,多种遗传病或系统性疾病也伴有斜视,因此需特别注意斜视患者是否合并其他系统疾病。

(1) 甲状腺相关眼病:最常见的临床表现是眼球突出、下斜视和/或内斜视,眼球运动受限。本病成年女性多见,儿童少见。多数甲状腺相关眼病患者的甲状腺功能亢进,也有功能正常甚至低下者,术前评估时应注意患者的甲状腺功能,合理使用甲状腺药物,做好术前准备,防治并发症,甲状腺功能亢进患者要警惕甲亢危象,甲状腺功能低下患者对麻醉药物非常敏感,对麻醉及手术的耐受性较差,麻醉恢复期可能延长,应减少术前药用量,加强术中监测和麻醉恢复期的管理。

(2) 重症肌无力:重症肌无力累及神经肌肉接头处的突触后膜乙酰胆碱受体,致使神经肌肉兴奋性传导障碍,可以只累及眼部,也可以同时伴有其他全身系统异常如胸腺肿瘤、甲状腺疾病以及其他骨骼肌异常等。重症肌无力患者的术前评估应特别慎重,必要时请神经内科会诊评估手术麻醉耐受性,患者的抗胆碱酯酶药物不需停用,如果术前应用激素,围术期应继续激素治疗,避免使用术前用药,术中尽量不使用肌松药物,如手术需要可应用特小剂量的非去极化肌松药,如顺式阿曲库铵等,麻醉恢复期密切关注患者呼吸,防止出现肌无力危象。

(3) Mobius 综合征:由于展神经和面神经麻痹所致的先天性眼病,主要表现为患眼内斜视、不能外转伴有面具脸。许多患者同时有舌部、肢体及胸部发育异常,有些患者可能有小颌畸形,这些改变都会给麻醉的选择和管理带来困难。

(4) 慢性进行性肌营养不良:是一种缓慢进展的累及眼外肌和眼睑的罕见眼病,可同时合并视网膜色素性改变以及心肌病时称 Kearns-Sayre 综合征,术前评估时注意重要器官功能。

2. **体格检查**

(1) 一般状况:包括神智、认知能力、瞳孔、面容、营养状况、体态及皮肤黏膜是否黄染。颈及下颌关节活动度,有无气管偏移、颈部包块、牙齿松动和义齿等。 如果是小儿,需测定身高和体重,初步评判患儿的全身发育状态,若患儿出现明显的发育不良,则应排除是否合并其他脏器的严重疾病[2]。

(2) 呼吸系统:观察呼吸频率、幅度、呼吸形式及呼吸道通畅度、胸廓有无异常活动和畸形,听诊肺部有无啰音、呼吸音减弱或消失。有无咳嗽、咳痰,运动或休息时有无气短,有无杵状指和发绀等。气道管理是影响小儿斜视矫正术安全实施的主要因素,须特别重视。通过观察发声、吸气声音和呼吸频率可进行呼吸道评估,同时可观察是否有咳嗽、流鼻涕等上呼吸道感染症状。急性上呼吸道感染患者是否能耐受手术取决于感染的严重程度。如果病情较轻,无发热,无下呼吸道感染症状,流清涕的患者可以进行手术;中度上呼吸道感染的患者(绿色鼻涕,干咳或少痰),应根据个体的风险利益进行综合评估,如果患者<1 岁,早产,有呼吸道合并症(感染呼吸道合胞病毒、哮喘或喘息发作、被动吸烟),建议推迟手术;对于近期流脓涕,尤其伴有咽炎、发热、喘息的患者,手术和麻醉应至少推迟 2 周[3]。

(3) 心血管系统:测量血压(测量双上肢,注意其差异)、脉搏,注意脉率和节律,心前区听诊有无杂音,有无颈静脉怒张及下肢水肿等。特别关注患者是否有先天性心脏病,心脏瓣膜病,缺血性心脏病,心律失常等疾病的体征。

3. **实验室检查及特殊检查**　术前应对患者进行相关的检查,包括血、尿常规、血生化、凝血功能及肝肾功能,以及相应的心电图、胸部 X 线检查了解心肺状态,以便充分掌握患者全身状况并排除重要脏器的严重疾病。如对有先天性心脏病并怀疑合并有心脏功能异常或有心律失常的患者,术前应进行超声心动图或动态心电图检查。甲状腺功能亢进患者术前必须检查甲状腺功能,有呼吸系统疾病患者必要时可做肺功能、血气分析等。

二、麻醉前准备

1. **麻醉前常规准备**

(1) 精神状态准备:手术前患者多数有恐惧、紧张和焦虑心理,情绪激动或失眠,可导致中枢神经系统过度兴奋,对麻醉和手术产生不利影响。因此术前应向患者和家属酌情恰当地解释麻醉和手术有关问题,解除他们的顾虑和疑问,取得其信任,争取患者和家属的充分合作。对过度紧张而不能自控的成年患者,术前数日可服用适量安定类药物。

如果患者是小儿,应告知患儿及其家长手术前后的一些事项,如静脉穿刺引起的疼痛、术后眼部被遮盖后引起的不适等,让患儿及家属充分了解手术的特点及重要性。有研究证实,在手术等候区提供玩具、电视、智能手机等给患儿使用,可以从行为上分散其注意力,从而缓解患儿的焦虑[4],当然除了这些非传统的方式,对那些看起来明显焦虑紧张的儿童或与父母分离困难的小儿,进入手术室前也可以给予适量术前药物。

（2）术前禁食:不论采取何种麻醉方式的择期手术,为了避免术中或术后呕吐、反流和误吸,均需常规禁食禁饮。成人一般应在麻醉前禁食 8 小时,禁饮 4 小时。呕吐、误吸给小儿带来的灾难通常是致命,需严格按照下表(表 17-1)列出的时间进行禁食、禁饮,并告知家长看管患儿,防止其偷食(饮)。

表 17-1　小儿斜视矫正术术前禁食时间

年龄	禁食	
	固体食物、牛奶 / 小时	糖水、果汁 / 小时
6 个月以下	4	3
6~36 个月	6	4
>36 个月	8	4

（3）治疗药物的检查:对术前已接受一系列药物治疗的患者,麻醉前除检查药物治疗效果外,还应考虑某些药物与麻醉药物间的相互作用,确定药物是否继续使用,调整用量或停止使用,以防在麻醉期间引起不良反应。

2. 麻醉前用药

（1）斜视矫正术麻醉前用药的主要目的包括几方面:①使患者情绪安定,减少恐惧,解除焦虑;②减少某些麻醉药的副作用,如呼吸道分泌物增加等;③调整自主神经功能,消除或减弱一些不利的神经反射活动,特别是迷走神经反射;④提高痛阈,减弱痛反应和加强镇痛。

（2）麻醉前用药的基本原则:①麻醉前用药的确定要根据患者情况和拟用的麻醉方法及麻醉药确定用药的种类、剂量、给药途径和给药时间。例如氯胺酮静脉麻醉可使呼吸道内分泌物明显增多,术前应给足量抗胆碱药。②一般情况差、衰弱、年老、甲状腺功能低下等需酌减镇静安定药、催眠药、中枢性镇痛药等抑制性药物剂量,但 1 岁以下婴儿一般不用。③年轻、体壮、情绪紧张或激动、甲状腺功能亢进等需酌增抑制性药物剂量。④小儿腺体分泌旺盛,按体重计算其剂量较成人量大,应适当增加麻醉前用药剂量。⑤呼吸功能不全、呼吸道梗阻、颅内压增高等禁用或慎用中枢性镇痛药。⑥患者有心动过速、甲状腺功能亢进、高热、气候炎热或室温过高等不用或少用抗胆碱药,必须用者以东莨菪碱为宜。

（3）术前常用药:根据斜视矫正术特点并结合患者身心状态,进行针对性选择术前药物。①镇静安定类药物:对过度紧张而不能自控的患者,可选择手术前 30 分钟静脉 / 肌内注射咪达唑仑(0.05~0.1mg/kg)或诱导前 1 小时口服地西泮(0.1~0.15mg/kg),如果是术前焦虑及与父母分离困难的患儿,可选择在手术前 30 分钟口服咪达唑仑糖浆(0.25mg/kg)或静脉 / 肌内注射咪达唑仑(0.05~0.1mg/kg),以减少患儿哭闹。②抗胆碱药物:常用药物有阿托品和东莨菪碱。在扩瞳、抑制腺体分泌和中枢性镇静作用方面东莨菪碱强于阿托品,在抑制迷走神经的作用方面则阿托品远强于东莨菪碱。阿托品剂量为 0.01~0.015mg/kg,东莨菪碱剂量为 0.01mg/kg,于术前 30 分钟皮下注射。③催眠药:主要为巴比妥类药(barbiturates),这类药有镇静、催眠、抗惊厥的作用,可预防局麻药的毒性反应。常用药物为苯巴比妥钠,剂量为 1~2mg/kg,于术前 1 小时肌内注射。④镇痛药:镇痛药可加强各类麻醉药的效果,减少麻醉药的用量。通常使用吗啡0.1~0.2mg/kg 或哌替啶 1~2mg/kg,有镇痛镇静作用,但易导致恶心呕吐,仅用于剧痛者,如与氟哌利多合用则有加强镇痛、减少呕吐的作用。

第二节　麻醉方法的选择

斜视矫正术的麻醉方式主要包括局部麻醉、全身麻醉、麻醉监测管理(monitored anesthesia care,MAC)和麻醉唤醒等。不同的麻醉方式具有不同的优缺点及适应证。

一、局部麻醉

局部麻醉包括表面麻醉、结膜下浸润麻醉和球后阻滞麻醉,根据患者需要及手术医生的经验,可单独使用或联合应用这几种麻醉方式。

1. 表面麻醉 将局麻药液滴于结膜表面,使结膜下的感觉神经末梢阻滞。单纯使用表面麻醉进行斜视矫正术,操作简单,不使肌肉麻痹,术中可观察眼位并及时进行手术量的调整。但对患者耐受疼痛的要求较高,不易推广。

常用表面麻醉药为 0.25%~1% 的盐酸丁卡因和 2% 的利多卡因,盐酸丁卡因滴入结膜囊后 1~3 分钟起效,显效 10~20 分钟,可持续 1~2 小时。注意不要频繁滴用,以免损伤角膜上皮。

2. 结膜下浸润麻醉 手术前在结膜切口处的结膜下注射 0.3~0.5ml 的局麻药,注意不能注射太多或位置太靠后,以免局麻药作用于肌肉,影响术中眼位观察和手术量调整。常用的局麻药有利多卡因、布比卡因和罗哌卡因,常把 2% 利多卡因和 0.75% 布比卡因或 0.75% 罗哌卡因按 1∶1 比例混合后使用。对于手术合作的成人和十几岁的少年,可以考虑结膜下浸润麻醉。以往本中心的斜视矫正术常在结膜下浸润麻醉加表面麻醉下完成。

3. 球后阻滞麻醉 球后麻醉是一种将局麻药直接注入肌锥内,以阻滞睫状神经节和睫状神经的麻醉方法,可以使眼球完全麻醉,眼外肌松弛。术中牵拉肌肉时,患者几乎无痛苦,但眼球运动消失,术中无法观察眼位,还容易增加一些并发症的发生,故不常使用。

二、全身麻醉

斜视矫正术实施全身麻醉后可以使肌肉松弛,充分显露眼外肌的真实情况和最大斜视角,眼部充血较轻,并且患者安静,利于手术操作,缩短了手术时间,提高了手术质量。同时由于麻醉药可引起眼外肌一过性麻痹,不能观察眼位,对判断手术当时效果有一定不利影响。因此需要手术医生术前及术中准确测量斜视度,准确计算所需手术量,并具备一定的斜视矫正手术经验。本中心绝大多数的斜视矫正术都是在全身麻醉下完成,除少数患者因为病情特殊或其强烈要求做局部麻醉。

1. 斜视矫正术常用全麻药物

(1) 咪达唑仑:咪达唑仑是一种催眠性静脉全麻辅助药,是新型含咪唑环的苯二氮䓬类药物。其溶液稳定,具有亲脂性,起效快,作用时间短,毒性低,对呼吸循环影响小,还具有良好的顺行性遗忘作用,适用于斜视矫正术术前镇静及术后烦躁的处理。

(2) 丙泊酚:丙泊酚是溶于 10% 豆油、2.25% 甘油或 12% 纯化卵磷脂中的一种烷基酚,属于新型快速短效静脉全麻药,其临床特点是镇静作用强、起效快、持续时间短,苏醒迅速而完全,可反复静脉给药或持续输注。丙泊酚具有抑制气道反射的特性,可减少喉痉挛的发生率,而且具有止吐效应,与镇痛药复合静脉麻醉有助于减少术后寒战和术后恶心呕吐发生率。

(3) 氯胺酮:氯胺酮是消旋非巴比妥酸盐的亚胺环己酮的衍生物。氯胺酮适用于无须控制呼吸的小儿斜视矫正术,也可经静脉给药用于全麻诱导或肌肉内注射作为小儿基础麻醉,还可与其他药物合用维持麻醉。尽管氯胺酮的麻醉对血压和呼吸维持很好,但氯胺酮的缺点也是明显的,如增加眼内压和导致眼球震颤,此外,氯胺酮可导致呼吸道分泌物增加,对于存在上呼吸道感染的患儿,有诱发喉痉挛的可能。因这些缺点的存在,目前在小儿麻醉中较少使用。

(4) 芬太尼:属人工合成阿片类 μ 受体激动剂,作用于分布在脑干和脊髓的阿片样受体产生镇痛作用,是目前常用的强效镇痛药。患者单次静脉注射小剂量芬太尼($1~4\mu g/kg$)用于麻醉诱导,配合使用肌松药完成气管插管或喉罩放置操作,与静脉全麻药及肌松药联合用于全麻维持,提供麻醉镇痛效果。

(5) 瑞芬太尼:是超短时强效 μ 阿片受体激动药,起效快、作用时间短、恢复迅速、无蓄积作用。瑞芬太尼可被血浆和组织中的非特异性酯酶迅速水解,代谢物经肾排出,清除率不受性别或年龄的影响,不依赖于肝肾功能。

(6) 非去极化肌肉松弛药:包括阿曲库铵、顺式阿曲库铵及维库溴铵等,这些药物主要应用在麻醉诱导期间气管内插管或喉罩放置或术后严重喉痉挛的紧急处理。

（7）七氟醚：七氟醚是目前最接近理想麻醉药物的吸入麻醉药物之一，其血气分配系数低且具有芳香气味，对眼内压、呼吸及循环等影响较小，在小儿麻醉中应用较广，尤其是适合于短小手术和门诊手术的麻醉。本中心研究结果显示，七氟醚对小儿眼科手术有着明显的优势，如麻醉起效快，诱导期短，苏醒快，对气道无刺激性等[5]。然而，七氟醚麻醉后小儿高苏醒期躁动发生率仍是临床亟待重视关注的难题。另外，七氟醚增加吸入浓度时有短暂的过度兴奋期。

（8）地氟醚：地氟醚具有组织溶解度低，麻醉诱导与苏醒快，对机体生理功能影响小，对循环干扰小，肌肉松弛作用较强等优点，特别适于心血管手术麻醉，由于地氟醚对气道的刺激性，临床上很少单独用于麻醉诱导，常用于麻醉维持。

（9）右美托咪定：右美托咪定是一种高选择性 α_2 肾上腺素能受体激动剂，其作用的关键部位是蓝斑核，它能抑制神经元放电，阻滞交感，从而产生镇静和镇痛作用，且无呼吸抑制作用。研究显示，右美托咪定 1~2μg/kg 滴鼻，能够明显减轻患儿术前的焦虑/哭闹程度及较少术后躁动的发生率[6]。

2. 全麻诱导　对于不能配合、哭闹或难于接触的患儿，可右美托咪定滴鼻或静脉注射咪达唑仑，待患儿镇静后完成吸入七氟醚麻醉诱导或者给予静脉麻醉药行静脉诱导或静吸复合麻醉诱导。本中心成人斜视矫正术或配合的患儿多采用静脉麻醉药诱导，不能配合、哭闹或难于接触的患儿，使用右美托咪定 1~2μg/kg 滴鼻，入睡后开放静脉，行静吸复合或静脉麻醉药诱导。

七氟醚吸入诱导过程中，经常可见到"兴奋期"表现，包括一定程度的气道阻塞、肢体自主运动、强直、呼吸急促，心动过速等。随着麻醉的加深，这些症状通常在几分钟后消失。

3. 喉罩通气　传统气管插管全身麻醉虽可顺利完成手术，但插管操作刺激较大，术中需较深的麻醉维持，术毕麻醉转浅、拔管呛咳和头部振动使眼压升高，均增加手术风险，影响手术的接台效率。喉罩是由英国医生 Brain 于 1981 年根据解剖咽喉结构所研制的一种声门上的人工气道。和气管内插管比较：喉罩具有无气道损伤、置入和拔出时心血管反应较轻及无须加深麻醉和肌松等优点。因此在斜视矫正术中使用喉罩大大提高了气道管理质量。

使用喉罩时要注意下列问题：①饱胃或胃内容物残余的患者禁忌使用；②严重肥胖或肺顺应低的患者，应用喉罩行辅助或控制呼吸时，由于需要较高的（>20cmH_2O）的气道压，易发生漏气和气体入胃，诱发呕吐，故应列为禁忌；③有潜在气道梗阻的患者，如气管受压、气管软化、咽喉部肿瘤、脓肿、血肿等禁忌使用喉罩。特殊体位，如俯卧位手术患者慎用；④浅麻醉下置入喉罩易发生喉痉挛，应予避免；⑤呼吸道分泌物多的患者，不易经喉罩清除。

本中心临床经验显示，绝大多数患者均采用喉罩下麻醉完成斜视矫正术，但是，仍有部分患者，喉罩经反复调整仍对位不好，为保障患者气道安全，需改用气管插管全身麻醉方式。

4. 全麻拔管　采用气管内插管麻醉的患者，当患者清醒或处于深麻醉时拔除气管导管。拔管时机的选择一定程度上依赖于麻醉医生的偏爱和经验。深麻醉状态下拔管的优点主要包括拔管过程平稳，呛咳少，患者血流动力学稳定，喉痉挛、支气管痉挛等呼吸道不良事件的发生率低，其危险包括呼吸抑制和呼吸道梗阻，上述情况特别容易发生在患者快速转换不同环境时。对于技术经验不足的医生，以及麻醉恢复室不具备支持麻醉状态下患者的能力或不能确保维持气道开放等情况下，不宜采用深麻醉下拔管。如果选择深麻醉拔管，一定要确定患者在吸入氧气和麻醉气体期间有稳定的自主呼吸。患者特别是儿童应在停止麻醉前移离手术床并固定好，应对口咽部吸引、托下颌或轻轻移入移出气管导管无反应。如果患者符合所有这些标准，可以小心拔除气管导管，但应严密注意拔管后的气体交换情况。

对于采用喉罩通气麻醉的患者，成人常清醒后拔除喉罩，如果是儿童，当呼吸潮气量在 4ml/kg 以上时，提倡在深麻醉下拔除喉罩，因患儿清醒时，喉罩在咽部的刺激反而导致分泌物的增加，从而导致患儿呛咳甚至喉痉挛的发生。

5. 患者离开麻醉恢复室（PACU）的标准　斜视矫正术患者全身麻醉后应常规送 PACU 进行监护及处理，当患者达到修正的 Aldrete 评分大于等于 9 分（表 17-2），可离开 PACU 回病房进一步治疗。

表 17-2　修正的 Aldrete 评分系统

离院标准	分数	离院标准	分数
运动		意识	
能够自主或根据指令移动四肢	2	完全清醒	2
自主或根据指令移动两个肢体	1	嗜睡但可被叫醒	1
不能自主或根据指令移动肢体	0	对刺激无反应	0
呼吸		血氧饱和度	
可深呼吸和随意咳嗽	2	吸空气时能维持血氧饱和度 >92%	2
呼吸窘迫或呼吸受限	1	需吸氧血氧饱和度 >90%	1
无呼吸	0	吸氧时血氧饱和度 <90%	0
循环		总分	
血压波动 ±20% 以下	2		
血压波动 ±20%~49%	1		
血压波动 ±50% 以上	0		

三、麻醉监测管理

麻醉监测管理（monitored anesthesia care,MAC),指麻醉医生参与局麻患者的监测和 / 或对接受诊断性或治疗性操作的患者使用镇静镇痛药物,以解除患者焦虑及恐惧情绪,减轻疼痛和其他伤害性刺激,提高围术期的安全性和舒适性。MAC 克服了局部麻醉对深部组织手术阻滞不完善的缺点,消除牵拉及情绪波动如焦虑、烦躁、恐惧等所产生的不良反应(循环波动、术后记忆等),缩短了手术时间,提高了手术质量,且费用低廉,因而在国外门诊手术应用日益广泛。又有学者将其称为镇静止痛术(sedative analgesia)。Scamman 将其特点概括为三个方面:①可与患者保持语言交流;②遗忘,消除焦虑;③止痛[7]。

斜视矫正术选择 MAC 主要从患者的基本生理情况、心理类型、经济状况、对手术麻醉的心理承受能力、手术时间、手术复杂程度等多方面考虑。如果患者需要呼吸支持、中枢神经系统和心血管系统的密切监护等,则应排除在 MAC 之外。术前访视非常重要,麻醉医生可从中获得患者的详细资料,便于制订麻醉计划,还应告之患者 MAC 技术的利弊,局限性以及可替代的其他麻醉技术,这有助于消除患者的顾虑与紧张心理。实施 MAC 技术必须得到患者本人和家属的同意。MAC 中镇静药、镇痛药方案的选择是建立在预知手术操作所致疼痛程度和操作所需条件的基础上。常用的麻醉药物有咪达唑仑、丙泊酚、芬太尼、瑞芬太尼和右美托咪定等。MAC 期间必须严密监测生命体征,预防各种并发症的发生。安全实施 MAC 的原则:有一名专业人员在场负责给药和监护患者,并给患者鼻导管或面罩供氧及准备复苏设备。

四、麻醉唤醒

对于一些复杂类型斜视,包括继发性斜视与残余性斜视的再次手术、麻痹性斜视以及特殊类型斜视的矫正术,术中进行眼位调整可以提高手术的成功率。全身麻醉患者不能配合观察调整,因此手术中需将患者从麻醉状态唤醒(能睁眼、坐起、准确回答问题、无嗜睡感),以观察眼球活动度和眼位,随后再加深麻醉继续进行手术。随着现代麻醉学的不断发展,新型短效麻醉药的问世,使麻醉唤醒成为现实。用于唤醒的麻醉药有如下几种:丙泊酚、瑞芬太尼、芬太尼、七氟醚和右美托咪定等。根据斜视矫正术需要行麻醉唤醒的特点,可复合应用上述药物,术中应掌握好给药剂量,注意监测呼吸与麻醉深度。

第三节　围术期并发症及处理

斜视矫正术期间常见的并发症主要包括与手术相关的并发症及与麻醉相关的并发症。当出现并发症时,及时的诊断与处理有助于保障围术期安全。

一、呼吸系统并发症

1. 呼吸道梗阻 呼吸道梗阻是斜视矫正术中较常见的并发症之一,原因包括:分泌物过多或血液、异物吸入,舌后坠,喉头水肿,声门下水肿,喉痉挛或支气管痉挛,气管导管扭曲等。

处理措施包括几方面:①严格执行禁食禁饮,及时清除气管内和口腔内的分泌物。②未行气管内插管者或拔管后应严密观察患者呼吸运动,出现舌后坠及时处理,必要时放置口咽通气道。③发现喉头水肿或痉挛,应去除诱因(药物影响,麻醉过浅等),尽早用激素治疗,必要时可喷雾肾上腺素液。若出现喉头严重水肿应行气管切开。④拔管前应吸氧并充分吸痰。在膨肺时拔管,可避免因吸引所致的缺氧。⑤固定好并及时检查导管的位置,监测气道压力,及时发现和处理。

2. 喉痉挛 喉痉挛是指喉部肌肉反射性痉挛收缩,使声门部分或完全关闭。通常由于分泌物、血液、浅麻醉下吸痰、气管插管或拔管等上呼吸道操作刺激声门,可直接引起患者尤其是小儿呼吸道部分阻塞甚至完全阻塞,从而引发生命危险。本中心斜视矫正手术的患者大概 50% 是小儿,故应特别重视喉痉挛的预防和处理。

防范措施:①环境要保持安静,密切观察患者的面色、呼吸的频率、幅度、呼吸方式、SPO$_2$ 等;②进行刺激性操作时动作要轻、稳、准。一旦发现喉痉挛,如吸气性呼吸困难伴有哮鸣音和发绀时,不要惊慌,按下面流程处理:

(1) 呼叫,寻求帮助。

(2) 立即停止一切刺激和手术操作。

(3) 开放气道,面罩加压,纯氧吸入。

(4) 加深麻醉,首先异丙酚 1~2mg/kg 静脉注射或增加吸入麻醉药浓度。

(5) 在深麻醉状态下,清除咽喉部分泌物,保持呼吸道通畅。

(6) 对重度喉痉挛不能缓解患儿,琥珀胆碱 1~1.5mg/kg 静脉注射或 4.0mg/kg 肌内注射后行气管插管。

(7) 紧急情况下可采用 16 号以上粗针行环甲膜穿刺给氧。

(8) 伴有心动过缓者,阿托品 0.01mg/kg 静脉注射。

3. 反流和误吸 反流和误吸常发生在全麻诱导期和苏醒期,因患者意识消失或未完全清醒,咽喉部反射消失或未完全恢复,人工通气使胃肠胀气和某些药物增加了术后恶心呕吐的发生率等,导致胃内容物反流至口腔咽喉部并误吸入呼吸道。

处理措施:①术前严格禁食禁饮;②反流和误吸高危患者术前给予 H$_2$ 受体阻滞剂,插胃管吸除胃内容物,清醒插管或快速诱导加压迫环状软骨,完全清醒后拔管;③如果出现误吸,立即使患者处于头低足高右侧卧位,清除口咽呼吸道异物,必要时气管插管后进行支气管冲洗,机械通气加呼气末正压通气(PEEP)进行治疗。

二、局麻药中毒反应

局麻药中毒反应是因血液内的局麻药浓度快速或持续不断升高,超过机体内的负担能力和代谢速度。局麻药的中毒反应可人为地分成轻度、中度和重度。轻度中毒反应发生于血药浓度刚刚超过治疗极限时,表现为心悸、金属味、口干、喉燥、耳鸣、眩晕、构音困难和精神错乱。中度中毒反应表现为严重的精神错乱和肌肉抽搐,甚至惊厥。重度中毒反应由药物严重过量所致,表现为严重的血压下降,心动过缓和呼吸抑制,进一步可能产生心脏停搏和呼吸暂停。

防范措施:①有效预防毒性反应的药物是安定,对人体生理干扰最小,对惊厥有较好的抑制作用,术前口服 5~10mg 或肌内注射 10mg;②麻药误入血管内:注射前必须细心抽吸有无血液回流,在注入全剂量前,可先注入少量药液以观察反应情况;③使用局麻药的安全剂量;④警惕毒性反应的先驱症状,如患者出现惊恐、突然尖叫、头晕、入睡、耳鸣、多语、肌肉抽动,此时应立即停止注射,拔针后及时有效供氧,必要时控制呼吸,以保证心脏和大脑的氧供;⑤开放静脉输液有效地维持循环;⑥如果出现局麻药中毒反应,可静注异丙酚 50~100mg 或安定 10~20mg 或咪达唑仑 5~10mg 进行治疗。

三、眼心反射

眼心反射（oculocardiac reflex，OCR）是在压迫、刺激眼球或眼眶，牵拉眼外肌（尤其是内、下直肌）引起的由迷走神经介导的心动过缓或心律失常。OCR 产生心动过缓的个体差异较大，严重者心率减慢可达基础值的 50% 以上，甚至心搏骤停，而且首次刺激引起的 OCR 最显著，刺激强度越大越易发生。斜视矫正手术会牵拉眼外肌，OCR 的发生率高，有效地防治 OCR 对于斜视矫正术患者来说至关重要。处理措施包括：停止手术刺激，加深麻醉，若上述措施处理后心率仍减慢，可静脉注射阿托品（0.005~0.02mg/kg）。

四、恶性高热

恶性高热（malignant hyperthermia，MH）是致死率极高的常染色体显性遗传疾病，易感者吸入全麻药物和 / 或输入琥珀酰胆碱后骨骼肌细胞内的肌浆网过度释放钙离子，导致了高代谢亢奋状态。MH 早期临床表现是由于肌细胞内钙离子水平异常升高引起肌肉僵直痉挛、呼气末二氧化碳快速增高、心率过速、体温骤升和重度酸中毒。如果不能及时诊断、对症治疗，患者就会出现肌肉水肿坏死、肌蛋白溶解、血钾升高、心律失常，进一步发展会导致脑水肿、全身凝血障碍（DIC）、肾衰竭及心力衰竭，甚至死亡[8]。

恶性高热处理流程为：

1. 马上停用气体全麻药和琥珀酰胆碱，用 100% 氧气以 10L/min 的高流量过度通气，以排除麻醉气体和降低呼气末二氧化碳浓度。

2. 立即呼救，寻求支援。

3. 用静脉非诱导药物继续麻醉（阿片类，镇静剂和非去极化肌松剂）。

4. 告知手术医生，请求终止手术或延期手术。

5. 麻醉呼吸管两端分别安装活性炭过滤器，不要浪费时间更换麻醉机。

6. 尽量建立大的静脉输入管，以快速推注丹曲林。开始剂量是 2.5mg/kg 体重。有时需要不断地重复推注同等剂量，直到患者症状缓解。如果患者出现持续的肌肉收缩和僵直，有时要给到超过 10mg/kg 的剂量。

7. 中心体温超过 39℃ 或快速升温时要物理降温。可用冰块，冰毯在体表降温，冰盐水洗胃或灌肠，静脉输注冰生理盐水。体温降到 38.5℃ 以下时应停止降温，以防发生体温过低。

8. 高血钾（K^+>5.9mmol/L 或低于此值但有 ECG 改变）的治疗

（1）葡萄糖 / 胰岛素：儿童静脉普通胰岛素 0.1U/kg 和葡萄糖 0.5g/kg；成人静脉 10U 普通胰岛素和 50ml 50% 葡萄糖；并每小时测量血糖。

（2）氯化钙 10mg/kg（最高剂量 2 000mg）或葡萄糖酸钙 30mg/kg（最高剂量 3 000mg）；静脉碳酸氢钠 1~2 mmol/kg。

（3）必要时可进行透析。

9. 通过血气分析确定酸中毒的程度。如果 BE<-8，静脉推注碳酸氢钠 1~2mmol/kg，纠正代谢性酸中毒。

10. 治疗心律失常可以用胺碘酮，β 受体阻滞剂进行治疗。

11. 用输尿管流出量监测尿量，补充血容量维持尿量在 >1ml/（kg·h）。若有肌酸磷酸肌酶（CPK）或血钾升高，推测会有肌原蛋白尿，应在输液中加碳酸氢钠以碱化尿液。

12. 根据患者临床严重程度，连续监视心率、中心体温、呼气末二氧化碳、分钟通气量。监测血气分析、K^+、CPK、血肌原蛋白、尿肌原蛋白和凝血指标。

病情稳定后送到麻醉复苏室或 ICU，至少继续用丹曲林静脉输注 24 小时。可以采用丹曲林连续点滴或 1~2mg/kg q6h，待病情完全控制后可改用口服丹曲林数天。

临床上稳定的关键指标包括：

1. ETCO$_2$ 逐步下降或恢复正常。

2. 心率平稳或下降，不再出现恶性心律失常。

3. 高热消退。

4. 全身肌肉僵直消除。

五、苏醒期躁动

小儿苏醒期躁动是其在全身麻醉苏醒期间出现意识障碍的一种表现,包含了意识和行为两方面,多见于学龄前儿童,是多因素作用的共同结果,诱发因素包括手术后视觉的缺失、术前焦虑、使用吸入性麻醉药及麻醉过深等[9]。小儿苏醒期躁动增加了眼内切口缝线脱落及出血的概率,从而影响眼科手术效果,而且可能导致呼吸道不良反应的发生,引发气管痉挛、呕吐反流误吸等并发症。

防范措施:①术前充分的镇静,包括使用右美托咪定 1~2μg/kg 滴鼻进行预防,在烦躁期间要保证有足够的通气,防止低氧血症的发生,或者术中静脉输注右美托咪定 1~2μg/kg;②做好术前访视,缓解术前焦虑,Seiden 等观察发现,麻醉前为门诊手术患儿提供平板电脑娱乐活动等措施,在缓解家长及患儿焦虑情绪方面,比口服咪达唑仑(0.5mg/kg)效果更好,患儿苏醒期躁动的发生率更低[10];③保持病室安静,工作人员在进行各项操作时动作要轻柔,不可大声喧哗,尽可能减少对小儿的不良刺激;④防止意外伤害发生;⑤对有躁动的小儿要查找原因,解除诱因并给予对症处理,静脉注射丙泊酚 10~20mg 或咪达唑仑 0.5~1mg 以缓解躁动的症状。

六、术后恶心呕吐

术后恶心呕吐(post operative nausea and vomitting,PONV)是斜视矫正术常见的并发症,主要与术中牵拉眼外肌诱发眼胃反射,使迷走神经兴奋性增强有关,其他相关因素包括:麻醉诱导时加压给氧导致患者胃内胀气,某些麻醉药物的不良反应(如芬太尼),术后小儿烦躁不安、挣扎、咳嗽、吸引管刺激咽喉部等。PONV 可引起反流误吸,严重者可堵塞气道引起窒息。

防范措施:①严格合理的术前禁食和手术前用药。术前禁食的目的是保持胃排空,降低误吸的发生率,而术前用药能缓解患者的焦虑情绪,抑制呼吸道腺体分泌,减少呼吸道分泌物的产生,提高麻醉苏醒期的质量。②为减少 PONV 的发生,术前需重视 PONV 发生风险的评估,对于有发生 PONV 风险的患者,应采用 5-HT 受体拮抗剂或地塞米松等药物进行预防。③优先应用丙泊酚诱导及维持麻醉,尽量减少挥发性麻醉药的使用;避免应用氧化亚氮;术中和术后阿片类药物剂量最小化;患者应补充足够液体。④对于未接受预防性药物治疗或者预防性治疗失败的 PONV 患者,应给予止吐药治疗。⑤对呕吐的患者要及时清除口鼻腔内的分泌物,吸引的时候动作要轻柔,避免过度的刺激咽喉部,有助于减少呕吐的发生。要选择合适的吸引管,吸痰时动作要轻、快,每次时间不超过 15 秒,负压不超过 0.05MPa[11]。

七、术后疼痛

一般斜视矫正术患者术后疼痛较轻,有报道眼科手术后大部分患者为轻中度疼痛,少量为重度疼痛,所以术后无须给予特殊的镇痛药物治疗,或者给予非甾体类抗炎镇痛药(NSAIDs)处理,包括扑热息痛、布洛芬和氟比洛芬酯等。扑热息痛是小儿解热镇痛最常用的药物,常经直肠给药,布洛芬较常用于儿童镇痛,单次口服剂量为 15mg/kg。氟比洛芬酯缓慢单次或连续静脉注射 1~2mg/kg 对于 VAS 评分 6~7 分的中等疼痛的术后镇痛效果明显。但是 NSAIDs 禁用于有消化性溃疡、胃炎、NSAIDs 耐受、肾功能不全或有出血倾向的患者。而且应排除角膜擦伤或急性眼压升高所致的术后疼痛。

防范措施:为防止眼球损伤,术前可使用以非离子液体石蜡为基质的眼膏,避免擦伤眼球、使用保护性巩膜壳或用胶布粘住或缝合眼睑,急性高眼压引起的眼痛通常伴有呕吐,需要专科治疗和处理。

八、寒战和低体温

临床上常见患者术后出现寒战。寒战是麻醉复苏期间出现的非特异性神经体征的一部分,其最常见的原因仍是低体温。当中心温度低于 36℃时,即为低体温。机体通过寒战增加产热,提高体温,但机体剧烈寒战时组织耗氧和心脏负担急剧增加,有心肺疾病的患者通常难以忍受。

防范措施:注意维持室温 22~24℃,减少皮肤的暴露面积,采取被动保暖措施(如覆盖毛毯、塑料薄膜)或采取主动升温措施(实行强迫暖风升温系统或考虑采用辅助措施如加温静脉输液、湿化的温暖氧气等),同时排除药物过敏反应或输液反应等原因引起的术后寒战,必要时可采用药物治疗寒战,即静脉使用小剂量的哌替啶或曲马多。

第四节　斜视患者的日间手术麻醉管理

日间手术始于英国,指针对一定适应证的患者在一个工作日内完成患者入院、手术以及出院,该模式在欧美国家得到广泛接受并推广。日间手术必须在患者选择、术前准备与评估、麻醉与围术期并发症预防控制、康复与离院标准、随访等各方面遵循相应地规范性要求,从而最大限度地保障医疗安全与患者利益。日间手术模式正符合我国当前医改对"安全、有效、方便、价廉的医疗卫生服务"这一目标的要求,近年来也日益受到我国临床工作者的重视。斜视矫正术具有手术时间短、总体创伤小、术后恢复快等特点,而且随着麻醉技术特别是喉罩技术的日益成熟以及短效的麻醉药物的应用,笔者所在中山大学中山眼科中心的斜视矫正术已转变为日间手术。

日间手术中心工作的一般流程为:①在门诊选择适宜日间手术的患者;②在门诊进行术前检查;③术前评估,包括:评估患者的一般状况和麻醉的适宜性并告知患者日间手术的注意事项等;④通知入院;⑤手术;⑥出院,包括:评估患者是否符合出院标准,确保患者及家属掌握术后的注意事项,并提供书面的注意事项指引、术后随访的安排;⑦术后支持:提供术后 24 小时的支持,保证随访电话畅通。

一、患者的选择

门诊选择 ASA 为 I~II 级患者,无明显心、肺、脑、肝肾等重要脏器疾病,预计术中或术后不发生大出血、呼吸道梗阻、严重术后疼痛,近期无中重度上呼吸道感染。

二、术前评估

患者均在门诊相关科室完成术前检查,包括血尿常规、凝血 5 项及血生化检查、心电图(ECG)和胸片。到麻醉门诊由高年资医生进一步术前评估,并完善相关检查,术前有严重并存疾病或术前检查结果提示明显异常者,在必要时请相关科室会诊,给予指导意见或建议,按常规手术收治。

三、麻醉前准备

患者手术当日空腹入院,手术科室术前一天向手术室递交手术通知单,预约安排手术。

四、麻醉选择

本中心的斜视日间手术均采用全麻,在麻醉诱导和维持的过程中,采用异丙酚、七氟醚与超短效阿片类镇痛药瑞芬太尼组合,具有起效快、作用时间短、恢复迅速、无蓄积等优点,特别适用于日间手术。使用喉罩建立气道具有独特优势,置入和拔除对患者血流动力学影响小,而且可在不使用肌松药的情况下顺利置入,术后咽喉部并发症少,能有效保障通气及麻醉安全。

五、麻醉复苏

全麻手术结束后,患者自主呼吸恢复且喉罩拔除后转入 PACU 进行I期复苏,严密观察其生命体征和肌力恢复情况,待修正的 Aldrete 评分≥9 分(表 17-2)即可转入日间麻醉观察室进行II期复苏,待麻醉后出院评分系统 PADS 评分≥9 分(表 17-3),小儿也可以使用表 17-4 的评分标准(≥12 分)[12],并经麻醉医生评估后患者可以出院。将患者家属请入日间麻醉观察室,协助其换好衣服,并告知术后的注意事项,患者签署知情同意书后方可出院。

表 17-3　PADS 评分

离院标准	分数	离院标准	分数
生命体征		疼痛	
波动在术前值的 20% 之内	2	VAS=0~3,离院前疼痛轻微或无疼痛	2
波动在术前值的 20% ~40%	1	VAS=4~6,中度疼痛	1
波动大于术前值的 40%	0	VAS=7~10,重度疼痛	0
活动状态		手术部位出血	
步态平稳而不感头晕,或达术前水平	2	轻度:不需要换药	2
需要搀扶才可行走	1	中度:最多换 2 次药,无继续出血	1
完全不能行走	0	重度:需换药 3 次以上,持续出血	0
恶心呕吐			
轻度:不需要治疗	2		
中度:药物治疗有效	1		
重度:治疗无效	0		

表 17-4　小儿离院标准

离院标准		得分
血氧饱和度	吸空气时,血氧 >95%	2
	吸空气时,血氧维持 90%~95%	1
	吸氧时,血氧 >90%	0
意识水平、活动	清醒、有定向力,有恰当的动作	2
	轻微刺激能唤醒,有微弱的动作	1
	只对刺激有反应,无动作	0
呼吸道	能咳嗽、深呼吸或哭泣	2
	哭泣或咳嗽时声音嘶哑	1
	喘鸣音、呼吸困难或喘息	0
血流动力学	心率、收缩压波动在 基础值的 15% 以内	2
	心率、收缩压波动在 基础值的 15%~30%	1
	心率、收缩压波动超过 基础值的 30%	0
术后恶心、呕吐	无;或轻度恶心,但无呕吐	2
	一过性的呕吐或干呕	1
	持续中重度恶心 / 呕吐	0
术后疼痛 / 躁动	安静或轻微不适	2
	中重度疼痛 / 躁动,需用镇痛药 / 丙泊酚处理	1
	持续的严重疼痛 / 躁动	0
伤口情况	无出血、渗液	2
	少量出血、渗液,无须换眼包	1
	不断出血、渗液	0
总分		

术后的注意事项如下：①患者需要有已成年、有行为负责能力的家属陪同，避免因不能看见导致跌倒；②回家后要注意眼睛的保护，勿碰撞术眼，保持敷料的干燥；③高血压、高血糖的处理：因患者已完全清醒，按照平时情况进行处理即可；④术后疼痛：如果在家里出现不可忍受的疼痛，除了咨询专科医生排除眼部情况外，可进一步咨询麻醉医生或口服非甾体类抗炎镇痛药；⑤术后恶心、呕吐：在麻醉期间，麻醉医生会使用强效的止吐药物，患者一般不会出现恶心、呕吐等症状，如若出现该症状，应先禁食，可口服灭吐灵等止吐药物，若症状未改善，咨询麻醉医生或专科医生进一步处理；⑥术后眼部出血：立即咨询专科医生进行处理；⑦术后排尿困难：一般不需要特殊处理可自行缓解，也可热敷下腹部；⑧进食：出院后 2 小时可先喝白开水，无呛咳及其他不适可正常饮食（以易消化清淡饮食为主）[13]。

斜视矫正术后并发症一般较轻微，最常见的并发症包括术后疼痛、呼吸道梗阻、喉痉挛、术后躁动、术后恶心呕吐、寒战和低体温等。上述并发症的发生常是导致日间手术患者延迟出院的主要原因，故应按本章第三节内容采取积极有效的防治措施。

六、术后回访

出院当晚，对患者进行电话随访术后的疼痛情况、是否并发术后恶心呕吐等症状、喉罩是否对咽喉造成不适等。

（黄静霞　甘小亮　郭文军）

参 考 文 献

1. 庄心良,曾因明,陈伯銮.现代麻醉学.3版.北京:人民卫生出版社,2011,3:767-841.

2. 王英伟,连庆泉.小儿麻醉学进展.上海:世界图书出版公司,2011,6:529-563.

3. Regli A,Becke K,von Ungern-Sternberg BS. An update on the perioperative management of children with upper respiratory tract infections. Curr Opin Anaesthesiol,2017,30(3):362-367.

4. Cumino D O,Vieira J E,Lima L C,et al. Smartphone-based behavioural intervention alleviates children's anxiety during anaesthesia induction. Eur J Anaesthesiol,2017,34:169-175.

5. 林艺全,甘小亮,陈红斌,等.喉罩通气下七氟醚麻醉在婴儿先天性白内障手术的临床观察.现代医院,2014,14(2):24-26.

6. Lin Y,Chen Y,Huang J,et al. Efficacy of premedication with intranasal dexmedetomidine on inhalational induction and postoperative emergence agitation in pediatric undergoing cataract surgery with sevoflurane. J Clin Anesth,2016,9(33):289-295.

7. Scamman FL,Klein SL,Choi WW. Conscious sedation for procedures under local or topical anesthesia. Ann Otol Rhinol Laryngol,1985,94:21-24.

8. Glahn KP1,Ellis FR,Halsall PJ,et al. Recognizing and managing a malignant hyperthermia crisis:guidelines from the European Malignant Hyperthermia Group. British Journal of Anaesthesia,2010,105(4):417-420.

9. 瑞云,宣庆,陈海明.全麻术后躁动原因分析与处理方法探讨.广西医学,2010,32(7):825-827.

10. Seiden SC1,McMullan S,Sequera-Ramos L,et al. Tablet-based Interactive Distraction(TBID) vs oral midazolam to minimize perioperative anxietyin pediatric patients:a noninferiority randomized trial. Paediatr Anaesth,2014,24(12):1217-1223.

11. 中国麻醉学指南与专家共识.中华医学会麻醉学分会.北京:人民卫生出版社,2014:305-310.

12. Armstrong J,Forrest H,Crawford MW.A prospective observational study comparing a physiological scoring system with time-based discharge criteria in pediatric ambulatory surgical patients .Can J Anesth,2015,62(10):1082-1088.

13. 谢祝斌,黄婷,曾佳亮.眼科日间全麻手术患者由麻醉复苏室出院模式及护理应对措施.临床医学工程,2017,24(3):401-402.

第十八章

斜视手术的术前处理

　　斜视手术治疗的目的是尽可能获得理想的眼位矫正效果,同时避免手术并发症。手术前后的处理是其中很重要的一环。术前和术后处理在各个国家和地区尽管有一些"共识",但差别很大。有一些问题如术前眼局部抗生素的应用和结膜囊的处理,大家并没有统一的认识。由于术后并发感染的发生率很低,各地处理措施不同,至今无法从严格科学意义上得出"标准"的处理方法。文献上也只有一些经验和回顾性的总结[1]。本章就作者的经验,结合与其他斜视医生的交流讨论和文献检索的结果,对斜视手术前后的处理作一总结。

第一节　术前斜视专科检查

　　由于斜视术前各级医护人员的斜视专科检查结果常有差异,况且斜视患者本身在不同的时间和不同的身体状况(如疲劳)有不同的表现,有些斜视手术医生要求至少做两次术前斜视专科检查。然而,大多数学者(56%,Olitsky,1997年)认为一次术前检查即可,不过一定要确定已经做了屈光矫正、弱视治疗和其他需处理的问题,而且医生对患者的诊断和手术设计以及可能的手术效果基本心中有数。否则,宜进行一段时间的随访观察。我们对斜视患者术前专科检查很重视,一般先由专职护士/技术员入院前在门诊做一次全面的检查,入院当天再经住院医生重复一次检查,最后由主刀手术医生检查一次并确定手术方案。特别要提出的是,对共同性内斜视患者的屈光矫正问题:如果患者有远视性屈光不正,一定要用1%阿托品睫状肌麻痹检影验光后,以足度镜矫正至少半年以上才能手术。不要忽视小度数的远视性屈光不正,不少患者在足度矫正低度的远视性屈光不正后眼位恢复正常,不需要手术。同样,有屈光参差的近视性屈光不正患者的间歇性外斜视,也要在矫正屈光不正观察一段时间后才选择手术,部分患者戴镜后双眼融合功能恢复,眼位不再外斜了。

第二节　术前患者的准备

　　1. 术前要与患者和家属进行详细的沟通与交流　①斜视手术一般都采用全身麻醉,术中不会疼痛;不过,仍有很多医院对成人采用局部下斜视手术。②手术本身比较安全,是眼球外的手术,通过减弱和增强眼外肌的力量来矫正斜视,通常不影响视力。③术中出血很少,但术后头几天可能有少量血性泪水流出。④术后手术眼会有轻微疼痛、流泪和畏光等症状,外观有一定的充血和肿胀,这些会逐渐减轻和消失。

⑤斜视手术的结膜伤口常采用无缝线烧灼对合或很细的可吸收缝线缝合,术后一般不需要拆线。⑥部分患者术后会有复视,通常在 1 周至 1 个月内消失。少数不消失的复视,因物像很模糊不会影响工作、学习和生活。⑦部分患者因麻醉药和眼外肌手术本身等的影响,术后会有轻微恶心和呕吐,一般 1~2 天后消失。⑧手术当天会用眼罩(常规的斜视手术)或绷带(某些复杂的斜视手术)包扎术眼,但术后第一天即开放术眼,可进行正常的活动。⑨部分患者术后第一天开放术眼后,感觉有点晕,特别是在主视眼手术和术后过矫的患者比较明显,这是由于眼位突然改变造成的,一般在 1~2 天逐渐适应后恢复正常。⑩斜视手术属于择期手术,一定要在患者和患者家属充分知情,身体和心理各方面都准备好的情况下才进行手术。

2. 除做常规的眼科检查和斜视专科检查外,还要完成以下全身常规身体检查(如血压和心肺功能等)和实验室检查:血、尿常规,血生化,血凝四项,肝肾功能,X 线胸透,心电图,血梅毒 / 艾滋 / 丙肝抗体等。

3. 排除全身感染病灶,不要忽视慢性泪囊炎和面部粉刺并发感染等。仔细询问药物过敏史、出血史和瘢痕体质等。

4. 术前一天双眼点抗生素滴眼液和清洁结膜囊。

5. 术前一天做好全身清洁如剪指甲、剪头发、洗头和沐浴等。

6. 女性患者月经来潮时应暂停手术。

7. 术前要预防感冒和上呼吸道炎症,注意患者和家属可能隐瞒咳嗽和流涕等病情,并由此导致术中术后上呼吸道阻塞和窒息。

8. 全麻患者术前 6~8 小时禁食禁水,局麻患者手术前进食不可过饱,进入手术室前排空大小便。

9. 更换衣服,应穿开襟上衣,取下活动假牙和身体饰物后才进入手术室。

10. 患者进入手术室后,手术医生宜见一下患者,让患者消除紧张恐惧心理,并在消毒铺巾前与手术室麻醉医生、护士、主管医生一起"核对患者,核对眼别,核对肌肉"。

11. 麻醉后手术眼结膜囊内点 5% 去氧肾上腺素(新福林)滴眼液,以收缩结膜血管,减少术中出血(部分医生不主张)。

12. 术眼消毒铺巾后,结膜囊内常规点 5% 的碘伏溶液,并以生理盐水冲洗干净。

第三节　患者对手术效果的期望

患者对手术效果的期望和医生手术可能达到的效果能够一致是最好的。如果患者的期望值太高或不理解手术的基本情况,则容易导致患者对手术效果不满意。因此,斜视手术应特别向患者讲述一些基本要点:①手术本身不会提高视力,也不影响视力。但由于术后少数有眼表和屈光方面的变化,可出现短暂的视力提高和下降。②手术的目的是矫正眼位,不能保证恢复双眼单视功能。③无论临床经验和手术技巧多么娴熟,每一位手术者所面对的斜视患者中都有一定的过矫与欠矫率,通常为 70%~80% 的眼位矫正成功率,复杂疑难病种的成功率要低一些。④麻痹性和限制性斜视患者术后的眼球运动功能恢复常常难以达到满意的效果,多数只是改善了运动受限一侧的运动,却常会减弱了原来正常一侧(同侧拮抗肌和对侧配偶肌)的运动功能。⑤术前复视的患者术后复视通常不能在所有方位都消失,能够做到正前方和下方两个功能眼位复视消除,复视对工作和生活不影响已经是很理想的手术效果了。⑥代偿头位的矫正大多数只是好转,难以完全消除,先天性眼球震颤的手术主要是矫正代偿头位,不能矫正眼球震颤本身。⑦哪怕是最简单的斜视手术也不能确保只做一次手术就成功,有些复杂手术则只能分次给予矫正。⑧肌性视疲劳患者做斜视手术不能确保术后视疲劳一定消除,视疲劳本身的原因是多种因素的结合,又与环境因素,全身状况,眼部其他因素和用眼多少等有关。⑨斜视患者绝大多数原因不明,斜视本身又可不断变化,有些患者尽管手术矫正十分满意(已经矫正成正位了),但以后又会发生斜视,称为续发性斜视(consecutive strabismus),这与继发性斜视(secondary strabismus)如外斜术后过矫成内斜或内斜术后过矫成外斜等是两个不同的概念。⑩分离性垂直性偏斜等患者的手术治疗后只是改善眼球的上漂,不能完全消除上漂。⑪共同性外斜视患者,如果采用一眼外直肌后退 + 内直肌缩短术,则术后第 1 天轻度的过矫不必担心,通常会在术后 1 周到 1 个月恢复正位。同样,完全性动眼神经麻痹患者,在接受患眼外直肌后退 +

内直肌缩短术后,如能达到术后第 1 天过矫 15°左右,则矫正效果最好,因为患眼内直肌已完全麻痹,加上水平肌后退缩短矫正的外斜会有一定的回退率,术后第一天过矫的患者远期会逐渐恢复正位。

（颜建华）

参 考 文 献

1. Olitsky SE,Awner S,Reynolds JD. Perioperative care of the strabismus patient. J Pediatr Ophthalmol Strabismus,1997,34:126-128.

第十九章

斜视手术的术后处理

与其他手术一样,斜视手术的术后处理包括术后用药、包眼、如何防止感染和出血、生活中要注意的事项、拆线、戴镜、弱视治疗等。这些也是患者和家属经常询问的内容。

第一节　手术结束时的处理

手术结束时,术者和助手应一起详细检查术眼,尤其是结膜囊内有无残余棉片、缝针缝线等异物。结膜切口是否平整,切口处是否有筋膜外露,如果结膜切口不平整则要重新修理,外露的筋膜要剪除或回纳。修剪结膜切口的缝线,使之别留得过长或过短,引起术后刺激或强烈的异物感。以生理盐水擦拭干净眼睑皮肤上的血液等,以抗生素眼膏或抗生素 + 皮质类固醇眼膏涂术眼,纱布棉垫裁成的眼包包术眼或双眼,在包眼以后才拉开无菌铺巾(如果未包眼,则拉开铺巾时就有边缘不干净的铺巾污染术眼)。如果为复杂的斜视手术,手术部位很靠后,或十分好动的小儿患者,还可加用绷带包眼。

第二节　手术后的处理

术后第一次就诊的最佳时间世界各地变化不一[1],斜视术后感染如眼眶蜂窝织炎和脓肿等可早到术后 1 天,晚到术后 1 个月出现,难以用某一时间就诊就明确不会错过发现感染的机会[2]。过去,我们常规采用术后在医院内观察 1 周,以后过渡到观察 1~2 天后出院。现在,所有斜视患者都采用日间手术,不住院,术后第 1 天回医院复诊。然后,分别在术后 1 周、2 个月和 6 个月后随诊,观察患者术后的结膜伤口、术眼刺激症状、角膜、视力、眼位(如欠矫过矫等)、代偿头位、眼球运动和双眼单视功能情况以及可能的其他手术并发症等。

术后用药,包括抗生素的应用各地差别很大。一般只在术后使用局部抗生素 + 激素滴眼液。仅约5%的医生使用口服抗生素治疗。但对某些特殊类型斜视的手术如甲状腺相关眼病、肌炎型炎性假瘤稳定期和复杂性的限制性斜视需做眶骨膜或骨膜下固定术等,宜术后静脉滴注或口服类固醇激素治疗,以减轻术后组织水肿和炎症,且有利于眼位的矫正。

手术后眼垫包双眼的小儿患者,嘱咐小儿和家长不能自行松开眼垫,不能揉眼。如果术后眼垫有泪液或血液渗出,则要更换新的眼垫。少数双眼包眼的患者感到生活十分不便,有的甚至很恐慌,这时可以打开一只眼的眼垫,代之以带孔的塑料眼罩,便于患者视物或生活自理。

手术当天醒后宜食用液体或半流饮食,术后一天过渡到固体食物。如果患者呕吐明显,则可能需要全身静脉输液补充营养和电解质。

术后第一天去掉眼垫,开放点抗生素眼药水,晚上涂抗生素眼膏,以后一般不再用眼垫包眼。大部分患者即可进行正常的室内活动,年龄越小,恢复越快。术后可正常沐浴,但不要让肥皂水等进入眼内。

目前,我们对斜视手术患者都是用8-0可吸收缝线缝合结膜切口,术后不需要拆线。如果用了不可吸收缝线,则要在术后5天拆除结膜缝线。对没有做结膜缝线的穹窿部结膜切口,术后不要揉眼,不要随意拉开上睑或下睑,以免切口裂开。

斜视手术一般在术后第1~2天患眼的充血、眼睑肿胀和分泌物最明显,以后逐渐减轻。这与一般的内眼手术如白内障等不一样,白内障手术等往往是术后第1天反应最明显,以后减轻;而斜视手术则是术后第2天反应最明显。如果术后反应逐渐加重或眼部分泌物呈绿色或脓样,则可能为术后感染,要重点观察并及时处理。

一般斜视术后少量的结膜出血不必特殊处理。即使是成片的出血或有小的结膜下血肿,也会逐渐吸收。然而,患者对结膜出血常会表现异常紧张,担心术眼出了什么问题,因此,医生要仔细向患者解释,解除这种顾虑。

术后全身和眼部休息也十分重要,建议至少准备一周的休息时间。术后不能用眼过多,很多小儿术后看手机和电脑太多,以至于术后眼部红肿消退很慢,并影响结膜伤口的愈合。

术后如果有复视,要注意安全,不能驾车并避免其他危险的活动,复视通常是暂时性的矛盾性复视,嘱患者主动看较清楚的那个物像,不理睬模糊的物像,1周至1个月内复视会逐渐消失。如果患者紧张,刻意去找复像,则复像越难消失。

部分患者没有术后复视,但术后还是有头晕、走路轻微不稳和定位不准等。这是由于术后突然的眼位改变造成的不适应,绝大多数在几天之内会消失,不要担心。

对某些斜视患者(如共同性外斜视)常进行有计划的"过矫",过矫的患者术后常有复视,这些在术前和术后都要向患者及家人解释,过矫只不过是暂时性的表现,数天或数周后会变为正位。

间歇性外斜视小儿患者术后即使完全正位,部分家长也会主诉术后"内斜"。这是由于家长已长期习惯于小儿术前的眼位,术后正位后感觉"内斜"了。

术前戴屈光不正矫正眼镜者,术后仍然要戴镜。尤其是部分调节性内斜视,手术只是矫正了戴镜不能矫正的那部分内斜,术后一定要靠戴镜来矫正另一部分内斜。我们通常要求患者术后第一天打开眼垫后即戴原来的眼镜。对非调节性内斜视和共同性外斜视的患者,术后也要戴上原来的矫正眼镜。只有双眼有清晰的视力的前提下,才有可能尽早恢复双眼单视功能。如果需要更换眼镜,则一般术后2个月复查时再验光配镜。不宜在术后立即更换眼镜,因为斜视手术有可能暂时改变术眼的屈光状态。

斜视患者常伴有弱视,即使术前弱视眼的视力已恢复正常,术后也可能再发生弱视。因此,斜视手术后双眼视力的随访观察和弱视的继续治疗十分重要。然而,斜视矫正术后,患者常认为斜视已治愈,不再复诊,等到发现一眼视力差,几年后复诊时,又错过了弱视最好的治疗时机。所以,建议所有斜视手术的小儿,术后都要定期观察双眼视力,继续治疗弱视,术前应与患儿家属反复强调这一点。

对一些复杂的限制性斜视患者(如甲状腺相关眼病),术终采用眼球固定缝线,将眼球固定在原斜视方向相反的位置(过矫位置)一周,眼睑上常留有硅胶胶粒。这种特殊情况在术前应与患者交代清楚,术后会有明显的患眼不适,尤其是眼球转动时有明显的牵引感,甚至十分疼痛。外观也受影响,而且影响患眼睁眼。1周后拆除固定缝线,拆线后这些不适症状就消除了。

(颜建华)

参 考 文 献

1. Folk E. Antibiotics and timing of follow-up visits in routine postoperative care: a survey of 25 strabismus surgeons. Binocular Vision Eye Muscle Surg Q, 1990, 5:7.

2. Kivlin JD, Wilson ME Jr. Periocular infection after strabismus surgery. The Periocular Infection Study Group. J Pediatr Ophthalmol Strabismus, 1995, 32:42-49.

第二十章

斜视手术的适应证和效果评价

许多人认为斜视只是为了外观美容,直到现在,仍然有基层医院的医生认为"小儿斜视不需要(或无法)治疗,长大后(18岁)再手术矫正"。少数美容院的人员和一些不具备基本斜视知识的医生也做斜视矫正术,以致出现了不少手术并发症和后遗症,严重影响了斜视患者的手术效果和手术质量。可喜的是,经过近年的不断发展,我国斜视手术已在全国部分县级及以上医院普遍开展,并逐渐开展了难度较大的旋转垂直肌的手术;而且类似于美国等西方国家,通常是由斜视专科医生做斜视手术。

第一节　斜视手术的适应证

斜视手术绝对不是只解决美容问题,更重要的目的在于恢复双眼视觉。此外,还可以消除复视与代偿头位、解除视疲劳等。下面分述如下:

1. **恢复双眼单视功能**　矫正斜视使双眼视轴平行有利于建立正常的双眼视网膜对应关系和双眼单视功能,这也是斜视手术最重要和最中心的内容。但当视觉发育成熟以后再矫正斜视,则难以达到建立双眼单视功能的目的。现代检测方法表明,立体视觉功能在出生时不存在,正常情况下3~4个月已经开始发育,最早出现于出生后8周,4岁前儿童立体视觉功能已发育成熟。也有报道儿童立体视觉功能在5岁以前尚未成熟,到9岁时才成熟。这说明9岁以后再矫正斜视会严重影响双眼单视功能的建立,而恢复双眼单视功能是斜视治疗的最高目标。因此,斜视矫正术应在儿童视觉发育的可塑期内施行,以期达到功能治愈的目的。在视觉发育可塑期内手术矫正斜视有利于双眼单视功能的建立,并不是说成年以后手术就无法恢复双眼单视。我们在实际工作中发现,不少斜视患者在成年以后才手术,术后也恢复了不同程度的双眼单视功能。Morris等报道24例成年斜视手术患者,其中7例为先天性内斜或外斜,结果所有患者恢复了一定程度的双眼视觉功能,50%的患者有立体视,双眼视觉恢复与斜视类型、斜视持续时间、弱视程度、屈光状态和术前是否有部分双眼视觉功能等有关。因此,即使是成人斜视,也不要放弃功能治愈的目的[1]。

2. **视力改善**　改善视力不是斜视手术的适应证,但有时斜视矫正有利于视力的恢复。①弱视患者尤其是斜视性弱视患者在矫正斜视后,弱视眼的视力会逐渐提高,即斜视术后有利于弱视眼的视功能发育。斜视伴弱视的诊治常规是先治好弱视,然后再治疗斜视。Lam等1993年报道一组内斜视伴弱视的患者,先行斜视矫正术,再做弱视治疗,并与常规治疗即先治疗弱视后做斜视矫正手术的患者进行对比,发现两组患者的治疗效果无差别,而且斜视矫正本身有利于治疗弱视。但必须强调的是,通常情况下先治疗弱视,待双眼视力较接近后才做手术,使之手术后更易于恢复双眼单视功能,尤其是斜视眼视力很差时,即使手术后正位了,也难恢复双眼单视。②先天性冲动性眼球震颤伴或不伴有斜视的患者,通过手术将中间带移到正前方后双眼视力会提高。③严重的固定性斜视和麻痹性斜视患者,由于斜视眼斜向一侧,不能用该眼的黄斑中心注视,即使视功能正常也会表现为视力差。当手术矫正斜视后,斜视眼能在正前方用黄斑中心注视,术后视力会提高。如我们遇到一例麻痹性斜视患者,左眼内上斜大于45°,大部分角膜被眼睑遮盖,视力只有0.01,当矫正眼位后,视力恢复到0.4。另外,不少共同性内斜视患者在内斜矫正后双眼视野会增大[2],但共同性外斜视患者在外斜矫正术后双眼视野会缩小。④少数斜视患者手术后裸眼视力有提高,这可能与术后屈光状态改变有关。

　　3. 消除复视　麻痹性斜视和少数共同性斜视如急性共同性内斜视患者,常有复视和由于复视引起的症状如眩晕、走路困难、甚至恶心呕吐等。手术矫正后可使复视和复视症状消失,尤其是正前方和正下方视野内的复视消失对患者最重要,这是日常工作和学习的功能视野。如果斜视度在20PD以下,且各个方向斜度差别不大,可用三棱镜矫正。但如果患者不愿意戴三棱镜或患者平常是戴接触镜者,有时即使是小度数的斜视,也需要手术矫正。这从表面上似乎没必要,可事实上患者十分需要,因为复视对患者日常工作和生活影响很大,不像一般的屈光不正患者,戴不戴矫正眼镜影响不大。所以,有时小度数斜视引起的复视也是斜视手术的适应证。另外,随着现代玻璃体视网膜显微手术的发展,黄斑部病变如年龄相关性黄斑变性等需要作视网膜转位手术,视网膜转位后会引起复视,这是一类我们以前未遇到过的复视,斜视手术也可以矫正这类复视。

　　甲状腺相关眼病的复视一般要求在病变静止3~6个月才考虑手术矫正,但部分患者复视十分明显,其他方法不能矫正,也可适当早期手术矫正,患者感觉十分满意。但因术后斜视仍会变化,再手术率较高[3]。

　　4. 矫正代偿头位　相当部分麻痹性斜视、A-V型斜视、特殊类型斜视和先天性冲动性眼球震颤患者等伴有代偿头位。对这些患者,斜视手术可同时矫正斜视与代偿头位,有时甚至手术只是为了矫正代偿头位。注意,如果长期的代偿头位已引起颈部肌肉和颈椎结构上的改变,则手术难以完全消除代偿头位。术前遮盖一眼后如头位仍有偏斜,则术后不能完全矫正代偿头位。长期代偿头位的患者(如先天性上斜肌麻痹)常导致面部发育不对称,早期手术矫正也有利于面部正常发育[4,5]。

　　5. 改善眼球运动　麻痹性斜视和某些特殊类型的斜视如眼眶爆裂性(blow-out)骨折在手术矫正后,通过加强功能不足的麻痹肌,减弱功能过强的配偶肌,以及解除嵌顿在骨折部位的眼外肌等,可部分恢复双眼的眼球运动,使双眼眼球运动基本达到平衡。然而,不要过高估计了斜视手术的功能,对有眼球运动障碍的斜视患者,多数只是改善了某一方向的运动功能,却减弱了另一侧的运动功能。

　　6. 消除视疲劳　部分肌性视疲劳患者可通过斜视手术解除症状。如隐性斜视患者在保守治疗无效,视疲劳仍明显者可用斜视手术方法解决。有时很少的外隐斜度也会形成严重的视疲劳,而小度数的垂直隐斜更易引发视疲劳,因为正常人垂直融合力范围很少(表20-1)。鉴别视疲劳是否由隐斜引起可通过:①试用三棱镜;②遮盖一眼后阅读,如果用三棱镜或遮盖一眼后视疲劳明显减轻或完全消除,则可认为是隐斜引起的视疲劳。

表20-1　正常人远近距离的融合范围(PD)

	集合融合力	分开融合力	垂直融合力
6m距离	14.1	5.82	2.54
25cm距离	38.02	16.47	2.57

　　7. 有利心理发育　早期的斜视手术矫正对于小儿正常健康的生理心理成长发育和成人工作招聘等具有不可低估的意义。随着现代社会的进步和发展,健康心理的发育显得越来越重要,这是我们在临床工作中不能忽视的重要方面。因此,Olitsky等提出斜视手术应为"眼位重建术"(reconstructive),并经常应用以下术语:有社会意义的斜视(socially significant strabismus)和有职业意义的斜视(vocationally significant strabismus)[6-8]。

8. 美容方面的改善 有学者提出,任何大于 8PD 的斜视就可考虑手术矫正,这不仅为了美容,而且有利于双眼单视的恢复;也有学者提出斜视手术时,美容方面的考虑应以患者和家属的要求为主,只有患者要求矫正时才做斜视手术,患者与医生的观点有时相差很大。美容性斜视矫正应以双眼外观对称为主,眼睑形状、内眦距离、异常 γ 角和角膜大小等都要考虑;如大角膜的外斜患者,外斜手术宜欠矫,内斜手术宜过矫;异常 γ 角患者则不管异常 γ 角有多大,均以术后角膜反光点位于中央作为手术目标。

9. 改善眼表症状 长期的大度数麻痹性和 / 或限制性内斜视患者,如高度近视固定性内下斜视和外直肌麻痹患者等,常有明显的眼表症状如颞侧结膜充血、丝状角膜炎和眼部不适等。这是由于斜视发生后,导致泪膜的分布不均和眼表各部分泪膜蒸发率的改变等,其他眼表治疗方法都是治标不治本,斜视矫正术则有利于消除这些眼表症状。

总之,对每一个斜视患者都要考虑手术的利弊和可能的非手术方法。有时候,患者会从外观上手术适应证不很明显的斜视手术中获得很大的益处;而相反,有时患者却从外观上手术适应证十分明确的斜视手术中获得极少的好处。一句话,不要因为有斜视需要手术就做手术,也不要因斜视度数太小而不做手术。

第二节 斜视手术眼位矫正标准

目前,国内外都没有一个斜视手术眼位矫正统一的标准。每一个患者的情况都不同。如斜视的功能矫正与美容矫正的眼位要求完全不一样;内斜、外斜与垂直斜也不一样,如小度数的内斜与下斜不会影响美容,而小度数的外斜和上斜却对外观影响较大。而且,斜视手术后眼位在很长一段时间都不稳定,近期和远期疗效变化很大,以术后什么时候的眼位作为远期效果也不统一。

Haugen 等(1995 年,挪威)认为手术矫正到 0~10PD 为成功,把术后 6 周作为术后短期矫正效果;Mohan 等(1998 年,印度)认为术后 0~10PD 为成功,以术后 6 个月作为疗效判断标准;Pineles 等和 Lueder 等(2010 年和 2012 年,美国)分别认为 0~8PD 和 0~10PD 为成功,至少术后 1 年或 2 年作为术后随访时间标准,如能长达 10 年或更长则更好[9,10];Chia 等(2006 年,新加坡)以矫正到 0~10PD 作为成功,术后 1 年和 3 年为远期随访时间[11]。Broniarczyk 等(1995 年,波兰)认为眼位矫正标准为小于 4°。Keenam 等(1994 年,英国)提出斜视成功标准为远、近距离斜度小于 10PD 或小于 20PD 但有双眼单视功能。我们认为术后眼位小于 ±5° 或小于 ±10PD 即为矫正成功,应以术后 6 周或 2 个月作为近期随访时间,远期随访时间则宜术后 3 年或 5 年。我国部分单位也采用术后 6 周的疗效作为术后远期疗效。

正因为斜视术后眼位并不是恒定不变的,所以通常情况下,斜视手术患者的再手术时间宜在 2~3 个月以后才进行。另外,不少医生在作斜视矫正术时提出"正位下台",即要求在手术中确定已矫正正位才结束手术,我们认为这一概念不十分适当,因为:①前已述及,手术时正位并不等于术后远期会正位。作为一个经验丰富的斜视医生,不应该只满足于手术时正位,而是要预测远期可能的眼位变化与尽量做到远期眼位矫正满意。通常内斜患者术终时宜轻度欠矫,外斜患者宜轻度过矫。根据我们的手术经验,对成人共同性外斜视,尤其是间歇性外斜视,术终时过矫 5°~10° 最合适,以后逐渐会变为正位,否则会造成欠矫。而麻痹性斜视如外直肌麻痹引起的内斜,做直肌联结术或上下直肌移位术等时宜轻度过矫等,在此不一一列举。②部分患者手术时异常紧张,紧张时会引起明显的眼位改变。如间歇性外斜视患者当进入手术室后,其异常的紧张情绪会引起尚未手术,外斜就可以完全消失。有时我们在矫正一个外斜 30° 的斜视患者时,仅做一条外直肌后退后,眼位即已正位,做遮盖试验也不能诱出外斜,只好结束手术,但第二天观察仍残余明显的外斜视。一些患者在手术时精神紧张,尤其是内直肌缩短者,术毕观察常呈现过矫,有时内斜达 10°~15°,甚至更大,根据术前设计的手术量应不会过矫,过去在此情况下即改小手术量,但术后立即出现外斜视。后来我们不改变手术量,仍按照原设计进行手术,术后即变为正位。

事实上,眼位矫正只是斜视手术的主要目的之一。除此之外,我们还要关注以下几项:①双眼单视功能;双眼单视功能的恢复是斜视手术的最佳目标,如果斜视术后双眼单视功能恢复,则双眼基本可以一直保持正位,斜视难以再发生。相反,如果双眼单视功能没有恢复,即使术后当时眼位矫正十分满意,以后双眼也难以保持正位,易于再发生斜视。②复视;术前存在复视者,术后复视是否在主要注视野(前方和下方)或所有视野消失。③代偿头位;对麻痹性斜视、特殊类型斜视和先天性冲动性眼球震颤患者术前存在代偿头位者,术后代偿头位是否消失或改善等。④眼球运动功能:术前眼球运动受限的患者术后其运动功能是否部分或全部恢复。当然,斜视术后患者外观改善后自信心的恢复、心理健康和视疲劳症状的改善等可作为斜视手术效果的评价指标。

第三节　斜视疗效评价标准

鉴于目前没有统一的斜视疗效评价标准,1994 年 4 月中华眼科学会全国儿童弱视斜视防治学组工作会议通过了以下斜视疗效评价标准。

（一）共同性斜视的疗效评价

1. 完全功能治愈

(1) 双眼视力均正常。

(2) 眼位在任何情况下均正位或有少量隐斜。

(3) 中心窝融合。

(4) 正常视网膜对应。

(5) 有中心立体视觉(≤60″)。

(6) 无自觉症状。

2. 不完全功能治愈　上述项目中存在一项或几项缺陷。

(1) 存在轻度弱视。

(2) 有小度数眼位偏斜(≤±8PD)。

(3) 有融合。

(4) 正常或异常视网膜对应。

(5) 具有黄斑或周边部立体视觉。

(6) 有自觉症状。

3. 临床治愈　无双眼单视功能,仅获得外观上的改善,第一眼位 ±15PD 以内,上、下偏斜 ±10PD 以内。

（二）非共同性斜视的疗效评价

1. 治愈

(1) 复视和眩晕消失,正前方和前下方视野复视消失,在日常工作和学习中可舒适地使用双眼。

(2) 代偿头位消失,具有一定的立体视觉功能。

(3) 眼位基本正位(≤10PD)。

(4) 双眼眼球运动基本达到平衡,无明显麻痹肌功能不足或配偶肌功能过强。

2. 好转

(1) 正前方及前下方视野复视消失,双眼单视野扩大,正常工作和学习不受影响。

(2) 代偿头位减轻,具有双眼单视功能。

(3) 眼位偏斜 >10PD。

(4) 麻痹肌运动受限较前有进步,但仍可查见。

3. 无效　症状及体征大部分仍存在,或虽有进步,仍干扰正常工作和生活。

(颜建华)

参 考 文 献

1. Morris RJ, Scott WE, Dickey CF. Fusion after surgical alignment of longstanding strabismus in adults. Ophthalmology, 1993, 100: 135-138.

2. Kushner BJ. Binocular field expansion in adults after surgery for esotropia. Arch Ophthalmol,1994,112:639-643.

3. Coats DK,Paysse EA,Plager DA,et al. Early strabismus surgery for thyroid ophthalmopathy. Ophthalmology,1999,106:324-329.

4. Wilson ME,Hoxie J. Facial asymmetry in superior oblique muscle palsy. J Pediatr Ophthalmol Strabismus,1993,30:315-318.

5. Goodman CR,Chabner E,Guyton DL. Should early strabismus surgery be performed for ocular torticollis to prevent facial asymmetry？ J Pediatr Ophthalmol Strabismus,1995,32:162-166.

6. Olitsky SE,Sudesh S,Graziano A,et al. The negative psychosocial impact of strabismus in adults. J AAPOS,1999,3:209-211.

7. Coats DK,Paysse EA,Towler AJ,et al. Impact of large angle horizontal strabismus on ability to obtain employment. Ophthalmology,2000,107:402-405.

8. Uretmen O,Egrilmez S,Kose S,et al. Negative social bias against children with strabismus.Acta Ophthalmol Scand,2003,81:138-142.

9. Pineles SL,Ela-Dalman N,Zvansky AG,et al. Long-term results of the surgical management of intermittent exotropia. J AAPOS,2010,14:298-304.

10. Lueder GT,Galli M,Tychsen L,et al.Long-Term Results of Botulinum Toxin-Augmented Medial Rectus Recessions for Large-Angle Infantile Esotropia.Am J Ophthalmol,2012,153:560-563.

11. Chia A,Seenyen L,Long QB.Surgical Experiences With Two-Muscle Surgery for the Treatment of Intermittent Exotropia. J AAPOS,2006,10:206-211.

第二十一章

斜视手术设计

对斜视手术而言,手术设计比手术操作更重要。尽管斜视手术操作也与所有其他眼科手术一样,有一个学习进步的曲线,但作为外眼手术,只要有一定的缝针缝线操作技术,还是比较容易掌握的。然而,斜视手术的设计则有相当的难度,我们在临床工作中往往是在不断修正自己的手术设计,即一辈子都需要不断的学习与提高,尤其是对于复杂的斜视患者。我们曾有一位年龄偏大的进修医生,进修以前他有自己的一套斜视设计方案,进修时感觉原来的设计有很多问题;可惜进修时间太短,进修结束时还没有掌握好规范的手术设计,以致回自己单位后都不确定如何做斜视手术了。

第一节 概 述

对需要斜视手术的患者,合理的手术设计和手术方案十分重要。作为手术医生,应该设计好:①在哪一眼或双眼手术(眼);②在哪一条或几条肌肉做什么手术方式(肌肉);③每一条肌肉的手术量(量)。即手术眼、手术肌肉和手术量,如双眼内直肌后退 4mm。本章主要回答以上问题。然而,斜视手术设计涉及的内容非常广泛,只有对所有类型斜视的临床特点、各种手术方法的优缺点等有了全面的掌握以后,才能得到合理的手术设计方案,从而达成理想的矫正效果。因此,本章的内容不可能涉及所有这些知识,只能谈论一些主要的设计原则。

第二节 斜视手术的特点

斜视手术具有以下特点:①尽管有一些通用的手术原则,但每一个患者的情况都不同,一定要对每一个患者的术前情况全面掌握后作出个体化的手术方案。②同一个斜视患者会有不同的手术方案进行治疗,不能讲某一种手术绝对正确或一种方案一定比另一种方案要好。不过,每个患者都会有比较好的手术治疗方案。③每一位斜视手术医生经过自己的学习培训过程、手术经验积累以及不断与其他斜视医生的交流讨论等,最后都会形成一套相对固定的斜视手术治疗设计方案,导致每位医生的手术方案选择有差异,这个很正常。

因此,斜视手术医生一般要经历三个阶段:第一个阶段是在老师的带领下,按老师的经验设计进行手术,或自己根据上级医院进修学到的知识和书本中的知识来设计方法。第二个阶段是根据第一个阶段的手术效果,发现自己的操作方法和手术结果与老师或书本中的不一致,从而逐渐修正,不断总结。第三个阶段则是经过数百例手术经验的总结,已形成一套相对固定的适合于自己的斜视手术设计方案。然而,手术医生即使已达到第三个阶段,还是要不断地学习和提高,与国内外的同事多多沟通与讨论,甚至于提出新的更好的手术治疗方法,以推动斜视专业的进步。

一、斜视病史

了解患者过去斜视弱视的发展过程、治疗情况,尤其是斜视手术史对决定斜视手术、手术眼和手术肌肉具有重要意义。对共同性内斜视患者,一定要询问是否进行过阿托品睫状肌麻痹散瞳验光和远视足度矫正,如果没有,不能进行斜视手术,而是应该配戴足度远视眼镜治疗,配镜不能矫正的内斜视才可以手术治疗。对间歇性外斜视的患者,如果患者的斜视度越来越小,控制能力越来越强,则宜暂缓手术;相反,如果患者的斜视度越来越大,控制力越来越差,则宜尽快手术;如果阳光下闭一眼的现象消失,则说明已出现单眼抑制,宜选择手术矫正斜视。即使是先天性(婴幼儿性)内斜视患儿,当内斜度数逐渐变小或内斜度波动很大时,也宜先观察而暂缓手术。当先天性上斜肌麻痹患者的代偿头位消失时,表明融合代偿功能已丧失,应尽早手术矫正。对共同性内斜视术后欠矫患者,当患者已做过双眼内直肌后退者,宜选择一眼或双眼外直肌缩短,当已做过一眼内直肌后退 + 外直肌缩短者,宜选择另一眼的内直肌后退或 + 外直肌缩短;而无斜视手术史的共同性内斜视患者,则宜选择双眼内直肌后退或一眼内直肌后退外直肌缩短。临床上有时候得不到患者具体的原手术资料,这时询问病史有助于确定原手术方案。如 1 岁以前手术的小儿可能为先天性内斜视患者,通常会做双眼内直肌后退或一眼内直肌后退 + 外直肌缩短,这时再检查患者的结膜瘢痕就可初步确定原手术方案。不要忽视重症肌无力的病史询问,临床上,重症肌无力可以表现为几乎所有类型的斜视。

二、斜视专科检查

详细的斜视专科检查是正确选择斜视手术的基本前提。眼位测量除正前方(第一眼位)外,还应包括远距离和近距离的斜度(确定集合和分开的初步关系)、向上和向下注视时的斜度(确定 A-V 征)、侧方注视时的斜度(确定水平非共同性)、六个诊断眼位或九个方位斜度的差别(确定麻痹肌及其程度)和头向左肩和右肩倾斜时的垂直斜度(确定肉眼不明显的歪头试验结果)。配戴眼镜的患者还要测量戴镜下和不戴镜下的眼位差别;如果患者是配戴三棱镜,则不能在配戴三棱镜下检查,否则会明显低估术前的斜视度。另外,不要忽视旋转斜视度的检查,应常规做双眼眼底照相以客观了解旋转斜度;当患者主诉有旋转性复视时,还要做双马氏杆检查,以确定主观旋转斜度。

眼球运动检查要包含双眼眼球运动(version)和单眼眼球运动(duction)检查,以区分假性眼球运动障碍(如共同性外斜视患者,当双眼向右侧注视时,左眼常显示内转不足,此时遮盖右眼,让左眼内转,则左眼内转不受限)和发现轻微的眼球运动受限(如右眼外直肌轻度麻痹患者,单眼右眼外转可以正常,但双侧向右运动时,常可显示右眼外转轻度受限)。

融合范围测量(包括集合性融合范围和分开性融合范围),对分析有复视的内斜患者术后斜视完全矫正或欠矫或过矫时复视是否消失很有帮助。当间歇性外斜视患者的立体视觉或融合功能下降时,应尽早手术矫正外斜;遮盖一眼 30 分钟或以上对间歇性外斜视患者的斜度测量更准确,能测量更大的外斜度,并因此而改变手术量,尤其是当看近的外斜度明显小于看远的外斜度时,要常规遮盖一眼 30 分钟后再检查。外斜 A 征患者如双眼单视功能良好,则不宜选用上斜肌断腱术治疗,否则术后会出现难以克服的复视和丧失双眼单视功能。

对需做斜视手术的患者详尽的斜视专科检查十分重要,但多数情况下这样做太费时,工作效率低,患者也感觉疲劳并增加了收费。其实,对每一个具体患者做相应的专项需要的检查即可。如一眼视力极差(指数或手动视力)的共同性内斜视患者,除常规的角膜反光法和眼球运动检查外,只需要采用视野弧和三棱镜角膜映光法测量内斜度就可以了。

在病史询问和专科检查完成后,如果医生对患者的诊断和手术治疗方案十分明确时,应作出具体的手术设计并与患者交流。如果患者的临床表现不太确定或有变化,则应定期随访并最终选择最合适的治疗计划,如先天性上斜肌麻痹的小儿,有些患者表现不典型或完全不配合检查,以致不能确诊,这时需要定期随访观察。有些斜视手术的设计会很清楚和明确,疗效也基本心中有数;有些斜视手术十分复杂,疗效不容易估计,或需要分两次或多次手术,这些都必须对患者交代清楚。

第三节　手术眼的选择

在哪一只眼或双眼手术取决于双眼视力、哪一眼为主斜眼、斜视程度、以前是否有斜视手术或其他眼科手术和代偿头位等。患者的意愿也十分重要,有时患者的意愿会与医生选择的手术眼相反。如视网膜脱离巩膜外加压术后的斜视,尽管医生认为在另眼手术更好,但患者认为另眼为"好眼",害怕出现手术并发症,这时医生只能遵循患者的意愿在患眼上手术。当患者有明显的一眼视力差且该眼为主斜眼时,通常选择在该眼手术。当然,如果双眼视力基本一致,尽管有一眼为主斜视,也可选择双眼对称性手术;不过,如果患者坚持只在主斜眼上手术,而手术效果类似,则要遵循患者的要求。当主斜眼的斜视度太大,视力极差,则宜做该眼的最大手术量,仍不能矫正时则与患者商量在好眼上手术。过去斜视手术史是决定在哪一眼手术的重要因素,当以前做过右眼的水平肌后退缩短术,只要两眼视力相近,则第二次宜做左眼的后退和/或缩短术;对未做过斜视手术者,如双眼视力相近,我们的第一选择是双侧对称性直肌后退术,第二选择是一眼的直肌后退缩短术。先天性眼球震颤伴斜视和代偿头位的手术矫正要按以下两个原则选择眼别:①选用注视眼手术矫正眼球震颤的代偿头位;②斜视矫正按常规原则。当两个原则互不冲突时,矫正眼球震颤的手术有利于矫正斜视;当两个原则有冲突时,则要加大矫正斜视的手术量。有时,矫正斜视的眼别选择对医生而言显而易见,如Brown综合征患者选择患眼的上斜肌减弱,但患者却常认为是另眼上转太多,应该在另眼手术,这时应与患者充分解释。

关于对称性手术与不对称性手术:①如果患者双眼视力一致,为双眼交替性斜视,宜选对称性手术,如共同性外斜视患者的双眼外直肌后退术。②如果患者一眼为弱视,另一眼视力正常,宜选不对称性手术,如右眼共同性内斜视,宜选右眼内直肌后退 + 外直肌缩短术,因为患者术前常有右眼的内转轻亢进,外展轻度不足,术后可变为右眼内转不亢进,外转轻度不足亦恢复正常。当然,这种对称与不对称手术的选择是相对的,即使为双眼交替性斜视,选择一眼的直肌后退缩短也是完全可以的。

第四节　手术肌的选择

在哪一条或几条肌肉做什么手术方式,各个医生的选择会有所不同,主要取决于斜视度的大小。总体原则是:在不影响矫正效果的前提下,以最少的眼外肌手术为最好。对于水平性斜视,我们通常的原则是15°(25PD)以内的小度数斜视选择一条眼外肌手术;15°~35°(25~65PD)的中等程度斜视选择两条眼外肌手术;大于35°(65PD)的大度数斜视选择三条肌肉手术,一般一次手术不选择做双眼四条水平直肌手术(眼球震颤的手术除外)。一般的水平性斜视患者多数选择双眼对称性各一条眼外肌后退术或单眼两条眼外肌后退缩短术治疗。先天性内斜视患者当内斜度很大时,因过去限制内直肌最多后退5mm,故需三条肌肉手术;现在认为内直肌后退 7~8mm,甚至9mm都是安全的,加上悬吊术缝线的普及,所以双侧内直肌后退可矫正这种先天性大度数内斜视。

垂直性斜视的选择原则类似于水平性斜视。当垂直斜度≤10°(15PD)时,选择一条垂直肌后退或缩短;当垂直斜大于10°(15PD)时通常需要两条垂直肌手术。上斜肌麻痹患者垂直斜视较大时,有几种手术方式可选用:①同侧下斜肌减弱 + 上斜肌加强;②同侧下斜肌减弱 + 对侧下直肌减弱;③同侧下斜肌减弱 + 上直肌减弱。当选择一眼下斜肌和上直肌同时减弱时,上直肌后退不宜过多,否则术后术眼会出现明显的上转障碍。具体选择要依据眼球运动情况,各个方位斜视度非共同性的类型和医生的经验和爱好决定。

下斜肌前转位(anterior transposition of the inferior oblique muscle)可用于治疗原发性下斜肌功能亢进、分离性垂直性偏斜和一些上斜肌麻痹患者。Olitsky认为下斜肌前转位会导致术后术眼上转障碍,双侧手术的患者一般都能接受;然而,如果只是一眼接受下斜肌前转位,则术后该眼的上转障碍会较明显;因此,他们基本上都是做双眼下斜肌前转位术；严重的双眼下斜肌功能亢进可选这一术式，而一眼下斜肌亢进的患者只做下斜肌减弱术；同样，伴或不伴下斜肌功能亢进的双侧分离性垂直性偏斜都可选这种手术，但单侧分离性垂直偏斜患者宜选一眼上直肌后退术。我们认为单眼明显下斜肌亢进伴上斜明显者，也可以做单眼下斜肌前转位术；同样，单眼分离性垂直偏斜患者做单侧下斜肌前转位更好，不容易术后并发新的垂直斜视。

第五节　手术量的选择

每一条肌肉的手术量与术前斜度大小有关。有一些通用的手术量效关系（见表 21-1~ 表 21-7），但因每一手术者的操作习惯（如分离肌间膜和节制韧带的程度，术中测量后退和缩短量的手法和方式等）不同，会有一些术者之间的个体差异；另外，每一位患者的具体表现（如眼球运动的亢进与不足、融合能力、被动转动试验结果、伴发的中枢神经系统疾病、过去斜视手术史和术中解剖变异等）不同也会有不同的量效关系。因此，对这些量效关系表应根据术者本身的操作习惯和患者表现的不同进行相应的调整。

我们通常讲的斜视手术量效关系一般都是指共同性斜视。麻痹性斜视和限制性斜视患者由于每一条肌肉的麻痹和受限制程度差异很大，至今没有通用的量效关系可供参考。然而，即使这样，量效关系也是存在的，只是量效关系会有较大的差异，难以得出大家都接受的统一量效关系标准，希望学者们在今后临床病例的总结中，得到一些这样的数据，以供同道们参考。限制性斜视患者的手术首先要准确确定受限的眼外肌，然后通过手术解除这种限制因素才能获得良好的手术效果。麻痹性斜视和限制性斜视患者都要在术前检查清楚引起非共同性斜视的因素（如哪些眼外肌）和各个诊断方位的斜度，从而通过手术尽量矫正功能眼位（正前方和下方）的斜视度，并尽量增加双眼单视野（single binocular vision，SBV）的范围。除一般的后退缩短术外，直肌移位和联结是经常使用的手术方式；另外，麻痹肌的拮抗肌常有挛缩，应做拮抗肌的减弱术；对侧配偶肌的减弱，从而与麻痹肌相匹配（match the defect）也是麻痹性斜视手术矫正的一个重要原则。

共同性内斜视和外斜视患者双眼手术的常规量效关系见表 21-1（内斜）和表 21-2（外斜），其中双眼各一条直肌后退术最常用，第二次手术则选择一条或两条直肌缩短术。表 21-3 和表 21-4 分别显示内斜和外斜患者的一眼后退缩短术量效关系，也很常用。表 21-5 和表 21-6 分别表示内斜和外斜患者单眼一条直肌后退的量效关系，较少用。表 21-7 表示垂直性斜视的手术量效关系，通常每后退或缩短 1mm 可矫正 3PD 的垂直斜度；另一原则是上直肌后退的量效关系与外直肌后退相当。

表 21-1　共同性内斜视患者双眼两条直肌手术量效关系

内斜度 /PD	双内直肌后退	双外直肌缩短	内斜度 /PD	双内直肌后退	双外直肌缩短
15	3	4	40	5.5	9
20	3.5	5	50	6	10
25	4	6	60	6.5	
30	4.5	7	70	7	
35	5	8			

表 21-2　共同性外斜视患者双眼两条直肌手术量效关系

外斜度 /PD	双外直肌后退	双内直肌缩短	外斜度 /PD	双外直肌后退	双内直肌缩短
15	4	3	35	7.5	6.5
20	5	4	40	8	7
25	6	5	50	9	
30	7	6			

表 21-3　共同性内斜视患者单眼后退缩短手术量效关系

内斜度 /PD	内直肌后退	外直肌缩短	内斜度 /PD	内直肌后退	外直肌缩短
15	3	4	35	5	8
20	3.5	5	40	5.5	9
25	4	6	50	6	10
30	4.5	7			

表 21-4　共同性外斜视患者单眼后退缩短手术量效关系

外斜度 /PD	外直肌后退	内直肌缩短	外斜度 /PD	外直肌后退	内直肌缩短
15	4	4	30	7	6
20	5	4	35	7.5	6.5
25	6	5	40	8	7

表 21-5　共同性内斜视患者单眼后退手术量效关系

内斜度 /PD	内直肌后退	内斜度 /PD	内直肌后退
10	5	20	6
15	5.5	25	6.5

表 21-6　共同性外斜视患者单眼后退手术量效关系

外斜度 /PD	外直肌后退
15	7
20	8
25	9

表 21-7　垂直性斜视患者的手术量效关系

两个常用的手术设计原则
1. 垂直直肌每后退或缩短 1mm，矫正 3PD
2. 上直肌后退的手术量效关系与外直肌后退的量效关系相同

我们的手术经验是：共同性内斜视和外斜视的量效关系不同，直肌后退和缩短的量效关系也不同。但基本遵循以下原则：共同性内斜视：一眼内直肌后退＋外直肌缩短各 1mm 可矫正内斜 5°，双眼内直肌各后退 1mm 可矫正内斜 4.5°。共同性外斜视：一眼外直肌后退＋内直肌缩短各 1mm 可矫正外斜 4°，双眼外直肌各后退 1mm 可矫正外斜 3°（三棱镜度则按 1°=1.75PD 计算）。

斜视手术中是否使用调整缝线术一直都存在争论。部分斜视手术医生对常规和复杂斜视都使用调整缝线术，并依赖这种技术提高矫正效果。部分医生只对复杂的斜视应用调整缝线，而部分医生则从来不用调整缝线技术。全麻患者可在醒后调整，局麻患者可在术终即时调整。然而，至今为止，仍然没有研究表明使用调整缝线比不使用调整缝线的手术效果要好。况且，斜视度本身以后还会变化，当时的调整是对还是错都难以确定，如共同性外斜视患者术后第一天过矫 15PD，几周后自行变为正位，如果当时（术后第一天内）调整为正位，那么几周后就是欠矫了。因此，斜视手术医生还是要依靠自己的经验、喜好和患者的具体情形决定是否使用调整缝线技术。我们过去对小儿患者（全麻）采用醒后调整缝线术，对成人（局麻）则在术终即时进行调整。现在，我们对小儿和成人都采用全身麻醉，一般都不再使用调整缝线技术，完全依据术前详细的专科检查、周密的手术设计和术者自身的经验进行斜视矫正手术。不过，对个别很特殊的斜视患者，也还是应用调整缝线术。

（颜建华）

第二十二章

术前患者准备和手术室器械

第一节　术前患者准备

患者双眼皮肤、睑缘和结膜部位的病菌是眼科手术后严重感染的主要来源,这些部位的清洁和消毒对预防术后感染十分重要。术前是否使用眼局部抗生素意见不一,大部分斜视手术医生不主张术前双眼滴用抗生素。有资料表明,术前3天结膜囊滴用抗生素加上术前眼部的清洁消毒可有效减少结膜囊细菌数量[1]。即使是单眼手术,也要对斜视手术患者的双眼清洁和消毒,以便术中观察眼位和可能更改手术方式。不过,全麻手术和手术设计明确的普通单眼斜视手术也可以只清洁和消毒单眼。患者进入手术台前,先在准备室常规做结膜囊冲洗,第一次用20%肥皂水冲洗眼睑皮肤;第二次用生理盐水冲洗结膜囊;经洗眼处理后,术眼用无菌方纱块遮盖。另外,我们常规在术前用标记笔在手术侧眼眉弓上方2cm做术眼标记(图22-1)。不过,对于洗眼不合作的小儿,则在送上手术台后,麻醉下再冲洗结膜囊(图22-2)。

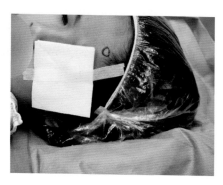

图 22-1　手术前术眼标记:手术前标记笔在手术侧眼眉弓上方 2cm 做术眼标记;结膜囊冲洗处理后,术眼用无菌方纱块遮盖

眼皮肤消毒采用5%~10%的碘伏(povidone iodine)溶液擦拭3~5分钟,从睑缘开始,上到前额近发际,中间过鼻中线,颞侧近耳前发际,下方达下睑缘下3cm以上(图22-3)。只用生理盐水冲洗结膜囊并没有

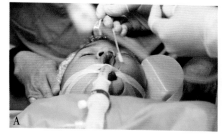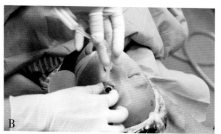

图 22-2　儿童全麻后结膜囊冲洗

A. 20% 肥皂水冲洗眼睑皮肤;B. 生理盐水冲洗结膜囊

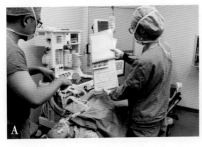
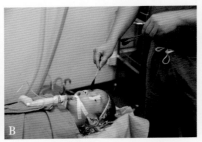
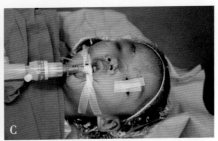

图 22-3　术眼消毒

A. 医生在消毒前与护士共同核对患者姓名和眼别;B. 结膜囊滴 5% 碘伏原液,留滞 30 秒后,以生理盐水冲洗干净;C. 单眼消毒范围;非手术眼结膜囊涂抗生素眼膏,用医用胶带封闭睑裂,防止全麻术中角膜暴露

减少结膜囊的细菌数量,但用 5% 碘伏冲洗可显著减少细菌数量,其中菌落数减少了 91%,细菌种类减少了 50%[2]。目前,我们常规在铺巾前结膜囊内滴 5% 碘伏溶液 1~2 滴,30 秒至 1 分钟后用生理盐水冲洗结膜囊。医生在消毒前与护士共同核对患者姓名和眼别(图 22-3)。

第二节　铺　　巾

　　铺巾方法各地不一,具体方法并不重要。但无菌巾一定要完全覆盖未消毒区,使消毒区暴露在术野内,眼球位于术野正中,以便手术操作。我们常规由手术助手在洗手后用两层无菌巾置于头下,用上面一层包住头部,仅暴露消毒区,再另用一层无菌巾覆盖,暴露术眼。最后由已穿好手术衣和无菌手套的手术医生铺一层无菌巾(图 22-4,图 22-5)。术眼的标记(双眼手术和单眼手术都要标记)最好位于消毒区内,以便于术者再次确认术眼无误。术前手术室护士、手术助手和主刀医生都要通过检查病历和患者的外观照片核对患者姓名、眼别、手术肌肉和手术量(图 22-3,图 22-6)。

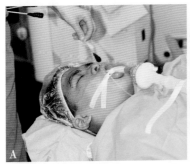
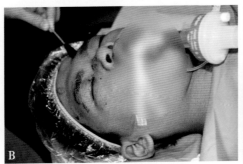
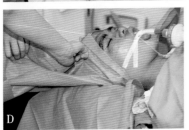
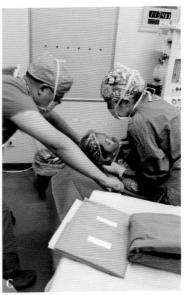

图 22-4　双眼消毒和包头

A. 每只眼用碘伏棉签消毒 3 次,双眼交替进行;B. 双眼消毒范围;C. 麻醉医生帮助抬举患者的头部,协助手术医生将双层无菌手术巾放置在患者头部下方,用上面一层无菌巾包头;D. 双眼手术包头范围

　　理论上,铺好无菌巾后,再用无菌隔离粘巾将眼睑皮肤和睫毛隔开,有利于防止术后眼内感染的发生(图 22-7)。目前,内眼手术的患者用无菌隔离粘巾已变成常规。然而,斜视手术后的感染罕见,况且无菌隔离粘巾有碍于手术操作,如一眼手术完成后,再做另一眼很麻烦。在没有证据说明斜视手术一定要用无菌粘巾的当前,用与不用由术者自定。另外,术前剪睫毛过去经常用,现在认为没有必要。术毕掀开无菌铺巾时一定要注意,不要同时将气管插管或喉罩也扯出来,造成严重的麻醉并发症。

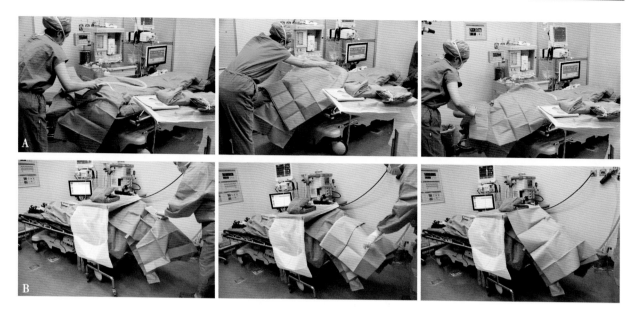

图 22-5 铺无菌手术孔巾

A. 第一层手术孔巾,由消毒医生(或护士)铺好;B. 第二层手术孔巾,由穿好无菌手套的医生铺好

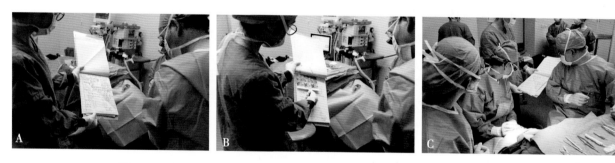

图 22-6 主刀医生再次核对患者姓名,手术眼别,手术肌肉,手术方式和手术量

A. 核对手术设计量表;B. 核对术前眼位外观照片;C. 主刀与助手共同核对手术设计

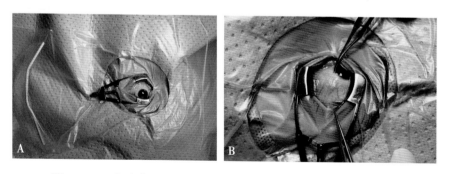

图 22-7 手术贴膜和开睑器:用无菌隔离粘巾将眼睑皮肤和睫毛隔开

A. 手术贴膜将睫毛充分包裹;B. 铲形开睑器开睑,观察直肌睫状血管位置,确定手术切口

第三节　手术室空间的布置

手术室空间的布置:依房间大小和各地习惯不同而不同。但有两点是共同的:①放置手术器械的托盘宜放在患者胸部上方,这样术者和助手操作十分方便。②手术室内的电线,吸引管,电凝装置,氧气管等要放在不影响手术室工作人员活动的地方。否则,对患者和工作人员都会造成伤害。灯光照射对斜视手术很重要,特别是斜肌手术和深部操作的手术。无影灯的位置最好从患者胸部上方,在主刀和助手头

部中央照射下来,这样,观察手术者和其他人员不会阻碍光线影响手术。对某些手术如眼外肌迷失的寻找、后固定缝线等用头灯会更加方便实用。我们的安排为术者位于患者头顶,第一助手和第二助手分别位于术眼侧和术眼对侧;当只有一个助手时,则助手位于术眼侧(图22-8)。

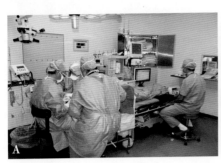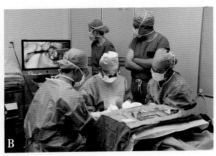

图 22-8　全麻斜视手术室空间的布置

A. 术者位于患者头顶,第一助手和第二助手分别位于术眼侧和术眼对侧,麻醉师于手术床另一侧;B. 参观手术者通过实时录像系统观摩手术实况

第四节　手术器械

手术器械的设置应简单实用,不要将所有斜视手术器械都放在手术台上。每个人的习惯和操作过程均不一样,不必强求一致,有时候,某一个医生认为很好用的器械对另一个医生非常不好用。我们一般都是将常用的斜视手术器械做成斜视器械包(图22-9),而某些手术特用的器械放在手术台附近的柜子内随时备用(已包好消毒)(图22-10)。铲式开睑器有一个很大的优点,它可以将上下睑的睫毛与术野分开,有利于手术操作,特别对于没有使用无菌隔离粘巾的患者合适。以下三个器械有一定的实用特点,简要介绍:①弯锁扣镊:两个,用于做结膜切口时将眼球拉向一侧和直肌止端切断后夹住止端两侧,便于暴露手术野、移动眼球位置等。弯的锁扣镊比直的好,当弯锁扣镊夹住肌止组织放在眶缘上时,不会接触角膜。②上斜肌折叠器:单个,做上斜肌折叠手术时很方便安全,能准确计算折叠量。③斜肌小斜视钩:两个,做上下斜肌手术时用,钩住斜肌时不容易钩到其他组织,另外,做直肌部分移位时,用这种细小的斜视钩对肌肉的损伤很少。

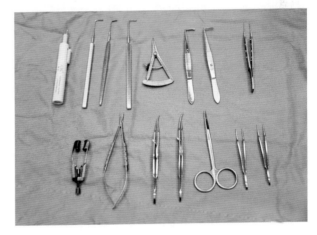

图 22-9　常规基本斜视手术器械包:简易止血器;长斜视钩2把;短斜视钩1把;规尺;眼外肌夹2把;显微无齿镊;铲式开睑器;显微持针器;锁扣镊2把;眼科弯尖剪;小有齿镊;小无齿镊

小血管钳对做下斜肌等手术时,钳夹肌肉十分便利。另外,对于一些十分复杂斜视手术的患者,如甲状腺相关眼病,先天性眼外肌纤维化等,术中需要做深部组织的分离暴露(使用深部拉钩,我们称之为铜钩);而且需要做眶壁固定时,还要准备胶粒和两枚粗针(双针)(图22-10)。

1. 手术缝针　理想的手术缝针应具有以下特点:①由高质量的不锈钢制作;②尽量小的直径;③在持针器内稳定;④穿过被缝组织时,对组织的损伤最小;⑤具有最小的穿透阻力。斜视手术用的针多为不锈钢铲针,表面和底部都是平的,两侧锋利,穿透组织是靠尖部和针的两侧,这样既锋利,又不会穿透巩膜。而且,针与线融在一起,穿过组织时损伤很小。结膜和筋膜的缝针则要求较低,因为不用担心穿破眼球,组织又很薄,但应更细小,以减少结膜的损伤。眼部组织精细,当需要调整缝针的位置时,不要试图在

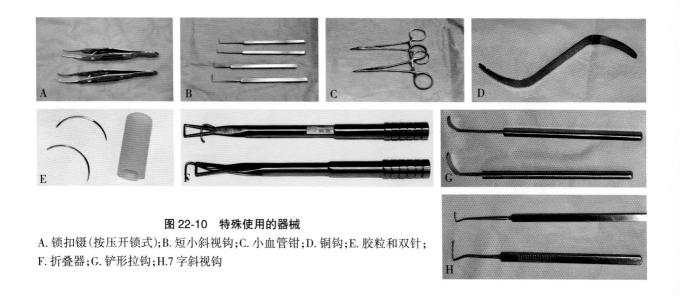

图 22-10　特殊使用的器械
A. 锁扣镊(按压开锁式);B. 短小斜视钩;C. 小血管钳;D. 铜钩;E. 胶粒和双针;
F. 折叠器;G. 铲形拉钩;H.7 字斜视钩

原位拐弯,应退出来,再在另外正确的位置进针。

2. **手术缝线**　理想的手术缝线应具有以下特点:①操作方便;②组织反应很小或无组织反应;③不滋生细菌生长;④有较高的张力和强度;⑤不会导致过敏和致癌;⑥作用完成后,可完全吸收。事实上,没有一种缝线能满足所有这些要求。我们将手术缝线分为两种:不可吸收缝线和可吸收缝线。当缝线在 60 天内失去缝合的张力者,称为可吸收缝线;当 60 天后仍然维持缝合张力者称为不可吸收缝线。失去缝合张力和缝线本身是否完全吸收是两码事,缝线本身的吸收在开始数天或数周内与时间呈线性关系吸收,以后慢慢完全吸收。

可吸收缝线包括来源于动物胶原和人工合成的多聚化合物。动物胶原缝线一般是指羊肠线(来源于羊小肠黏膜下衬里的胶原)和牛肠线(来源于牛小肠浆膜层的胶原)。经过乙醛处理的肠线称为普通肠线(plain gut suture);经过三氧化铬处理的肠线称为铬肠线(chromic gut suture)。由于普通肠线在 7~10 天后即失去缝合张力,不适合于斜视的肌肉缝合。结膜缝合也由于组织反应大,患者有明显的异物感和不适,很少使用铬肠线。斜视手术一般都使用人工合成的高分子多乙醇酸(polyglycolic acid)缝线。通常用 6-0 缝线(少数医生用 5-0 缝线),可维持组织缝合张力 2~3 周。另一种 6-0 可吸收缝线为 polyglactin 缝线,是一种由乙醇酸和乳酸合成的聚合物,常染成紫色,便于术中分辨,该缝线有足够的强度和张力,抗原性低,通过水溶解慢慢吸收,分解成原来的单体乙醇酸和乳酸,这两种物质是人体组织的生理性分解产物,局部反应很微,无全身毒性,一般在组织内吸收需要 1.5 个月。我们用的是 6-0 可吸收 Polyglactin 缝线。

斜视手术中使用的不可吸收缝线以聚酯纤维(涤纶)(polyester fiber suture)最常用,这种缝线的强度和张力不会随时间而减弱,很少引起局部组织的炎症反应。多用于上斜肌延长术、Jensen 术和后固定缝线术等。有时候,缝线会突出结膜表面,产生异物感和不适。目前,我们用的是 5-0 的白色 polyester 缝线,这种缝线打的线结容易松动,使用时第一个结宜采用过两次的双结,并要求打三个结,每个结都要拉紧,以免松脱。

3. **手套**　斜视手术最好使用无粉手套,以减少眼内和眼外组织的炎症反应。对乳胶过敏的患者应使用不含乳胶的手套,如脊柱裂(spina bifida)的患者常对乳胶过敏。我们目前使用的手套是无粉的,戴好后不必用生理盐水清洗。

4. **手术显微镜或放大镜**　大部分斜视医生喜欢用放大镜手术,有些喜欢用手术显微镜,有些只用肉眼手术。然而,有些操作如直肌后退缩短时缝针穿过巩膜和在角膜缘做牵引缝线等时,用显微镜和放大镜会更安全。一般 2 倍或 2.5 倍足够了,放大倍数太大会影响术野大小。另外放大镜宜轻巧,否则术者长久手术会很累。我们常用 2 倍的放大镜,每位医生自己的眼镜度数加在放大镜内,有固定的瞳距,这样变成了每个人专用的放大镜(图 22-11)。

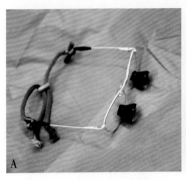
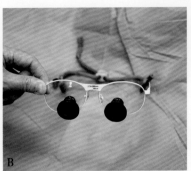
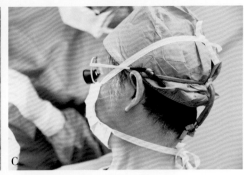

图 22-11 手术放大镜:放大 2 倍,将手术医生的眼镜度数加在放大镜内,瞳距固定,专人专用

A. 侧面;B. 正面;C. 配戴固定方式

(颜建华 王忠浩)

参 考 文 献

1. Isenberg SJ, Apt L, Yoshimori R, et al.Chemical preparation of the eye in ophthalmic surgery. Ⅳ. Comparison of povidone-iodine on the conjunctiva with a prophylactic antibiotic. Arch Ophthalmol, 1985, 103:1340-1342.

2. Apt L, Isenberg S, Yoshimori R, et al.Chemical preparation of the eye in ophthalmic surgery. Ⅲ. Effect of povidone-iodine on the conjunctiva. Arch Ophthalmol, 1984, 102:728-729.

第二十三章

结膜切口和术中被动转动试验

我们单独将斜视手术中的结膜切口和被动转动试验列为一章,它适合于所有的斜视手术。由于看上去比较简单,这些内容常被我们忽视,其实十分重要。过去,被动转动试验常在术前完成,然而,小儿患者常常不合作。因此,除非特殊情况,我们一般将被动转动试验常规放在术中手术台上进行。目前,我们所有的斜视手术都在全麻下进行,全麻下眼外肌自然放松,被动转动试验的检查结果更准确。

术者在做斜视手术结膜切口前,应常规做三件事:①检查结膜情况,确定准备做结膜切口的位置;②检查结膜上的标记,确定直肌止端的位置;③做直肌和/或斜肌的被动转动试验。

第一节 检 查 结 膜

其实,结膜的病变应在术前患者清醒时检查,这样才能做到准确的术前准备和术前手术设计。如患者为继发性内斜视,当双眼鼻侧结膜检查都有手术瘢痕,且过去已经做过 5mm 或以上的内直肌后退术,则这次手术通常只能做外直肌的缩短术了。然而,小儿不合作的患者或穹窿深部的结膜病变有时候并没有注意到。因此,术中我们要常规检查是否有术前没有注意到的睑球粘连、结膜囊肿、手术滤过泡、手术瘢痕和其他异常等。有些患者会忘了小时候已经做过的斜视矫正手术或其他眼科手术等。鼻侧结膜的瘢痕尤其要注意,是否有不规则瘢痕,是否有半月皱襞向前移位等,这样术中可能需要改变手术方式,术终结膜缝合时可能要修复半月皱襞的前移和其他异常等。

第二节 确定直肌止端的位置

确定手术直肌的位置很重要,可避免做结膜切口时误伤直肌,导致出血;更可避免做错直肌,曾经有文献报道做水平直肌时,错误地在垂直直肌上手术。确定准备手术的直肌和邻近直肌止端位置有两种方法:①观察睫状前血管的位置:紫红的睫状前血管与鲜红的结膜血管有明显的不同,况且,移动眼球表面上的结膜时,其下的紫红睫状前血管不随结膜的活动而活动,这样,可基本上确定直肌的肌止和直肌的上下(水平直肌)或鼻颞侧(垂直直肌)边界(图 23-1)。但结膜充血明显时(如部分患者在洗眼和结膜囊滴用消毒液后),不容易分辨。②用斜视钩在距角膜缘 8mm 的两直肌之间向其中一直肌方向轻加压滑动,碰到直肌边缘时,斜视钩会遇到阻力,此时直肌边缘轻度隆起,从而明确了直肌的边界(图 23-2)。

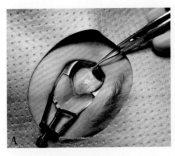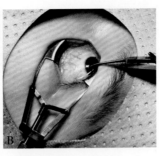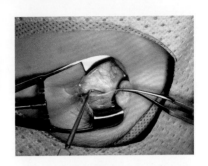

图 23-1　确定直肌止端的位置(1):紫红的睫状前血管与鲜红的结膜血管有明显的不同,紫红睫状前血管不随结膜的活动而活动

A.利用锁扣镊将眼球拉向鼻侧,直视下观察颞侧结膜下外直肌的睫状血管,可基本上确定外直肌的肌止和上下边界;B.利用锁扣镊将眼球拉向上方,直视下观察下方下直肌的睫状血管,可基本上确定下直肌的肌止和鼻颞侧边界。同理,可观察内直肌和上直肌的肌止位置

图 23-2　确定直肌止端的位置(2):用斜视钩在距角膜缘 8mm 的两直肌之间向其中一直肌方向加压滑动,碰到直肌边缘时,斜视钩会遇到阻力

第三节　被动转动试验

一、直肌被动转动试验

有些医生对所有斜视患者常规做被动转动试验,有些医生只对术前检查有眼球运动受限的患者做。这一试验对有眼球运动受限的患者十分重要,可鉴别是麻痹性,还是限制性;如确定是限制性,则手术时一定要首先解除限制因素,否则手术效果很差。如患者为右眼内斜视,当被动转动试验显示患眼外转有明显阻力,则为内直肌的限制因素引起,手术应首先解决内直肌的限制因素。这一试验可在诊室或手术室内做。方法很简单:用细的有齿镊抓住角膜缘处的结膜和筋膜,向水平方向和垂直方向转动,如有明显的阻力,则说明有限制性因素,以了解内、外直肌和上、下直肌的阻力(图 23-3)。如向上方转动有阻力,则

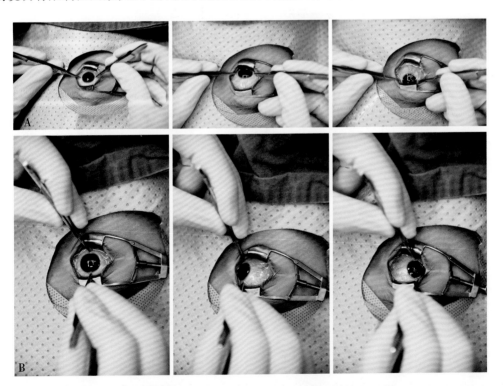

图 23-3　直肌被动转动试验:用有齿镊抓住角膜缘处的结膜和筋膜,向垂直(A)和水平方向(B)转动,了解内、外、上、下直肌的阻力

有下直肌的限制因素,可能为下直肌纤维化或眼眶下壁骨折肌肉嵌顿等。长期的共同性内斜视或外斜视的患者,尤其是斜度较大者,或多或少都有内直肌或外直肌的挛缩,从而有轻度的阻力,选择内直肌或外直肌后退术效果较好。记录时,要详细记录是哪一只眼的哪一个或几个方向有阻力(或抗力),并初步评估为轻度、中度和重度阻力;如右眼向颞侧被动转动有中度阻力。

二、斜肌被动转动试验

做斜肌手术时应做斜肌被动转动试验,这样有利于手术方式的制订和确定上斜肌/下斜肌是否已完全切断(术中做)。如先天性上斜肌麻痹患者,如果上斜肌的被动转动试验显示上斜肌很松弛,则应做上斜肌折叠术,而不是下斜肌部分切除术。斜肌被动转动试验宜在全麻下做。下斜肌的被动转动试验没有其他眼外肌那么重要,但术中对确定下斜肌是否全部已切断也有意义。不过,依笔者经验,在下斜肌切断后,直接在术中仔细检查是否有未切断的下斜肌残余纤维,比这一试验更加准确可靠,这种检查已是我们下斜肌手术的常规步骤。

1. **上斜肌被动转动试验**　用两把有齿镊分别抓住右眼 4 点和 10 点处(左眼为 2 点和 8 点)距角膜缘 1~2mm 的结膜(或只用有齿镊在术眼颞下象限角膜缘处结膜抓紧眼球,图 23-4),轻压眼球向后,将眼球向内上转动,感受上斜肌的抗力。如果上斜肌很松弛,则可将眼球转向内上很深的位置;如果上斜肌很紧张,则只能将眼球稍向内上转动(图 23-5)。此时,还可将眼球向内和向外移动后,轻轻向后压眼球,再

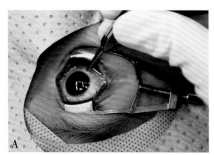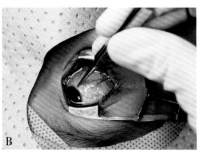

图 23-4　上斜肌的被动牵拉试验
A. 用有齿镊在术眼颞下象限角膜缘处结膜抓紧眼球;B. 轻轻向后加压眼球,被动向上向内转动眼球,感受上斜肌的抗力

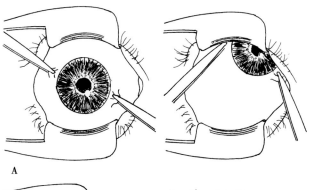

图 23-5　上斜肌被动转动试验
A. 用 2 把有齿镊在右眼 4 点和 10 点(或左眼 2 点和 8 点)角膜缘处结膜抓紧眼球;B. 轻轻向后加压眼球,被动向上向内转动眼球,感受上斜肌的抗力;C. 正常情况下,内上转有一定的阻力,上斜肌很松弛时,内上转抗力很小

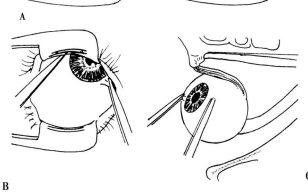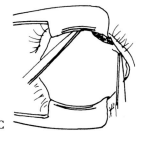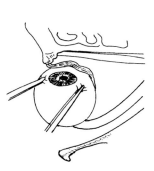

转眼球向内上方,感受眼球在上斜肌肌腱上的滑动,类似于在公路路面上的阻速设计(speed bump)处开车的感觉,如果上斜肌很松弛,则为平滑感;如上斜肌很紧张,则为阻挡感(图 23-6)。

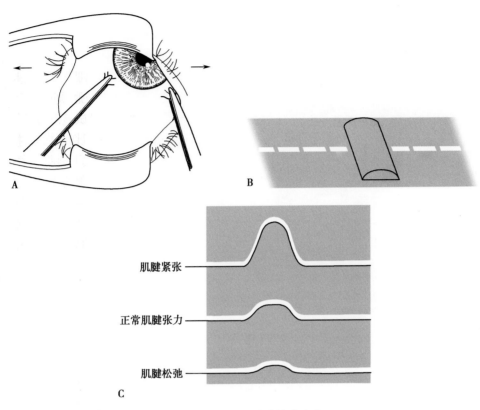

肌腱紧张

正常肌腱张力

肌腱松弛

图 23-6　上斜肌被动转动试验
A. 抓紧眼球轻压向后,然后转动眼球向上,在这个位置被动转动眼球向内和向外,感受上斜肌的张力;B. 类似于在公路上的阻速设计(speed bump)处开车的感觉;C. 如果上斜肌很松弛,则为平滑感;如上斜肌很紧张,则阻挡感明显

2. 下斜肌被动转动试验　用两把有齿镊分别抓住右眼 2 点和 8 点处(左眼为 4 点和 10 点)距角膜缘 1~2mm 的结膜,轻压眼球向后,然后转动眼球向下,在此位置处,先将眼球向外转,再向内转,感受是否有眼球在下斜肌上的滑动感,类似于在公路路面上的阻速设计处开车的感觉,如果无阻挡感,说明下斜肌已完全切断;如果有阻挡感,则说明下斜肌还存在(图 23-7)。

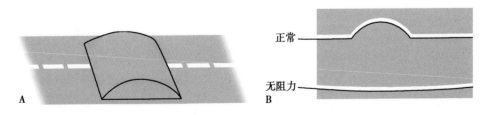

正常

无阻力

图 23-7　下斜肌被动转动试验
A. 抓紧眼球轻压向后,然后转动眼球向下,在此位置处,先将眼球向外转,再向内转,感受是否有眼球在下斜肌上的滑动感;B. 类似于在公路路面上的阻速设计处开车的感觉,如果无阻挡感,说明下斜肌已完全切断;如果有阻挡感,则说明下斜肌还存在

三、弹回试验

弹回试验（spring back test）用于确定是否有眼外肌的迷失或断裂。当眼外肌没有迷失时，将眼球被动转到该肌肉对侧，松开后，眼球会因该肌肉的弹性和张力回到原在位；如果肌肉已迷失，则眼球仍旧在松开的位置，回不到原在位（图23-8）。如检查是否有内直肌的迷失，用两把有齿镊分别抓住右眼12点和6点处距角膜缘1~2mm的结膜，被动转动眼球向外，然后松开镊子，当眼球能回到原在位，说明内直肌没有迷失；如果眼球在松开镊子后仍旧在松开的位置，则内直肌已断裂。

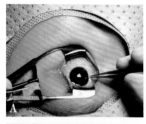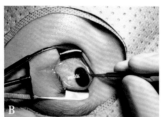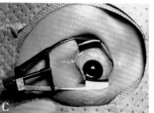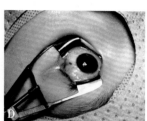
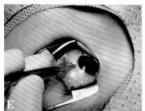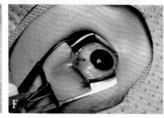

图23-8　弹回试验以确定眼外肌的迷失或断裂
A,B.将眼球被动转到疑为迷失肌肉的对侧；C.松开后，如果该肌肉没有迷失，则眼球会因该肌肉的弹性和张力回到原在位；D~F.如果肌肉已迷失，则眼球仍旧在松开的位置，回不到原在位

第四节　直肌结膜切口

直肌结膜切口有三种：①角膜缘结膜切口；②穹窿部结膜切口；③肌止处结膜切口。目前一般用前两种切口。斜视结膜切口要求：①操作容易，包括切开和缝合；②术中暴露好；③尽量减少手术造成的瘢痕；④术后舒适和外观好看；⑤再手术容易。这两种切口各有优缺点：角膜缘结膜切口操作容易，暴露好，初学者最喜欢用，尤其是年长者结膜脆弱很适合于这种切口；但切口位于睑裂部，术后短期内影响外观，缝线位于角膜缘导致术后异物感明显，切开和缝合的时间较长。穹窿部结膜切口位于角膜缘后8mm，多倾向于鼻下或颞下（图23-9），部位隐蔽，对术后短期内的外观影响小，缝线位于穹窿或近穹窿，术后异物感轻，切开和缝合的时间短；但术中暴露不如角膜缘结膜切口，不容易学会，对年长患者容易导致结膜撕裂，局部麻醉的患者用穹窿部切口也不好，因为操作时牵拉直肌较多，容易产生眼心反射，患者很难耐受。因此，结膜切口的选择因人而异，依医生个人的喜好选择。但有时候，选择某种切口会更好，如再手术患者，瘢痕明显，需要做深部固定缝线等，这时术中暴露变得十分重要，选择角膜缘结膜切口会优于穹窿部结膜切口。

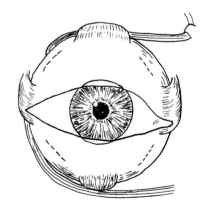

图23-9　直肌手术穹窿结膜切口的位置，内外直肌手术时，通常选择下方的结膜切口

一、穹窿部结膜切口

穹窿部结膜切口还有一个优点是：任何象限都可在一个切口做三条肌肉的手术，即两条直肌和一条斜肌，不过鼻下象限一般不做斜肌的手术。尽管年长者采用穹窿部结膜切口，结膜易于撕裂，但我们对60岁以下的患者都采用穹窿部结膜切口，不过操作时要格外小心。斜视再手术时，原来用穹窿部结膜切口者，再手术时较容易，因为结膜与巩膜之间的瘢痕较少；而角膜缘结膜切口者，前面的结膜和巩膜之部都

有瘢痕组织。另外,如果需要做结膜后退(比如长期的限制性斜视,受累直肌侧的结膜亦明显收缩变短,术毕结膜不后退会影响手术效果)的斜视手术,不能用穹窿部结膜切口,因为这种切口不能做结膜后退。

穹窿部结膜切口其实不在真正的穹窿部,而在球结膜。一般做在四条直肌之间,同等条件下,多数选择鼻下和颞下象限,而不选择鼻上象限和颞上象限。做颞上象限穹窿部结膜切口时,不要太靠近穹窿部,以免破坏泪腺导管开口。从距角膜缘8mm处开始,平行或基本平行于角膜缘,根据需要向鼻侧或颞侧扩大到8~10mm。有些医生喜欢切除小团筋膜组织,以利于暴露巩膜和手术操作。我们一般只做2~3mm的小结膜切口,再切开筋膜层,暴露巩膜,或一次全层切开结膜与筋膜层(图23-10),以斜视钩钩住直肌后,用另外的短斜视钩在直肌与筋膜之间分离,并钝性扩大结膜切口到8~10mm。如需要在眼球深部操作(比如后部固定缝线),切口宜靠后,且尽量在直肌的邻近切开,这样暴露眼球后部较好。

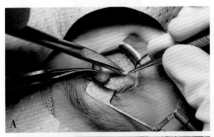
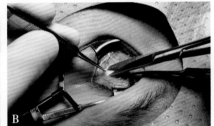
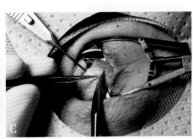
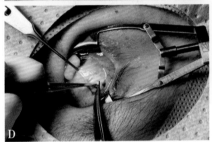
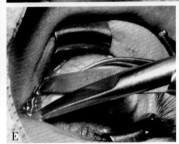

图23-10 穹窿部结膜切口切开的三种方法

A,B.镊子辅助全层剪开结膜,剪刀钝性扩大切口;C,D.镊子辅助分层剪开结膜;E.多次手术后结膜瘢痕粘连,无法用镊子夹起结膜,剪刀直接剪开扩大切口

直肌分离:穹窿部结膜切口做好后,以比肌止宽长一点的斜视钩从切口进入,钩住直肌,紧贴巩膜平行肌止在直肌下穿过到直肌另一侧边缘(图23-11),为确保完整钩到了整个直肌,再用另一把斜视钩从切口侧伸入,直到另一侧,抽出原来的斜视钩。此时,手术助手要用小斜视钩钩住一侧的结膜切口,暴露巩膜面,使主刀医生在此处方便进出斜视钩。

如何确定斜视钩钩全了整条直肌? 有两个方法:①斜视钩钩过直肌后,将斜视钩的头(通常有膨大的头,便于钩住肌肉后不容易松脱)向上顶,再向角膜缘侧移动。如果能顺利完全这个动作,说明肌肉钩全了。如果斜视钩向上顶后不能向角膜缘侧移动,却移向后方,说明只钩到了部分直肌。②斜视钩钩住直肌后,透过结膜观察斜视钩,钩表面有肌肉的部分看不到钩,而钩表面只有结膜筋膜的部分可透见钩,从而可以确定是否钩全了直肌(图23-12)。

暴露肌止端:钩全肌肉后,以小斜视钩在直肌与结膜之间一边前后分离两者的联系,一边向直肌的另一侧钩拉结膜切口边缘,直到全部直肌暴露出来,此时,在直肌下的大斜视钩的顶部有肌间膜组织覆盖,用弯尖剪剪开肌间膜,露出其下的斜视钩(图23-13,图23-14)。部分医生此时将斜视钩前面的筋膜组织剪除,很清楚地暴露直肌止端前的巩膜,我们一般不做这一步。

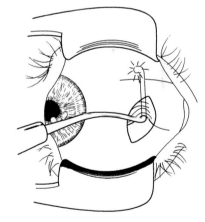

图23-11 钩住直肌止端:用比肌止宽长一点的斜视钩从结膜切口进入,钩住直肌,紧贴巩膜平行肌止在直肌下穿过到直肌另一侧边缘

分离肌间膜和节制韧带:暴露肌止端后,将直肌两侧的肌间膜分离剪开,同时分离直肌与结膜之间的节制韧带。至于分离多少肌间膜和节制韧带,依每个患者的具体情况和每位医生的喜好习惯而不同。我

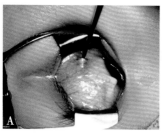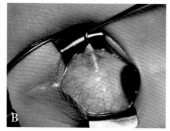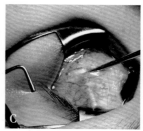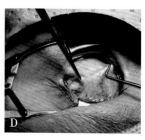

图 23-12   确定是否钩全了直肌

A,B. 斜视钩住直肌后,将斜视钩的头向上顶,再向角膜缘侧移动;如果斜视钩的头能达到角膜缘,说明肌肉钩全了;如果斜视钩的头不能向角膜缘侧移动,则只钩到了部分直肌;C,D. 直接观察:透过结膜观察斜视钩,钩表面有肌肉的部分看不到钩,而钩表面只有结膜筋膜的部分可透见钩

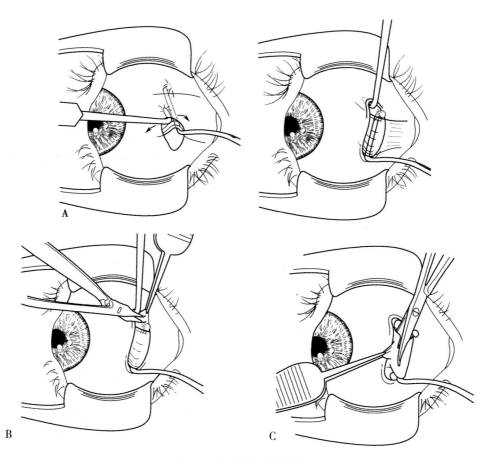

图 23-13   暴露直肌止端

A. 用短的斜视钩拉开肌肉表面的结膜,同时保持肌肉不退出长的斜视钩;B. 用镊子夹住长斜视钩表面的肌间膜,以剪开一个小口;C. 肌止前 1mm 的筋膜组织予以切除,充分暴露肌止(这一步也可以不做)

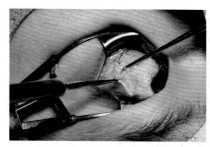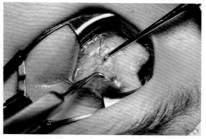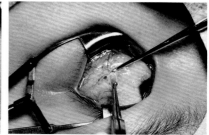

图 23-14   分离结膜、暴露肌止端

们以前对直肌后退者常规分离到肌止后 8~10mm,直肌缩短者分离到缩短量后 1~2mm。现在我们对直肌后退者不做分离,对直肌缩短者还是分离到缩短量后 1~2mm;不过,当缩短量在 7mm 以内时,也可以用另一个长的斜视钩向后钝性分离(图 23-15)。其实,分离肌间膜和节制韧带与否对直肌后退的效果并无明显影响。

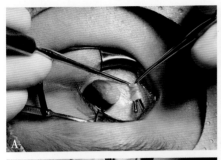
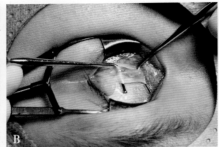
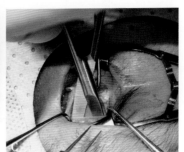
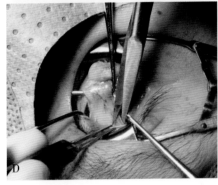

图 23-15　分离肌间膜和节制韧带
A,B. 内直肌斜视钩钝性分离;C. 用剪刀钝性分离上直肌与提上睑肌间的筋膜;D. 用剪刀锐性分离上直肌肌间膜

穹窿结膜伤口的缝合:术毕将结膜切口的前唇向后铺平,如果切口两边对合很好,可以不做缝合;如果切口两边无法很好对合,则用 8-0 可吸收缝线做一针或二针间断缝合,切口较大者,也可做连续缝合(图 23-16)。用埋藏线结的方法会使患者术后异物感减轻。对老长患者,结膜条件差,或切口较大的患者,一般都要做切口缝合。

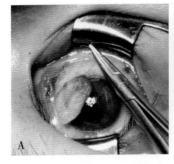
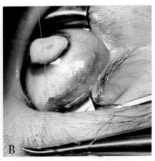

图 23-16　结膜缝合:用 8-0 可吸收缝线做一针或二针间断缝合(A),切口较大者,也可做连续缝合(B)

二、角膜缘结膜切口

所有直肌手术都可采用这种切口,但一个切口只能做一条直肌的手术,最大的优点是术中暴露好,对需要做眼球深部操作(如肌肉迷失的寻找和后固定缝线等)和再手术者较好。但这种切口的缝合不容易,经常发生切口对合不好、卷边和结膜退缩,内直肌的切口很容易造成半月皱襞前移,影响患者外观。因此,有学者在做切口前用标记笔标记好切口位置,或用缝线标记角膜缘侧结膜切口的两个边缘,以免缝合时错位。操作时,可以先做相应直肌方位的角膜缘结膜切开,2~3 个钟点范围,然后在两边做放射状结膜切开,长 5~6mm。也可以先做一侧的放射状结膜切口,再做角膜缘处的结膜切开,最后做另一侧的放射状结膜切口(图 23-17~ 图 23-19)。

暴露肌肉,分离肌间膜和节制韧带:直视下以大斜视钩在直肌止端一侧进入钩全直肌,从直肌另一侧穿出,将大斜视钩顶部的肌间膜组织用弯尖剪剪开,将直肌两侧的肌间膜和直肌与结膜之间的节制韧带向后分离(图 23-20)。分离肌肉后,再进行后退、缩短等操作(见第二十四、二十五章)。

角膜缘结膜伤口的缝合:这种切口两边对合好很重要,角膜缘侧的切口两个位置分别用 8-0 可吸收缝线做一针间断缝合,根据切口大小将上下放射状切口再分别缝合一针或不缝(图 23-21)。用埋藏线结的

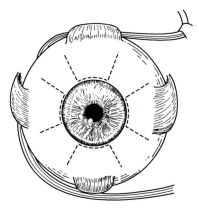

图 23-17　角膜缘放射状结膜切口的位置示意图

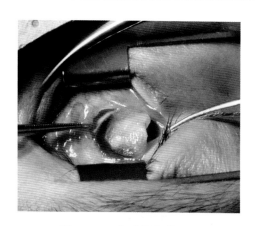

图 23-18　角膜缘结膜切口

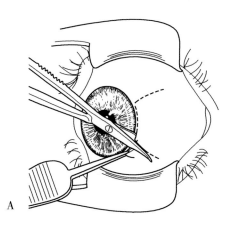

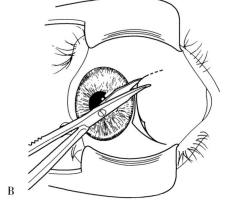

图 23-19　角膜缘放射状结膜切口
A. 先做一侧的放射状切口；B. 再做角膜缘和另一侧的结膜切开

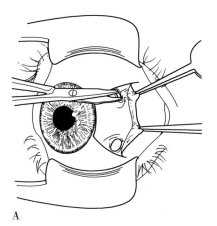

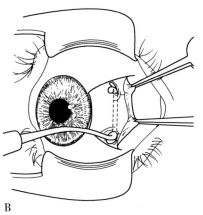

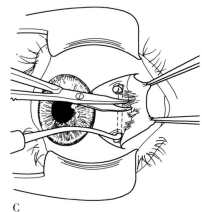

图 23-20　角膜缘切口，肌肉分离和暴露
A. 在直肌的一侧或两侧切开肌间膜一个小口；B. 伸入斜视钩；C. 助手拉开结膜，主刀分离肌间膜和节制韧带

方法会使患者术后异物感减轻。如果需要做结膜后退，则将角膜缘侧的切口两个位置分别用 8-0 可吸收缝线缝合在距放射状切口后 4~5mm 处（图 23-22，图 23-23），有些学者在中央再缝合一针，我们认为只要结膜能覆盖直肌肌止即可。结膜后退对需要做调整缝线也十分方便。对于简单的直肌后退缩短术，也可做改良的角膜缘结膜切口，即只做一侧的放射状结膜切口，缝合时只缝一针即可很好的对合（图 23-24）。

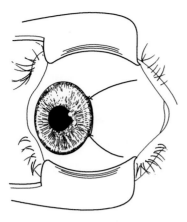

图 23-21　角膜缘切口的缝合

以可吸收缝线缝合两个角的结膜

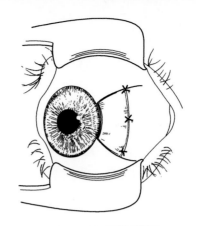

图 23-22　结膜后退

角膜缘切口的患者很容易做结膜后退,肌止中央部位的结膜可缝一针或不缝;结膜后退有利于术后调整缝线的调整

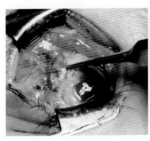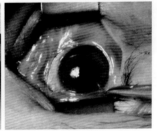

图 23-23　结膜后退缝合

再次手术的患者,结膜瘢痕多,角膜缘结膜切口采用结膜后退缝合

　　穹窿部结膜伤口变更为角膜缘结膜切口:有时候,已做好了穹窿部结膜伤口,发现术中暴露困难或其他原因需要改为角膜缘结膜切口。这时,在最靠近角膜缘的穹窿部切口的一端,用弯尖剪向角膜缘剪开,直到角膜缘,然后完成角膜缘侧的结膜切开,再做另一侧的放射状结膜切开(图 23-25)。最后做结膜切口缝合时,原来穹窿部结膜切口的地方要另外缝合好。

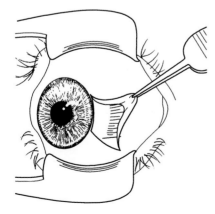

图 23-24　改良的角膜缘切口

有些手术者只做一个放射状结膜切开和角膜缘切开的切口(省去另一侧的放射状切口)

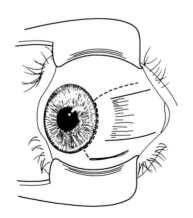

图 23-25　穹窿部结膜切口改为角膜缘切口

只需将原切口延长到角膜缘,然后完成角膜缘和另一侧放射状结膜切口

三、肌止线结膜切口

又称 Swan 切口，由于有以下并发症，现很少应用：①在肌止表面做切口很容易损伤直肌本身，出血较多；②在这个部位的其他操作如钩肌肉、分离和暴露等都容易伤到直肌；③切口刚好位于睑裂部，影响外观；④再手术时，肌肉周围的瘢痕多，操作不容易。但是，我们发现对需要做内直肌大量缩短的患者（如单眼大度数知觉性外斜视和动眼神经全麻痹的患者），采用肌止线结膜切口暴露较好，有利于手术顺利完成（图 23-26）。具体步骤为：用弯尖剪在肌止表面平行角膜缘切开结膜，注意只剪开结膜，不要剪到肌肉，否则会有明显的出血。再在直肌止端一边剪开筋膜，暴露巩膜，在此伸入大斜视钩，钩住钩全直肌，从直肌另一侧穿出。然后完成分离暴露肌肉等操作。结膜切口可间断或连续缝合（图 23-27）。

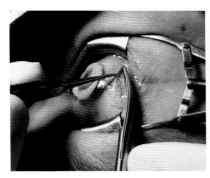
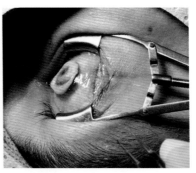

图 23-26 肌止线切口（Swan 切口），适合于需要做内直肌大量缩短的患者

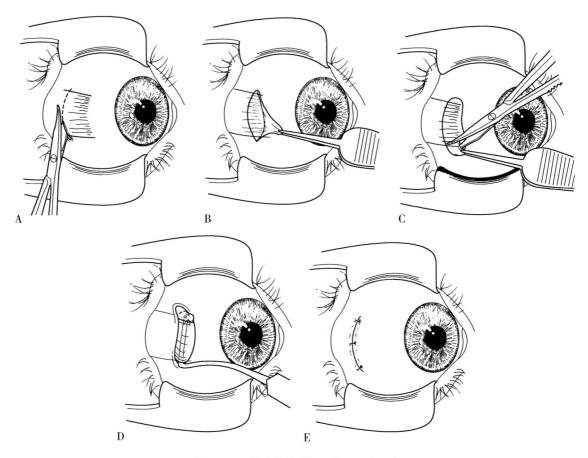

图 23-27 肌止线结膜切口（Swan 切口）

A. 在直肌止点表面做结膜切口；B. 拉开结膜向前，暴露肌止前的筋膜；C. 切开一侧的肌间膜；D. 伸入斜视钩，切开另一侧的肌间膜；E. 间断或连续缝合结膜

第五节　斜肌结膜切口

下斜肌手术的切口基本上都是在颞下象限的穹窿部切口,不过如果同时做下直肌或外直肌时采用了角膜缘切口或穹窿部切口,就不用另外做切口了。上斜肌的手术切口通常为穹窿部结膜切口,少数为角膜缘结膜切口。由于上斜肌暴露较难,寻找和分离都不容易,做角膜缘切口有利于暴露,角膜缘切口的做法与上直肌手术相同。少数在术中做完穹窿部结膜切口后,发现操作很难,此时,可再加做角膜缘结膜切口进行手术。

（颜建华　王忠浩）

第二十四章

直肌后退和其他减弱手术

　　直肌减弱术最早可追溯到 18 世纪中期,Taylord 在欧洲做直肌肌腱的切断术以矫正斜视[1]。然而,随着越来越多的患者接受这一手术,很多出现了术后过矫。为了提高斜视手术的预测性,Jameson 于 1922 年提出了用缝线将直肌缝在巩膜上的方法,发现这种式式明显提高了手术成功率,手术医生可根据不同程度的斜视采取不同程度的缝合方法[2]。现代斜视手术尽管在缝针缝线、放大镜或显微镜、手术器械和手术理念等有很大的进步,但基本的手术原理还是基于 Jameson 的方法。

第一节　直肌后退术的基本原则

　　将直肌后退到后面的巩膜上,改变了直肌的长度张力曲线,从而减弱直肌作用于眼球的力量。临床上,我们看到的是眼位的矫正,但眼球运动并没有受限,除非大量的后退,直肌后退到了眼球赤道以后。这种直肌作用减弱的效果除了肌肉从肌锥到新止点的距离变短了以外,还与直肌和肌间膜、筋膜以及直肌 Pulley(滑车)等的关系改变有关。直肌后退的量与矫正的眼位间并不是线性的关系(表 24-1)。内直肌后退的量开始时与手术矫正量是线性关系,随着后退量的增大,矫正的量增大的更多,当直肌后退到赤道后以后,矫正的量又减少了。

表 24-1　双侧内直肌后退手术矫正共同性内斜视的量效关系

双侧内直肌后退量 /mm	手术矫正量 /PD	双侧内直肌后退量 /mm	手术矫正量 /PD
3	15	6	50
4	25	7	70
5	35		

　　直肌后退的安全量是我们十分关心的问题。20 世纪中期,大家都认为内直肌的后退量不能超过 5mm,以免影响术眼的内转功能。为此,许多婴幼儿性内斜视患者术后是欠矫,为了提高手术成功率,需要三条肌,甚至四条水平直肌手术。后来发现至少 7mm 的内直肌后退是安全的,不会出现术后内转受限,内斜视的手术成功率明显提高,也免去了多条肌肉手术的麻烦。其实,内直肌还可以后退更多[3]。不过,大度数的内直肌后退手术可能出现远期过矫,也应引起重视。现在,悬吊式直肌后退(hang-back recession)的式式更安全,操作更方便简单。有时候,术后有一定程度的眼球运动受限我们都可以接受,如大度数的

知觉性外斜视,手术只是矫正外观,这时可以做患眼的大量外直肌后退 + 大量内直肌缩短,术后外转会受限,但省去了在好眼手术的麻烦和风险,大家都可以接受。因此,我们不太强调最大量的后退。

第二节　后退量的测量

表面上,直肌后退术中后退量的测量十分准确,术者后退多少,就测量多少。事实上,以下变化我们都要考虑。①眼轴长度:眼轴越长,眼球就越大,同样的后退量矫正的度数就要小;同理,眼轴越短,眼球就越小,同样的后退量矫正的度数就要大。因此,对高度近视和小眼球的患者计算手术量时一定要考虑眼轴长度。②小儿患者,尤其是婴幼儿性内(外)斜视,我们都提倡早期手术。然而,小儿的眼球没有充分发育,眼前节的各种参数如角膜大小、肌止线与角膜缘的距离和眼轴的长度等都与成人眼球不同[4]。手术量与成人肯定有差别,至少同样的后退量可以矫正更多的斜视度,但具体的量效关系尚缺乏足够的科学研究证据。③弦长和弧长:手术量效关素是按弧长计算的,但术中我们测量的却是弦长。不过,后退量9mm 以下两者的差别可以忽略不计。对后退量大于9mm 的患者,用弯的弧度测量器(a curved ruler)会更准确[5]。④术中测量误差:直肌肌止切断后,测量肌止与角膜缘的距离时可产生比不切断时短0.9mm 的误差,用锁扣镊挟住肌止又会产生比不挟时短0.3mm 的误差[6,7]。因此,有学者提出做直肌后退术测量时,不测量从原肌止到新肌止的距离,而是测量从角膜缘到新肌止的距离,因为角膜缘的测量很准确。问题是这样测量也不好:每个人直肌肌止与角膜缘的距离是不同的,忽视这种不同会使手术量效关系更不准确。

第三节　各条直肌后退的特点

各条直肌后退都有不同的特点:①内直肌:内直肌是唯一与斜肌没有联系的直肌,一旦迷失,不容易找回。因此,对内直肌的肌间膜和节制韧带的分离不要过多,分离过多还会损伤内直肌的滑车(pulley)结构。②下直肌:下直肌与 Lockwood 韧带、下方的眶隔和下睑睑板等相联系,下直肌后退容易引起下睑退缩。即使中等度的下直肌后退也可发生术后下睑退缩。所以,术中分离下直肌与周围筋膜至少要到肌止后12mm(图 24-1),还要将下睑筋膜头缝回来。分离周围筋膜时不要损伤深部的涡静脉,以免术中出血。③外直肌:外直肌止端后 9mm 处有下斜肌,从下方向上钩住外直肌时不小心会钩到下斜肌。如果从上方向下钩外直肌,则不容易钩到下斜肌。另外,钩住外直肌时斜视钩不要往太深太后的位置去钩,这样很容

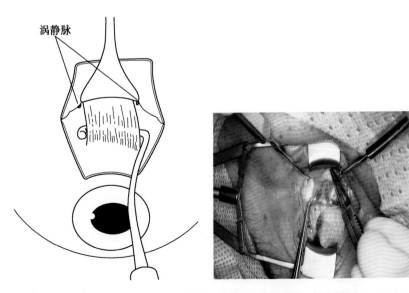

涡静脉

图 24-1　下直肌后退术,需要广泛分离下直肌与下睑缩肌之间的联系,以减少术后下睑退缩的并发症

易钩到下斜肌。外直肌再次后退手术的患者,术中更容易钩到下斜肌,应在直视下将两者分离。如果术中没有注意到已钩到了下斜肌,则术后会出现新的眼球运动异常。④上直肌:上直肌鼻侧止端后5mm处有上斜肌,用斜视钩钩住上直肌时不小心会钩到上斜肌。这时要用另一把斜视钩重新钩上直肌,放回上斜肌(图24-2)。如果已经钩到了上斜肌,又没有注意到,则切断上直肌时会同时切断上斜肌,产生新的斜视。上直肌与提上睑肌相联系,中等度到大度数的上直肌后退术后容易引起上睑退缩。所以,术中要充分分离上直肌与提上睑肌之间的联系,至少要分离到上直肌肌止后12mm(图24-3)。

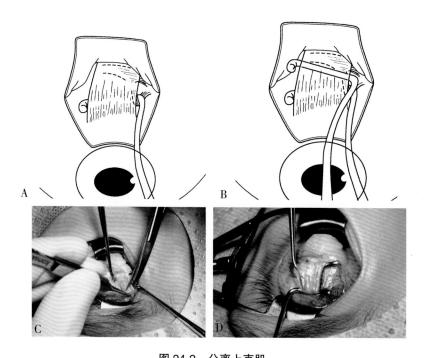

图 24-2   分离上直肌
A,C.斜视钩不小心同时钩到了上斜肌;B,D.松开原来的斜视钩,用另一钩重新钩住上直肌

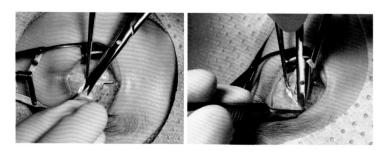

图 24-3   充分分离上直肌与提上睑肌之间的联系,至少要分离到上直肌肌止后 12mm

第四节   常规直肌后退术

四条直肌的后退术类似,各条肌肉的不同点上面已提及。结膜切口既可选择穹窿部结膜切口,也可以是角膜缘结膜切口。目前,我们多选择穹窿部结膜切口,但对年长者,结膜很薄而脆,以角膜缘结膜切口较好。另外,甲状腺相关眼病性斜视患者,除年龄较大外,还需要术野暴露充分,并且有些患者术终要做眼球固定缝线,也以角膜缘结膜切口为好。关于结膜切口、分离暴露肌肉和结膜切口的缝合前面一章已叙及,在此不重复。

1. 近肌止处做肌肉缝线   应在距肌止至少1mm处置缝线,我们喜欢用6-0单线双针可吸收polyglactin缝线。以左眼外直肌后退为例,持双针中的一针,先从外直肌上缘下进针,从肌肉中部穿出,再从肌肉中部穿入,从肌肉下缘下穿出,然后又从肌肉中部穿入,从肌肉下缘下穿出,将缝针在线中绕一下,拉紧扣好肌肉的下半部。最后,持双针中的另一针,从肌肉中部上方穿入,从肌肉上缘下穿出,也将缝针在线中绕一下,拉紧扣好肌肉的上半部(图 24-4)。进针时不要损伤肌肉内的睫状前血管,以免术中出血。拉紧缝线时,应将睫状前血管包含在线套内,这样,切断直肌时不容易出血。当针从肌肉上方向肌肉下方穿过时,小心别伤到眼球,最好有镊子顶压巩膜,腾出空间。

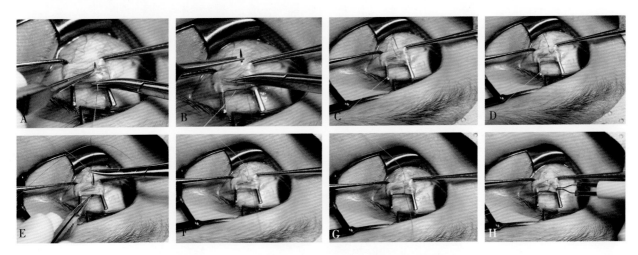

图 24-4　肌止处缝针:应在距肌止至少 1mm 处置缝线,以左眼外直肌后退为例,持双针中的一针,先从外直肌上缘下进针,从肌肉中部穿出(A),再从肌肉中部穿入,从肌肉下缘下穿出(B),然后又从肌肉中部穿入,从肌肉下缘下穿出,将缝针在线中绕一下,拉紧扣好肌肉的下半部(C,D)。最后,持双针中的另一针,从肌肉中部上方穿入,从肌肉上缘下穿出,也将缝针在线中绕一下,拉紧扣好肌肉的上半部(E~G),锁住缝线完成后,可用烧灼止血器烧灼肌止处的睫状血管,以防剪断肌肉时出血(H)

　　2. **肌肉断腱**　术者用一只手同时拉紧缝线和斜视钩,另一只手将肌肉从肌腱处剪断,拉紧缝线的目的是防止不小心剪断缝线(图 24-5)。对严重的限制性斜视患者,这一步不小心会剪破巩膜,要特别注意,这时,我们一般将肌止处的缝线缝在稍后的位置,采用在斜视钩表面切断肌肉,这样不容易伤到巩膜。

　　3. **缝合肌肉在退后的巩膜上**　肌腱切断后,多多少少总有少量出血,宜用眼科烧灼器在原肌止处烧灼止血,用两把锁扣镊(locking forceps)分别抓住肌肉止端的上缘和下缘,用于固定眼球和暴露术野(图 24-6),以规尺测量从肌止到后面巩膜的平行距离(图 24-7),我们常规按后退量 +1mm 计量,可用规尺的一端轻压巩膜标记缝针位置(或以标记笔标记)。除测量肌肉后退的距离外,我们还常规测量直肌肌止的宽度和肌止到角膜缘的距离,以了解直肌的解剖变异和发育状态等(图 24-8)。测量肌肉后退的距离和轻压规尺做标记时,不要损伤眼球,尤其是术者或助手往往只注意规尺的一头,忽视规尺的另一头,以致另一头刺穿了巩膜。将缝合在肌肉上的上下两针分别缝在平行于原止端已标记的巩膜上,打结固定。缝针穿过巩膜的宽度宜 1~2mm,深度宜 150~200μm,太深会穿透巩膜,太浅会出现肌肉撕脱,需小心谨慎(图 24-9,图 24-10)。注意,当两个巩膜缝针位置太近时,中央部分的肌肉会向后退的较多,产生异常的新肌止;这时,在肌肉的中央补缝一针;缝线打结后可见异常的肌止已得到矫正(图 24-11)。

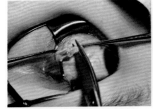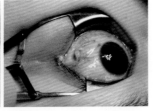

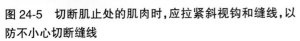

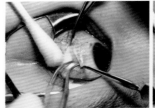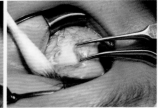

图 24-5　切断肌止处的肌肉时,应拉紧斜视钩和缝线,以防不小心切断缝线

图 24-6　用两把锁扣镊分别抓住肌肉止端的上缘和下缘,用于固定眼球和暴露术野

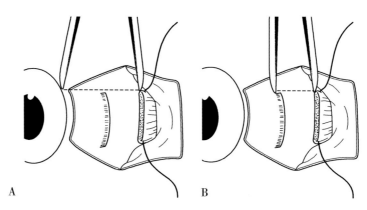

图 24-7 测量后退肌肉的量

A. 从角膜缘测量；B. 从肌止处测量

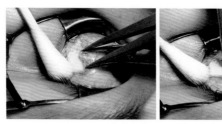
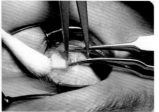

图 24-8 测量肌止的宽度和肌止到角膜缘的距离，以了解直肌的解剖变异

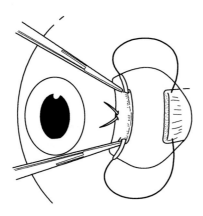
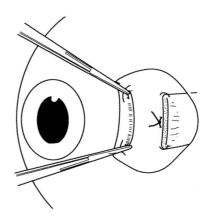

图 24-9 缝针过巩膜时，采用"十字剑"缝法   **图 24-10 缝合后退在新位置的肌肉**

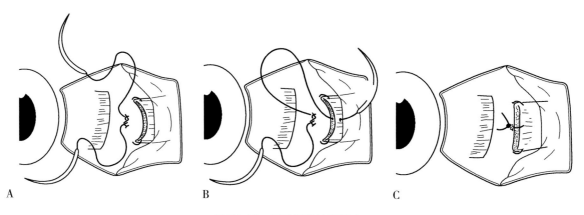

图 24-11 矫正异常的新肌止

A. 当两个巩膜缝针位置太近时，中央部分的肌肉会向后退的较多，产生异常的新肌止；B. 在肌肉的中央补缝一针；C. 缝线打结后可见异常的肌止已得到矫正

第五节　悬吊式肌肉后退术

20世纪70年代开始的斜视调整缝线术摧生了悬吊式肌肉后退术(hang-back or suspension recession)的开展。熟练和不熟练的斜视手术医生都可采用这种手术,操作更简单易行,穹窿部或角膜缘结膜切口都行,也适合所有四条直肌的后退,既可以做全悬吊式,也可以做半悬吊式肌肉后退术(hemi hang-back or suspension recession)。这一术式有以下优点:①暴露容易:由于手术操作是在原肌止端处,不需要在更后的巩膜上,容量暴露,尤其是手术量大的后退术,不需要十分熟练的助手帮忙。②巩膜穿破率减少:因为不需要直接在后面的巩膜上缝针,减少了巩膜穿孔的危险。③即使悬吊式后退手术时缝针穿破了巩膜,其安全性也比后面穿破巩膜要高,因为肌止部位靠前,该处没有视网膜(上直肌除外)。缝针在肌止端穿过巩膜时,同样采用"十字剑"缝法(图24-12),这样有利于将后退的肌肉铺开,不容易发生移位,尤其是水平肌肉的向下移位。

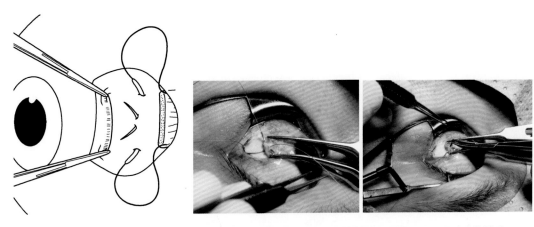

图 24-12　悬吊式直肌后退时的巩膜缝针技术:缝针过肌止处巩膜时,同样采用"十字剑"缝法

有些医生担心悬吊式肌肉后退会不会造成新的肌止前移,从而出现术后欠矫;也有医生担心,后退的肌肉会不会在预定的巩膜上愈合,因为没有缝线固定。已有临床研究证实不会发生这些情况[8,9]。

操作步骤:肌止处的缝线,断腱与常规直肌后退术相同。后退时将缝线直接缝在原肌止处中央,上下两针尽量靠近(如果两针相隔较大,则测量的数量不准确,必要时在原后退量的基础上增加0.5mm)。将这两针向前拉起来,使已剪断的肌肉断端紧靠原肌止(一定要拉紧,否则,后退量偏大,尤其是眼外肌纤维化的病例,因其阻力大,不容易拉向前),用规尺测量后退的量后以持针器稳定该处,打结(图24-13)。一手用镊子固定肌止端,另一手将肌肉缝线拉向后,进行悬吊式向后退。此时,可再用规尺测量后退的距离,证实准确的后退量(图24-14)。

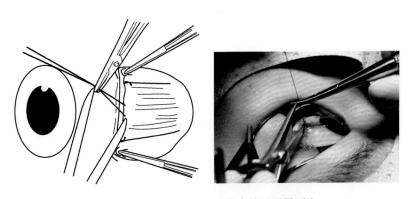

图 24-13　悬吊式直肌后退术的后退量测定

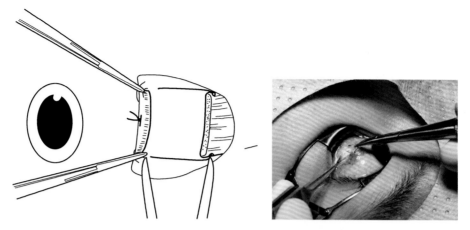

图 24-14   缝线打结后,向后拉,直肌后退到新的止点处,此时还可以再测量后退的量

第六节   半悬吊式肌肉后退术

动物实验显示,当后退量大时,悬吊式肌肉后退的肌肉确实有前移现象,从而产生术后欠矫。因此,对直肌后退量超过 8mm 的患者,可采用半悬吊式肌肉后退术,将直肌后退量分两部分,一部分为悬吊,另一部分缝在原肌止后的巩膜上(图 24-15)。如肌肉后退 10mm,将肌肉缝线缝在原肌止后 5mm 处,再放线悬吊 5mm。

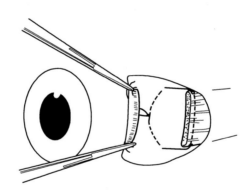

图 24-15   用半悬吊式方法做较大的直肌后退,巩膜缝针位于原肌止与新肌止之间

第七节   改良的直肌后退术

临床上,根据患者具体情况需要做一些更改,如 A-V 型斜视(无斜肌亢进)、过去有巩膜外硅胶加压(视网膜脱离手术)手术部位的肌肉后退、巩膜很薄等。

1. A-V 型斜视   轻到中等程度的无斜肌亢进的 A-V 型斜视可通过水平直肌的垂直移位来矫正。直肌后退术和缩短术时都可采用移位的方法。当水平直肌垂直移位后,该肌肉在移位方向的力量就减弱了。如内直肌后退时上移半个肌止宽,则向上方向内直肌的力量减弱了,从而可以治疗内斜 A 征。因此,无论是直肌后退还是缩短,内直肌是向 A-V 的尖端移位,外直肌是向 A-V 的开口端移位(内斜 A 征,内直肌后上方移位;内斜 V 征,内直肌后下方移位;外斜 A 征,外直肌向下方移位;外斜 V 征,外直肌向上方移位)(图 24-16),常规移位半个肌止端,可矫正 A-V 征患者约 15 PD 的向上与向下水平斜度差别。

2. 巩膜外硅胶加压手术后的肌肉后退术   这种情况的直肌分离和后退操作都比较困难,直肌周围

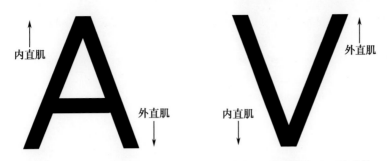

图 24-16 A-V 型斜视的治疗:内直肌向尖端移位,外直肌向开口端移位

还有瘢痕增生,手术难度大。手术步骤与常规类似,不同点有:①仔细分离肌肉周围的瘢痕,不要损伤肌肉组织,以免影响肌肉功能;②术前与视网膜专科手术医生讨论,是否可以取出硅胶组织,如果能取出硅胶组织,则斜视操作手术容易很多;③硅胶一定需要保留者,必要时可将缝线缝合在硅胶上;④术前告诉患者,手术效果比常规斜视手术要差,欠矫多见。

3. 巩膜很薄的直肌后退术 某些患者的巩膜很薄,在巩膜上缝针操作会造成巩膜穿破。这时可采用不需要在巩膜上操作的直肌后退术,即不切断肌止处的直肌,从而不需要在肌止处巩膜上缝针,而是采用在肌止后 3~5mm 处切断直肌,切断肌肉前需要在拟切断处前后做肌肉缝线,然后按后退量后退远端的肌肉,即两个肌肉断端用缝线相连。

第八节 直肌断腱术

特殊情况下,需要采用直肌断腱术,如先天性眼外肌纤维化、严重的甲状腺相关眼病等。然而直肌断腱后,切断的肌肉可能在原肌止稍后的位置愈合,达不到减弱肌肉的效果。也有的患者断腱后,肌肉向后退的很多,术后会出现过矫。因此,断腱时,可将切断的肌肉用不可吸收缝线缝合在该肌肉侧的眶缘深部筋膜上。这样,既不容易出现欠矫,也不容易出现过矫,即使出现了过矫,也很容易将肌肉找回来缝合。我们的临床经验是,无论如何,尽量少做直肌断腱术,即使在操作十分困难的情况下,也宜用一条缝线进行缝合,以减少术后难以预测的欠矫和过矫。

第九节 外直肌 Y 形后退

眼球后退综合征患者常表现有上转时上射和 / 或下射。这是由于外直肌的纤维化使眼球内转时滑向上或下所致(也有学者认为是水平肌与垂直肌的共同收缩引起,但尚未证实)。因此,可选用外直肌后退时,将外直肌的前部分为两半,呈 Y 字缝在上方和下方相应的巩膜上,两者相差约 10mm ,这样增加了眼球的稳定性,使眼球内转时不容易滑向上或下方。

(颜建华 王忠浩)

参 考 文 献

1. Berg F. The Chevalier Taylor and his strabismus operation. Br J Ophthalmol,1967,51:667-673.

2. Jameson PC. Correction of Squint by Muscle Recession with Scleral Suturing.Trans Am Ophthalmol Soc,1922,20:166-181.

3. Damanakis AG,Arvanitis PG,Ladas ID,et al.8mm bimedial rectus recession in infantile esotropia of 80-90 prism dioptres.Br J Ophthalmol,1994,78:842-844.

4. Sevel D.The origins and insertions of the extraocular muscles:development,histologic features,and clinical significance.Trans Am Ophthalmol Soc,1986,84:488-526.

5. Clark RA,Rosenbaum AL.Instrument-induced measurement errors during strabismus surgery.J AAPOS,1999,3:18-25.

6. Keech RV,Scott WE,Baker JD.The medial rectus muscle insertion site in infantile esotropia.Am J Ophthalmol,1990,109:79-84.

7. Kushner BJ,Preslan MW,Vrabec M.Artifacts of measuring during strabismus surgery. J Pediatr Ophthalmol Strabismus,1987, 24:159-164.

8. Breckenridge AL,Dickman DM,Nelson LB,et al. Long-term results of hang-back medial rectus recession. J Pediatr Ophthalmol Strabismus,2003,40:81-84.

9. Rodrigues AC,Nelson LB. Long-term results of hemihang-back lateral rectus recession. J Pediatr Ophthalmol Strabismus,2005, 42:296-299.

第二十五章

直肌缩短术和其他加强直肌的手术

直肌缩短术是临床上最常用的加强直肌力量的手术,像直肌后退术一样,直肌缩短以后改变了该直肌作用于眼球的长度张力曲线关系。严格来说,这种说法并不十分准确,因为手术后我们并没有看到缩短的直肌力量加强了多少,更多的是看到眼球向拮抗肌侧的运动轻度受限了,即只是表现为眼位矫正,眼球运动变化不大。

与直肌后退术相比,直肌缩短术后患者常常感觉到明显的眼部不适,眼部反应也较明显,结膜充血水肿较重。由于直肌缩短后,该处组织由肌腱变成了肌肉,明显变厚了,常常可以通过结膜看到这种变化,尤其是内直肌缩短最明显,患者会感到术后外观受影响。因此,术前宜与患者沟通,说明这种变化是正常的,不必过于担心。另外,由于结膜水肿明显,角膜干凹斑的发生率也高于直肌后退术。直肌缩短术的操作也比直肌后退术要多,术中出血要多于直肌后退术,大量的内直肌缩短还会导致内眦部的半月皱襞前移。正因为这样,多数医生喜欢做直肌后退术,而不是直肌缩短术。尽管有不少缺点,但是直肌缩短术仍然是常规有效的斜视手术;而且,一眼直肌后退与缩短术的手术效果比双眼直肌后退的手术效果要稳定得多,手术医生对术后手术效果的预测更好,术后感觉更放心,直肌缩短术在斜视矫正手术中起了很重要的作用。其中,直肌缩短术最常用于限于单眼的斜视矫正术(即一只眼的后退缩短术,除直肌缩短外,还做拮抗肌的后退术),如知觉性外斜视和一眼严重弱视的斜视手术等。继发性水平斜视(欠矫)的患者,如果过去已做过双眼直肌后退术,也常常需要一眼或双眼的直肌缩短术来进一步矫正。

直肌缩短的量还是有一定的限度,一般直肌的缩短量不能超过肌肉长度的1/4,即不能超过10mm(直肌的长度约40mm),否则会影响该眼的运动功能;起始量一般也要3~4mm,否则达不到眼位矫正效果。特殊情况下,如长期的外直肌全麻痹患者,外直肌很松弛,有时候可缩短12~14mm,我们最多的时候缩短到17mm。同样,有些小度数的斜视,患者不愿意配戴三棱镜治疗,这时,只需在肌止附近做少量的缩短或折叠(如2~3mm)即可。

无论是直肌后退术,还是直肌缩短术,每个术者都有自己熟悉的操作方式,只要达到了手术要求的效果即可,不必强求统一。下面描述的直肌缩短术是我们常规使用的手术操作(附有手术实际图示),另外,我们还简述了其他几种直肌缩短的术式如直肌折叠术等。

第一节　常规直肌缩短术

与直肌后退术一样,很多操作相同,如结膜切口,肌肉的钩住和分离,结膜切口的缝合等,在此不重复。由于直肌缩短术时需要将直肌拉紧,张力较大,缝线拉断和肌肉损伤的发生率较高,术中需要确保缝合严格确凿,以减少肌肉迷失或滑脱。与直肌后退相比,直肌缩短术中的肌肉滑脱损害更大,因为本来是要加强肌肉的力量,肌肉迷失后,肌肉力量却大大减弱了。况且,肌肉滑脱后的修复很难,也使原来确定的手术量大打折扣。另外,直肌缩短时牵拉肌肉会使局麻患者疼痛难忍,大汗淋漓,甚至发生恶心呕吐(尤其是大量的内直肌缩短术),促使术者减少手术量,从而影响手术矫正效果;如果是全麻下手术,则会发生心率减慢等眼心反射表现,此时应尽量减少对直肌的牵拉或通过使用阿托品维持正常心率。

一、直肌的暴露分离

与后退术不同,缩短的直肌需要仔细分离好肌间膜与节制韧带,直到肌止后数毫米(比缩短量多1~2mm)。注意,不要破坏阻止眶脂肪脱出的筋膜,否则,既使术中操作变得困难,又会出现术后粘连综合征。不过,我们对于缩短量在7mm以内的患者,也可以通过两个斜视钩的钝性分离来达到同样的分离效果。

二、直肌部分切除

另置一宽的斜视钩在直肌的后面,与肌止平行,用规尺测量缩短的量,以烧灼器在该处标记。然后用单线双针6-0可吸收polyglactin缝线在直肌的中央钩住小部分肌肉做一个安全缝合,并打结。再分别用上下两条缝针在肌肉的上半部和下半部做双臂套环缝线,将肌肉以眼肌夹夹住,去除后面的斜视钩,在肌止处切断直肌,肌止残端用烧灼器止血,再切除近端的肌肉。切断肌止处肌肉和切除部分肌肉时,助手要将缝线置于另一侧,以防不小心切断缝线。切除部分直肌的操作也可以在缝合肌肉到肌止端后最后完成(图25-1~图25-4)。

三、缝合肌肉到肌止端

肌肉侧的上下两条缝线分别在肌止残端的上方和下方穿过,助手协助将眼球从原肌止处拉向肌肉侧,或将从肌肉侧拉向眼球的原肌止处,拉紧上下两条缝线,打结。拉紧缝线后,助手要协助夹住第一个线结,以防松脱(图25-3,图25-4)。如果打结后,发现仍有一端的直肌没有拉紧,可以增加一针缝线,将肌肉与肌止紧密缝合,以确保缝合严密(图25-5)。不少术后欠矫的患者就是由于这一步缝合不严密,肌肉向后退了,减少了肌肉缩短的量。我们在继发性斜视患者第二次手术中经常发现这种现象,即第二次术中发现原来缩短的肌肉的止点明显后移了。

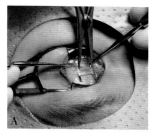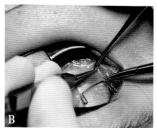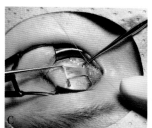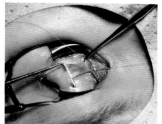

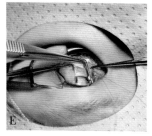

图 25-1　直肌缩短,测量和标记缩短的量,做肌肉缝线
A. 用规尺标记缩短的量;B,C. 在标记部位(肌肉中央)做一针缝合打结;D. 两侧各做一个双臂套环缝线;E. 再在缝合位置前置肌夹或血管钳

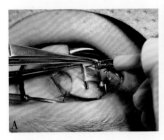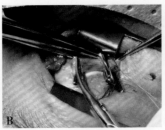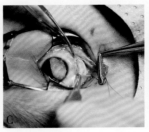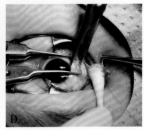

图 25-2　直肌缩短，切断肌肉

A,B. 先在肌止处烧灼睫状前血管,然后在肌止处切断肌肉;C,D. 用两把锁扣镊分别夹住肌止的上下两端,测量肌止距角膜缘的距离和肌止宽度

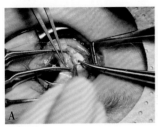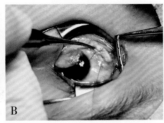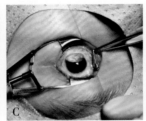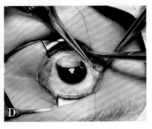

图 25-3　直肌缩短，缝合肌肉

A,B. 将双套环缝线两条缝线分别在肌止残端的上方和下方穿过;C,D. 将已做双臂套环缝线的直肌与原肌止缝合

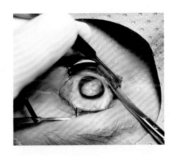

图 25-4　直肌缩短，切除部分肌肉

切除近肌止端的部分直肌(即缩短的量)

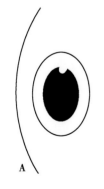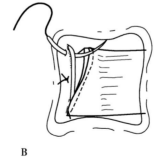

图 25-5　矫正肌肉缩短时的直肌后退

A. 直肌与原肌止缝合后,上方的缝线松了,肌肉后退了;B. 该处应补缝一针;C. 补缝一针后,直肌后退得到了矫正

第二节　改良的直肌缩短术

除常规的直肌缩短术外,还有一些其他改良直肌缩短缝合法。

一、双排缝线法

对缩短量大的患者,或术中做缩短操作时张力很大,为保证缝合严密,在切断肌止前,于原肌肉缝线的后面1mm处再置一条双臂套环缝线,两排缝线都与肌止处巩膜缝合打结(图25-6)。由于缩短术的肌肉缝线是在眼球的后部操作,第二排缝线的操作增加了手术难度,手术时间也会延长。

二、肌夹褥式缝合法

将肌肉以眼肌夹夹住,在肌止处切断直肌,将双臂套环缝线的上下两针分别穿过肌止的上下两端,到达角膜侧,然后返回,从角膜侧穿过肌止到另一侧,再穿过肌夹后的肌肉,助手协助将肌肉拉向肌止附近,上下两针分别在直肌的表面拉紧打结(图25-7)。这种术式的优点是利用肌夹的牵拉,在肌肉的表面缝合,比较容易拉紧打结;缺点是每一针缝线都要在肌止处穿过两次,增加了操作步骤和缝针可能伤到眼球内的机会。

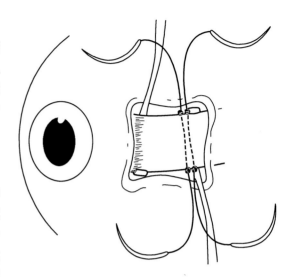

图 25-6　双排缝线法

为保证缝合严密,于原肌肉缝线的后面1mm处再置一条双臂套环缝线,两排缝线都与肌止处巩膜缝合打结

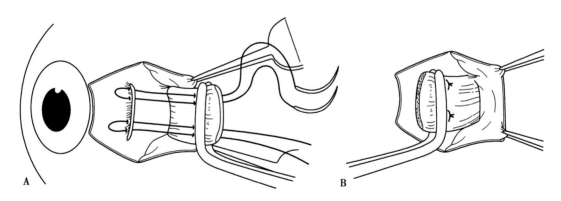

图 25-7　肌夹褥式缝合法

A. 于肌夹下方置两条双臂套环缝线,双臂套环缝线的上下两针分别穿过肌止的上下两端,到达角膜侧,然后返回,从角膜侧穿过肌止到另一侧,再穿过肌夹后的肌肉;B. 上下两针分别在直肌的表面拉紧打结

三、直肌折叠术

于拟缩短量的肌肉处置上下两条双臂套环缝线,将这两条双臂套环缝线缝合在肌止处上下方的巩膜上或肌止上,拉紧打结。被折叠的肌肉可缝在直肌上或不缝(图25-8)。做双臂套环缝线时不要破坏睫状前血管。这种术式的优点是不破坏或少破坏睫状前血管,不容易发生眼前段缺血,术中也可以不做巩膜上的缝针操作,对巩膜菲薄的患者很适用;缺点是折叠的直肌使该处明显变厚,影响外观。

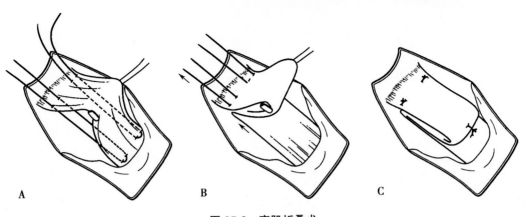

图 25-8 直肌折叠术

A.于拟缩短多少的肌肉位置做上下两条双臂套环缝线,将这两条双臂套环缝在肌止处上下方的巩膜上或肌止上;B.折叠肌肉,拉紧打结;C.被折叠的肌肉可缝在直肌上或不缝

(颜建华 王忠浩)

第二十六章

上斜肌手术

　　上斜肌的手术是在所有六条眼外肌中最难做的手术。一方面是因为上斜肌的解剖和功能较复杂，另一方面是上斜肌手术适应证的掌握和手术操作技术不容易，术后并发症的处理也较棘手。然而，只要我们严格遵守其手术适应证，手术操作细心认真，则能达到理想的手术效果。

　　我们可以通过手术加强或减弱上斜肌的功能。由于上斜肌的功能起点位于鼻上方眶前部的滑车，且止点分布宽广，部分位于赤道前，部分位于赤道后，可以通过改变上斜肌肌腱的前后部分而改变上斜肌不同的功能。上斜肌的前部肌腱位于赤道前，其主要作用是内旋；上斜肌的后部肌腱位于赤道后，其主要作用是下转和外转。这样，我们可以通过在上斜肌肌腱的前部分手术来矫正旋转斜，在上斜肌的后部分手术来矫正垂直斜等。目前比较常用的上斜肌加强手术为上斜肌折叠术和上斜肌前部前徙术，其结膜切口一般选在颞上方；上斜肌减弱手术为上斜肌断腱术和上斜肌延长术，其结膜切口一般选在鼻上方。

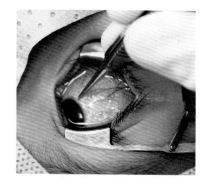

图 26-1　上斜肌的被动转动试验

　　上斜肌的被动转动试验(forced traction testing for the superior oblique tendon)：上斜肌手术前都应当做这一试验，以确定上斜肌的肌腱是很松还是很紧，如先天性上斜肌麻痹的患者上斜肌的肌腱比较松。肌腱很松者应该做上斜肌折叠术，折叠的量也可通过这一试验确定，以避免术后发生 Brown 综合征(图 26-1，具体操作见第二十三章第三节)。

第一节　上斜肌加强术

　　上斜肌加强术包括上斜肌前部加强和整个上斜肌的加强。前部加强主要用于加强内旋转作用，整个上斜肌加强则包括三个方向的作用，加强内旋、下转和外转。

一、上斜肌折叠术

　　上斜肌折叠术(tucking of the superior oblique tendon)后，可加强其内旋、下转和外转的作用，多用于上斜肌麻痹患者，可只做患眼上斜肌折叠，或同时做以下旋转垂直肌之一：患眼下斜肌减弱、患眼上直肌后退、健眼下直肌后退等。上斜肌折叠术后，一般都会出现患眼内上转受限，称为 Brown 综合征。只做上斜肌折叠者，内上转受限较轻；同时做患眼下斜肌减弱者，内上转受限较明显。有两个措施可以减少这种现象:①鼻上象限做的上斜肌折叠术容量产生术后内上转受限,所以,要选择在颞上象限做该手术;②在做上斜肌折叠术缝合之前,做上斜肌被动转动试验,要求术眼在术后能达到:当被动转动眼球向内上方时,6点处的角膜缘可达到内外眦连线以上。如果达不到,则要松解缝线,减少折叠的量。我们发现术后有内上转受限的患者一般都不会感觉不妥或运动受限等。因为术后患者下方和侧方的双眼视改善了,代偿头位也好转,内上转轻度的复视或运动受限患者都可以接受。相反,如果上斜肌折叠术后没有出现内上转受限,多数会发生术后欠矫。另外,上斜肌折叠术的矫正效果和产生的内上转受限会随着时间延长逐渐回退和减轻。

暴露上斜肌:可做颞上方的穹窿部或角膜缘结膜切口,多数选择穹窿部切口。颞上方的穹窿部切口位置不要太靠后,不要伤及泪腺导管开口。先用一把斜视钩钩住上直肌,并向鼻下方牵位,助手再用一把小斜视钩钩开颞侧的结膜和筋膜,另一小拉钩钩开上方切口。这时很容易看到上直肌下方有向颞侧和后方斜行扇形分布的上斜肌肌腱纤维(图 26-2),不过,由于上斜肌肌腱纤维颜色很白,初学者不容易认出,常误认为是白色的巩膜,看不到上斜肌的肌腱。

分离上斜肌:用小的斜视钩在上直肌的颞侧,上斜肌肌腱的前方进入到上斜肌与巩膜之间,向后向上钩住上斜肌,上斜肌肌腱处常可看到涡静脉,注意不要损伤涡静脉。用大的斜视钩代替小的斜视钩,防止上斜肌滑出,然后以斜视钩或剪刀钝性分离上斜肌肌腱(图 26-3)。上斜肌与上直肌之间的纤维也可适当进行钝性分离。

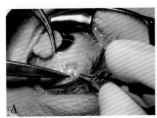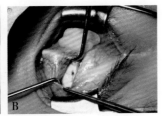

图 26-2 暴露寻找上斜肌肌腱

A. 以锁扣镊抓紧颞上方角膜缘处的结膜,牵引眼球向鼻下方,做距角膜缘 6mm 的颞上方结膜切口;B. 以斜视钩钩住上直肌后,用小钩暴露上直肌肌止后面的术野,上直肌颞侧肌止后 3~5mm 可清楚看到上斜肌的肌腱

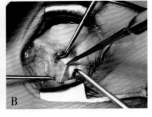

图 26-3 上斜肌肌腱的分离

A. 用小的斜视钩从前向后钩取上斜肌;B. 以大的斜视钩替代小的斜视钩,防止上斜肌滑出

折叠上斜肌:用特制的上斜肌折叠器钩住上斜肌,依折叠器上的刻度逐渐折叠上斜肌,直到轻度提拉上斜肌后,其折叠器到达巩膜表面为止。折叠量是折叠器刻度读数的 2 倍,即刻度为 5mm,则折叠量为10mm。先天性上斜肌麻痹患者的上斜肌肌腱多较松弛,尤其是原在位患眼上斜度很大者,折叠量可达到14~16mm;后天性上斜肌麻痹患者的上斜肌多较紧张,一般的折叠量 6~10mm。用 5-0 或 6-0 不可吸收缝线(或可吸收缝线)在折叠器下面,中部进针,再在两边做双臂套环缝线。可做活结后,被动转动眼球向内上,使术眼 6 点处角膜缘能达到内外眦连线之上。手术熟练者,只根据术中折叠后的松紧度即可估算折叠量,不必打活结观察。缝线结扎后,一定要检查缝结是否松开,如果已松开,要重新缝合。折叠后的上斜肌可以缝合在附近的巩膜上,也可以不缝(图 26-4)。没有特制的上斜肌折叠器时,可用直的血管钳代替,其他操作一样(图 26-5)。

二、上斜肌前部前徙术

上斜肌前部前徙术(Harada-Ito procedure)主要矫正外旋转斜,适用于后天性双侧(或单侧)上斜肌麻痹,原在位无明显垂直斜视的患者。由于上斜肌的前部肌纤维走行基本上与赤道平行,其主要作用为内旋,前徙后可以矫正外旋转斜(图 26-6)。

手术步骤:做颞上穹窿部或角膜缘结膜切口(一般用穹窿部结膜切口),按上斜肌折叠术的方法暴露和分离出上斜肌,以两把细小的斜视钩将上斜肌前部 25% 的肌腱纤维与其他肌纤维分离,直到肌止后

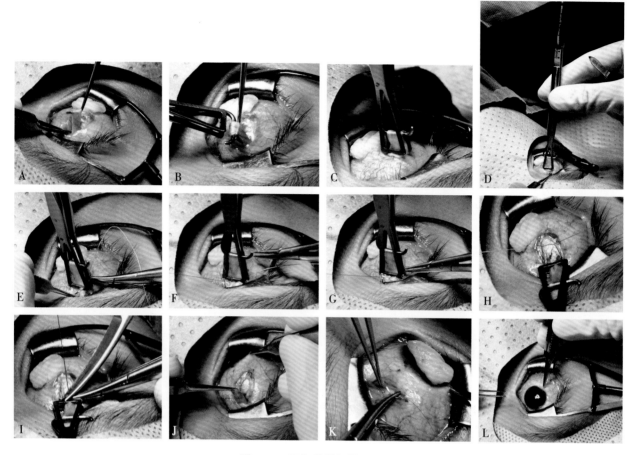

图 26-4　用折叠器折叠上斜肌

A,B.用折叠器的钩代替斜视钩钩住上斜肌;C,D.按折叠器上的刻度折叠所需的量;E~I.在折叠器的下方用6-0可吸收缝线,先在折叠器下面,中部进针,再在两边做双臂套环缝线缝合折叠上斜肌;J.检查缝合是否牢固;K.折叠后的肌肉可不缝在巩膜上,只做结膜缝合;L.牵拉眼球向鼻上方,做上斜肌的被动转动试验,确定下方角膜缘可以达内外眦水平连线以上

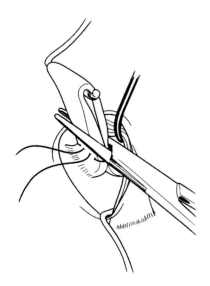

图 26-5　用止血钳代替上斜肌折叠器完成上斜肌折叠

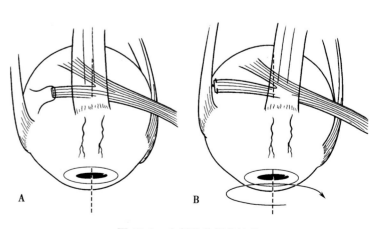

图 26-6　上斜肌前部前徙术

A.前徙前,肌止处双臂套环缝合后;B.前徙后,使眼球内旋

8~10mm,6-0 可吸收缝线在肌止处双臂套环缝合后,在肌止处切断该前部肌腱,向颞侧前徙到外直肌止端上方后 8mm、上 2mm 的巩膜上。缝合后可明显感觉到眼球内旋。这种术式又称 Fells 改良的上斜肌前部前徙术(图 26-7)。部分学者喜欢做调整缝线术(图 26-8),可采用术后调整或术中调整,我们通常做术中调整,术前观察眼底黄斑与视盘位置关系,术中先打活结,再观察眼底黄斑与视盘的位置关系,效果满意后打死结,结束手术(图 26-9)。目前,我们更喜欢在术前用标记笔在角膜缘 6 点和 12 点处做标记(或在角膜缘 3 点和 9 点处做标记),术中打活结观察标记位置的变化,然后打死结,结束手术(图 26-10)。局麻患者可以在术中坐起,观察复视的变化和用双马氏杆试验定量检查旋转斜视情况进行调整。由于接受上斜肌前部前徙术的患者其术后的矫正量都有一定程度的回退,对于术中调整,无论是局麻下还是全麻下调整,建议过矫 5°以上;尤其是局麻下的调整,如果是过矫了,患者反而会感到不适应,复视比术前还要严重,这时不要减少矫正量,否则,术后一定会欠矫。

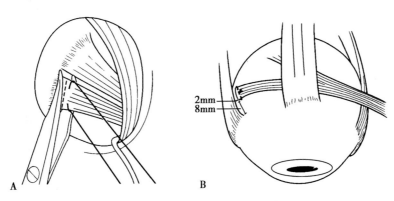

图 26-7 Fells 改良的上斜肌前部前徙术

A. 分离上斜肌前部 25% 的肌腱,预置缝线,并在肌止处切断;B. 将这束上斜肌缝合在外直肌止端上方 2mm,向后 8mm 的巩膜上

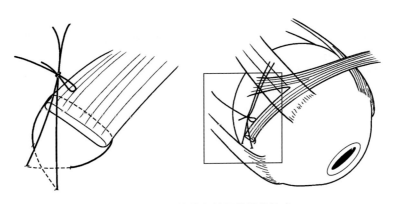

图 26-8 可调整的上斜肌前部前徙术

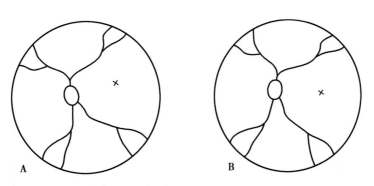

图 26-9 上斜肌前部前徙术中观察眼底以便术中调整手术量

A. 间接检眼镜观察眼底为内旋;B. 调整后正常的视盘黄斑位置关系

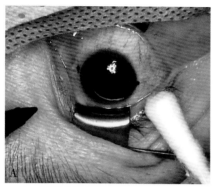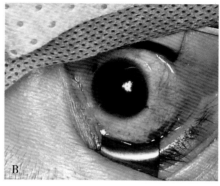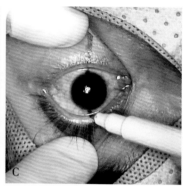

图 26-10　角膜缘标记法，术中确定眼球旋转量
A.3~9 点角膜缘标记（术前）；B.3~9 点角膜缘标记（术毕）；C.6~12 点角膜缘 - 睑缘标记（术前）

经典的上斜肌前部前徙术（classic Harada-Ito procedure）：与上面 Fells 改良法一样暴露和分离上斜肌，不做上斜肌前部肌肉的切断，而是将其用 5-0 不可吸收缝线（或 6-0 可吸收缝线）在肌止处双臂套环缝合后，向颞侧牵拉前徙缝到外直肌止端上方后 8mm，上 2mm 的巩膜上（图 26-11）。经典术式的优点是手术具有可逆性。我们多采用这种经典的术式，不过，实际操作时，不能将上斜肌的前部肌腱缝到这么远的位置，一般向前移位 3~5mm，向颞侧移位 3~5mm 即可达到理想的矫正效果（图 26-12）。

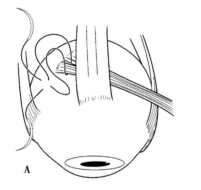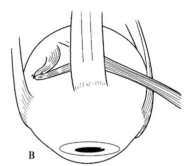

图 26-11　经典的上斜肌前部前徙术
A. 不做上斜肌前部肌肉的切断，将其用 5-0 不可吸收缝线在肌止处双臂套环缝合；B. 向颞侧牵拉前徙缝到外直肌止端上方后 8mm，上 2mm 的巩膜上

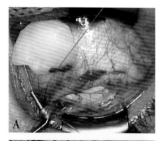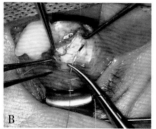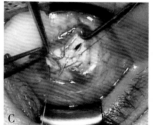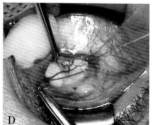

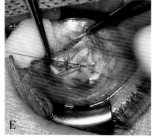

图 26-12　经典的上斜肌前部前徙术
A. 以一把细小的斜视钩将上斜肌前部 25% 的肌腱纤维钩住，用 6-0 可吸收缝线在肌止处双臂套环缝合；B~E. 向颞侧牵拉，缝合在向前移位 3~5mm，向颞侧移位 3~5mm 的巩膜上

第二节 上斜肌减弱术

上斜肌减弱术适用于上斜肌亢进、A 型斜视、Brown 综合征和内旋转斜视的患者。尽管上斜肌有外转的次要作用,但上斜肌减弱术对原在位水平斜的作用可以忽略不计。

上斜肌减弱术包括不定量的上斜肌断腱术、上斜肌部分切除术、上斜肌后部部分切除术;定量的上斜肌后退术和上斜肌延长术(缝线延长或硅胶延长等)等。Z 字上斜肌切开由于易造成局部手术瘢痕,产生难以预料的眼位改变,现很少使用。目前,大多数学者喜欢用定量的上斜肌减弱术,具有以下优点:①可以根据术前不同程度的上斜肌亢进做不同量的减弱术;②可做双眼不对称性的上斜肌减弱术;③再次手术容易,手术具有可逆性;④减少了医源性上斜肌麻痹的可能性。

一、上斜肌断腱术和上斜肌部分切除术

上斜肌断腱术和上斜肌部分切除术(superior oblique tenotomy and tenectomy)都可在上直肌鼻侧或颞侧进行,我们一般选择在上直肌的鼻侧。分离上斜肌时,尽量减少其周围筋膜的干扰和损伤,以免术后产生明显的瘢痕。

手术步骤:两种术式都可做鼻上穹窿部结膜切口,暴露巩膜后,以大的斜视钩钩住上直肌,以另一把小斜视钩钩住结膜筋膜向鼻侧拉开,再用一拉钩在上直肌鼻侧向后拉开,这时可见到与上直肌走行垂直的白色上斜肌纤维,以剪刀剪开筋膜,用小斜视钩钩全上斜肌,再进入另一小斜视钩,钝性分离一小段上斜肌后,将上斜肌剪断(tenotomy)或切除部分上斜肌(tenectomy)(图 26-13)。做被动转动试验证实上斜肌已全部切断。也可在上直肌的颞侧做上斜肌断腱和上斜肌部分切除术,颞侧寻找上斜肌更容易,一旦用斜视钩钩住上斜肌后,要尽量将其向颞侧牵位,尽量暴露较多的鼻侧上斜肌,然后做上斜肌断腱或部分切除术(图 26-14)。手术时,上斜肌的部分切除或断腱部位越靠近滑车,其减弱效果越好。

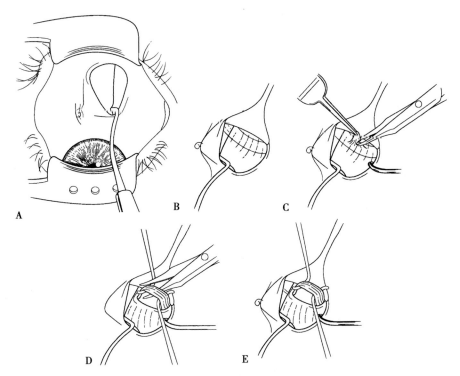

图 26-13 上斜肌断腱术和上斜肌部分切除术(鼻侧)

A. 鼻上方结膜切口,钩住上直肌;B. 助手牵拉上直肌向颞下方向,可见鼻上方的上斜肌;
C. 在上斜肌腱表面筋膜上切一个小口;D. 用两把小斜视钩钩住上斜肌;E. 切断上斜肌
或切除部分上斜肌肌腱

二、上斜肌延长术

定量的上斜肌减弱术:在上直肌鼻侧分离和暴露上斜肌后,相距 3~4mm,用 5-0 不可吸收缝线做两排双臂套环缝线,在中间切断上斜肌,两断端以 5-0 不可吸收缝线或视网膜环扎带硅胶条相连,称为上斜肌延长术(superior oblique tendon expander)(图 26-15~ 图 26-17)。这样,日后再手术时寻找上斜肌方便。注

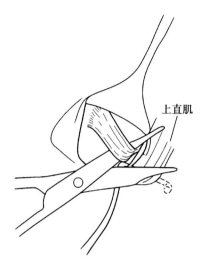

图 26-14　颞侧上斜肌断腱术和上斜肌部分切除术
牵拉上斜肌肌腱以尽量暴露鼻侧部分的上斜肌,再在上直肌的颞侧做上斜肌断腱术和 / 或部分切除术

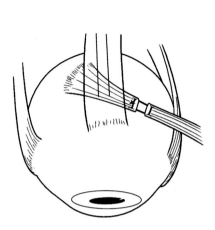

图 26-15　上斜肌缝线延长术 (鼻侧)
用缝线连接切断的上斜肌的两端

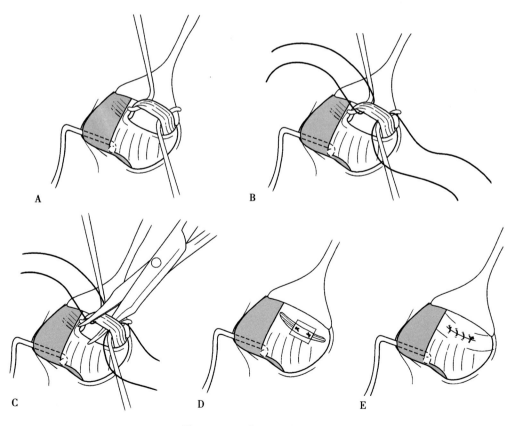

图 26-16　上斜肌硅胶延长术
A. 两把斜视钩钩住上斜肌;B. 用 5-0 不可吸收缝线做两排双臂套环缝线;C. 在中间切断上斜肌;D. 两断端以视网膜环扎带硅胶条相连;E. 用可吸收缝线缝合上斜肌筋膜

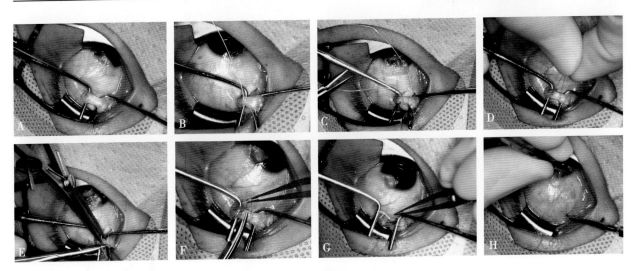

图 26-17 上斜肌延长术(鼻侧)

A. 上直肌鼻侧结膜切口,暴露上斜肌的肌腱;B,C. 在上斜肌肌腱上相距 4mm,预置双套环 5-0 不可吸收白丝线;D,E. 规尺测量延长量,两条丝线打结;F,G. 两个线结中间剪断肌腱;H. 内下方被动牵拉眼球,使延长的肌腱沿走行充分分离

意尽量减少周围筋膜组织的损伤,以免术后产生瘢痕导致患眼上转困难和并发 Brown 综合征。术中上斜肌的延长量参考表 26-1,对 Brown 综合征患者,一般采用 6mm 的上斜肌延长术。

表 26-1 上斜肌亢进患者上斜肌延长术量表

上斜肌亢进程度	上斜肌延长量	上斜肌亢进程度	上斜肌延长量
+1	4	+3	6
+2	5	+4	7

三、上斜肌后退术

上斜肌后退术(superior oblique recession)具有以下优点:①术中可以定量;②术后手术量可以调整;③手术具有可逆性。在颞上象限进行,同上钩住上斜肌后,距肌止 4mm 以 6-0 可吸收缝线做双臂套环缝线,切断上斜肌止端,将上斜肌做悬吊式后退,根据需要可做术中或术后后退量的调整(图 26-18)。

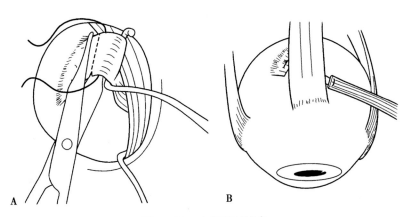

图 26-18 上斜肌后退术

A. 在颞上象限钩住上斜肌后,距肌止 4mm 以 6-0 可吸收缝线作双臂套环缝线,切断上斜肌止端;B. 将上斜肌做悬吊式后退

四、上斜肌后部断腱或部分切除术

上斜肌后部断腱或部分切除术（superior oblique posterior tenotomy/ tenectomy）采用颞侧结膜切口和从颞侧钩住上斜肌，将上斜肌的后部 7/8 的纤维切断或部分切除（图 26-19）。适应于 A 型斜视，手术只减弱上斜肌的下转功能和外转功能。

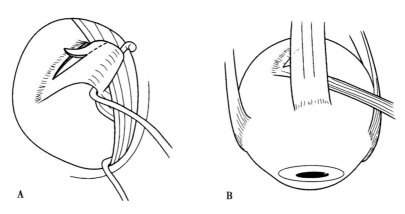

图 26-19   上斜肌的后部 7/8 纤维切断或部分切除

（颜建华   王忠浩）

第二十七章

下斜肌手术

　　下斜肌的手术比其他垂直肌的手术更常用,除了内外直肌的手术外,第三就是下斜肌的手术。下斜肌的手术安全,手术效果直接明确。多适用于:①上斜肌麻痹的患者;②原发性下斜肌亢进伴或不伴 V 征;③分离性垂直性偏斜伴下斜肌功能亢进。通常只做下斜肌的减弱术,不做下斜肌的加强术。减弱下斜肌的术式有多种:下斜肌切断术、下斜肌部分切除术、下斜肌后退术、下斜肌边缘切开术、下斜肌去神经术和下斜肌前转位术等。最近,鼻侧下斜肌切除术和鼻侧下斜肌转位术常被提及。

　　极少情况下,需要做下斜肌加强术。比如一直存在的内旋转斜视和下斜肌功能不足的患者,其他常规的斜视手术都没有解决,此时,可考虑下斜肌加强术。下斜肌加强术可采用下斜肌前移伴或不伴下斜肌缩短的术式,也可采用下斜肌折叠术等。我们做下斜肌加强术只用于:①先天性下直肌缺如的患者,已做了患眼上直肌后退 + 内外直肌部分移位,仍然有上斜视;或首次做患眼上直肌后退 + 下斜肌加强术(缩短并前移);②某些特殊类型斜视,常规的斜视手术治疗后仍然上斜,这时可利用下斜肌加强术矫正斜视。

　　下斜肌的确认和分离:几乎所有的下斜肌手术都是在远端操作。在下斜肌近端操作的步骤后面也会提到。常规下斜肌的结膜切口为颞下象限的穹窿部切口。下斜肌本身位于筋膜囊(Tenon's 囊)内。下斜肌的前缘距角膜缘 10~12mm,下斜肌的走行透过颞下象限的穹窿部结膜可以看到(图 27-1)。部分术者喜欢将结膜切口更靠近颞下穹窿,这样距下斜肌更近,但要小心别伤到该处的眶脂肪垫。如果眶脂肪由此脱出,会影响手术操作,术后会产生粘连综合征。做好结膜切口后,有多种方法找到和分离下斜肌。在找下斜肌前,用斜视钩钩住外直肌有利于下斜肌的暴露,也可避免钩下斜肌时误钩外直肌。

　　手术部位的暴露:术野暴露对所有手术都重要,下斜肌手术的暴露尤其重要,因为下斜肌位于眼球较后的位置,周围有眶脂肪垫,肌腹又与颞下象限的涡静脉相邻。术中暴露不充分,容易发生手术并发症。做好结膜切口后,最简单常用的暴露下斜肌的方法是,助手用斜视钩钩住外直肌,向上方和鼻侧牵拉眼球,此时下斜肌会稍前移。另一方法是做外直肌的牵引缝线,道理与钩住外直肌一样。再用斜视钩拉开下方的结膜与筋膜,最好在直视下看到下斜肌的后缘和后缘下方的白色筋膜,有时可见涡静脉。另一个暴露下斜肌的方法是助手用两把斜视钩分别钩住外直肌和下直肌,并拉眼球向上向内。对熟练的术者,也可以只用锁扣镊夹住颞下角膜缘处的结膜,并向内上方向牵拉眼球,直接用小的斜视钩从巩膜面进入,即可钩到下斜肌;或以眼科小镊子牵拉颞下象限的筋膜组织向前,此时可清楚看到与白色筋膜完全不同的肉红色下斜肌(图 27-2)。

　　钩住下斜肌:以短的斜视钩(或 Scobee 斜视钩)在直视下从巩膜面进入,在下斜肌后缘处先向下再向前钩住下斜肌(图 27-3)。用斜视钩钩下斜肌一定不是盲钩,是直视下操作。有经验的医生会有明确的感觉只钩住下斜肌,不带周围的筋膜组织和眶脂肪。有时,需要在斜视钩与下斜肌边缘进行轻巧的钝性分

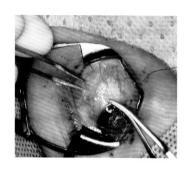

图 27-1　透过结膜可看到下斜肌和颞下方的眶脂肪垫

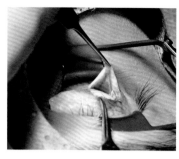

图 27-2　用锁扣镊夹住颞下角膜缘处的结膜,向内上方牵拉,再以镊子牵拉颞下象限的筋膜组织向前,即可清楚看到肉红色的下斜肌

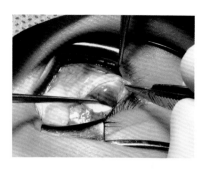

图 27-3　钩住下斜肌:以小而短的斜视钩在直视下从巩膜面进入,在下斜肌后缘处钩住下斜肌,再向下向前穿出

离,或用弯尖剪辅助剪开。

　　分离下斜肌:助手一手轻拉下斜肌肌腹向前,另一只手拉开周围的筋膜,术者剪开肌肉周围的筋膜组织,分离出下斜肌。不要损伤颞下象限深部的涡静脉,也不要损伤后筋膜囊,以免眶脂肪脱出。我们喜欢用另一把斜视钩再钩住下斜肌,通过两把斜视钩向两边的钝性分离完成这一步(图 27-4)。

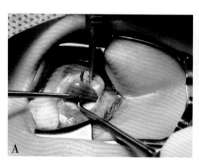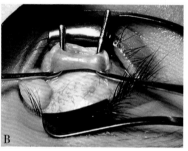

图 27-4　分离下斜肌

A. 钩全下斜肌后,用另一把斜视钩在同一位置钩住下斜肌;B. 两把斜视钩向两边钝性分离,暴露下斜肌

　　减弱下斜肌:有很多减弱下斜肌的操作方法。不像共同性斜视患者的水平肌后退缩短那样,下斜肌减弱术没有量效关系。多数学者同意:下斜肌减弱术有"自我调节"机制,即同样的手术方法,术前下斜肌亢进多,手术矫正的也多;术前下斜肌亢进少,手术矫正的也少。而且,不同的下斜肌减弱方法,其减弱效果也类似。减弱下斜肌的操作很少引起并发症,并发症多出现在下斜肌的暴露、钩住和分离等。

　　具体采用哪种方法每个医生可能都不一样,但还是以下斜肌部分切除术和下斜肌后退术这两种术式为主,很多医生喜欢采用下斜肌后退术,其主要优点是下斜肌减弱术后复发时,再次手术时容易,不像部分切除术后下斜肌的位置变化不定,再手术很难(图 27-5)。不过,根据作者的经验,大部分下斜肌部分切除术后的患者,当需要再做下斜肌的减弱手术或分离粘连时,下斜肌的鼻侧断端基本上都在下直肌止点颞侧附近,比较容易找到。当下斜肌亢进为 +3 或 +4 时,可用下斜肌前转位术。当然,当患者为分离性垂直性偏斜(DVD)伴下斜肌亢进,则一定要做下斜肌前转位术。下面我们介绍几种主要的减弱下斜肌的手术方法。

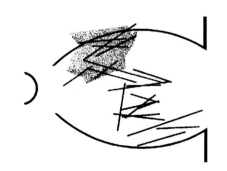

图 27-5　猴眼下斜肌部分切除、断腱和后退术后下斜肌在巩膜面上的位置(Reprinted from:Wertz R D,Romano P E,Wright P. Inferior Oblique Myectomy,Disinsertion,and Recession in Rhesus Monkeys. Archives of Ophthalmology,1977,95(5):857-860.

第一节　下斜肌后退术

下斜肌后退术（inferior oblique muscle recession）：用两把细的<u>止血钳</u>相隔 3~5mm 夹住下斜肌，从两把钳子的中央剪断下斜肌，烧灼断端止血，松开远端的<u>止血钳</u>，在近端下斜肌处置 6-0 可吸收 polyglactin 缝线双臂套环缝线，将下斜肌缝合在正常下斜肌走行的巩膜上（有多种不同的位置可选择），我们采用将下斜肌缝合在下直肌颞侧止端后 2~4mm 处平行于下直肌走行处（图 27-6）。以 8-0 可吸收缝线间断缝合结膜。

不同程度的下斜肌后退术（graded inferior oblique recession）：我们觉得根据患者下斜肌亢进程度的不同而采用不同程度的下斜肌后退术没有必要。除非下斜肌前转位，其他各种位置的后退效果相似。但也有

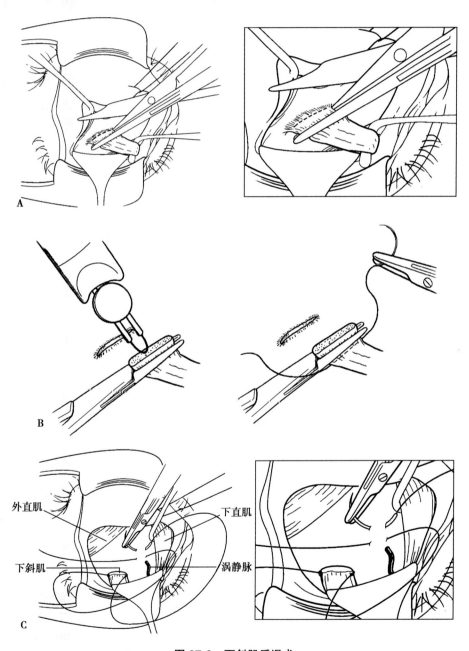

外直肌

下直肌

下斜肌

涡静脉

图 27-6　下斜肌后退术

A. 在下斜肌止端附近用止血钳钳住下斜肌，在远端切断下斜肌；B. 烧灼断端止血，在近端置 6-0 可吸收 polyglactin 缝线双臂套环缝线；C. 将下斜肌缝合在下直肌颞侧止端后 2~4mm 处平行于下直肌走行处

学者提倡不同程度的下斜肌后退术:①轻度下斜肌亢进:将下斜肌止点缝合在下直肌颞侧止端外 2mm,后 4mm,平行于下直肌走行。②中度下斜肌亢进:将下斜肌止点缝合在下直肌颞侧止端后 4mm,平行于下直肌走行。③中重度下斜肌亢进:将下斜肌止点缝合在下直肌颞侧止端后 1mm,平行于下直肌走行。④重度下斜肌亢进:将下斜肌止点缝合在下直肌颞侧止端处,垂直于下直肌走行(实际上为下斜肌前转位)(图 27-7)。下斜肌后退术的下斜肌近端缝合方式是平行于下直肌走行,而下斜肌前转位术则是垂直于下直肌走行缝合。

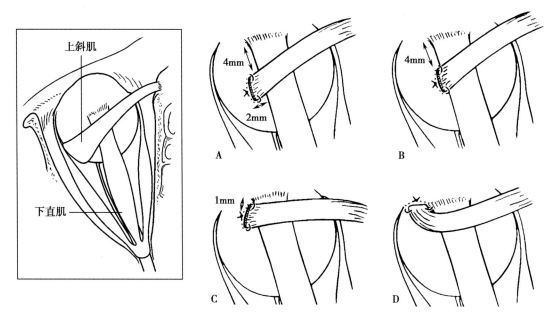

图 27-7　不同程度的下斜肌后退和 / 或前转位术
A.轻中度下斜肌亢进;B.中度下斜肌亢进;C.中重度下斜肌亢进;D.重度下斜肌亢进

第二节　下斜肌切断术

　　下斜肌切断术(inferior oblique myotomy)的效果与下斜肌部分切除术或下斜肌后退术一样。有学者对轻度的下斜肌亢进采用下斜肌边缘切开术(marginal myotomy of inferior oblique myotomy)。我们很少做下斜肌边缘切开术,对轻度的下斜肌亢进多采用观察随访。做下斜肌切断术时,在颞下部位用两把细的小弯止血钳将下斜肌钳住,在中间切断下斜肌,两个断端烧灼止血,自由放开下斜肌的两个断端,再缝合结膜。做下斜肌边缘切开术时,于颞下部位,在两个相邻位置分别切断 60%~75% 宽度的下斜肌,两个位置有重叠,但要包括所有的肌肉纤维都有断端。切断之前用细的止血钳钳住 30~60 秒,再切开,切断部分用烧灼器止血(图 27-8)。

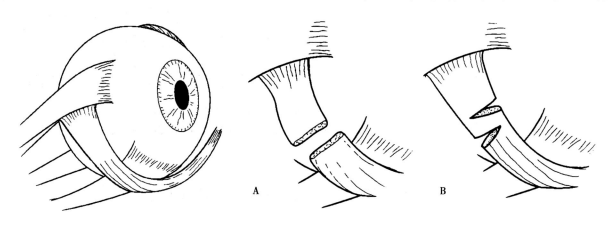

图 27-8　下斜肌切断术
A.完全切断;B.边缘切开

第三节　下斜肌部分切除术

较多学者采用下斜肌部分切除术(inferior oblique myectomy),优点是简单实用,减弱效果确切。因为不需要将下斜肌缝合在巩膜上,减少了穿破巩膜的风险。缺点是下斜肌近端放开后可能在不同的位置与巩膜愈合,术后可能出现下斜肌亢进复发,且再次手术时较难找到下斜肌的近端。术中在颞下部位用两把细的小弯止血钳相隔 5~10mm 将下斜肌钳住,切除中间部分下斜肌,两个断端烧灼止血,自由放开下斜肌的两个断端,仔细检查是否有残余的下斜肌没有切断,确定没有残余后,再缝合结膜。有学者为防止下斜肌与巩膜愈合,将包绕近端下斜肌的筋膜缝合 1~2 针,再缝合结膜。放开下斜肌两个断端后,我们常规将眼球向鼻上方向被动牵拉,使下斜肌自由回复到正常的解剖位置上(图 27-9)。切除部分下斜肌的目的是防止术后两断端再愈合,因为两者相隔有一段距离,从而术后不容易复发下斜肌亢进。当仔细检查发现有残余的后部下斜肌没有切断时,应再次切断或切除这部分残余的下斜肌,我们常用的方法是用烧灼器直接烧断残留肌纤维,这样最简单有效(图 27-10)。

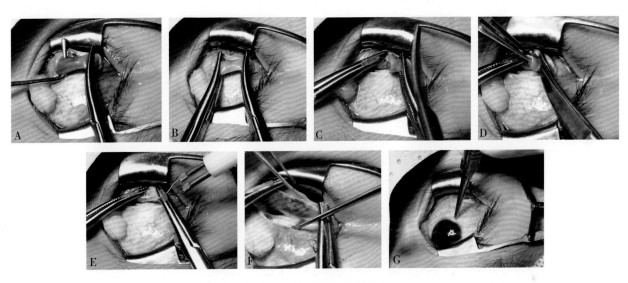

图 27-9　下斜肌部分切除术

A,B.用两把止血钳相隔 5~10mm 将下斜肌钳住;C,D.切除部分下斜肌;E.断端烧灼止血;F.检查有无下斜肌纤维残留;G.向鼻上方牵拉转动眼球,使下斜肌自由回复到正常的解剖位置上

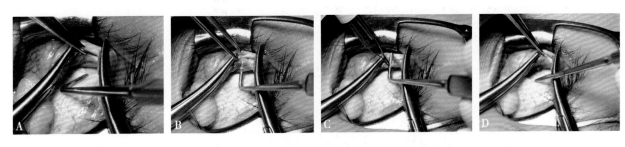

图 27-10　下斜肌部分切除术肌纤维残留

A,B.下斜肌部分切除后肌纤维部分残留;C.烧灼器直接烧断残留肌纤维;D.再次检查无肌纤维残留

第四节　下斜肌去神经术

下斜肌去神经术(denervation and extirpation of inferior oblique muscle):这种术式很少应用,一般用于两种情况:①严重的下斜肌功能亢进;②下斜肌亢进术后复发。术中要分离和暴露支配下斜肌的神经血管

束,同时切除远端部分下斜肌。要求助手比较熟练,术中暴露神经血管束往往很不容易。

　　具体操作:在颞下部位分离和暴露下斜肌,尤其是近鼻侧部分要分离清楚,将下斜肌在外直肌侧处切断止端,下斜肌向前拉起,在下直肌颞侧端的下斜肌后部可见一梭形隆起结构,这就是进入下斜肌的神经血管束(动眼神经分支)所在处。用小的斜视钩钩住这一梭形结构,轻度向前拉,以细的小弯止血钳将下斜肌钳住,用烧灼器烧断和破坏这一梭形结构,当这一神经血管束结构被破坏后,下斜肌可较轻松向前拉,尽量在靠近下直肌颞侧处将远端的下斜肌切除,近端烧灼止血,放回近端下斜肌后,再缝合结膜(图 27-11)。

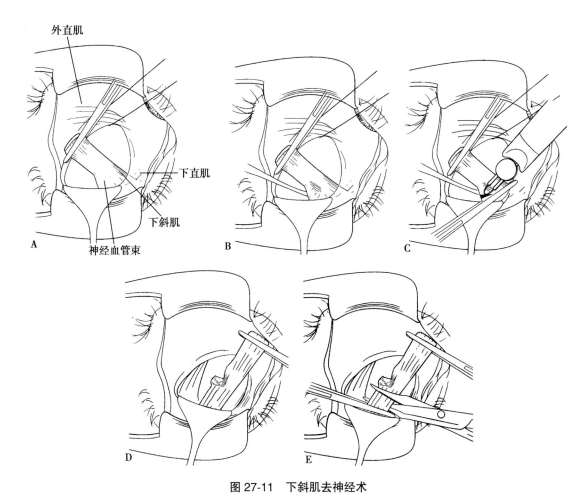

图 27-11　下斜肌去神经术

A. 在颞侧止点处切断下斜肌,并轻度向前牵拉;B. 用小斜视钩钩住下斜肌的神经血管束;C. 以烧灼器烧切神经血管束;D. 当神经血管束被完全切割后,下斜肌应该能被向前轻松牵拉较长距离;E. 用血管钳在尽量靠下斜肌起点端钳住,切除下斜肌远端部分

第五节　下斜肌前转位术

　　下斜肌前转位术(inferior oblique anterior transposition)的手术操作与下斜肌后退术类似,不同的是,前者将下斜肌的止点缝在眼球赤道之前,后者将下斜肌的止点缝在正常下斜肌行径上。这种术式临床上常用,主要适应于分离性垂直性斜视合并下斜肌亢进的患者,通常为双眼同时手术,也可单眼手术。其他还可用于:上斜肌麻痹、下直肌缺如或断裂、V 型斜视、伴明显下斜肌亢进的上斜视等。对有眼前段缺血高风险的上斜视患者,也可通过下斜肌缩短 + 前转位术治疗。

　　将下斜肌分离暴露后,在颞下部位用两把细的小弯止血钳将下斜肌钳住,在中间切断下斜肌,两个断端烧灼止血,将下斜肌鼻侧断端转位缝在下直肌止端颞侧缘处,可根据患眼上斜的程度缝在下直肌止端颞侧缘前 1mm(上斜严重者),或后 1mm(上斜较轻者)(图 27-12,图 27-13)。缝合时不像下斜肌后退术一样散

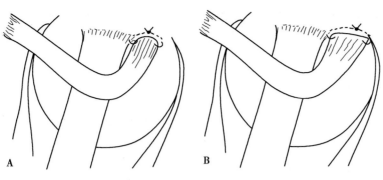

图 27-12　下斜肌前转位术

A. 下斜肌新的止点位于下直肌颞侧止端处,或向前 1mm 或向后 1mm;B. 止端不应当散开,以免发生术后眼球运动受限

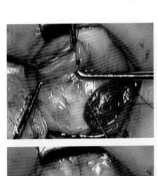
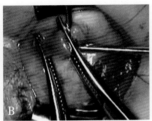
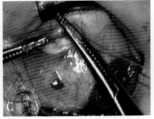
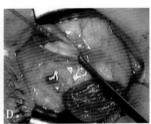

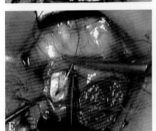
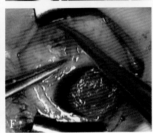

图 27-13　下斜肌前转位术

A. 分离暴露下斜肌后,在其鼻侧端置双臂套环缝线;B. 用两把止血钳相隔 5~10mm 将下斜肌钳住;C. 切断下斜肌,断端烧灼止血;D. 以斜视钩钩住下直肌,确定下直肌颞侧止点位置;E. 将鼻侧端下斜肌缝在下直肌颞侧止端处;F. 缝合后检查下斜肌的位置

开缝合,而是两针一起缝在下直肌止端颞侧缘;也不要将下斜肌止端缝合太靠前,否则会产生术后眼球上转受限等并发症。可间断或连续缝合结膜。下斜肌前转位术后部分患者可出现下睑轻度的肿胀和上移。

第六节　下斜肌鼻侧切断术

下斜肌鼻侧切断术(nasal myotomy of the inferior oblique muscle)适应于下斜肌部分切除术后复发者[1],术中将下斜肌的鼻侧段切除约 5mm,使下斜肌的颞侧段和其神经血管束完整不变。采用鼻下象限穹窿结膜切口,暴露巩膜后,伸入斜视钩钩住下直肌,将眼球向上牵拉,找到下斜肌(下直肌鼻侧端的下斜肌明显变细),用两把细的小弯止血钳相隔 5mm 将下斜肌钳住,切除中间部分下斜肌,两个断端烧灼止血,放开下斜肌的两个断端,再缝合结膜。如发现筋膜囊有破口,应先缝合,防止眶脂肪脱出。

第七节　下斜肌鼻侧前转位术

下斜肌鼻侧前转位术(anterior and nasal transposition of the inferior oblique muscle)由 Stager 首先报道,可用于治疗下斜肌亢进、上斜肌麻痹、上斜肌缺如、抗上转综合征、和眼球后退综合征患者内转时的上射和下射[2-4]。所有患者有以下一个或多个表现:内转时上转、上转时外斜、不正常头位和外旋转斜视。除 Y 型外斜外,其他患者的效果良好。该术式可消除眼球后退综合征的上射,但部分患者的下射在术后加重。作者们认为这种术式特别适用于先天性和后天性上斜肌麻痹患者第一次术后复发者。具体步骤:将下斜肌分离暴露后,在颞下部位用两把细的小弯止血钳将下斜肌钳住,在中间切断下斜肌,两个断端烧灼止血,将下斜肌鼻侧断端的后部分转位缝在下直肌止端鼻侧 2mm,下方 2mm 处,前部分缝在下直肌止端鼻侧 5mm 处,要用不可吸收缝线(我们常用 5-0 白丝线),因为下斜肌后部受神经血管束的拉力较大,容易撕脱(图 27-14)。

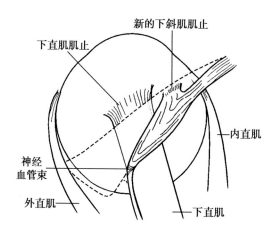

图 27-14　下斜肌鼻侧前转位术:在颞下象限分离
和切断下斜肌,用不可吸收缝线将下斜肌后部纤维
缝合于下直肌鼻侧止端的鼻侧 2mm 和后 2mm 处,
下斜肌前部缝合于下斜肌后部纤维的鼻侧 3mm 处

第八节　伴或不伴下斜肌缩短的下斜肌前徙术

　　下斜肌的加强手术临床上很少使用。可用于以下两个方面:①严重的内旋转斜,或其他手术方法治疗后仍有明显的内旋转斜。如用下斜肌前徙 + 上斜肌断腱治疗黄斑移位术后的内旋转斜。②下斜肌麻痹患者,已施行了其他眼外肌手术,但仍持续存在下斜肌功能不足。也有作者认为,前面述及的下斜肌前转位术也是一种下斜肌加强手术。

　　伴或不伴下斜肌缩短的下斜肌前徙术(advancement of the inferior oblique muscle with or without resection)按前述在颞下方位分离暴露下斜肌,在其止点处切断下斜肌,断端烧灼止血,将下斜肌在外直肌的下面向上前徙,走行与下斜肌自然走行一致,直到外直肌上缘或更上处,与外直肌平行将下斜肌缝在巩膜上。缝合前可切除 5~10mm 的下斜肌,以加强前徙的效果(图 27-15)。我们有时候利用下斜肌缩短并前移到下直肌颞侧止端旁以矫正其他方法不能再矫正的上斜视(图 27-16)。

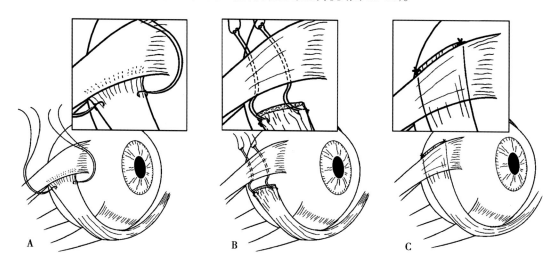

图 27-15　伴或不伴下斜肌缩短的下斜肌前徙术
A. 在外直肌下方的下斜肌上做双臂套环缝线;B. 在颞侧下斜肌止点处切断下斜肌;C. 将下斜肌按原走行
方向向上缝合在外直肌的上方,为加强前徙的效果,可以同时做下斜肌的部分缩短

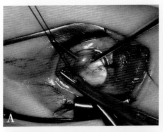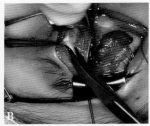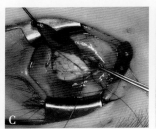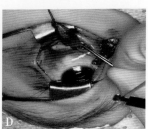

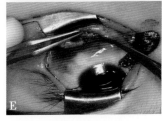

图 27-16　下斜肌缩短并前转位术
A. 在下斜肌肌止前 2mm 处以 5-0 丝线预置双套环牵引缝线,颞侧止点处切断下斜肌;
B. 牵拉下斜肌,分离肌肉与下直肌、筋膜联系;C,D. 在下斜肌鼻侧端缩短量处置双臂套环 6-0 可吸收缝线,将其缝合于下直肌止端颞侧巩膜上;E. 剪除缩短的肌肉

第九节　下斜肌折叠术

下斜肌折叠术(tucking of the inferior oblique muscle)在颞下方位分离暴露下斜肌,以 6-0 可吸收或不可吸收缝线,将下斜肌折叠缝合(图 27-17)。

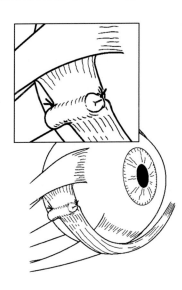

图 27-17　下斜肌折叠术:用 6-0 可吸收或不可吸收缝线折叠下斜肌

(颜建华　王忠浩)

参 考 文 献

1. Stager DR Jr, Wang X, Stager DR Sr, et al. Nasal myectomy of the inferior oblique muscles for recurrent elevation in adduction. J AAPOS, 2004, 8:462-465.

2. Hussein MA, Stager DR Sr, Beauchamp GR, et al. Anterior and nasal transposition of the inferior oblique muscles in patients with missing superior oblique tendons. J AAPOS, 2007, 11:29-33.

3. Stager DR Jr, Beauchamp GR, Wright WW, et al. Anterior and nasal transposition of the inferior oblique muscles. J AAPOS, 2003, 7:167-173.

4. Stager DR Sr, Beauchamp GR, Stager DR Jr. Anterior and nasal transposition of the inferior oblique muscle: a preliminary case report on a new procedure. Binocul Vis Strabismus Q, 2001, 16:43-44.

第二十八章

眼外肌移位术

第一节 概　述

眼外肌移位术(muscle transposition)的手术目的常被误解,认为可以改善眼球运动功能。实际上,眼外肌移位术矫正眼球运动的作用很有限。然而,在斜视手术治疗中,它一直是一种不可忽视的重要和特殊的手术技术。眼外肌移位术常用于某一眼外肌全麻痹或近全麻痹患者。最常用于外直肌麻痹(包括外展受限的眼球后退综合征)和动眼神经支配的任何一条直肌全麻痹。眼外肌移位术通常是指直肌移位术,这也是本章的重点。上斜肌移位术是一种在动眼神经麻痹中较少应用的术式,也在本章提及。下斜肌移位术尽管也可用于下直肌麻痹,但一般用于非麻痹性斜视,前面章节已提到。

直肌移位术最适用于一只眼中只有一条直肌麻痹的患者。当被移位的肌肉只是轻微的功能障碍时,还可考虑移位来矫正麻痹肌的功能。然而,被移位的肌肉有明显的运动障碍时,直肌移位术无效。直肌移位术只是移动了直肌的前面 1/3,这 1/3 不受眼外肌滑车(pulley)的限制,后面 2/3 以上的直肌部分在移位术后仍然在原来的解剖位置。

直肌移位的目的是希望矫正患眼的眼位,使患者在使用或不使用三棱镜时第一眼位有一定的双眼单视野范围。尽管术后在第一眼位获得了一定的双眼单视野,但这一范围很有限。术前患者一定要知道,手术很难改善麻痹肌侧的眼球运动。文献中有报道直肌移位术(同时作加强的后固定缝线)后,患者有轻度或中度的改善麻痹肌侧的眼球运动,但其真正的科学证据仍然缺乏。总之,直肌移位对矫正眼位有一定效果,但眼球运动改善有限。

直肌移位术矫正眼位的作用机制一直存在争论。有学者认为直肌移位后,通过移位直肌的作用分力或静止肌张力,被移位的直肌的作用力转移到了麻痹肌侧;也有学者认为是移位直肌的限制因素维持术眼在原在位,从而矫正眼位;近来有学者提出直肌移位术后,尤其是增加后固定缝线后,直肌的滑车(pulley)作用方向向麻痹侧后移,改变了眼球的作用中心,从而矫正眼位。总之,多种作用机制造成术后眼位改变。当同时做患眼拮抗肌后退或肉毒杆菌毒素注射时,直肌移位术的效果会更好。有些病例,健眼配偶肌的后退更可增加直肌移位术的眼位矫正效果,且能增加双眼单视野。

直肌移位术后经常需要再做其他斜视手术(即二次或多次手术),这一方面术前应告知患者,另一方面术者心中要做好分次手术的计划。由于涉及多条直肌,特别是在年长患者或患有血管性疾病者,要注意到可能出现眼前段缺血的并发症。在同一眼的分次手术尽管减少了眼前段缺血的风险,但肯定存在这种风险。我们一般等待 6 个月或以上才做同一眼第二次斜视手术,而不是一般的 3 个月,这样更有利于患眼建立有效的血供和侧支循环。对特别的患者,术中保留睫状前血管,或在直肌移位时尽量减少损伤睫状前血管也可减少眼前段缺血的风险。

20 世纪已报道很多种直肌移位术,或多或少都取得了眼位矫正的效果。一些目前不用的术式本章只简略提及,而大家都在使用的术式我们会详细讲述。常用的术式包括直肌全移位(full tendon transposition)、Foster 等提出的增强直肌全移位术(augmented full tendon transposition)、直肌部分移位术(Hummelsheim transposition)、增强直肌部分移位术(augmented Hummelsheim transposition)、直肌联结术(Jensen procedure)和上斜肌转位术(superior oblique tendon transposition)等。直肌移位术都可应用调整缝线术(见第二十九章)。下斜肌转位术一般不应用于麻痹性斜视,已在第二十七章讨论。

Hummelsheim 首先提出直肌移位术治疗麻痹性斜视,即通过将上下直肌颞侧半移位到外直肌止端上方和下方,来矫正外直肌麻痹。如果有大度数内斜,则需要同时做外直肌缩短或内直肌后退术。有报道将上下直肌的鼻侧半移位到外直肌止端的 Hummelsheim 术式对内斜的矫正效果更好(O'Connor 术式)。Widner 等提出在外直肌后部将其切断,外直肌前部分成上下两半,上半缝合到上直肌止点,下半缝合到下直肌止点以矫正外直肌麻痹。Schillinger 等提倡将上下直肌全部移位到水平直肌的方法矫正水平直肌麻痹(图 28-1)。Knapp 提出将水平直肌全部移位到垂直肌止点来矫正垂直直肌麻痹。以上简述了直肌移位术的历史,目前应用最多的是部分直肌移位术(Hummelsheim transposition)和全直肌移位术。

直肌移位术结膜切口:以外直肌麻痹为例,有两种切口:①颞上和颞下两个穹窿结膜切口。这种切口暴露差一点,但完全足够完成手术;优点是术后异物感轻、外观影响小,结膜瘢痕小。②180°角膜缘结

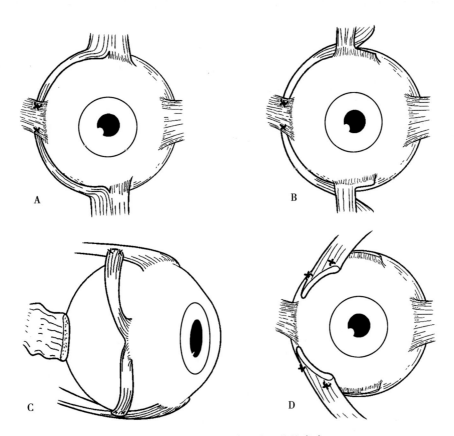

图 28-1　几种早期的眼外肌移位术式

A. Hummelsheim 术式;B. O'Connor 术式;C. Widner 术式;D. 目前仍然常用的全眼外肌移位术

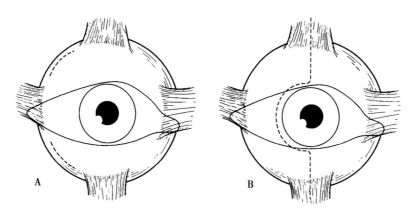

图 28-2　眼外肌移位术结膜切口
A.两个穹窿结膜切口;B.一个 180°角膜缘结膜切口

膜切口:这种切口暴露很好;缺点是术后异物感较明显,外观影响稍大,结膜瘢痕大(图 28-2)。总之,这两种切口都可以,优缺点差别不是很明显,由术者自定。我们过去以第二种切口为主,现在以第一种切口为主。

第二节　直肌全移位术

直肌全移位术适用于一条直肌全麻痹的患者,主要为外直肌全麻痹患者。以外直肌麻痹为例,将全部上下直肌分别移位到外直肌止点的上方和下方的巩膜上,但遵循直肌自然解剖的原则(the spiral of Tillaux)。即暴露上、下直肌后,分离肌间膜和节制韧带到肌止后 10~12mm,在肌止处切断上直肌和下直肌,将上直肌的颞侧端缝在外直肌止端上方处,鼻侧端缝在近原上直肌止端颞侧处;将下直肌的颞侧端缝在外直肌止端下方处,鼻侧端缝在原下直肌止端颞侧处(图 28-3)。

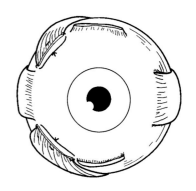

图 28-3　上下直肌全移位治疗外直肌麻痹

第三节　直肌全移位术联合后固定缝线

Foster 于 1997 年介绍了一种加强直肌全移位效果的缝线技术,手术操作简单,对矫正第一眼位的效果却十分明显,称为直肌全移位术联合后固定缝线(Foster 式式)。在完成上下直肌全移位术后,用 5-0 不可吸收缝线将上下直肌的肌腹分别缝合在外直肌上方止端和下方止端后的巩膜上,缝合位置距角膜缘 12~14mm(图 28-4)。根据需要可同时做对侧配偶肌的后退术。对做了直肌部分移位术的患者,也可以做这种后固定缝线术,此时还可根据病情同时做患眼拮抗肌的后退术。笔者理解这种后固定缝线术类似于肌联结术(Jensen 式式),即将肌移位和肌联结术两者相结合,从而加强了单纯直肌移位术的效果。

Buckley 等提出做直肌全移位术 + 后固定缝线时,将上下直肌的肌腹与外直肌的肌腹在外直肌止点后 8mm 处缝合固定(图 28-5)。注意缝合时不要结扎外直肌的睫状前血管,减少眼前段缺血的风险。

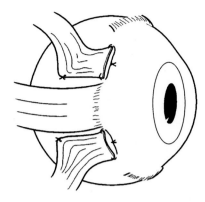

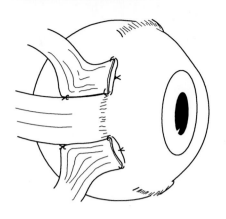

图 28-4 直肌全移位术 +Foster 后固定缝线：上下直肌全移位后，用 5-0 不可吸收缝线将上下直肌的肌腹分别缝合在外直肌上方止端和下方止端后距角膜缘 12~14mm 的巩膜上

图 28-5 直肌全移位术 +Buckley 后固定缝线：上下直肌全移位后，上下直肌的肌腹与外直肌的肌腹在外直肌止点后 8mm 处缝合固定

第四节　保留睫状前血管的直肌全移位术

对于有眼前节缺血风险，又需要做直肌移位术的患者，可以在术中将移位直肌的睫状前血管保留（图 28-6）。保留睫状前血管的操作最好在手术显微镜下进行，手术需仔细认真，细小的斜视钩和显微剪是必备的器械。当睫状前血管位于直肌的边缘时，可考虑只做 4/5 的直肌移位，不必细心分离睫状前血管（图 28-7）。

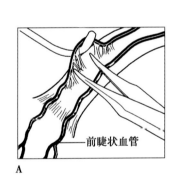

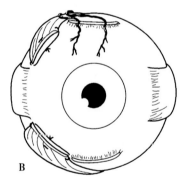

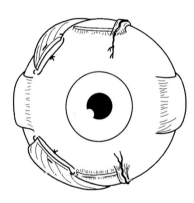

图 28-6 分离和保留睫状前血管的全眼外肌移位术
A. 分离睫状前血管；B. 保留睫状前血管后的外观

图 28-7 保留睫状前血管的 4/5 直肌移位术

第五节　部分直肌移位术

Hummelsheim 等提出将上直肌和下直肌的颞侧半移位到外直肌止端上方和下方来治疗外直肌麻痹（Hummelsheim transposition）（图 28-8）。事实上，一只眼上的任何一条直肌麻痹都可采用相邻两条直肌的部分移位术来矫正。分离上下直肌时，注意每条直肌至少保留一条睫状前血管，用 6-0 可吸收缝线缝合。

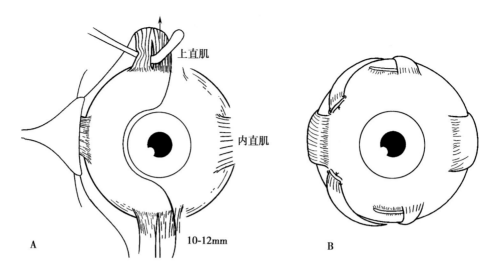

图 28-8   部分直肌移位术（Hummelsheim 术）

A. 将上下直肌分成两半；B. 将上直肌和下直肌的颞侧半分别缝合到外直肌止端的上方和下方巩膜上

第六节   加强的部分直肌移位术

加强的部分直肌移位术（augmentation Hummelsheim transposition）：如外直肌麻痹，在上下直肌部分移位前，先将需移位的部分上下直肌缩短 5mm（切除 5mm），其他操作同上（图 28-9）。

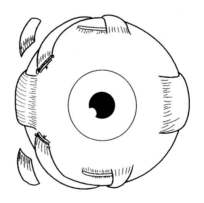

图 28-9   加强的部分直肌移位术：在上下直肌部分移位前，先将需移位的部分上下直肌缩短 5mm（切除 5mm），其他操作同图 28-8

第七节   Knapp 术式

Knapp 等提出将具有正常功能的内直肌和外直肌移位到上直肌止端的手术来治疗单眼上转障碍（即双上转肌麻痹）的患者。目前，多数学者遵循直肌自然解剖的原则（the spiral of Tillaux），将内直肌的上端缝在上直肌止端鼻侧处，下端缝在近原内直肌止端上端处；将外直肌的上端缝在上直肌止端颞侧处，下端缝在原外直肌止端上端处。然而，两种缝合方法的矫正效果类似（图 28-10）。

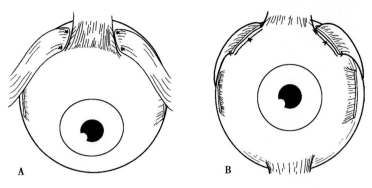

图 28-10　Knapp 术式,用于治疗单眼上转障碍(双上转肌麻痹)

A.将全内直肌和外直肌分别缝合在上直肌止端的鼻侧和颞侧;B.按 Tillaux 解剖原则,将内直肌的上端缝在上直肌止端鼻侧,下端缝在近原内直肌止端上端,将外直肌的上端缝在上直肌止端颞侧,下端缝在原外直肌止端上端

第八节　直肌联结术

直肌联结术(Jensen procedure):由 Jensen 于 1964 年起用于治疗外直肌麻痹,即将上直肌的颞侧半与外直肌的上半联结,下直肌的颞侧半与外直肌的下半联结,联结部位在角膜缘后 12mm,用 5-0 的不可吸收缝线(图 28-11)。术中至少保留上下直肌各一条睫状前血管,且由于直肌的止端都没有切断,发生眼前段缺血的可能性减少,但仍有可能发生。当内斜大于 25PD 时,可能需要同时做内直肌后退术,有眼前段缺血风险者,不做内直肌后退,改用肉毒杆菌毒素内直肌注射。目前,多数学者少用这种术式,代之以部分或全部直肌移位术。同样,尽管该术式开始是用于治疗外直肌麻痹,事实上,一只眼的任何一条直肌麻痹都可采用这种术式,前提是相邻直肌的功能正常。直肌联结时不要结扎太紧,以免影响被结扎肌肉的血液循环。分离直肌时既可按常规分离到肌止后 12~15mm,也可按最新的方法不做任何分离,直接在角膜缘后 12mm 处联结缝合。

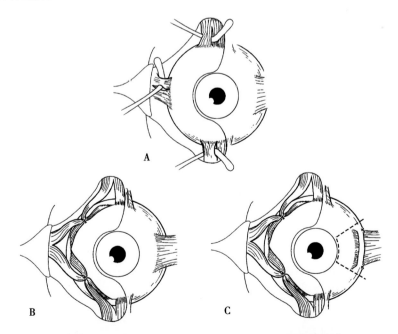

图 28-11　直肌联结术(Jensen 术),用于治疗外直肌麻痹

A.将上直肌、外直肌和下直肌都分成两半,至少保留上下直肌的一条睫状前血管;B.用 5-0 的不可吸收缝线,在角膜缘后 12mm 将上直肌的颞侧半与外直肌的上半联结,下直肌的颞侧半与外直肌的下半联结;C.可以同时做内直肌后退术

第九节   保存睫状前血管的改良肌联结术

保存睫状前血管的改良肌联结术(vessel-sparing modification of the Jensen procedure):做肌联结时,不是将缝线结扎被联结的肌肉全部,而是将缝线在被联结肌肉眶面的睫状前血管外侧经过,即避开了睫状前血管,其他步骤与常规过程一样(图 28-12)。

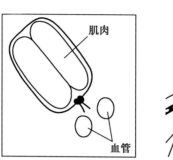
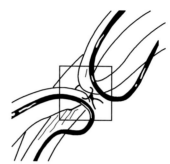

图 28-12   保留睫状前血管的改良 Jensen 术:缝线结扎时避开睫状前血管,予以保留,其他操作同图 28-11

第十节   上斜肌移位术

上斜肌移位术(superior oblique tendon transposition)由 Peter 在 1934 年首先提出,适应证较窄,用于动眼神经全麻痹或近全麻痹的患者,与其他斜视矫正方法结合,辅助矫正眼位。因此,临床上使用不多,如果只做上斜肌移位术,则矫正眼位的作用十分有限。

操作步骤:鼻上方穹窿部结膜切口或角膜缘结膜切口,钩住鼻上方的上斜肌,暴露分离后在上直肌鼻侧切断上斜肌,用 5-0 或 6-0 不可吸收缝线,将鼻侧部分的上斜肌肌腱缝合在内直肌止端上方的巩膜上(图 28-13)。一定要保证在缝合后,感觉到上斜肌对眼球有明显的上转拉力,否则矫正眼位作用不好,切除多余的上斜肌肌腱。有学者认为切断滑车的上斜肌移位术效果更好。即在缝合上斜肌之前,先用止血钳将滑车断开,但不损伤上斜肌,使上斜肌游离于滑车,其他步骤同上,但会有更多的上斜肌肌腱可以被切除(图 28-14)。断滑车与不断滑车的术式对矫正眼位的效果仍有争论。断滑车增加了手术难度,并可能出现眶内出血和上斜肌损伤等并发症。

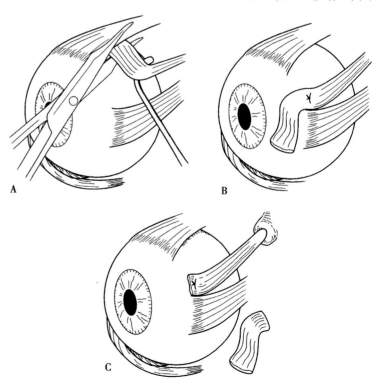

图 28-13   上斜肌移位术
A. 从鼻侧分离上斜肌,并在上直肌鼻侧缘切断上斜肌;B. 用不可吸收缝线,将上斜肌缝合在内直肌止端上方的巩膜上;C. 切除多余的上斜肌

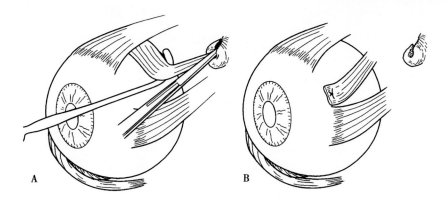

图 28-14　切断滑车的上斜肌移位术

A.分离上斜肌以后,用血管钳切断滑车;B.其他操作同图 28-13

（颜建华）

第二十九章

调整缝线术

第一节　概　　述

　　调整缝线术(adjustable suture techniques)是指手术医生可在术后患者清醒后,在诊室中调整一条或多条肌肉上缝线位置来修正眼位,不必再进手术室。使用调整缝线的医生相信通过术后的缝线调整,尤其是复杂斜视患者,可以得到更好的眼位矫正效果。有很多种缝线调整术式,有些能做较大量的后退或缩短调整,有些只做少量的调整。如果术后眼位矫正满意,有些已打算不做调整(即术后不用处理调整缝线),而有些则无论效果如何,都选择做调整缝线的处理(如果术后眼位满意,则不做手术量的改变)。尽管调整缝线术主要用于直肌后退/缩短术,但也可以用于肌肉移位术和斜肌手术等。本章讨论直肌后退/缩短的调整缝线术,其他斜视手术的调整缝线技术只需要做一些小小的改变,调整原理类似。

第二节　调整缝线术的适应证

　　是否使用调整缝线取决于手术医生和斜视的复杂程度。有些手术医生坚信调整缝线的应用可提高手术成功率;有些医生则从不做调整缝线,认为没有意义;有些医生则对常规的斜视手术不做调整缝线,对复杂的斜视则做调整缝线(表 29-1)[1]。目前尚未有科学证据表明调整缝线术一定可以提高斜视手术成功率。

表 29-1　斜视调整缝线手术的适应证

1	限制性斜视(甲状腺相关眼病性斜视、视网膜外路术后的斜视等)
2	过去有眼外肌外伤或手术的斜视
3	眼外肌迷失、滑脱、断裂等
4	非共同性斜视(眼球后退综合征、Moebius 综合征、麻痹性斜视等)
5	眼眶骨折或眼眶手术后的斜视
6	水平斜合并垂直斜与旋转斜视
7	任何长期的复杂的斜视
8	任何能合作调整的斜视患者

调整缝线术可用于任何年龄,但一般较多用于成人。如果是小儿患者,有些需要再用镇静药物或再次全麻下进手术室进行调整;有些医生则只选择术前评估十分合作的小儿(家长也支持和合作),像成人一样在诊室中调整。对小儿患者,通常选择较简单的操作少的调整缝线技术。

如上所述,调整缝线术的适应证变化很大,取决于手术医生的个人喜好、训练过程和手术经验等。有些广泛使用调整缝线术,有些只对某些病例使用,有些根本不用。大家相对公认的适应证是非共同性斜视(麻痹性和限制性)的直肌手术,如甲状腺相关眼病性斜视的直肌后退术等。有多种缝线调整的术式,本章主要讨论几种广泛应用的术式,穿窿结膜切口和角膜缘结膜切口都可应用调整缝线术。

第三节　调整缝线的时间

目前,斜视术后什么时候评估眼位最好和什么时间点调整缝线还没有统一的标准。有些喜欢局麻下在手术室调整眼位,国内大多数成人斜视都采用这种方式。有些喜欢全麻清醒后1小时或几小时做调整,在诊室内做。也有些则在术后第二天或1周内再做调整。然而,术后时间越长,调整缝线越难,因为:①患者术眼的不适感很明显。②结膜水肿充血明显,操作时容易出血。斜视手术与一般的内眼手术如白内障手术不同,不是术后第一天为手术反应最重,而是术后第二天或第三天反应最重,然后逐渐减轻。③肌肉与巩膜已发生粘连,调整时缝线拉不动。而采用术中应用粘弹剂或抗代谢药物以减少术后粘连,我们认为没有必要。所以,我们建议在术后1~4小时完成调整缝线术。随着全身麻醉技术的提高,目前也可以对全麻患者进行术中清醒后调整:因为麻痹患者在停止使用麻药后可以很快清醒,加上麻药后又可以很快麻醉,所以,就可以在手术室内患者清醒后观察眼位,如果需要调整眼位,则使用麻药,在无痛条件下调整眼位,然后结束手术。

第四节　调整缝线术的优缺点

理论上,斜视手术时采用调整缝线术的优点显而易见:让医生在手术后可以再次改变或调整手术量,以提高眼位矫正效果,从而降低再手术率[2]。然而,由于以下缺点限制了它的实际应用:①只要术前做好认真规范的斜视检查,正确的手术设计与手术操作,不做调整的常规斜视手术已有很高的成功率。②斜视手术讲究的是长期效果,术后第一天内做调整缝线有时会起到相反的效果,如共同性内斜视患者,术后轻度的欠矫常常在一段时间后变为正位,如果当时调整到正位,远期可能变成过矫;更多的是共同性外斜视患者,当做了一眼外直肌后退+内直肌缩短术后有明显的过矫,1周到1个月多数恢复正位,如果当时调整到正位,则术后会变成明显的欠矫。③手术时间延长了,也增加了手术的复杂性,引起眼球穿破或感染等的可能性增加。④术后眼外肌滑脱的机会增加了。⑤术后的调整又增加了医生的工作量,而且患者也感到调整时有明显的不适感和恐惧,有时患者十分不配合,尤其是做了调整缝线者,即使不需要调整眼位也需要做缝线的拆除,将活结松开变成死结,结膜伤口的缝合等操作。⑥至今为止,还没有大样本的随机临床对照研究证实选择调整缝线技术的手术效果优于常规斜视手术。目前报道的文献有些其手术效果与常规手术一样,有些甚至低于常规手术,有些手术成功率稍高于常规手术,但由于没有对照组,也只是少数医生的回顾性总结,不能代表全部[3]。

第五节　调整缝线术时手术部位的处理

手术切口位置的处理有利于调整缝线的操作和减轻患者的不适感,穿窿部结膜切口和角膜缘结膜切口都可进行调整缝线术,下面的方法适用于所有的斜视调整缝线技术。

1. 角膜缘结膜切口的处理　可采用两种处理方式,一种为缝合结膜时做结膜后退缝合,后退到原肌止处,这样术后就可以在肌止处直接做缝线调整。另一种为只缝合结膜切口的一个角,另一个角不缝合,待完成调整缝线后再缝合(图29-1)。

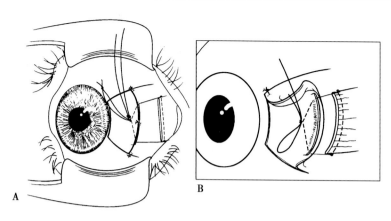

图 29-1　便于调整缝线的角膜缘结膜切口
A.结膜后退到肌止线处;B.或其中一侧结膜切口延迟缝合(调整后再缝合)

2. 穹窿部结膜切口的处理　也有两种处理方式,一种为在原肌止线稍上方或下方做一过巩膜的牵引缝线,通过牵拉这一缝线暴露调整缝线位置,调整缝线结束后再拆除(图 29-2)。另一种为在结膜面做调整,肌肉缝线的两针过肌止后,打一个结,将其中一条线的缝针剪除,另一条线的缝针穿过结膜并将结带出结膜面,然后缝合结膜和按调整缝线操作完成手术,缝线调整术后将线结埋入结膜内(图 29-3)。

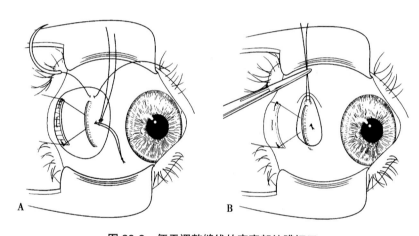

图 29-2　便于调整缝线的穹窿部结膜切口
A. 在肌止边缘的巩膜上做一结膜牵引缝线;B. 术后调整时,牵拉这条线有利于切口的暴露

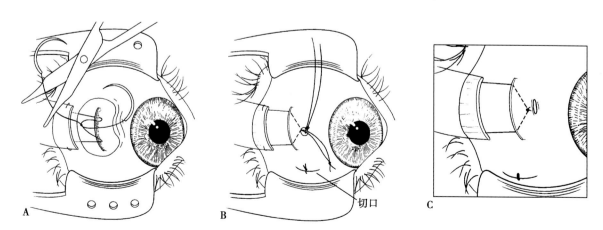

图 29-3　便于在结膜面调整缝线的穹窿部结膜切口
A. 肌肉缝线的两针过肌止后,打一个结,将其中一条线的缝针剪除,另一条线的缝针穿过结膜并将结带出结膜面;
B. 缝合结膜,按调整缝线操作后手术结束时的样子;C. 调整缝线后,打结,将线结埋入结膜内

3. Bucket 辅助缝线（Bucket handle globe manipulation suture）　不管采用什么方式做斜视调整缝线术,患者都会感到不适,缝线调整时患者常会因为疼痛等不愿意或不能转动眼球,使调整缝线的操作难以完成。Bucket 辅助缝线的应用大大地减少了患者的不适感,使调整缝线操作更容易。Bucket 辅助缝线是指在肌止端前,用 6-0 可吸收缝线过巩膜缝一针,并打结成一个环。缝线调整时,由助手用镊子抓住这个环转动眼球,调整结束后拆除 Bucket 辅助缝线（图 29-4）。

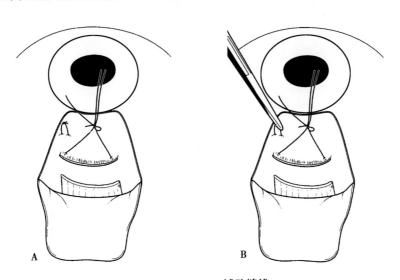

图 29-4　Bucket 辅助缝线

A. 在肌止端前,用 6-0 可吸收缝线过巩膜缝一针,并打结成一个环;B. 缝线调整时,用镊子抓住这个环转动眼球

第六节　蝴蝶结式调整缝线

蝴蝶结式调整缝线（bow-type adjustable sutures）既可用于直肌后退术,也可用于直肌缩短术。两种情况都要求肌肉缝线从原肌止点穿出。直肌后退术时需做悬吊式后退（hang-back recession）。手术时,在预定后退位置的肌肉缝线只打一个活结,即半个蝴蝶结。术后观察,如果需要调整,则打开活结,前后调整后退量,满意后打死结结束手术（图 29-5）。有些医生手术时的缝线打在结膜下,如果眼位矫正满意,则不做调整,活结的强度已足够使肌肉在预定的位置愈合。如果眼位需要调整,则打开结膜后调整[2]。

做缝线调整时,一定要知道拉活结的线头是松开活结,而拉线圈则是将活结变成了死结（图 29-6）。一旦拉错,则增加了调整缝线的难度。

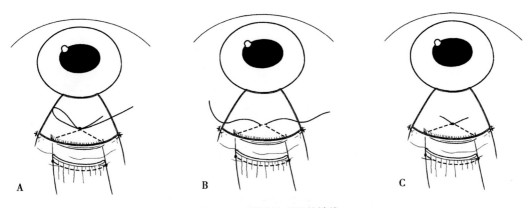

图 29-5　蝴蝶结式调整缝线

A. 打一活的蝴蝶结;B. 打开活结进行调整;C. 调整后打死结结束手术

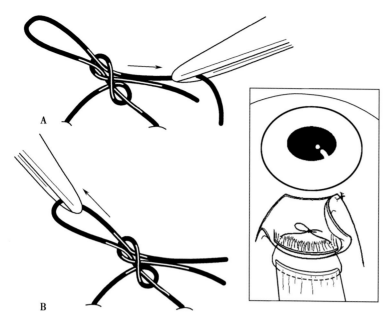

图 29-6   蝴蝶结式调整缝线的操作方法
A. 拉活结的线头是松开活结；B. 拉线圈则是将活结变成了死结

第七节   肚带式调整缝线

有些医生喜欢用肚带式调整缝线（cinch knot adjustable sutures），尤其是对穹窿部结膜切口的患者，因为蝴蝶结式调整容易卡住，在穹窿部操作很不方便。直肌后退和直肌缩短术都可应用。直肌后退者应采用悬吊式后退。手术操作时，将肌肉缝线在肌止端拉出后，在预定后退或缩短位置的肌肉缝线处做一肚带式缝线结包住该肌肉缝线，这个结可以在肌肉缝线上下滑动，从而达到调整手术量的目的。肚带式调整缝线可用不可吸收或可吸收缝线，我们喜欢用可吸收缝线。不可吸收缝线有时候会穿破结膜产生异物感和肉芽肿性炎症。在肌止处做一牵引缝线很重要，可在调整缝线时控制眼球位置，有利于操作。这样术终有三种缝线从结膜切口出来，一为牵引缝线，一为肚带式调整缝线，一为肌肉缝线（图 29-7）。

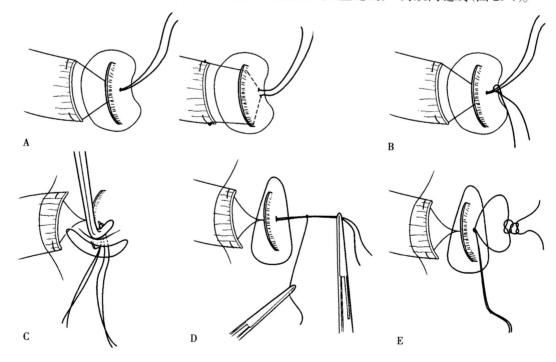

图 29-7   肚带式调整缝线技术
A. 肌止处缝线通过的两种方式；B. 在预定后退位置的肌肉缝线处做一肚带式缝线结；C. 手术结束时的样子；
D. 肚带式线结在肌肉缝线上下滑动，调整手术量；E. 手术量调整后，在肚带式线结上打死结

第八节　牵拉式调整缝线

　　牵拉式调整缝线(traction knot adjustable sutures)利用肌肉缝线经过巩膜隧道的阻力进行缝线调整。即两条肌肉缝线穿过巩膜隧道,在预定后退位置的巩膜隧道口做缝线打结,这样缝线因为巩膜隧道的阻力不会后退,线结游离端则用于牵拉调整。当术后眼位矫正满意时,剪断游离端缝线。当术后需要减少后退量时,将肌肉缝线向前拉,拉到调整位置后打结,剪断结外的缝线。当术后需要增加后退量时,在肌肉缝线巩膜隧道后面牵拉缝线,使线结退向巩膜隧道后,调整满意后,再在巩膜隧道口打结,剪断结外的缝线(图29-8)。

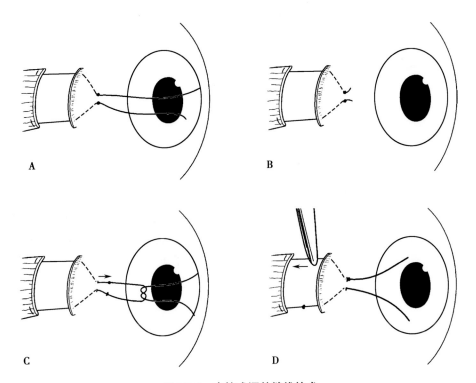

图29-8　牵拉式调整缝线技术
A. 在预定后退位置处做缝线打结,线结游离端则用于牵拉调整;B. 不需要调整时,剪断游离端缝线;C. 减少后退量时,将肌肉缝线向前拉,拉到调整位置后打结;D. 增加后退量时,在肌肉缝线后面牵拉缝线,使线结退向后

第九节　开伞索式调整缝线

　　斜视手术中,调整缝线一般都在2~3mm。开伞索式调整缝线(ripcord adjustable sutures)适用于只需要增加后退量(包括后退术的后退量和缩短术后的后退量)的患者。无论是直肌后退还是直肌缩短术,我们先预留1~3mm的后退。如外直肌后退6mm,我们先预留2mm,则在外直肌后退8mm处打结,结下做一开伞索式调整缝线,牵拉外直肌向前,使外直肌后退量为6mm。术后如果需要增加后退量,则拆除开伞索式调整缝线,使后退量变为8mm;术后如果眼位满意,则不需要调整(图29-9)。同理,如外直肌缩短6mm,我们先预留3mm,则在外直肌缩短9mm后,肌肉缝线的线结下做一开伞索式调整缝线,使外直肌后退3mm。术后如果需要减少缩短量,则拆除开伞索式调整缝线,使缩短量变为6mm;术后如果眼位满意,则不需要调整(图29-10)。

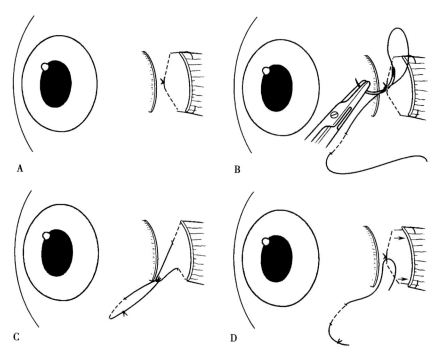

图 29-9　直肌后退术的开伞索式调整缝线

A. 肌肉做 1~3mm 的悬吊式后退；B. 在肌肉缝线下方做开伞索式缝线；C. 当缝线拉紧时，后退的肌肉回到需要的位置；D. 如果不需要调整，不用做任何操作

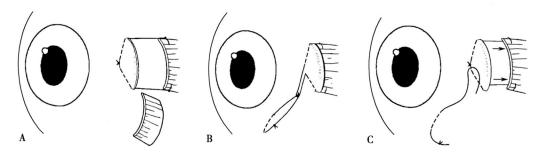

图 29-10　直肌缩短术的开伞索式调整缝线

A. 直肌缩短后，做 1~3mm 的悬吊式后退；B. 在肌肉缝线下方做开伞索式缝线；C. 当缝线去除后，可以减少肌肉的缩短量，如果不需要调整，不用做任何操作

（颜建华）

参 考 文 献

1. Nihalani BR, Hunter DG. Adjustable suture strabismus surgery. Eye, 2011, 25: 1262-1276.

2. Engel JM, Rousta ST. Adjustable sutures in children using a modified technique. J AAPOS, 2004, 8: 243-248.

3. Leffler CT, Vaziri K, Cavuoto KM, et al. Strabismus Surgery Reoperation Rates with Adjustable and Conventional Sutures. Am J Ophthalmol, 2015, 160: 385-390.

第三十章

特殊斜视手术技术

前面章节讲述的斜视手术技术都是标准的常用手术,这些技术能够解决绝大部分斜视手术问题,我们在临床诊疗工作中基本上都会用上。然而,斜视手术及其改良的术式变化多样,本书很难全部包括在内。不过,少数特殊的手术技术尽管很少用到,却是矫正复杂斜视患者,或者常规斜视手术无法再治疗的患者十分有效和重要的方法。这些特殊手术技术难度大,操作不易,手术预测性和手术效果等都不如常规的斜视手术。

第一节 眶骨膜瓣眼球固定术

对于复杂的麻痹性斜视和限制性斜视患者,采用常规斜视手术的治疗效果不好。此时,如何选择合适的手术并得到相对理想的手术效果极富有挑战性。如动眼神经麻痹、眼眶骨折修复术后的斜视,眼眶肿瘤摘除术后的斜视等。临床上,总有极少一部分患者,如患者已行多次常规的斜视矫正术却还残余明显的斜视、多条肌肉异常无法进行眼外肌移位或联结等,需要采用复杂的眶壁眼球固定术矫正斜视。通过应用自体、异体或生物材料将眼球固定在眶壁,使之在原在位基本正位的方法称为眶壁眼球固定术或眶壁眼球锚定术。利用自身眶骨膜将眼球固定以矫正复杂性斜视则称为眶骨膜瓣眼球固定术(periosteal flap fixation of the globe),它具有以下优点:①不需要在身体其他部位手术来获取材料,减少了手术创伤和感染等可能;②不像异体(如异体阔筋膜,硬脑膜等)和外源植入生物材料(如硅胶条,钛板等),不会出现机体排斥和局部异物炎症反应;③外来植入物与眼球端和植入物与眼眶壁端的联结容易松脱,导致手术失败;④眼球前部(肌止附近)与眶壁的距离本身很近,中间用一外来植入物联结必要性不大;⑤手术操作相对简单容易,手术效果理想。

眶壁眼球固定术可以矫正常规斜视手术不能矫正的复杂性斜视,但有一个明显的缺点:眶壁固定术后会出现明显的眼球运动受限。轻者只出现被固定方向和反方向的运动受限(如眶外侧壁眼球固定术矫正内斜,术后外转和内转都受限);重者眼球各个方向均受限(如眶外侧壁眼球固定术后,则术眼除内外转受限外,上下转也受限)。因此,眶壁眼球固定术宜应用于:①已做过多次斜视手术,常规斜视已不能再矫正的斜视患者;②尽管没有做过斜视矫正术,但患者术前的眼球运动显示患眼在斜视方向两边都不能活动(如外斜患者不能外转,也不能内转),被动转动试验该两方向都有极大的阻力,常规斜视不可能矫正;③患者有明显的斜视、复视或代偿头位,且明确表示有矫正这种斜视的愿望。

如果斜视手术医生不熟悉眼眶部位解剖和手术操作,则应与眼整形或眼眶专业的医生一起完成手术。可分别在眼眶的外壁、内壁、上壁和下壁做成一基底在眶内或眶缘的骨膜瓣,内壁的入口既可在结膜的半月皱襞处,也可在内眦处皮肤上(图30-1)。

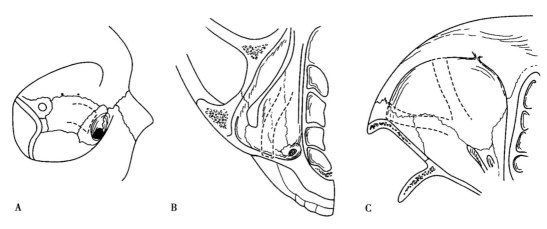

图30-1　可以选择的眶壁骨膜瓣的位置
A. 内壁;B. 外壁;C. 上壁

　　制作眶骨膜瓣时,用尖刀切开骨膜,用眶深部拉钩暴露术野,以骨膜剥离器小心剥离骨膜,骨膜瓣要宽,否则很容易断裂。骨膜瓣的基底位于眶深部,然后,用4-0或5-0的不可吸收缝线将骨膜瓣的前部与直肌的止点或止点前的巩膜缝合(图30-2)。我们发现,只在眶缘做以眶缘为基底的骨膜瓣,也可达到很好的手术效果,这样不必在眶深部操作,而且,眶深部的骨膜容易撕裂、越往后越薄、缝合时张力太低、达不到理想的矫正效果。缝合到肌止线时,要求肌止处的肌肉组织残留多一点,且缝针要经过部分巩膜组织;缝合到肌止前的巩膜上时,缝针穿过巩膜的宽度要大一点,以免结扎缝线后巩膜裂开。打结时,助手帮助暴露术野并将眼球向眶骨膜瓣方向牵拉,以减少缝线的张力。实际上,手术医生打结时,常常无法看到打结的部位,只是凭感觉操作(图30-3)。缝线打结后,要求最终的眼位尽量过矫15~25PD,因为术后仅数天或几周后就会有明显的眼位回退。

　　尽管眶骨膜瓣眼球固定术操作容易,但是剥离一条宽阔而结实的眶壁骨膜还是显得复杂和不便利。我们发现,只用缝线的眶壁眼球固定术,只需应用简单的丝线将眼球联结到眶壁深部结构,实现"肉肉"吻合,具有十分方便和简单实用的优点,术中观察眼球的位置,以能达到15~25PD过矫作为最终的矫正眼位,同样可以起到较为理想的手术效果。但如果只是用缝线做简单的眼球与眶壁的联结,则会因缝线松脱等引起手术失败,术中一定要做到"肉肉"对合,缝线只是起到联结眼球的肉(如眼外肌的前端)和眶壁

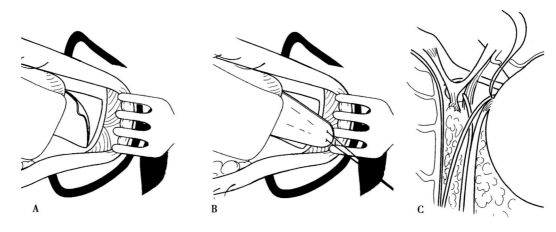

图30-2　眶骨膜瓣眼球固定术
A. 以深部拉钩暴露眶缘骨壁,用刀片切开骨膜;B. 分离制作骨膜瓣,以5-0不可吸收缝线穿过骨膜瓣前沿;
C. 将骨膜瓣与肌止或肌止处的巩膜缝合固定

的肉(如眶缘深部的骨膜和骨膜周组织)的作用。"肉肉"之间如果没有紧密接触,只是中间一条缝线相连,则手术一般会失败。这种缝线一定要牢固结实,且不可吸收。我们一般用5-0白丝线或4-0黑丝线,采用上、下(水平斜视患者)或左、右(垂直斜视患者)固定两针的方法,这样比只缝合一针的方法更可靠更保险。

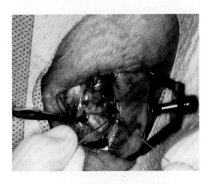

图30-3　缝合固定骨膜瓣到眼球上时,手术医生一般看不到缝合的位置,只是依感觉完成这一步

缝线眶壁眼球固定术操作步骤和方法:①内侧皮肤切口法:做患眼距离内眦内侧5mm的皮肤切口,长约10mm,分离皮下组织和肌层,暴露内眦韧带和内侧眶骨膜,将分离暴露好的内直肌经鼻侧结膜切口穿过内眦,与内眦韧带和内侧眶骨膜缝合两针,用4-0的黑丝线,术中调整眼位,以眼球处于内斜位10°~15°时结扎缝线,间断缝合皮下组织和皮肤。②鼻侧结膜切口法:做患眼泪埠处结膜切口,向鼻侧分离暴露内侧眶缘,将内直肌止端与内侧眶缘的骨膜和骨膜周组织以4-0的黑丝线缝合两针,按皮肤切口同法调整眼位,以8-0可吸收缝线缝合结膜。③颞侧结膜切口法:做患眼颞侧结膜切口,向颞侧分离暴露外侧眶缘,将外直肌止端与颞侧眶缘的骨膜和骨膜周组织以4-0的黑丝线缝合两针,按上法调整眼位,以8-0可吸收缝线缝合结膜。④下方结膜切口法:做患眼下方结膜切口,向下方分离暴露下方眶缘,将下直肌止端与下方眶缘的骨膜和骨膜周组织以4-0的黑丝线缝合两针,按上法调整眼位,以8-0可吸收缝线缝合结膜。

第二节　直肌后退联合眶骨膜固定

临床上,直肌后退术后,即使后退量很大,仍然残存收缩力;有时候,整个前部直肌切除或断腱后不做任何缝合,由于肌肉与周围筋膜组织和巩膜粘连愈合,术后都会存在部分收缩力量,以至于眼位矫正不满意。如动眼神经全麻痹的患者,做了外直肌大量后退(如14mm)和内直肌大量缩短(如12mm)后,手术当时效果很好,2个月后常可看到有明显的欠矫,外直肌功能有明显的恢复。

理论上,直肌后退后将直肌止点缝合到该侧的眶壁处,就会大大减少这条直肌的收缩力,而且这种手术是可逆的,需要时可以将这条直肌缝合到巩膜上,恢复直肌的功能。而全部切除前部直肌的手术是不可逆的。因此,直肌后退联合眶骨膜固定(recession and periosteal fixation of a rectus muscle)是最大限度减弱直肌的手术方法。不过,这种手术应用较小,只适用于拮抗肌完全麻痹的病例,而且要求使该肌尽量完全失去功能,临床上多用于全动眼神经麻痹病例的外直肌后退 + 眶骨膜固定。

手术步骤:为便于术野暴露,宜采用角膜缘结膜切口。暴露外直肌、分离和钩住外直肌等同常规手术。从肌止处切断外直肌后有两种方式将外直肌止端缝合在外侧眶壁上:①钝性分离暴露外侧壁眶缘处骨膜和筋膜组织,将外直肌以5-0的不可吸收缝线直视下缝合到外侧眶壁上;②不做钝性分离,直接用缝针将外直肌穿过眶周的筋膜和脂肪组织缝合在外侧眶壁上(图30-4)。第二种方式更简单直接,但助手要用眶深部拉钩保护好眼球和暴露术野,缝针要粗,且稍长一点,术中要明确缝针经过了较坚硬的眶壁深部结构,如果只是缝到了松松的筋膜组织,则达不到手术固定外直肌的效果。

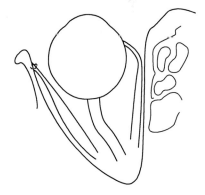

图30-4　将外直肌止端转位缝合到外侧眶壁处示意图

第三节　术后眼球固定缝线

少数复杂的斜视需要在术后将眼球通过缝线将其固定在过矫位数天或1周,以达到更好的矫正效果(图30-5)。术后眼球固定缝线(postoperative traction sutures)没有统一的手术适应证。任何复杂的手术,为

了加强手术效果都可应用。但一般用于限制性斜视的效果较好,如甲状腺相关眼病和手术/外伤瘢痕粘连引起的斜视等。以防止术后又发生粘连而影响手术效果。

如甲状腺相关眼病患者的内斜视(内直肌肥厚),我们一般用 6-0 可吸收缝线在术眼 6 点和 12 点角膜缘处的巩膜上做双针穿过部分巩膜(双针穿过比单针要牢固),缝线经下睑和上睑外侧穹窿部结膜穿出到眼睑皮肤,以硅胶胶粒将眼球固定在外斜 15°~20° 的位置上,1 周后拆除胶粒和缝线(图 30-6)。术前要与患者及其家属讲明:①术后 1 周内眼睑不能打开;②眼球转动时会疼痛,有明显的牵拉感。对甲状腺相关眼病的大度数垂直斜或内斜等的手术矫正,我们十分重视眼球固定缝线的作用。如果只做直肌后退术,常常达不到理想的手术效果,即使多次手术也很难矫正这种大度数的限制性斜视。

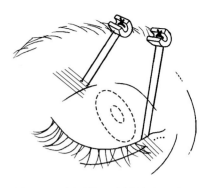

图 30-5　暂时性固定缝线将眼球固定于上方

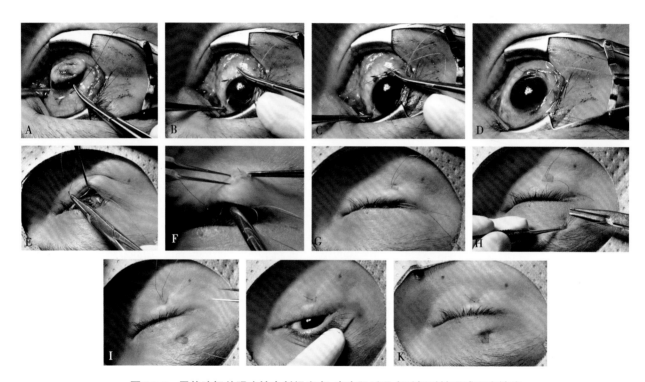

图 30-6　甲状腺相关眼病性内斜视患者,内直肌后退术后暂时性眼球固定缝线

A~D:用 6-0 可吸收缝线在术眼 6 点和 12 点角膜缘处的巩膜上做双针穿过部分巩膜;E~I:术眼 6 点和 12 点上下两针缝线分别经下睑和上睑外侧穹窿部结膜穿出到眼睑皮肤,并穿过硅胶胶粒;J:将眼球固定在外斜 15°~20° 的位置;K:手术完成后外观

第四节　肌肉、肌腱边缘切开术

目前,很少医生会采用肌肉/肌腱边缘切开术(marginal tenotomy or myotomy)来矫正斜视。然而,在 1900 年左右,这一术式却是比 18 世纪的肌腱/肌肉切断术更好的手术方法。现在,有医生对轻微的下斜肌亢进患者做下斜肌边缘切开术治疗。肌肉/肌腱边缘切开术有两种适应证:①患者已做了最大量的直肌后退,这时可采用肌肉边缘切开术治疗;②肌外肌迷失很长一段时间后,该肌肉挛缩明显,不能拉回到原止点,甚至赤道前,即使拉回了,也会造成原在位的限制性斜视。这时可做肌肉边缘切开,松解挛缩的肌肉后将肌肉牵拉向前缝合。不过,这两种情况十分罕见。

对从来没有做过手术的肌肉而言,肌肉边缘切开术操作十分容易,但这种情况不应该做这种手术。然而,对于已经做过后退术或肌肉挛缩明显者,肌肉边缘切开术很不容易。首先,术野暴露很困难;其次,术中过度的牵拉容易导致肌肉断裂,可能伤及涡静脉,术中出血多等并发症时有发生。为了减少术中出血,在准备切开肌肉的位置先用止血钳钳住 30~60 秒,当止血钳无法与肌肉纤维走行作 90° 钳夹时,可稍斜行钳住。有很多种肌肉 / 肌腱边缘切开术的方式方法,我们采用简单的操作步骤:以钝剪或尖剪做相邻两个 75% 肌肉宽度的边缘切开,两个切口部分重叠,保证所有的肌肉纤维都有切断(图 30-7)。如果有少部分肌肉纤维完整没有切断,则无明显的手术矫正效果。如果肌肉挛缩明显,实在难以操作,可在肌止处用刀切开肌腱,肌腱下面置斜视钩以保护眼球。一旦完成了肌肉边缘切开术,再做其他手术操作时要十分小心,因为肌肉边缘切开后,很容易发生肌肉断裂。如果做了肌肉边缘切开术,以后还要再做斜视手术,一般不能再在这条肌肉上手术,因为手术瘢痕多,术野暴露很难,解剖结构不清,肌肉也脆弱易断裂,手术也无法定量。因此,一般情况下,我们都不做这种手术。

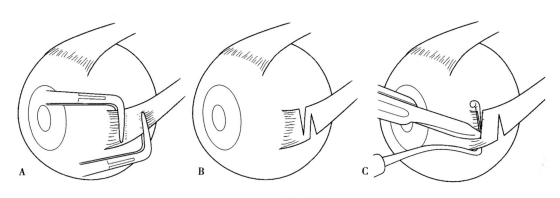

图 30-7 肌肉边缘切开

A. 用止血钳在准备切开的位置钳夹 30~60 秒;B. 完成两个肌肉边缘切口,两个切口有 75% 重叠;C. 当肌肉暴露差时,可以在斜视钩表面用刀片做肌肉或肌腱切开

第五节 高度近视固定性内下斜视的治疗

高度近视固定性内下斜视的治疗(treatment of esotropia and hypotropia associated with high axial myopia):轴性高度近视的部分患者会发生逐渐加重的内斜和下斜,伴上转和外转困难,称为高度近视固定性内下斜视(myopic strabismus fixus),也有称为重眼综合征(heavy eye syndrome)。患者常有 10D 或以上的高度近视,多数发生在 40 岁以后。过去,人们认为是扩大的眼球与外侧眶壁接触,压迫外直肌,产生外直肌萎缩麻痹引起。现在,已公认是眶内机械力的改变所致:眼眶 MRI 扫描显示,眼球后极明显向颞上移位,外直肌向下移位,上直肌向鼻侧移位。即,高度近视性内下斜视患者的眼轴延长明显,眼外肌亦受牵拉,肌间膜变薄,尤其是外直肌和上直肌之间的肌间膜变薄明显,眼球后极从颞上象限疝出,使外直肌向下移位,上直肌向鼻侧移位,眼球前极向鼻下移位,产生明显的内斜和下斜。也有学者认为,线粒体肌肉病变可能也与高度近视固定性内下斜视的发生有关。

常规的直肌后退缩短术对这种斜视无明显效果,常常是手术当时效果尚可,术后很快又回到明显的内下斜位。基于上述内下斜视的发生原理,应该采用将外直肌的全部或上半与上直肌的颞侧半联结的方法治疗高度近视性固定性内下斜视,使患眼的后极部从颞上位置回到正后方,从而矫正内下斜视。用 5-0 的不可吸收缝线或硅胶条(视网

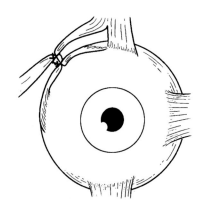

图 30-8 高度近视固定性内下斜视的治疗:用 5-0 的不可吸收缝线,在角膜缘后 12mm 和 16mm 处做两个缝线结扎外直肌与上直肌的颞侧半

膜脱离环扎用的),在角膜缘后 12mm 和 16mm 处做两个缝线结扎,也可只做一个缝线结扎,缝线结扎后一般不需要在结扎处将肌肉与巩膜缝合(图 30-8)。术后不仅患眼的眼位得到了矫正,而且外转和上转功能都得到了明显的恢复。我们的经验是,由于这种患者的内下斜视常十分明显,单纯做外上直肌的联结难以矫正大度数的内下斜,往往需要同时做患眼的内直肌后退术,后退的量可超过常规的手术量,达到 6~10mm,可先打活结,然后完成外上直肌的联结术,根据联结术后的眼位决定内直肌的后退量。部分特别严重的患者在做内直肌后退 + 外直肌上直肌部分联结的基础上,还需要做眼球固定缝线,将眼球暂时固定在外上斜 10°~15° 位置 1 周,以加强手术效果。由于这些患者年龄较大,又是高度近视患者,眼球的血供较差,我们不做外直肌的全部联结,只做外直肌的上半和上直肌的颞侧半联结(图 30-9)。

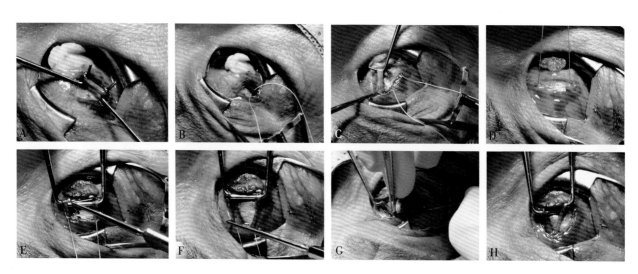

图 30-9   高度近视固定性内下斜视的治疗

A. 分离外直肌上半,到肌止后 10mm;B. 5-0 的不可吸收白丝线穿过外直肌上半;C,D. 分离上直肌颞侧半到肌止后 10mm,并用 5-0 白丝线穿过;E,F. 以两斜视钩钩住外直肌的上半和上直肌的颞侧半,再用另一把斜视钩将缝线向后牵引;G. 在肌止后 10mm 处做缝线结扎;H. 结扎完成后外观

第六节   垂直直肌水平移位治疗旋转斜或斜颈

垂直直肌水平移位治疗旋转斜或斜颈(horizontal transposition of the vertical rectus muscle to treat isolated ocular torticollis/torsion):大多数情况下,代偿性歪头是由于垂直直肌 / 斜肌病变所致,按常规的垂直直肌 / 旋转肌的减弱或加强手术可以得到矫正。然而,少数情况下,患者的代偿性歪头不伴有垂直 / 旋转性斜视,可独立存在或伴有先天性特发性眼球震颤,独立存在的代偿性歪头一定要排除颈部骨骼和肌肉病变等其他原因引起者。手术治疗这种歪头的基本原则是:将眼球向歪头方向移位,这样患者主观视物会出现旋转,需要改变头位来适应,从而改善或消除代偿头位。尽管有多种可选择的手术方法,我们多选择垂直直肌的水平移位来治疗。如患者的头向右肩歪,则手术应使右眼外旋,左眼内旋,采用右眼上直肌向鼻侧移位,下直肌向颞侧移位,左眼上直肌向颞侧移位,下直肌向鼻侧移位;如患者的头向左肩歪,则手术应使左眼外旋,右眼内旋,采用左眼上直肌向鼻侧移位,下直肌向颞侧移位,右眼上直肌向颞侧移位,下直肌向鼻侧移位(图 30-10)。如果患者一眼为弱视,则只做健眼的垂直直肌移位即可。部分患者术后的代偿头位矫正效果出现回退,要注意观察随访。

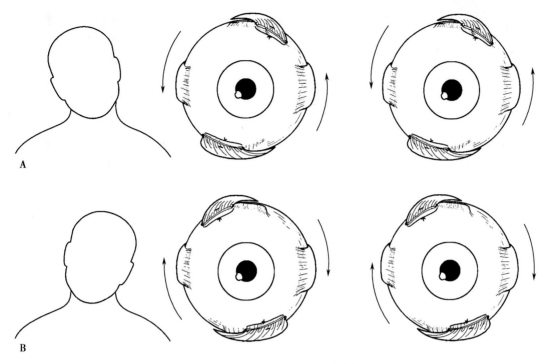

图 30-10　垂直直肌水平移位治疗斜颈
A. 治疗头歪向右肩；B. 治疗头歪向左肩

第七节　后固定缝线

Cuppers 首先用后固定缝线（posterior fixation sutures, retroequatorial myopexy）治疗非共同性斜视。后固定缝线也称为 Faden 手术（Faden operation），德语 Faden 是缝线或绳索的意思，所以称之为 Faden 手术并非准确。后固定缝线的作用原理是：通过在直肌的后部做一固定缝线，使直肌的作用止点后延了，也就减弱了直肌的作用（图 30-11）。操作方法是在直肌的后部（距角膜缘 12~16mm）用一针或两针将直肌固定在巩膜上，可同时做或不做直肌后退术。如患者右眼下转有一定程度的受限，向下注视时有复视，但第一眼位为正位，无法选择常规的斜视手术如左眼下直肌后退术，因为术后可造成第一眼位出现新的垂直斜视，这时就可以选择做左眼的下直肌后固定缝线，这样，手术不会影响患者第一眼位，却减弱了左眼的下转力，从而与右眼相一致。因此，后固定缝线的适应证是：①可用于很多第一眼位正位的非共同性斜视患者，在不影响第一眼位的情况下，减弱对侧配偶肌的力量。②高 AC/A 的内斜视患者，在不影响患者看远的情况下，减弱了患者看近的内转力。当患者远距离有轻度内斜视时，也可在内直肌后退的同时做内直肌的后固定缝线。不过，有临床研究比

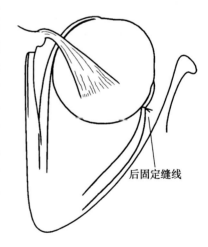

图 30-11　后固定缝线示意图

后固定缝线

较这种手术与常规的内直肌后退术的效果，发现两者差别不大。③分离性垂直性偏斜，尤其是当患者为单侧分离性垂直性偏斜时，做该眼的上直肌后退常常造成术后新的垂直斜视，这时可以做单眼的上直肌后固定缝线治疗，既减弱了该眼的上转力，又不会在第一眼位产生新的垂直斜视；另外，双侧分离性垂直性偏斜的患者，也可以做双侧上直肌后固定缝线术治疗，或在双侧上直肌后退术后仍旧有明显上漂的患者，还可做上直肌后固定缝线术治疗。

（颜建华　王忠浩）

第三十一章

斜视手术并发症

第一节　概述和发生率

(一) 概述

任何手术都有并发症,斜视手术也不例外。从不发生手术并发症的医生只有二种,一种是从不做手术的,一种是说谎的。不过,随着现代全身麻醉技术的进步、优质缝针缝线的应用、手术显微镜或便携放大镜的使用和斜视手术设计的不断完善,目前的斜视手术十分安全可靠。首先,它属于外眼手术,即所有的操作都在眼球外面的肌肉上进行,通过加强一些肌肉的力量和/或减弱一些肌肉的力量以矫正斜视,因此,手术不会影响视力。其次,手术切口位于结膜,不在皮肤,通常不会造成患者外观上可以见到的瘢痕。再者,只要严格按眼科手术标准程序,如术前抗生素点眼、洗眼、无菌操作和规范的术后处理,极少发生眼部感染等严重并发症。

对于有经验的术者,除了几乎每个患者都有的术后结膜充血水肿和结膜少量出血外,一般不会发生较严重的并发症;况且,由于术中操作细腻,解剖结构清晰,手术损伤很少,术中出血极少,术后反应也比以前明显减轻。术后欠矫和过矫相对较常见,但严格意义上讲这不是手术并发症;术后复视也是一样,这种复视本身就是斜视术后常见的现象。只有少数患者会出现结膜肉芽增生和结膜囊肿,这也是一些小问题。当斜视手术采用穹窿部结膜切口以后,角膜干凹斑的发生率也大大降低。

正因为斜视手术安全,我们发现不少没有斜视手术经验的医生做了较多的斜视矫正术,除了术野内有严重的组织瘢痕外,术后大量出现欠矫和过矫的患者,这给再次手术造成了极大的困难。斜视手术不只需要手术技巧,还需要十分全面丰富的专业知识和术前严密的手术设计,后者更重要。

然而,尽管发生率很低,但是斜视手术也会发生很严重的并发症,如全身麻醉意外、巩膜穿破、眼外肌迷失、眼前节缺血、眼眶蜂窝织炎、眼内炎、眼内出血和视网膜脱离等,严重影响视力,甚至失明。我们应该高度重视,也需要患者在术前了解这些可能发生的严重并发症。术中和术后有些措施可以减少这些并发症,手术医生应熟知这些措施,并尽早发现和处理这些并发症,以达到最好的效果。本章主要讨论斜视手术中和手术后常见的和严重的并发症,如何避免和处理这些并发症等。

(二) 斜视手术常见和严重并发症的发生率和危险因素

表31-1列出了斜视手术常见的和严重的并发症的发生率以及相应的危险因素[1]。除了结膜充血和结膜瘢痕外,其他并发症的发生率都很低。具体每一个手术并发症的临床表现、预防和处理等,后面会有详尽的叙述。

表 31-1　斜视手术常见的和严重的并发症的发生率和危险因素[1]

并发症	发生率	危险因素
结膜充血	100%	手术时间长、再手术、年长者更明显
明显的结膜瘢痕	90%	多次斜视手术
角膜干凹斑	3.2~4.3%	内直肌手术、肌移位术
结膜肉芽增生	2.1%	结膜伤口关闭不良、筋膜外露
肌肉滑脱	1∶1 500	缝合肌肉不严实
肌肉迷失	1∶4 800	内直肌手术
一拉为二综合征	1∶14 000	眼外肌结构不正常，严重限制性斜视
眶周或眼眶蜂窝织炎	1∶1 100~1 900	年幼者、鼻窦炎、卫生差、眼部外伤
巩膜穿破	0.4~1.8%	近视眼、后退术、年幼者、无经验的术者
视网膜脱离	1∶39 600	巩膜穿破、玻璃体液化、年长者
眼内炎	1∶30 000~1∶185 000	巩膜穿破
眼前节缺血	1∶13 300	年长者、在三条或四条直肌上手术(一眼)、甲状腺相关眼病、高血压、糖尿病等全身血管性因素
手术错误	1∶2 506	无经验的术者、错人、错眼、错肌肉、旋转斜、多个手术室、未标记术眼

第二节　非预期的手术效果

　　斜视手术并不是一种十分精确的矫正方法，却又要求手术医生准确矫正斜视。事实上，对于有经验的手术医生，在准确诊断的基础上，经过认真细致的术前检查和评估，对大部分斜视患者的术后手术效果都有一个基本的预期。然而，由于大部分斜视的发生机理不明，术前和术后斜视程度常常发生变化，手术效果也有明显的个体差异，所以斜视术后的欠矫、过矫、斜视复发以及一些出乎预料的眼位问题等经常发生。根据手术设计和各种手术术后眼位变化规律，有时医生会设计成术后早期的欠矫和过矫，以达到远期较好的效果。没有达到预期手术效果的原因很多，主要原因如下。

　　1. 忽视了重症肌无力的诊断　　重症肌无力可以表现为任何一种水平性共同性斜视(患者用力时眼球运动可以不受限)和各种类型的麻痹性斜视。通常重症肌无力会表现为斜视度不稳定和合并上睑下垂，少数表现为斜度稳定。斜视度稳定的重症肌无力患者可以进行斜视矫正术，但如果术前没有做出正确的诊断，则术后可能出现：(1)斜视矫正效果不明显(欠矫)；(2)斜视过矫；(3)术后短期效果好，很快又发生同样的斜视或发生新的其他类型的斜视。总之，重症肌无力患者的斜视矫正效果难以预料，术前要与患者和家属讲清楚。另外，对每一例斜视手术病人都要询问重症肌无力的病史。

　　2. 术前斜视检查不详细　　如间歇性外斜视患者，其斜度变化很大，如果没有检查出最大的外斜度，则常在术后出现欠矫，这时需要医生耐心检查，如反复遮盖、要求病人看远距离目标、或遮盖一眼半小时以上再检查眼位，以暴露患者最大的外斜视。相反，对控制能力很好的间歇性外斜视，仅偶然出现较大度数的外斜视，平常的外斜度都不大，尤其是小儿患者，如果按仅偶然出现的大度数外斜进行矫正，则又会出现术后过矫。再如婴幼儿性内斜视，有时内斜度波动很大，如果按最大的内斜度手术，则容易过矫。如果忽视了共同性水平性斜视伴有的 A-V 征、斜肌功能亢进、分离性垂直性偏斜等，只做了单纯的水平斜视手术，则常会得不到理想的手术效果。对于分离性垂直性偏斜的患者，手术一般只是改善斜视，不会完全消除这种分离性偏斜。如果只是用角膜反光法检查的粗略斜视度设计手术，则术后过矫欠矫的比例较多。即使是标准的三棱镜遮盖法检查斜视度数，也会出现较大的误差，最常见的有两种情况：一种是间歇性外斜视控制力较好的患者，有时候其外斜度越查越小，甚至变成正位，如果按这种很小的外斜度手术，术后会明显的欠矫；一种是共同性内斜视的患者，少数人其内斜度越查越大，如果按这种很大的内斜度手术，术后会明显过矫。

3. 旋转垂直性斜视的误诊误治：对这类患者,如果术前诊断不准确,选择了不适当的手术眼和手术肌肉,则不会得到理想的矫正效果。如我们近来见到一例 Helveston 综合征(外斜 A 征 + 双侧上斜肌功能亢进 + 双侧分离性垂直性偏斜)的小儿,家长主要代诉为双眼的垂直性斜视,其次为外斜视,当地医院的医生将一只眼分离性垂直性偏斜误认为是下斜肌亢进,做了一只眼外直肌后退 + 内直肌缩短 + 下斜肌部分切除术。结果术后另眼的上斜更明显,外斜 A 征也较以前加重。因此,对旋转垂直性斜视,术前我们要仔细分析,明确诊断,选择合理的手术方式进行治疗。又如我们见到一例先天性上斜肌麻痹的小儿,患儿有明显的患眼下斜肌功能亢进,是最适合做患眼下斜肌减弱术的,可被他院误诊为另一眼的上直肌麻痹,做了另一眼的下直肌后退术。另外,高度近视固定性内下斜视患者,如果只诊断为一般的共同性或麻痹性内斜视,从而没有作外直肌上半与上直肌颞侧半的肌联结术,则不会得到很好的手术效果,而且内下斜视很快又会复发。

4. 限制性斜视的错误治疗：被动转动试验是区分麻痹性斜视和限制性斜视的最简单有效的方法。如果错误的将限制性斜视当做麻痹性斜视,手术时不首先去除限制性因素,则达不到理想的预期手术矫正效果。如先天性内直肌纤维化患者的内斜视,如果误诊为外直肌麻痹,选择上下直肌与外直肌的联结术,或上下直肌的移位术治疗,则一定达不到预期的效果;而选择内直肌后退或内直肌后退 + 外直肌缩短则常会矫正良好。

5. 术后眼球运动受限：一只眼的一对拮抗肌的后退缩短术后,该眼的眼球运动受限很常见,但通常不严重。如共同性外斜视患者,经右眼外直肌后退 + 内直肌缩短术后,右眼外展有轻到中度受限。手术量越大,术后眼球运动受限越严重。以后慢慢会恢复正常运动或有明显的改善。有些患者是因为向一侧注视时,术眼疼痛而不愿意向那一侧转动,数天或数周后疼痛消失,眼球运动恢复正常。当然,如果术后出现非预期的大度数过矫和明显的眼球运动受限,就要考虑出现了眼外肌的断裂、迷失等并发症,并尽快进行寻找、修补和吻合手术。

6. 术中出血多,解剖结构不清,直肌后退和缩短的量都很难明确,这样术后的欠矫和过矫很难预料。术中出现了眼外肌的断裂或撕脱,如果术中没有找到眶内的断端,则肯定会发生明显的过矫或欠矫;如果术中找到了前端和后端并进行了吻合,但此时手术量的计算常常难以再准确,容易出现术后欠矫和过矫。

7. 未注意到重要的手术细节：直肌后退时,尤其是采用穹窿部结膜切口时,有小部分或一小束肌纤维未切断,以至于发生明显的欠矫或出现新的垂直斜和 A-V 征等。直肌缩短时,缝线发生了松懈,以致缩短的肌肉发生了后退,明显影响矫正效果,发生术后欠矫。如果直肌缩短的上下两针等量发生了松懈,则只发生术后欠矫;如果直肌缩短的上下两针发生了不同程度的松懈,也可能出现新的旋转斜和 A-V 征等。下斜肌部分切除或切断术时,如果术中没有仔细检查,还有部分下斜肌没有切断,则术后仍然有下斜肌功能亢进。

8. 合并神经性疾病：斜视小儿中,合并有脑麻痹、身体发育迟缓、智力发育障碍等神经性疾病患者较多。这些患者的斜视矫正效果不如全身身体发育正常的小儿,欠矫和过矫的比例较大,尤其是过矫。因此,手术医生常依据经验适当减少手术量。成人斜视患者中,重症肌无力、Parkinson 病、多发性硬化等神经性疾病者,其斜视术后的欠矫、复发、复视和过矫也较多,经常需要采用术后戴三棱镜和 / 或再次手术治疗。

9. 小脑扁桃体下疝畸形Ⅰ(Chiari Ⅰ malformation)：有些急性共同性内斜视患者是由于小脑扁桃体下疝畸形Ⅰ所致。这类患者尽管也可在斜视手术后获得很好的效果,但也可以表现:①斜视术后容易复发;②经神经外科做脑部减压手术后斜视可以消失。因此,斜视手术前应与神经外科医生商量进行个体化的治疗,以确定是否做斜视手术。

10. 屈光问题：未注意到远视性屈光不正和术前的调节性内斜视。笔者见到一位 5 岁小儿,家长主诉患儿有时斜视(内斜),有时不斜,一直没有配镜治疗。医生检查时发现患者有时正位,有时有明显的外斜视(45PD),双眼视力正常(裸眼),有 +3.50D 的远视,却未注意见患儿有"内斜",诊断为间歇性外斜视。经一眼外直肌后退 6mm+ 内直肌缩短 6mm 后,出现明显的内斜(35PD),但有时可正位。家长有意见了:我小儿是内斜,医生说是外斜,按外斜手术,现在术后的内斜比术前严重了。其实,这个病人是间歇性外斜视合并调节性内斜视,手术医生只注意了前者,忽视了后者。后来经睫状肌麻痹检影,配戴足度远视矫正眼镜后,双眼正位。而如果对屈光性调节性内斜视患者做内斜矫正,则常会出现这样的结果:(1)术后仍然内斜,因为这种内斜需要去调节治疗(戴远视足矫眼镜);(2)术后可能变成大度数的外斜。部分有屈光参差的间歇性外斜视患者(多数为一眼正视,该眼用于看远处物体;一眼近视,该眼用于看近处物体),经过配戴合适的眼镜矫正后,外斜视可以明显减轻,因此,对这些患者也应当配戴屈光矫正眼镜观察一段时间后才考虑手术治疗斜视。另外,有明显屈光参差的患者,尽管斜视术后双眼正位,部分有双眼单视功能的患者会主诉复视,常是由于屈光度高的一眼的离心性棱镜效应所致,可通过眼镜视轴的移位来消除阅读位置的复视。

11. 旋转斜、双眼影像不等和中心性融合功能破坏:斜视术后有小度数的水平或垂直斜,用三棱镜后仍然不能融合者可能由上述三个原因引起。大度数的斜视患者,术前一般不会测量旋转斜视,即使术前眼底照相可客观估计旋转斜,也常被忽视。如果斜视术后双马氏杆检查有9°～10°以上的旋转斜,则可以解释即使临床检查有一定的融合范围,患者也不能融合的原因。双眼影像不等造成的融合障碍则可通过配戴接触镜或调整眼镜的度数解决。当患者有严重的神经性疾病,闭合性颅脑损伤,长期的屈光间质混浊以及黄斑病变等可破坏中心性融合功能,造成术后难以克服的复视。处理这种复视比较棘手,可以用单眼遮盖或配戴不同程度的滤镜以减少复视的影响。

12. 复杂斜视患者的手术预期:共同性斜视的手术预期效果较好,而对有眼球运动功能受限的斜视患者,则手术预期较差,如动眼神经麻痹、甲状腺相关眼病性斜视、先天性眼外肌纤维化、鼻窦内镜术后并发的内直肌/下直肌断裂等斜视、眼眶骨折修复术后的麻痹性/限制性斜视等。这些复杂斜视的手术预期差是可以理解的,常常需要二次或多次手术,术前应与患者及其家属进行详细的沟通,让他们理解这类手术的可能效果与预期。

13. 术前有复视的斜视矫正:部分手术医生对需要手术消除复视的斜视手术总感到效果难以预测,因此,不希望在全麻下手术,而希望通过局麻手术,术中坐起观察复视矫正情况,从而进行术中一期调整;或通过全麻术后的调整缝线进行术后眼位的再调整。我们认为这些措施是可以的,但当手术医生对手术效果有很好的预测性时,也可全麻下手术,不使用调整缝线。有复视的斜视患者,常有一定的融合功能,注意手术矫正时要将眼位矫正在融合范围内,且处于有一定的集合性融合范围和一定的分开性融合范围的区间,这样术后患者的复视矫正效果最佳。

第三节　术前评估错误

斜视手术的术前评估十分重要,并要求医生对各种斜视术前检查方法、各种类型斜视的临床表现,鉴别诊断和手术可能达到的效果有全面的掌握和理解。否则,总会出现这样或那样的处理错误。下面介绍一些较常见的斜视手术前评估错误。

1. 双眼单视野:临床上,我们常常忽视双眼单视野的测定和双眼单视野对手术效果的影响。对于限制性斜视和麻痹性斜视患者,尽管第一眼位(正前方)的矫正很重要,但就实际功能而言,双眼单视野的大小和位置更重要。如右眼外直肌麻痹的患者,术前右眼外展受限,向左侧无复视,左侧有较大范围的双眼单视野;如采用减弱右眼内直肌(大量内直肌后退)的手术,则术后右眼内外转都受限,尽管第一眼位可能正位,患者却主诉稍向左或向右注视即有复视,双眼单视野很小,他会感觉手术效果不满意;这时,如果做健眼的内直肌后退(与患眼的外直肌麻痹配对,match the defect),则可以增加双眼单视野,从而使患者感到更满意。

2. 单眼复视:临床上一定要区分单眼复视和双眼复视。如患者为单眼复视,是晶状体混浊引起的,刚好该患者原来已有一定范围的水平或垂直性斜视,则斜视手术不能矫正复视。区分单眼复视很简单:遮盖一眼后复视消失者为双眼复视;注意要左右眼分别遮盖检查,因为如果是右眼单眼复视,遮盖右眼后复视也消失,遮盖左眼后复视则仍存在。单眼复视常见的原因包括:未矫正的散光、泪膜病变、圆锥角膜、部分虹膜切除术后、双瞳孔、角膜瘢痕、晶状体混浊、晶状体脱位、玻璃体混浊、黄斑变形和中枢性原因等。

通常,戴针孔镜检查后单眼复视消失者为屈光间质问题引起,戴针孔镜后单眼复视仍存在则多为视网膜问题所致。笔者曾遇到一例 60 岁男性患者,因晶状体部分脱位引起的单眼复视,且伴该眼眼压升高,被一间医院诊断为垂直性斜视,一直用神经营养药物治疗,耽误了病情。

3. 限制性斜视:术前一定要区分限制性斜视与麻痹性斜视。有些限制性斜视显而易见,如甲状腺相关眼病性斜视,有些则不明显,如一眼长期外直肌麻痹后的内直肌限制因素,此时既有麻痹因素,也有限制因素。如果为限制性斜视,一定要首先去除限制性因素,否则很难矫正这类斜视。因此,对有眼球运动障碍的患者,术前要常规做被动转动试验(forced duction test),检查是否有限制性因素,被动转动试验可在术前诊室内做,也可在手术室内临手术前做。

4. 调节因素:调节性内斜视(包括屈光性调节性内斜视、非屈光性调节性内斜视和部分调节性内斜视)约占小儿内斜患者的 50%,是通过配戴眼镜能全部或部分矫正的内斜视。对于内斜视患者,术前一定要用 1% 阿托品睫状肌麻痹检影,足度镜矫正远视,观察半年到一年后,戴镜后仍然有明显斜视才考虑手术治疗。如果患者为调节性内斜视,错误地做了内斜视矫正术,则手术后常会出现内斜不能矫正,或一旦调节因素减弱,出现明显的过矫(即外斜)。

5. 麻痹性斜视:术前一定要检查斜视患者是否有麻痹因素,对于麻痹性斜视,一方面要全身检查其发生的原因,另一方面通常在手术时会考虑做拮抗肌的后退术。如果患者采用麻痹眼作为注视眼,则健眼的斜视度会较大(第二斜视角),此时如选择在健眼手术则手术的设计量要大。

6. 旋转性斜视:术前不要忽视旋转斜视的评估,垂直性斜视常伴有旋转斜视,可用双马氏杆(主观方法)和眼底照相(客观方法)检查。手术设计时要同时考虑旋转斜视的矫正。临床上会遇到后天性双侧上斜肌麻痹患者,有明显的外旋转斜,伴小度数的内斜 V 征,如果忽视旋转斜,只用三棱镜矫正阅读位置的水平性内斜,或做水平斜视的矫正手术,则不能解决病人的问题。

7. 共同性水平斜视伴眼球震颤代偿头位:当眼球震颤代偿头位的患者需要手术时,如果不伴有斜视,其手术矫正的基本原则是将双侧眼球同时向代偿头位侧移动。如患者采用面转向左侧的代偿头位,则做右眼外直肌后退 + 左眼内直肌后退术(根据代偿头位大小,可同时做右眼内直肌缩短,左眼外直肌缩短)。如果伴有斜视,则手术矫正的基本原则是:采用注视眼的手术矫正代偿头位,非注视眼的手术矫正斜视,这时注视眼的头位矫正可能有利于矫正斜视,也可能加重原来的斜视。术前手术设计时一定要注意这些手术原则,否则,要么代偿头位矫正不好,要么斜视矫正不理想。

8. 共同性斜视误诊为麻痹性斜视:长期的共同性斜视,尤其是斜度很大时,双眼眼球运动检查会表现为运动受限,误诊为麻痹性斜视。如婴幼儿性内斜视,当内斜度很大,且采用交叉注视时,双眼运动检查会表现有明显的外展受限,这时可误诊为双侧外展麻痹。此时如采用上下直肌移位的手术矫正,则就是明显的手术设计错误。同时,大度数共同性外斜视患者,双眼运动检查常会出现内转受限,误诊为内直肌麻痹。避免这类误诊的方法是:检查患者的单眼运动,单眼运动一般不会受限。

9. 假性斜肌功能亢进:(1)共同性外斜视患者有时出现假性下斜肌功能亢进,表现为一眼向颞上方注视时,另一眼内上转假性亢进,此时下斜肌减弱术毫无意义[2]。鉴别的方法是假性下斜肌功能亢进表现为突然的向内上方移动,外斜加大,眼底照相无外旋转斜视;而真正的下斜肌功能亢进为缓慢的向内上方移动,眼底照相有外旋转斜视。(2)下斜肌前转位术后出现抗上转运动的患者:常由于下斜肌前转位术中向前移位过多,或下斜肌前移处的肌止覆盖的范围过宽,此时患眼上转受限,如左眼下斜肌前转位术后,向左上方注视时,左眼上转受限,右眼就出现内上转亢进。这时需要再次手术将已前转位的下斜肌向后移位或减少其止端覆盖的宽度。(3)眼球后退综合征者的上射和下射:眼球后退综合征患者的上射常误诊为下斜肌功能亢进,下射误诊为上斜肌功能亢进,此时做上下斜肌减弱术毫无意义;而宜采用纤维化的水平直肌后退术来矫正这种上射和下射。(4)少数大度数共同性外斜视患者,由于眼眶结构的变异,会出现双眼上、下斜肌均亢进,这时不需要做斜肌手术,水平斜视矫正后上、下斜肌亢进会消失[3]。

10. 术前斜视度测量误差:(1)第一眼位的斜视度测量十分重要,对有代偿头位的非共同性斜视患者一定要头正位时测量斜视度。如果患者头位偏斜时测量,多会低估斜视度。(2)三棱镜遮盖试验是测量斜视度的可靠方法,但当小儿不合作或斜视眼注视不良时,只能用 Krimsky 试验测量斜视度,Krimsky 试验测量的结果误差较大,设计手术时要注意。另外,只凭角膜反光法评估斜视度是很不准确的,不能依此来设计手术量。(3)同视机检查的斜视度多数不能反映患者真实的斜视度,常常是外斜视的病人,测量出来的斜度较真实的小,内斜视的病人则测出来的斜度较真实的要大,所以不能以同视机测量出来的斜视度来设计手术量。(4)三棱镜遮盖试验测量斜度时,三棱镜的材料、放置的角度和距眼球的距离等都会影响检查结果。如树脂三棱镜测量的结果较玻璃三棱镜测量的结果要小;三棱镜的一面平行额平面测量的结果较三棱镜的底垂直线与额平面平行测量的结果要大;三棱镜距离眼球越远,则测量的结果较小等。(5)两个三棱镜叠加放置在一眼前测量的结果不是简单的相加,而是明显的大于两者的和(表 31-2)[4]。同样,在两眼前都放置三棱镜也不是简单的两者相加,也是大于两者的和(表 31-3)[4]。三棱镜度数越大,实际结果比两者相加大得越多。(6)患者屈光不正矫正眼镜的影响:轻度的屈光不正矫正眼镜对三棱镜测量的结果影响很小,然而,当球镜大于 5D 时,会有较明显的影响。戴近视眼镜患者的内斜度测量相当于增加了底向内的三棱镜,外斜度测量相当于增加了底向外的三棱镜,这样就会增加了测量的结果(实际结果要小)。同样,戴远视眼镜的患者的内斜度测量相当于增加了底向外的三棱镜,外斜度测量相当于增加了底向内的三棱镜,这样就会减小了测量的结果(实际结果要大)(表 31-4)[5]。(7)未查出患者已戴了三棱镜矫正眼镜:有些患者的眼镜中已加了三棱镜,患者没有讲,医生也没有问,则这时测量的斜视度会较

表 31-2　两个叠加在一起的树脂三棱镜放置于一只眼前的三棱镜度数计算表

叠加的棱镜 /PD	起始的棱镜 /PD											
	10	12	14	16	18	20	25	30	35	40	45	50
1	11	13	15	17	19	21	27	32	37	43	48	54
2	12	14	16	18	20	23	28	33	39	45	50	56
3	13	15	17	19	22	24	29	35	40	46	52	58
4	14	16	18	21	23	25	30	36	42	48	54	61
5	15	17	20	22	24	26	32	38	44	50	56	63
6	16	19	21	23	25	27	33	39	45	52	59	66
7	17	20	22	24	26	29	35	41	47	54	61	68
8	19	21	23	25	28	30	36	42	49	56	63	71
9	20	22	24	27	29	31	37	44	51	58	66	74
10	21	23	25	28	30	33	39	46	53	60	68	77
12	23	25	28	30	33	35	42	49	57	65	74	84
14	25	28	30	33	35	38	45	53	61	70	80	91
16	28	30	33	36	38	41	49	57	66	76	87	100
18	30	33	35	38	41	44	52	61	71	82	95	110
20	33	35	38	41	44	47	56	66	76	89	104	122
25	39	42	45	49	52	56	66	78	93	110	133	165
30	46	49	53	57	61	66	78	94	114	141	183	264
35	53	57	61	66	71	76	93	114	144	195	315	—
40	60	65	70	76	82	89	110	141	195	339	—	—
45	68	74	80	87	95	104	133	183	315	—	—	—
50	77	84	91	100	110	122	165	265	—	—	—	—

表 31-3　两个树脂或玻璃三棱镜分别放置于双眼前的三棱镜度数计算表

左眼前的棱镜 /PD	右眼前的棱镜 /PD											
	10	12	14	16	18	20	25	30	35	40	45	50
10	20	22	24	26	29	31	36	41	47	52	58	63
12	22	24	26	29	31	33	38	44	49	55	60	66
14	24	26	29	31	33	35	40	46	52	57	63	69
16	26	29	31	33	35	37	43	48	54	60	66	72
18	29	31	33	35	37	39	45	51	57	63	69	75
20	31	33	35	37	39	42	47	53	59	65	71	78
25	36	38	40	43	45	47	53	59	66	72	79	86
30	41	44	46	48	51	53	59	66	73	80	87	94
35	47	49	52	54	57	59	66	73	80	87	95	103
40	52	55	57	60	63	65	72	80	87	95	104	113
45	58	60	63	66	69	71	79	87	95	104	113	123
50	63	66	69	72	75	78	86	94	103	113	123	133

表 31-4　球镜对斜视度测量结果的影响举例

球镜度数 /D	以百分比表示真正的斜度 /%	相对于测量值	球镜度数 /D	以百分比表示真正的斜度 /%	相对于测量值
−20	67	减少了 33%	+10	133	增加了 33%
−10	80	减少了 20%	+20	200	增加了 100%
平光	100	没变			

小,术后常出现欠矫。(8)眼球运动受限患者:当患者眼球运动受限,三棱镜遮盖试验检查九个方位的斜度时,患者并没有意识到一眼已看不到视标,如果检查医生不注意这一点,则检查的结果较实际结果要小。解决的方法:可以采用 Krimsky 试验测量,或减少周边视标注视的距离,让患者两眼均能见到视标。(9)小儿和老年患者在做三棱镜检查时,没有注视视标,这样检查时会明显低估斜视度,检查时要时刻提醒患者注视检查视标;另外,当用 25 PD 以上的三棱镜检查时,视标会有明显的偏斜,患者会看不到视标,这时可调整三棱镜的角度让患者看到视标。(10)对于小儿患者,由于检查欠合作,术前检查常常不如成年人准确,如先天性双侧上斜肌麻痹的患者误诊为单侧,没有注意到内斜的调节因素(患者配了远视眼镜,但经常不戴;或戴了,却一直在眼镜的上方视物等),忽视了 DVD 和 A-V 征的诊断,漏诊了眼球后退综合征,未注意到的轻度脑神经麻痹等。(11)部分内斜视患者,做三棱镜遮盖试验检查时,内斜度越查越大,感觉患眼在"吃"三棱镜。如果按这种检查结果手术,很容易过矫。相反,对于间歇性外斜视患者,由于患者有一定的融合力,部分病人做三棱镜遮盖试验检查时,外斜度越查越小,感觉患眼在"吐"三棱镜。如果按这种检查结果手术,很容易欠矫。因此,对这两种病人,我们常规做视野弧检查远近距离的斜度,并结合角膜反光法综合评估斜视度。

11. 手术计划改变:斜视手术前应与患者交待手术计划及可能的术中改变,不能等到术后才说。患者及其家属经常不明白一只眼斜视,为什么要做两只眼的手术;也有些家长不明显为什么双眼都有斜视,却只做一只眼的斜视手术,是不是以后还要做另一只眼的手术等等;这些在术前检查时很容易解释,等到术后解释就很难了。

12. 手术标记:所有斜视患者术前最好都做好术眼的标记,这个标记宜放在消毒铺巾后仍能见到的术野内,标记后应不易被清水和消毒液去除等,不应使用"×"这种标记。术前应与助手、手术护士、麻醉医生共同核对患者的资料(姓名、住院号、斜视检查单、斜视外观照相、手婉带),以避免在错误的病人和错误的眼上进行手术。总之,术前要有四对:对人,对眼,对肌肉,对手术量。

第四节　斜视患者的解剖变异

通常说来,斜视手术的操作步骤类似,术前预测与术中所见并无特殊之处,手术能够达到预期的效果。然而,每位手术医生总会见到一些预期之外的情况,较常见的是先天性的眼外肌解剖变异,这时在术中需要调整手术方式和方法,以达到较好的手术效果,下面介绍这方面的情形。

1. **颅面发育不良综合征**(craniofacial dysostosis syndrome)　颅面发育不良综合征的患者多由于颅面骨骨缝过早闭合,从而与脑组织发育不平行所致,常伴有斜视,这种斜视可同时有水平斜和垂直斜,且有明显的斜肌功能不足或亢进。这类亚型的斜视发生机制有多种,包括一条或多条眼外肌发育不良/缺如、眼外肌路径和长度的改变、眼眶结构异常和麻痹性斜视等。任何一条或多条眼外肌都可能缺如或发育不良,术前眼眶的影像学检查(CT和/或MRI)十分必要。对这类患者,常规的斜视手术效果较差,如颅面发育不良伴V征患者,各种下斜肌减弱术和水平直肌移位等都难以消除V型斜视[6,7]。如何设计手术方式、手术量等完全依靠术者的手术经验,没有任何矫正公式可以遵循,当在多条直肌上操作时,因为有眼外肌缺如或发育不良,注意可能发生眼前节缺血。笔者在先天性下直肌缺如的患者中发现尽管下直肌缺如,但该处的睫状前血管仍然存在,因此,笔者建议对怀疑先天性眼外肌缺如的患者,应首选探查该眼外肌,如果探查发现眼外肌缺如且睫状前血管也缺如,则要特别注意眼前段缺血的风险。手术时机应个体化,通常对有明显斜视外观的小儿,宜尽早手术,以期恢复双眼单视功能。然而,颅面部畸形的矫正本身也有利于斜视的矫正,如果需要做颅面部畸形的矫正包括眼眶畸形的矫正,则应先做颅面部和眼眶的手术,后做斜视手术。

常见的几种颅面发育不良综合征有:(1)Crouzon颅面骨发育不全(Crouzon craniofacial dysostosis):又称Crouzon综合征或鹦鹉头,为常染色体显性遗传的原发性骨发育异常,颅盖、颜面骨缝早熟性愈合,X线显示颅骨缝消失,冠状缝和矢状缝融合明显,表现为前额突出、鼻短而宽,钩如鹦鹉,上颌发育不全,上颌小并向后倾斜,下颌大而前突,牙列畸形,牙反颌位,硬腭高而窄。眶腔小而短,容积仅为正常的1/3,从而呈现出双眼球突出,严重者发生暴露性角膜溃疡,60%~70%的患者有斜视[7],多为共同性外斜视、V征和眼球震颤等,其中外斜V征和下斜肌功能亢进与直肌滑车(pulley)外旋移位有关[8]。因颅内容积小,颅内压高和双视神经孔的变异,患者也可表现为视盘水肿、视神经萎缩和视力下降、智力下降等。(2)尖头畸形(oxycephaly):又称塔形颅,其特点是头颅垂直径过长,而横径和前后径缩短。这是由于头颅冠状缝和人字缝融合过早,限制了大脑前后和左右方向增长,只能向上发展。患者与Crouzon综合征一样,也会表现为眼球突出、斜视、眼球震颤和视神经萎缩等。(3)尖头并指趾畸形(acrocephalosyndactyly):又称Apert病,是全身性骨发育不良的一种类型,特点为颅骨和面骨发育异常以

及并指趾。临床表现为头颅矢状径长而横径短,冠状缝过早愈合。并指趾程度不等,可以从部分融合到全部融合,皮肤融合到骨性融合,多见于第2、3、4指趾,双侧对称。眼部表现类似于上述综合征[9]。(4)舟状头畸形:头颅的矢状缝融合过早,头的前后径长,横径短。表现为双眼球突出、外斜视和视神经萎缩等。(5)双眼分开过度(hypertelorism):特点为双眼距离过大,瞳距多为85mm以上,也常伴有外斜视和视力下降等。下图显示2例颅面发育不良综合征实例(图31-1、图31-2)。

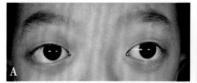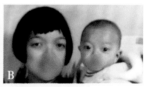

图31-1　Crouzon颅面骨发育不全(Crouzon craniofacial dysostosis) 患者男,1岁,自出生双眼交替性外斜。检查见前额突出、鼻短而宽,钩如鹦鹉,上颌发育不全,下颌大而前突,双眼呈突眼外观,眶距宽,双眼交替性外斜15°~20°(左眼主斜)(图A),眼球运动不受限,家中母亲的脸形与儿子一样,该病为常染色体显性遗传(图B)。这是由于双眼眶发育不良,眶窝浅,容积仅为正常的1/3,从而呈现出突眼外观,并经常合并外斜视和眼球震颤等

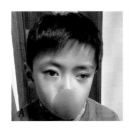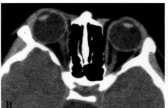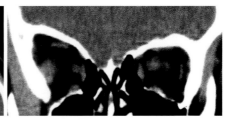

图 31-2　颅面发育不良综合征

患者男,5 岁,自出生 1 岁时发现双眼外斜。检查见患儿面部不对称,右侧大于左侧,额部扁平,鼻梁弯曲,交替性外斜 30°~35°(左眼主斜),各方向眼球运动无明显受限(图 A)。眼眶 CT(平扫 + 冠扫)示双眼眼眶均较浅,且右侧眼眶明显向颞上部分延伸加大(图 B)

2. 先天性眼外肌发育不良　先天性眼外肌发育不良既可见于有颅面发育不良或 / 和染色体异常的患儿,也可见于其他方面都健康的患者。眼球周围的眼外肌分别由眼球上部的中胚层团和下部的中胚层团发育而来,上部包括上直肌、上斜肌、内直肌、外直肌上半和提上睑肌;下部包括下直肌、下斜肌和外直肌的下半。先天性眼外肌发育不良引起的斜视较复杂,常需要采用非常规的手术如肌肉移位术、肌肉联结术等治疗。一般来说,先天性眼外肌发育不良的患者眼眶影像表现为该眼外肌细小,且被动转动试验(−)。图 31-3 为先天性眼外肌发育异常。

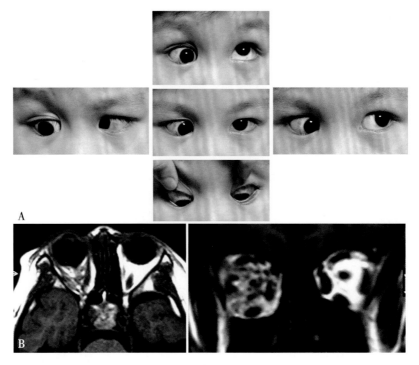

图 31-3　先天性眼外肌发育不良(右眼,多条眼外肌发育不良):患者女,6 岁,自出生后右眼内下斜视。A. 检查见右眼睑裂大于左眼,右眼内下斜视,右眼外转和上转受限。B. 眼眶 MRI(平扫 + 冠扫)显示右眼眶脂肪间隙结构混乱,各条眼外肌(除下直肌外)发育不良(内直肌上半细小、上斜肌呈方形且增粗、上直肌与提上睑肌呈左右排列、外直肌呈马蹄形)

(1)先天性上斜肌发育不良:临床表现和治疗类似于先天性上斜肌麻痹[10],确诊需术前眼眶影像学检查和术中所见。对临床上诊断为先天性上斜肌麻痹的患者,当影像学检查显示有上斜肌发育不良时,其手术矫正效果往往不如没有上斜肌发育不良的患者。

(2)先天性下斜肌发育不良:极少见,已报告过同时有其他多条眼外肌发育异常的患者,目前尚未见关于该先天性异常的手术治疗报告。

（3）先天性下直肌发育不良：相对常见，可以是单侧或双侧，通常为散发，少数有家族史，或可发生于颜面发育不全的患者[11]。临床表现类似于下直肌麻痹（图31-4，图31-5），即患眼上斜，外下转受限，可伴有A征，头通常歪向患侧，当头歪向健侧时，患眼上斜加重，可按下直肌麻痹手术治疗，下直肌发育不良者，首选患者下直肌缩短＋上直肌后退术；下直肌缺如者，宜做患眼上直肌后退＋内、外直肌部分移位术，或做内、外直肌全部移位术，移位到相当于原下直肌止点处，可通过后固定缝线或内外直肌缩短加强肌肉移位的效果[11]。

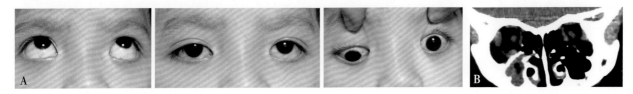

图31-4　先天性下直肌发育不良（左眼，下直肌）：患者男，6岁，自出生起左眼上斜。检查见左眼上斜，左眼下转受限（图A），眼眶CT（冠扫）示左眼下直肌细小（图B）

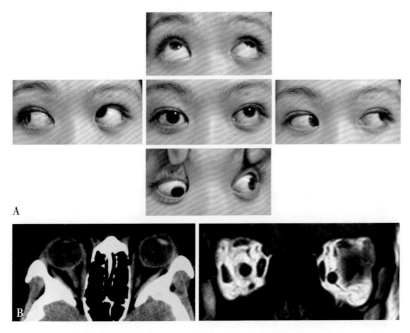

图31-5　先天性眼外肌发育不良（双眼，右眼下直肌发育不良、左眼下直肌缺如）：患者女，22岁，自出生左眼外上斜。检查见左眼明显外上斜视，右眼下转轻度受限，左眼下转明显受限（图A）。眼眶CT（平扫）和MRI（冠扫）显示右眼下直肌细小，左眼下直肌缺如（图B）

（4）先天性上直肌发育不良：先天性上直肌发育不良的发生率明显比下直肌少，也可以是单侧或双侧，临床表现类似于上直肌麻痹，即患眼下斜，外上转受限，可按上直肌麻痹手术治疗，上直肌发育不良者，可选患侧下直肌后退＋上直肌缩短术；上直肌缺如者，宜做患眼下直肌后退＋内、外直肌部分移位术，或做内、外直肌全部移位术[12]。

（5）先天性水平直肌发育不良：先天性水平直肌发育不良少见，可发生于颜面发育不全的患者。临床表现类似于水平直肌麻痹，可按水平直肌麻痹手术治疗。

3. 眼外肌本身走行或眼外肌滑车（pulley）结构变异　随着眼眶MRI在斜视诊治中的应用越来越多，很多非典型性斜视患者（如斜肌功能异常、Brown综合征和某些麻痹性斜视等）与眼外肌本身走行或眼外肌滑车（pulley）结构变异有关。

4. 眼外肌止端变异　较常见,如直肌止端位置靠前、靠后、或向两侧移位,双肌止端等,眼外肌止端变异既可表现为一般的共同性斜视,也可形成 A-V 征和麻痹性斜视等。如内斜 V 征患者可能是由于内直肌止端上移引起,术中可通过下移内直肌止端 + 后退内直肌进行矫正。外斜 V 征患者可能是由于外直肌止端下移引起,术中可通过上移外直肌止端 + 后退外直肌进行矫正。又如,双股下斜肌的存在[13]可能与下斜肌部分切除术后又亢进有关,即术中只切除了其中一股下斜肌。而上斜肌肌腱的松弛、缺如、附着于靠鼻侧巩膜或只附着于 Tenon 囊等可见于先天性上斜肌麻痹的患者[14]。其他眼眶结构异常如从正常眼外肌起源的附加肌、正常眼外肌下方的异常纤维条带、残余的球后缩肌(低等动物常有该肌)等也可引起一些复杂的先天性斜视。

第五节　术 中 出 血

　　术中止血对所有的外斜手术都重要,斜视手术一般都会有少量的术中或术后出血,可用眼科烧灼器止住,大量出血罕见。然而,严重的斜视出血可引起视网膜脱离,视力下降或失明,也可影响手术矫正效果。因此,意识到斜视手术中可能发生眼内出血和眼周出血的原因,尽量预防和减少术中出血很重要。

　　以下情况术中容易出血:(1)月经期:由于斜视手术术中出血少,部分术者认为月经期可以手术。然而,我们还是建议避开月经期,以减少术中可能出血,因为斜视手术为择期手术,不必急于早几天完成手术。(2)患者有血液病或全身出血性疾病,如特发性血小板减少症、长期用抗凝药物、长期血液透析、严重糖尿病、高血压病和动脉硬化等。(3)第二次或多次斜视手术患者:再次手术时解剖结构欠清,有明显的疤痕形成,出血较多。(4)术野暴露困难者:如先天性眼外肌纤维化引起的大度数斜视、甲状腺相关眼病性斜视、高度近视固定性内下斜视等。(5)需要在眼球后部操作的斜视手术:如大度数的后退、后固定缝线术、外伤性眼外肌断裂修补术等。术野暴露困难和需要在后部操作的手术还容易发生巩膜意外穿破,造成眼内出血。

　　1. 眼睑出血　少见,多见于以下两种情况:(1)采用球后或球周麻醉的患者。采用全麻或结膜下注射麻药可减少眼睑出血(2)上下直肌或上下斜肌手术的患者,尤其是再次手术和复杂斜视者。少数水平斜视手术也会有眼睑出血(图 31-6)。

　　2. 眼眶出血　很少见,较多发生球后或球周麻醉的斜视手术,与眼内其他手术类似,1%~3% 的球后麻醉患者会发生球后出血。轻度仅表现轻度眶压增高,眼压和视力不受影响;重者表现为突起眶压显著增高,伴眼压升高,球结膜水肿,眼底检查可见动脉搏动,严重者视力完全无光感。治疗方面,轻者间歇性眼球加压后出血停止,不必特殊处理;重者除局部眼球加压止血外,可采用全身用降眼压药、止血药、前房穿

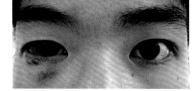

图 31-6　水平斜视矫正术眼睑出血:术后并发右眼下睑皮下少量出血

刺治疗。仍无效者可做外眦切开减压,或做鼻下方结膜切口,从鼻下方向眶底内侧伸入止血钳 20mm 后,用止血钳顶开下眶底部,将血液引进上颌窦。

　　3. 肌肉出血　下斜肌部分切除术、涉及眶深部的斜视手术(如甲状腺相关眼病性斜视,外伤性眼外肌断裂修补)以及少数常规的斜视手术会因眼外肌内的肌支动脉出血形成眶内血肿或球后大出血。如果患者为小儿活动多,伴有咳嗽或血管功能差,则更易出现肌肉出血。因此,对这些特殊情况,可考虑术后常规用绷带包眼 1 天。少数患者斜视手术顺利,术中并无出血,但术后发生肌肉出血。肌肉出血的治疗方法同眼眶出血,必要时,需立即手术找出肌肉出血点进行止血。另外,服大蒜片、杏仁、人参等的患者容易发生手术出血。

　　4. 涡静脉出血　涡静脉位置靠后,有经验的斜视手术者一般不会损伤涡静脉;然而,再次手术的患者,由于解剖结构不清,涡静脉位置有变化,则可能被伤及。另外,涉及深部的手术,尤其是甲状腺相关眼病性斜视,如果不注意,很容易伤到涡静脉。涡静脉破裂后,一般经过局部术中加压后可止住,继续手术。少数患者出血很严重,甚至出现脉络膜出血、玻璃体积血等严重后果。

5. **结膜下出血**　几乎所有的斜视手术都有或多或少的结膜下出血(图 31-7)。然而,术后结膜下大片出血常使患者感到恐慌和担心(图 31-8)。向患者解释这种出血不必担心,会慢慢吸收很重要。术中对较大的结膜血管在切断前进行烧灼可防止结膜下可能出现的大片出血。

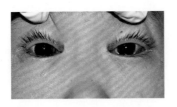

图 31-7　斜视术后结膜下出血:第 1 天,双眼结膜下少量出血。这很常见

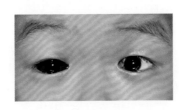

图 31-8　斜视术后结膜下出血:术后第 1 天,左眼结膜下少量出血,但右眼结膜下出血较多。这种情况常使部分患者感到恐慌和担心,应向患者解释这种出血不必担心,会慢慢吸收

6. **眼内出血**　罕见,一般发生于两种情况:(1)限制性斜视手术做角膜缘固定缝线时,缝线穿破眼球,造成前房积血。(2)进行直肌断腱、眼外肌缝回到巩膜上等操作时,穿破巩膜,造成脉络膜、视网膜或玻璃体内出血。

总之,斜视术中术后少量的肌肉和结膜下出血很常见,出血吸收后不会造成不良后果。以下措施可预防和减少术中出血:(1)做结膜切口时,如果切口处有较粗大的结膜血管,要么避开,在邻近位置做切口;要么用手术镊子夹住、切开、并烧灼止血。否则,手术一开始即出现明显的出血,影响以后的操作。(2)直肌手术肌止处切断时容易出血,尤其是睫状前血管经过肌止端的位置,宜采用眼科止血器烧灼止血。(3)做肌肉缝线时,缝针尽量避开睫状前动、静脉,而缝线结扎时应将血管包括在内。(4)做下斜肌部分切除或切断时,切断的两端都宜烧灼止血后才放回去。(5)直肌后退后,由于肌肉没有受到牵拉,少数患者会发生肌肉出血,这时可用棉签加压止血。(6)直肌后退术中,完成肌肉缝线和切断肌止后,助手用缝线拉住肌肉有利于避免肌肉出血。过去,我们常因害怕缝线拉脱而不做这个动作。(7)做下斜肌手术时,注意附近的涡静脉,避免伤及;同理,上直肌和下直肌的手术需要分离较多的节制韧带和肌间膜时,不要伤及直肌两侧的涡静脉。(8)不要在月经期和感冒咳嗽时手术。(9)有血液和血管功能不良,以及正在服用抗凝血药期间的患者,手术慎重。(10)对小儿活泼好动,涉及较深位置的复杂斜视手术等建议术后绷带包眼一天。

第六节　巩膜穿破

斜视手术时,操作不熟练者一般都会发生术中出血较多,术中解剖结构显示不清晰,手术定量也欠准确,术后反应也往往较重,这些都不是主要问题,千万注意术中不要让缝针穿破巩膜!巩膜穿破(scleral perforation)是斜视手术中最严重的并发症之一(另一个为眼外肌迷失),其发生率约为 1.37 : 1 000,多发生于将眼外肌缝合到巩膜上时(87%),其他操作如切断肌腱、作牵引缝线、预置肌肉缝线等也可发生。通常,年轻医生手术时巩膜穿破的发生率是资深医生的 2 倍。随着铲针(针的底部是平的)和放大镜(或显微镜)的应用,巩膜穿破的发生率明显降低了。

注意区分穿入(penetration)和穿破(perforation)。穿入是指缝针等部分穿入巩膜,正常斜视手术都需要缝针穿入巩膜;而穿破是指缝针穿透了巩膜,正常斜视手术不允许这种情况发生。同样,眼球壁分三层,如只是巩膜穿破其实问题不大,但如穿破了脉络膜和视网膜(称为球壁穿破,或眼球穿破伤),则可引起较严重的眼内并发症,如眼内感染、眼内出血和视网膜脱离等。

以下情形容易发生巩膜穿破:(1)巩膜较薄,如高度近视眼、过去有巩膜炎病史的眼、有眼手术史(包括斜视手术)等。对这类患者,我们可以考虑采用不穿过巩膜的直肌后退术和直肌缩短术:直肌后退术时,肌止处稍留多一点肌腱,在该处做预置肌肉缝线,在相隔 2mm 后的肌肉上再做同样的预置肌肉缝线,在中间剪断肌肉,按后退的量将两端用缝线连接。同样,直肌缩短术时,按肌肉缩短的量分别在肌腱处和其后的肌肉处做预置缝线,切除中间部分肌肉后,将二处缝线结扎即可。至今,由于稳定性和强度问题等,组织黏合剂还不能代替缝线在斜视手术中应用。(2)术野暴露困难,如甲状相关眼病性斜视、先天性眼外肌纤维化和高度近视固定性内下斜视等。尤其是甲状腺相关眼病性大度数斜视,这时往往需要助手用深部拉钩充分暴露术野,做眼外肌肌止端切断时,最好用二个斜视钩钩住肌肉,在两个斜视钩之间切断肌肉,以防剪破巩膜。小儿患者的睑裂小,眼球也小,也因暴露困难而比成人患者易于发生巩膜穿破。(3)后固定缝线,因为这种固定缝线位于很靠后的巩膜上,缝合困难,容易发生巩膜穿破。(4)直肌后退术比直肌缩短术容易发生巩膜穿破,因为直肌止端及其后的一片区域的巩膜最薄;不过,如果采用悬吊式后退术,不管直肌后退的量是多少,都不必暴露后面的巩膜在深部操作,巩膜穿破的危险性大大减少。

巩膜穿破的临床表现:发生巩膜穿破时,手术医生常感觉缝针太深或有明显的穿破感,穿破处可有深红色的脉络膜血管来源的出血,或有黑色的脉络膜组织和玻璃体流出,同时感觉眼压降低了。此时,应散瞳检查眼底是否有视网膜和玻璃体积血、视网膜裂孔等,以便及时术中处理。

巩膜穿破或球壁穿破的可能后果:(1)视网膜脱离:这种缝针穿破球壁较少产生视网膜脱离,因为损伤范围小,损伤本身可刺激视网膜色素上皮与神经上皮产生粘连。因此,术中即时巩膜外冷冻没有必要,甚至冷冻本身可引起玻璃体视网膜纤维条索增生,发生后期视网膜脱离。术中视网膜激光光凝一般也不需要,但如果术中发现已有视网膜脱离,则可做二排激光光斑拦截。(2)玻璃体和前房积血:玻璃体积血一般很轻微,前房积血则多见于做牵引缝线时需在角膜缘处进针,大多数不需处理,会自行吸收。(3)眼内炎:巩膜穿入和巩膜穿破都可引起眼内炎,即巩膜穿破不一定是眼内炎发生的前提。

巩膜穿破的治疗:通常手术缝针造成的巩膜穿破范围小,不会引起严重的并发症,只需定期观察,注意可能发生的视网膜脱离和眼内炎等。但为防止感染,术野宜使用抗生素冲洗,术后口服 3 天广谱抗生素治疗。已用过的穿破巩膜的针要放弃,另用新的缝针在另外邻近位置完成斜视手术。前已述及,术中不必用巩膜外冷冻治疗。只是在已有视网膜脱离时,才使用视网膜光凝治疗。然而,如果术中巩膜缺损较大,眼内出血多,可能需要用异体巩膜修补,或需要眼底外科医生帮助手术治疗。

第七节　眼外肌滑脱或迷失

眼外肌滑脱和迷失(slipped and lost muscles)是眼外肌手术中严重的两个并发症之一(另一个为巩膜穿破,可能导致眼内炎和视网膜脱离等)。本节主要讨论眼外肌滑脱和迷失以及瘢痕伸展综合征的发生原因、诊断、治疗和预防等。眼外肌滑脱(slipped muscles)是指眼外肌的肌鞘膜仍然在新的肌止处,眼外肌本身向后滑脱了;眼外肌迷失(lost muscles)则是指眼外肌和肌鞘膜都由新的肌止点向后脱离迷失了。瘢痕伸展综合征(stretched scar syndrome)是指眼外肌在新的肌止点处变成了伸展的疤痕,其表现类似于眼外肌滑脱或迷失,故也在本节加以讨论。

斜视手术中,一旦发生了眼外肌迷失,手术医生往往显得十分慌乱,常常在术野出血的情况下用手术镊子乱抓,越乱抓出血越多,术野越不清晰;如果此时为局部麻醉,则患者也紧张,患者一紧张,迷失的眼外肌就会收缩向后,更增加了寻找眶内端肌肉断端的机会,最后只能抓一些筋膜组织,将其缝在原肌止处,以致造成术后新的麻痹性斜视。如果迷失的眼外肌为后退肌,则会出现明显的过矫;如果迷失的眼外肌为缩短肌,则会出现明显的欠矫。

眼外肌迷失的原因有四个,包括:(1)术中意外切断的眼外肌向后迷失;(2)撕脱眼外肌完全向后迷失;(3)术后发生的眼外肌迷失;(4)外伤性的眼外肌迷失。眼外肌滑脱和迷失等的分类见表 31-5。

表 31-5　眼外肌滑脱和迷失等的分类

Ⅰ. 眼外肌滑脱	B. 术后迷失
Ⅱ. 眼外肌迷失	C. 外伤性迷失
A. 术中迷失	Ⅲ. 瘢痕伸展综合征
i. 意外切断的迷失	
ii. 撕脱眼外肌完全迷失	

一、眼外肌滑脱

1. 眼外肌滑脱的表现　眼外肌滑脱是指眼外肌的肌鞘膜仍然在新的肌止处,眼外肌本身向后滑脱了。其发生率不清,也难以有一准确的结果。过去有学者将之与眼外肌迷失混淆在一起。眼外肌滑脱以内直肌多见,主要表现为[15-17]:(1)术后短期内中等到明显的继发性斜视;(2)术后滑脱眼外肌作用方向的轻度到中度单眼运动受限;(3)弹回试验(spring-back test)阴性;正常的弹回试验是指斜视手术中,在未切开结膜前,将眼球被动转动向一侧(如颞侧),松开后眼球会弹回到原在位(图 31-9);当眼外肌滑脱后(如内直肌滑脱),松开的眼球仍处于颞侧位,不回到原在位,表明内直肌有滑脱(图 31-10)。(4)眼眶 CT 或 MRI 可显示滑脱的眼外肌,而肌鞘膜仍然位于手术部位的肌止处(图 31-11);(5)术中在斜视钩钩住“眼外肌”后,仍可透见金属钩,称之为看透试验(see through test)(图 31-12);而当眼外肌肌腱完整时透不见金属钩(图 31-13);且术中在切断前面的肌鞘膜后可见后面的肌肉或肌腱组织。(6)术中分离并伸入斜视钩,将斜视钩向后滑动,肌肉滑脱者会有阶梯感,称之为阶梯试验(step test)。无肌肉滑脱者则显示很平滑(表 31-6)。

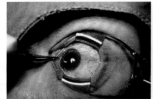
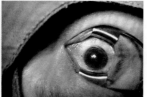
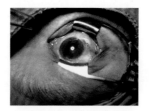
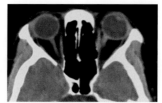

图 31-9　正常的弹回试验(spring-back test):当颞子松开后,眼球立即回到原在位

图 31-10　不正常的弹回试验。当眼外肌迷失或严重滑脱时,松开颞子后眼球不弹回到原在位。本图为术中将外直肌切断后眼球不能弹回

图 31-11　内直肌滑脱眼眶 CT 平扫:左眼内直肌滑脱(外伤性),内直肌鞘膜仍与巩膜相诶,向后滑脱的内直肌轻度肥大

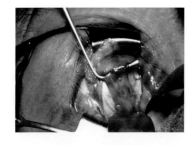
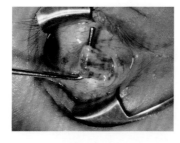

图 31-12　眼外肌滑脱:外伤性下直肌滑脱,注意斜视钩上很薄的肌鞘膜,可透见斜视钩(see through test),肌肉已回退到肌止后 10mm 处。没有经验的医生会认为这些筋膜就是下直肌,只做少量的缩短会达不到理想的眼位矫正效果

图 31-13　看透试验(see through test):正常情况下,看不到斜视钩后面的金属钩

表 31-6　眼外肌滑脱的临床表现

继发性斜视
单眼运动受限
弹回试验阴性
看透试验阳性
阶梯试验阳性

2. 眼外肌滑脱的治疗 新近手术的眼外肌滑脱在分离暴露滑脱的眼外肌后，切断与新肌止处相连接的肌鞘膜，在其后面的肌肉本身做双臂套环缝线，缝回到新的肌止端上。滑脱很久的眼外肌则在分离暴露后，由于有明显的眼外肌退缩，将肌肉本身缝回到原新止点上会导致明显的手术过矫，这时宜将肌肉缝回到原新止点稍后处，以被动转动试验显示该肌的抗力达到拮抗肌的 3/4 左右作为标准；然而，缝合位置还要参考术前的眼位，如该手术肌肉为后退的直肌，肌肉滑脱后有明显的过矫，则缝合位置可以向前一点。有学者用调整缝线确定新肌止的位置，我们认为如果要作调整缝线，也以拮抗肌调整为好，滑脱的眼外肌难以采用这一方法。我们通常不用调整缝线。这种并发症的手术治疗由于难以准确预测手术结果，可能需要再次手术，要与患者和家属说明。通常情况下，眼外肌滑脱的手术治疗效果很好。

3. 预防 预防眼外肌滑脱的方法是斜视手术时，不能只缝在肌鞘膜上，而是要缝合整个肌肉，包括肌鞘膜和肌肉本身，尤其是在直肌肌止处，肌腱很薄，预置缝合线时，缝线不要太靠近肌止位置，稍后一点缝合会更可靠和牢固。另外，在巩膜上(肌止后的巩膜或肌止处的巩膜)固定眼外肌时，不能缝得太少，以免滑脱。

二、眼外肌迷失

1. 眼外肌迷失的表现 任何涉及眼外肌的眼科手术都可发生眼外肌迷失，最常见于斜视和视网膜脱离手术，多为直肌迷失。也可见于眼外伤和邻近结构部位的手术如鼻窦内镜手术等。不像眼外肌滑脱，眼外肌迷失是指眼外肌和肌鞘膜都向眶后退缩。严格意义上，因眼外肌并没有迷失，仍然存在于眶内，用眼外肌脱离(detached muscle)更妥当。但眼科文献都称眼外肌迷失。通常，眼外肌迷失在手术后数小时或几天内就诊，表现为大度数继发性斜视和明显的单眼眼球运动障碍，少数可在几周后出现，如视网膜脱离的硅胶带逐渐侵袭眼外肌止端等。

临床表现很容易区分眼外肌滑脱和眼外肌迷失，前者术后眼位可正位，以后慢慢出现轻度的偏斜，眼球运动受限也不明显，后者常在术后立即出现大度数的继发性斜视和明显的眼球运动受限，也以内直肌迷失多见。注意，共同性外斜视患者，在接受单眼外直肌后退 + 内直肌缩短术后，少数患者术后有明显的过矫，且由于疼痛，不愿意术眼外转，表面上看好像术眼存在外直肌迷失，只要术后矫正效果在预期内，不必再次手术探查。

眼科手术(包括翼状胬肉手术)术中发生的眼外肌迷失应立即寻找并予以修复，千万不要以镊子乱抓，导致更大的损伤，更多的出血和眶脂肪脱出，增加寻找的困难。如果手术医生没有这方面的经验，应立即请有经验的斜视手术医生上台，否则，先缝合结膜伤口，下台后尽快请斜视专家会诊再手术修复。预防术中眼外肌迷失主要是任何眼科手术都要准确区分和分离好眼外肌；在作斜视直肌后退术时，肌间膜和节制韧带不必分离过多，这不仅不能增加斜视矫正效果，反而增加损伤和肌肉迷失的机会[18]；斜视手术中应使用无齿的器械，如无齿镊钳夹缝线，以免损伤缝线，导致肌肉迷失。

撕脱眼外肌迷失见于所有眼科手术，可累及所有眼外肌。通常是由于术中用力过大，在眼外肌的肌腱与肌肉交界处发生撕脱，多见于成人且伴有严重全身疾病的患者，导致"一拉成二综合征"(pulled in two syndrome，PITS)，以内直肌和下直肌多见[19-21]。由于断端位置靠后，修复较困难。如果能寻找到近端(眶端)，则将近端与远端进行缝合；如果远端撕脱了不存在，则将近端缝合在相应的巩膜上；暂时的固定缝线有助于减少损伤肌肉的张力和恢复眼位。有时，需要开眶寻找迷失的眼外肌并将其缝合。当无法寻找到近端的眼外肌时，需要做眼外肌移位术矫正斜视。大部分患者术后第一眼位基本可达到正位，但有一定的向受损肌方向的眼球运动障碍。

笔者在术中遇见过四例"一拉成二综合征"，1 例为甲状腺相关眼病性下斜视，是因为下直肌纤维化明显，牵拉时张力很大引起，经寻找修复后继续完成下直肌后退术；1 例为慢性进行性眼外肌麻痹患者，有明显的外斜视，内直肌麻痹，病情稳定后做外直肌后退 + 内直肌缩短，内直肌缩短时助手将内直肌撕脱成二半(一拉成二)，是因为内直肌本身有病变，容易发生撕脱，经术中找到内直肌的眶内端，继续完成缩短手术，未造成不良后果(图 31-14)；1 例为高度近视固定性内下斜视，做内直肌后退操作时,将内直肌"一拉成二",是因为患者内下斜度数很大,内直肌张力和阻力都很大,术野暴露困难,以致发生撕脱,经寻找到内直肌的眶内断端后,继续完成内直肌后退术;1 例为普通的共同性内斜视,年轻医生手术时用力太大,将内直肌在肌腱与肌肉相界处撕断(距内直肌肌止4~5mm),后来笔者上台手术将撕断的内直肌两端吻合并后退,未造成不良后果,手术矫正满意。然而,眼外肌"一拉成二"后,手术难度陡然增大,术中往往出血较多,术野不清,如果撕断的直肌眶内端位置较深,则寻找难度大,撕断后手术的量效关系会改变等等。

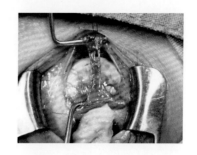

图 31-14　"一拉成二"综合征:慢性进行性眼外肌麻痹患者,内直肌缩短时助手将内直肌撕脱成二半,仅有少量肌纤维和肌膜相连

　　迟发性眼外肌迷失是指术后才发现的眼外肌迷失,包括两种情况,一种是真正的术后才发生的眼外肌迷失,一种是术中已经发生,只是在术后发现而已。与其他眼外肌迷失一样,表现为大度数的斜视和单眼眼球运动严重受限,诊断容易。必要时,眼眶 MRI 或 CT 检查有助于明确眼外肌迷失在眶内的位置以及其他相关的影像表现。一旦明确,应尽快手术修复,况且,仍然存在的缝线有利于寻找近端眼外肌,否则退缩向后的近端眼外肌和拮抗肌都会发生挛缩,增加手术修复的困难。

　　外伤性眼外肌迷失包括钝性和锐性物体的损伤,受伤后立即出现大度数斜视和单眼眼球运动受限,以下直肌和内直肌多见(图 31-15,图 31-16)。由于外伤也可以造成眼球运动神经和眼外肌本身的麻痹,以及眼眶骨折引起的眼外肌嵌顿等。因此,需要与麻痹性斜视和限制性斜视相鉴别,应做被动转动试验和主动转动试验,并进行详细的眼眶和神经影像学检查。另外,由于外伤还可能包括颅脑和眼球本身的伤害,在确定需要修复迷失的眼外肌之前,应先处理其他更重要的损伤。眼外肌迷失修复的手术时机通常为尽早修复,然而,如果伴随的眶内水肿和血肿等比较严重,则待眶内组织肿胀消退后再手术更好,这个过程一般为 5~7 天。

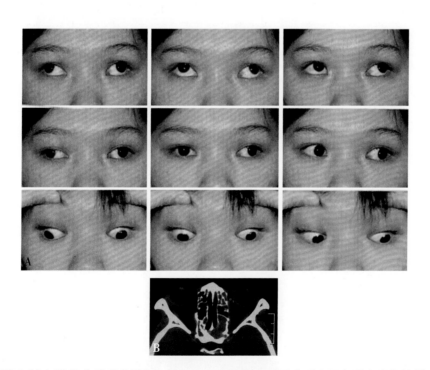

图 31-15　内直肌迷失(左)(鼻窦内镜手术引起):患者女,20 岁,鼻内镜手术后立即左眼大度数外斜,内转不能过中线(图 A)。眼眶 CT 平扫显示左侧内直肌在眼球后极附近处断裂迷失,眼眶内侧前段结构不清,组织水肿,眶后段内直肌增厚(图 B)。经斜视手术(左外直肌后退 + 左上下直肌 1/2 移位到内直肌止端上下方)后,双眼正位,但左眼内转仍明显受限(图 C)

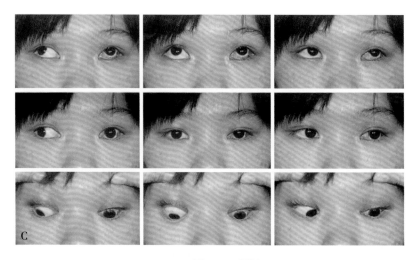

图 31-15（续）

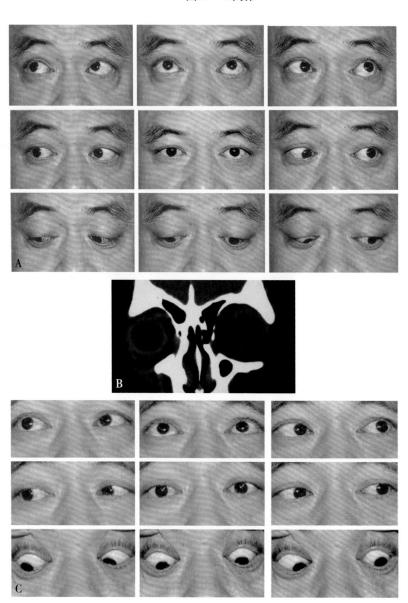

图 31-16　下直肌迷失（左眼，外伤性）：左眼被手指截伤半年，左轻上斜，左下转明显受限伴下睑退缩（图 A）。眼眶 CT 平扫显示左下直肌迷失，退缩到 Lockwood 韧带处，致该处软组织增厚（图 B）。经斜视手术（左下直肌探查 + 吻合下直肌两断端 + 缩短 4mm）修复后 1 年 3 个月，各方向无复视，双眼正位，眼球运动完全恢复正常，左眼下睑退缩亦已消除（图 C）

2. 眼外肌迷失的修复　主要是寻找迷失的眼外肌近端（眶内端）。手术时注意以下几点：(1)应采用较大的角膜缘结膜切口，如果原来是穹窿结膜切口，则宜改为角膜缘切口，有利于暴露术野。(2)如果原来是斜视手术，且眼外肌周围的肌间膜和节制韧带分离很多，则手术寻找较困难，近端眼外肌可能会退缩到后眶。(3)除内直肌外，其他四条直肌都有斜肌与之相联系，寻找相对容易，尤其是下直肌，一般都只退缩到 lockwood 韧带处。(4)寻找时，不要在 Tenon 囊的眼球面，而应在近眶壁面寻找，一般都在原来手术分离最深处的 Tenon 囊内。如果牵拉寻找到的肌肉时，患者有明显的眼心反射（全麻时心率降低，局麻时有恶性呕吐等）则证明是眼外肌，另外，眼外肌不会被拉得很长很远，能拉得很长很远的一般都是筋膜。如果吻合眼外肌后眼位明显改善，眼球运动恢复，则肯定找到了迷失的肌肉；如果吻合后眼位仍明显偏斜，眼球运动不恢复，则可能只是缝合了筋膜组织。(5)吻合两断端前，最好缩短直肌 3~5mm，达到术后稍过矫的眼位，这样手术的远期效果比较满意。(6)如果术中找不到迷失的近端眼外肌，则可选择直肌移位术矫正斜视；或者暂停手术，术后做进一步的检查和评估；或请更有经验的斜视医生会诊手术等。至于什么时候做直肌移位术或采用别的治疗方法没有统一的标准，应根据每一个患者的具体情况决定。(7)必要时可以请有经验的眼整形/眼眶医生，甚至耳鼻喉科医生在后眶通过眶入路或鼻窦内镜入路寻找近端迷失的眼外肌[22-25]。

无法找到迷失的眼外肌近端时，只能选择其他手术方法补救：(1)直肌移位是最常用的方法；但通常不选用直肌全移位，而是选择直肌部分移位，以避免眼前节缺血并发症，因为迷失的肌肉本身也可破坏眼前节供血；比如，原来已做过外直肌手术的病人，现发生了内直肌迷失，如果做上下直肌的全移位，很容易发生眼前节缺血。因此，有时尽管眼外肌迷失患者以早做手术为好，但为了避免眼前节缺血并发症，要推迟手术。(2)直肌联结术；这种手术一般要在眼外肌迷失半年后做，这时原伤口部位的疤痕已形成，否则，由于眼外肌后段已经迷失，直肌联结术不起矫正作用[25,26]。(3)拮抗肌注射肉毒杆菌毒素可增加矫正效果。(4)以上治疗效果仍不明显时，可采用眶骨膜或骨膜下固定的方法尽量将眼位矫正到第一眼位正位。(5)下直肌迷失的患者还可用下斜肌前移的方法矫正[27]。无论采用哪种方法矫正，都难以达到很满意的效果，即使第一眼位正位，迷失肌肉方向的眼球运动会有明显受限，常需借助代偿头位或三棱镜以避免复视，这些需向病人和家属讲明。

3. 疤痕伸展综合征（stretched scar syndrome）　临床表现类似于眼外肌滑脱或迷失，故也在此讨论。疤痕伸展综合征首先由 Ludwig 描述[28]，具有以下特点[29]：(1)斜视患者在直肌后退术后数月或数年（平均 1 年左右）后出现过矫，估计远期斜视过矫患者中 50% 是由于疤痕伸展综合征所致；这明显不同于眼外肌滑脱术后数天或几周内发生的过矫。(2)受累肌的眼球运动受限通常不明显或为轻度，这与眼外肌撕脱患者有明显的受累肌运动受限也不同；偶然，当疤痕伸展综合征患者的疤痕形成区域很大时也会有明显的运动受限。(3)再次手术时发现直肌肌腱与巩膜之间有平均 4mm 长的疤痕区间；表面上看似乎有直行的"肌腱纤维"样外观，实际上为疤痕组织，当在新肌止切断后从眼球面看，可见该部分为疤痕，而切除后游离的该部分组织呈现为典型的疤痕组织。(4)如果只是切除这部分增生的疤痕组织并将直肌肌腱与原新止点用可吸收缝线缝合，约 42% 左右的患者又发生疤痕伸展综合征和复发过矫。(5)发生机理类似于人体其他部位如皮肤、肌腱和韧带等修复手术的过多的疤痕形成。

因此，根据斜视患者术后远期过矫和仅有不明显的眼球运动受限的临床表现只能怀疑疤痕伸展综合征，确诊需要再次手术时所看见的明显疤痕形成。手术时在切除肌腱与巩膜之间的疤痕组织后，宜用不可吸收缝线将该直肌肌腱与巩膜缝合。事实上，皮肤等伤口的缝合用非吸收缝线的疤痕形成明显要少于用可吸收缝线[30]。另外，也提倡在缝合肌腱与巩膜时，中间多缝一针。然而，对于斜视手术远期过矫的患者，如果原手术肌肉的运动功能正常，则一般不需手术探查是否有疤痕伸展综合征；但当原手术肌有运动功能受限时，则应探查该肌肉以明确可能的原因。

尽管近 50% 的远期斜视过矫可能由疤痕伸展综合征引起，其真正的发生率并不明确。尽管缺乏科学依据，以下方法有利于预防斜视术后疤痕伸展综合征：(1)斜视手术时，除两侧各缝一针外，在直肌的中央将直肌肌腱与巩膜也缝合一针；(2)缝合肌腱太紧会导致肌腱远端坏死，促使疤痕形成；(3)术后全身和局部糖皮质激素的使用是否有利于减少疤痕伸展综合征尚不明确；(4)在这一方面，传统将直肌直接缝合在巩膜上的后退术式优于悬吊式直肌后退术。

第八节 术后复视

术后复视(diplopia)是斜视手术十分常见的现象,完全没有必要因为害怕斜视术后可能出现的复视而放弃做斜视矫正手术,但术前应当与患者及其家属进行沟通,以免引起不必要的恐慌;另外,部分患者因为复视或术后眼位的突然改变,特别是改变了主导眼眼位的患者和接受了旋转垂直肌手术者,术后短期内会出现轻度眩晕和定位欠精准等,通常经过短暂的适应后即恢复正常。

一般说来,斜视术后的复视有两种:容易消除的矛盾性复视和难以消除的持续性复视。矛盾性复视最常见,一般都会逐渐消失;难于消除的持续性复视较少见,术后请患者尽量忽视较模糊的物像,慢慢也就习惯了。

一、矛盾性复视

容易消除,很常见。是指共同性内斜视患者术后发生的交叉性复视(与内斜视的同侧性复视相反)和共同性外斜视患者术后发生的同侧性复视(与外斜视的交叉性复视相反),正因为如此,称为矛盾性复视(paradoxical diplopia)。这种复视有三种归转:(1)变为正常视网膜对应,复视消失。这是最好的结局,患者极可能会恢复融合功能和立体视觉。(2)再次发生视网膜抑制,复视消失。这种情况尽管没有恢复双眼单视功能,但不会出现复视干扰。(3)复视仍然存在,但其中一个物像很模糊,不影响正常的工作和生活;这种情况多见于一眼视力较差的斜视患者,正因为一眼视力很差,模糊的物像不影响日常事务,才使术后复视仍然存在。通常,内斜视术后的欠矫和过矫都可能出现矛盾性复视;而外斜视术后的过矫才容易产生矛盾性复视。大多数矛盾性复视在术后一周到一月左右会消失。某些情况,如共同性外斜视患者,采用大度数外直肌后退 + 内直肌缩短术后,因为有轻度的术眼外转受限,向外直肌后退一侧周边部注视时会出现复视,这种复视只在周边部出现,不会影响日常生活。

二、持续性复视

持续性复视(persistent diplopia)难于消除,较少见,是指斜视手术后患者主诉有持久不消的复视。这种持续性复视与矛盾性复视的第三种情况不同,两个物像均较清晰,对日常生活的干扰较大。尽管少见,但每个斜视手术医生都可能见到。有些患者对这种复视甚感忧虑,甚至希望医生再次手术使眼位恢复到原来的斜视状态。然而,绝大多数患者还是对手术矫正的外观满意,逐渐耐受术后复视,接受现状。

术后持续性复视的常见原因有:

1. **中心融合功能丧失** 常见于有严重闭合性颅脑外伤史、长期单眼视觉剥夺(如一眼白内障)和手术前曾经做了视觉训练如去抑制,复视意识训练等的斜视患者。

2. **非共同性斜视患者** 这些患者术前已有复视,但由于斜视度大,复像距离远,对生活影响小;术后斜视度变小了,复像距离近了,更会影响日常生活;然而,我们在实际工作中发现非共同性斜视患者做了斜视矫正术后,斜视度变小了,基本上没有诉说复视更加影响工作和学习,他们既满意外观上的改善,也认为复视比术前减轻。另外,有些非共同性斜视患者,第一眼位矫正良好,但双眼单视野很小,稍稍离开第一眼位即出现复视。尤其是对那些各个方向斜视度不同的患者,术后很难在所有位置矫正良好,术后在某些位置总会有复视。因此,术前一定要交待这种术后可能的复视。

3. **黄斑位置变异** 常见于视网膜玻璃体病变,纤维条索牵引形成黄斑偏移(如家族性渗出性玻璃体视网膜病变等),导致中心性复视,但有周边融合功能。这类患者的复视不能用三棱镜和斜视手术矫正。

4. **未注意到的旋转斜** 因为旋转斜不容易通过角膜映光法和三棱镜遮盖试验等检查发现,很容易被忽视,如甲状腺相关眼病性斜视,闭合性颅脑伤后发生的上斜肌麻痹等。我们有时会见到共同性内(外)斜视手术后的患者,仔细检查有一只眼的上斜肌麻痹,这是因为术前忽视了细小的垂直斜和旋转斜。

临床上,对有双眼单视功能的内斜(或外斜)A 征和 Brown 综合征患者,做上斜肌减弱手术(如上斜肌断腱)后很容易出现旋转性复视,对这些患者尽量不做上斜肌断腱术或上斜肌延长术。另外,后天性上斜肌麻痹表现为外旋转斜为主者,常采用上斜肌前部前徙术(Harada-Ito 术式)矫正旋转斜,因为短期内术后过矫 5°左右效果较好,而术前患者已逐渐适应了外旋转斜视状态,术后过矫后患者反而感觉短期内难以克服的旋转性复视。然而,随着旋转斜的回退,复视会明显减轻或消失,术前要与患者交待清楚。

因此,以下情形是斜视手术后发生持续性复视的高危因素:(1)有闭合性颅脑外伤史;(2)长期单眼视觉剥夺;(3)过去曾经接受去抑制等视觉训练的斜视患者;(4)严重的非共同性斜视患者;(5)有双眼单视功能需做上斜肌减弱手术者。

术后有些复视与手术无关,注意鉴别:(1)两眼物像大小不等:如双眼屈光参差、屈光间质的病变和黄斑病变等;(2)高度屈光不正或屈光参差引起的棱镜效应,使患者在阅读位置出现复视。

另外,也要注意鉴别单眼复视,单眼复视约占所有眼科"复视"患者的 25%,多数单眼复视由于屈光问题引起(不只限于散光),少数是由于角膜、晶状体和视网膜等的病变引起。仔细询问"复视"的特点有利于两者的区别,单眼复视的特点是:(1)单眼复视患者的另一个"影"较弱;(2)这个"影"常与正常的影有重叠,两个影不会完全分开,不会(或很少)有旋转性复视;(3)遮盖一只眼后复视仍然存在;(4)使用针孔镜后复视消失;(5)单眼复视患者的这个"复视"对日常生活的影响不大。

术后持续性复视的治疗:(1)耐心告诉患者尽量忽视其中一个复像,久而久之就习惯了。(2)遮盖一眼,比如步行下楼梯和过马路时等。为改善外观,可采用只遮盖眼镜中央一小块,接触镜遮盖,Bangerter 镜片或在一眼前增加正 / 负片等使该眼物像模糊的方法等。其实,临床实际工作中,只要我们对患者做非常细致的复像检查,认真解释各种可能的治疗措施,不需做任何治疗,患者会慢慢习惯这种复视,不会影响日常工作和生活。

第九节　术　后　感　染

术后感染是所有外科手术十分令人头痛而又必须面对的重要问题,尤其是身体重要器官的感染,如颅内和眼内等。斜视矫正手术属于外眼手术,斜视手术后的严重感染(如眼眶蜂窝织炎和眼内炎等)十分罕见。通常,斜视专科医生一生最多见到 1~2 例[31]。比较常见的有眶隔前感染、结膜下小脓肿等,这些不会造成明显的后遗症。因此,手术医生常常会忽视术后感染,以致有时延误诊断,得不到及时的治疗而造成较严重的后果。本节介绍斜视术后感染的危险因素、临床表现和治疗等。

1. 斜视术后感染的危险因素　为防止发生术后感染,以下因素应当重视:

(1)患者免疫功能降低:如严重的糖尿病、肿瘤化疗后、长期服用糖皮质激素药物等。

(2)术中巩膜穿破:有报告在常规顺利的斜视手术中,医生与患者的谈话,尤其是患者耳聋需要大声喊话时,都会增加术野细菌污染的机会。

(3)术中手套破裂:眼科手术中手套破裂率占 4%,通常医生 / 护士没有注意到手套破裂(隐性手套破裂),隐性手套破裂是显性手套破裂的 2 倍。眼科手术中,眼后节(玻璃体视网膜)手术手套破裂最高,斜视手术最低。左手的手套破裂高于右手,主要是左手经常抓针的原故。用手直接抓针是一个不好的操作习惯,应该是用手抓住缝针邻近的线,然后将针放在右手的持针器内。手套破裂不仅增加术野感染的机会,也增加了医务人员受术中血液、体液等污染的可能。

(4)手术器械和溶液:我们都认为手术中使用的器械和溶液是无菌的。事实上,白内障等眼内手术后眼内炎的细菌主要来源于术中使用的溶液。又如将人工晶状体放置在结膜囊内或术野的铺巾上也可引起明显的细菌污染。斜视手术中缝针和缝线的细菌检出率较多,可达 19%~25.2%。因此,斜视手术时用胶纸将眼睑和睫毛隔离,有利于防止术中缝针与缝线的细菌污染。如果术中发生了巩膜穿破,应将缝针退出,不再使用,以减少缝针缝线的可能污染。

(5)患者眼部和眶周小的感染病灶:手术医生常常忽视这些小病灶,认为不会引起眼部感染。事实上,由于斜视手术为择期手术,最好是等待眼部小感染灶治愈后才进行斜视手术。

(6)未注意到的身体其他部位感染:如患者四肢或躯干皮肤有化脓性感染、南方潮湿天气常有的身体其他部位的真菌感染等。

(7)术中没有遵守无菌操作原则:较常见的有手术台上的部分器械突出于台边外、长的缝线一端位于术区内而另一端低于手术无菌区、术野有患者的头发等污染、将孔巾移动到未消毒的区域、手术室巡回护士递器械时污染了术野和术者、术者的手套接触到了有菌区却未注意到、助手用器械将手术标本(如眼外肌)放到污染区却又放到手术台上使用、手术台上的布料浸湿后(如湿的棉签和纱布)未用干的布料隔离、手术消毒区域太少或有些区域没有消毒或用于消毒的棉签太干达不到皮肤消毒的效果、术毕术眼在未用无菌敷料遮盖时掀开手术铺巾等等。

2. **眼内炎** 斜视手术后发生眼内炎者罕见,发生率从 1∶18 500~1∶350 000 不等。巩膜穿破是发生眼内炎的危险因素,但相当部分眼内炎患者没有发生术中巩膜穿破。内源性感染、鼻泪管阻塞和上呼吸道感染等都可能是发生眼内炎的原因。葡萄球菌和链球菌是眼内炎的主要致病菌。由于斜视术后的眼内炎罕见,多为小儿患者,不会及时诉说,加上开始时症状不明显,常常得不到及时的诊断和治疗。临床上多数表现为眼痛、眼睑肿胀、结膜充血和视力下降,少数症状不典型,如仅表现为飞蚊症,轻度畏光,或只表现为流泪等。眼内炎多发生于术后 1 天 ~2 周,术后常规使用的抗生素眼药水不能防止眼内炎的发生。眼内炎的视力预后差,半数以上为光感或眼球萎缩,只有少数及时确诊并尽早做玻璃体注药和 / 或玻璃体手术者可恢复到术前视力。由于眼内炎多数为外伤后感染和其他内眼手术(如白内障手术)后感染,斜视手术医生的经验有限,治疗时应请眼外伤专科和眼底外科会诊,并注意小儿的用药剂量与原则,及时进行玻璃体腔注射抗生素和 / 或玻璃体切除术治疗。

3. **眶或眶隔前蜂窝织炎** 斜视术后很少发生,发生率为 1∶1 100,大部分为葡萄球菌感染。严重者表现为眼部疼痛、眼球高度突出、眼睑高度肿胀、结膜充血水肿并突出睑裂外、眼球固定和发热等全身中毒症状。轻者只表现为眶隔前感染,仅有眼睑和结膜肿胀充血,轻度疼痛。患者本身有鼻窦炎、中耳炎、上呼吸道感染、支气管炎者容易发生眶蜂窝织炎。轻症患者可只口服抗生素;重症患者需要静脉点滴抗生素,住院密切观察病情变化;已形成眶内脓肿者,要切开排脓。最近有报告小儿斜视术后发生双侧眼眶脓肿[32]和成人斜视术后出现肌锥内眼眶脓肿[33]的病例,实属罕见。

4. **结膜下脓肿** 少见,多发生于术后 1 周,常位于肌止缝线处或缝线周围,表现为术眼疼痛、畏光和流泪等,该处结膜隆起充血、有压痛,有时透过结膜可见到灰白色的脓肿形成。治疗需切开或针刺排脓,再口服抗生素,严重者需静脉滴注抗生素。长期的缝线存留甚至可表现为特发性眼眶炎性假瘤样表现[34]。

5. **角膜溃疡** 偶可发生,多为葡萄球菌或绿脓杆菌,术中有角膜上皮损伤,或伴有眼睑闭合不全或角膜知觉减退者更易发生。斜视手术中,术者或助手做缝线打结时,切记不要将缝线切割角膜表面,造成角膜上皮和基质的损伤。做角膜缘眼球固定缝线时,切记保证眼球固定时,缝线不接触损伤角膜。

第十节 术后视力改变

临床上,我们一般认为斜视手术不影响视力。因此,患者通常不用担心斜视手术会降低视力。然而,术后一周内视力暂时性下降的比例高达 25%,可由于泪膜改变、角膜上皮损伤等引起。不过,以后视力很快又恢复到术前水平。极少数术后较严重的并发症如眼前节缺血、眼球穿破、坏死性巩膜炎、眼内出血、视网膜脱离、黄斑囊样水肿、眼内炎等,则会明显影响术眼视力。有些患者主诉视力下降,实际上是由于术后复视所致,注意区别。另外,术后屈光状态的改变(多为角膜散光改变)也会引起视力下降,尤其是单眼一对拮抗肌的大度数后退缩短、限制性斜视的手术(如甲状腺相关眼病性斜视)等;不过屈光改变多数为暂时性,呈现出后退一侧的角膜形状变陡,缩短一侧的角膜变平,6~8 周后恢复原状;只有少数患者出现永久性散光改变。

问题是由于部分斜视患者伴有弱视,患者及其家属常有不切实际的想法,认为斜视手术还可以提高弱视眼的视力,这是不对的,术前一定要与患者解释沟通。

然而,也有少数患者斜视术后出现视力提高,多见于以下情况:(1)术后原有的屈光不正(如散光)减少了,裸眼视力得到了提高。(2)术前大度数斜视得到矫正后,屈光间质的成像效果优于术前,以致视力提高。(3)术前更大度数的斜视,甚至角膜都看不到,眼位矫正后视力显然会提高;如少数高度近视固定性内下斜视患者,术眼角膜完全隐藏于内下方,术后眼位矫正,术眼可以视物了,视力"提高"了。(4)眼球震颤伴代偿头位的患者,当代偿头位矫正后,正前方的视力会得到提高。(5)斜视性弱视的小儿,经手术矫正眼位后,理论上有利于弱视眼视力的提升。

第十一节 术后粘连综合征

所有的斜视手术都会产生瘢痕,这很正常。然而,操作不当致手术瘢痕过多则会影响眼位矫正效果,产生眼球运动受限,应予重视。

1. **脂肪粘连综合征** 脂肪粘连综合征(fat adherence syndrome)是指斜视手术时,由于后筋膜囊的破坏,肌锥外脂肪突入筋膜囊或巩膜表面,形成瘢痕粘连,产生限制性斜视。这种综合征也可见于视网膜脱离外路手术、眼整形手术和眼眶外伤等。斜视手术最常见的脂肪粘连综合征为下斜肌手术后,瘢痕粘连引起的患眼下斜视和上转受限,被动转动试验时患眼上转有抗力。临床上,有时见到双侧下斜肌减弱术后的患者术后又发现该眼或对侧眼"下斜肌功能亢进",仔细检查发现是由于术后产生了粘连综合征,限制了该眼的外上转动,造成对侧眼的"内上转亢进",容易误诊为"下斜肌功能亢进"复发。下斜肌术后有2%的患者发生脂肪粘连综合征。如今,随着术者意识到这种并发症的原因和后果,以及手术技巧的提高,其发生率已明显下降。

预防:下斜肌手术时,不能破坏后筋膜囊,最好直视下看到下斜肌的后缘,再将下斜肌钩住,不要盲目钩住肌锥外脂肪连同下斜肌。术中见到的少量突出的眶脂肪可予以放回,再修补破口一针。如果有明显的眶脂肪突出,建议用止血钳钳住脱出的脂肪,切除钳住的脂肪,烧灼切面止血后,将后筋膜囊的破口修补好。术中没必要使用丝裂霉素C来防止术后瘢痕粘连,相反丝裂霉素C会产生术后炎症反应,促进瘢痕形成。

治疗:脂肪粘连综合征的治疗不容易,分离开原手术部位的粘连后,一般还需要做其他眼外肌的手术才能恢复原在位的眼位。如下斜肌部分切除术后的脂肪粘连综合征,患眼下斜,上转受限,当只分离粘连处的下斜肌时,下斜难以矫正,宜同时做下直肌的后退。另外,术毕做眼球固定牵引缝线,将眼球向上牵位,有利于眼位的矫正和恢复部分上转功能。

2. **上斜肌手术后的粘连综合征** 上斜肌手术(断腱和延长术等)时,如果肌锥外脂肪突入鼻上方术野,可造成粘连综合征,表现为患眼上斜,下转受限,被动转动下转时有抗力,出现阅读时复视等。分离松懈手术部位的粘连后可改善患者上斜和下转受限。

3. **下斜肌L型粘连综合征** 指做外直肌后退或缩短手术时,术者用斜视钩钩外直肌时,不小心同时钩到了下斜肌,手术后造成下斜肌L型粘连前移,患眼下斜和上转受限,有时候类似于Brown综合征。做外直肌缩短比做外直肌后退时容易出现这一综合征。提议钩住外直肌时,从上方进钩不容易钩到下斜肌。如果术中误钩了下斜肌,要小心放回下斜肌再操作。通常钩住了下斜肌后,可见到有一团肌肉组织在外直肌止端下方,术者明显感觉到手感和张力不同,要善于区别。处理这种粘连综合征不容易,要分开外直肌与下斜肌的联系,松解术野内的瘢痕,必要时做下直肌后退才能矫正患眼的下斜视。

4. **结膜和筋膜囊瘢痕粘连** 斜视手术后都会有少量的结膜和筋膜瘢痕形成,这很正常。如果术后这种瘢痕明显,则会造成限制性斜视,影响眼球运动功能。有时可见到结膜明显瘢痕收缩粘连,限制术眼的运动。治疗这种粘连很不容易,再次手术本身也会加重损伤,松解粘连后,有时需要做结膜后退,这时候术中使用羊膜和丝裂霉素C等有利于减少瘢痕增生。

总之,所有斜视手术后都可发生术后粘连综合征,但主要见于下斜肌手术后。术中解剖结构清晰,手术操作小心细致,防止肌锥外脂肪突入术野是预防这一综合征的主要措施。发生粘连综合征后,手术松解瘢痕等的效果并非很理想。

第十二节　眼前节缺血

眼前节的血供来源于睫状后长动脉、睫状前动脉和结膜动脉。其中,睫状前动脉约占血供的70%,睫状后长动脉约占30%,而结膜动脉只占极少部分。睫状前动脉来源于四条直肌的肌动脉,除外直肌只有一条睫状前动脉外,其他直肌均有两条,而斜肌没有。因此,斜肌手术不会影响眼前节的血供。上下直肌的手术比内外直肌的手术更容易发生眼前节缺血,虹膜血管造影显示上下直肌供应上下大部分虹膜的血供,而且上下方的睫状前血管与睫状后长血管的吻合很少,内外直肌则与睫状后长动脉联系较多[35]。尽管斜视手术一段时间后,形成了较好的血管吻合,但其血供仍然不如手术前。所以,再次在同一眼做直肌手术时也要注意。

眼前节缺血(anterior segment ischemia,ASI)的发生率很低,约为斜视手术患者的1:13 000,事实上,这一定低估了真正的发生率,因为很多轻微的患者无任何主诉,没有被发现。一旦发生明显的ASI,可引起严重的视力下降。发生ASI的危险因素包括:年龄大、该眼已做过直肌手术、有全身血管性病变(如高血压和糖尿病等)、垂直直肌手术、相邻直肌手术,多条直肌手术和角膜缘结膜切口(干扰角巩膜缘的血供)等,尤其是年龄大和已做过直肌手术者最明显[36-38]。

轻微的ASI无症状,只表现为虹膜低灌注(ASI I级);ASI II级则同时有瞳孔改变,包括虹膜低灌注部位的瞳孔移位,瞳孔对光反应迟钝等;ASI III级则在此基础上还有葡萄膜炎的表现;ASI IV级则出现了角膜病变,角膜病变可表现为轻度的角膜后皱折,到明显的角膜水肿。ASI I级到ASI II级可以无症状,但III级和IV级的患者会主诉眼痛和视力下降,在斜视手术后第1或第2天发生,以后逐渐好转。如果发生了明显的虹膜缺血,则患眼会永久性留下虹膜部分萎缩、瞳孔移位和对光反应迟钝。ASI IV级严重者可导致低眼压、白内障和黄斑水肿,甚至眼球萎缩和失明。

ASI的治疗目前尚无一致意见,没有证据表明哪一种药物或治疗方法对ASI治疗有意义,绝大多数患者随时间推移会逐渐自行恢复。一般认为轻症者局部使用皮质类固醇激素滴眼液,重症者全身口服或静脉滴注皮质类固醇激素。其他如消炎痛类药物和高压氧治疗等有一定作用。

ASI的预防比治疗重要,手术设计时切记ASI这一并发症。如一次手术不在一只眼上做二条以上的直肌手术,手术操作时尽量保留睫状前血管[36],按计划分次手术,做穹窿部结膜切口,采用不干扰眼前段血供的手术(如斜肌手术、眶缘固定术)等。例如:(1)对有一眼严重弱视的外上斜视患者,可以设计为用该眼的外直肌后退内直肌缩短矫正水平斜,用下斜肌前移位矫正垂直斜。(2)对某些麻痹性斜视患者可采用Jensen术,不用肌肉移位术。因为Jensen术(肌肉联结术)比肌肉移位术对睫状血管的干扰要少。(3)麻痹性斜视患者如果拮抗肌没有挛缩,做直肌移位术时可采用拮抗肌术中注射肉毒杆菌毒素的方法,而不用拮抗肌后退的方法。(4)直肌折叠术比直肌后退和直肌缩短术对睫状血管的影响要小[38]。(5)同一眼分次做直肌手术时,至少在第1次手术4个月后才做第2次手术。我们常采用第1次术后6个月才做第2次手术,以尽量减少发生ASI的风险。笔者曾见到二例切断三条直肌的患者,一例甲状腺相关眼病的40多岁男性患者,有一位医生在做180°结膜切口时就不慎将内、外、下直肌全部切断,经立即缝合复位后仔细观察未发现术后ASI;另一例为20岁的女性斜视患者,有一位医生不慎一次手术即在一只眼上做了内、外直肌后退缩短+上直肌后退术,术后也没有发生ASI。

第十三节　眼前节和眼表并发症

斜视术中和术后眼前节和眼表并发症包括角膜、结膜、巩膜和眼内病变,轻者为自限性,很快恢复,重者严重影响视力。本节讨论斜视手术患者发生这些并发症的原因,如何预防和处理,而眼前节缺血上一节已讨论。

一、角膜并发症

1. 角膜干凹斑　角膜干凹斑(corneal dellen)是发生在角膜缘内的椭圆形、边界清楚、底部半透明、色灰暗、碟形的角膜小凹陷,早期病灶处可仅表现为较干燥和暗淡无光且粗糙,荧光素不染色,如处理不当,可发展而出现染色,甚至治愈后留下小的混浊斑(图31-17)。常在斜视手术后2周内发生,多为1.5~2mm直径大小,与局部泪液蒸发过快致该处干燥有关。其发生率为0.3%~22.45%。由于部分角膜干凹斑患者无症状或症状轻微,体征又不十分明显,且大多数斜视患者为小儿,可能相当多的角膜干凹斑患者被忽视了。麦光焕等曾专门观察了51例住院的斜视手术患者,每天裂隙灯检查角膜,检查泪膜破裂时间(BUT),发现术后缝线的刺激流泪,球结膜水肿隆起使该处角膜局部泪膜易于破裂,即BUT缩短,该小区角膜干燥脱水而形成角膜干凹斑。由于角膜干凹斑的发生与角膜缘处的结膜水肿和泪液蒸发过多有关,因此,还可发生于青光眼滤过手术后(滤泡隆起)、翼状胬肉切除术后、外伤或其他眼科手术后引起的结膜局部水肿等。

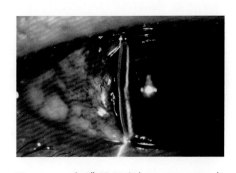

图31-17　角膜干凹斑(corneal dellen):右眼外直肌缩短术后第3天,右眼颞侧周边角膜可见椭圆形、边界清楚、底部半透明、色灰暗、碟形的角膜变薄,形成小凹陷。该处结膜充血水肿明显

一般来说,直肌缩短,尤其是大量的直肌缩短术,比直肌后退术容易发生角膜干凹斑,这与直肌缩短容易造成结膜水肿有关;做角膜缘结膜切口的患者比做穹窿部结膜切口的患者容易发生角膜干凹斑。尽管没有做临床对照研究,在我们的印象中,过去我们做角膜缘结膜切口多时,角膜干凹斑的发生率确实高;现在,我们基本上做的是穹窿部结膜切口,角膜干凹斑的发生率明显减少。另外,垂直直肌和斜肌手术很少发生角膜干凹斑,这可能与上下眼睑的保护,泪膜不容易发生改变有关。

治疗包括局部应用人工泪液和抗生素眼药水,停用皮质类固醇滴眼液,最好采用抗生素眼膏包眼,防止泪液过多蒸发,并随着结膜水肿逐渐消退,角膜干凹斑得到治愈。必要时,为消除隆起的球结膜,可剪开结膜一小口放液。严重的角膜干凹斑患者,可能出现角膜穿孔,这时需要作角膜移植手术治疗。

预防主要为在手术缝合结膜时,要做到平整,做肌止线结膜切口者,术毕应把结膜的前唇固定在肌止端残端的上下两端,以防术后结膜隆起。对已发生角膜干凹斑的患者,要密切观察,直到病灶愈合。

2. 角膜上皮擦伤　这与术前消毒液的应用,术中频繁点滴表麻药,术中角膜暴露干燥,术中器械和缝线等损伤角膜上皮有关。如果患者本身存在眼表病变,则更容易造成角膜上皮的损伤。我们常规在斜视手术中用小绵片覆盖术眼角膜,既可保护角膜,也可防止上皮损伤的发生;而对另一只眼,如果不手术,则涂抗生素眼膏后用胶布/纸贴合上下眼睑,以保护角膜(限于全麻手术,术中不观察眼位时),如另眼也需手术,则采用较大的绵片放置在结膜囊,防止全麻下睑裂打开角膜暴露。术中对尖锐器械要小心慎重,当用6-0可吸收缝线打结时,千万注意不能使缝线勒到角膜表面上,以免伤及角膜上皮甚至角膜基质层。某些复杂斜视的手术,如大度数的甲状腺相关眼病患者,手术暴露困难,加上患者角膜本身长期暴露后其角膜上皮功能差,术中容易伤到角膜上皮。对需要作固定缝线的患者,缝线缝在角膜缘处,然后穿过穹窿结膜在眼睑皮肤面用硅粒固定眼球,这时的缝线一定不能接触角膜,否则会造成严重的角膜上皮损伤,术后患者疼痛难忍。如果术中发现患者有小片角膜上皮缺损或角膜上皮呈灰白色水肿,手术后患者会出现较明显的术后疼痛。治疗上,应以抗生素眼膏包眼,密切观察,通常在1~2天左右会治愈。

3. 角膜溃疡　很少发生,多见于以下几种情况:(1)伴有第Ⅴ脑神经和第Ⅶ脑神经麻痹的斜视患者。这类患者由于角膜知觉障碍和眼睑闭合不全,失去了正常的角膜保护功能,容易发生角膜溃疡。(2)少数先天性眼外肌纤维化病变伴有耳聋,皮样瘤和角膜知觉缺陷,这种角膜知觉障碍容易被忽视。因此,对常规斜视手术患者,并无必要检查角膜知觉;但对伴有多种先天性发育异常的患者,宜评估角膜知觉功能。其他影响角膜知觉的眼病还有角膜单纯疱疹病毒感染、眼前节缺血后、睫状后长神经和睫状神经节受损者。(3)动眼神经麻痹的患者:这种斜视常伴有上睑下垂,有些已做了上睑下垂手术矫正,由于患眼上转受限,且眼睑闭合不全,容易发生角膜溃疡。因此,这种上睑下垂的矫正宜欠矫,术前应与患者及家属进行良好的沟通解释。这类患者的上睑下垂手术应在斜视矫正术后才做,如果斜视术后双眼融合功能不良,有明显的复视,则不宜矫正上睑下垂。而上睑下垂的手术选择最好用缝线或硅胶带悬吊,不宜用额肌悬吊。

4. 丝状角膜炎 也很少发生,可见于:(1)斜视患者伴有长期的上睑下垂;(2)斜视度数很大且眼球运动明显受限的患者,如高度近视固定性内下斜视患者。丝状角膜炎通常不严重,经局部擦除丝状物,润滑性滴眼液可治愈。必要时可应用软性角膜接触镜治疗。

二、结膜并发症

结膜并发症是斜视手术最常见的问题,包括伤口愈合缺陷和严重感染等,并发症可很轻微或很严重,以致明显影响视力。

1. 结膜半月皱襞前移 内直肌加强或后退术后,如果错误地将半月皱襞当成结膜切口的边缘,缝合到角膜缘,则会造成明显的半月皱襞前移,严重影响患者的外观(图 31-18),甚至产生患眼外展障碍和内斜视。年轻医生或很少做斜视手术的眼科医生容易出现这种错误。如果术中出血较多,组织水肿明显,或手术时间过长,使解剖结构不清,或为老年病人结膜很薄,则更容易误缝。采用角膜缘结膜切口者比采用肌止或穹窿结膜切口者容易出现半月皱襞前移。防止这种并发

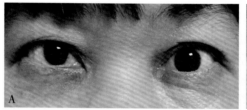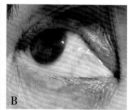

图 31-18 结膜半月皱襞前移:患者女,50 岁,右眼水平斜视矫正术后 30 余年,术后右眼鼻侧结膜一直"发红"(A)。检查见右眼半月皱襞已前移到鼻侧角膜缘(B)

症的发生除了术中解剖清晰,小心缝合外,还可采用:(1)做好角膜缘的结膜切口后,以缝线在结膜切口的边缘做一标记,术毕依这一标记缝合。(2)做结膜切口前,以亚甲蓝标记切口的位置,术毕按亚甲蓝标记进行结膜缝合。已发生半月皱襞前移患者的治疗很不容易,可在角膜缘切开结膜,向后细心分离,切除部分红色隆起的结膜,将残余的结膜缝合在原内直肌肌止线附近。这样可明显改善外观。

2. 结膜回缩卷边 做角膜缘结膜切口的患者,如果术毕对合不佳,少数会出现角膜缘处的结膜回缩卷边,稍稍影响外观,或有轻度眼部不适。细致对合结膜切口,特别是也要缝合好两边的放射状结膜切口,以减轻角膜缘两针的压力,可预防结膜回缩卷边的发生。出现结膜回缩卷边后,早期不必处理,大多数会自然消退。术后 2 个月仍不消退者,可切除回缩卷边的结膜,让巩膜裸露即可。

3. 结膜伤口裂开 当结膜切口缝合不严密或做穹窿部结膜切口未缝合(做了烧灼对合)的患者,术后自行用力擦拭眼睑后可出现伤口裂开。接受直肌后退术的患者比做直肌缩短术的患者容易发生伤口裂开,因为直肌后退的患者结膜切口张力较大。术中严格缝合结膜切口,对只做了烧灼对合的患者告知不要用力擦拭眼睑可避免这一并发症。结膜切口的缝线不要留得太短,太短不仅容易松脱,还可能增加眼表的刺激症状。伤口裂开轻微的患者,不必再做手术进行伤口修补;伤口裂开明显的患者则需要手术修补。

4. 结膜水肿 斜视术后轻度的结膜充血和水肿很正常,但少数病人出现明显的结膜水肿,却并无结膜或眼内感染表现。其原因与手术操作时间长,术中或术后出血较多等有关。发生明显的结膜水肿后,一般经局部激素和抗生素眼药水滴眼后数天或一周内会逐渐消退,必要时可用粗针穿刺减轻水肿。长期不消退者,做简单的手术回退结膜:眼局部消毒后,结膜局部滴表麻药,相应眼睑局部浸润麻醉,以 4-0 丝线从最突出结膜的表面进针,经穹窿部从距睑缘 7~8mm 处皮肤出针,用硅胶粒将水肿突出的结膜回纳入结膜囊内,一针不够者,可缝 2 针。

5. 结膜肉芽样增生 较少见,常发生斜视术后 3~4 周,表现为手术部位的结膜肉红色增生隆起(图 31-19),病理学检查为急性和慢性炎症细胞混合性浸润,伴分叶状毛细血管增生。临床上常误诊为结

膜缝线反应性肉芽肿、结膜囊肿或结膜肿瘤。通常经局部激素等眼药水治疗后 2~3 周会消退。长期不消退者，可手术切除，术后很少会复发。同理，结膜肉芽样增生可发生在很多其他眼部手术或外伤后，如翼状胬肉切除术后、霰粒肿切除术后、眼眶植入物术后、泪道置管术后、眼部成形手术后等。

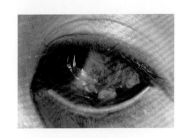

图 31-19 结膜肉芽样增生：患者男，21 岁，因"共同性外斜视"作左眼外直肌后退术 + 内直肌缩短术后 12 天，发现左眼颞侧结膜伤口下部突出一 3mm×3mm×2mm 大小的肉红色肉芽组织，有蒂与伤口相连，轻压痛

6. **筋膜组织外露** 术毕缝合结膜伤口不佳时，会出现白色的筋膜组织从结膜伤口脱出，影响伤口愈合和术眼外观。如果术中发现筋膜外露，则将外露的筋膜切除或回纳后细心缝合结膜切口；如果术中没有筋膜外露，术后才发现，则可在表麻下将外露的筋膜平整地切除，局部滴用激素眼药水，伤口很快会愈合。

7. **结膜上皮囊肿** 斜视术后发生结膜上皮囊肿较少见，术野中任何位置都可发生，但较常发生于结膜切口处或新的肌止线处。斜视手术过程中，结膜上皮细胞进入结膜基质层内或巩膜表面等，以后上皮增生，形成囊性结构。病理学上为非角化的结膜上皮细胞层构成的囊壁，可含有杯状细胞。结膜上皮囊肿会逐渐增大，因此需要手术切除。穿刺放液无明确效果，很快又会长出。新肌止部位的结膜上皮囊肿可造成该肌止点后移，产生继发性斜视，并且肌止处常与囊肿粘连，分离囊肿时容易伤到肌肉，甚至断离，使斜视加重。为避免结膜上皮囊肿的形成，斜视手术时尽量做到：(1)结膜切口尽量整齐，结膜不要破碎。(2)缝合结膜时，结膜不要内卷，要对合好。(3)术中缝线穿过巩膜时，不要带进结膜组织，否则容易在该处形成囊肿。手术切除囊肿时，宜用角膜缘的结膜切口，分离结膜和筋膜，充分游离囊肿，然后完整切除。不要用镊子夹持囊肿，以免破裂。位于新肌止部位的囊肿在肌止处常与底部的巩膜有粘连，分离时要特别小心。另外，要用斜视钩钩住该处的肌肉，以免分离囊肿时伤到眼外肌，如果发现切除囊肿后，眼外肌已从巩膜处断离，则要加以缝合，否则会产生术后斜视明显加重。如果术中囊壁破裂，则要在术中将所见到的囊壁组织全部切除，用生理盐水充分冲洗术野，用烧灼器烧灼囊肿的基底处，以防止囊肿复发。极少数情况下，斜视手术的术野内带进了泪腺上皮或汗腺上皮细胞等，从而形成泪腺或汗腺上皮囊肿，同样需要手术切除。

8. **睑球粘连** 极少见，但对于同时作含结膜面切口的上睑下垂手术和斜视手术的患者，可能发生上方明显的睑球粘连。因此，当上睑下垂手术需要做结膜切口时，它与斜视手术应分开做；如果上睑下垂矫正手术只在皮肤面做切口，则两种手术可以同时进行。

9. **结膜下异物** 较常见的是从结膜可透见原来的手术缝线(图 31-20)。以前或目前仍有部分医生采用不可吸收的尼龙线或丝线缝合肌肉，术后多年仍可见到缝线存在，可产生局部不适及影响外观，伴有该处慢性充血，甚至缝线性慢性肉芽肿(图 31-21)，需要手术切除。其他如结膜下残留睫毛、棉花丝等。

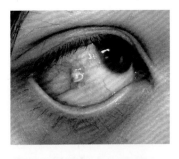

图 31-20 肌止处白色缝线外露：右眼外直肌肌止处结膜充血，形成轻度隆起的异物肉芽肿反应，白色的丝线已露出结膜面

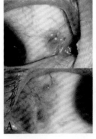
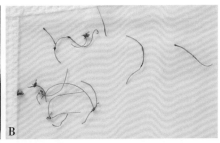

图 31-21 缝线导致结膜肉芽肿：双眼内直肌后退术后，可见蓝色的尼龙线突出结膜面，或从结膜可透见蓝色的尼龙线，线结处有肉芽组织增生隆起(图 A)。患者不仅原肌止处有尼龙线，新的肌止处也有尼龙线，图 B 示取出的线头

三、巩膜并发症

1. 巩膜灰黑色斑　由于肌止处的巩膜最薄,直肌后退手术时,切断肌止后,部分病人可透见巩膜深部的葡萄膜,呈现出灰黑色斑,稍可影响外观。因此,对巩膜很薄的斜视患者作水平直肌后退术时,宜用Tenon's筋膜覆盖该处巩膜,以避免术后产生巩膜灰黑色斑。

2. 巩膜脊状隆起　多见于外直肌后退手术者,是因为外直肌止点处残余肌肉组织较多,术后该处表现为脊状隆起,影响外观。因此,手术时要平整切除外直肌止端残余,防止形成脊状隆起。

3. 巩膜干凹斑　类似于角膜干凹斑,也是由于结膜水肿隆起,泪液蒸发过多,角膜缘附近的巩膜出现干凹斑。手术时,如局部烧灼过多,影响巩膜的血供,也容易发生巩膜干凹斑。一般通过局部滴用润滑性人工泪液/凝胶和眼膏,包眼等可治愈。必要时,要采用结膜遮盖或异体巩膜遮盖术治疗。其与巩膜坏死的区别是:巩膜干凹斑不伴有明显的疼痛,无局部充血等炎症反应,也无全身免疫性疾病。

4. 巩膜炎　很罕见,患眼出现明显的疼痛和局部充血等,经局部滴用和全身应用皮质激素后可治愈。

四、其他眼前节和眼内并发症

很少见,主要是由于斜视手术中穿破了巩膜,影响了眼内组织,以致出现玻璃体或前房积血、视网膜脱离、眼内炎、白内障等。如发生眼前节缺血等,则可出现虹膜萎缩,瞳孔移位变形等。下斜肌手术时,可能会出现瞳孔散大与调节麻痹,这与下斜肌手术时牵引动眼神经的下支有关,通常调节功能会自动恢复。

第十四节　眼附件并发症

斜视手术一般不会出现眼附件并发症。眼睑位置改变是垂直性斜视术后需注意的问题。有时候,患者术前已有睑裂不对称,如一侧先天性上睑下垂和双侧不对称的腱膜性上睑下垂等,但医生和患者都没有注意和重视,手术本身并没有改变眼睑大小,术后患者却注意到了,认为是手术造成的,这时医生很难解释。因此,除了垂直性斜视手术可能改变眼睑位置在术前要告诉患者以外,患者术前本身眼睑位置也要如实记录并拍照留存。

1. 垂直肌手术后眼睑大小变化　上直肌和提上睑肌紧密相邻,两者的活动紧密相关,如向上运动时,上睑上抬,向下运动时,上睑下落。同理,下直肌和下睑缩肌紧密相邻。这样,上、下直肌的后退术会使上睑后退和下睑后退(睑裂变大);上、下直肌的缩短术会使上睑下垂和下睑上抬(睑裂变小)。一般上、下直肌后退缩短5mm以内对眼睑的影响较小,超过5mm则影响较大。睑裂变大对患者外观的影响要比睑裂变小的影响大,尤其是大度数的上、下直肌后退术对睑裂的影响值得我们高度重视。

下直肌后退术后的下睑退缩十分常见(图31-22),Pacheco等报告下直肌后退术后,94%的患者有下睑退缩,每后退3mm可引起约0.5mm的下睑退缩[39]。下睑退缩严重者会引起眼睑闭合不全和角膜暴露。我们采取以下方法避免术后并发下睑退缩。①充分分离下直肌与下睑组织的联系,一般要分离到下直肌止后15~20mm,分离时小心不要损伤下直肌两侧的涡静脉,也别损伤结膜后筋膜使眼眶脂肪脱出。②作下直肌后退时,先将与下直肌相联的下睑筋膜组织与下直肌分离开,术后再将这一筋膜组织缝回到后退后相当于原止点处。③术后作一下睑牵引缝线将下睑向上拉,一般固定3~5天。另值得注意的是,下直肌后退术后部分患者的上睑退缩会减轻或消失,这是由于患眼上睑退缩不仅与该眼的Muller肌与提上睑肌纤维化有关,也与下直肌纤维化后支配上直肌的神经冲动增加,以致于提上睑肌收缩加强有关。因此,下直肌后退术后使支配上直肌与提上睑肌的神经冲动减少,上睑退缩也减轻。

同样,上直肌后退术后的上睑退缩也很常见(图31-23),术中要充分分离上直肌与提上睑肌的联系,一般要分离到上直肌肌止后15~20mm,分离时小心不要损伤上斜肌和上直肌两侧的涡静脉,也别损伤结膜后筋膜使眼眶脂肪脱出。有时候,我们可以利用上、下直肌与眼睑的关系矫正原有的眼睑位置异常。如原来有上睑退缩,需要作上直肌缩短术时,尽量不去分离上直肌与提上睑肌的关系,由于该术式可使上睑下垂,术后睑裂位置可变得较正常。又如原来有上睑下垂,需要做上直肌后退时,也尽量不去分离上直肌与提上睑肌的联系,由于该术式可使上睑退缩,术后睑裂位置也可变得较正常。

2. 动眼神经麻痹后的异常神经支配　部分动眼神经麻痹患者恢复后出现某些特殊性的异常神经支配,伴眼球运动时的眼睑位置改变。这些患者作水平或垂直斜视矫正术后,可能出现无法预料的眼睑位置改变,甚至需要后期进行眼睑矫形术治疗,术前应和病人交待清楚。

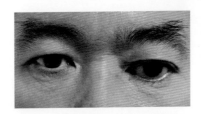

图 31-22　下直肌后退术后的下睑退缩:甲状腺相关眼病患者,左眼下直肌后退 7mm 术后 1 年,可见左眼下睑退缩

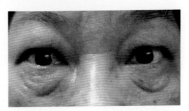

图 31-23　上直肌后退术后的上睑退缩:甲状腺相关眼病患者,右眼上直肌后退 7mm 术后 2 个月,可见右眼上睑轻度退缩

3. 水平直肌手术后的眼睑位置改变　通常水平直肌的后退缩短术不会使眼睑位置发生改变。但以下特殊情况会出现眼睑位置改变:(1)肌肉迷失后可能出现睑裂开大。(2)眼球后退综合征患者做水平直肌后退后,睑裂开大,眼球后退减轻。然而,如果做外直肌缩短,则术后出现睑裂变小,眼球后退加重,因此,眼球后退综合征不要做直肌缩短术。同理,任何限制性斜视患者,如果未做限制侧的直肌减弱手术,却做了拮抗肌的缩短术,也会出现睑裂变小和眼球后退。(3)外直肌麻痹患者,作上下直肌移位术后,尤其是还作了后固定缝线者,可出现患眼内转时,眼球后退,睑裂缩小。这是由于移位肌肉的限制作用所致,但一般较轻微,患者通常不会提及这种变化。

4. 上睑下垂和假性上睑下垂　上直肌缩短术后可能出现轻度的上睑下垂。术后上睑并发明显的出血与水肿的患者,可能伤及提上睑肌,导致上睑下垂。水平直肌后退缩短术后可出现暂时性睑裂缩小,这是术后反应性水肿所致。先天性或后天性下直肌纤维化患者,患眼下斜视,上转不能,患眼上睑很自然与眼球一起“下垂”,此时很难鉴别是完全假性上睑下垂,还是可能有真性上睑下垂成分。如果下直肌后退术后眼位矫正,上睑位置也恢复正常,则为假性上睑下垂。因此,不要同时作斜视矫正和上睑下垂矫正术。双上转肌麻痹(单眼上转障碍)患者也有类似表现,不过遮盖健眼后,嘱患眼注视时,患眼睑裂恢复正常,说明是假性上睑下垂。我们有时会见到,假性上睑下垂的患者在外院做了上睑下垂矫正术,没有效果,却没有注意到患眼明显的下斜视及由此引起的假性上睑下垂。

5. 下斜肌前转位术后的眼睑改变　下斜肌前转位术是指将下斜肌在颞下方切断后,鼻侧端缝合转位到了下直肌止端颞侧,这时下睑可能出现轻度上移外观,感觉睑裂稍有变小,明显者下睑中部有一隆起外观。如果是双侧对称性手术,外观改变不明显;如果是一侧手术,则会导致两眼轻微的不对称。当下斜肌新止点缝在下直肌止端前方时,这种外观改变会更明显。

6. 眼睑粘连　上、下直肌的手术我们常规分开上、下直肌与提上睑肌和下睑缩肌的联系,以免出现垂直斜视术后的明显眼睑位置改变。然而,有时候,这种分离本身会产生异常的眼睑与直肌的粘连,出现眼睑运动时眼位的改变或眼球运动时眼睑位置的改变。需要手术分离这种异常粘连才能改善这种异常的联动。

7. 眶隔前眶蜂窝织炎　罕见,表现为明显的术眼眼睑充血肿胀,注意眼内检查排除是否同时有眼内感染,可口服或静脉抗生素治疗。

8. 眼睑皮下瘀血和血肿　少见,多见于下斜肌手术和复杂的涉及深部操作的斜视手术,少数水平直肌的手术也会引起眼睑皮下出血。这种少量的出血通常会慢慢吸收,不会造成严重后果。

9. 眼睑烧伤或剪伤　斜视手术中常用眼科烧灼器止血,能量小,定位准,很安全。然而,当水平直肌后退缩短的量很大时,手术操作部位与内眦或外眦很近,稍不小心就会伤及上下眼睑的皮肤、睑缘和泪小点等。同样,如果不小心,用剪刀操作时也会伤及到眼睑组织。

第十五节　麻醉相关的并发症

斜视手术分为全身麻醉和局部麻醉两种。过去,我们通常对成人斜视采用局部麻醉,对小儿患者采用全身麻醉。局部麻醉的优点是术中病人可以坐起来观察眼位,进行一期手术量和眼位的调整,特别是对较复杂的斜视病例,并省去了全麻的费用;缺点是相当部分病人术中疼痛明显,甚至难以完成手术,造成手术量的矫正不准确,尤其是需要做内直肌大量缩短的男性外斜视患者,经常是术中大汗淋漓,大叫大闹,或因眼心反射出现明显的术中呕吐,致术野污染。因此,近十多年来,我们对斜视手术患者,全部采用全身麻醉。全麻的优点是病人术中完全无痛,患者和术者都感觉放松自然,而且不会因为术中疼痛而改变手术矫正量;缺点是术中无法一期观察眼位,对初学者难以把握斜视手术量和手术效果。尽管全麻下也可以进行术中叫醒观察,但往往需要较长的时间,效果显然不如局麻好。下面简述与麻醉相关的斜视手术并发症。

1. 全身麻醉

(1) 全身麻醉可能出现少见的麻醉意外,如恶性高热等。因此,对有麻醉恶性高热家族史、药物过敏史、以及有严重全身性病变(如高血压,高血糖,肝肾功能差等)的患者要十分慎重。恶性高热属于常染色体显性遗传病,约每2 000人中有一人携带这个基因,这些人和正常人完全一样,只有在手术时使用全麻药物(如氟烷、异氟醚等)和去极化肌松药(琥珀酰胆碱)后才发病,每个手术室应常规准备特效药丹曲林(dantrolene),常用量为2mg/kg,并且在手术室最显眼的地方贴着恶性高热的详细处理流程。斜视手术是一种择期手术,所有影响手术和可能产生意外的全身情况都要首先认真处理。

(2) 对有气管移位或颈部骨骼和肌肉病变者,除注意气管插管风险外,还要注意到头部位置会影响手术操作,造成术野暴露困难等。

(3) 少数重症肌无力患者的斜视稳定,可以进行斜视手术,这时尽量不要用肌松药,以免发生麻醉后呼吸功能恢复差等不良后果,术后要特别关注患者的呼吸功能。

(4) 少数患者清醒后出现恶心、呕吐;如果斜视手术复杂,手术时间长,则更容易出现。手术结束前静脉注射氟哌啶 0.075mg/kg 或术中静脉注射灭吐灵 0.1mg/kg,可明显降低术后呕吐的发生率和严重性。

(5) 麻醉中出现患者清醒:这时往往出现患者头部和眼球转动,容易污染术野和缝穿眼球等。主要原因是麻醉医生未及时追加麻醉药、过早停药或静脉注射管松脱等。另外,麻醉太浅时,术眼容易发生向上斜视(上翻),不利于手术操作,这时可要求麻醉医生增加麻醉药量。

(6) 眼心反射:眼外肌手术很容易发生眼心反射,表现为术者牵拉肌肉时,发生心率减慢甚至心跳骤停。这时术者应停止肌肉操作,在心率恢复正常之前不应在肌肉上施加牵拉力,其实,术者并没有必要取出斜视钩以及停止所有的操作,只需不在眼外肌上用力即可。如果重复在肌肉上操作时,心率还是减慢,应由麻醉医生静脉注射阿托品,成人用量为 0.25~0.5mg,小儿用量为 0.01mg/kg。最容易发生眼心反射的步骤是首先钩拉和暴露眼外肌(穹窿结膜切口者)时、斜肌手术、肌肉缩短术和需要在深部操作的患者。因此,斜视手术医生在肌肉上操作时,要时刻关注患者的心率,最好在心电监护仪上有实时的声响提示,从而便于立即停止在肌肉上的牵拉等操作。麻醉医生也要及时提醒术者,发生眼心反射时立刻停止手术操作,共同管理好患者的麻醉安全。

2. 局部麻醉

(1) 只做结膜下局部注射局麻药物者,一般不会出现明显的并发症,但注射可能引起结膜下出血,结膜泡状隆起后解剖结构发生变化,误伤眼外肌等。(2)如果作了球后和球周注射,则可能出现眼球穿破、球后出血、视神经损伤、局麻药进入脑脊液引起全身抽筋、下直肌损伤等。严重者需停止手术。(3)眼球局部表麻一般不适用于斜视手术,达不到麻醉效果。(4)少数患者局麻手术后会产生明显的心理阴影,尤其是小儿患者,尚处于身体和心理的生长发育期,这种心理上的影响不容忽视。

第十六节　斜视医疗文书和患者投诉

斜视手术方面的医疗文书与所有的医疗文书类似,但也有特殊之处。一般来说,斜视手术的效果较好,患者比较满意,投诉比较少见。然而,即使是经验十分丰富的斜视专科手术医生,也会遇到对斜视治疗不满意的患者和患者的投诉。

一、斜视医疗文书

首先,斜视专科医生要准确记录各种病史,全身和眼科专科检查,斜视特殊检查、全身化验结果等。特别注意基本资料的准确性,如姓名、性别、年龄、住院号、眼别、内斜/外斜、后退/缩短、内直肌/外直肌等,这些看上去很简单,却最容易出现错误,如左眼写成右眼、内斜写成外斜、后退写成缩短、内直肌写成外直肌的错误等等经常见到,更离谱的是同一份病例,居然"男女老少"都有(既是男的,又是女的,既是老的,又是少的)。还有,由于写电子病例经常使用"复制"与"粘贴",导致相反的情形时有发生,如有的病历写成入院时双眼正位,遮盖试验(−),出院时写成交替外斜 20°~25°。

病史和检查时,还要特别注意以下事项:(1)斜视发生的时间,尤其是出生 6 个月这个节点,因为婴幼儿性内(外)斜视指的是出生 6 个月前发病,这类斜视需要早期手术。怀疑知觉性斜视的患者,要询问清楚其他导致患眼视力下降眼病的时间与斜视发生时间,否则容易诊断错误。(2)戴镜史:特别重要。远视性屈光不正与内斜视关系密切,内斜视的患者应该在充分睫状肌麻痹(一般都要用 1%Atropine)验光并配戴足度镜后,内斜仍然明显时才能进行内斜视矫正手术。屈光参差的患者(不戴镜时,一眼看远清楚,一眼看近清楚)与外斜视发生相关,这种病例也应在术前矫正屈光不正后才考虑手术。(3)弱视治疗史:原则上当患者同时存在斜视和弱视时,应首先治疗弱视,然后才作斜视矫正术;另外,即使弱视眼的视力已达到正常,斜视手术后还要定期随访弱视眼的视力,因为其一是弱视眼治好后还可以复发,其二是斜视手术后可能还存在小度数的斜视,引发斜视性弱视等。(4)所有的斜视患者都要认真检查是否有:A-V 征、上(下)斜肌功能亢进、分离性垂直性偏斜、轻微的眼球震颤、代偿头位、旋转性斜视(需眼底照相)等,这些在临床上容易忽视,常常只注意到了内(外)斜,并只做了内(外)斜手术,以致手术效果不好。

由于绝大多数斜视手术患者的病因不清,斜视度数经常变化不稳定(术前和术后都可以变化),小儿患者的临床检查欠合作等,要准确矫正斜视有一定困难,世界上还没有一个医生能够说他/她可以 100%完全矫正每一个患者的斜视。因此,斜视手术医生在术前认真细致的病史询问、详细的眼科和斜视专科检查评估、手术计划的确定和术中可能需要的调整与改变、术前详尽的与病人交流解释(包括手术的目的,效果和可能的并发症等)、术后定期随访和必要的处理等等都十分重要。术前所有的检查、评估、谈话等都要以标准的医疗文书详细记载。

手术记录时,一定要记清楚具体的手术肌肉、手术方式(如缩短、后退、移位、联结、后固定和折叠等)和手术量。术中特别的发现一定要另起一段记录清楚(如肌止端的变异、肌肉发育不良、肌肉纤维化僵硬等)。写出院小结时,也要记录手术眼,手术肌肉和手术量等,不能只写成"斜视矫正术"。

术前与患者及家属的谈话要十分重视,千万不要吝惜谈话的时间。以下几点我们必须在术前与患者交代清楚。(1)斜视手术的总体成功率为 80%左右,过矫和欠矫占 20%,总有部分病人需要再次手术治疗。(2)术后复视常见,但大多数在术后 1 个月内消失。(3)手术一般不影响视力,但术后因为泪膜改变和眼部红肿等正常术后反应,会出现短期内视力下降。术眼在术后数周内都有一定的"发红",以后才慢慢消失。(4)分期手术的患者要特别交待清楚并以文书记录。(5)单眼手术还是双眼手术依每个患者的病情决定,不会局限于一定是在视力差的眼上手术。(6)极少数患者可能出现较严重的并发症:眶内感染、视网膜脱离、眼内出血、眼内炎、肌肉迷失、视力丧失、麻醉意外等。(7)对分离性垂直性偏斜患者,手术不能完全消除这种"上漂",只是改善这种斜视。(8)对单眼外斜视,采用该眼外直肌后退+内直肌缩短手术治疗时,常需要做成术后轻度过矫,这种过矫是暂时的,一般 2 周到 1 个月会回复到正位。(9)对一些复杂性斜视,如甲状腺相关眼病患者,手术很难使患者完全正位,更不能在各个方向都消除复视,能在正前方和下方这两个功能眼位消除复视已经是很成功了。(10)先天性上斜肌麻痹患者的代偿头位,大部分患者斜视术后只是改善头位,不能完全消除头位,尤其是长期头位异常的患者,颈部的骨骼和肌肉都发生了改变,甚至面部都变得不对称了,无法在斜视术后矫正这种异常。(11)双眼单视(立体视)功能的恢复:不是所有的患者术后都能恢复双眼单视功能,相当部分患者术后无法恢复这种功能,不能强求手术医生一定要恢复患者的立体视觉。

二、患者投诉

术前充分的医患沟通,认真和诚恳的工作态度,优质的专业技术和手术技巧,以及优良的服务是减少患者投诉的主要方法。术前沟通方面,最主要的是手术能达到的效果与病人的术后期望要相匹配,患者期望过高是术后投诉的主要原因。下面就笔者工作经验,总结几种主要的投诉内容。

1. **过矫和欠矫**　斜视手术后的过矫和欠矫其实不是手术并发症,而是这种手术有一定比例发生的现象。过矫投诉的比例要高于欠矫。术前沟通是首位的。如曾有一例视网膜脱离术后(做过巩膜外加压和环扎)的外斜视患者,主诊医生认为是一般的知觉性外斜视,与患者沟通时说有 80% 的手术成功率;事实上,该例患者原手术部位有明显的纤维瘢痕增生,分离眼外肌和后退缩短困难很大,结果术后欠矫,患者投诉手术效果不好。又如,分离性垂直性偏斜(DVD)患者,手术一般不能完全消除患眼上漂现象,如患者多次手术后仍有上漂,会投诉手术效果不好。因此,我们对所有需要作第 3 次或 3 次以上斜视手术(无论是本院还是外院做的手术)的患者,要求常规全科科内会诊,以总结提高和减少患者的一些误会。

2. **术后复视**　主要有两种:(1)术前患者无复视,术后发生持续性复视。(2)术前有复视,但由于斜视度大,复视距离远,对患者的影响小;术后由于斜视明显好转,复像的距离近了,反而对患者影响大。不过,在我们的工作中,第二种情况很少遇到。同样,术前充分的解释就可避免这种投诉。

3. **眼睑位置改变**　上下直肌的后退缩短术和下斜肌前转位术等容易引起眼睑位置的改变,上下直肌的后退缩短可使睑裂变大或变小,下斜肌前转位术可使下睑中部轻度的"肿胀",对患者的外观会造成影响。除了术中采用尽量充足的分离和控制手术量等外,术前预测这种改变并向患者说明很重要。

4. **内直肌缩短术后内眦部结膜堆积**　尤其是大度数的外斜,需做内直肌 8mm 以上的缩短手术者,术后患者内侧常出现结膜堆积,发红,患者有时会投诉医生。这种情况一般会慢慢消失平复,但术中不要残余过多的内直肌断端,结膜缝合时,使之贴伏在肌止处等措施有利于减少这种现象。

5. **代偿头位**　代偿头位的欠矫临床上十分常见,多数患者斜视术后表现为代偿头位明显好转,只有极少数代偿头位完全消失。所以,对有代偿头位的斜视和眼球震颤患者,术前要与患者讲清楚手术只是改善代偿头位。另外一种投诉是术前没有代偿头位,术后出现了新的代偿头位。如间歇性外斜视患者,术前有轻度的 V 征,同视机检查为单眼抑制,术前不会有代偿头位,做双眼外直肌后退或一眼外直肌后退 + 内直肌缩短术后如果有轻度的过矫,且恢复了部分双眼单视功能,则患者向上注视时双眼正位,无复视,向下看时则有内斜,有复视,此时常表现为下颌内收,双眼向上看的代偿头位。还有一种情形是隐蔽性(masked)双眼先天性上斜肌麻痹患者,术前头歪向一侧,手术后矫正了一侧的上斜肌麻痹,另一侧的麻痹此时表现出来了,患者的头却歪向另一侧,有时病人会投诉手术效果不好,术前也要解释清楚。

6. **远视性屈光不正的矫正**　内斜小儿配戴足度远视矫正眼镜后会有一段时间的视力下降,这点一定要在配镜前向患者家属说清楚。然而,成人的内斜视配戴远视矫正眼镜时,就不能一开始就配足度镜,也不必用 1% 阿托品睫状肌麻痹检影验光,一般用 0.5% 托吡咔胺快速散瞳验光后,以能耐受的最高的远视度作为配镜即可。

(颜建华)

参 考 文 献

1. Wan MJ, Hunter DG. Complications of Strabismus Surgery:Incidence and Risk Factors. Seminars in Ophthalmology,2014,29(5-6):421-428.

2. Kushner BJ.Pseudo inferior oblique overaction associated with Y and V patterns.Ophthalmology,1991,98(10):1500-1505.

3. Capó H,Mallette RA,Guyton DL,et al.Overacting oblique muscles in exotropia:a mechanical explanation. J Pediatr Ophthalmol Strabismus,1988,25(6):281-285.

4. Thompson JT,Guyton DL.Ophthalmic prisms. Measurement errors and how to minimize them.Ophthalmology,1983,90(3):204-

210.

5. Scattergood KD, Brown MH, Guyton DL.Artifacts introduced by spectacle lenses in the measurement of strabismic deviations.Am J Ophthalmol,1983,96(4):439-448.

6. Coats DK,Paysse EA,Stager DR.Surgical management of V-pattern strabismus and oblique dysfunction in craniofacial dysostosis. J AAPOS,2000,4(6):338-342.

7. Qiao T,Wang G,Xiong J,et al.Surgical Treatment of V-pattern Exotropia in Crouzon Syndrome.J Pediatr Ophthalmol Strabismus, 2015,52(5):299-304.

8. Weiss AH,Phillips J,Kelly JP.Crouzon syndrome:relationship of rectus muscle pulley location to pattern strabismus. InvestOphthalmol Vis Sci,2014,55(1):310-317.

9. Kreiborg S,Cohen MM Jr.Ocular manifestations of Apert and Crouzon syndromes:qualitative and quantitative findings. J Craniofac Surg,2010,21(5):1354-1357.

10. Wallace DK,von NoordenGK.Clinical characteristics and surgical management of congenital absence of the superior oblique tendon.Am J Ophthalmol,1994,118(1):63-69.

11. Astle WF,Hill VE,Ells AL,et al.Congenital absence of the inferior rectus muscle—diagnosis and management.J AAPOS,2003, 7(5):339-344.

12. Mather TR1,Saunders RA.Congenital absence of the superior rectus muscle:a case report.J Pediatr Ophthalmol Strabismus, 1987,24(6):291-295.

13. Deangelis DD,Kraft SP.The double-bellied inferior oblique muscle:clinical correlates. J AAPOS,2001,5(2):76-81.

14. Helveston EM,Krach D,Plager DA,et al.A new classification of superior oblique palsy based on congenital variations in the tendon.Ophthalmology,1992,99(10):1609-1615.

15. Bloom JN,Parks MM.The etiology,treatment and prevention of the "slipped muscle". J Pediatr Ophthalmol Strabismus,1981, 18:6-11.

16. Plager DA,Parks MM.Recognition and repair of the slipped rectus muscle. J Pediatr Ophthalmol Strabismus,1988,25:270-274.

17. Murray AD.Slipped and lost muscles and other tales of the unexpected. Philip Knapp Lecture. J AAPOS,1998,2:133-143.

18. Friendly DS,Parelhoff ES,McKeown CA.Effect of severing the check ligaments and intermuscular membranes on medial rectus recessions in infantile esotropia. Ophthalmology,1993,100:945-948.

19. Greenwald M.Intraoperative muscle loss due to muscletendon dehiscence. Proceedings of the 16th Annual Meeting of American Association of Pediatric Ophthalmology and Strabismus.LakeGeorge,New York,1990.

20. Kowal L,Wutthiphan S,McKelvie P.The snapped inferior rectus. Aust N Z J Ophthalmol,1998,26:29-35.

21. Paysse EA,Saunders RA,Coats DK.Surgical management of strabismus after rupture of the inferior rectus muscle.J AAPOS, 2000,4:164-167.

22. Trotter WL,Kaw P,Meyer DR,et al.Treatment of subtotal medial rectus myectomy complicating functional endoscopic sinus surgery. J AAPOS,2000,4:250-253.

23. Lenart TD,Reichman OS,McMahon SJ,et al.Retrieval of lost medial rectus muscles with a combined ophthalmologic and otolaryngologic surgical approach. Am J Ophthalmol,2000,130:645-652.

24. Chen J,Kang Y,Deng D,et al.Isolated Total Rupture of Extraocular Muscles.Medicine(Baltimore),2015,94(39):e1351.

25. Wu H,Shen T,Chen J,et al.Long-term therapeutic outcome of ophthalmic complications following endoscopic sinus surgery. Medicine(Baltimore),2016,95(38):e4896.

26. Paysse EA,Saunders RA,Coats DK.Surgical management of strabismus after rupture of the inferior rectus muscle.J AAPOS, 2000,4:164-167.

27. Olitsky SE,NotaroS.Anterior transposition of the inferior oblique for the treatment of a lost inferior rectus muscle. J PediatrOphthalmol Strabismus,2000,37:50-51.

28. Ludwig IH.Scar remodeling after strabismus surgery.Trans Am Ophthalmol Soc,1999,97:583-651.

29. Ludwig IH,Chow AY.Scar remodeling after strabismus surgery. J AAPOS,2000,4:326-333.

30. Nordstrom RE,Nordstrom RM.Absorbable versus nonabsorbable sutures to prevent postoperative stretching of wound area. PlastReconstr Surg,1986,78:186-190.

31. Olitsky SE,CoatsDK.Complications of Strabismus Surgery.Middle East Afr J Ophthalmol,2015,22(3):271-278.

32. Dhrami-Gavazi E,Lee W,Garg A,et al.Bilateral Orbital Abscesses After Strabismus Surgery. OphthalPlastReconstr Surg,2015, 31:e141-142.

33. Strul S,McCracken MS,CuninK.Orbitalcellulitis and intraconal abscess formation after strabismus surgery in an adult patient.J AAPOS,2014,18:82-84.

34. CallahanAB,Scofield SM,Gallin PF,et al.Retained strabismus suture material masquerading as nonspecific orbital inflammation. J AAPOS,2016,20:280-282.

35. Wilcox LM,Keough EM,Connally RJ,et al. The contribution of blood flow by the anterior ciliary arteries to the anterior segment in the primate eye. Exp Eye Res,1980,30:167-174.

36. McKeown CA,Lambert HM,Shore JW. Preservation of the anterior ciliary vessels during extraocular muscle surgery. Ophthalmology,1989,96:498-506.

37. Bagheri A,Tavakoli M,Torbati P,et al. Natural course of anterior segment ischemia after disinsertion of extraocular rectus muscles in an animal model. J AAPOS,2013,17:395-401.

38. Oltra EZ,Pineles SL,Demer JL,et al. The effect of rectus muscle recession,resection and plication on anterior segment circulation in humans. Br J Ophthalmol,2015,99:556-560.

39. Pacheco EM,Guyton DL,Repka MX. Changes in eyelid position accompanying vertical rectus muscle surgery and prevention of lower lid retraction with adjustable surgery. J PediatrOphthalmol strabismus,1992,29:265-272.

第三十二章

斜视的日间手术和护理

第一节　斜视手术的护理

以往斜视矫正手术除小儿在全麻下进行外,成人斜视患者都在局部麻醉下进行,目的是术中要让患者坐起来调整眼位,但有部分局麻患者不能耐受导致手术中断的现象。随着现代斜视手术技巧的提高,也更是为了使手术质量得到保证以及减轻患者的痛苦,目前,我们的斜视手术大都是在全身麻醉下进行。所以,斜视矫正手术的护理除眼部手术相关护理外,还应包括全身麻醉的护理。

一、手术前护理

(一) 术前一天护理

1. 术前评估

(1) 全身评估:详细了解患者一般资料、既往史、家族史、过敏史等情况;有无呼吸道感染等全麻禁忌证;女性患者有无月经来潮。

(2) 眼部评估:了解视力、眼压等情况,评估结膜有无充血、分泌物,泪道是否有炎症、眼睑及周围皮肤是否有感染病灶等眼部手术禁忌证。是否存在近视、远视、散光、弱视等眼部情况,是否配戴屈光矫正眼镜和弱视治疗等。

(3) 其他:了解患者及其家属的心理状态、家庭及社会支持情况;评估患者及家属对疾病相关知识了解程度。

2. 心理护理　斜视手术患者对改善外观有强烈的意愿,而儿童患者则对住院环境存在紧张恐惧心理。因此,责任护士在接待患者时注意态度要和蔼、细心。患者入院后须向患者及家属介绍病房环境、主管医生和责任护士等相关内容,使其尽快适应陌生环境;也要向患者介绍疾病相关知识,让患者大致了解手术的目的、配合方法、预后等,并理智对待手术疗效,积极配合医生治疗。可向患者说明:①斜视手术本身十分安全,属于外眼手术,不涉及眼球内部结构;②手术成功率达80%或以上,绝大部分患者术后眼位会明显改善;③结膜伤口很小,一般在外观上看不到手术伤口;④大部分手术是在全麻下进行,术中完全无痛;⑤结膜切口是用可吸收缝线缝合的(或烧灼对合),术后一般不需要拆线;⑥手术不影响视力;⑦目前,斜视手术都是日间手术,手术当日即回家,不在医院过夜;⑧术前术后用药十分简单,不必全身用抗生素,只需要术眼局部点抗生素眼药水即可。让患者及家属了解以上信息,从而可减少患者及其家属一些不必要的担心。另外,病房张贴一些卡通贴画,营造一个温馨活泼的环境氛围,减轻儿童患者的恐惧情绪;

医务人员切忌嘲笑、歧视患者,在进行诊疗活动中注意使用保护性语言,尽量营造一个良好的就医氛围,使患者以轻松的心情接受手术;同时,儿童患者家长必须全程陪伴在旁。

3. 协助完善术前检查 指导患者及家属完成术前相关检查,术前检查包括全身体检和斜视相关的眼科检查。责任护士在医生开具的各项检查后要指导患者完成检查,患者检查完毕后要检阅检查报告是否齐全、结果是否异常,如果异常要及时报告主管医生。

4. 术前健康教育

(1) 术前饮食:一般没有特殊限制,全身麻醉手术要严格遵守术前禁食禁饮的时间:手术前成人禁食8小时、儿童6小时、婴儿4小时;成人及儿童禁饮4小时、婴儿禁饮2小时。必须向患者及家属强调禁食禁饮的重要性,儿童患者则向家长强调监督、看管好患儿,避免患儿忍不住而喝水或进食食物,以防术中因进食而发生窒息等麻醉意外。局部麻醉者术前不可进食过饱,以防术中牵拉眼外肌引起眼—胃肠反射而出现恶心呕吐等症状。

(2) 术前用药:术前双眼点抗生素滴眼液,每1~2小时1次,保证术眼使用抗生素眼液12次以上。

(3) 手术禁忌证:术前应避免上呼吸道感染,如出现感冒、咳嗽、发热等症状应及时告诉医护人员;女性患者月经来潮最好暂停手术;其他禁忌证应遵循医生的交代。

(4) 全身清洁:术前一天做好全身的清洁:洗头、沐浴、剪指甲等,成年男性患者蓄胡须者必须剃胡须;女性患者有化妆和涂指甲油的要卸掉彩妆和甲油。

(二) 手术日护理

1. 测T、P、R、BP,12岁以下患者根据情况测BP,如果患者生命体征异常,及时通知医生。

2. 再次向患者及家属确认禁食禁饮的时间。

3. 排空大小便、更换干净病服,如不够暖和可加穿开胸外套,以方便在手术室穿脱;长发者把头发编成两条麻花辫;取下活动假牙、饰物等,除CT、MR等影像结果外,与手术无关物品不得带入手术室。

4. 再次详细检查眼部结膜是否充血、有无分泌物、周围皮肤有无感染病灶等,如发现以上情况,应及时报告医生,视情况决定是否延缓手术。

5. 遵医嘱执行术前用药(止血、镇静、颠茄类等药物)。

6. 再次检查所有的检查结果、手术签证、麻醉签证等手术相关资料是否齐全,手术部位标记是否正确。

7. 完成护理记录,送患者至手术室,与手术室人员做好交接班。

8. 准备急救物品及病床单位,检查吸痰机功能及吸氧装置是否在备用状态。

二、手术后护理

(一) 手术当日护理

1. 协助患者过床,与手术室工作人员进行交接班。

2. 术后卧位 全麻患者如已清醒者可平卧或侧卧;未清醒者应去枕平卧,头侧向一边,保持呼吸道通畅:全麻后即使患者清醒,残留的药物对机体的影响仍将持续一段时间,因此在药物未完全代谢之前,随时可能出现循环、呼吸等方面的异常,特别是苏醒前患者易发生舌后坠、喉痉挛、呼吸道黏液堵塞、呕吐物窒息等情况,故应警惕发生呼吸道梗阻,如发生呼吸道梗阻,必须紧急处理。

3. 病情观察

(1) 神志、皮肤黏膜:观察患者的神志是否完全清醒、口唇及颜面部皮肤颜色是否正常,如皮肤黏膜颜色发绀,应警惕全麻术后低氧血症的发生。

(2) 生命体征:全麻患者术后须严密观察生命体征,特别对体温的观察:部分患者因术前使用全麻辅助用药(如颠茄类)而抑制了汗腺的分泌,可导致体温中枢调节紊乱;另外小儿的体温易受外界环境的影响,故手术后需要定时测量体温,当体温过高时要采取降温措施,冬季则要注意保暖。

(3) 术眼敷料:观察术眼敷料是否干洁、绷带有无松脱,如果眼垫渗血过多,应及时更换并注意伤口有无活动性出血;叮嘱患者不能自行揭开眼垫,不能揉眼,尤其小儿患者,叮嘱家长严加看管,避免伤口出血和感染。

4. 饮食指导 手术后当日进食软食。全麻患者完全清醒后可先饮少量温水,无呛咳、呕吐等症状再进食;斜视手术由于术中牵拉眼外肌,部分患者可能因眼—胃肠反射而出现恶心呕吐现象,应向患者和家属做好解释,以免过分焦虑;恶心呕吐剧烈者应暂停进食,可给予静脉注射补充营养和水分。

5. 用药护理 斜视术后一般不需要全身用药,如疼痛、呕吐剧烈时,遵医嘱使用止疼、止呕药物。手术前穿刺的静脉留置针主要用于麻醉给药,可在患者完全清醒后拔除。

6. 健康教育 全麻患者特别儿童患者要叮嘱家属对患者严加看护,指导家属学会观察患者神志、呼吸等症状,发现异常马上告知医护人员;有躁动的患者更要注意安全,防止坠床;保护术眼,防止躁动的患者抓挠敷料,亦不可自行松开,保持眼垫干燥,预防出血或感染。

(二) 手术次日护理

1. 拆除术眼敷料(绷带),清洁眼周皮肤后遵医嘱点眼。术后常规点抗生素滴眼液 1~2 周,如术后反应严重可点含激素类的抗炎滴眼液,有角膜上皮受损的患者,应用促进角膜上皮生长的滴眼液。

2. 病情观察 观察患者的视力、眼位、眼球运动等情况;询问患者视物是否重影;如出现畏光、流泪、结膜水肿等症状,应警惕有无角膜干凹斑等并发症发生。

3. 出院指导

(1) 饮食:手术第二天便可开始进普通饮食,术后近期尽量少吃煎炸、辛辣等刺激性的食物。

(2) 保护术眼:出院后术眼仍然须防止碰撞、受压,亦不可用力揉眼,洗脸时避免用力擦洗,1 个月内避免剧烈活动,以免引起出血或伤口裂开;注意保持术眼卫生,避免用不洁纸巾擦拭眼睛,1 个月内避免游泳,预防感染;如不慎被水溅入术眼,可用抗生素点眼液滴眼冲洗。

(3) 遵医嘱用药:滴眼液白天使用,每天 4~6 次,每次 1~2 滴,如需点两种以上的滴眼液时,必须间隔10~15 分钟;眼膏每晚睡前涂术眼;含激素类滴眼液点眼时间不可超过 1 周。点眼时要剪短指甲、洗干净双手,避免瓶口触及眼睛,防止滴眼液受到污染。

(4) 休息:术后可适当休息 1~2 周,注意劳逸结合,切勿过度用眼;如长时间看电视、玩手机等,避免引起视疲劳。

(5) 术后常出现的症状指导

1) 剧烈呕吐:出院后如仍有剧烈呕吐等症状者应到医院就诊,视病情给予药物止呕和静脉补充营养及水分。

2) 复视(视物重影):术后复视多为矛盾性复视,是暂时现象,无须处理,指导患者视物时要看稍清的物像(实像),忽略模糊的影像,告诫患者不要刻意去找寻复像,一般几天到几周后复视现象会消失;而患者如果越紧张,越去找寻复像,复像越难消失。

3) 疼痛:术后轻微疼痛为正常现象,是手术切口引起,嘱患者勿大幅度转动眼球,以免牵拉肌肉引起伤口疼痛,有明显疼痛且不能忍受者及时告知医务人员。

4) 眼红(结膜充血、水肿):术后术眼结膜会有不同程度的充血,使用抗炎滴眼液后会慢慢消退;如果出现畏光流泪加重等症状,应警惕角膜干凹斑的发生,角膜干凹斑一般发生在术后 2~7 天。如怀疑出现角膜干凹斑应及时到医院就诊,停用含激素的滴眼液,改用抗生素眼滴眼液及人工泪液以促进角膜上皮愈合。

5) 过矫:患者出现"过矫"现象时应向患者及家属解释,嘱其不必紧张,"过矫"是医生有计划而为的,是暂时性的表现,眼位一般 1 个月左右可恢复正位。如果术后 2 个月仍过矫明显,则应及时就诊。

(6) 戴镜指导:屈光不正需戴眼镜的患者在斜视矫正术后应继续配戴眼镜,必要时 2 个月后遵医嘱验光,有弱视者继续弱视治疗。

(7) 复查:出院后 2 个月或遵医嘱回院复查。出院后出现术眼充血加剧者应及时到医院就诊。

第二节 斜视日间病房管理

目前,绝大多数的斜视手术使用全身麻醉,住院模式为日间手术。因此,日间手术的流程和安全性十分重要,必须确保患者与病房医务人员的沟通渠道通畅。本节对斜视日间病房管理要点作简要介绍,部分内容与上一节有重叠。

一、病房设置

日间手术病房设置术前休息室和术后观察室,术前休息室配置固定的靠背椅若干张、移动圆凳若干、饮水机、电视机、护士工作台、呼叫铃;术后观察室设置在离护士站最近的房间,以便护士观察,室内有病床、每张病床配置床头柜、呼叫铃、热水壶等设施。术前休息和术后观察室张贴斜视日间手术的住院流程、术前术后注意事项、常见的问题及处理方法等健康教育信息,以便患者能随时了解手术相关知识。

二、制订患者入选标准

斜视日间手术患者准入标准:患者无明显心、肺疾病,符合全麻手术标准,有畅通的联系方式和便利的交通,有全程亲属陪护等。

三、制订患者术后离院标准

手术后主管医生和责任护士必须对患者全身及眼部情况进行评估,符合以下标准并记录后方可离院:

1. 回病房观察至少 2 小时。
2. 意识完全清醒(能正确回答三个问题)、无眩晕、行动能力恢复。
3. 进食功能恢复(确认已进食)。
4. 排泄功能恢复(已能自行排尿)。
5. 术眼敷料干洁,敷料覆盖合格。

四、制订患者住院流程

1. **手术前** 完成体检(血、尿、胸片及心电图等项目)→护士术前评估→医生完成术前检查→制订手术方案→麻醉师麻醉访视→离院。

2. **手术当日** 预交住院费→护士站报到→戴手腕带、更换病服、测量生命体征→术前准备→送往手术室手术→手术结束苏醒返病房休息→结账、取药、离院。

3. **手术次日** 患者返回病房在指定房间等候→护士拆除敷料、清洁眼周、点眼水→医生完成术后检查→健康教育→患者离院。

五、制订斜视日间病房护理工作流程

(一)术前工作指引

1. 协助患者完成术前检查 指引患者在门诊完成术前体检及取抗生素滴眼液,通知患者到病区报到,由专人负责,协助医生为患者完成术前常规检查,嘱遵医嘱局部使用抗生素滴眼液。

2. 初步评估及术前指导 患者完成体检后护士对其进行初步的护理评估,评估项目包括:全身情况、眼部情况、心理、家庭及社会支持情况,对日间手术了解程度等;测量生命体征、身高及体重;给予术前健康教育:①告知住院流程;②禁食时间及禁食意义;③预防感冒措施及意义;④女性患者遇到月经来潮要告知医生;⑤有吸烟史患者术前尽量避免吸烟;⑥成人患者手术日必须有一名具备行为能力的成人陪伴,小儿全程必须由直系亲属陪同;⑦术前全身清洁及重要性:剪指甲、洗头、洗澡;⑧手术当日,长发者要把头发编两条辫子,全身不戴饰物,有松动的牙齿或活动的义齿应取下,女患者进入手术室不可穿内衣;⑨强调术前用药(至少术前一天开始滴抗生素眼液)。

3. 通知主管医生,协助医生完成斜视专科检查(眼位照相、同视机检查等)。

4. 查阅患者体检结果(胸片、心电图、血尿等检查结果),发现异常及时告知医生。

5. 指导患者到麻醉访视室进行麻醉访视。

(二)手术日工作指引

1. 办理入院手续、录入电脑、打印手腕带、为患者配戴手腕带。

2. 再次评估患者全身情况、眼部情况、生命体征、禁食时间,完成日间手术护理记录。

3. 送手术指引

(1) 核对患者身份,小儿患者与家属一起核对。

(2) 测 T、P、R,必要时测 BP,如果患者生命体征异常,应及时通知医生,必要时暂停手术。

(3) 再次向患者及家属确认禁食禁饮的时间。

(4) 排空大小便、更换病服;长发者把头发编成两条麻花辫;取下活动义齿、饰物等,与手术无关物品不得带入手术室。

(5) 执行术前医嘱。

(6) 再次核对所有的检查结果、手术同意书、麻醉同意书等手术相关资料是否齐全。

(7) 完成护理记录,送患者至手术室,与手术室人员做好交接班。

(8) 准备急救物品及观察床位,检查吸痰机及吸氧装置是否在正常状态。

4. 接术指引

(1) 患者术毕返病房时,要与麻醉护士交接、协助过床。

(2) 测量生命体征、检查眼部敷料、观察患者意识情况,如有补液或留置针时,要检查补液是否通畅,留置针是否按要求标注留置时间。

(3) 术后健康教育。

(4) 记录术后情况。

5. 患者离院工作指引

(1) 离院时机:回病房观察至少 2 小时、意识完全恢复(有表达能力的患者能正确回答三个问题以上)、肌力恢复(能正常行走)、吞咽功能恢复(已进水、进食)、膀胱排泄功能恢复(已排尿),敷料覆盖合格。

(2) 交代离院后注意事项、返院复查时间办理结账。

(3) 记录离院情况及离院时间。

6. 术后回访工作指引　夜班护士对当天所有术后患者进行电话回访,回访内容包括:是否安全到达住处、术眼是否有疼痛、敷料是否干洁以及其他,并记录回访情况。

(三) 手术次日返院复查工作指引

1. 指引患者在指定房间休息。

2. 为患者拆除敷料、清洁眼周。

3. 协助医生完成术后常规和斜视专科检查(眼位照相、同视机检查等)。

4. 健康教育。

5. 完成护理记录。

六、斜视日间手术患者术前注意事项

1. 陪护　18 岁以下患者必须有直系亲属陪伴(未成年人手术同意书、麻醉同意书均需直系亲属签字);成人患者术后需要有行为能力的亲属陪同(患者术后离院要有人陪伴,防止路上出现意外)。

2. 饮食　全麻手术患者禁食禁饮时间遵麻醉医师医嘱,一般术前禁食 8 小时(注:禁食包括禁止进食饭、粥、奶、药品等,治疗全身病的药物如降血压药、抗甲亢药等应在麻醉师指导下使用),婴幼儿具体禁食时间按医护人员交代执行。

3. 用药　术前至少提前 1 天双眼开始点抗生素滴眼液,每 1~2 小时点 1 次,白天使用。

4. 全身情况　术前有感冒、发热、月经来潮者要告知医护人员。

5. 清洁　洗头、洗澡、剪指甲。

6. 穿衣　手术时只可穿医院提供的病服,女患者不可穿戴文胸。

7. 头发　患者前往手术室时要戴浴帽遮盖头发,长发者把头发编成两条辫子。

8. 饰物　任何饰物都不能带到手术室,包括手镯、耳环、戒指、手表等,也不可携带手机进入手术室。

9. 义齿　有活动义齿进入手术室前取下。

10. 进入手术室前须排空大小便。

七、斜视日间手术全麻患者术后注意事项

1. 术后离院　获得医护人员允许方可离院。

2. 术后饮食　手术后饮少许温水无呕吐、呛咳等不良反应便可进食;当天可进软食,第二天开始可进普通饮食,避免进食过硬、辛辣及刺激性食物。

3. 保护手术眼　手术当天包眼,离开医院后切勿擅自拆除眼包,第二天由医护人员拆除,包眼期间保持敷料干洁。

4. 休息　回住处后尽量休息,避免过多活动。

5. 术后可能出现的症状

(1) 疼痛:术后轻微疼痛为正常现象,是由手术切口引起的。若有明显疼痛且不能忍受者及时告知医护人员或返院至急症门诊就诊。

(2) 恶心、呕吐:斜视手术由于术中牵拉眼外肌,部分患者可能有眼—胃肠反射而引起恶心、呕吐、腹痛等胃肠道症状。恶心、呕吐剧烈者应暂停进食,用温开水漱口,并及时告知医护人员。

(3) 尿潴留:尿潴留是指膀胱涨满充盈而不能自行排尿,常见于全麻术后。处理方法:热水袋敷下腹部或轻轻按摩下腹部、听流水声、用水冲洗尿道口。如以上处理仍未能排尿请告知医护人员。

(4) 起立后头晕、出汗、虚脱:是全身麻醉方式、术后卧床过久或未进食等原因引起。处理方法:立即平卧休息、饮温水、进食,如未缓解,告知医护人员。

八、斜视日间手术出院健康教育

见本章第一节"出院指导"部分。

(林　菁)

参 考 文 献

1. 麦光焕. 现代斜视治疗学. 北京:人民军医出版社,1999:253-257.
2. 熊云,肖惠明,林菁. 全身麻醉斜视矫正术日间手术服务模式的创建与护理管理. 眼科学报,2019,34(4):260-263.
3. 赵堪兴,杨培增. 眼科学. 8 版. 北京:人民卫生出版社,2013.
4. Jingxia Huang,Jing Lin,Yun Xiong,et al. Risk factors associated with postoperative discomfort after ambulatory strabismus surgery under general anesthesia. Journal of pain research. 2020,13:947-953.
5. 庄心良,曾因明,陈伯銮. 现代麻醉学. 3 版. 北京:人民卫生出版社,2011.
6. Jing Lin,Qingdong He,Huiming Xiao. Effect of diplopia on the daily life and evaluation of nursing measures following strabismus surgery ward. Eye science. 2015,30(2):77-80.

第五篇

实际斜视病例报告(75例)

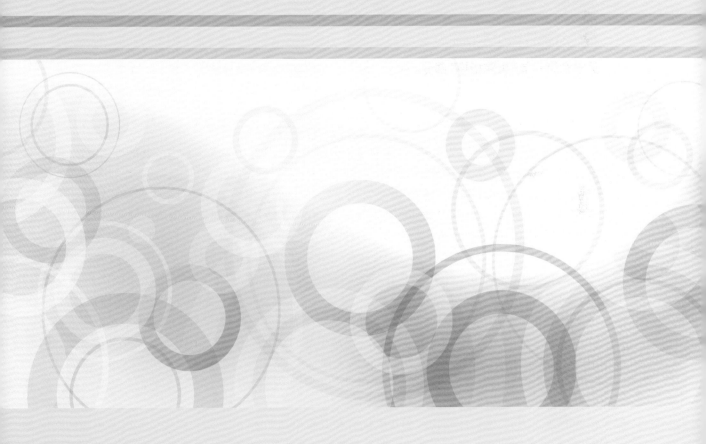

病例1:婴幼儿性(先天性)内斜视(OU)

患者女,1岁,因"发现左眼内斜9个月"入院。

家长诉患儿出生3个月大时发现有左眼内斜,不伴有眼部红痛、异常头位等表现。近几个月内斜有加重。足月顺产,出生体重6.2kg,无吸氧史。家族史(−)。全身发育无异常。

眼部检查:视力双眼均可追物;1%Atropine睫状肌麻痹检影:OD:+2.00DS+0.75DC×75;OS:+2.00DS+0.75DC×80。散瞳后双眼内斜度与散瞳前一样。双眼眼前节和眼底(−)。

眼位:左眼内斜20°~25°,可交替注视,无明显A-V征;眼球运动:双眼外转均为不足−1(图1-1)。Krimsky试验:ET 50PD;余检查不合作。

诊断:①婴幼儿性(先天性)内斜视(OU);②屈光不正(OU)。

治疗:全麻下行双眼内直肌后退4mm。术中肌止解剖测量:右内直肌距角膜缘5mm,肌宽7mm;左内直肌距角膜缘4mm,肌宽7mm。

术后1天检查,双眼正位,遮盖试验(−);眼球运动:双眼外转均为不足−1(图1-2);术后2个月复查,双眼正位,遮盖试验(−);眼球运动正常(图1-3)。

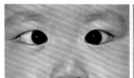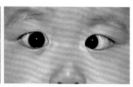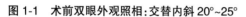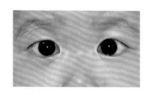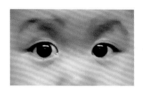

图1-1　术前双眼外观照相:交替内斜20°~25°　　图1-2　术后1天双眼外观照相,双眼正位　　图1-3　术后2个月双眼外观照相,双眼正位

病例点评:

(1) 手术年龄:婴幼儿性(先天性)内斜视是指内斜发生年龄在出生6个月内的共同性内斜视,通常为双侧交替性,内斜度较大,屈光状态在生理值内的轻度远视,散瞳下或戴足度远视矫正眼镜不能改变内斜度,宜尽早手术,目前提议手术年龄在10个月到1岁,比以前提出的2岁左右手术要早。越早手术矫正眼位,双眼单视功能恢复也越好。然而,我们也发现:有些婴幼儿性内斜视的内斜度较小,而且斜度变化明显,这时宜密切观察,不必过早手术治疗。另外,少数正常小儿在出生6个月内可以有轻度的内斜或外斜,以后自行消失,因此,不要认为出生6个月内发现的小儿内斜视都是婴幼儿性(先天性)内斜视。

(2) 专科检查特点:由于小儿不合作检查,这时外观照相观察角膜反光点和三棱镜角膜反光法(Krimsky试验)为评估眼位的主要方法。另外,眼球运动检查也常常不合作,特别是交叉注视的患儿,往往显示双眼均外展受限,容易误诊为外直肌麻痹;这时应做娃娃头试验,娃娃头试验则显示双眼外展均正常。特别提醒:一定要认真检查眼球情况,排除眼病引起的知觉性内(外)斜视,尤其是小儿患者的视网膜母细胞瘤,其斜视外观是除"白瞳症"外最常见的表现。

(3) 定期复诊:很多家长看到斜视外观矫正后,以为斜视已治愈,不再复诊。我们一定要交代家长术后定期复查,临床工作中经常见到这些小儿术后眼位矫正满意,几年后小儿复查时单眼有严重的弱视,耽误了治疗时机。因此,术后应密切观察双眼视力和双眼单视功能状态,防止弱视发生以及可能的眼位变化,及时进行处理。如有些患儿会逐渐出现有调节因素介入的内斜视,这时需要配戴远视矫正眼镜;有些患儿会继发共同性外斜视、下斜肌功能亢进和V征、分离性垂直性偏斜(DVD)和眼球震颤等,这时可能需要再次手术治疗。

(4) 手术量效关系:小儿的眼球直径明显小于成人,因此同样的手术量可以矫正更大的斜视度。目前尚缺乏小儿患者的斜视量效关系表,我们的经验是至少每只眼的手术量与成人相比应减少1mm。由于每位医生的操作和测量方法不一,每个人都有自己的手术设计方案和手术量的术前估算,很难完全统一。

笔者对成人共同性斜视的简单量效关系是：

附表：成人共同性斜视的简单量效关系（1°=1.75PD）

诊断	手术方法	手术矫正量
共同性内斜视	一眼内直肌后退 + 外直肌缩短各 1mm	5°
	双眼内直肌后退各 1mm	4.5°
共同性外斜视	一眼外直肌后退 + 内直肌缩短各 1mm	4°
	双眼外直肌后退各 1mm	3°

（5）超常量内直肌后退：多年来我们一直认为内直肌后退量不宜超过 5mm，以免影响内斜患者术后的内转和集合功能。然而，对于大度数婴幼儿性内斜视，为减少手术肌肉，做双眼内直肌后退术时，内直肌可以后退到 7mm，文献报道甚至可以后退 8~9mm。不过，内直肌后退 8~9mm 还是应十分慎重。如果选择一只眼的内直肌后退 + 外直肌缩短，则内直肌的后退量不宜超过 5mm。

（6）共同性内斜视的分类很多，难于记忆，临床上最常见的是 5 种，除本例的婴幼儿性（先天性）内斜视外，还有：调节性内斜视（戴远视眼镜或双焦点镜可以完全矫正内斜视）；部分调节性内斜视（戴远视眼镜可以部分矫正内斜视）；非调节性内斜视（戴远视眼镜不能矫正内斜视，需手术治疗）；继发性内斜视（继发于外斜术后过矫或内斜术后欠矫）。总之，除婴幼儿性内斜视和继发性内斜视外，主要按内斜与调节的关系分为调节性内斜视，部分调节性内斜视和非调节性内斜视。

病例 2：共同性内斜视（OU）

患者女，6 岁，因"发现左眼向内偏斜"1 年余入院。患者自 1 年余前起被家长发现左眼向内偏斜，无复视，无代偿头位等，不伴有眼部红痛等不适。已 1% 阿托品睫状肌麻痹检影验光，配戴远视性屈光不正足矫眼镜 1 年，戴镜对内斜无矫正效果。

全身检查无特殊。眼科检查：Vod：0.7 +1.50DS+0.75DC×80 0.9；Vos：0.7 +1.50DS+0.75DC×90 0.8；双眼前节和眼底（－）。眼位：镜下：双眼交替内斜 20°~25°，左眼主斜；无明显 A-V 征，遮盖任一眼该眼均无上漂现象；裸眼：双眼交替内斜 20°~25°。眼球运动：各个方向均无异常（图 2-1A，B）。

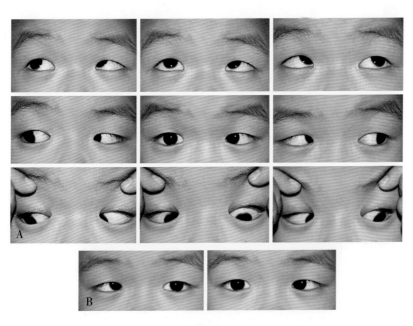

图 2-1
A. 术前九方位；B. 二方位外观照相：双眼交替内斜 20°~25°，眼球运动无异常

视野弧(镜下)：

		远距离	近距离
右眼注视	左眼	内斜 28°	内斜 26°
左眼注视	右眼	内斜 28°	内斜 25°

三棱镜遮盖试验(镜下/裸眼)：远距离：ET45PD；近距离：ET40PD。

同视机检查：融合点=+27°R/L2°(10°同时知觉片)=他觉斜角；上转25°：+25°；下转25°：+26°。Ⅱ片和Ⅲ片均不能合像。AC/A=3.33。

立体视觉检查：远距离(Randot)：无；近距离(Butterfly)：无。

诊断：①共同性内斜视(OU)；②屈光不正(OU)。

手术：全麻下行双眼内直肌后退 4mm。

术后第 1 天，无复视，右眼结膜有较明显的出血。眼位：镜下和裸眼均双眼交替内斜 5°~10°；无 A-V 征。眼球运动：双眼各个方向均不受限(图 2-2)。

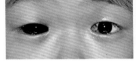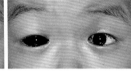

图2-2　术后第 1 天，交替内斜 5°~10°；眼球运动不受限。右眼结膜有较明显的出血

视野弧(镜下)：

		远距离	近距离
右眼注视	左眼	内斜 10°	内斜 8°
左眼注视	右眼	内斜 9°	内斜 9°

三棱镜遮盖试验(镜下)：远距离：ET10PD；近距离：ET10PD。

同视机检查(镜下)：融合点=+11°(10°同时知觉片)=他觉斜角；上转25°：+11°；下转25°：+11°。Ⅱ片和Ⅲ片均不能合像。

术后 2 年复诊，镜下裸眼均双眼正位，遮盖试验(−)；无 A-V 征；眼球运动正常(图 2-3)。

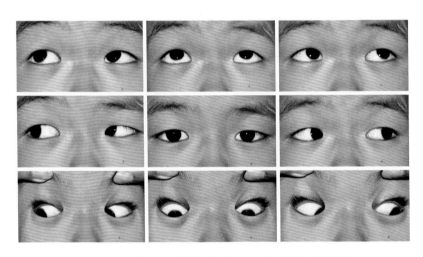

图2-3　术后 2 年，双眼正位，无 A-V 征；眼球运动正常

同视机检查：融合点：+4°=他觉斜角(10°同时知觉片)；上转25°：+4°；下转25°：+6°。融合范围：−2°~+16°；Ⅲ片：有立体视觉。

三棱镜遮盖试验：远距离：0PD；向上注视：0PD；向下注视：0PD；近距离：ET5PD。

立体视觉检查：远距离(Randot)：无；近距离(Butterfly)：100 秒弧。

病例点评：

(1) 本例特点：患儿近 5 岁才发现内斜，双眼交替性，但左眼主斜，有轻度远视，经过配戴 1% 阿托品睫状肌麻痹检影，足度远视矫正眼镜后内斜度无明显改变(镜下与裸眼的内斜度差别小于 10PD)，而且，远近内斜度差别亦小于 10PD，属于非调节性内斜视，基本型；需要手术矫正内斜。

(2) 伴弱视的内斜视:本例患儿无弱视,然而,临床上经常见到小儿内斜视伴有弱视,是先治疗弱视,还是先治疗斜视? 这个问题至今仍存在争论。不过,业内大家公认先治疗弱视。事实上,弱视治疗不仅提高了弱视眼的视力,而且,只有视力提高了,手术矫正内斜后才有较大可能恢复双眼单视功能,并有利于术后眼位的稳定。另外,我们容易忽视:很多家长内斜视矫正术后,认为手术已"治愈"了斜视,不再就诊看病,以至于耽误了弱视治疗的大好时机。

(3) 手术方式:这种基本型共同性内斜视的手术方式可选择双眼内直肌后退,或单眼(本例宜左眼)内直肌后退 + 外直肌缩短术。然而,如果患儿为远距离的内斜度小于近距离的内斜度(相差≥10PD),则为集合过强型内斜视,宜选择单眼或双眼内直肌后退术;如果远距离的内斜度大于近距离的内斜度(相差≥10PD),则为分开不足型内斜视,宜选择一眼内直肌后退 + 外直肌缩短术(一般不选择双眼外直肌缩短术)。我们的经验是双侧内直肌后退术后宜轻微欠矫,本例术后为轻度欠矫,经 2 年长期随访,获得了外观完全正位,同视机检查立体视功能完全恢复的理想手术效果,这与患儿出现内斜较晚,无弱视,并且在发病 1 年多后及时手术矫正有关。

(4) 术后结膜出血:斜视手术后少量的结膜出血十分常见,较明显的出血(如本例患者的右眼)则可能引起患者或家属的恐慌。如果患者没有血管和血液系统的病变,明显的结膜出血也会很快吸收,不会引起后遗症。不过,如果术前评估患儿病情复杂,手术涉及的位置较深,手术难度大以及十分好动的患者,也可选择用绷带包眼 1 天,以减少术后可能发生的术野出血。

(5) AC/A 比值:我们对共同性斜视(内斜和外斜)患者常规检查 AC/A 比值,这有利于合理的诊治和设计手术:如共同性内斜视患者的 AC/A 比值高,近距离的内斜度明显大于远距离的内斜度,则配戴双焦点镜有利于平衡远近距离的内斜度,手术时宜选择内直肌后退术。本例 AC/A 比值在正常范围,既可以选择双侧内直肌后退,也可以选择单侧内直肌后退 + 外直肌缩短术。

(6) 立体视觉评估:双眼单视功能的评估对斜视患者意义重大,对合作的小儿和成人我们常规做同视机三级立体视觉功能测定,远距离立体视定量用 Randot 立体图,近距离立体视觉定量用 Butterfly 立体视图。

(7) 斜视度的测量:同视机测量的水平斜视度不能作为手术矫正的量效依据,理论上,同视机测量的是远距离的斜视度,但实际上其视标是在很近的距离,有近距离的神经反射等因素的参与和影响。我们常常见到的实际情况是:内斜视用同视机测量的度数偏大,外斜视用同视机测量的度数偏小(少数甚至呈现出内斜度)。因此,应该采用三棱镜遮盖法和视野弧法测量的斜视度作为手术矫正的依据。三棱镜遮盖法是目前大家公认的理想测量方法,但视野弧法也有其优越性,易于掌握,测量度数准确稳定,我们经常结合这两种方法来设计斜视矫正量。

病例 3:内斜 V 征(OU)

患者女,5 岁,因"出生 2 岁时发现双眼向内偏斜"入院。患者自 2 岁起被家长发现双眼向内偏斜,为交替性,无代偿头位等,不伴有眼部红痛等不适。近 1 年来内斜较前明显加重。已配戴远视足矫眼镜 3 年,无矫正效果。

全身检查无特殊。眼科检查:Vod:0.6 +2.00DS+0.50DC×170 0.8;Vos:1.0 +2.00DS+0.50DC×175 0.8;双眼前节和眼底(-)。眼位:镜下和裸眼均双眼交替内斜 25°~30°;向上注视时,交替内斜 20°~25°;向下注视时,交替内斜 30°~35°。眼球运动:双眼内上转均亢进 +2(图 3-1A,B)。歪头试验(-)。眼底照相:双眼视盘黄斑位置显示有外旋转斜视(图 3-2)。

视野弧:

		远距离	近距离
右眼注视	左眼	内斜 25°	内斜 25°
左眼注视	右眼	内斜 27°	内斜 27°

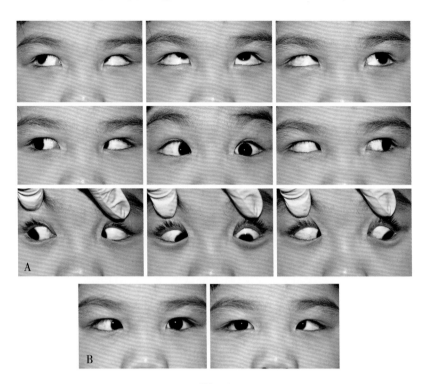

图 3-1

A. 术前九方位图;B. 二方位外观照相:双眼交替内斜 25°~30°;向上注视时,交替内斜 20°~25°;向下注视时,交替内斜 30°~35°。眼球运动示双眼内上转均亢进 +2

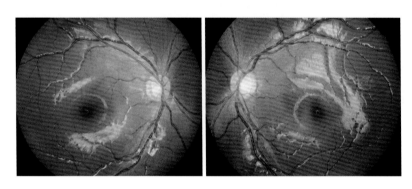

图 3-2　术前眼底照相:双眼明显外旋转斜

三棱镜遮盖试验(镜下):

远距离:ET45PD;向上:ET35PD;向下:ET50PD;近距离:ET40PD。

同视机检查:融合点 =+20°R/L4°(10°同时知觉片)= 他觉斜角;上转 25°:+16°;下转 25°:+30°。Ⅱ片和Ⅲ片均不能合像。AC/A=5。

立体视觉检查:远距离(Randot):无;近距离(Butterfly):无。

诊断:①内斜 V 征(OU);②原发性下斜肌功能亢进(OU);③屈光不正(OU)。

手术:全麻下行双眼内直肌后退 5mm+ 双眼下斜肌部分切除术。

术后第 1 天,无复视,双眼正位,遮盖试验示双眼轻度内隐斜;无 A-V 征。眼球运动:双眼内转不足均 −1(图 3-3)。

术后 1 年复诊,双眼正位,遮盖试验(−);无 A-V 征;眼球运动正常(图 3-4)。

同视机检查:

融合点:0°= 他觉斜角(10°同时知觉片);上转 25°:+2°;下转 25°:−1°。融合范围:−5°~+9°;Ⅲ片:有立体视觉。

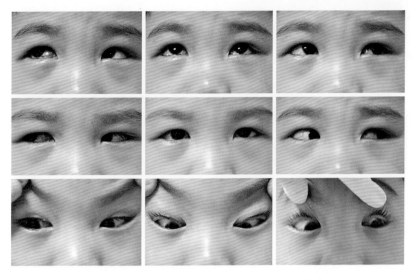

图 3-3 术后第 1 天,双眼正位,无 A-V 征;双眼内转不足均 −1

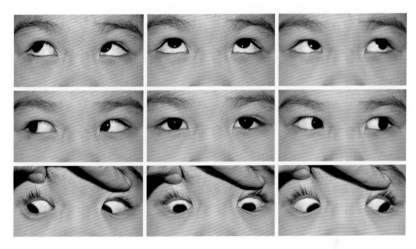

图 3-4 术后 1 年,双眼正位,无 A-V 征;眼球运动正常

三棱镜遮盖试验:远距离:0PD;向上注视:ET2PD;向下注视:0PD;近距离:0PD。
立体视觉检查:远距离(Randot):无;近距离(Butterfly):63 秒弧。
眼底照相:双眼均无明显外旋(图 3-5)。

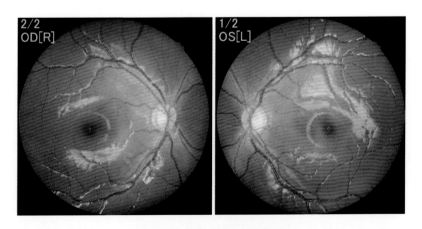

图 3-5 术后 1 年双眼底彩照

病例点评：

(1) 斜肌功能亢进与 A-V 征：本例自出生后 2 岁发现内斜，双眼交替性，有轻度远视，经过配戴 1% 阿托品睫状肌麻痹检影验光，足度远视矫正眼镜后内斜度无好转，属于非调节性内斜视。同时，患者有下斜肌功能亢进，向上和向下注视时，内斜度有明显的差异，即向下的内斜度大于向上的内斜度，即合并有 V 征。通常 V 征会存在下斜肌功能亢进，眼底照相显示有外旋转斜，由于下斜肌除外旋和上转外，还有外转作用，向上注视时，其外转作用会产生 V 征，V 征的诊断标准是上下水平斜度的差别≥15PD。相反，A 征常会存在上斜肌功能亢进，眼底照相显示有内旋转斜，由于上斜肌除内旋和下转外，还有外转作用，向下注视时，其外转作用会产生 A 征，A 征的诊断标准是上下水平斜度的差别≥10PD，不过，诊断 A-V 征时，要用三棱镜遮盖法看远距离时的测量值，需要戴上屈光矫正眼镜，用调节视标检查。同视机检查时上下 25°的斜度差别只能做参考，不能作为诊断标准。

(2) A-V 征的发生率：一般大概每4个水平斜视患者中，有一个 A-V 征患者。因此，如果您很少看到 A-V 征，说明发生了漏诊或误诊。实际上，临床漏诊 A-V 征十分常见，一定要认真检查和评估。

(3) A-V 征的手术方式：伴有下斜肌功能亢进的 V 征，要选择下斜肌减弱术治疗。本例患者有双侧下斜肌功能亢进，因此，我们选择双眼内直肌后退 + 双眼下斜肌部分切除术，术后 1 年复查，水平位正位，V 征消失，获得了理想的手术效果。如上所述，V 征大多数由下斜肌亢进引起，少数没有下斜肌功能亢进，这时不宜做下斜肌减弱手术矫正 V 征，可以选择水平肌后退缩短时，同时做移位术：水平肌移位的规律是外直肌向开口端移位，内直肌向闭口端移位。如内斜 V 征，做双侧内直肌后退，同时下移内直肌；内斜 V 征，做一侧内直肌后退外直肌缩短时，同时下移内直肌，上移外直肌；同理，如果患者为水平斜伴 A 征，当表现有上斜肌功能亢进时，要选择上斜肌减弱手术；当没有上斜肌功能亢进时，可选择水平肌移位术，如内斜 A 征做双侧内直肌后退，同时上移内直肌。一般都移位 1/3~1/2 肌止端的宽度。

(4) 内上转"亢进"的鉴别：眼球运动检查时，内上转亢进可以是原发性下斜肌功能亢进(如本例)，也可以是继发性下斜肌功能亢进(继发于上斜肌麻痹)，两者的鉴别主要靠歪头试验：原发性下斜肌功能亢进者，歪头试验(－)；继发性下斜肌功能亢进者，歪头试验(＋)。另外，一眼或双眼内上转亢进还可见于：①分离性垂直性偏斜(DVD)：由于鼻子的遮挡，当一眼向外上方注视时，另眼内上方"亢进"，这不是真正的下斜肌亢进，而是鼻子遮挡后，处于内转位的眼"上漂"。其鉴别要点是：此时遮盖处于外上方注视的眼，嘱处于内上转"亢进"的眼注视视标，此时，放开遮盖后，可见原外上方注视的眼与处于内上方"亢进"的眼在同一垂直位置，甚至原外上方的眼更上斜(说明该眼也有分离性垂直性偏斜)；如果是下斜肌功能亢进，则当处于内上转"亢进"的注视时，另一处于外上转注视的眼会出现下斜。当然，DVD 患者一般没有外旋转斜，而下斜肌功能亢进者有外旋转斜也有助于两者的区别。②眼球后退综合征患者的上射(upshoot)：外观上与下斜肌功能亢进类似，这是由于患眼内转时，纤维化的内外直肌同时收缩，其"条索"样效果使患眼上射引起。由于患者有典型的眼球后退综合征表现，如患眼外转受限，内转时眼球后退和睑裂变小等，容易鉴别。

(5) 远视性屈光不正与内斜：尽管不是每个远视性屈光不正的患者戴镜后都可矫正内斜度，但远视与内斜的关系其实是一个普遍存在的规律。因此，轻度远视患者内斜视矫正手术后，还可根据术后眼位情况调整远视矫正度数：如术后内斜欠矫，可以足度矫正远视；如术后过矫，在不影响视力的前提下，可以不戴远视矫正眼镜。

病例 4：婴幼儿(先天)性内斜视(OU)，合并分离性垂直性偏斜和原发性下斜肌功能亢进(OU)

患者女，6 岁，因"双眼向内偏斜"6 年入院。患者自出生无任何原因出现双眼向内斜视，有时为右眼，有时为左眼。曾戴镜治疗，但戴镜对内斜无任何矫正效果，不伴有眼部红痛等不适。既往健康。家族史(－)。

眼科检查：Vod：0.8 +1.00DS+0.50DC×95　0.8；Vos：0.8 +1.00DS+0.50DC×70　0.8；双眼前节和眼底(−)。眼位(镜下裸眼相同)：右眼注视，左眼内斜20°~25°，上斜10°左右；左眼注视，右眼内斜20°~25°，上斜5°~10°。偶可正位。遮盖任一眼(或半透明板下)，该眼均明显上漂，且出现眼震；无明显A-V征。无代偿头位。歪头试验(−)。眼球运动：双眼内转亢进+1，双眼内上转亢进+3(图4-1~图4-4)。眼底照相：双眼均有外旋转斜，以左眼明显(图4-5)。

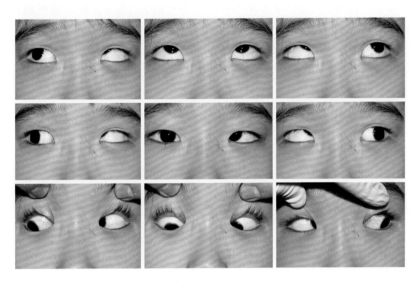

图4-1　术前九方位眼位

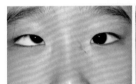

图4-2　二方位眼位

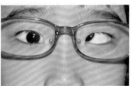

图4-3　戴镜时的眼位照相

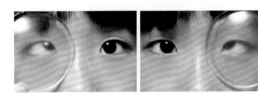

图4-4　半透明板下眼位照相

眼位(镜下裸眼相同)：右眼注视，左眼内斜20°~25°，上斜10°左右；左眼注视，右眼内斜20°~25°，上斜5°~10°。半透明板下该眼均明显上漂。眼球运动：双眼内转亢进+1，双眼内上转亢进+3

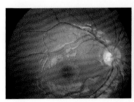
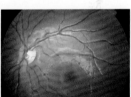

图4-5　眼底照相：双眼均有外旋转斜，以左眼明显

视野弧：

		远距离	近距离
右眼注视	左眼	内斜20° 上斜5°	内斜15° 上斜12°
左眼注视	右眼	内斜30° 上斜8°	内斜20° 上斜12°

三棱镜遮盖试验(PD)：

远距离：左眼注视，右眼ET40 R/L18；向上注视，ET40 R/L20；向下注视，ET40 R/L18。右眼注视，左眼ET35 L/R18；向上注视，ET35 L/R20；向下注视，LET35 L/R18。

近距离:左眼注视,右眼 ET30 R/L25;右眼注视,左眼 ET20 L/R15。

DVD 定量:右眼 25PD;左眼 18PD。

同视机检查:<+24°同侧复视,>+25°交叉复视(10°同时知觉片);他觉斜角 =+28°;上转 25°:+28°;下转 25°:+30°;Ⅱ°片:不能合像;Ⅲ°片:无立体视觉。AC/A=1。

立体视觉检查:远距离(Randot):无;近距离(Butterfly):无。

诊断:①婴幼儿(先天)性内斜视(OU);②分离性垂直性偏斜(OU);③原发性下斜肌功能亢进;④屈光不正(OU)。

手术:全麻下行左眼内直肌后退 5mm+ 双眼下斜肌前转位术。术中在颞下象限切断下斜肌后,将鼻侧端的下斜肌转位到下直肌颞侧止端旁。

术后第1天,双眼正位,遮盖一眼,另一眼轻度眼球震颤;眼球运动:正常;半透明板下该眼轻上漂,双眼外旋转斜明显好转(图 4-6~ 图 4-8)。

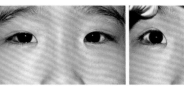
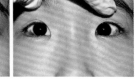

图 4-6   术后裸眼眼位照相

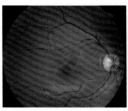
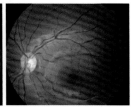

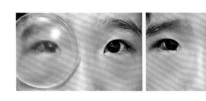

图 4-7   术后半透明板眼位照相

术后第1天,双眼正位,遮盖一眼,另一眼轻度眼球震颤;眼球运动:正常;半透明板下该眼轻上漂

图 4-8   术后裸眼眼位照相

术后第一天眼底照相:双眼外旋转斜明显好转(但仍然有)

视野弧:

		远距离	近距离
右眼注视	左眼	内 10°	内斜 5°
左眼注视	右眼	内 5°	0°

三棱镜遮盖试验(PD):

远距离:ET15R/L7,向上注视,ET16R/L7;向下注视,ET15R/L7。近距离:R/L6。

同视机检查:同侧复视(10°同时知觉片);他觉斜角 =+9°;上转 25°:+10°;下转 25°:+9°;Ⅱ°片:不能合像;Ⅲ°片:无立体视觉。

术后半年,双眼正位,遮盖一眼,均出现该眼轻度上漂,另一眼轻度眼球震颤;眼球运动:正常(图 4-9)。

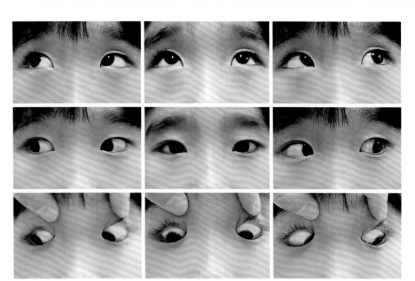

图 4-9   术后裸眼眼位照相

术后半年,双眼正位,眼球运动正常

病例点评:

(1) 早期发生的共同性斜视:早期发生的斜视,如本例婴幼儿性内斜视患者容易合并存在上/下斜肌功能亢进、A/V 征、分离性垂直性斜视(DVD)和眼球震颤等,其发生原因不明,但肯定与双眼单视功能发育不良(差)有关。本例合并有原发性下斜肌功能亢进和 DVD。DVD 患者一般都有轻度的眼球震颤,本例遮盖一眼后,另眼出现轻度的眼球震颤属于隐性眼球震颤。

(2) 假性 V 征:本例三棱镜遮盖试验和同视机检查都没有 V 征,但九方位外观看上去向下注视的内斜度明显增大,好像是"内斜 V 征",但这是假象,是假性 V 征。主要原因是患者内斜度变化较大,偶可正位,以至于出现照相时向下的内斜度大。当患者的眼位变化大时(常见于间歇性外斜视、调节性内斜视和分离性垂直性偏斜等的患者),容易出现假性 A 征、V 征、Y 征和 X 征等,临床医生须仔细分辨。

(3) 下斜肌亢进和 V 征:患者眼底有外旋,而且有双侧下斜肌亢进,却没有 V 征的表现;同样,当患者眼底内旋伴上斜肌亢进时,也不一定有 A 征的表现。因此,当患者有上斜肌或下斜肌功能亢进时,我们要注意是否伴有 A 征或 V 征,但两者也并不是等同的。

(4) 眼底照相:眼底照相是客观测量旋转性斜视最简单方便的方法,正常黄斑中心凹位置位于视盘中下 1/3 区域内(沿视盘下极和视盘中下 1/3 处各置一水平线,正常黄斑落在这两条线之间的区域内)。如果患者有外旋转斜,则黄斑中心凹位于视盘下极以下(如本例);如果患者有内旋转斜,则黄斑中心凹位于视盘中下 1/3 水平线以上。主观测量旋转斜度的方法则常用双马氏杆法。

(5) 原发性与继发性下斜肌功能亢进的鉴别:原发性下斜肌功能亢进是指特发性的下斜肌亢进,常见于早期发病的共同性斜视患者,如婴幼儿性内斜视。继发性是指继发于上斜肌麻痹患者。两者都可表现为内上转亢进,伴或不伴内下转不足。鉴别要点是做歪头试验:歪头试验阳性(即头歪向患侧时,患眼上斜加重)者为继发性;歪头试验阴性者为原发性。本例歪头试验阴性,属于原发性下斜肌功能亢进。因此,我们对下斜肌功能亢进的患者应常规做歪头试验,以鉴别是原发性还是继发性。

(6) 内斜手术矫正量:正因为内斜度变化大,不宜做较大的手术设计量,所以我们采用单眼内直肌后退 5mm,达到了理想的手术效果。事实上,内斜度在 25~35PD(15°~20°)的患者是做一条肌手术还是做两条肌的手术尚有争论。

(7) DVD 的治疗:如果 DVD 定量小于 10PD,一般不手术;如果 DVD 定量≥10PD,则选择手术治疗。手术治疗首选患眼的上直肌后退,一般后退量要达 7~10mm;当 DVD 合并下斜肌功能亢进时,则不做上直肌后退,而选择患眼下斜肌前转位术,即将下斜肌在颞下象限切断后(切断处宜尽量位于下斜肌的鼻侧端),将鼻侧断端缝合到下直肌止端颞侧缘处。如果做上直肌后退或下斜肌前转位术后,DVD 仍很明显,则可做患眼的下直肌缩短术治疗。本例 DVD 较明显,但也合并了下斜肌功能亢进,眼底照相双眼均有外旋,宜应用下斜肌前转位术治疗,既可改善 DVD,又可矫正下斜肌功能亢进。

(8) 不伴有下斜肌功能亢进患者:近几年来,我们对不伴有下斜肌功能亢进的 DVD 患者,当眼底照相显示没有内旋转斜时,也选择做下斜肌前转位术治疗。可以依据术前 DVD 的程度,通过控制下斜肌前转位时的松紧度进行手术,如果 DVD 很明显,则前转位时缝合紧一点;否则,缝合松一点。与上直肌后退相比,其优点是:①不影响眼前节的血供;②不会引起上睑退缩;③对垂直斜度的影响较少,如果为单眼 DVD,做下斜肌前转位不易产生新的垂直斜视。不过,当患者术前眼底照相显示有内旋转斜时,宜采用上直肌后退术治疗。

(9) DVD 治疗效果:记住,DVD 手术治疗的效果只是改善,不是治愈。术前应与患者和家属沟通解释。只有极少数患者斜视矫正术后双眼单视功能恢复了,这时候 DVD 也消失了。

病例 5:共同性内斜视并先天性黄斑发育不良(白化病)(OU)

患者女,33 岁,因"双眼向内偏斜"20 余年入院。患者自幼双眼向内偏斜,有时为右眼,有时为左眼,曾配镜治疗,但戴镜后斜视无好转,伴双眼自小视力差,眼球不自主颤动。无代偿头位,一直无复视和眼部红痛等不适。家族史(-)。

全身检查无特殊,但全身皮肤稍白,头发颜色较黄。眼科检查:Vod:0.15 -3.50DC×2 0.2;Vos:0.15 -2.00DS-4.00DC×178 0.2;眼位:双眼交替内斜 15°~20°,左眼为主斜眼。无明显 A-V 征。双眼有明显的摆动性眼球震颤,无中间带(图 5-1)。双眼前节(-),虹膜颜色正常,双侧眼底检查见视盘上方和颞侧有萎缩弧,视网膜豹纹状改变明显,黄斑区无血管区不明显,难以分辨黄斑位置,未见中心凹反光(图 5-2)。眼球运动:正常。OCT 检查:双眼黄斑区未见中心凹凹陷(图 5-3)。

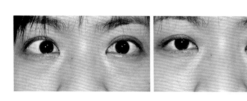

图 5-1　二方位眼外观照相:双眼交替内斜 15°~20°

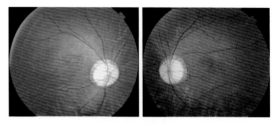

图 5-2　双眼眼底照相:双眼视盘上方和颞侧有萎缩弧,视网膜呈豹纹状,双侧黄斑区无血管区不明显,难以分辨黄斑位置,未见中心凹反光

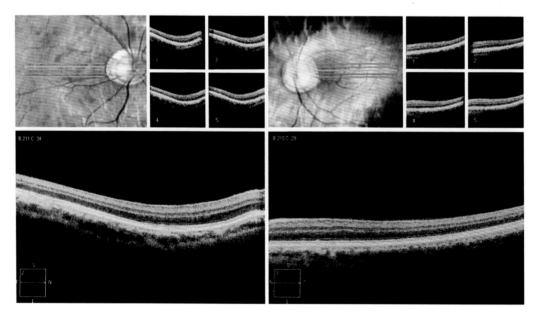

图 5-3　OCT 检查:双眼黄斑区未见中心凹凹陷

视野弧:

		远距离	近距离
右眼注视	左眼	内斜 18°	内斜 11°
左眼注视	右眼	内斜 20°	内斜 13°

三棱镜遮盖试验:远距离:ET35PD;近距离:ET25PD。

同视机检查:到处同侧复视(10°同时知觉片);他觉斜角 =+25°;上转 25°:+27°;下转 25°:+28°。AC/A=3.33。

立体视觉检查:远距离(Randot):无;近距离(Butterfly):无。

诊断:①共同性内斜视(OU);②先天性黄斑发育不良(白化病)(OU);③眼病性眼球震颤(OU);④屈光不正(OU)。

手术:全麻下行左眼外直肌缩短 8mm。

术后第 1 天,无复视,双眼正位,遮盖试验示双眼轻度外隐斜;无 A-V 征;眼球震颤同术前。眼球运动:正常(图 5-4)。

视野弧:

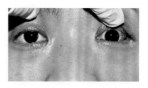

		远距离	近距离
右眼注视	左眼	0	外 2°
左眼注视	右眼	0	外 3°

三棱镜遮盖试验:远距离:XT5PD;近距离:XT5PD。

同视机检查:到处同侧复视(10°同时知觉片);他觉斜角 =0;上转 25°:0;下转 25°:0。

图 5-4 术后第 1 天眼位照相:双眼正位,遮盖试验双眼轻度外隐斜

术后 2 个月复诊,无复视,眼球震颤和视力同术前;双眼正位,遮盖试验(−);眼球运动正常。

病例点评:

(1) 手术方式的选择:本例共同性内斜视术前测量远距离的内斜度大于近距离的内斜度(≥10PD 即有意义),属于分开不足型内斜视,原则上,分开不足型内斜视的手术方式以外直肌缩短术较好,或做内直肌后退 + 外直肌缩短(外直肌缩短的量多一点),而且内斜度数较少;同时,患者双眼视力差,无融合和立体视觉功能,内斜不宜过矫;因此,我们选择一条外直肌缩短术。术后眼位矫正满意。

(2) 眼球震颤的分类:十分复杂,除眼病有关的外,还有耳部前庭病变,小脑和中脑等脑部诸多病变等均可以引起眼球震颤等。在排除耳部和脑部病变后,眼科主要有两种类型的眼球震颤,一种为先天性特发性眼球震颤,多见于婴幼儿性内(外)斜视的患者,也可只表现有特发性眼球震颤,这种类型的患者一般不伴有眼部结构病变,常伴有中间带,即双眼处于某一位置时眼震减轻,以致多有代偿头位;一种为眼病性眼球震颤,常常是由于年龄小(多为 2 岁以前)时患有明显的眼部病变导致视力很差(如先天性角膜白斑、先天性全白内障、先天性视神经视网膜病变、白化病等)引起。本例为先天性黄斑发育不良所致。

(3) 先天性黄斑发育不良:十分罕见,可伴或不伴有白化病,在临床上常被忽视,因为眼底检查不容易发现。患者通常只有 0.1~0.2 的视力,眼底检查看不到黄斑结构,无血管区不明显,无中心凹反光,OCT 检查可见黄斑区位置没有凹陷。因此,我们建议对眼球震颤患者常规做 OCT 检查以了解黄斑结构,明确或排除先天性黄斑异常性病变。

(4) 白化病:患者常常表现有眼球震颤和共同性外斜视,典型的白化病容易诊断:全身皮肤很白,头发黄白色,虹膜呈蓝色,外观看上去像是欧美人种。特别注意不完全型的白化病患者,如全身皮肤稍发白、头发较黄、部分虹膜颜色变淡和视网膜区域性豹纹状改变等,白化病患者常伴有先天性黄斑结构发育不良。本例患者开始我们也没有注意到全身皮肤和头发等的细微改变,也忽视了屈光状态与明显的视网膜豹纹状改变不相符。

病例 6:继发性内下斜视(婴幼儿性外斜视矫正术后,OS)

患者男,14 岁,因"左眼向内向下偏斜"1 年入院。患者因"婴幼儿(先天)性外斜视(OU)"于 3 岁时行"左眼外直肌后退 10mm+ 内直肌缩短 6mm",术前外斜明显,且伴有高低斜(左眼低,右眼高),术后水平斜视矫正好,但高低斜没有变化。近 1 年来,左眼内下斜明显,无复视和代偿头位等,不伴有眼部红痛等不适。

全身检查无特殊。眼科检查:Vod:0.3 −1.00DS 1.0;Vos:0.8 +1.00DS+1.75DC×80 1.0;双眼前节和眼底(−)。眼位:右眼注视,左眼内斜 5°~10°下斜 15°左右;左眼注视,右眼内斜 10°~15°上斜 20°左右;远距离时,右眼为主斜眼;近距离时,左眼为主斜眼。无明显 A-V 征。遮盖任何一眼均未出现上漂现象;歪头试验(−)。眼球运动:右眼外上转亢进 +2,左眼外转不足 −1(图 6-1)。眼底照相:右眼轻微外旋(图 6-2)。

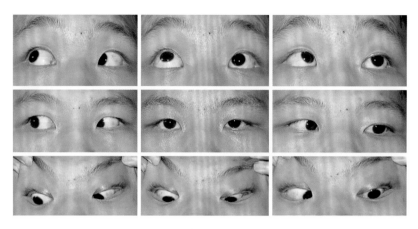

图 6-1　术前眼位照相:左眼内斜 5°~10°下斜 15°左右;右眼外上转亢进 +2,左眼外转不足 −1

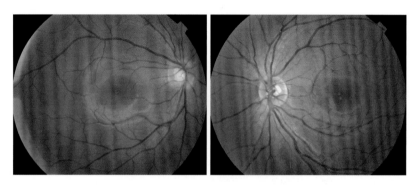

图 6-2　眼底照相:右眼轻度外旋斜

视野弧:

		远距离	近距离
右眼注视	左眼	内斜 20° 低 16°	内斜 10° 低 13°
左眼注视	右眼	内斜 22° 高 18°	内斜 10° 高 15°

三棱镜遮盖试验:远距离:正前方:ET30R/L30PD;向上注视:ET35R/L30PD;向下注视;ET35R/L30PD。近距离:ET20R/L30PD。

同视机检查:单眼抑制(10°同时知觉片);他觉斜角:+23°R/L14°,上转 25°:+20°R/L14°,下转 25°:+22°R/L15°。

诊断:①继发性内下斜视(婴幼儿性外斜视左眼外直肌后退 10mm+ 内直肌缩短 6mm 术后,OS);②屈光不正(OU)。

手术:全麻下行右眼内直肌后退 4mm+ 上直肌后退 8mm。

术后第 1 天,主诉无复视。左眼内斜 5°左右,下斜 5°左右;无 A-V 征。眼球运动:右眼外上转不足 −2,内上转不足 −1,内转不足 −1,左外转不足 −1(图 6-3)。

视野弧:

		远距离	近距离
右眼注视	左眼	内斜 10° 低 3°	内斜 4° 低 3°
左眼注视	右眼	内斜 11° 高 4°	内斜 2° 高 5°

三棱镜遮盖试验:远距离:ET6R/L6PD;近距离:ET6R/L6PD。

同视机检查:单眼抑制(10°同时知觉片);他觉斜角:+5°R/L2°,上转 25°:+5°R/L2°,下转 25°:+7°R/L3°。

术后 2 个月复诊,双眼正位,遮盖试验(−);眼球运动正常(图 6-4)。

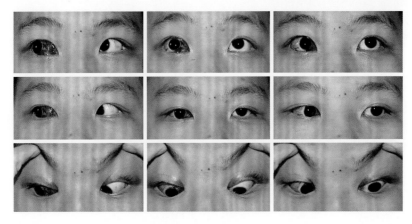

图 6-3　术后第 1 天 9 方位照相:左眼内斜 5°左右,下斜 5°左右;右眼外上转不足 –2,内上转不足 –1,内转不足 –1,左外转不足 –1

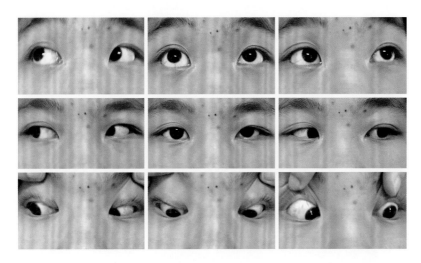

图 6-4　术后 2 个月 9 方位照相:双眼正位,遮盖试验(–);眼球运动正常

病例点评:

(1) 共同性斜视合并垂直斜:共同性斜视常常合并有小度数垂直斜,当各个注视方向的垂直斜度相似,又无法分析出是哪一条垂直肌的麻痹时,可诊断为非特异性垂直斜。这种轻微的垂直斜(10PD 以下)通常不需要手术治疗,有的患者在水平斜视矫正后垂直斜视也消失,有的患者尽管在水平斜视术后仍有轻度的垂直斜,但外观不明显。然而,部分患者术后垂直斜度逐渐加重,或外观上较明显,则需要手术治疗(如本例)。

(2) 水平斜视手术方式:本例术前远距离的内斜度比近距离的要大,三棱镜和视野弧的结果都是这样(尤其是视野弧),但我们认为三棱镜的结果更准确;似乎为分开不足型内斜视,这也符合左眼已做过外直肌后退以及眼球运动检查显示左眼外转轻度不足,可以选择左眼外直肌探查 + 前徙术。不过,我们也可以考虑为患者集合痉挛致外转不足,选择内直肌后退也合理,而且由于患者左眼外转不足 –1,做右眼的内直肌后退可匹配这种不足(match the defect),匹配不足也是斜视矫正手术的一个重要策略。结果术后患者向左侧注视一致,连左眼外转不足都不明显了。而如果做左眼外直肌前徙则不容易预测手术效果(做过手术的肌肉再次手术时,其手术量预测性变差),手术时间较长,手术难度也较大。

(3) 垂直斜视手术方式:对于垂直斜视的设计,当向上注视时垂直斜度大时,宜选一只眼的上直肌后退术;当向下注视时垂直斜度大时,宜选另一只眼的下直肌后退术;当向上注视与向下注视的垂直斜度相似时(如本例),则既可选择一眼的上直肌后退术,也可以做另一眼的下直肌后退术。由于本例术前右眼外上转亢进,且上直肌后退的量可以比下直肌大(下直肌是向下注视重要的功能肌肉,一般后退量控制在 5mm 以内,上直肌为比较友好的肌肉,后退量可达 5~10mm),选择右眼上直肌后退较好。况且,结膜切口可选用内上方穹窿部一个切口完成内直肌和上直肌的手术。如果一只眼的上直肌后退和另一只眼的下直肌后退都适合时,宜首选上直肌后退。做上直肌后退手术时,要充分分离上直肌与上睑提肌之间的联系,一般要分离到上直肌肌止后 15mm 以上,否则术后会出现明显的上睑退缩,使术眼"变大",影响术眼的外观。

(4) 外旋转斜:本例患者术前眼底照相双眼有轻微的外旋斜。理论上,上直肌后退会加重外旋斜。但由于患者为婴幼儿(先天)性外斜视,为顽固的单眼抑制,手术后双眼单视功能恢复的可能性不大,仍可选择单眼一条上直肌后退的手术,不必太纠结于眼底的旋转斜度。

病例 7:急性共同性内斜视(OU)

患者女,22 岁,因"双眼视物重影和内斜"2 年就诊。患者 2 年前突然发现视物有"重影",且有内斜视和视物晃动,但眼球转动灵活。当时脑部 MRI 检查有"右侧脑桥小脑角肿瘤"。观察 1 年余而于 4 个月前在外院脑外科手术完整切除肿物,病理诊断为"胆脂瘤"。术后恢复很好,未出现手术并发症。双眼重影、视物晃动和内斜仍旧存在,内斜程度变化不明显,有时为右眼,有时为左眼,不伴有眼部红痛等不适。

全身检查无特殊。眼科检查:Vod:0.3 +0.25DS+1.25DC×105 0.6;Vos:0.2 +1.00DS+1.25DC×75 0.5;双眼前节和眼底(−)。眼位:右眼内斜 15°~20°,可交替注视;无明显 A-V 征。眼球运动:双眼各方向运动不受限(图 7-1)。双眼垂直性眼球震颤,有快慢相,快相向下。眼底照相:双眼视盘(−),视网膜平,豹纹状,黄斑部中心凹反光欠清。左眼有轻度内旋(图 7-2)。

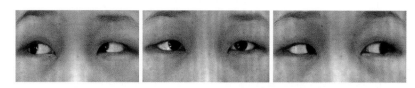

图 7-1　眼位照相:右眼内斜 15°~20°,双眼运动不受限

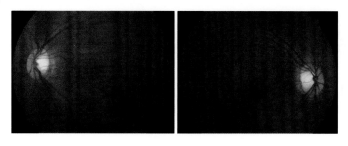

图 7-2　眼底照相:左眼有轻度内旋

脑部 MRI 平扫＋增强检查:右侧脑桥小脑角区见一不规则异常信号灶,大小约为 33mm×20mm,边清,其内与脑脊液信号相似,T_1WI 为低信号,T_2WI 为高信号,信号均匀,增强扫描未见强化。右侧环池和四叠体池扩大,局部小脑半球和脑桥右侧部分受压变形(图 7-3)。

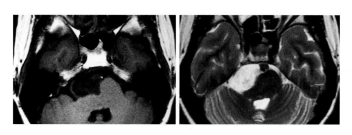

图 7-3　脑部 MRI 检查:右侧脑桥小脑角区见一不规则肿物,
33mm×20mm 大小,边清,其内信号与脑脊液相似

三棱镜遮盖试验:远距离:ET35PD;近距离:ET30PD。

同视机检查:单眼抑制(10°同时知觉片);无融合和立体视觉功能;他觉斜角:+35°,上转 25°:+40°,下转 25°:+40°。AC/A=1.33。

立体视觉检查:远距离(Randot):无;近距离(Butterfly):无。

诊断:①急性共同性内斜视(OU);②屈光不正(OU);③下跳性眼球震颤(OU);④右侧脑桥小脑角胆脂瘤切除术后。

治疗:建议手术矫正斜视,但患者暂时不愿意再次手术。观察 1 年半,患者眼部情况同前,斜视度未见变化,无立体视觉功能。

病例点评:

(1) 急性共同性内斜视的基本特征:急性共同性内斜视临床上较少见,是指大龄儿童或成人突然出现内斜视和水平性复视(同侧性),但眼球运动不受限,并且各个方向的复像距离相等。既不同于麻痹性斜视患者有眼球运动受限,也不同于共同性斜视,因为是突然发病且有复视。因此,学者们将其单独分类为急性共同性内斜视。极少数患者会表现为急性共同性外斜视。

(2) 分型:急性共同性内斜视可分为三个亚型:①Swan 型或Ⅰ型,人为阻断双眼单视后发生的急性共同性内斜视;最常见的是一眼暂时遮盖后出现的内斜视。②Franceschetti 型或Ⅱ型,这型为特发性,无明显原因。③Bielschowsky 型或Ⅲ型,其特点为发生于大于 −5.00D 的未矫正的近视成人,看远内斜伴有同侧复视,看近有融合,为正位,无眼外肌麻痹。近年来,随着智能手机的普及,沉迷于手机的年轻人出现 Bielschowsky 型急性共同性内斜视者逐渐增多,一般为中度近视,首先看远有内斜和复视,以后逐渐出现看近亦有内斜和复视。初起时可通过减少用眼或局部点滴睫状肌麻痹剂缓解病情,后期内斜明显时需要配戴三棱镜或手术矫正。

(3) 吸毒与急性共同性内斜视:部分海洛因吸毒者,在停吸期间出现急性共同性内斜视,复吸时出现急性共同性外斜视,发生机制不明,可能与脑干或脑内其他结构的阿片受体与双眼的集合或调节通路等有关联,值得深一步的研究。

(4) 排除脑部病变:这类患者通常不伴有脑部病变,但每一个患者都应常规做脑部影像学检查。如本例就是发现斜视和复视后做脑部影像检查诊断有脑部肿瘤。

(5) 双眼单视功能:急性共同性内斜视患者由于以前无斜视,同视机和立体图片检查患者一般都有融合和立体视觉功能,这也是它的主要特点之一。但本例有明显的垂直性眼球震颤和脑部肿瘤与开颅手术,使立体视觉功能丧失了。

(6) 鉴别诊断:有三种情形容易与急性共同性内斜视相混淆:一种为原发性分开不足,患者多为 50 岁以上的成年人,看远有轻度的内斜视,看近为正位或内隐斜,眼球运动不受限,分开性融合范围降低,可能与眶内软组织变性,致外直肌与上直肌之间的结缔组织带变性、松弛、断裂,从而减弱外直肌的力量,引起轻微的看远内斜和 / 或下斜。一种为轻微的外直肌麻痹,不认真检查时,常常忽视一眼的轻微外转受限,这时除认真检查是否有一眼外展受限外,红玻璃复像试验可以显示患者向外直肌麻痹一侧注视时,水平复像距离最大,或同视机检查时显示有第二斜视角大于第一斜视角和向麻痹肌一侧注视时内斜度最大。一种为患者本身有微内斜,失代偿后出现复视和明显的内斜视,这种情况可见患者有异常视网膜对应,没有中心立体视觉功能,患眼有轻度的弱视等表现,有利于两者的鉴别。

(7) 治疗:如果内斜度小,可考虑配戴三棱镜消除复视,部分患者可能恢复正位;如果内斜度较大,观察半年以上病情稳定,可考虑手术矫正内斜,手术方法和手术的量效关系与一般的共同性内斜视患者相同,当患者远距离的内斜度大于近距离的内斜度,且斜度较小时,可考虑做一侧外直肌缩短术。然而,即使对于看远内斜度大的急性共同性内斜视患者,做外直肌缩短术、内直肌后退术、内直肌后退术 + 外直肌缩短术等均可得到很好的矫正。不少患者在配戴三棱镜矫正多年后,内斜度逐渐增大,不得不接受手术治疗。

(8) 预后:如果患者术前有融合和立体视觉功能,则斜视矫正术后一般不容易复发,手术效果要优于一般的共同性内斜视。如果术前为单眼抑制,则手术效果与一般的共同性内斜视相似。

病例8:共同性内斜视并周期性内斜视(OU)

　　患者女,39岁,因发现"左眼向内偏斜"20余年,加重半年入院。患者自20余年前起无明显原因左眼轻度向内偏斜,伴左眼视力较差,未曾治疗。半年前患者因"近视"在本院做"双眼有晶状体眼人工晶状体植入术",术后即出现左眼内斜加重,且呈周期性,1天内斜度明显,另一天内斜度减少,循环往复。自起病来,一直无复视和眼部红痛等不适。

　　患者有"高度近视"30余年,左眼视力不如右眼;数年前做过"子宫肌瘤切除术"。

　　全身检查无特殊。眼科检查:Vod:0.9 +1.25DC×90 1.0;Vos:0.8 +0.75DC×85 0.8;双眼眼压正常,双眼前房深,人工晶状体在位,其后的晶状体透明,眼底呈高度近视改变。眼位:左眼内斜10°~15°,无明显A-V征。遮盖左眼后,左眼出现轻微的内漂和下漂现象,遮盖右眼后右眼未见明显漂移。隔一天检查:左眼内斜25°~30°,余同前一天。眼球运动:正常(图8-1)。

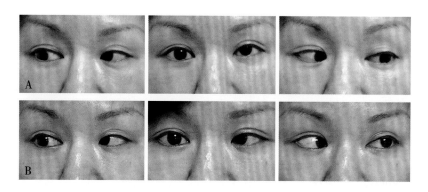

图8-1　术前外观照相
A. 左眼内斜10°~15°;B. 隔一天检查,左眼内斜25°~30°。眼球运动正常

　　视野弧:

		远距离(头天/次天)	近距离(头天/次天)
右眼注视	左眼	内斜14°/内斜24°	内斜11°/内斜22°
左眼注视	右眼	内斜18°/内斜28°	内斜14°/内斜24°

　　三棱镜遮盖试验:头天:远距离:ET25R/L6PD;近距离:ET25R/L4PD
　　　　　　　　　　次天:远距离:ET45R/L9PD;近距离:ET40R/L8PD

　　同视机检查:

　　头天:单眼抑制(10°同时知觉片);他觉斜角:+10°R/L3°;上转25°:+11°R/L2°;下转25°:+12°R/L3°。AC/A=2.67。

　　次天:单眼抑制(10°同时知觉片);他觉斜角:+26°R/L3°;上转25°:+24°R/L4°;下转25°:+30°R/L4°。AC/A=3.33。

　　立体视觉检查(头天和次天):远距离(Randot):无;近距离(Butterfly):无。

　　诊断:①共同性内斜视并周期性内斜视(OU);②分离性垂直性偏斜(OS);③屈光不正(OU);④有晶状体眼的人工晶状体眼(OU)。

　　手术:全麻下行左眼内直肌后退4mm,外直肌缩短6mm。

　　术后第1天,无复视;眼位,双眼正位,遮盖试验示轻度内隐斜和轻右高于左,无A-V征。眼球运动:左眼内转不足 -1(图8-2)。

　　视野弧:

		远距离	近距离
右眼注视	左眼	内2°	0
左眼注视	右眼	内6°	内3°

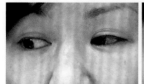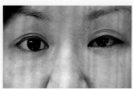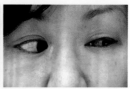

图 8-2　术后第 1 天,双眼正位,左眼内转不足 -1

三棱镜遮盖试验:远距离:ET6R/L5PD;近距离:R/L5PD。

同视机检查:单眼抑制(10°同时知觉片);他觉斜角:+1°R/L2°;上转 25°:+2°R/L3°;下转 25°:+3°R/L3°。

内斜的周期性改变消失。

术后 6 个月电话回访,双眼正位,无复视,不再有周期性内斜视。

病例点评:

(1)周期性斜视的特点:周期性斜视罕见,多数表现为周期性内斜视,一般呈现出一日正位,一日内斜,即 48 小时为一个周期。少数为 96 小时一个周期,或 24 小时一个周期。作者见过一例每天上午 8 点前内斜,上班时间不内斜的小儿(24 小时一个周期),只好提前上班才能观察到内斜视表现。该病的发病原因不明,与调节、融合、疲劳等无相关性,多数在发病数月后转变为一般的共同性内斜视。极少数表现为周期性外斜视,作者只见过一例,亦为 48 小时一个周期。

(2)周期性斜视与间歇性斜视的鉴别:周期性者非斜视日不斜视,斜视日则一直斜视,且斜视的发生不受疲劳,调节或融合功能破坏等的影响;间歇性斜视则一天内可以正位,也可以斜视,斜视的发生常与疲劳和调节等有关,如间歇性外斜视患者,集中精力时双眼正位,注意力分散时则出现外斜;调节性内斜视患者,看电筒光源时双眼正位,看调节视标时,一眼内斜。

(3)更罕见的其他周期性斜视:尽管周期性内斜视多见,还可有周期性 V 征 / 下斜肌功能亢进,周期性垂直性斜视,周期性水平斜合并垂直性斜视,周期性动眼神经或滑车神经麻痹等。临床上要注意这种少见的周期性斜视变化,减少漏诊。

(4)手术原则:早期发生的周期性内斜视宜观察,如果观察 6 个月仍无好转,可考虑手术矫正。周期性内斜视患者手术矫正时以内斜日的斜度手术即可,术后非内斜日不会表现为过矫。本例按内斜度大那天设计手术,矫正效果很好,没有出现内斜度小的那天的过矫。

(5)本例表现较特殊:首先,患者已发生内斜 20 余年后才出现周期性内斜,是在做"双眼有晶状体眼人工晶状体植入术"后出现,而一般的情况是先发生周期性内斜视,然后变为一般的共同性内斜视;其次,患者的表现为一日内斜度大,一日内斜度小,这也与一般的一日正,一日斜不同;再次,本例还合并有分离性垂直性偏斜与高度近视,尚不知道这些病变是否与其发病有关。

病例 9:间歇性外斜视(OU)

患者女,7 岁,因"双眼有时向外偏斜"2 年入院。患者自 5 岁起双眼有时候向外偏斜,以右眼外斜较多,但大部分时间为正位。近 1 年来,斜视逐渐加重,无复视和代偿头位等,不伴有眼部红痛等不适。

全身检查无特殊。眼科检查:Vod:0.8 +0.75DC×75 1.0;Vos:0.8 +0.25DS+0.25DC×110 1.0;双眼前节和眼底(-)。眼位:双眼正位,自发或遮盖后出现交替外斜 15°~20°,右眼为主斜眼。无明显 A-V 征。遮盖任何一眼均未出现上漂现象。眼球运动:正常(图 9-1A,B)。眼底照相:双眼视盘黄斑位置正常(无旋转斜视)。

视野弧:

		远距离	近距离
右眼注视	左眼	外斜 20°	外斜 16°
左眼注视	右眼	外斜 20°	外斜 17°

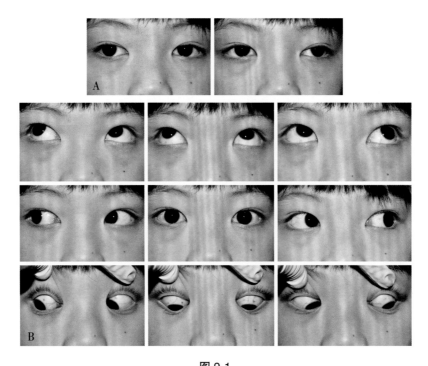

图 9-1

A. 术前二方位外观照相；B. 术前九方位：双眼正位，自发或遮盖后出现交替外
斜 15°~20°，眼球运动正常

三棱镜遮盖试验：远距离：XT25PD；近距离：XT25PD。

同视机检查：融合点 =−6°L/R1°（10°同时知觉片）；融合范围：−9°~+10°；立体视觉：有；他觉斜角：
−6°L/R1°；上转 25°：−8°L/R1°；下转 25°：−10°L/R1°；AC/A=1.4。

立体视觉检查：远距离（Randot）：100 秒弧；近距离（Butterfly）：40 秒弧。

斜视控制能力评分（NCS）：2+3+3=8 分。

诊断：①间歇性外斜视（OU）；②屈光不正（OU）。

手术：全麻下行右眼外直肌后退 12mm（常规后退 6mm+ 悬吊后退 6mm）。

术后第 1 天，无复视，双眼正位，遮盖试验（−）；无明显
A-V 征。眼球运动：右眼外转不足 −1（图 9-2）。

视野弧：

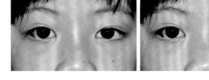

		远距离	近距离
右眼注视	左眼	内 3°	0
左眼注视	右眼	内 4°	0

图 9-2　术后第 1 天，双眼正位，遮盖试验（−）

三棱镜遮盖试验：远距离：0；近距离：0。

同视机检查：融合点 =+6°（10°同时知觉片）；融合范围：0°~+14°；立体视觉：有；他觉斜角：+6°；上转
25°：+3°；下转 25°：+6°。

术后 2 个月复诊，双眼正位，遮盖试验（−）；眼球运动正常（图 9-3）。立体视觉检查：远距离（Randot）：
100 秒弧；近距离（Butterfly）：40 秒弧。

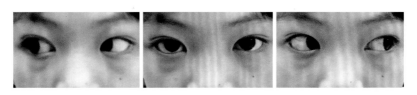

图 9-3　术后 2 个月眼位照相：双眼正位，遮盖试验（−）；眼球运动正常

病例点评:

(1) 手术时机:间歇性外斜视的手术时机存在争论,目前比较公认的是如果患者斜视的时间少,正位时间多,立体视觉功能正常,则宜观察;如果患者斜视的时间多,正位的时间少,立体视觉功能有破坏,则宜手术。另外,一旦发现斜视加重或立体视觉功能进行性下降,则宜尽早手术治疗。本例患者家属发现斜视明显有加重,立体视觉功能部分破坏,且斜视控制能力差,达到 8 分,需要手术矫正。但如果按同视机检查结果,患者有融合和立体视觉功能,可以选择观察。

(2) 小儿患者的手术设计量:通常认为间歇性外斜视的手术设计应按术前检查到的最大度数计算,然而我们认为成人可以按此原则,但小儿还是以最常出现的斜度设计为宜,否则过矫的比例会增加。正因为这样,小儿患者的间歇性外斜视的手术设计富有挑战性,尤其是部分患者家属并不觉得有斜视,是医生检查时发现有间歇性外斜视,从而说服家长给予小儿做外斜矫正术,结果术后发生过矫,出现内斜视,此时家长不容易接受。

(3) 结合两种检查方法:手术设计最好结合三棱镜遮盖法和视野弧的结果。如本例,如按视野弧的结果需要两条肌肉的手术,术后则可能会过矫;按三棱镜遮盖法的结果,一般 25PD 以下可以选择一条外直肌后退矫正。

(4) 单眼超常量后退:单条外直肌后退可以退到 12mm,术后一般不会出现眼球运动外转受限,但应结合常规后退 + 悬吊后退。过去相当一段时间我们反对做超常量的外直肌后退,认为术后外展受限;其实,只要不是同时在一只眼上做外直肌后退 + 内直肌缩短,单独外直肌后退 12mm 是安全可靠的。

(5) 术前有双眼单视功能者预后好:术前有一定的融合功能和立体视觉者术后矫正效果更好,不容易出现眼位回退。相反,如果等到患者出现了严重的单眼抑制,术后很难达到恢复双眼单视功能的效果。根据我们自己的统计结果,间歇性外斜视患者中只有 1/3 左右的患者术后恢复了双眼单视功能。因此,部分学者提倡在双眼单视功能尚存在时手术治疗。

(6) 假性 V 征:术前九方位外观照相图示向上外斜明显,向下无明显外斜,类似外斜 V 征。其实这是假的 V 征,因为通常间歇性外斜视患者首先出现融合功能破坏的位置是上方和看远,最后才是下方和看近,向下无明显外斜是融合力控制所致,当遮盖一眼稍长一点时间,向下看时的外斜度与向上看的外斜度一样。

(7) 共同性外斜视的分类:其分类看上去很复杂,不容易记忆,其实临床上最常见的是五种,主要按融合功能好坏分为:①间歇性外斜视(有一定的融合功能);②恒定性外斜视(无融合功能);③知觉性外斜视(因有影响一眼视力的眼病,失去融合力引起);④婴幼儿性外斜视(出生后 6 个月内发生的共同性外斜视);⑤继发性外斜视(内斜视术后继发过矫或外斜视术后欠矫)。

病例 10:间歇性外斜视(OU)

患者女,7 岁,因"双眼有时向外偏斜"5 年入院。患者自 2 岁起双眼有时候向外偏斜,以左眼外斜较多,但大部分时间为正位。自发病以来,斜视发生的频率逐渐增加,无复视,不伴有眼部红痛等不适。

全身检查无特殊。眼科检查:Vod:1.2 +1.75DS 1.2;Vos:1.2 +1.50DS 1.2;双眼前节和眼底(-)。眼位:双眼正位,自发或遮盖后出现交替外斜 15°~20°,左眼为主斜眼。无明显 A-V 征。遮盖任何一眼均未出现上漂现象。眼球运动:正常(图 10-1A,B)。眼底照相:双眼视盘黄斑位置正常(无旋转斜视)。

视野弧:

		远距离	近距离
右眼注视	左眼	外斜 20°	外斜 20°
左眼注视	右眼	外斜 18°	外斜 18°

三棱镜遮盖试验:远距离:XT30PD;近距离:XT30PD。

同视机检查:融合点 =-11°= 他觉斜角(10°同时知觉片);上转 25°:-11°;下转 25°:-14°;融合范围:

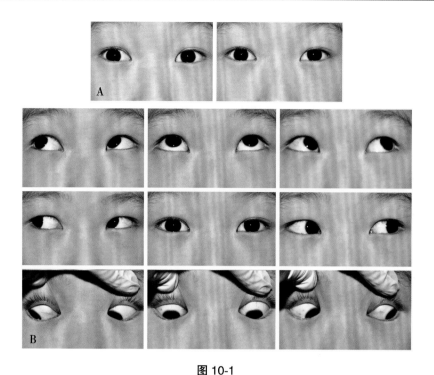

图 10-1

A. 术前二方位外观照相;B. 术前九方位照相:双眼正位,自发或遮盖后出现交
替外斜 15°~20°,眼球运动正常

−15°~−8°;立体视觉:Y1,Y2 有,余无。AC/A=2.67。

立体视觉检查:远距离(Randot):100 秒弧;近距离(Butterfly):40 秒弧。

斜视控制能力评分(NCS):1+3+3=7 分。

诊断:①间歇性外斜视(OU);②屈光不正(OU)。

手术:全麻下行左眼外直肌后退 12mm(常规后退 6mm+ 悬吊后退 6mm)。

术后第 1 天,无复视,双眼正位,遮盖试验示双眼轻度内隐斜;无 A-V 征。眼球运动:左眼外转不足 −1(图 10-2)。

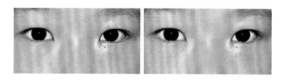

图 10-2　术后第 1 天眼位照相:双眼正位,遮盖试验(−)

视野弧:

		远距离	近距离
右眼注视	左眼	内 5°	内 3°
左眼注视	右眼	内 6°	内 3°

三棱镜遮盖试验:远距离:ET10PD;近距离:ET8PD。

同视机检查:融合点 =+5°= 他觉斜角(10°同时知觉片);上转 25°:+5°;下转 25°:+9°;融合范围:−2°~+8°;立体视觉:Y1,Y2 有,余无;AC/A=2.5。

术后 2 个月复诊,双眼正位,遮盖试验(−);眼球运动正常(图 10-3)。

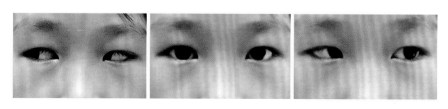

图 10-3　术后 2 个月眼位照相:双眼正位,遮盖试验(−);眼球运动:左眼外转不足 −1

三棱镜遮盖试验:远距离:ET4PD;近距离:ET4PD。

同视机检查:

融合点 =+4°= 他觉斜角(10°同时知觉片);上转 25°:+4°;下转 25°:+8°;融合范围:−4°~+14°;立体视觉:均有。

立体视觉检查:远距离(Randot):60 秒弧;近距离(Butterfly):40 秒弧。

病例点评:

(1) 观察或手术:本例术前有一定的融合和立体视觉功能,从医生的观点看,可以手术或密切观察随诊。但患者家属发现斜视明显有加重,且斜视控制能力差也达到 7 分,诊室常规检查患者有自发或遮盖后出现交替外斜 15°~20°,家长选择手术矫正。可见在间歇性外斜视的手术适应证方面,斜视加重也是手术指征。当然,家长和患者的手术意愿起明显的作用。

(2) 间歇性外斜视的预后:尽管间歇性外斜视的手术时机有争论,但是理论上,尽早手术有利于双眼单视功能的恢复。我们通过大样本的病例分析得出:当患者术前存在一定的双眼单视功能时,术后双眼单视功能的预后较好。因此,不必要等到所有的患者同视机检查都为单眼抑制时才选择手术矫正。

(3) 手术设计:如按术前检查的交替外斜 15°~20° 计算,可以选择两条直肌手术(双眼外直肌后退或一眼外直肌后退内直肌缩短)。但考虑该例患者为小儿,三棱镜遮盖试验远近距离均只有 30PD,又有较好的融合功能和立体视觉,所有我们还是选择一条外直肌后退 12mm。通常外斜度在 25PD 及以下者一条外直肌后退手术即可矫正,患者控制能力好者,外斜度 30PD 也可选择一条肌肉手术(如本例)。事实上,目前这种度数的外斜视是选择一条直肌还是两条直肌手术仍有争论。笔者通过这种只做一条直肌的手术方法矫正了一些需要两条直肌的手术患者,矫正效果良好,避免了另一眼的手术。

(4) 手术操作要点:单条外直肌后退 12mm 不能只使用缝线悬吊术,宜按常规直肌后退手术在原肌止后 6mm 处做缝针平行后退,再放线悬吊 6mm。术后一般不会出现眼球运动外转受限或只有轻度受限(如本例),但如果同一眼又做内直肌缩短时,小儿的外直肌后退一般不超过 7~8mm,否则会明显的影响手术眼的外转功能。

(5) 一眼外直肌后退 12mm 不等于双眼外直肌各后退 6mm:通常其矫正效果不如双眼外直肌后退 6mm。

(6) 间歇性外斜视的控制力评估:最近提出的纽卡斯尔控制分数(The Newcastle Control Score,NCS 分数)能稳定可靠地定量分级间歇性外斜视严重程度(表 10-1),评估时结合了家长观察到的斜视发生频率,以及在专科应用遮盖试验诱导眼位偏斜后,观察间歇性外斜视患者控制眼球正位的能力。目前改良 NCS 分数有 9 个级别,从 1 至 9,分数越高代表越严重。控制力较差者(NCS 7~9)均需手术干预;控制力较好者(NCS 1~3)一般不需要手术;控制力中度的患者(NCS 4~6)较难决定是否需要手术。本例 NCS 达 7 分,宜手术治疗。

表 10-1　间歇性外斜视纽卡斯尔眼位控制分数(The Newcastle Control Score,NCS)

患者家庭评估		1分:	去遮盖后经眨眼或再注视后才恢复正位
0分:	从不出现斜视	2分:	去遮盖后仍然斜视
1分:	<50% 的时间发生远距离斜视	3分:	自发斜视
2分:	>50% 的时间发生远距离斜视	远距离斜视	
3分:	>50% 的时间发生远距离斜视 + 近距离斜视	0分:	去遮盖后立即恢复正位
医生评估		1分:	去遮盖后经眨眼或再注视后才恢复正位
近距离斜视		2分:	去遮盖后仍然斜视
0分:	去遮盖后立即恢复正位	3分:	自发斜视

注:分数总分为 1~9 分,分数越高,控制能力越差

病例 11:间歇性外斜视(OU)

患者女,22岁,因"双眼有时向外偏斜"16年入院。患者自6岁起双眼有时候向外偏斜,以左眼外斜较多,开始时大部分时间为正位,以后斜视发生的频率缓慢逐渐增加。近两年因近视配戴了近视矫正眼镜。自起病以来,一直无复视,也无代偿头位,不伴有眼部红痛等不适。家族史(−)。

全身检查无特殊。眼科检查:Vod:0.2 −1.25DS−0.50×175 1.0;Vos:0.2 −1.25DS−0.75×175 1.0;双眼眼压正常,双眼角膜直径=12.5mm,双眼前节和眼底(−)。眼位:双眼正位,自发或遮盖后出现交替外斜20°~25°,左眼为主斜眼。无明显A-V征。遮盖任何一眼均未出现上漂现象。眼球运动:正常(图11-1A,B)。眼底照相:双眼视盘黄斑位置正常(无旋转斜视)。

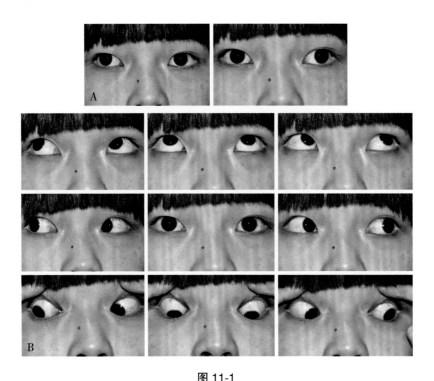

图 11-1

A.术前二方位眼位照相;B.术前九方位眼位照相:双眼正位,自发或遮盖后出现交替外斜20°~25°,眼球运动正常

视野弧:

		远距离	近距离
右眼注视	左眼	外斜22°	外斜25°
左眼注视	右眼	外斜20°	外斜20°

三棱镜遮盖试验:远距离:XT40PD;近距离:XT35PD。

同视机检查:单眼抑制(10°同时知觉片);他觉斜角=−19°;上转25°:−18°;下转25°:−20°。AC/A=2.0。

立体视觉检查:远距离(Randot):200秒弧;近距离(Butterfly):50秒弧。

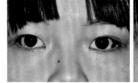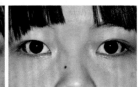

斜视控制能力评分(NCS):3+3+3=9分。

诊断:①间歇性外斜视(OU);②屈光不正(OU)。

手术:全麻下行双眼外直肌后退7mm。

术后第1天,无复视,双眼正位,遮盖试验示双眼外隐斜;无A-V征。眼球运动:正常(图11-2)。

图 11-2   术后第1天眼位照相:双眼正位,遮盖试验示双眼外隐斜

视野弧：

		远距离	近距离
右眼注视	左眼	外 3°	外 7°
左眼注视	右眼	外 3°	外 7°

三棱镜遮盖试验：远距离：XT5PD；近距离：XT12PD。

同视机检查：单眼抑制(10°同时知觉片)；他觉斜角 =−8°；上转 25°：−8°；下转 25°：−7°。AC/A=2.0。

术后 2 个月复诊，双眼正位，遮盖试验(−)；眼球运动正常(图 11-3)。

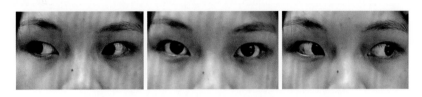

图 11-3　术后 2 个月眼位照相：双眼正位，遮盖试验(−)；眼球运动正常

三棱镜遮盖试验：远距离：0PD；近距离：0PD。

同视机检查：融合点 =+5°= 他觉斜角(10°同时知觉片)；上转 25°：+6°；下转 25°：+7°；融合范围：−1°~+13°；立体视觉：均有。

立体视觉检查：远距离(Randot)：100 秒弧；近距离(Butterfly)：32 秒弧。

病例点评：

(1) 手术设计：本例术前检查双眼交替外斜 20°~25°，三棱镜遮盖试验远近距离均为 35~40PD，两种检查方法的数据比较一致。斜视控制能力最差，达到 9 分，同视机检查为单眼抑制，又是成人，发生斜视时间达 16 年，这个斜视度需要两条直肌的手术矫正，一条直肌后退矫正不了这么大的外斜度，因此不宜采用一条外直肌大度数后退来矫正。我们应用双眼外直肌后退 7mm 达到了理想的效果。

(2) 不同式式的术后眼位改变规律：双眼外直肌后退术后第一天有外隐斜或轻度的欠矫可随后逐渐恢复到正位，本例术后第一天近距离三棱镜遮盖试验有 XT12PD，2 个月复查时即完全正位。如果选择一只眼的外直肌后退 + 内直肌缩短，则术后第一天宜有轻度的过矫(10°左右)，这时患者常主诉有矛盾性复视(水平性同侧性复视)，一般单眼的后退缩短术后眼位有一定程度的回退，大多数在术后 1 个月内复视消失，预计过矫者术前和患者及其家属交代清楚。

(3) 基本型外斜视：本例为基本型外斜视，即远距离和近距离的外斜度相差 <10PD，约 80% 的间歇性外斜视属于基本型。基本型外斜视既可以选择双眼外直肌后退术，也可以选择主斜眼的外直肌后退 + 内直肌缩短术。至今为止，尚缺乏大样本的随机临床对照研究比较这两种方法的矫正效果和缺点等。除了上述的术后眼位变化不同外，还有：双眼外直肌后退手术的术后反应轻，为对称性手术，如果局麻手术，术中疼痛比较轻，也易于术中和术后调整眼位等，但因欠矫需要再次手术时比较被动，一般只能选择一眼或双眼的内直肌缩短术；一眼外直肌后退 + 内直肌缩短手术则术后反应较重，为非对称性手术，如果局麻手术，术中疼痛比较明显，当因欠矫需要再次手术时比较容易，可以选择另一眼的外直肌后退、内直肌缩短或外直肌后退 + 内直肌缩短等。

(4) 成人术后立体视觉的恢复：本例术前尽管同视机检查为单眼抑制，但立体视觉检查远距离为 200 秒弧，近距离有 50 秒弧，所以术后融合和立体视觉功能基本恢复。同时也说明由于本病为间歇性，当外斜发生时间较晚和斜视的持续时间不长时，不少成人手术后也可以恢复双眼单视功能。

(5) 双眼单视与斜视再发：一旦患者恢复了双眼单视功能，将来的眼位就不容易再偏斜，即再次发生斜视的可能性大大减少了。我们可以将双眼单视功能比做两只眼的"黏合剂"，当有"黏合剂"时，即使手术后存在小度数的欠矫或过矫，也可以黏合成正位；当没有"黏合剂"时，即使手术使双眼完全正位，也随着时间的延长，会逐渐发生欠矫或过矫。

病例12:共同性外斜视(OU)

患者男,44岁,双眼交替向外偏斜40余年。患者自3~4岁起双眼向外偏斜,为恒定性偏斜,无正位的时间,有时为左眼,有时为右眼,双眼视力未受影响,斜视度一直无明显变化,未诊治过。无复视和代偿头位,不伴有眼部红痛等不适。近几年与别人谈生意时,经常因为眼睛的斜视外观而致生意失败,现要求手术矫正外观。家族史(-)。

全身检查无特殊。眼科检查:Vod:1.2 plano;Vos:1.2 plano;双眼前节和眼底(-)。眼位:双眼自由交替性外斜30°~35°,左眼主斜,无A-V现象。遮盖任何一眼均未出现上漂现象。眼球运动:正常(图12-1A,B)。眼底照相:双眼无旋转斜。

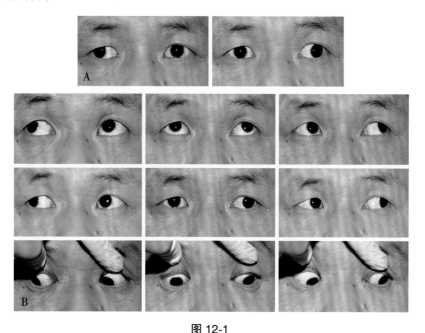

图 12-1

A.术前二方位照相;B.术前九方位照相:双眼交替外斜30°~35°,无A-V现象。眼球运动正常

视野弧:

		远距离	近距离
右眼注视	左眼	外斜30°	外斜28°
左眼注视	右眼	外斜32°	外斜30°

三棱镜遮盖试验:远距离正前方,上方和下方注视均为XT35PD;近距离XT40PD。

同视机检查:双眼交替单眼抑制(10°同时知觉片);无融合和立体视觉功能;他觉斜角:-29°,上转25°:-28°,下转25°:-29°。AC/A=2。

立体视觉检查:远距离(Randot):无;近距离(Butterfly):无。

诊断:共同性外斜视(OU)。

手术:全麻下行左眼外直肌后退8mm+内直肌缩短7mm。

术后第1天,主诉有水平同侧性复视,结膜充血(++),结膜伤口对合好。眼位:双眼交替内斜10°~15°,无A-V现象。眼球运动:左眼外转不足-2(图12-2A,B)。

视野弧:

		远距离	近距离
右眼注视	左眼	内斜8°	内斜10°
左眼注视	右眼	内斜8°	内斜10°

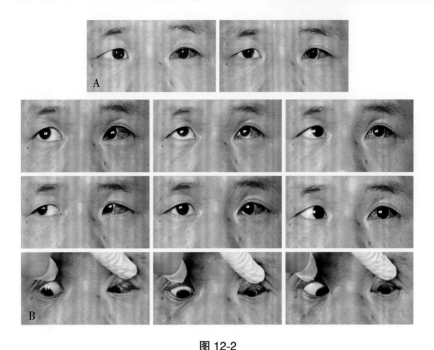

图 12-2

A. 术后第 1 天二方位照相;B. 术后第 1 天九方位照相:双眼交替外斜 10°~15°,
左眼外转不足 –2

三棱镜遮盖试验:远距离正前方,上方和下方注视均为:ET16PD;近距离:ET16PD。

同视机检查:单眼抑制(10°同时知觉片);无融合和立体视觉功能;他觉斜角:+11°,上转 25°:+10°,下转 25°:+11°。AC/A=2.33。

立体视觉检查:远距离(Randot):无;近距离(Butterfly):无。

术后 2 个月复诊,主诉无复视,术后的复视在持续 2 周后消失。眼位:双眼正位,遮盖试验(–);无 A-V 征。眼球运动:左眼外转不足 –1(图 12-3)。

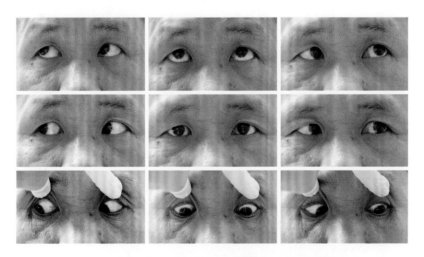

图 12-3 术后 2 个月九方位外观:双眼正位,左眼外转不足 –1

三棱镜遮盖试验:远距离:正前方和上方,下方均为:ET10PD;近距离:ET3PD。

同视机检查:融合点 =+12°(10°同时知觉片)= 他觉斜角;无融合和立体视觉功能;上转 25°:+13°,下转 25°:+12°。

立体视觉检查:远距离(Randot):无;近距离(Butterfly):100 秒弧。

病例点评:

(1) 恒定性外斜视的手术时机:这是一个典型的单纯性共同性外斜视病例,为恒定性,双眼自由交替外斜,无弱视,不伴有上或下斜肌亢进,A-V征,分离性垂直性偏斜,眼球震颤等。需尽早手术矫正斜视。不像间歇性外斜视患者(手术最佳时机一直有争论),恒定性外斜视的手术时机没有争论,在视觉发育期内,一旦发现,尽早手术。本例就诊时为成年,手术一般只能改变外观,难以恢复双眼单视功能;然而本例术后2个月复诊时,同视机检查恢复了同时视和正常视网膜对应,近距离立体视觉达100秒弧,也算有一个小小的惊喜。

(2) 外斜度稳定:恒定性外斜视患者由于外斜度较稳定,临床检查的斜视度往往很准确,也不容易误诊有A-V征,有利于设计手术量。本例三棱镜遮盖试验和视野弧检查的斜视度有一点差别,相对于视野弧测量的外斜度而言,三棱镜检查的外斜度偏小,手术设计时我们结合两者的结果,按外斜50PD(相当于视野弧30°)计算矫正量。

(3) 外直肌后退和内直肌缩短术后的过矫:采用单眼外直肌后退 + 内直肌缩短的患者,术后第一天(或局麻手术中观察)的眼位以轻度过矫为宜(如本例),尤其是没有双眼单视功能的成年患者,这时患者常常主诉有矛盾性复视(本例为同侧性水平性复视),因为术后一般都有一定程度的眼位回退,复视很快就会消失,这样的术后远期效果良好。相反,如果术后第一天刚好正位,随着术后眼位的回退,术后远期一般都有外斜欠矫。不过,如果患者是不到4岁的小儿,还是以术后第一天双眼正位或很轻微的过矫为好。术前与患者谈话时,应该充分让他们理解术后短期的过矫。

病例13:间歇性外斜视(OU)

患者女,34岁,因发现"双眼有时向外偏斜"10年入院。患者自10年前起无明显原因双眼有时候向外偏斜,以左眼外斜较多。近年斜视发生的频率逐渐增加,很少能控制正位,无复视,不伴有眼部红痛等不适。2年前,患者因"近视"在本院做"近视激光矫正术"。

全身检查无特殊。眼科检查:Vod:0.9 +0.50DS 1.0;Vos:0.9 +0.50DC×155 1.2;双眼前节和眼底(−)。眼位:双眼可正位,自发出现交替外斜30°~35°,左眼为主斜眼。无明显A-V征。遮盖任何一眼均未出现上漂现象。眼球运动:正常(图13-1A,B)。眼底照相:双眼视盘黄斑位置正常(无旋转斜视)。

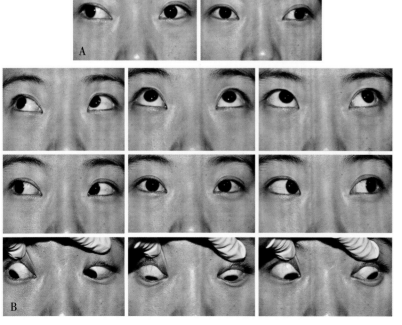

图 13-1
A. 术前二方位外观照相;B. 术前九方位照相:双眼正位,自发出现交替外斜30°~35°,眼球运动正常

视野弧:

		远距离	近距离
右眼注视	左眼	外斜 30°	外斜 32°
左眼注视	右眼	外斜 30°	外斜 33°

三棱镜遮盖试验:远距离:XT50+5PD;近距离:XT50PD。

同视机检查:单眼抑制(10°同时知觉片);他觉斜角:–27°L/R5°;上转 25°:–30°L/R5°;下转 25°:–30°L/R3°。AC/A=0。

立体视觉检查:远距离(Randot):无;近距离(Butterfly):无。

斜视控制能力评分(NCS):3+3+3=9 分。

诊断:①间歇性外斜视(OU);②屈光不正(OU,近视激光矫正术后)。

手术:全麻下行双眼外直肌后退 7mm,左眼内直肌缩短 7mm。

术后第 1 天,有水平性同侧复视;眼位,左眼内斜 10°~15°,无 A-V 征。眼球运动:左眼外转不足 –1(图 13-2)。

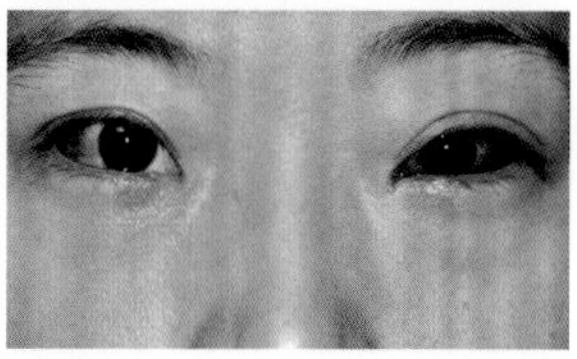

图 13-2　术后第 1 天眼位
照相:左眼内斜 10°~ 15°

视野弧:

		远距离	近距离
右眼注视	左眼	内 18°	内 11°
左眼注视	右眼	内 17°	内 10°

三棱镜遮盖试验:远距离:ET30PD;近距离:ET20PD。

同视机检查:融合点 =+22°L/R6°In6°= 他觉斜角(10°同时知觉片);上转 25°:+23°In5°;下转 25°:+23°L/R2°In2°;融合范围:+17°~+32°;立体视觉:Y1,Y2 有,余无。AC/A=1.2。

近立体视觉(Butterfly):400 秒弧。

术后 2 个月复诊,无复视,双眼正位,遮盖试验(–);眼球运动正常(图 13-3)。

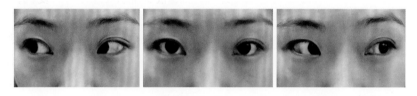

图 13-3　术后 2 个月眼位照相:双眼正位,遮盖试验(–);眼球运动正常

三棱镜遮盖试验:远距离:ET3PD;近距离:0PD。

同视机检查:融合点 =+10°= 他觉斜角(10°同时知觉片);上转 25°:+9°;下转 25°:+10°;融合范围:0°~+16°;立体视觉:均有。

立体视觉检查:远距离(Randot):100 秒弧;近距离(Butterfly):40 秒弧。

病例点评:

(1) 成人外斜术后立体视觉恢复:本例间歇性外斜视的特点是外斜度大,控制能力已经很差,年龄大,同视机和立体图片检查均无立体视觉。但由于发病年龄较晚或视觉发育阶段双眼基本能控制正位,所以即使是成年人,患者术后第 1 天同视机检查已有融合和立体视觉功能,术后 2 个月即完全恢复了双眼单视功能。临床上,不要认为成年人的斜视只是改善外观,一定没有恢复双眼单视的可能,这与斜视发生时间和斜视持续时间有关,斜视发生越晚,斜视持续的时间越短,则恢复双眼单视的可能性越大。

(2) 术前小度数垂直斜:手术前检查时,不伴有斜肌功能亢进、A-V 征和分离性垂直偏斜等的非特异性小度数的高低斜一般不用考虑去矫正,通常 5°(或 8PD)内的垂直斜只需矫正水平斜即可。

(3) 大度数外斜的手术矫正方式:30°(50PD)以上的外斜可考虑三条水平直肌或两条水平直肌手术。当患者一眼视力很差,手术只是矫正眼位,无双眼单视功能恢复希望者,可选择一只眼的大量外直肌后

退 + 内直肌缩短;当患者双眼视力都很好时,为避免术后水平非共同性,宜做三条直肌手术(一般为双眼外直肌后退 + 一眼内直肌缩短),否则会明显影响水平直肌后退缩短手术眼的外转功能,患者常主诉向外直肌后退侧视物时,该眼转动受限伴视物重影;由于只在极周边注视时才发生,对患者的工作和生活影响不明显。事实上,目前这种度数的外斜视是选择两条直肌还是三条直肌手术仍有争论。

(4) 对选择后退缩短术的外斜成年患者,术后宜过矫 10°~15°,此时常会有术后短期的矛盾性复视,这种过矫和复视一般在术后 1 个月左右会消除,这些术前与患者沟通好,得到患者和家属的理解。如本例术后第一天过矫 10°~15°,远距离内斜达 30PD,术后 2 个月复诊时双眼正位。

病例 14:间歇性外斜视(大度数)(OU)

患者男,37 岁,因"有时一只眼向外偏斜"36 年入院。患者自 1 岁起有时候右眼或左眼向外偏斜,随着年龄增大,发生斜视的时间增多,正位的时间减少,以右眼斜为主,近几年尤其加重,很难维持正位。无复视,不伴有眼部红痛等不适。视力好,未诊治过。

全身检查无特殊。眼科检查:Vod:1.0 +1.50DS 1.0;Vos:1.0 +1.25DS 1.0;双眼前节和眼底(−)。眼位:双眼偶可控制正位,自发交替性外斜 30°~35°,有时为外斜 40°~45°,右眼为主斜眼,无明显 A-V 征。眼球运动:各方向不受限(图 14-1A,B)。斜视控制力评估(NCS 分数):9.0。

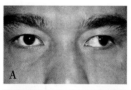
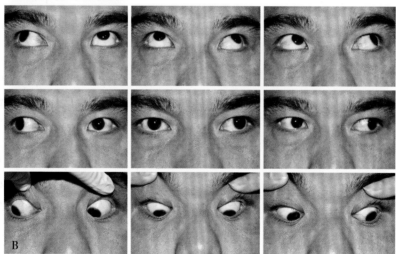

图 14-1
A. 术前眼位照相;B. 术前九方位照相:交替性外斜 30°~35°,有时为外斜 40°~45°(偶可正位),眼球运动不受限

视野弧:

		远距离	近距离
右眼注视	左眼	外斜 36°	外斜 35°
左眼注视	右眼	外斜 34°	外斜 35°

三棱镜遮盖试验:远距离:XT50+10L/R5PD;近距离:XT50+10L/R5PD。

同视机检查:单眼抑制(10°同时知觉片);他觉斜角:−36°L/R2°;上转 25°:−40°L/R2°;下转 25°:−40°L/R2°;AC/A=0.67。

远距离(Randot)和近距离(Butterfly)立体视觉检查:均无立体视觉。

诊断:①间歇性外斜视(大度数)(OU);②屈光不正(OU)。

手术:全麻下行双眼外直肌后退 8mm+ 右眼内直肌缩短 7mm。

术后第 1 天,主诉有复视,为同侧性水平复视,交替性内斜 15°~20°;眼球运动:右眼外转不足 -2,左眼外转不足 -1(图 14-2)。

视野弧:

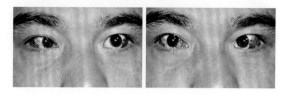

图 14-2　术后第 1 天眼位照相:交替性内斜 15°~20°

		远距离	近距离
右眼注视	左眼	内斜 23°	内斜 16°
左眼注视	右眼	内斜 23°	内斜 16°

三棱镜遮盖试验:远距离:ET40L/R6PD;近距离:ET35L/R5PD。

同视机检查:单眼抑制(10°同时知觉片);他觉斜角:+21°L/R2°;上转 25°:+20°L/R2°;下转 25°:+20°L/R1°;AC/A=6。

术后 2 个月复诊,诉术后复视在术后 10 天消失。检查:双眼正位,遮盖试验(-);眼球运动:右眼外转不足 -1(图 14-3)。

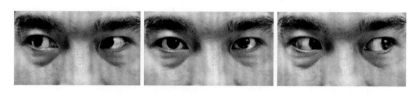

图 14-3　术后 2 个月眼位照相:双眼正位,遮盖试验(-),右眼外转不足 -1

同视机检查:到处同侧复视(10°同时知觉片);他觉斜角:+4°L/R2°;上转 25°:+4°L/R4°;下转 25°:+5°L/R3°。

三棱镜遮盖试验:远距离:ET5PD;近距离:ET0L/R5PD。

远距离(Randot)和近距离(Butterfly)立体视觉检查:均无立体视觉。

病例点评:

(1)间歇性外斜视的手术占比:间歇性外斜视是最常见的共同性斜视类型,尤其是亚洲人。在我们的斜视手术患者中,间歇性外斜视患者约占 1/3。当双眼单视功能受到损害时宜尽早手术。本例斜视已持续 36 年,基本上已变为恒定性外斜视,仅偶可正位,以至于术后难以恢复双眼单视功能。

(2)共同性外斜视的发展规律:对于外斜的发生发展过程,我们一般都认为首先为外隐斜,其次发展为间歇性外斜视,最后变为恒定性外斜视;但我们在临床工作中发现,间歇性外斜视患者,即使发病时间很长了,外斜度越来越大了,而且也越来越不能控制正位,却始终可以偶尔控制正位(如本例);恒定性外斜视患者,即使只有小度数的外斜,也一直表现为恒定外斜。很少见到患者从外隐斜,到间歇性,再到恒定性外斜视的例子。因此,我们认为间歇性外斜视和恒定性外斜视可能为真正两种不同的类型,间歇性转变为恒定者其实不多。

(3)手术肌肉设计:大度数的间歇性外斜视除本例采用的三条直肌手术外,也可考虑做两条直肌手术(一眼外直肌后退 + 内直肌缩短)。但因患者双眼视力正常,大度数外斜视需要一眼后退缩短的手术量较大,这样可能造成较明显的手术眼外转受限,还是以三条直肌手术较好。

(4)手术量设计:对于成人的间歇性外斜视,其手术量设计以术前检查到的最大外斜度为最好。

(5)合并小度数垂直斜:术前小度数的垂直斜视在共同性斜视中很常见,当患者双眼单视功能丧失后,只有单纯的水平斜而不伴有轻微的垂直旋转斜其实不多见,只要没有明显的下斜肌(或上斜肌)功能亢进、分离性垂直性偏斜和 A-V 征等,这种小度数的垂直斜视不需要特别处理。

(6)术后第 1 天过矫:对于成人外斜视,选择外直肌后退 + 内直肌缩短手术者,因为术后患者的眼位会有回退,术后一定度数(10°~15°)的过矫一般在 1 个月后逐渐回复到正位。本例术后第 1 天有明显的过矫,交替性内斜达 15°~20°,远距离甚至有 40PD 的内斜,但术后 2 个月恢复为正位。相反,如果术后第 1 天刚好正位,则常常会发生术后远期欠矫。不过,术前应向患者说明,以免引起患者的担心。初学者可能会害怕这种程度的过矫,从而在术中(局麻时)或术后第一天(全麻时)再次调整手术量,以至于术后远期又出现外斜欠矫。

病例15:外斜V征与原发性下斜肌功能亢进(OU)

患者女,44岁,因"双眼渐进性向外偏斜"40余年入院。患者自出生后不久(具体发病时间不详)双眼向外偏斜,有时为右眼,有时为左眼,但以右眼外斜较多。随着年龄增大,斜视逐渐加重,无复视和代偿头位等,不伴有眼部红痛等不适。双眼视力好,未诊治过。家族史(-)。

25年前曾行"右上睑肿物切除"(具体不详),肿物一直无复发。

全身检查无特殊。眼科检查:Vod:0.1 -0.75DS-2.00DC×90 0.9;Vos:0.6 +0.50DS-1.00DC×90 1.0;双眼前节和眼底(-)。眼位:左眼注视,右眼外斜20°~25°下斜10°左右;右眼注视,左眼外斜20°~25°上斜10°左右;右眼为主斜眼。向上注视,交替外斜30°~35°,向下注视交替外斜10°~15°。遮盖任何一眼均未出现上漂现象;歪头试验(-)。眼球运动:右眼内上转亢进+1,左眼内上转亢进+3(图15-1)。眼底照相:双眼明显外旋(图15-2)。

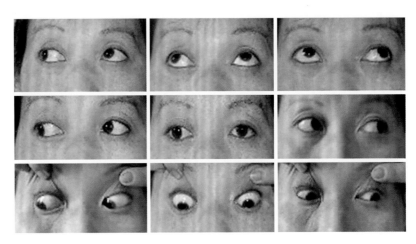

图15-1　术前眼位照相:右眼外斜20°~25°下斜10°左右;向上注视,交替外斜30°~35°,向下注视交替外斜10°~15°。右眼内上转亢进+1,左眼内上转亢进+3

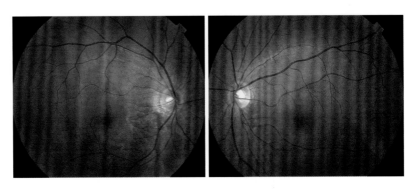

图15-2　眼底照相:双眼明显外旋斜

视野弧:

		远距离	近距离
右眼注视	左眼	外斜23°上斜6°	外斜27°上斜7°
左眼注视	右眼	外斜24°下斜8°	外斜24°下斜9°

三棱镜遮盖试验:远距离:正前方:XT45L/R10PD;向上注视:XT55L/R7PD;向下注视:XT30L/R8PD。
近距离:XT45L/R10PD。

同视机检查:融合点 =−18°L/R7°(10°同时知觉片);无融合和立体视觉功能;他觉斜角:−26°L/R5°,上转 25°:−35°L/R5°,下转 25°:−20°L/R2°。

诊断:①外斜 V 征(OU);②原发性下斜肌功能亢进;③屈光不正(OU)。

手术:全麻下行右眼外直肌后退 7mm+ 内直肌缩短 6mm+ 双眼下斜肌部分切除术。

术后第 1 天,主诉有水平性复视(同侧性复视),一个像清晰,一个较模糊。双眼交替性内斜 5°~10°;无明显 A-V 征。眼球运动:右眼外转不足 −1,双眼内上转不足 −1(图 15-3)。

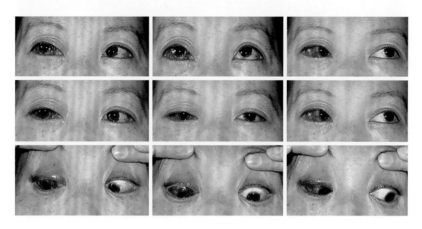

图 15-3　术后第 1 天眼位照相:右眼内斜 5°~10°,无 A-V 征。右眼外转不足 −1,双眼内上转不足 −1

视野弧:

		远距离	近距离
右眼注视	左眼	内斜 7°	内斜 6°
左眼注视	右眼	内斜 7°	内斜 7°

三棱镜遮盖试验:远距离:正前方:ET10PD;向上注视:ET12PD;向下注视;ET10PD。近距离:ET12PD。

同视机检查:融合点 =+10°L/R3°(10°同时知觉片);无融合和立体视觉功能;他觉斜角:+5°L/R3°,上转 25°:+5°L/R3°,下转 25°:+7°L/R3°。

术后 1 年复诊,诉复视在术后 2 周消失。双眼正位,遮盖试验(−);眼球运动正常(图 15-4)。眼底照相:无外旋(图 15-5)。

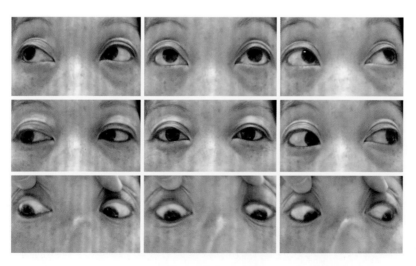

图 15-4　术后 1 年眼位照相:双眼正位,遮盖试验(−);眼球运动正常

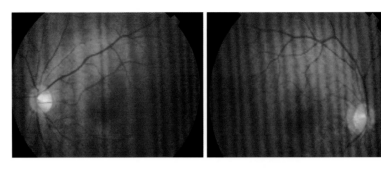

图 15-5   术后眼底照相:双眼无明显外旋斜

病例点评:

(1) 外斜 V 征与下斜肌功能亢进:外斜 V 征是最常见的 A-V 型斜视,大部分伴单侧或双侧下斜肌功能(原发性或继发性)亢进,眼底照相有外旋转斜。因为下斜肌除有外旋功能外,还有上转和外转功能,向上注视时,会使外斜加大,所以表现为外斜 V 征(如果为内斜患者有下斜肌亢进时,则向上注视时内斜减少,表现为内斜 V 征)。

(2) 间歇性外斜视与假性外斜 V 征:间歇性外斜视患者很容易表现为假性外斜 V 征,注意区别。因为间歇性外斜视患者有控制眼位不斜的能力,这种能力的丧失首先表现为看远处和向上方的物体,即看远处和上方时最易出现外斜,然后逐渐发展为看近处和向下方注视亦外斜;因此,当患者向上看时,外斜明显,向下看时,外斜不明显或不外斜,类似于外斜 V 征。事实上,当一直遮盖一眼检查时,向上看和向下看的外斜度并无差别。

(3) 外斜 V 征与功能眼位:不明显的外斜 V 征如正前方和下方外斜不明显,仅表现为向上方注视时外斜,则可以不手术。因为功能性眼位(正前方和下方)外斜不明显。本例正前方和下方的外斜都明显,需要手术。

(4) 原发性还是继发性(继发于上斜肌麻痹)下斜肌功能亢进的鉴别:要区分下斜肌亢进是原发性还是继发性,这时可通过歪头试验鉴别:原发性者歪头试验(−),继发性者歪头试验(+),即继发于上斜肌麻痹的患者,当头歪向下斜肌亢进的眼那一侧肩时,该眼上斜明显加重)。

(5) V 征的手术设计:手术除矫正外斜外(按正前方的外斜度矫正外斜),还要矫正 V 征,下斜肌部分切除术是最常用和最有效的手术矫正方法。当患者不伴有下斜肌功能亢进时,常需做水平肌移位来矫正 V 征,此时需要做外直肌向上移位,内直肌向下移位。即当做双侧外直肌后退术时,同时将双眼外直肌上移 1/2 或 1/3 肌止宽度;或做一眼外直肌后退 + 内直肌缩短术时,同时将外直肌上移 1/2 或 1/3 肌止宽度,内直肌下移 1/2 或 1/3 肌止宽度。

(6) 术后眼位改变:当做一眼外直肌后退 + 内直肌缩短术时,术后一定度数(10°~15°)的过矫一般在 1 个月后会逐渐回复到正位。由于外斜患者多数为半侧性抑制,当术后过矫时,会出现复视(矛盾性复视,如本例术后出现的同侧性复视),复视也会随着眼位回复正位而消失,这些术前应向患者交代清楚。

(7) 双眼不对称原发性下斜肌功能亢进:不对称的原发性下斜肌功能亢进患者(如本例),做相同的下斜肌部分切除术后,V 征和垂直斜视都得到了矫正。也就是说,不管术前原发性下斜肌功能亢进是多少个加号(+),都可以通过同样的手术进行矫正。不过,如果是继发性下斜肌功能亢进,由于患者可能还存在其他眼外肌的继发性改变,同样的下斜肌部分切除术会达不到矫正不同程度下斜肌功能亢进的效果。

病例 16:婴幼儿性外斜视并 V 征(OU)

患者女,7 岁,因"出生 2 个月时发现双眼向外偏斜"入院。患者自 2 月龄起双眼向外偏斜,为交替性,无复视,无代偿头位等,不伴有眼部红痛等不适,双眼视力好。近两年来外斜较前明显,一直未诊治。家族史(−)。

全身检查无特殊。眼科检查：Vod：1.0 +1.50DS 1.0；Vos：1.0 +2.00DS 1.0；双眼前节和眼底（-）。眼位：双眼交替外斜 30°~35°；向上注视时，交替外斜 40°~45°；向下注视时，交替外斜 20°~25°。歪头试验（-）。眼球运动：双眼内上转均亢进 +2（图 16-1A，B）。眼底照相：双眼视盘黄斑位置均显示有明显外旋转斜视（图 16-2）。

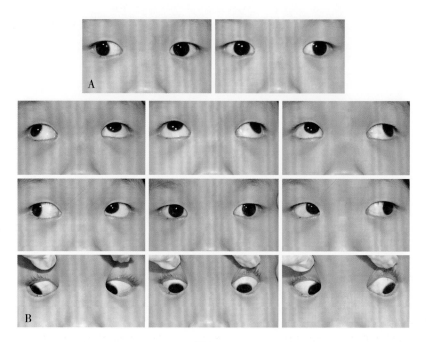

图 16-1
A. 术前二方位眼位照相；B. 术前九方位眼位照相：双眼交替外斜 30°~35°；向上注视时，交替外斜 40°~45；向下注视时，交替外斜 20°~25°。眼球运动：双眼均内上转亢进 +2

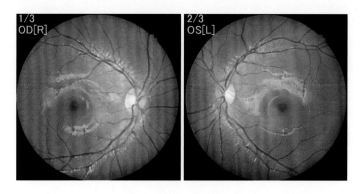

图 16-2 眼底照相：双眼均有外旋转斜视，以左侧明显

视野弧：

		远距离	近距离
右眼注视	左眼	外斜 30°	外斜 30°
左眼注视	右眼	外斜 25°	外斜 30°

三棱镜遮盖试验：远距离：XT50+10PD；向上：XT50+20PD；向下：XT45PD；近距离：XT50PD。

同视机检查：单眼抑制（10°同时知觉片）；他觉斜角 =-30°；上转 25°：-38°；下转 25°：-25°。AC/A=0.75。

立体视觉检查：远距离（Randot）：无；近距离（Butterfly）：无。

诊断：①婴幼儿性外斜视并 V 征（OU）；②原发性下斜肌功能亢进；③屈光不正（OU）。

手术：全麻下行双眼外直肌后退 12mm+ 双眼下斜肌部分切除术。

术后第 1 天，无复视，双眼正位，遮盖试验（-）；无 A-V 征。眼球运动：双眼均外转不足 -1（图 16-3）。

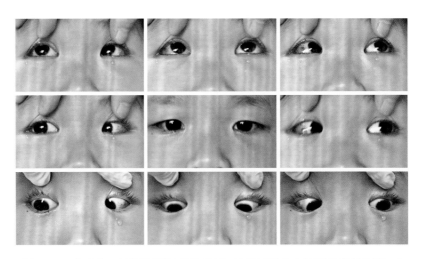

图 16-3　术后第 1 天眼位照相:双眼正位,遮盖试验(−);双眼均外转不足 −1

视野弧:

		远距离	近距离
右眼注视	左眼	内 6°	0
左眼注视	右眼	内 3°	0

三棱镜遮盖试验:远距离:ET5PD;向上注视:ET5PD;向下注视:ET7PD;近距离:0PD。

同视机检查:单眼抑制(10°同时知觉片);他觉斜角 =+8°;上转 25°:+8°;下转 25°:+8°。

术后 2 个月复诊,双眼正位,遮盖试验(−);无 A-V 征;眼球运动正常;眼底照相见双眼均无明显外旋(图 16-4A,B)。

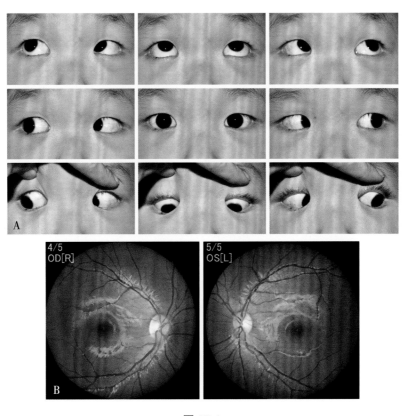

图 16-4

A.术后 2 个月 9 方位眼位照相;B.术后 2 个月眼底照相:双眼正位,遮盖试验(−);
无 A-V 征;眼球运动正常;眼底照相双眼均无外旋

同视机检查:到处同侧复视(10°同时知觉片);他觉斜角 =+5°;上转 25°:+3°;下转 25°:+8°。

三棱镜遮盖试验:远距离:ET3PD;向上注视:0PD;向下注视:ET5PD;近距离:ET5PD。

立体视觉检查:远距离(Randot):无;近距离(Butterfly):400 秒弧。

病例点评:

(1) 临床特点:本例自出生后 2 个月发现外斜,为恒定性,斜度较大,双眼交替性,属于婴幼儿性外斜视。与婴幼儿性内斜视一样,也容易合并出现 A-V 征、原发性斜肌功能亢进、DVD 和先天性眼球震颤等,本例同时有双眼原发性下斜肌功能亢进和 V 征。

(2) 手术设计:目前,对于婴幼儿性外斜视的治疗提倡尽早手术矫正,10 个月到 1 岁即可手术,至少在 2 岁以前,以尽量恢复双眼单视功能。过去对于这种斜度较大的小儿外斜,常常选择一眼外直肌后退 + 内直肌缩短(手术量较大,术后会并发外转受限)或双眼外直肌后退 + 一眼内直肌缩短,手术量都在 7mm 以内。现在我们对于 30° (或 50PD)内的外斜视,选择双眼外直肌后退术,后退量最多时为 12mm,既节省了一条眼外肌的手术,又具有术后反应轻、眼球运动各方向和谐、外转并无明显受限等优点。况且,三棱镜遮盖试验显示本例患者的远距离外斜度比近距离的外斜度大,属于分开过强型外斜视,最适合双侧外直肌后退术治疗。

(3) 下斜肌功能亢进与 V 征:伴有原发性下斜肌功能亢进的 V 征,要选择下斜肌减弱术治疗。本例采用双侧下斜肌部分切除术后双眼内上运动的亢进和 V 征都消失,术后 2 个月立体视觉检查近距离已恢复到 400 秒弧。下斜肌功能亢进分原发性与继发性,本例为原发性,是指病因不明,可能与双眼单视功能差相关;继发性是指继发于同侧眼的上斜肌麻痹,即麻痹肌的拮抗肌亢进。两者有时候很难鉴别,都可以表现为患眼内上运动(下斜肌)的亢进和内下运动(上斜肌)的不足,鉴别的要点是做歪头试验检查:如果歪头试验阳性,则为继发性;如果歪头试验阴性,则为原发性。因此,对于有下斜肌功能亢进的患者,我们要常规做歪头试验检查以区别原发性与继发性。

病例 17:颅面发育不良并共同性外斜视(OU)

患者男,5 岁,因"双眼向外偏斜"4 年入院。患者家人发现小孩自 1 岁起不明原因双眼外斜,一会儿是右眼斜,一会儿是左眼斜,近 1 年来自觉更偏斜了,不伴有异常头位和眼部红痛等不适。既往曾做过"尿道下裂修补术"和"腹部疝气修补术"。家族史(−)。

全身检查:头颅面部左右两侧明显不对称,额骨左侧大于右侧,上、下颌右侧大于左侧,面部中线明显弯曲,尤其是鼻部明显(图 17-1)。

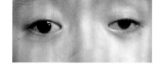

图 17-1 术前面部外观照相

眼科检查:Vod:1.0 +1.25DS 1.0;Vos:1.0 +1.00DS+1.00DC×50 1.0;双侧角膜直径 10mm,余双眼前节和眼底(−)。眼位:双眼自由交替外斜大于 45°,R/L5°左右;左眼主斜(图 17-2A)。无明显 A-V 征。无代偿头位。遮盖任一眼该眼上漂明显。眼球运动:各方向无受限(图 17-2B)。眼底照相:无旋转斜视。

眼眶 CT 扫描(平扫 + 冠扫):双侧眼眶均明显短而浅,左右眼眶明显不对称,右侧眼眶外上方明显变大变深,上壁变成斜坡状(外侧明显高于内侧)(图 17-3)。

视野弧:

		远距离	近距离
右眼注视	左眼	外斜 40°下斜 6°	外斜 37°下斜 5°
左眼注视	右眼	外斜 40°上斜 7°	外斜 44°上斜 8°

三棱镜遮盖试验(PD):远距离:正前方,上方和下方注视均为 XT50+12R/L15;近距离:XT50+12R/L12。

同视机检查:单眼抑制(10°同时知觉片);他觉斜角 =−39°R/L7°;上转 25°:−39°R/L8°;下转 25°:−39°R/L7°;Ⅱ°片:不能合像;Ⅲ°片:无立体视觉。AC/A=4.67。

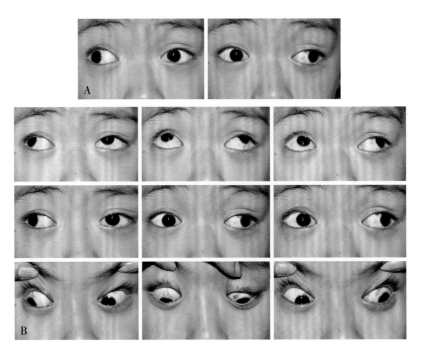

图 17-2

A. 术前两方位眼位照相；B. 术前九方位眼位照相：双眼交替外斜大于 45°，眼球运动各方向无受限；头颅面部两侧不对称，额骨左侧大于右侧，上、下颌右侧大于左侧，面部中线弯曲

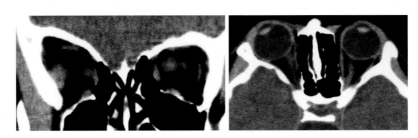

图 17-3   眼眶 CT 检查：双侧眼眶均短浅，右侧眼眶外上方明显变大变深，上壁变成斜坡状

立体视觉检查：远距离（Randot）：无；近距离（Butterfly）：无。

诊断：①颅面发育不良并共同性外斜视（OU）；②分离性垂直性偏斜（OU）；③屈光不正（OU）。

手术：全麻下行双眼外直肌后退 8mm，左眼内直肌缩短 8mm。

术后第 1 天，主诉无复视。眼位：交替内斜 5°~10°，R/L5°左右；遮盖任一眼该眼仍上漂；眼球运动：左眼外转不足 –2（图 17-4）。

视野弧：

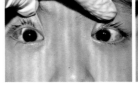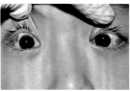

图 17-4   术后第 1 天眼位照相：交替内斜 5°~10°，R/L5°左右；左眼外转不足 –2

		远距离	近距离
右眼注视	左眼	内斜 7°	内斜 5°
左眼注视	右眼	内斜 8°	内斜 5°

三棱镜遮盖试验（PD）：远距离：ET12R/L12；近距离：ET18R/L15。

同视机检查：单眼抑制（10°同时知觉片）；他觉斜角 =+9°R/L8°；上转 25°：+9°R/L7°；下转 25°：+9°R/

L7°；Ⅱ°片：不能合像；Ⅲ°片：无立体视觉。

术后6个月电话随访，主诉无复视，双眼基本正位，眼球运动良好。

病例点评：

(1) 颅面发育异常与斜视：头面部颅骨发育异常患者多就诊于颌面外斜和/或整形外斜，最典型的有颅骨人字缝、冠状缝和矢状缝等过早闭合产生的发育畸形等，如我们比较熟悉的Crouzon综合征和尖头并指(趾)综合征等。事实上，其分类分型十分复杂，这些患者中的很多小度数斜视可能被忽视了，只是当患者有明显的斜视时才就诊眼科。因此，我们感觉这类斜视较少见。患者常因眼眶发育不良造成眼外肌的位置、行径等改变，而且眼眶形状改变和变浅等使眼球位置发生偏移，加上一些遗传因素等，使这些患者容易发生斜视，尤其是外斜和合并垂直斜视(如本例)，也有些出现A-V型斜视等。另外，由于上斜肌在眼眶内的行径最长，当眼眶变浅时，上斜肌松弛，部分患者表现为单眼或双眼上斜肌麻痹。

(2) 手术顺序：当颅面骨发育畸形需要手术治疗时，应当先治疗颅面骨异常；当眼眶畸形也需要矫治时，则这是第二顺序选择的手术；斜视手术放在最后顺序做。

(3) 手术设计：本例不需要做颅面部和眶部的手术，主要表现为共同性外斜视，合并的垂直斜无特异性，不伴有明显的眼球运动障碍或亢进等。因此，可以按常规的大度数外斜视矫正。合并的小度数垂直斜可以不处理或做二期手术矫正。

(4) 手术特点：颅面发育不良患者的斜视比较复杂，手术效果的预测性不如常规的手术好。眼眶变浅后，眼外肌的解剖如长度和张力等也与正常人不同。因此，斜视矫正手术的量效关系也会有一些变化。有两种可能性：一种是因为眼外肌变短了，相同的手术量可以矫正更多的斜视度；一种是因为眼外肌松弛了，相同的手术量可能矫正的斜视度更少，手术时要考虑这一点，必要时做术中(局麻患者或全麻叫醒)一期调整或术后调整缝线术，以提高手术成功率。如最近我们做了一例Crouzon综合征伴大度数外斜视的手术，术中内直肌很松弛，做了18mm的缩短。

病例18：Helveston综合征(OU)

患者女，27岁，因"发现双眼向外偏斜"20余年入院。患者20余年前无任何原因发现双眼向外偏斜，不伴有重影、异常头位、畏光和眼部红痛等不适。自觉斜视逐渐明显。既往健康。家族史(−)。

眼科检查：Vod：0.05 −3.00DS−1.75DC×170 0.5；Vos：0.05 −4.00DS−0.75DC×180 0.9；右眼4点方位角膜周边和中央见片状灰白色上皮及基质层混浊变薄，双眼角膜直径(横径)为10.75mm；余双眼前节和眼底(−)。眼位：交替外斜20°~25°，右眼主斜；向上注视，交替外斜约20°(图18-1A)；向下注视，交替外斜约30°。遮盖任一眼均出现该眼上漂，以右眼明显(图18-1C)。无代偿头位。眼球运动：双眼内下转亢进+2(图18-1B)。DVD定量：右眼，10PD；左眼，8PD。眼底照相：双眼均有内旋转斜(图18-2)。

视野弧：

		远距离	近距离
右眼注视	左眼	外斜26°上斜5°	外斜28°上斜5°
左眼注视	右眼	外斜28°上斜5°	外斜27°上斜5°

三棱镜遮盖试验(PD)：远距离：左眼注视，右眼正前方XT40R/L8，上方XT35R/L3，下方XT45R/L10；右眼注视，左眼正前方XT40L/R5，上方XT35L/R1，下方XT45L/R5；近距离：左眼注视，右XT35R/L5；右注视，左XT35L/R3。

同视机检查：单眼抑制(10°同时知觉片)；他觉斜角=−18°；上转25°：−15°；下转25°：−24°R/L3°；Ⅱ°片：不能合像；Ⅲ°片：无立体视觉。AC/A=2。

立体视觉检查：远距离(Randot)：无；近距离(Butterfly)：无。

诊断：① Helveston综合征(OU)；②角膜斑翳(OD)；③屈光不正(OU)。

手术：全麻下行双眼外直肌后退10mm+外直肌下移1/3肌止宽度。术中见双眼外直肌止端均明显有

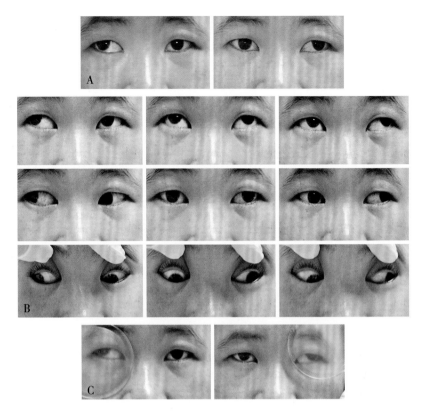

图 18-1

A.术前二方位眼位照相;B.术前九方位眼位照相;C.术前半透明板下眼位照相:
交替外斜 20°~25°;向上注视,外斜约 20°;向下注视,外斜约 30°。遮盖任一眼均
出现该眼上漂。双眼内下转亢进 +2

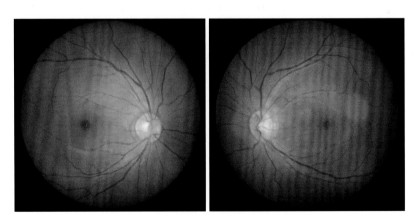

图 18-2 术前眼底照相:双眼均有内旋转斜

上移,对称性,故将外直肌下移 1/3 肌止宽度。

术后第 1 天,主诉无复视。眼位:双眼正位,遮盖任一眼均出现该眼上漂,无明显 A-V 征。眼球运动:
双眼内下转亢进 +1(图 18-3A,B)。

视野弧:

		远距离	近距离
右眼注视	左眼	内斜 3°	内斜 2°
左眼注视	右眼	内斜 5°	内斜 2°

三棱镜遮盖试验(PD):

远距离:正前方:ET 6,上方:ET 6,下方:ET 2;近距离:ET 6。

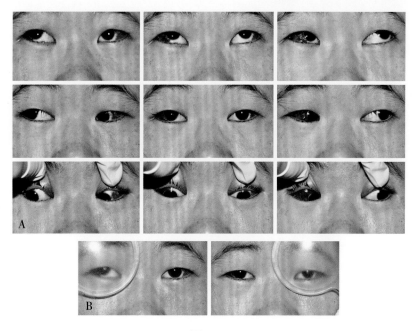

图 18-3

A. 术后第 1 天 9 方位眼位照相;B. 术后第 1 天半透明板眼位照相:双眼正位,
遮盖任一眼均出现该眼上漂,无明显 A-V 征;双眼内下转亢进 +1

同视机检查:单眼抑制(10°同时知觉片);他觉斜角:+17°;上转 25°:+17°;下转 25°:+17°;Ⅱ°片:不能合像;Ⅲ°片:无立体视觉。

术后 2 个月复诊,双眼正位,遮盖后可引出交替外斜 5°左右,无明显 A-V 征;遮盖任一眼均出现该眼轻上漂;眼球运动:双眼内下转亢进 +1(图 18-4)。眼底照相:双眼仍有轻度内旋转斜(图 18-5)。

三棱镜遮盖试验(PD):

远距离:左眼注视,右眼正前方,上方和下方均为 XT10R/L8;右眼注视,左眼正前方,上方和下方均为 XT10;近距离:左眼注视,右 XT10R/L6;右注视,左 XT10L/R3。

同视机检查:单眼抑制(10°同时知觉片);他觉斜角:+3°;上转 25°:+5°;下转 25°:+3°;Ⅱ°片:不能合像;Ⅲ°片:无立体视觉。

立体视觉检查:远距离(Randot):无;近距离(Butterfly):无。

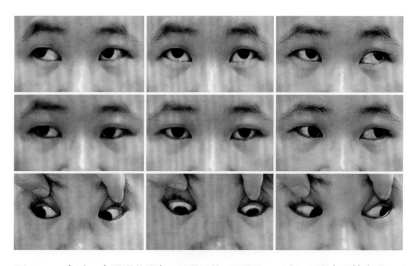

图 18-4　术后 2 个月眼位照相:双眼正位,无明显 A-V 征;双眼内下转亢进 +1

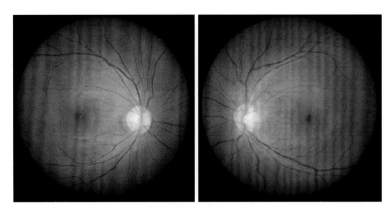

图 18-5   术后眼底照相：双眼仍有轻度内旋转斜

病例点评：

（1）临床特点：Helveston 综合征是指外斜 A 征（伴上斜肌功能亢进）+DVD 的一组症状群，治疗方面需做水平肌手术解决外斜视，上斜肌减弱术解决 A 征，上直肌后退治疗 DVD。当患者外斜度较大，需要三条水平直肌才能矫正外斜视时，只能分次手术（不能在一只眼上做三条直肌，以免发生眼前段缺血）。分次手术可以先做双上斜肌减弱 + 双上直肌后退，后做外斜视矫正；也可以先做外斜视矫正，后做双上斜肌减弱 + 双上直肌后退。

（2）个性化手术设计：然而，上述 6~7 条肌肉的手术常常会在术后出现新的垂直斜、残余 A 征 / 并发 V 征等。由于每个患者的表现不同，临床需要个性化处理：如果 A 征和 DVD 不明显，可以只做外斜视矫正；如果 A 征不明显，可以只做双上直肌后退 + 外斜视矫正等。如本例 DVD 不是十分明显，且眼底内旋转斜也不明显，术中发现外直肌有明显的上移，A 征可能与外直肌的先天性止端移位有关，因此，我们采用简单的双眼外直肌后退 + 外直肌止点下移解决了 A 征和外斜视，术后轻度的 DVD 对患者的外观影响很小。

（3）水平肌移位与旋转斜：水平直肌移位可以矫正 A-V 型斜视，但如果患者有斜肌功能亢进，原则上应该选择斜肌手术；当患者没有斜肌功能亢进时，才选择水平直肌的移位术。本例患者有上斜肌功能亢进，但手术时发现双侧外直肌有明显的上移，不能用轻度的内旋转斜视解释，所以我们采用外直肌下移的手术方式治疗，获得了很好的手术效果。不过，与斜肌减弱手术不同，水平直肌移位术后，旋转斜视不会好转，相反，会稍稍加重原有的内旋转斜。

（4）双眼均上斜的原因：一般来讲，垂直性斜视的患者当一只眼上斜时，另一只眼表现为下斜。DVD 患者是个例外，本例患者一眼注视时，另一眼均为外上斜视。除了 DVD 可以表现为任一眼均上斜（上漂）外，双眼对称性的垂直肌亢进或不足（包括上下直肌和上下斜肌）的患者，也会表现为一眼注视，另眼均上斜（或均下斜）；如双侧上斜肌麻痹患者，右眼注视，左眼上斜，左眼注视，右眼亦上斜。

病例 19：知觉性外斜 A 征（OS）

患者男，28 岁，因"左眼向外偏斜"20 年入院。患者约 3 岁时，左眼不慎受伤（具体不详），受伤后左眼视力很差，却一直未到医院诊治。8 岁起发现左眼向外偏斜，持续性，逐渐加重，无复视和代偿头位等，不伴有眼部红痛等不适。

全身检查无特殊。眼科检查：Vod：1.5；Vos：FC/15cm 不能矫正；右眼前节和眼底（−）。左眼结膜不充血，角膜中央 5mm×4mm 不规则白斑，前房深浅正常，瞳孔 1.5mm×2.5mm，呈竖椭圆形，晶状体混浊 $C_1N_2P_2$，眼底看不入。B 超检查左眼玻璃体（−），无视网膜脱离。眼位：左眼外斜 20°~25°；向上注视，左眼外斜 20°~25°；向下注视，左眼外斜 35°~40°。左眼注视不良，遮盖任何一眼均未出现该眼上漂现象。眼球运动：左眼内下转亢进 +3（图 19-1）。

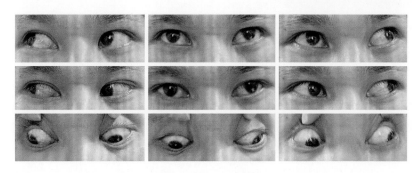

图 19-1　术前九方位外观照相:左眼外斜 20°~25°;向上注视,左眼外斜 20°~25°;向下注视,左眼外斜 35°~40°。左眼内下转亢进 +3

视野弧:

		远距离	近距离
右眼注视	左眼	外斜 22°	外斜 24°
左眼注视	左眼注视不良		

Krimsky 试验:XT40PD。

诊断:①知觉性外斜 A 征(OS);②角膜白斑(OS);③外伤性白内障(OS);④形觉剥夺性弱视(OS)。

治疗:拟行左眼外斜 A 征矫正术,说明手术不能提高视力,但可以改善外观,斜视可能复发。患者因经济困难拒绝手术。

病例点评:

(1) 知觉性外斜还是内斜:知觉性斜视临床上十分常见,是由于一只眼视力差(各种眼病和视路疾病等),长期不用后该眼发生偏斜,其眼球运动不受限,属于共同性斜视。一只眼视力差后是发生外斜,还是内斜并不清楚,其中绝大部分为外斜视,少数为内斜视。简单地说,小于 5 岁出现眼病的患者既可以是知觉性外斜视,也可以是知觉性内斜视;大于 5 岁出现眼病的患者,基本上是知觉性外斜视。

(2) 发病早与 A 征等:如果引起一只眼视力差的眼病发生时间早,即双眼单视功能尚未发育完全时发生的知觉性斜视类似于早期发病的共同性内(外)斜视,可以出现原发性下斜肌(或上斜肌)功能亢进、V 征(或 A 征)斜视、分离性垂直性偏斜(DVD)等,本例患眼受伤时间早(3 岁),出现了上斜肌功能亢进和 A 征。另外,睑裂形状也与 A-V 征的发生有关,通常睑裂内眦角与外眦角基本平行,如果内眦角低于外眦角(如本例),则容易发生 A 型斜视;如果外眦角低于内眦角,则容易发生 V 型斜视。

(3) 检查方法:知觉性外(内)斜视患者由于一眼的视力往往很差,注视不良,不能用三棱镜交替遮盖法测量斜视度,只能用三棱镜角膜反光法(Krimsky 试验)评估斜视度。然而,Krimsky 试验评估的斜视度并不十分准确。这时候,视野弧测量的结果更好。至今为止,依据光点在角膜上的位置评估斜视度的各种检测方法都是可靠的,因此我们一直没有放弃视野弧法这一简单实用的斜视度评估方法。

(4) 关于知觉性斜视的治疗:首先要看引起视力下降的眼病是否可以治疗,如果经过治疗可以恢复患眼的视力,则首先做恢复患眼视力的治疗,如角膜移植手术治疗角膜白斑、白内障手术和玻璃体视网膜手术等。如果患眼的病无法治疗,则可以手术矫正斜视以改善外观。本例患眼有严重的弱视,视力无法恢复。

(5) 手术治疗方法与手术量等:与一般的共同性内(外)斜视相同,但也有以下不同点:①手术眼一般选择在患眼;②由于术后一般不会恢复双眼单视功能,以外观改善为主要目的,不必特别关注旋转斜视,有些 A 征或 V 征也可不处理等;③大度数的内或外斜视可以做超常规的手术量,如内直肌后退可以达到 6mm 以上,从而可以通过一只眼的后退缩短术矫正大度数的斜视,术后眼球运动有一定的受限也可以接受。

(6) 术后外斜复发:过去认为知觉性外(内)斜视患者经手术矫正后容量复发,因为大部分患者的知觉性因素(一只眼视力差)仍然存在。事实上,这类患者的斜视复发确实比两只眼的视力都好的共同性斜视是要多一些,但成功率也可达到 70%~80%。斜视手术后,眼外肌的肌节等结构会出现一种适应性再分配,以保持眼外肌张力和各条肌肉之间的平衡,以至于术后的斜视度可维持相对稳定。

病例 20:继发性外斜 A 征(OU)

患者女,9 岁,因发现"右眼有时向外偏斜"5 年入院。患者 2 岁时因"婴幼儿性内斜视"在外院做"双眼内直肌后退术(手术量不详)",术后内斜治好了,一直没有复诊。4 岁起发现右眼有时候向外偏斜,有时为正位。自外斜视发生以来,斜视发生的频率逐渐增加,但一直没有配戴屈光矫正眼镜和进行健眼遮盖等弱视治疗,患者一直无复视,不伴有眼部红痛等不适。

全身检查无特殊。眼科检查:Vod:0.2 +2.25DS+1.25DC×95° 0.2;Vos:0.8 +3.00DS+0.75DC×98° 1.0;双眼鼻侧结膜有手术瘢痕,前节和眼底(-)。眼位:双眼可正位,自发或遮盖后出现右眼外斜 10°~15°;向上注视时,右眼外斜 5°~10°;向下注视时,右眼外斜约 20°。双眼轻度眼球震颤,遮盖任何一眼该眼均出现轻微上漂现象。眼球运动:双眼内下转亢进出 +2(图 20-1)。眼底照相:双眼内旋转斜视(图 20-2)。

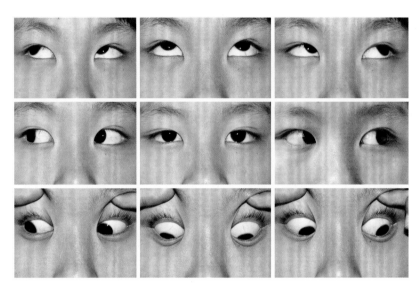

图 20-1   术前九方位外观照相:双眼可正位,自发或遮盖后出现右眼外斜 10°~15°;向上注视时,右眼外斜 5°~10°;向下注视时,右眼外斜约 20°;双眼内下转亢进 +2

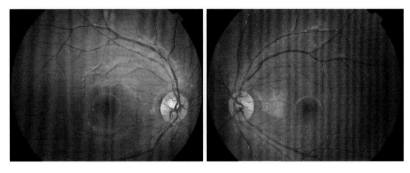

图 20-2   术前眼底照相:双眼轻度内旋转斜

视野弧:

		远距离	近距离
右眼注视	左眼	外斜 13°	外斜 10°
左眼注视	右眼	外斜 13°	外斜 10°

三棱镜遮盖试验:远距离:XT12PD;向上注视,XT8PD;向下注视,XT20L/R5PD。

第五篇　实际斜视病例报告(75 例)　507

近距离:XT10PD。

同视机检查:单眼抑制(10°同时知觉片);他觉斜角:-3°;上转 25°:-3°;下转 25°:-10°。AC/A=2.67。

双马氏杆检查:双眼均无旋转斜视。

立体视觉检查:远距离(Randot):无;近距离(Butterfly):无。

诊断:①继发性外斜 A 征(OU);②分离性垂直性偏斜(DVD)(OU);③弱视(OD);④屈光不正(OU)。

手术:全麻下行双眼上斜肌延长 10mm(缝线延长术)+ 右眼外直肌后退 10mm。

术后第 1 天,无复视,双眼正位,遮盖试验(-);无 A-V 征。眼球运动:右眼外转不足 -1(图 20-3)。术后眼底彩照:无内旋转斜(图 20-4)。

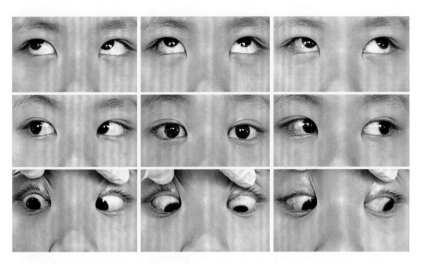

图 20-3　术后第 1 天眼位照相:双眼正位,遮盖试验(-),右眼外转不足 -1

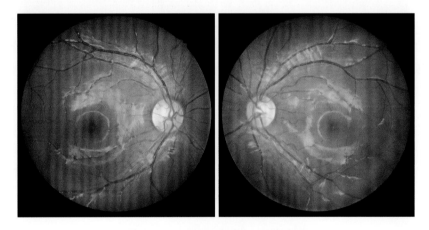

图 20-4　术后眼底照相:无内旋转斜

视野弧:

		远距离	近距离
右眼注视	左眼	内 5°	0°
左眼注视	右眼	内 5°	0°

三棱镜遮盖试验:远距离:ET5PD;向上注视,ET5PD;向下注视,ET5PD。

近距离:0PD。

同视机检查:到处同侧复视(10°同时知觉片);他觉斜角:+7°;上转 25°:+7°;下转 25°:+9°。

术后 3 个月复诊,双眼正位,遮盖试验(-);无 A-V 征;眼球运动正常(图 20-5)。继续进行戴镜、遮盖左眼 6h/d 和右眼弱视治疗。

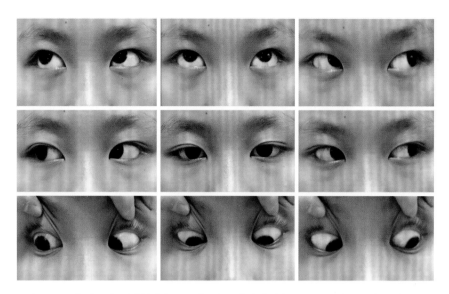

图 20-5　术后 3 个月眼位照相:双眼正位,遮盖试验(−);无 A-V 征;眼球运动正常

三棱镜遮盖试验:远距离:0L/R3PD;向上注视,0PD;向下注视,0L/R3PD;近距离:0PD。
同视机检查:到处同侧复视(10°同时知觉片);他觉斜角:+3°;上转 25°:+7°;下转 25°:+5°。
立体视觉检查:远距离(Randot):无;近距离(Butterfly):无。

病例点评:

(1) 小儿斜视术后随访:婴幼儿性内斜视术后可出现继发性外斜视,且由于发病时间早,常常并发有弱视、A-V 征、DVD,眼球震颤等。因此,术后宜密切随诊,发现问题及时处理。本例术后 2 年眼位矫正满意,即内斜术后有一段时间眼位是正常的,2 年后也只是有时出现右眼外斜,且度数不大,家长忽视了积极的术后随访,右眼矫正视力只有 0.2,耽误了弱视治疗时机。因此,所有学龄前接受斜视手术的患者,都要密切观察随访。越是手术效果好的患者,越容易认为眼病已"治愈",耽误弱视治疗时机。即使斜视手术前无弱视,也可能因为术后继发小度数的斜视而发生弱视,因此,无论术前视力如何,都要定期观察随访。

(2) 内下转亢进与内旋转斜:眼球运动检查时,内下转运动(上斜肌)的亢进很容易忽视,类似于内上转运动(下斜肌)亢进的检查,当双眼水平方向运动时,如果内转眼有下转则常常表明该眼上斜肌功能亢进;另外,反复对比处于外下转的眼和处于内下转的眼之间运动幅度的差别,处于内下转的眼更低则说明该眼上斜肌功能亢进。眼底照相显示有内旋转斜也支持上斜肌亢进,曾有学者定量测量双眼内旋转斜与双眼上斜肌亢进程度的关系,发现测量内旋转斜的量比上斜肌的亢进程度还要可靠。本例九方位外观照片没有反映真正的双眼内下转亢进(没照好)。

(3) 手术设计:对本例继发性外斜视的手术设计,如选择原已做过的内直肌复位,则手术效果的预测性较差;如选择原未做过的右眼外直肌后退,则仍可按水平斜视手术矫正量的原则设计。本例术前检查右眼外斜 10°~15°,三棱镜遮盖试验为 XT10~12PD,但曾用 Krimsky 角膜反光法测得右眼 XT40PD,家长主诉有时患者右眼外斜很明显。因此,我们选择右眼最大量的外直肌后退手术(10mm)。

(4) 有上斜肌亢进的 A 征手术治疗,我们目前选择不可吸收缝线连接的上斜肌延长术,一般后退(延长)6~12mm,缝线连接延长术比硅胶连接延长简单方便。而较少用以前的上斜肌断腱术。因为上斜肌断腱术有时并发术后上斜肌麻痹和从 A 型斜视变为 V 型斜视,再手术时十分困难。当患者双眼单视功能良好时,一般不要做上斜肌的减弱手术,以免出现向下方注视时明显的旋转性复视。

(5) 弱视治疗:本例术后眼位矫正十分理想,但患者只有 9 岁,仍然处于视觉发育期,要坚持密切随诊,积极治疗右眼的弱视,包括配戴屈光不正矫正眼镜、遮盖健眼和其他弱视治疗方法等。切记,在斜视和弱视这两者的治疗方面,弱视治疗是第一位的。

病例 21：分离性垂直性偏斜(OU)；分离性水平性偏斜(OU)；假性外斜 A 征

患者男,18 岁,因"左眼向外偏斜"5 年入院。患者 5 年前无任何原因出现左眼外斜和上斜,有时明显,有时不明显,有时为右眼外斜和上斜,逐渐加重。无复视和代偿头位等,不伴有眼部红痛等不适。

全身检查无特殊。眼科检查:Vod:0.9 +0.50DS−0.75DC×170 1.0;Vos:0.7 −0.50DS−0.50DC×160 1.0;双眼前节和眼底(−)。眼位:右眼注视,左眼外斜 15°~25° 上斜 5°~15°;左眼注视,右眼外斜 10°~20° 上斜 5°~15°;可交替注视,但以左眼斜为主,双眼外斜和上斜均变化大,以缓慢漂移斜视为主。无明显 A-V 征。遮盖任何一眼(或半透明板下)均出现该眼明显上漂和外漂现象(图 21-1A,B),双眼有轻度水平性眼球震颤;歪头试验(−)。眼球运动:正常。眼底照相:双眼无明显旋转斜(图 21-2)。

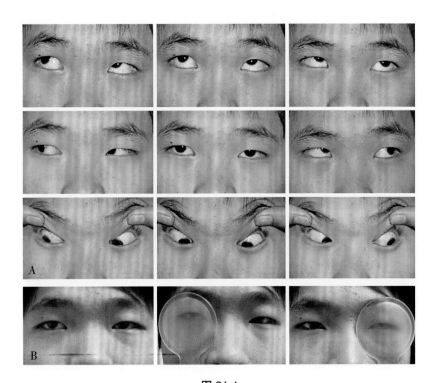

图 21-1

A.术前九方位外观照相;B.术前二方位照相和半透明板照相:右眼外斜 10°~20°
上斜 5°~15°;任一眼在半透明板下均出现该眼明显上漂和外漂。眼球运动正常

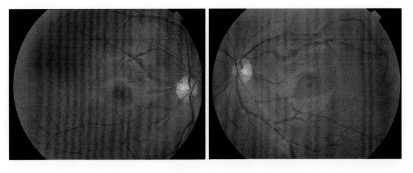

图 21-2　术前眼底照相:双眼无旋转斜

视野弧：

		远距离	近距离
右眼注视	左眼	外斜 27° 上斜 15°	外斜 18° 上斜 15°
左眼注视	右眼	外斜 15° 上斜 15°	外斜 19° 上斜 15°

三棱镜遮盖试验：远距离：

正前方：RXT40R/L25PD；　　　　　LXT40L/R25PD

向上注视：RXT40R/L25PD；　　　　LXT40L/R25PD

向下注视：RXT45R/L25PD　　　　　LXT45L/R25PD

近距离：

RXT40R/L25PD；　　　　　　　　　LXT40L/R25PD

同视机检查：单眼抑制(10°同时知觉片)；交替灭灯时，被灭灯眼均明显上漂；他觉斜角：−10°；上转 25°：−10°；下转 25°：−12°。

诊断：①分离性垂直性偏斜(OU)；②分离性水平性偏斜(OU)；③屈光不正(OU)。

手术：全麻下行双眼外直肌后退 8mm+ 双眼上直肌后退 9mm。

术后第 1 天，主诉无复视。交替内斜 5°~10°；无垂直斜视；遮盖任一眼仅轻微上漂。眼球运动：双眼外转不足 −1(图 21-3)。

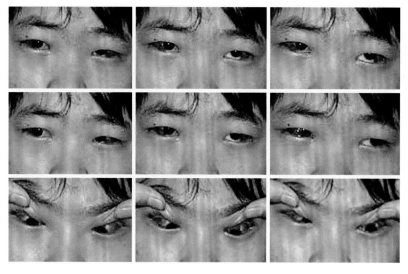

图 21-3　术后第 1 天眼位照相：交替内斜 5°~10°；双眼外转不足 −1

视野弧：

		远距离	近距离
右眼注视	左眼	内斜 10°	内斜 5°
左眼注视	右眼	内斜 11°	内斜 5°

三棱镜遮盖试验：远距离：ET18PD；近距离：ET18PD。

同视机检查：单眼抑制(10°同时知觉片)；他觉斜角：+15°；上转 25°：+15°；下转 25°：+15°。

术后 2 个月，双眼正位，遮盖试验示双眼均轻度外隐斜；遮盖任一眼仅轻微上漂；眼球运动不受限。

病例点评：

(1) 发生率：分离性偏斜临床上十分常见，约占斜视手术患者中的一半(50%)，尽管其发生机制不明，但肯定与双眼单视功能不良有关。因为大部分需要斜视手术的患者双眼单视功能差，所以分离性偏斜在手术患者中的占比较高，尤其是在婴幼儿性内(外)斜视患者发病率高。然而，大部分患者的分离性偏斜不是很明显,并不需要手术矫正。文献中报道分离性偏斜发生率差别大,主要原因是有些作者检查仔细,很多轻微的患者都查出来了,而有些作者只查出明显的患者,所以其发生率低。

(2) 基本特点:分离性偏斜包括分离性垂直性偏斜(DVD)、分离性水平性偏斜(DHD)和分离性旋转性偏斜(DTD)。其中分离性垂直性偏斜诊断较容易,遮盖一眼后或在半透明板下可见该眼缓慢上漂,去遮盖后回复原位是其主要特征;而分离性水平性偏斜与间歇性外斜视容易混淆,主要鉴别要点是分离性偏斜遮盖后外斜缓慢发生,去遮盖后回复原位也较缓;另外,双侧的外斜程度不一致,以至于做三棱镜遮盖试验检查时,会出现一眼中和、另一眼未中和/或已出现由内向中的转动(即反转点,也是反转试验阳性)。

(3) 诊断要点:诊断分离性偏斜主要依据遮盖一眼后,该眼缓慢上漂(或外漂,外旋),去遮盖后该眼下漂(或内漂,内旋),然后回复到原在位。如果在患者的一只眼前置红玻璃片,患者能看到红光与白光,则表现为红光像一直低于白光像。当患眼缓慢上漂后,如果在注视眼前置一中性滤光片以减弱注视眼的视力,则缓慢上漂的患眼又恢复到原在位。

(4) 如何诊断轻微的分离性偏斜:一般来说,明显的分离性偏斜很容易诊断,轻微的患者则需要在同视机检查他觉斜角时,中和眼位后,可见到灭灯的眼轻微的上漂,开灯的眼则从轻微的上漂位回到原位。或者在做三棱镜遮盖试验检查斜视度时,用三棱镜中和患者的斜度后,仔细观察会发现被遮盖的眼有轻微的上漂,去遮盖的眼有轻微的从上漂位回复到原位。这两种方法都需要我们十分仔细观察,否则就忽视了,这也就是上面提到的为什么不同的学者报道分离性偏斜发生率不同的原因之一。

(5) 手术选择:分离性垂直性偏斜的量小于10PD时不需要手术治疗。手术治疗方法以上直肌后退为主,后退量宜大,一般为7~10mm;伴有下斜肌亢进者则做下斜肌前转位术,在颞下象限将下斜肌切断后,其鼻侧端移位到下直肌颞侧止端处,术后复发十分明显的患者还可做下直肌缩短术。总之,减弱患眼上转的力量和加强患眼下转的力量的手术都有助于改善分离性垂直性偏斜。分离性水平性偏斜则选择外直肌后退术。本例采用双眼对称性上直肌后退9mm和外直肌后退8mm取得了较好的手术效果。

(6) 只是改善,不是治愈:无论采用什么手术方法,一般来讲,分离性偏斜的患者不能在手术后完全治愈,只是改善。这点也要求医生在术前与患者沟通讲明。

(7) 假性下斜肌功能亢进:分离性垂直性偏斜容易出现假性内上转亢进,如本例,按常规检查可见双眼内上转明显亢进,实际上是不亢进(图21-4)。其原因是当患者向右上或左上方注视时,一只眼因鼻子的遮挡出现上斜,类似于下斜肌亢进;鉴别的方法是让内上转眼注视视标,这时会出现双眼运动一致;如果有真正的下斜肌功能亢进,则此时外上转的另一眼会出现下斜。

(8) 假性外斜A征:分离性水平偏斜也容易出现假性外斜A征(图21-5)。其原因是向下方看时,有时鼻子的

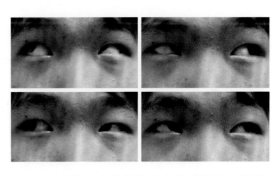

图21-4 假性内上转亢进:上2张图片显示双眼内上转明显亢进,当患者向右上或左上方注视时,一只眼因鼻子的遮挡出现上斜,类似于下斜肌亢进;下2张图片显示让内上转眼注视视标时,双眼运动一致

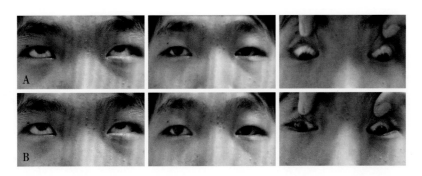

图21-5 假性外斜A征:患者并无A征(A);但向下方看时,有时鼻子的阻挡会使一只眼外斜,类似于外斜A征(B)

阻挡会使一只眼外斜,类似于外斜 A 征。检查时只要不出现鼻子的遮挡,就不会出现一只眼外斜,就不会导致 A 征的表现。

病例 22:先天性特发性眼球震颤(OU)

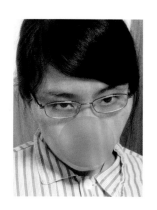

患者女,19 岁,因"双眼视力差伴低头视物"19 年入院。患者父母发现患者自出生即喜欢低头视物,双眼不自主震动,视力较正常人差,且右眼有时向内偏斜。不伴有眼部红痛和重影等。14 年前曾在当地医院验光,并配镜 2 年,戴镜后头位有所改善,视力有提高。但以后未再诊治过。既往健康。家族史(−)。

眼科检查:Vod:0.12 +3.50DS−5.50DC×180 0.2;Vos:0.25 +3.00DS−5.00DC×15 0.4;双眼眼压、眼前节和眼底(−)。眼位:镜下裸眼均双眼正位,有时右眼内斜 5°~15°;无明显 A-V 征。双眼水平性眼球震颤,向上注视时,眼球震颤减轻,当患眼右眼内斜 10°~15°时,眼球震颤亦明显减轻;患者视物时主要采用下颌内收的代偿头位,伴轻度的头歪头右肩,面转向左(图 22-1)。遮盖任何一眼均出现该眼轻度上漂。眼球运动:双眼各个方向均无受限(图 22-2A,B)。双眼 OCT 检查:黄斑结构正常。

图 22-1　患者的代偿头位:主要是下颌内收,伴轻度的头歪头右肩,面转向左

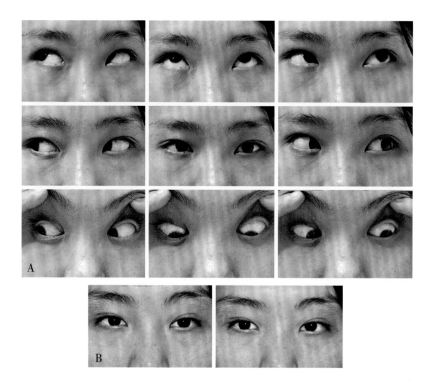

图 22-2
A. 术前九方位眼位照相;B. 术前二方位眼位照相:双眼正位,有时右眼内斜 5°~15°;当患眼右眼内斜 10°~15°时,眼球震颤明显减轻

视野弧:

		远距离	近距离
右眼注视	左眼	内斜 6°	内斜 3°
左眼注视	右眼	内斜 15°	内斜 10°

三棱镜遮盖试验(PD):远距离:ET 25(正前方,上方和下方均为 25);近距离:ET 18。

DVD 定量检查:OD=OS=10PD。

同视机检查:单眼抑制(10°同时知觉片),他觉斜角 +18°;上转 25°:+18°;下转 25°:+20°;交替熄灭任一眼灯时均出现该眼轻度上漂。AC/A=2.67。

立体视觉检查:远距离(Randot):无;近距离(Butterfly):无。

诊断:①先天性特发性眼球震颤(OU);②分离性垂直性偏斜(OU);③弱视(OU);④屈光不正(OU)。

手术:全麻下行双眼上直肌后退 7mm。术中肌止解剖测量:右上直肌,肌止宽 9.0mm,肌止距角膜缘距离(从鼻侧,中央到颞侧),7.0mm、7.0mm、9.0mm;左上直肌,肌止宽 9.0mm,肌止距角膜缘距离(从鼻侧,中央到颞侧),6.5mm、6.0mm、7.5mm。

术后第 1 天,主诉无复视,无低头视物代偿头位。双眼正位,有时右眼内斜 10°~15°,此时,双眼球震颤减轻;遮盖任一眼该眼轻度上漂,右眼稍明显。眼球运动:双眼外上转不足 –1(图 22-3)。

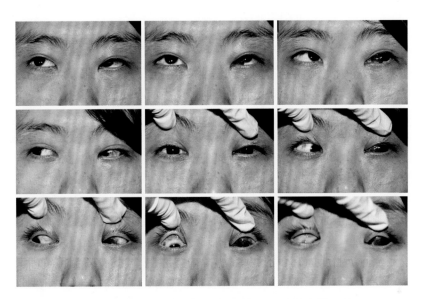

图 22-3　术后第 1 天眼位照相:双眼正位,双眼外上转不足 –1

术后 6 个月电话随访,主诉无复视,基本上无低头视物等代偿头位,眼球运动良好。

病例点评:

(1) 先天性特发性眼球震颤有代偿头位的患者可通过眼外肌手术改变眼位来矫正。大部分患者为面向左或右转的代偿头位,少数为垂直性或头歪向右 / 左肩的代偿头位。手术原则是将眼位移向头位的方向;如面向右转,将双眼向右侧移位,即右眼内直肌后退 / 外直肌缩短 + 左眼外直肌后退 / 内直肌缩短;头低位,将双眼向下移位,即双眼上直肌后退(如本例)/ 下直肌缩短。

(2) 手术量按头位大小估计,通常当头位在 10° 以内时,宜用三棱镜治疗,双眼三棱镜的底均朝向代偿头位的方向,如面向右转,双眼三棱镜的底均朝向右侧,矫正量双眼分担;头位在 20° 以内时,可选择每眼一条直肌后退术,如面向右转 15°,做右眼内直肌后退 5mm,左眼外直肌后退 7mm,因为内直肌的力量强于外直肌,所以内直肌后退的量要少一点;当头位大于 20° 时,可选择每眼一条直肌后退 + 一条直肌缩短,如面向右转 30°,做右眼内直肌后退 5mm,外直肌缩短 8mm,左眼外直肌后退 7mm,左眼内直肌缩短 6mm,这就是通常应用最多的"5,6,7,8"方法。

(3) 本例水平位有时内斜,当出现内斜时,眼球震颤减轻,是由于集合时眼震减轻所致,不宜做水平肌手术去矫正这种内斜。

(4) 如患者伴有斜视,则矫正斜视的同时,要考虑斜视手术对眼球震颤的影响。要采用主视眼的移位来矫正眼球震颤的代偿头位,非主视眼的手术来矫正斜视。有时这种眼球震颤头位的矫正与斜视矫正一致,有时刚好相反,要认真设计好手术方案。

（5）细小的先天性特发性眼球震颤肉眼不容易观察到，容易误诊。因此，对有代偿头位的患者，当斜视专科检查无法解释这种头位时，宜做眼动仪检查（或眼震仪），以详细记录眼球运动的状态，有利于分析各种不同的眼球震颤类型。

（6）如果不是先天性特发性眼球震颤，如白化病和其他出生后早期眼病引起的知觉性眼球震颤，则不宜做这类手术治疗。然而，少数知觉性眼球震颤患者也有代偿头位，也可选择类似的眼外肌手术矫正头位。

（7）少数学者对没有代偿头位的先天性特发性眼球震颤患者也做眼外肌的手术，以减轻眼球震颤，提高视力。如破坏4条直肌肌腱处的眼外肌感受器（做简单的直肌肌腱切断再缝合），4条直肌大度数同时后退术等。目前，国内外学对这些手术的疗效尚有争论。

假性斜视（病例23~26）

临床上，经常有患者因"斜视"就诊，其实是假性斜视，不需要治疗，下面有几个典型的病例。

病例 23：内眦距宽引起的"假性内斜视"

患儿男，1岁，家长和邻居发现小儿"内斜"，其实是因内眦距离宽，达38mm（正常成人内眦距离为30~35mm，平均34mm），给人以"内斜"的外观（图23-1）。鉴别的要点是：角膜反光法检查显示双眼反光点都位于角膜中央，而且遮盖试验（-）。

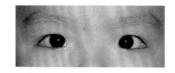

图 23-1　双眼外观照相：内眦距宽引起的"假性内斜视"

病例点评：

（1）国人小儿鼻根部扁平，内眦赘皮和内眦距离宽比较多，这些改变使之在外观上"内斜"，这时，可以教小儿的家长看角膜反光以区别真假内斜视。

（2）临床上，还有不少其他假性斜视的就诊小儿：①患儿歪头视物：歪头的诊治比较复杂，麻痹性或限制性斜视以及先天性特发性眼球震颤等确实令患者有代偿头位，但也有更多的情况是小儿有散光等屈光不正和不良的习惯姿势。其他包括颈部骨骼和肌肉病变、一只耳朵听力差、四肢和躯干骨骼等病变都会产生身体和头位的异常。②很多家长将患儿向一侧注视时，内转眼误认为是内斜视，或将外转眼误认为是外斜视。

（3）双侧睑裂的形状也会造成假性斜视的外观（图23-2）。患儿除了双眼内眦间的距离稍宽以外，上睑弧度的最高点偏内侧，给人以明显的"内斜"外观。其实，角膜反光法显示双眼正位。其他如角膜大小的改变、内眦和外眦等的移位、眼睑退缩和面部形状改变等都可能造成假性斜视的外观。

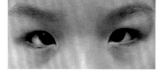

图 23-2　假性内斜视：患儿上睑弧度的最高点偏内侧，形成假性内斜视

病例 24：黄斑异位（早产儿视网膜病变）引起的假性外斜视

患者女，6岁，自出生后8个月左右发现双眼都"外斜"，斜视程度一直没有变化，以右眼明显，要求手术矫正。患儿为早产，有吸氧史。家族史（-）。

双眼矫正视力均为0.2，双眼前节（-）。九方位眼外观照相显示第一眼位双眼均处于外斜位，其中右眼外斜20°~25°，左眼外斜10°~15°，遮盖试验（-）。眼球运动不受限（图24-1）。眼底照相显示双眼视盘欠圆，色较淡，血管集中处于颞侧，有薄纱样纤维膜牵拉，黄斑位置明显向颞侧移位（图24-2）。

这个病例外观上确实有外斜，还很明显，尤其是右眼。但这是由于黄斑位置向颞侧明显移位造成的，患者需要将眼球移到处于外转位才能使黄斑正对前方视物。鉴别的要点是：遮盖试验（-），即单眼遮盖和双眼交替遮盖试验时，患者的双眼均不动。这时不能进行斜视手术，如果强行将处于外斜位的眼球矫正，

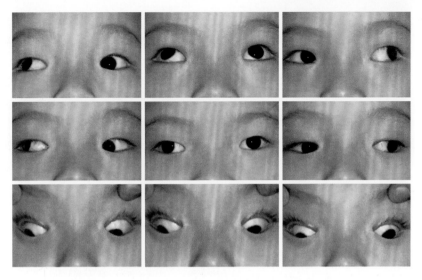

图 24-1　黄斑异位引起的假性外斜视:九方位眼外观照相显示第一眼位双眼均处于外斜位,其中右眼外斜 20°~25°,左眼外斜 10°~15°

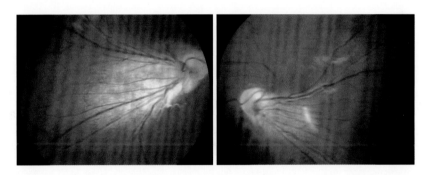

图 24-2　眼底照相:双眼视盘欠圆,色较淡,血管集中处于颞侧,有薄纱样纤维膜牵拉,黄斑位置明显向颞侧移位

患者还会斜回去。

病例点评:

黄斑异位引起的假性外斜视或外下斜视近些年有增多趋势,发生原因最常见的有两种疾病:一种为早产儿视网膜病变(如本例);另一种为家族性渗出性玻璃体视网膜病变。前者发生于早产儿,常常有吸氧史;后者随着人们认识的加深,逐渐增多,注意询问家族史并仔细检查双侧视网膜周边部的血管异常。下面的病例类似,不同是的由于每只眼采用视网膜注视点的不同,表现为一眼假性外斜视,另一眼假性内斜视。

病例 25:先天性黄斑移位引起的假性外斜视和假性内斜视

患者男,1 岁 3 个月,自出生后 6 个月发现双眼都"斜视",看近物头歪向右肩。

双眼前节(−)。眼外观照相显示第一眼位右眼外斜 20°~25°,左眼内斜 25°~30°;单眼遮盖和交替遮盖试验(−),即右眼是采用外斜位 20°~25°注视正前方视标,左眼是采用内斜位 25°~30°注视正前方视标(图 25-1A)。双眼明显不规则性眼球震颤,无快慢相之分。眼球运动不受限。眼底照相显示右眼黄斑向颞侧移位,血管集中处于颞侧,有薄纱样视网膜前纤维膜;左眼视盘颞侧有一束纤维血管皱襞,颞侧视网膜不规则萎缩灶,该眼采用视盘鼻侧的视网膜作为注视点(图 25-1B)。

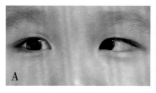

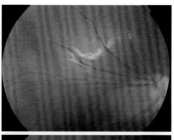

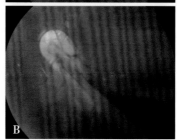

图 25-1　先天性黄斑移位引起的假性外斜视和内斜视:眼位照相示右眼外斜,左眼内斜(A)。是由于右眼黄斑向颞侧移位,左眼颞侧视网膜有纤维血管皱襞和萎缩灶(B),需采用视盘鼻侧的视网膜作为注视点造成

这个病例外观上确实有右眼外斜,左眼内斜,都很明显。与第 2 例类似,这是由于右眼黄斑向颞侧移位,患者需要将眼球移到处于外转位才能使黄斑正对前方视物。而左眼则由于颞侧视网膜有纤维血管皱襞和萎缩灶,需采用视盘鼻侧的视网膜作为注视点造成。

病例 26:先天性黄斑缺损引起的假性内斜视

患者男,20 岁,自出生后 2 岁左右发现双眼都"内斜",斜视程度一直没有变化,要求手术矫正。

双眼矫正视力均为 0.04,双眼前节(-)。眼外观照相显示第一眼位左眼内斜 15°~20°。但遮盖左眼,右眼却以内斜 10°~15°注视正前方视标;同样,遮盖右眼,左眼也是以内斜 10°~15°注视正前方视标(图 26-1)。交替遮盖试验显示双眼均从外向内移动。眼球运动不受限。眼底照相显示双眼颞侧视网膜和脉络膜(包括黄斑)大片圆形缺损,露出白色的巩膜,患者采用视盘鼻侧的视网膜作为注视点(图 26-2)。

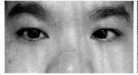
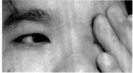
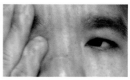

图 26-1　眼外观照相:左眼内斜 15°~20°,但遮盖左眼,右眼却以内斜 10°~15°注视正前方视标;同样,遮盖右眼,左眼也是以内斜 10°~15°注视正前方视标

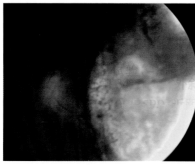
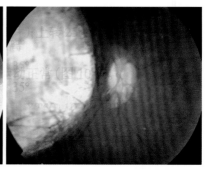

图 26-2　眼底照相:双眼颞侧视网膜和脉络膜(包括黄斑)大片圆形缺损

这个病例外观上确实有内斜,还很明显。与第2例类似,这是由于黄斑缺损,该处无功能,患者采用视盘鼻侧的视网膜作为注视点造成的,相当于患者的"黄斑"移到了鼻侧视网膜上,需要将眼球移到处于内转位才能使黄斑正对前方视物。鉴别的要点是:遮盖一眼,让患者单眼视物,此时患者会采用内斜位视物。交替遮盖试验时,患者双眼均从外向内移动,从斜视的概念分析,患者实际上是假性内斜视伴真性外斜视。这时不能进行斜视手术,如果强行将处于内斜位的眼球矫正,患者还会斜回到内斜位。

病例 27:展神经全麻痹(OD,外伤性)

患者男,34岁,因"受伤后右眼向内偏斜伴复视"1年入院。患者1年前工作时不慎从高处跌落地面,摔伤头部昏迷半小时,伴全身多处软组织挫伤,右眉弓亦有皮肤伤口。醒后随即发现右眼向内偏斜了,右眼向右转动不能,伴视物重影。视力未受影响。视物时面部常转向右侧。自受伤来,一直无眼部红肿和疼痛等不适。曾用活血化瘀和神经营养药物等治疗无效果。眼眶CT眶内未发现有异常。既往健康。

眼科检查:Vou:1.5;双眼眼压、双眼前节和眼底(−)。眼位:右眼内斜15°~20°,右眼不能在第一眼位注视,当右眼以内斜10°~15°位注视时,左眼内斜25°~30°;无A-V征。眼球运动:右眼外转不足 −4(图27-1)。代偿头位:面转向右侧。

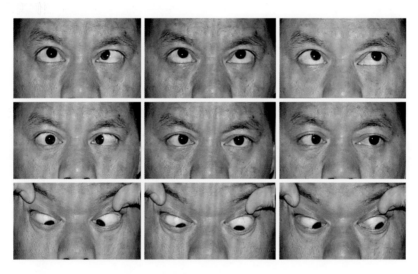

图 27-1　术前九方位眼位照相:右眼内斜 15°~20°,右眼外转不足 −4

视野弧:

		远距离	近距离
右眼注视	右眼	不能注视正前方	
左眼注视	右眼	内 25°	内斜 15°

三棱镜遮盖试验:远距离:ET50PD;近距离:ET30PD。

同视机检查:融合点:+30°Ex4°= 他觉斜角(10°同时知觉片);融合范围:+27°~+37°;Ⅲ°片有立体视觉。

+33°Ex4°		+16°Ex4°
+35°Ex4°	+25°Ex4°	+16°R/L1°
+35°R/L2°Ex4°		+16°R/L4°Ex4°
	左眼注视	
不能注视		+37°R/L1°Ex4°
不能注视	不能注视	+37°Ex4°
不能注视		+37°Ex4°
	右眼注视	

诊断:展神经全麻痹(OD,外伤性)。

手术:全麻下行右眼内直肌后退 5mm+ 上直肌颞侧半和下直肌颞侧半分别移位到外直肌止点的上方和下方,同时做上下直肌颞侧半各缩短 3mm。

术后第 1 天,主诉正前方无复视。双眼正位,但当用右眼注视时,左眼外斜 5°~10°;眼球运动:右眼外转不足 –2,内转不足 –2(图 27-2)。

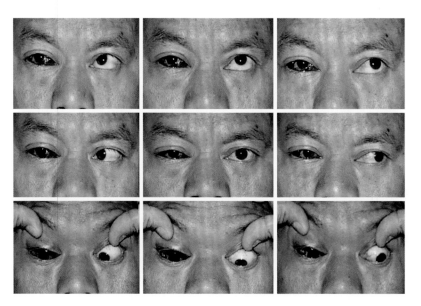

图 27-2   术后第 1 天眼位照相:双眼正位,右眼外转不足 –2,内转不足 –2

术后 4 个月复诊,患者主诉向右侧周边注视时有复视,正前方和向左侧注视无复视。Vou:1.5;双眼正位,遮盖试验(–);眼球运动:右眼外转不足 –3,内转不足 –1(图 27-3)。

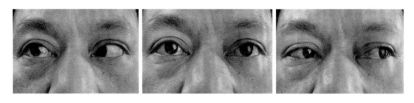

图 27-3   患者术后 4 个月眼位照相:双眼正位,遮盖试验(–);右眼外转不足 –3,内转不足 –1

同视机检查:融合点:+1°= 他觉斜角(10°同时知觉片);融合范围:–3°~+15°;Ⅲ°片有立体视觉。

病例点评:

(1) 颅脑挫伤容易发生单侧或双侧展神经麻痹,因为展神经在颅底的走行距离长,挫伤时容易被伤及。展神经麻痹的诊断容易,患眼内斜视,患眼外展运动受限;患眼注视时健眼的内斜度(第二斜视角)大于健眼注视时患眼的内斜度(第一斜视角);因为外直肌在远距离视物时起作用大,患眼远距离的内斜度大于近距离的内斜度(如本例)。当保守治疗半年到 1 年仍未恢复时,需要手术矫正。当患者外展不能过中线时,称为展神经(或外直肌)全麻痹;当患眼外展能过中线时,称为展神经(或外直肌)不全麻痹。

(2) 保守治疗期间除服用神经营养药物和血管扩张剂等外,还可以在患眼内直肌局部注射肉毒杆菌毒素治疗,以减轻或消除复视和防止内直肌痉挛,小度数的内斜可通过配戴三棱镜消除复视。中药和针灸治疗也有一定的疗效。另外,消除复视最简单实用的方法是遮盖一眼,为了外观方便,遮盖一眼时可以只遮盖中央小块位置,或在太阳镜后贴膜遮盖。

（3）手术选择：当患者为展神经全麻痹，内直肌无痉挛者，可以做上直肌和下直肌全移位到外直肌止点上下方处；内直肌有痉挛者，做内直肌后退＋上直肌颞侧半和下直肌颞侧半移位到外直肌止点上下方处（如本例）；残余内斜可做健眼内直肌后退或外直肌缩短，或患眼外直肌缩短，即使外直肌完全无功能，缩短后的机械作用也可矫正部分内斜视。展神经全麻痹的手术治疗可能需要二次或二次以上手术，而且，手术很难恢复患眼的外展功能，即使手术十分成功，患者在向患眼侧注视时仍然有水平性复视（如本例），这些在手术前需要与患者进行详尽的沟通。

（4）我们发现即使外直肌完全无功能，做患眼内直肌后退＋外直肌缩短也是较好的选择；不过，手术量要加大，通常内直肌需要后退 6~9mm，外直肌需要缩短 10~12mm，以术后第一天过矫 10°~15° 为宜，以后会逐渐回复到正位，部分患者可以恢复一些外展的功能。如果第一次术后仍残余内斜度，可通过第二期做上下直肌部分移位术矫正。

病例 28：外直肌全麻痹（外伤性，OD）

患者男，25 岁，因"车祸后右眼向内偏斜"9 个月入院。患者 9 个前因车祸致昏迷（具体不详），右眼向内斜视，视物有双影，右眼向右不能转动，常采用面部向右转的代偿头位。自起病来，内斜经神经营养等药物治疗一直无好转。不伴有眼部红痛等不适。

全身检查无特殊。眼科检查：Vod：0.8 −0.25DS−0.50DC×115 0.8；Vos：1.0 −0.50DC×20 1.0；双眼前节和眼底（−）。眼位：右眼内斜 30°~35°下斜 5°左右，右眼不能在第一眼位注视，当尽量用力右眼向前注视时，左眼内斜大于 45°。无明显 A-V 征。眼球运动：右眼外转不足 −4（图 28-1）。

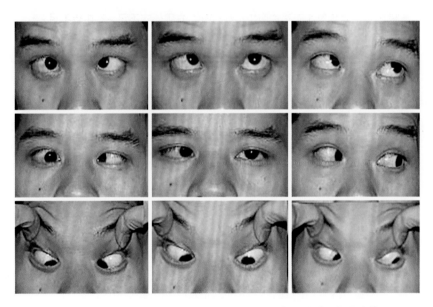

图 28-1　术前九方位眼位照相：右眼内斜 30°~35°下斜 5°左右，右眼外转不足 −4

视野弧：

		远距离	近距离
右眼注视	左眼	右眼不能在第一眼位注视	
左眼注视	右眼	内斜 40°低 3°	内斜 30°低 3°

三棱镜遮盖试验：远距离：正前方：ET50+10 L/R5PD；向上注视：ET50+10 L/R5PD；向下注视：ET50+10 L/R4PD。近距离：ET50 L/R5PD。

同视机检查：融合点：+30°L/R4°＝ 他觉斜角（10°同时知觉片）；上转 25°：+30°L/R4°；下转 25°：+27°L/R4°；Ⅱ°片无融像功能；Ⅲ°片无立体视觉功能。

+40°L/R10°In4°		+24°L/R3°In4°
+37°L/R5°	+30°L/R2°	+23°
+37°L/R2°In4°		+27°L/R1°In4°
	左眼注视	
不能注视		+57°L/R11°
不能注视	不能注视	+52°L/R7°
不能注视		+52°L/R8°
	右眼注视	

诊断:①外直肌全麻痹(外伤性,OD);②屈光不正(OU)。

手术:全麻下行右眼内直肌后退 6mm+ 外直肌缩短 10mm。

术后第 1 天,主诉有水平性交叉性复视。交替外斜 5°~10°L/R 5°左右;无 A-V 征。眼球运动:右眼外转不足 −2,内转不足 −2(图 28-2)。

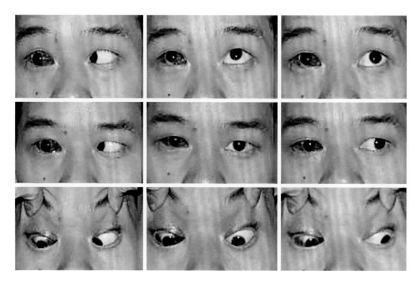

图 28-2　术后第 1 天眼位照相:交替外斜 5°~10°L/R 5°左右;右眼外转不足 −2,内转不足 −2

视野弧:

		远距离	近距离
右眼注视	左眼	外斜 15°高 3°	外斜 15°高 3°
左眼注视	右眼	外斜 15°低 4°	外斜 15°低 3°

三棱镜遮盖试验:远距离:XT25L/R4PD;近距离:XT25L/R4PD。

同视机检查:融合点:−11°L/R4°= 他觉斜角(10°同时知觉片);上转 25°:−11°L/R4°;下转 25°:−11°L/R4°;Ⅱ°片无融像功能;Ⅲ°片无立体视觉功能。

−3°L/R7°In2°		−25°L/R8°In1°
+0°L/R6°	−11°L/R6°	−23°L/R6°
−1°L/R6°In2°		−5°L/R6°In2°
	左眼注视	
+5°L/R6°		不能注视
+10°L/R5°	−2°L/R5°	不能注视
+10°L/R3°		不能注视
	右眼注视	

术后 2 个月复诊,主诉正前方和向左侧注视无复视。双眼正位,遮盖试验(-);眼球运动:右眼外转不足 -2(图 28-3)。

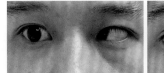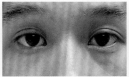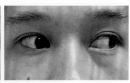

图 28-3　术后 2 个月眼位照相:双眼正位,右眼外转不足 -2

病例点评:

(1) 一侧或双侧展神经麻痹引起一眼或双眼外展受限在颅脑外伤中较常见,因为展神经在颅内行径较长,受外伤冲击容易受损伤。本病诊断较容易,即表现为患眼内斜和外转障碍,有水平性同侧性复视,向患眼外侧注视时,复像距离最大。因为部分患者的外展功能可逐渐恢复,一般要保守治疗 6 个月到 1 年,仍无恢复才考虑手术矫正。在这期间,除服用神经营养药、多种维生素和血管扩张药等外,还可拮抗肌(患眼内直肌)局部注射肉毒杆菌毒素以改善复视和防止内直肌的挛缩。据我们的观察,展神经麻痹的病因中,中青年的外伤和中老年的脑部微血管病变(如高血压和糖尿病等)是两大主要原因,外伤引起者,完全恢复者较少,脑部微血管病变引起者,完全恢复者较多。

(2) 通常对外直肌全麻痹的病例,手术方法是患眼内直肌后退 + 上、下直肌部分移位术或上、下直肌与外直肌的联结术(Jensen 术)。然而,我们发现这种手术最终远期效果是患眼仍然不能外转,回退病例较多,再次手术不容易,以致往往需要多次手术,且效果也有限。而简单的内直肌后退 + 外直肌缩短同样可达到类似的效果,手术简单,可预测性好,再次手术也较容易,如本例其手术效果与患眼内直肌后退 + 上下直肌部分移位的效果类似。如再次手术时,还可做上下直肌部分移位术等。

(3) 由于外直肌无功能,这种后退缩短以过矫 10°~15° 为好,以后眼位还会有一定程度的回退。

(4) 对这种完全性外展麻痹,要向患者交代,无论如何术后也不能完全恢复患眼的外转功能,只能有所改善,患者术后最好的结果多数是第一眼位正位,正前方和向左右两侧一定范围内无复视,内转较术前差点,外转较术前好一点,向术眼侧外转时仍然有复视。

病例 29:外直肌全麻痹(OS)

患者女,58 岁,因"左眼向内偏斜"10 年余入院。患者 10 余年前因"多发性神经根炎"出现左眼内斜,且逐渐加重,有视物重影,左眼向左侧转动不能。近 2 年来,左眼内斜一直无变化,不伴有眼部红痛等不适。患"糖尿病"4 年,用药物控制良好。

眼科检查:Vod:1.2 Plano;Vos:0.8 +0.50DS+0.25DC×90 1.0;双眼前节和眼底(-)。

眼位:左眼内斜 >45°,无明显 A-V 征。眼球运动:左眼外转不足 -4(图 29-1)。

三棱镜遮盖试验:远距离:ET50+20PD;近距离:ET50+15PD。

同视机检查:融合点:+52°R/L4°= 他觉斜角(10°同时知觉片);融合范围:+48°~+60°;Ⅲ°片无立体视觉。

诊断:①外直肌全麻痹(OS);②屈光不正(OS)。

手术:全麻下行左眼内直肌后退 5mm+ 外直肌缩短 10mm。

术后第 1 天,主诉无复视。双眼正位,遮盖试验示双眼轻度内隐斜;无 A-V 征。眼球运动:左眼外转不足 -1,内转不足 -1(图 29-2)。

视野弧:

		远距离	近距离
右眼注视	左眼	内斜 3°	内斜 3°
左眼注视	右眼	内斜 2	内斜 2°

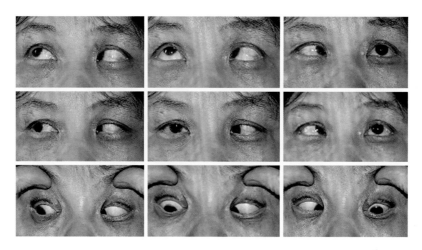

图 29-1　术前九方位眼位照相:左眼内斜 >45°,左眼外转不足 −4

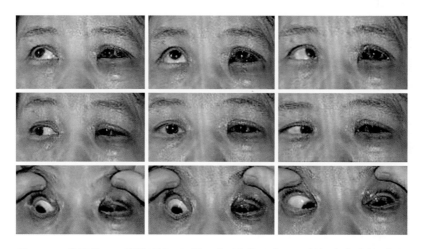

图 29-2　术后第 1 天眼位照相:双眼正位,遮盖试验示双眼轻度内隐斜;左眼外转和内转均不足 −1

　　三棱镜遮盖试验:远距离:ET6PD;近距离:ET5PD。

　　同视机检查:融合点:+5°R/L1°= 他觉斜角(10°同时知觉片);融合范围:+1°~+16°;Ⅲ°片无立体视觉。上转 25°:+5°R/L1°;下转 25°:+4°R/L1°。

　　术后 10 个月复诊,Vou:1.2;主诉远近距离和正前方、左侧、右侧均无复视,双眼正位,遮盖试验(−);眼球运动正常(图 29-3)。

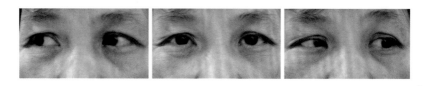

图 29-3　术后 10 个月眼位照相:双眼正位,遮盖试验(−);眼球运动正常

病例点评:

　　(1) 外直肌麻痹的手术矫正方法有多种,只要外直肌残余有一点点功能,就宜选择简单的水平直肌后退缩短术;当外直肌完全麻痹时,一般选择患眼内直肌后退 + 上下直肌部分移位术或上下直肌与外直肌的联结术(Jensen 术)。过去,作者也一直认为外直肌完全麻痹的患者做患眼的内直肌后退 + 外直肌缩短效果不好,尽管第一眼位正位,患眼仍然完全不能外转。但近几年来,随诊一些做上下直肌移位(或联结术)

的患者,发现患眼外转也没有恢复功能,往往多次手术仍残余小度数的内斜;而只做简单的患眼内直肌后退 + 外直肌缩短却可达到同样的效果,少数还可恢复一定的外转功能。本例属于少见病例,术前左眼仅能到达中线,经患眼内直肌后退 + 外直肌缩短术后不仅正前方恢复正位,眼球运动也恢复正常。

(2)由于患者术前同视机检查仍然有 II 级双眼单视功能,且单眼视力正常,术后即使有轻微的隐斜或小度数水平斜视也可通过融合控制,因此手术效果常常优于先天性斜视或无双眼单视功能的斜视患者。

(3)这种斜视矫正的手术量设计不容易掌握,因为左眼外转功能极差,且术前为大度数内斜视。我们拟先做最大量的患眼内直肌后退和外直肌缩短,如果手术仍欠矫,再考虑健眼水平肌或患眼垂直直肌的移位 / 联结术。

病例 30:外直肌不全麻痹(OS)

患者男,45 岁,因"双眼有水平性复视"1 年入院。患者 1 年前无任何诱因出现视物时有重影,左右分开两个像,不伴有眼部红痛等不适。曾就诊于神经内科与耳鼻喉科等,临床检查和影像检查均(−)。无感冒和外伤史,无高血压、糖尿病史。

全身检查无特殊。眼科检查:Vod:0.1−3.50DS 1.0;Vos:0.1−3.25DS−0.50DC×150 1.2;双眼眼压、眼前节和眼底均(−)。眼位:右眼注视,左眼内斜 5°~10°,左眼注视,右眼内斜 10°~15°,左眼为主斜眼(图 30-1)。无明显 A-V 征。眼球运动:左眼外转不足 −1(图 30-2)。

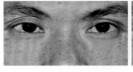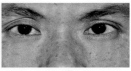

图 30-1　术前二方位眼位照相:右眼注视,左眼内斜 5°~10°,左眼注视,右眼内斜 10°~15°;左眼外转不足 −1

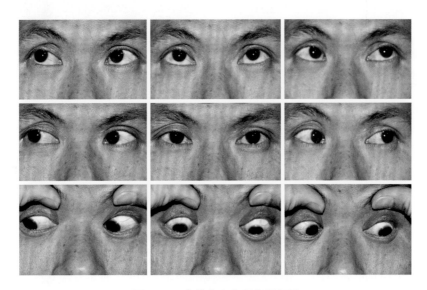

图 30-2　术前九方位眼位照相图

视野弧:

		远距离	近距离
右眼注视	左眼	内斜 15°	内斜 10°
左眼注视	右眼	内斜 20°	内斜 15°

三棱镜遮盖试验:远距离:RET30PD,LET20PD。

近距离:RET20PD,LET15PD。

同视机检查:融合点 =+19°L/R1°= 他觉斜角(10°同时知觉片);上转 25°:+19°In3°;下转 25°:+18°L/R2°Ex 6°;融合范围:+17°~+29°;立体视觉:无。AC/A=4。

+19°	+20°Ex2°	+22°L/R2°Ex 2°
	左眼注视	
+15°L/R1°	+16°L/R1°	+18°
	右眼注视	

立体视觉检查:远距离(Randot):0;近距离(Butterfly):63 秒弧。

诊断:①外直肌不全麻痹(OS);②屈光不正(OU)。

手术:全麻下行左眼外直肌缩短 5mm。术前被动转动试验显示左眼外转无抗力。

术后第 1 天,无复视,双眼正位,遮盖试验(−);无 A-V 征。眼球运动:左眼内转不足 −1(图 30-3)。

视野弧:

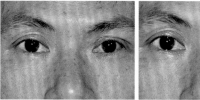
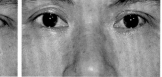

图 30-3　术后第 1 天眼位照相:双眼正位,遮盖试验(−)

		远距离	近距离
右眼注视	左眼	内 5°	0
左眼注视	右眼	内 5°	0

三棱镜遮盖试验:远距离:ET5PD;近距离:0PD。

同视机检查:融合点 =+9°R/L1°Ex3°= 他觉斜角(10° 同时知觉片);上转 25°:+13°Ex3°;下转 25°:+13°Ex3°;融合范围:+7°~+14°;立体视觉:无。

术后 5 个月复诊,主诉无复视。双眼正位,遮盖试验(−);眼球运动正常(图 30-4)。

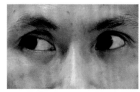
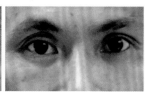
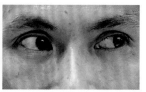

图 30-4　术后 5 个月眼位照相:主诉无复视,双眼正位,遮盖试验(−);眼球运动正常

三棱镜遮盖试验:远距离:0PD;近距离:0PD。

同视机检查:融合点 =+10°= 他觉斜角(10° 同时知觉片);上转 25°:+9°L/R1°In2°;下转 25°:+11°R/L1°Ex3°;融合范围:+4°~+18°;立体视觉:均有。

立体视觉检查:远距离(Randot):0;近距离(Butterfly):100 秒弧。

病例点评:

(1) 本例为原因不明的轻度外直肌麻痹,初看似乎眼球运动正常,类似于共同性内斜视;但主诉有水平性同侧性复视,左眼外转轻度受限,第二斜视角(左眼注视时,右眼的内斜度)大于第一斜视角(右眼注视时,左眼的内斜度),而且远距离的内斜度大于近距离的内斜度(外直肌对双眼看远处物体的作用大),符合左眼外直肌部分麻痹。经 1 年的观察和保守治疗无好转。曾试用过配戴三棱镜,但患者不满意,考虑手术矫正。

(2) 对诊断为麻痹性斜视的患者,除非已有明确的病因(如外伤),都要求做眼眶、鼻窦和脑部的进一步检查,以寻找或排除这些部位的病变,我们在工作中常规要求患者去神经内(外)科和耳鼻喉科会诊。在广东省等南方地区是鼻咽癌高发地区,要特别注意是否患有鼻咽癌。

(3) 对于轻度外直肌麻痹的手术设计,也有多种选择:如患眼内直肌后退(拮抗肌减弱),患眼外直肌缩短(麻痹肌加强),健眼内直肌后退(配偶肌减弱)和健眼外直肌缩短(配偶肌的拮抗肌加强)等。具体选择顺序是,首选患眼,次选健眼;患眼有拮抗肌的挛缩者,首选拮抗肌的减弱,患眼无拮抗肌的挛缩者,既可以做拮抗肌的减弱,也可以做麻痹肌的加强,或拮抗肌的减弱 + 麻痹肌的加强(根据斜视度的大小和各个方向的斜视度决定)。本例因外直肌功能尚好,被动转动试验无左眼内直肌的挛缩,加强外直肌功能是最直接和最有用的手术方式,尤其是本例有明显的患眼注视时内斜度大和远距离的内斜度大。经外直肌缩短 5mm 后远近距离的内斜视均矫正了,复视消失,眼球运动功能恢复正常,达到了理想的手术治疗效果。

(4) 外直肌麻痹后,由于患者的融合功能无法控制双眼正位,各个方位检查时并非只表现为纯粹的内斜视,常常伴有小度数的垂直斜和旋转斜,如本例有轻度的左眼高于右眼,向上注视时有轻度的内旋转斜,向下注视时有轻度的外旋转斜,这不是垂直肌的问题,手术治疗时只需要矫正水平性斜视即可。

病例 31:麻痹性 + 限制性内斜视(OD)

患者女,42 岁,因"右眼逐渐内斜"20 年余入院。患者 22 岁左右无任何原因出现右眼内斜,且逐渐加重,不伴有重影、歪头和眼部红痛等不适。一直未曾治疗。近 5 年斜视度稳定。1 个月前来院就诊,眼眶 CT 发现右眼眶外上方有"肿物"。既往健康。

全身检查(–),全身皮肤未见咖啡斑和皮肤结节增生。眼科检查:Vod:HM/40cm +0.50DS–4.00DC×90 不能提高;Vos:1.0 plano;双眼前节和眼底(–)。

眼位:右眼内斜 >45°,角膜反光点位于颞侧角膜缘外 8mm 处,右眼不能在第一眼位注视。眼球运动:右眼外转不足 –4,外上转和外下转均不足 –4,内上转和内下转均不足 –2(图 31-1)。

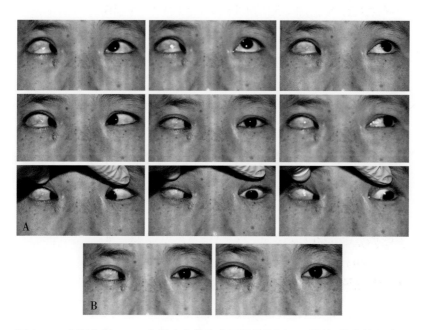

图 31-1　右眼内斜 >45°,右眼内上转和内下转均不足 –2,外转、外上转和外下转均不足 –4

A. 术前九方位眼位照相;B. 术前二方位眼位照相

眼眶 CT 扫描:右眼眶外上眶壁前中部可见扁平软组织密度影,大小 25mm×7mm×21mm,呈弧形紧贴眼球壁和眶壁,与泪腺和外直肌分界不清,病灶内部可见弧形钙化,邻近眶壁毛糙不平(图 31-2)。

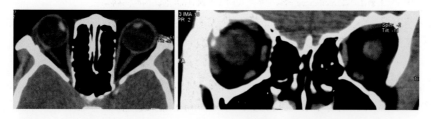

图 31-2　眼眶 CT 扫描(平扫 + 冠扫):显示右眼眶外上方扁平软组织密度影,大小 25mm×7mm× 21mm,病灶内部可见弧形钙化,邻近眶壁毛糙不平

眼眶 MRI 检查:右眼眶外上眶前中部可见扁平软组织信号影,大小 25mm×7mm×22mm,边界尚清,但与泪腺和外直肌分界不清,T₁WI 呈中信号,T₂WI 呈中高信号(图 31-3)。

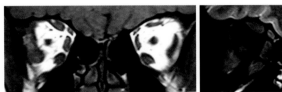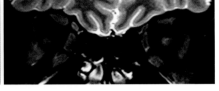

图 31-3　眼眶 MRI 检查:见右眼眶外上方扁平软组织信号影,边界尚清,T$_1$WI 呈中信号,T$_2$WI 呈中高信号

诊断:①麻痹性 + 限制性内斜视(OD);②眼眶脉管瘤(OD);③屈光不正(OD)。

手术:全麻下行右眼内直肌后退 7mm+ 外直肌缩短 10mm。术中被动转动试验显示右眼外转有中度阻力。术中见外直肌边界清,血供较丰富,将切除的外直肌做病理学检查。

术后右眼外直肌病理检查:见一些变性的纤维组织,其中可见一些不规则管腔,管腔厚薄不均,部分管腔内可见红细胞。病理诊断:右眼眶脉管瘤。

术后第 1 天,右眼视力 0.3;主诉无复视。眼位:双眼正位,遮盖试验示双眼轻度外隐斜;眼球运动:右眼外转、外上转和外下转均不足 −3,内转、内上转和内下转均不足 −2(图 31-4)。

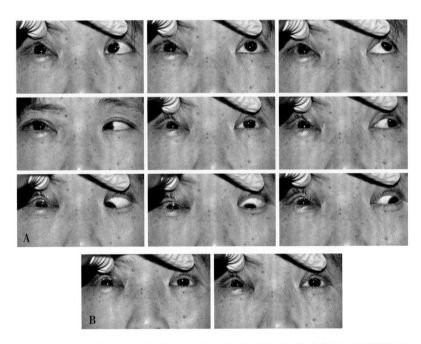

图 31-4　术后第 1 天眼位照相:双眼正位,右眼外转、外上转和外下转均不足 −3,内转、内上转和内下转均不足 −2
A. 术后第 1 天九方位眼位照相;B. 术后第 1 天二方位眼位照相

术后 3 个月复诊,主诉无复视,外观满意,右眼内斜 8PD,无代偿头位,右眼球外转不足 −3,内转不足 −2(图 31-5)。

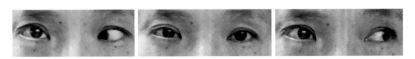

图 31-5　术后 3 个月眼位照相:右眼内斜 8PD,右眼球外转不足 −3,内转不足 −2

病例点评：

(1) 患者为长期大度数内斜视,外展完全不能,被动转动试验外转时有中度阻力,应为麻痹性斜视合并严重的内直肌痉挛,已形成限制性因素,可诊断为麻痹性合并限制性内斜视。对于这类外直肌麻痹患者,为了区分麻痹因素和限制因素,可将患眼的外展障碍分为 −1~−8 八个等级:−1~−4 代表患眼外展不足的程度,如 −4 表示外展只能到达中线,−3 表示能向外转动 25% 的范围,−2 表示能向外转动 50% 的范围,−1 表示能向外转动 75% 的范围;−5~−8 代表患眼内直肌限制的程度,如 −8 表示患眼固定于大度数内斜位,−7 表示患眼能转动到距中线 25% 的范围,−6 表示患眼能转动到距中线 50% 的范围,−5 表示患眼能转动到距中线 75% 的范围。本例如按这种表示方法,应为 −8。

(2) 由于本例外直肌麻痹的病史很长,又没有眼球突出等表现,我们斜视专科医生可能会忽视眼眶病变的检查。本例眼眶 CT 和 MRI 明确显示右眼眶颞侧近外直肌前中部有软组织病灶,与外直肌分界不清,从临床和影像资料分析,以神经纤维瘤、脉管瘤或脑膜瘤等可能性较大,这个肿物肯定与外直肌麻痹有关。因此,对于新近发生和长期存在的麻痹性斜视和限制性斜视,都宜做眼眶的影像学检查,以排除可能存在的眶内病变。

(3) 治疗方面,我们准备在矫正斜视的同时做眶肿物活检以明确诊断。但术中发现手术处的外直肌未见肿物,且患者斜视 20 余年,说明眼眶肿物病变较静止,也可不予以处理,所以我们常规做了斜视手术,将切除的外直肌做常规的病理学检查,结果显示为眼眶脉管瘤。尽管这样,我们还要定期随访患者的眼眶病变,一旦有肿物增大等表现,则宜采用前路开眶手术切除肿物并再次病理检查确诊。

病例 32：展神经全麻痹（OS，左侧颈内动脉海绵窦瘘引起）

患者女,64 岁,因"左眼向内偏斜"3 个月就诊。患者 3 个月前不明原因发现左眼发红,左眼向内偏斜,伴复视,左眼向左侧转动不能,外院诊断为"左眼外直肌麻痹"和"左眼结膜炎",经局部滴用抗生素眼水和全身口服神经营养药与多种维生素没有任何效果,且左眼内斜加重,向左转动功能进一步下降,视力不受影响。尽管左眼发红,但无分泌物,无畏光流泪等眼部不适。既往健康,无高血压和糖尿病史,无眼部和头部外伤史。

眼科检查:Vod:1.2;Vos:0.7 +0.50DS+0.50DC×90 1.2;双眼眼压正常。右眼前节和眼底(−);左眼上下睑肿胀,结膜血管淤血明显(图 32-1),静脉扩张,角膜透明。左眼底视盘边清,色可,静脉扩张,A:V=1:2,黄斑部(−)。眶周听不到血管搏动声。无明显眼球突出。

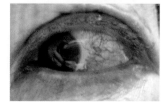

图 32-1　左眼前段外观照相：结膜血管淤血明显,静脉扩张

眼位:左眼内斜 25°~30°,无 A-V 征。眼球运动:左眼外转不足 −4(图 32-2)。眼眶 MRI 扫描:左眼眶上静脉扩张,左眼各条眼外肌轻度一致性增粗(图 32-3)。

诊断:展神经全麻痹(OS,左侧颈内动脉海绵窦瘘引起)。

治疗:由于本病为颈内动脉海绵窦瘘引起的展神经麻痹和眼眶静脉回流受阻,治疗应通过介入的方法将动静脉漏口封闭,故转神经外科或介入放射科治疗。

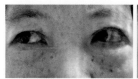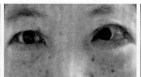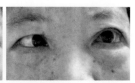

图 32-2　三方位眼位照相:左眼内斜 25°~30°,左眼外转不足 −4

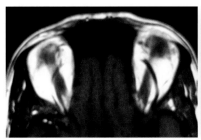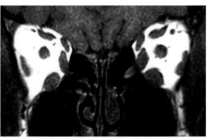

图 32-3　眼眶 MRI 扫描:左眶上静脉扩张,左眼各条眼外肌轻度一致性增粗

病例点评:

(1) 颈内动脉海绵窦瘘是颈内动脉与海绵窦的异常沟通,海绵窦是全身发生动静脉瘘最常见的部位,80% 以上的患者首先发生眼部症状和体征,如眼红、眼球突出、眼球运动障碍等,经验不足的眼科医生时而误诊为"炎性假瘤""甲状腺相关眼病""结膜炎""巩膜炎"以及普通的"展神经麻痹"等而延误治疗。本病分为低流量瘘和高流量瘘,前者多为自发性,中老年和患有高血压动脉硬化等容易发生,症状较轻微(如本例),眶周不一定能听到血管搏动声音;后者多发生于外伤(如车祸)后,年轻人多见,症状较明显,如头痛,眼睑肿胀和结膜淤血明显,眼底检查可见视网膜静脉明显充盈扩张,少数视网膜中央静脉压升高明显者还可有静脉搏动,有搏动性眼球突出,眶周可听到血管搏动(与脉搏一致)等。严重的病例可表现为视力下降、高度眼球突出、眼睑和结膜高度水肿,甚至结膜突出睑裂外、眼球固定不能活动,视盘水肿,视网膜缺血或出血等,类似于眼眶蜂窝织炎。

(2) 由于支配眼球运动的神经(展神经、动眼神经和滑车神经)都经过海绵窦,其中动眼神经和滑车神经位于海绵窦壁,展神经位于海绵窦内。当海绵窦与颈内动脉沟通后,其内压力增高,这些神经容易被压迫而伤及,发生不全或全麻痹,其中最常见的是展神经的麻痹。

(3) 由于眼眶的血液经眼上静脉和眼下静脉回流到海绵窦,海绵窦内的压力升高以后,眼眶的血液回流受阻,房水静脉压升高,房水回流也发生障碍,前房角镜检查可见巩膜静脉窦充血,以致部分患者会出现眼压升高(本例眼压正常),这种眼压升高为逐渐发生,不伴有明显的眼部胀痛和头痛等,如果不注意,很容易忽视。

(4) 这类患者与一般的急性结膜炎不同,不是表现为充血,而是静脉充盈明显,且无明显结膜囊分泌物,不要误诊为结膜炎。当发现结膜明显淤血时,嘱患者做眼眶彩超或 MRI/CT 检查,常可发现眼上静脉增粗,且其内由原来的静脉血流变为动脉血流,而眼外肌因富含血管也会出现较一致的轻度增粗,这些都有利于本病准确的诊断。至于具体是哪条动脉(如颈内动脉、颈外动脉的分支和脑膜中动脉等)与海绵窦发生异常沟通,则需要神经外科和影像科进行颅脑血管造影才能明确。其中,数字减影血管造影术(DSA)为最为可靠的检查方法,是目前颈内动脉海绵窦瘘诊断的"金标准",可明确瘘口发生的部位、大小、静脉引流方向、脑循环代偿情况等。

(5) 关于本病的治疗,低流量者可自发痊愈,高流量者一般需要介入手术治疗。在明确异常沟通的部位后,通常由神经外科或影像科的医生通过介入治疗的方法将动静脉漏口封闭,一般都是从股动脉入口用导管送入栓塞物(如可脱性球囊、微弹簧圈和带膜支架等)阻塞漏口,特殊情况下需要眼眶医生协助从眼上静脉入口送入阻塞漏口。其手术成功率可达 80%~95%。普通的神经营养药物等治疗意义不大。如果经介入手术治疗后,展神经的功能恢复,则不需要斜视医生手术处理;如果介入治疗后半年以上展神经功能没有恢复,则按外直肌麻痹的原则手术治疗。

病例 33:先天性上斜肌麻痹(OD)

患者男,6 岁,家长发现"右眼向上偏斜"6 年入院。患者自出生父母发现右眼上斜,头向肩左歪,病情几年来没有明显变化。无复视,不伴有眼部红痛等不适。

全身检查无特殊。眼科检查:Vod:0.7 +1.50DS+0.25DC×55 0.8;Vos:0.7 +1.50DS+0.25DC×60 1.0;双眼前节和眼底(−)。眼位:右眼上斜10°~15°;无明显 A-V 征。遮盖任何一眼均未出现上漂现象。眼球运动:右眼内上转亢进 +3,内下转不足 −2(图 33-1)。代偿头位:头歪向左肩约 30°;遮盖右眼后,代偿头位仅稍有改善。歪头试验:头向右肩倾斜时,右眼上斜加重;头向左肩倾斜时,右眼上斜不明显(图 33-2)。眼底照相:双眼均明显外旋(图 33-3)。

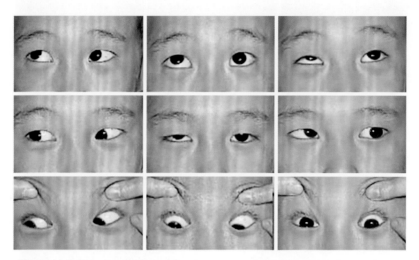

图 33-1　术前九方位眼外观照相:右眼上斜 10°~15°;右眼内上转亢进 +3,内下转不足 −2

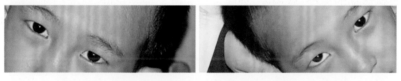

图 33-2　术前歪头试验:头向右肩倾斜时,右眼上斜加重

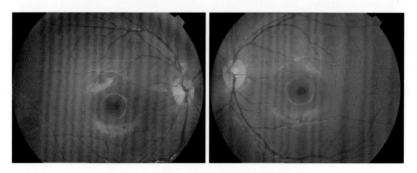

图 33-3　眼底照相:双眼均明显外旋

视野弧:

		远距离	近距离
右眼注视	左眼	内斜 2°低 13°	内斜 4°低 14°
左眼注视	右眼	内斜 3°高 13°	内斜 3°高 14°

三棱镜遮盖试验:远距离:R/L20PD;近距离:R/L20PD。

同视机检查:单眼抑制(10°同时知觉片);他觉斜角:+4°R/L14°,上转 25°:+4°R/L14°,下转 25°:+4°R/L17°。

诊断:①先天性上斜肌麻痹(OD);②斜视性弱视(OD);③屈光不正(OU)。

手术:全麻下行右眼下斜肌前转位术,在颞下象限切断下斜肌后,将其鼻侧端缝合在下直肌止端颞侧边缘处。

术后第 1 天,主诉无复视;代偿头位:头歪向左肩约 20°;右眼上斜 5°左右;无 A-V 征。眼球运动:正常(图 33-4)。歪头试验:头向右肩倾斜时,右眼上斜 5°~10°;头向左肩倾斜时,垂直斜不明显(图 33-5)。

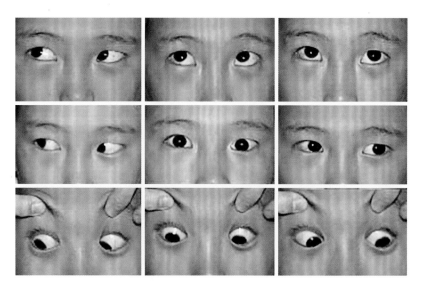

图 33-4　术后第 1 天眼位照相：右眼上斜 5°左右；眼球运动正常

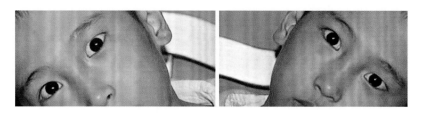

图 33-5　术后第 1 天歪头试验：头向右肩倾斜时，右眼上斜 5°~10°

视野弧：

		远距离	近距离
右眼注视	左眼	低 4°	低 4°
左眼注视	右眼	高 4°	高 4°

三棱镜遮盖试验：远距离：R/L5PD；近距离：R/L6PD。

同视机检查：单眼抑制（10°同时知觉片）；他觉斜角：R/L3°；上转 25°：R/L3°；下转 25°：R/L3°。

术后 4 个月复诊，仍有头歪向左肩 15°~20°的代偿头位（图 33-6）；但双眼正位，遮盖试验（−）；眼球运动正常（图 33-7）。歪头试验（−）（图 33-8）。术后眼底照相：双眼外旋均明显减轻（图 33-9）。

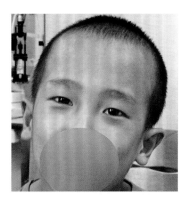

图 33-6　术后 4 个月头位照相：仍有头歪向左肩 15°~20°的代偿头位

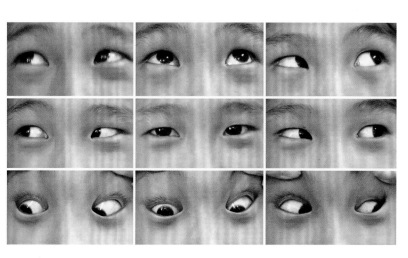

图 33-7　术后 4 个月眼位照相：双眼正位，眼球运动正常

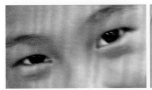
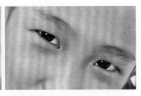
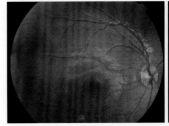
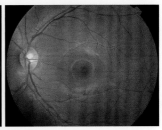

图 33-8 术后 4 个月头位照相:歪头试验(-) 图 33-9 术后眼底照相:双眼外旋均明显减轻

病例点评:

(1) 先天性上斜肌麻痹较常见,尽管在麻痹性斜视的发生率中,展神经麻痹发生率最高,滑车神经麻痹占第二位;但在需要手术治疗的麻痹性斜视中,上斜肌(滑车神经)麻痹最常见。先天性上斜肌麻痹典型病例有三个主诉,按顺序分别为歪头、患眼上斜和患眼向内上方翻转(露白)。相对应的主要体征是:头歪向健眼的代偿头位和歪头试验阳性、患眼上斜视、患眼下斜肌亢进和/或上斜肌功能不足。眼底照相显示有外旋转斜,部分患者双马氏试验显示主观的外旋转斜。因此,临床诊断比较容易(如本例)。

(2) 注意有些不典型的病例:少数患儿的代偿头位是头向患侧肩倾斜,歪头试验检查仍然是向患侧歪头时,患眼上斜加重;其实,此时患者是采用双眼向患侧注视,以此辟开双眼向健侧注视时出现的垂直斜加重。有些患者到成年时失代偿后才表现先天性上斜肌麻痹,检查时仍符合典型的先天性麻痹的特征。有些患者表现为水平性内(外)斜视,以外斜视多见,伴或不伴有 V 征,仔细检查其原发病为先天性上斜肌麻痹。眼底照相显示的旋转斜视有时是健眼外旋,患眼不外旋。有些患者以麻痹眼作为注视眼,此时健眼表现为下斜视。

(3) 部分先天性上斜肌麻痹患者,其代偿头位自行消失了,家长以为病情好转,这是错误的,这种现象表明双眼单视功能破坏了,采用代偿头位也无法维持某些方位的双眼单视功能。

(4) 先天性上斜肌麻痹患者常常有患眼的下斜肌功能亢进(继发性下斜肌功能亢进),这与临床上常见的共同性水平斜视伴原发性下斜肌功能亢进类似;两者的鉴别主要依靠歪头试验,继发性者歪头试验为阳性,原发性者歪头试验为阴性。

(5) 先天性上斜肌麻痹的患者宜尽早手术矫正,否则长期的代偿头位会使颈椎和颈部肌肉等变形和出现两侧面部大小不一(阴阳脸),双眼单视功能难以或不能恢复。即使患儿年龄小,术前各种斜视的检查不合作无法完成,但只要确诊为先天性上斜肌麻痹,大部分患者单纯的下斜肌减弱术即可矫正这种斜视,当垂直斜明显时,可考虑做下斜肌前转位,使下斜肌由上转功能变为下转功能,有利于矫正垂直斜视。

(6) 本病的手术治疗其实不容易,可分为很多种不同的分型,每一种类型有相应的治疗方法,尤其是垂直斜视度大的患者,经常需要二次或多次手术,这些应该与患者和患者家属沟通解释。

(7) 不是所有的患者术后代偿头位都会恢复,大部分只是好转,如本例。术前遮盖一只眼后代偿头位消失或明显好转者,手术治疗后代偿头位的恢复较好。当然,如果患者术后仍有垂直斜视,或仍旧有斜肌和垂直直肌的功能不足与亢进,则需要再次手术矫正。代偿头位的目的是减少垂直斜视,任何减少垂直斜视的手术方法都有利于矫正代偿头位,尤其是仍然有患眼上斜肌功能不足的患者,做患眼上斜肌折叠术有利于矫正残余代偿头位。

(8) 约 10% 的单侧患者,术前检查没有任何双侧的表现,却在术后发现另一眼有先天性上斜肌麻痹,称为隐蔽性双侧上斜肌麻痹。这时,往往需要再次在另一眼上手术矫正。

病例 34:上斜肌麻痹(OD,外伤性滑车部位骨折引起)

患者男,31 岁,"右眼额部被铁块撞伤后复视" 23 天就诊。患者 23 天前工作时不慎被铁块撞伤右眼额部内侧眉弓处,当时出血较多,上睑及眉弓处肿胀,皮肤不规则裂伤,当地医院予以清创缝合和口服抗

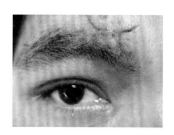

生素治疗。自受伤来,"视物成双",尤其是向下方视物时明显,伴物体倾斜,伴右眼轻度异物感和干涩感。

眼科检查:Vou:1.5;右眼额部内侧眉弓处皮肤不规则伤口已愈合,触压该处骨面向深部凹陷(图34-1)。双眼前节和眼底(-)。眼位:轻度右眼高于左眼(5°左右);无A-V征。眼球运动:右眼内下转不足-1(图34-2)。

红玻璃复像试验检查:垂直性复视;向左下方注视时垂直复像距离最大;周边像为右眼。

同视机检查:他觉斜角:+5°R/L6°Ex4°=他觉斜角(10°同时知觉片);融合范围:-1°~+19°;立体视觉:除Y1,Y2外,余无立体视觉。上转25°:+6°,下转25°:+7°R/L10°Ex14°。

图34-1　眼外观照相:右眼额部内侧眉弓处皮肤不规则伤口已愈合

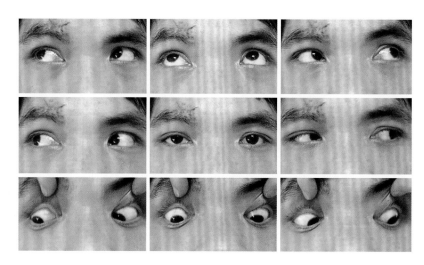

图34-2　九方位眼外观照相:轻度右眼高于左眼,右眼内下转不足-1

+4°R/L1°		+4°R/L2°
+2°R/L4°Ex5°	+2°R/L5°Ex3°	+3°R/L6°Ex3°
+6°R/L6°Ex6°		+7°R/L8°Ex3°
	左眼注视	
+4°R/L1°		+5°R/L2°
+5°R/L5°Ex5°	+5°R/L6°Ex5°	+6°R/L7°Ex3°
+5°R/L7°Ex10°		+5°R/L10°Ex6°
	右眼注视	

眼眶CT扫描检查:右侧额骨(眼眶上壁)明显凹陷,波及眶上神经和上斜肌滑车处,矢状面见额窦后壁骨折,与颅前窝相通,余无特殊(图34-3)。

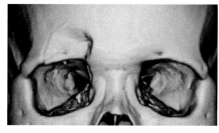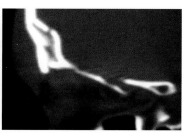

图34-3　眼眶CT检查:右侧额骨(眼眶上壁)明显凹陷,波及上斜肌滑车处,矢状面见额窦后壁骨折,与颅前窝相通

诊断:①外伤性上斜肌麻痹(OD);②额骨骨折(OD)。

治疗:转耳鼻喉科或神经外科诊治,治疗额骨额窦骨折。

病例点评:

(1) 后天性上斜肌麻痹较常见,仅次于展神经麻痹,占第二位。与先天性上斜肌麻痹表现为垂直斜和代偿头位为主不同,后天性主要表现为旋转斜,复视明显。外观和眼球运动的异常体征不是很明显,但仔细检查会有轻度的患眼上斜,红玻璃复像试验和同视机九方位检查显示为患眼内下方垂直斜和复视明显,容易诊断。

(2) 外伤性后天性上斜肌麻痹多为颅脑外伤,伤及滑车神经所致,眶内局部受伤引起者少见,本例很明确是由于额骨骨折,伤及滑车引起。因此,治疗上要处理额骨骨折。如果骨折修复后,上斜肌功能恢复,复视消失,则不需要再做斜视矫正;如果骨折修复后,上斜肌功能仍不能恢复,则按后天性上斜肌麻痹治疗(如用 Harada-Ito 术式矫正外旋转斜等)。

(3) 本例的关键点是我们要注意右眼受伤的部位位于眼眶上方滑车处,该处皮肤有不规则的瘢痕,从而引导我们做眼眶 CT 检查。因此,斜视专科的医生不要忽视眼眶的影像学检查,眼眶影像检查后准确的诊断有利于准确的治疗。

病例 35:后天性上斜肌麻痹(外伤性,上直肌痉挛型,OD)

患者男,38 岁,因"头部和面部被铁管击伤后右眼向上偏斜伴复视"15 年入院。患者 15 年前头部和面部被铁管击伤后昏迷 2 天,当地诊断为"蛛网膜下腔出血",清醒后发现视物重影,重影为垂直性,向左下方看时重影距离最大,当时曾就诊本院,诊断为"右眼上斜肌麻痹(外伤性)"。服用神经营养药和多种维生素等,无明显效果。近几年来右眼上斜和复视稳定,要求手术矫正。自起病来,双眼视力好,不伴有眼部红痛等不适。既往健康。

当时同视机检查:融合点 +8°R/L4°Ex8°= 他觉斜角(10°同时知觉片);融合范围:+4°~+26°;立体视觉:有。各个方位的斜视度见下表(符合右眼上斜肌麻痹):

+8°R/L2°Ex4°		+7°R/L3°Ex4°
+9°R/L3 Ex7°	+10°R/L4°Ex7°	+10°R/L5°Ex7°
+10°R/L7°Ex8°		+10°R/L9°Ex8°
	左眼注视	
+8°R/L2°Ex4°		+6°R/L3°Ex4°
+8°R/L4°Ex8°	+8°R/L4°Ex8°	+8°R/L7°Ex8°
+8°R/L8°Ex12°		+10°R/L12°Ex12°
	右眼注视	

目前眼科检查:Vod:0.1 −2.50DS−1.50DC×90　1.0;Vos:0.2 −2.50DS−1.00DC×90　1.0;双眼前节和眼底(−)。

眼位:右眼上斜 10°左右,向右侧注视时,右眼上斜加大,向左侧注视时,右眼上斜减少;无明显 A-V 征(图 35-1)。代偿头位:头向左肩倾斜(图 35-2)。歪头试验:向右侧肩歪头时,右上斜加重,向左侧肩歪头时,右眼上斜不加重(图 35-3)。眼球运动:右眼内上转亢进 +1,内下转不足 −1,外下转不足 −2。

红玻璃复像试验:垂直性复视,向右下方注视时垂直复像距离离最大,周边像为右眼。

眼底照相:右眼轻度外旋(图 35-4)。

视野弧:

		远距离	近距离
右眼注视	左眼	下斜 15°	内斜 5°下斜 15°
左眼注视	右眼	上斜 8°	内斜 5°上斜 8°

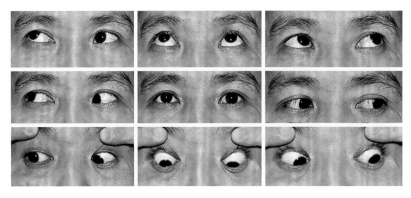

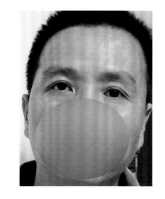

图 35-1　术前九方位外观照相图:右眼上斜 10°左右,右眼内上转亢进 +1,内下转不足 −1,外下转不足 −2

图 35-2　代偿头位:头向左肩倾斜

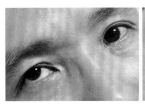
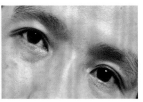

图 35-3　歪头试验照相:向右侧肩歪头时,右上斜加重

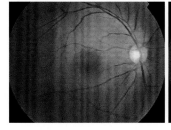
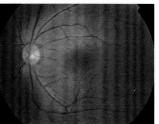

图 35-4　眼底照相:右眼轻度外旋

三棱镜遮盖试验(PD):远距离:

	ET8R/L14	
R/L20	ET8R/L16	R/L10
	ET8R/L20	

近距离:ET10R/L16。

头歪向右肩:ET8R/L25;头歪向左肩:R/L7。

同视机检查:融合点:+9°R/L13°= 他觉斜角(10° 同时知觉片);上转 25°:+12°R/L7°In3°;下转 25°:+14°R/L20°Ex4°;Ⅱ°片:不能合像;Ⅲ°片:无立体视觉。

+11°R/L12°In3°		+2°R/L2°In2°
+9°R/L14°	+10°R/L10°	+8°R/L6°Ex8°
+15°R/L16°Ex4°		+10°R/L12°Ex2°

左眼注视

+13°R/L18°Ex3°		+11°R/L10°In2°
+18°R/L16°Ex8°	+17°R/L15°Ex4°	+14°R/L14°Ex5°
+20°R/L22°Ex8°		+14°R/L13°Ex6°

右眼注视

诊断:①后天性上斜肌麻痹(OD,上直肌痉挛型);②屈光不正(OU)。

手术:全麻下行右眼上直肌后退 4mm+ 上斜肌前部前徙术。术中将上斜肌前部 1/2 分离出来后(不切断),转位到上直肌止点颞侧 2mm 和后 2mm 处。

术后第 1 天,主诉仍有复视。眼位:轻 R/L;眼球运动:右眼外下转不足 −2,内下转不足 −1(图 35-5)。

视野弧:

		远距离	近距离
右眼注视	左眼	下斜 3°	下斜 5°
左眼注视	右眼	0°	0°

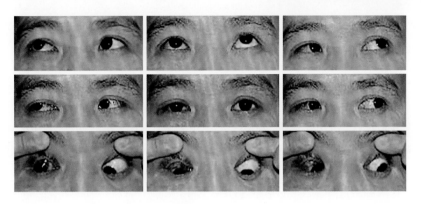

图 35-5　术后第 1 天眼位照相:轻 R/L,右眼外下转不足 -2,内下转不足 -1

三棱镜遮盖试验(PD):远距离:

	ET8L/R3	
ET7R/L8	ET8R/L6	ET7R/L4
	ET8R/L10	

近距离:R/L6。

头歪向右肩:R/L10;头歪向左肩:R/L4。

同视机检查:融合点:+10°L/R1°In5°= 他觉斜角(10°同时知觉片);上转 25°:+10°L/R5°In6°;下转 25°:+10°R/L5°In2°;融合范围:-4°~+10°;Ⅲ°片有立体视觉。

+12°L/R3°In9°		+10°L/R4°In2°
+12°R/L4°In7°	+10°L/R1°In5°	+10°L/R1°In1°
+15°R/L9°In3°		+10°R/L4°
	左眼注视	
+15°L/R6°In11°		+15°L/R5°In8°
+13°R/L3°In4°	+17°R/L4°In6°	+11°L/R1°In2°
+15°R/L11°In2°		+15°R/L7°Ex1°
	右眼注视	

术后 6 个月复诊,主诉正前方无复视,向右下方注视仍有复视,伴轻度头向左肩倾斜。Vou:1.2(矫正);眼位:轻度 R/L;眼球运动:右眼外下转不足 -2,内下转不足 -1。

病例点评:

(1) 本例外伤性上斜肌麻痹病史较长,达 15 年,起初诊断十分明确。然而,15 年后从各个方向的垂直斜视度和眼球运动分析,表现为右眼下直肌麻痹。但以下特点不支持:主观和客观均表现为外旋(下直肌麻痹应表现为内旋);歪头试验支持右眼上斜肌麻痹。因此,本例为外伤性上斜肌麻痹,上直肌痉挛型。一侧的上斜肌麻痹除了要与对侧的上直肌麻痹鉴别外,还要与同侧的下直肌麻痹(或同侧的双下转肌麻痹)鉴别;有时候还会表现为类似于对侧的下斜肌麻痹(或 Brown 综合征)等。除了各个方向的斜度分析,眼球运动功能,旋转斜视度等外,歪头试验在鉴别诊断中作用很大。

(2) 上斜肌麻痹的上直肌痉挛型具有以下特点:见于约 15% 的上斜肌麻痹患者;常有明显的代偿头位和歪头试验(+);第一眼位垂直斜度≥15PD;第一眼位与向上或向下注视时的垂直斜度相差≥5PD;外旋斜视轻微;常需采用患眼上直肌后退术治疗。

(3) 该例应用患眼上直肌后退 4mm 矫正垂直斜,而下斜肌亢进不明显,且上直肌后退会导致患者外旋加重,因此我们还做了上斜肌前部前徙术,术后达到了较满意的效果。

病例36:动眼神经麻痹(外伤性,OD)

　　患者男,24岁,因"头部受伤后右眼向外偏斜"2年入院。患者2岁前发生车祸,头部受伤,曾做"头部手术"(具体不清),受伤后右眼睁不开伴向外偏斜和复视。余无异常。半年后右眼能睁开,但达不到左眼大小。近1年病情无好转,一直有复视,要求手术矫正斜视。有"癫痫"病史。

　　眼科检查:Vod:0.06 –3.50DS 0.5;Vos:0.1 –4.25DS–0.50DC×170 1.0;平视睑裂:右眼6mm,左眼10mm;提上睑肌力:右眼4mm,左眼12mm;右瞳孔5mm×5mm,直接和间接对光反应均(–),左瞳孔3mm×3mm,对光反应灵敏。余双眼前节和眼底(–)。眼位:右眼外斜30°~35°,右眼不能在第一眼位注视。眼球运动:右眼内转、内上转和外上转均不足–4,右眼内下转和外下转不足–3,左眼各方向运动不受限(图36-1)。眼底照相:右眼内旋斜(图36-2)。

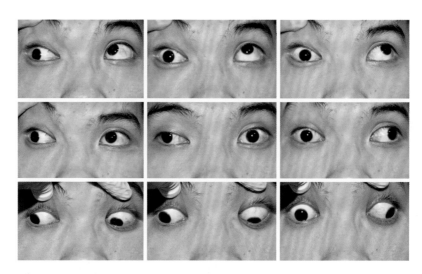

图36-1　术前九方位外观照相:右眼外斜30°~35°,右眼内转、内上转和外上转均不足–4,内下转和外下转不足–3

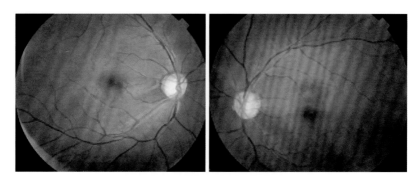

图36-2　眼底照相:右眼内旋斜

　　视野弧:

		远距离	近距离
右眼注视	右眼	不能在第一眼位注视	
左眼注视	右眼	外斜40°下斜5°	外斜37°下斜5°

　　三棱镜检查:Krimsky试验:XT50+45L/R6PD。

　　同视机检查:单眼抑制(10°同时知觉片);他觉斜角:–36°L/R4°,上转25°:–32°L/R22°,下转25°:–38°R/L10°。

　　远距离(Randot)和近距离(Butterfly)立体视觉检查:均无立体视觉。

诊断:①动眼神经麻痹(外伤性,OD);②屈光不正(OU)。

手术:全麻下行右眼外直肌后退 10mm+ 内直肌缩短 10mm。

术后第 1 天,右眼内斜 15°~20°;眼球运动:右眼外转不足 −3,内转不足 −1,余同术前(图 36-3)。切除的内直肌组织病理检查:见一些变性的横纹肌组织和少量结缔组织。

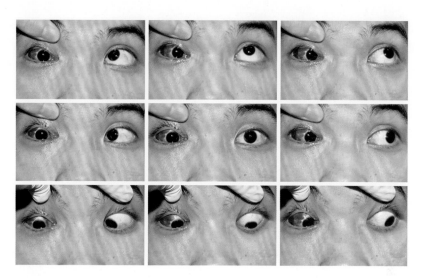

图 36-3　术后第 1 天眼位照相:右眼内斜 15°~20°;右眼外转不足 −3,内转不足 −1,余同术前

Krimsky 试验:ET20PD。

同视机检查:融合点 =+22°L/R5°(10°同时知觉片),他觉斜角:+18°L/R3°,上转 25°:+24°L/R19°,下转 25°:+22°R/L11°。

术后 2 个月复诊,正前方无复视,双眼正位,遮盖试验(−);眼球运动:右眼内转和外转均不足 −2,余同术前(图 36-4)。

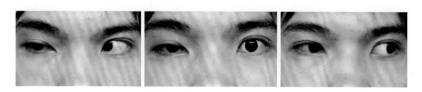

图 36-4　术后 2 个月眼位照相:双眼正位,右眼内转和外转均不足 −2,余同术前

病例点评:

(1) 本例为典型的右侧动眼神经麻痹,由外伤引起,除右眼提上睑肌的功能部分恢复外,右眼的内直肌、上直肌、下直肌、下斜肌和眼内的瞳孔括约肌的功能基本上没有恢复,因此诊断十分容易。不过,由于患眼既不能内转,又不能上下转动,是否同时有上斜肌麻痹比较难以确定;这时眼底照相检查是否有患眼内旋斜视很有帮助:上斜肌功能存在时,患眼有内旋转斜;上斜肌也麻痹时,则患眼无内旋转斜。另外,注意是否患眼有下斜,因为上斜肌的次要作用是下转,如果患眼有下斜,则说明上斜肌有功能。

(2) 外伤性动眼神经麻痹保守治疗期间(外伤后 6 个月到 1 年内)很难完全恢复,多数患者提上睑肌功能会部分恢复,眼球内转、上转和下转会轻度好转,多数最后还是需要手术矫正斜视。

(3) 动眼神经麻痹的斜视手术对斜视医生是一个挑战。一般的情况是尽管做了多次手术,包括患眼和健眼,最后还是残余部分外下斜。正因为如此,术前要与患者讲明需要二次或多次手术的可能性。

(4) 手术治疗时由于上直肌和下直肌都麻痹了,只能应用大量的外直肌后退(≥10mm)和内直肌缩短

（≥10mm）来矫正水平斜视,只要手术量足够,也能达到比较好的效果。不过,由于内直肌无功能(或功能很差),眼位肯定会回退,术终宜过矫 10°~15° 为好(如本例)。有时候,手术时可将外直肌在肌止处切断后,缝合到外侧眶缘骨膜或眶缘深筋膜上,尽量减弱其功能(本手术可逆,必要时可将外直肌找回缝到相应的巩膜上)。术前,如果动眼神经支配的眼外肌恢复了部分功能,则每个患者的情况不一样,应该依据具体情况采用个体化的手术治疗。

（5）本例术前眼底照相显示有患眼内旋,说明上斜肌功能存在。如果患眼下斜明显,可考虑同时做上斜肌断腱转位术,即将上斜肌断腱后,切除一部分(可断滑车或不断滑车),再缝合在内直肌止端的上方,使上斜肌的功能由外转和下转变为内转和上转,从而有利于矫正外下斜。不过,当患眼下斜不明显(如本例),不需做上斜肌转位术。

（6）患眼的眼内肌麻痹使瞳孔散大,调节功能消失,患者会有怕光和视近物困难。可以通过配戴变色眼镜和渐进性变焦眼镜缓解这些症状。

病例 37:动眼神经下支麻痹(外伤性,OD)

患者女,35 岁,因"从摩托车上摔下后右眼肿胀淤血并向外偏斜"1 个月就诊。患者 1 个月前从摩托车上摔下,右眼部受伤,当时右眼肿胀青紫,几天后待水肿消退即发现右眼明显外斜,转动困难,视物有重影,并且右眼视近物不清。当地脑部和眼眶 CT 扫描未见骨折等异常。既往健康,全身检查(-)。

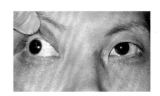

图 37-1　二方位眼位照相:右眼外斜 35°~40°,上斜 5°~10°;右瞳孔 7mm×7mm,对光反应(-),左瞳孔 3mm×3mm,对光反应灵敏

眼科检查:Vod:0.2 -1.50DS-1.50DC×163 1.0;Vos:0.4 -1.00DS-0.50DC×113 1.0;平视睑裂:右眼 8mm,左眼 9mm;提上睑肌力:右眼 12mm,左眼 13mm;右瞳孔 7mm×7mm,直接和间接对光反应均(-),左瞳孔 3mm×3mm,对光反应灵敏。余双眼前节和眼底(-)。眼位:右眼外斜 35°~40°,上斜 5°~10°(图 37-1);眼球运动:右眼内转不足 -3、外下转和内下转均不足 -4(图 37-2)。

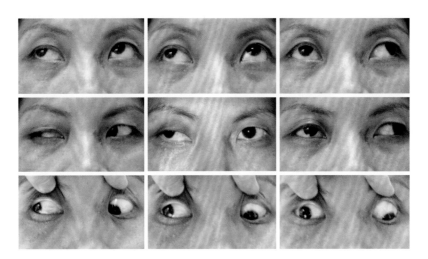

图 37-2　九方位眼位照相:右眼内转不足 -3、外下转和内下转均不足 -4

诊断:①动眼神经下支麻痹(外伤性,OD);②屈光不正(OU)。

治疗:口服神经营养药、多种维生素和复方血栓通等。如半年到 1 年病情未恢复,则手术矫正斜视;如病情基本恢复,但残余小度数水平或垂直斜,则配戴三棱镜矫正。

病例点评:

（1）本例有明显的眼眶外伤史,病因明确,是由于眶部动眼神经的下支损伤,影响了患眼的内直肌、下直肌、下斜肌和瞳孔括约肌及睫状肌(由动眼神经的下支支配)的功能,导致患眼内转和下转功能障碍,患眼外斜和上斜,伴瞳孔散大;由于睫状肌麻痹,调节功能受损,右眼视近处的物体不清。而患眼上转和提上睑肌的功能(由动眼神经的上支支配)基本未受累。

(2) 除先天性外,动眼神经下支麻痹多见于眶内深部病变所致,作者所见全部为外伤(包括眼眶手术的损伤);其他如眼眶炎症、眼眶肿瘤和各种眶内血管性病变等也可引起动眼神经下支的损伤和麻痹。

(3) 如果动眼神经的下支麻痹完全没有恢复,则其手术治疗十分棘手,因为既有水平直肌的麻痹,又有垂直直肌的麻痹,不能采用常规的直肌移位术和直肌联结术治疗。一种方法是将上直肌完全移位到内直肌处,外直肌完全移位到下直肌处,同时做上斜肌断腱;不过,如果患者因眶内出血和其他原因产生了一定的限制因素时,这种手术方式就不适合了。另一种方法是分次手术,当患者以水平斜视为主时,先做患眼外直肌后退 + 内直肌缩短,第二期做患眼上直肌后退 + 下直肌缩短;当患者以垂直斜视为主时,先做患眼上直肌后退 + 下直肌缩短,第二期做患眼外直肌后退 + 内直肌缩短;特别注意眼前段缺血的风险,分次手术时,一般相隔 6 个月以上才做第二期手术。另外,也可选择在健眼手术矫正水平斜视和 / 或垂直斜视。

病例 38:先天性下直肌发育不良(OD)

患者男,12 岁,因"右眼向上偏斜"12 年入院。患者自出生起右眼上斜,至今上斜程度变化不明显,强光下喜欢闭一只眼,无复视和代偿头位等,不伴有眼部红痛等不适。6 年前曾在外院配镜治疗(具体不详)。

全身检查无特殊。眼科检查:Vod:0.7 +0.25DS+1.25DC×90 1.0;Vos:1.0 +0.75DS+0.50DC×165 1.0;双眼前节和眼底(-)。

眼位:右眼上斜 15°左右,外斜 5°左右;极度向下注视时,左眼外斜 15°~20°。遮盖任何一眼均出现该眼上漂现象,以右眼明显;歪头试验(-)。眼球运动:右眼外下转不足 -2(图 38-1)。眼底照相:右眼轻微内旋。

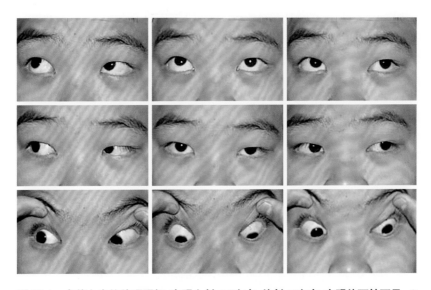

图 38-1　术前九方位外观照相:右眼上斜 15°左右,外斜 5°左右,右眼外下转不足 -2

视野弧:

		远距离	近距离
右眼注视	左眼	内斜 5°低 15°	外斜 2°低 15°
左眼注视	右眼	内斜 8°高 15°	外斜 3°高 13°

三棱镜遮盖试验:远距离:正前方:R/L30PD;向上注视:R/L30PD;向下注视;R/L35PD。

近距离:R/L25PD。

同视机检查:单眼抑制(10°同时知觉片);交替熄灯时,熄灯眼均出现上漂现象。他觉斜角:-3°R/L16°;

上转 25°：+2°R/L10°；下转 25°：−5°R/L20°。

　　诊断：①先天性下直肌发育不良（OD）；②分离性垂直性偏斜（OU）；③屈光不正（OU）。

　　手术：全麻下行右眼上直肌后退 4mm+ 下直肌缩短 5mm。术中见右眼下直肌明显细小，肌宽仅 5mm，肌止距角膜缘 8mm；上直肌肌宽 8mm，肌止距角膜缘从鼻侧到颞侧分别为 7.5mm、7.5mm、9mm。

　　术后第 1 天，主诉无复视。眼位：轻度左眼高于右眼；无 A-V 征。眼球运动：右眼外上转不足 −2，外下转不足 −1（图 38-2）。

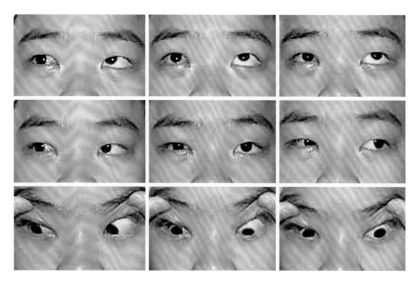

图 38-2　术后第 1 天眼位照相：轻度左眼高于右眼；右眼外上转不足 −2，外下转不足 −1

　　视野弧：

		远距离	近距离
右眼注视	左眼	内斜 5°	0°
左眼注视	右眼	内斜 4°	0°

三棱镜遮盖试验：远距离：L/R10PD；近距离：L/R 8PD。

　　同视机检查：单眼抑制（10°同时知觉片）；他觉斜角：+4°L/R9°；上转 25°：+4°L/R5°；下转 25°：+7°L/R3°。

　　术后 2 个月复诊，双眼正位，遮盖试验（−）；眼球运动：外下转不足 −1（图 38-3）。

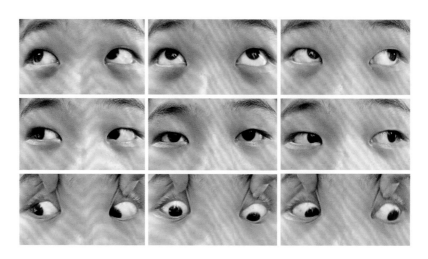

图 38-3　术后 2 个月眼位照相：双眼正位，遮盖试验（−）；右眼外下转不足 −1

病例点评:

(1) 先天性下直肌发育不良较少见,表现为患眼上斜视,临床上要与较常见的先天性上斜肌麻痹进行鉴别,两者都表现为患眼上斜视,也可以有头倾向健侧的代偿头位。主要不同点是:下直肌发育不良的患者眼底照相为内旋,向患眼外下转时垂直斜度最大,多伴 A 征,歪头试验显示头歪向健侧时,患眼上斜加重(阳性不明显),患眼外下转运动明显不足;而上斜肌麻痹的患者则眼底照相为外旋,多数为患眼内下转和内上转时垂直斜度较大,多伴 V 征,歪头试验显示头歪向患侧时,患眼上斜加重(阳性明显),患眼内下转运动不足,内上转运动亢进。另外,眼眶 CT 扫描也可发现下直肌发育不良者有下直肌细小。

(2) 下直肌发育不良的手术治疗选择:如果患眼上斜度大于 25PD,通常需要 2 条垂直肌的手术,如患眼下直肌缩短和上直肌后退,或健眼下直肌后退和患眼上直肌后退等;如果上斜度小于 20PD,可选 1 条垂直肌的手术,如患眼下直肌缩短、患眼上直肌后退、健眼下直肌后退和健眼上直肌缩短等。具体哪条肌更合适,还要看垂直斜度是哪个方向最大,如果向上注视时垂直斜度大,以上直肌手术好;如果向下注视时垂直斜度大,以下直肌手术好。

(3) 如果发育不良的下直肌基本上没有残余下转的功能,则下直肌非常细小,缩短时容易断裂,下直肌缩短手术的效果很有限,此时,宜做患眼上直肌后退 + 内外直肌部分移位术,将内外直肌的下半部分移位到下直肌止点的鼻侧和颞侧;或患眼上直肌后退 + 内外直肌与下直肌的联结术。患眼无上直肌痉挛者,也可以做患眼内外直肌全部移位术,即将内外直肌的全部分别移位到下直肌止点的鼻侧和颞侧。为减少眼前段缺血的风险,有时也可以选择患眼下斜肌前转位术,将下斜肌转位到下直肌止点处,使下斜肌的上转功能变为下转功能,转位前做下斜肌缩短有利于加强下斜肌的下转效果。

病例 39:外伤性下直肌麻痹(OD)

患者男,44 岁,因"右眼拳击伤后上斜 1 年余"收入院。患者 1 年多前右眼被拳头击伤后"上斜",无昏迷史,无脑组织损伤。当时伴右眼球巩膜裂伤,做了"巩膜伤口修补术"。术后 1 周又因右眼视网膜脱离做了"视网膜脱离复位术",并先后于 1 个月后和 3 个月后做右眼"外伤性白内障超声乳化 + 人工晶状体植入术"和"硅油取出术"(具体不详)。术后仍然右眼上斜伴垂直性复视。曾服用过神经营养药和血管扩张药等,斜视程度无变小。双眼患"高度近视"20 多年。

全身检查无特殊。眼科检查:Vod:0.5 −1.00DC×25 0.7;Vos:0.02 −13.50DS 1.0;双眼眼压正常,右人工晶状体在位,余双眼前节(−),双眼底呈高度近视改变,视网膜平,有激光萎缩斑。

眼位:右眼注视,左外斜 15°~20° 下斜约 25°;左眼注视,右眼外斜 10°~15° 上斜 20°~25°。无明显 A-V 征。眼球运动:右眼外下转不足 −3,内下转不足 −1,外上转不足 −1(图 39-1)。AC/A=0.67;远立体视觉(Randot)和近立体视觉(Butterfly):均无。

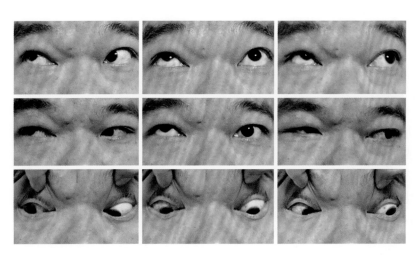

图 39-1　术前九方位外观照相:眼位:右眼外斜 10°~15° 上斜 20°~25°。眼球运动:右眼外下转不足 −3

视野弧：

		远距离	近距离
右眼注视	左眼	外斜 10°R/L15°；	外斜 10°R/L15°
左眼注视	右眼	外斜 5°R/L10°；	外斜 7°R/L10°

同视机检查：融合点：+1°R/L12°In12°＝他觉斜角(10°同时知觉片)；上转 25°：+4°R/L13°In7°；下转 25°：+1°R/L19°In11°；Ⅱ°片：不能合像；Ⅲ°片：无立体视觉。

+5°R/L12°In7°		−2°R/L10°In7°
+4°R/L14°In8°	+1°R/L14°In12°	−2°R/L7°In13°
+7°R/L15°In11°		−4°R/L6°In11°
	左眼注视	
+16°R/L14°In8°		−1°R/L5°In8°
+18°R/L20°In5°	+9°R/L17°In8°	+1°R/L11°In10°
+18°R/L22°In8°		+4°R/L8°In8°
	右眼注视	

眼眶 CT 平扫＋冠扫：未见眼眶骨折，眼外肌损伤和硅胶带等(图 39-2)。

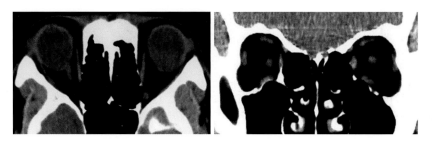

图 39-2　眼眶 CT(平扫＋冠扫)：无特殊

诊断：①外伤性下直肌麻痹(OD)；②眼球破裂伤巩膜修补术后(OD)；③人工晶状体眼(OD)；④屈光不正(高度近视)(OU)；⑤视网膜脱离术后(OD)。

手术：右眼上直肌探查后退 3mm＋下直肌缩短 4mm。术前被动转动试验显示右眼上转有轻中度抗力。术中探查上直肌，见上方结膜瘢痕明显，上直肌结构不清，周围大量瘢痕，分离暴露出上直肌，上直肌止端距角膜缘达 10mm，故做上直肌悬吊后退 3mm。做下方角膜缘切口，缩短下直肌 4mm，下直肌止端距角膜缘的距离颞侧为 9mm，中央为 6mm，鼻侧为 5.5mm，肌宽为 8mm。

术后第一天，仍诉复视；右眼外斜 5°~10°，无明显垂直斜视；眼球运动：右外下转不足 −1，余(−)。

术后 2 个月复查，诉平常工作生活无复视，极度向上向下注视时有轻度垂直复视；双眼正位；眼球运动：右眼外上转不足 −1，余方向运动正常(图 39-3)。

病例点评：

(1) 诊断方面，拳击伤后患眼上斜有几个原因，包括眶底爆裂性骨折、下直肌后段嵌顿、下直肌断裂、下直肌挫伤、上直肌及周围组织的瘢痕牵拉和支配下直肌的动眼神经小支损伤等。因此，一定要做眼眶 CT 扫描。本例眼眶 CT 未显示眼眶骨折和肌肉等结构性病变，且上直肌及周围有瘢痕，但被动转动试验显示上转有阻力，下转却无阻力，可见主要原因还是下直肌损伤麻痹，不是上直肌牵拉。

(2) 本例上直肌除有瘢痕牵拉外，还可见到其肌止位置偏后，达角膜缘后 10mm，所以我们选择后退 3mm，而不是 5mm。

(3) 由于上直肌处有瘢痕牵拉作用，以至于做同视机九方位斜视度测量时出现向右侧方向注视时，内斜度加大，尤其是以右眼注视时明显，类似于右眼外直肌麻痹，分析时应注意。另外，外观上患者为外斜，但同视机检查时却表现为内斜，这是因为同视机是假想远距离的近距离视标，临床上常会表现为外斜度

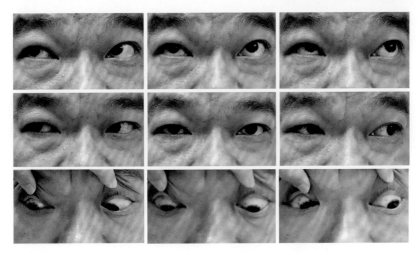

图 39-3　术后 2 个月眼位照相：双眼正位；眼球运动：右眼外上转不足 –1，余方向运动正常

数变小和内斜度数变大。

（4）因上方结膜有瘢痕且被动转动试验上转有阻力，手术治疗一定要探查上直肌并加以后退。然而，患者主要病变是下直肌麻痹，垂直斜度较大，下直肌仍有部分功能，应加做下直肌加强，否则难以矫正这么大的垂直斜度。作者认为，麻痹肌仍有部分功能者，宜首选麻痹肌加强，而不选利用邻近肌肉的移位和联结术。

（5）本例轻度的外斜视经垂直斜视矫正术后也予以矫正了。因此，水平斜视与垂直斜视同时存在时，宜首选矫正斜视度大的方向，很多患者经这样手术后，斜视度小的方向不需要再手术了。

病例 40：先天性下直肌缺如（OD）

患者女，21 岁，因"右眼向上偏斜"21 年入院。患者自出生右眼向上斜视，伴右眼睑裂大于左眼，晚上右眼闭合差。不伴有视力下降、眼部红痛等不适。无代偿头位。一直未治疗。既往健康。家族史（–）。

眼科检查：Vod：1.0 +0.25DS 1.0；Vos：0.2　1.75DS–0.25DC×165 1.0；双眼前节和眼底（–）。平视睑裂：右眼 13mm，左眼 10mm；双眼提上睑肌力：13mm；右眼闭合不全 3mm（图 40-1）。

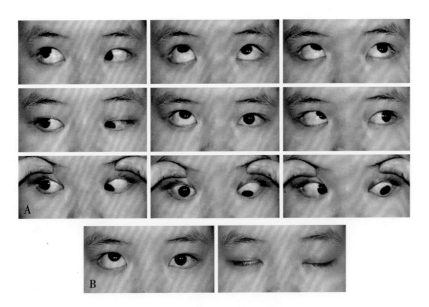

图 40-1　术前眼位（A）和外观照相（B）

眼位:右眼上斜 30°~35°;无明显 A-V 征。无代偿头位。歪头试验(−)。眼球运动:右眼外下转不足 −4,内下转不足 −3(图 40-1A)。眼底照相:右眼轻度内旋(图 40-2)。

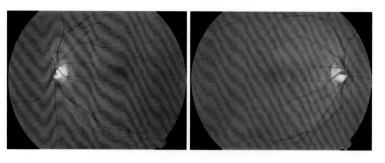

图 40-2　眼底照相:右眼轻度内旋

眼眶 CT 扫描:右眼下直肌处仅见细小软组织影,余眶内结构无异常(图 40-3)。

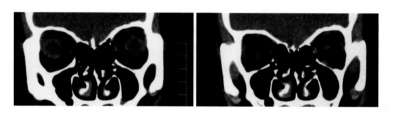

图 40-3　眼眶 CT 检查:右眼下直肌处仅见细小软组织影

视野弧:

		远距离	近距离
右眼注视	左眼	内斜 3°下斜 30°	内斜 4°下斜 32°
左眼注视	右眼	内斜 3°上斜 30°	内斜 3°上斜 32°

三棱镜遮盖试验(PD):远距离:ET6R/L50;近距离:ET7R/L50。

同视机检查:单眼抑制(10°同时知觉片),他觉斜角:+4°R/L21°,上转 25°:+5°R/L20°;下转 25°:+4°R/L24°。交替熄灭任一眼灯光,均出现该眼轻度上漂。AC/A=6。

诊断:①先天性下直肌缺如(OD);②分离性垂直性偏斜(OU);③屈光不正(OS)。

手术:局麻下行右眼上直肌后退 5mm+ 内直肌下半和外直肌下半移位到 6 点方位距角膜缘 5mm 处巩膜上;移位前做内直肌下半缩短 3mm,外直肌下半缩短 5mm。术中未见到下直肌,而且上直肌的肌止端明显向鼻侧移位,所以做上直肌后退的同时,将其向颞侧移位 4mm。

术后第 1 天,主诉无复视。右眼内斜 10°~15°,可交替注视;眼球运动:右眼外上转、内上转、外下转和内下转均不足 −2(图 40-4)。双眼睑裂大小对称,无眼睑闭合不全。

术后 6 个月电话随访,主诉无复视,无代偿头位,右眼小度数内斜,眼球运动良好。

病例点评:

(1) 先天性下直肌缺如罕见,既可单眼,也可双眼发病,多数为单眼。表现为自出生即患眼上斜,下转障碍,上斜度往往较大,部分患者患眼睑裂变大,伴闭合不全(如本例)。眼眶影像学检查显示未见下直肌或仅为细小条状软组织影(如本例),需手术矫正斜视。

(2) 由于患眼睑裂变大,有些医生会首先手术治疗眼睑外观,这是错误的,伴有垂直斜视的患者,应该首先治疗垂直斜视,垂直斜矫正以后还有睑裂的变小或变大时,才考虑眼睑成形术。如本例患者除患眼上斜与眼球下转运动障碍外,还有明显的患眼下睑退缩,下睑闭合不全,这与下直肌未发育有关,相当于平常下直肌后退术后的下睑退缩改变,经手术矫正垂直斜视后,睑裂大小也恢复正常,不需再做眼睑成形

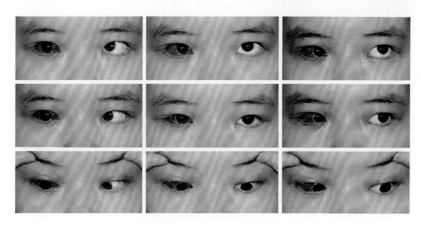

图 40-4　术后第 1 天眼位照相:右眼内斜 10°~15°,可交替注视;眼球运动:右眼外上转、内上转、外下转和内下转均不足 −2

手术。不过,如果患者为水平性斜视(除非是特殊类型斜视,如眼球后退综合征等,此时也要先做水平斜视手术),同时有睑裂大小的疾病,则既可以先做斜视矫正,后做眼睑手术,也可以先做眼睑手术,后做水平斜视矫正。

(3) 手术方式有多种,常用的手术方法为做患眼上直肌后退 + 内外直肌部分移位术。本例按该术式取得了很好的效果。为加强移位的矫正效果,在移位前可同时做内外直肌的部分缩短术(如本例),由于内直肌的力量大于外直肌,内直肌的缩短量应少于外直肌 1~2mm。如患眼无上直肌挛缩,也可采用内外直肌全移位术式(反 Kanpp 术式),残余垂直斜可二期做患眼上直肌后退,或健眼下直肌后退 / 上直肌缩短等。为防止眼前段缺血,也可利用患眼的下斜肌,做患眼下斜肌的前转位术,将下斜肌缩短部分后转位到下直肌止点处,使下斜肌的上转功能变为下转功能,从而矫正患眼的上斜视。我们注意到下直肌缺如的患者,尽管没有下直肌,但供应下直肌的血管(睫状前血管)仍然存在,这样的患者则不容易出现眼球下方的缺血。

病例 41:右眼下直肌、左眼内直肌麻痹(鼻窦炎所致)

患者女,13 岁,因"右眼上斜,垂直性复视"2 年余就诊。患者 2 年多前无明显原因右眼向上斜视,视物有"上下双影",无晨轻晚重现象,不伴有头痛头昏和眼部红痛等不适,无头部和眼部外伤史,无鼻塞和流涕等。曾在外院诊断为"右眼下直肌麻痹"于 1 年前做"右眼上直肌后退 5mm"。术后仍旧有右眼上斜视,但上斜程度有好转,复像距离缩小。自起病来,神经内斜排除了"重症肌无力",脑部 MRI 未见异常。曾服用神经营养药物等治疗,一直无明确效果。家族中无类似患者。

全身检查无特殊。眼科检查:Vou:1.2;双眼前节和眼底(−),双侧瞳孔 3mm×3mm,对光反应灵敏。眼位:左眼注视,右眼外斜 20°~25°上斜 10°~15°（图 41-1);右眼注视,左眼外斜 10°~15°下斜 10°~15°。无明显 A-V 征。眼球运动:右眼外下转不足 −2;左眼内转不足 −3(图 41-2)。

眼眶和鼻窦 MRI 检查:右侧上颌窦有明显的不规则性炎性信号病灶;左侧筛窦前中部局限性炎性信号灶,与之相邻的内直肌轻度肥厚;眶内未见其他明显异常信号影(图 41-3)。

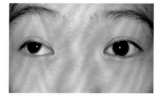

图 41-1　眼位照相:右眼外斜 20°~25°上斜 10°~15°

同视机检查:融合点:−20°R/L15°= 他觉斜角(10°同时知觉片);融合范围:−28°~−12°;Ⅲ片有立体视觉功能。

−28°R/L13°In1°		−2°R/L3°In3°
−24°R/L21°In7°	−24°R/L19°In8°	−15°R/L11°In8°
不能合像		−17°R/L16°In15°

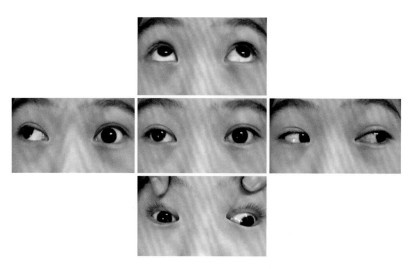

图 41-2   眼球运动:右眼外下转不足 −2;左眼内转不足 −3

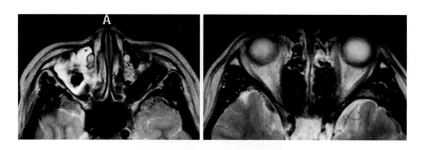

图 41-3   眼眶和鼻窦 MRI 扫描:右侧上颌窦和左侧筛窦前中部有明显不规则性炎性信号病灶,与之相邻的左内直肌轻度肥厚

左眼注视

−22°R/L18°In5°		−5°R/L6°In3°
−23°R/L22°In15°	−20°R/L15°In15°	−9°R/L10°In11°
−27°R/L20°In25°		−15°R/L7°In20°

右眼注视

诊断:右眼下直肌、左眼内直肌麻痹(鼻窦炎所致)。

治疗:耳鼻喉科会诊,治疗鼻窦炎。

病例点评:

(1) 右眼的下直肌和左眼的内直肌都是由动眼神经支配的肌肉,在排除了重症肌无力和明显的脑部病变后,很难解释这种少有的麻痹性斜视。双侧动眼神经的单条肌肉麻痹只能用脑部单个神经核的病变和眶内肌肉局部病变来解释。因此,在没有脑部病变的情况下,我们需要寻找局部原因。

(2) 急性和慢性鼻窦炎一般不会引起眼外肌的麻痹,因为鼻腔与眼眶之间有骨板相隔。但少数患者鼻窦炎症会引起眼外肌麻痹,如本例左侧内直肌已有轻度的肥厚,肥厚部位正好与筛窦炎症部位相邻,说明左侧内直肌也存在炎症性病变,影响了内直肌的功能;而右眼下直肌相对应的上颌窦也有明显的炎症性病变。下直肌与上颌窦以及内直肌与筛窦紧密相邻,仅隔极薄的骨板,会相互影响。因此,我们不能忽视鼻窦炎引起的眼外肌麻痹。

(3) 正因为鼻窦炎一般不会引起麻痹性斜视,在诊断之前一定要排除其他可能的原因,如重症肌无力和颅脑疾病等。

(4) 在不清楚诊断之前和病因仍旧存在的时候,通常不要做斜视矫正手术,如本例做右眼上直肌后退术意义不大。如果鼻窦炎治愈后半年到 1 年,斜视仍存在并且斜视度稳定,这时才适宜做斜视矫正手术。

病例 42:外伤性内直肌断裂并眶内血肿(OS)

患者男,14 岁,左眼被衣架钩伤后外斜,红肿 3 天。全身无血管和血液系统等其他病变。检查见左眼上下睑明显淤血肿胀,鼻侧结膜部分撕裂,有暗红色血肿和明显的结膜充血,眶压 T++,左眼球中等度突出。眼位:左眼外斜 40°~45°,左眼内转不足 −4(图 42-1)。

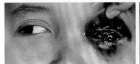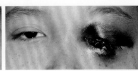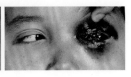

图 42-1　眼外观照相:左眼上下睑淤血肿胀,鼻侧结膜撕裂,有暗红色血肿和充血。眼位:左眼外斜 40°~45°,左眼内转不足 −4

眼眶 CT 扫描显示左内直肌在眼球赤道稍后处断裂,该处眶内有 1.0cm×1.0cm 大小的血肿(图 42-2)。

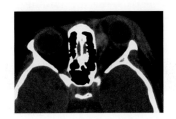

图 42-2　眼眶 CT 扫描:显示左内直肌在眼球赤道稍后处断裂,该处眶内有 1.0cm×1.0cm 大小的血肿

治疗:全麻下行左眼结膜血肿和眼眶血肿清除,内直肌断裂端端吻合和结膜伤口缝合。术后静脉滴注地塞米松 10mg+ 氨甲苯酸,并弹力绷带包左眼 6 天。术后伤口愈合好,左眼球突出度恢复正常。术后 1 年复查,左眼外斜 10°~15°;左眼内转不足 −3,仍有复视(图 42-3)。再做左眼内直肌探查,清除周围瘢痕并缩短肌肉 5mm。术后 1 周,左眼内斜 10°左右;左眼外转不足 −2(图 42-4)。术后 8 个月电话回访,双眼正位,无复视,眼球转动良好。

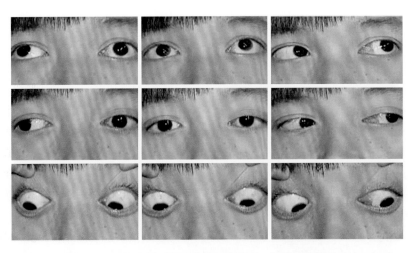

图 42-3　术后 1 年九方位照相:左眼眶血肿清除,内直肌断裂吻合术后 1 年,左眼外斜 10°~15°;左眼内转不足 −3,仍有复视

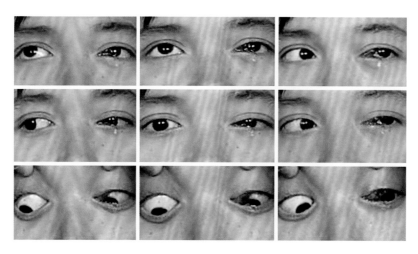

图 42-4　二次手术后 1 周眼外观照相：再做左眼内直肌探查，清除周围瘢痕并缩短肌肉 5mm 术后 1 周，左眼内斜 10°左右；左眼外转不足 –2

病例 43：先天性下直肌、内直肌麻痹（OD）

患者男，42 岁，因"自出生即右眼向外上方向偏斜"入院。患者自出生即被发现右眼斜视，向外上方向偏斜，一直未诊治，不伴有眼部红痛等不适。10 岁左右曾有过眼部外伤史（具体不详，未做过外伤治疗），2 个月前眼眶 CT 检查显示"右眼眶内壁骨折"。既往患"高血压病"10 余年，服药一直控制良好；9 年前曾做"鼻中隔矫正术"；3 年前患"左眼颞上支静脉阻塞"做了视网膜部分光凝术治疗。

眼科检查：Vod：0.4 +0.75DS–2.25DC×35 0.6；Vos：0.25 –1.50DS 1.0；右眼睑闭合不全 2mm，双眼瞳孔 3mm×3mm，对光反应良好；左眼颞上方视网膜见圆形萎缩激光斑。眼球突出度：右眼 18mm，左眼 17mm，眶距 102mm（YZ9 型突出计）。

眼位：左眼注视，右眼外斜 20°~25°，上斜 15°~20°；右眼注视（右眼注视不良），左眼外斜 >45°，下斜 20°~25°。无明显 A-V 征。无代偿头位。双眼轻微水平性眼球震颤。眼球运动：右眼内转、外下转和内下转均不足 –4（图 43-1）。

眼眶 CT 扫描（平扫 + 冠扫）：右眼眶内壁中部骨折，但内直肌无嵌顿（图 43-2）。

视野弧：

		远距离	近距离
右眼注视	左眼	外斜 43°下斜 15°	外斜 45°下斜 15°
左眼注视	右眼	外斜 20°上斜 10°	外斜 25°上斜 10°

Krimsky 试验（PD）：XT 50R/L40。

同视机检查：单眼抑制（10°同时知觉片）；他觉斜角 =–23R/L15°；上转 25°：–26R/L10°；下转 25°：–27°R/L35°；Ⅱ°片：不能合像；Ⅲ°片：无立体视觉。

立体视觉检查：远距离（Randot）：无；近距离（Butterfly）：无。

诊断：①先天性下直肌、内直肌麻痹（OD）；②斜视性弱视（OD）；③眼眶骨折（内壁，OD）；④先天性眼球震颤（OU）；⑤屈光不正（OU）；⑥眼睑闭合不全（OD）；⑦视网膜激光光凝术后（OS）；⑧高血压病。

手术：全麻下行右眼上直肌后退 7mm+ 下直肌缩短 10mm。术中见右眼下直肌明显纤细无力，故将原定右眼下直肌缩短 7mm 改为 10mm；术中肌止解剖测定：右上直肌肌止距角膜缘（从鼻侧到颞侧）为 7mm、8mm、11mm，肌宽 11mm；右下直肌肌止距角膜缘（从鼻侧到颞侧）为 8mm、9mm、10mm，肌宽 6mm。

术后第 1 天，主诉无复视。右眼外斜 20°~25°，下斜 10°~15°；右眼内转不足 –4、外上转和内上转均不足 –3、外下转和内下转均不足 –1（图 43-3）。

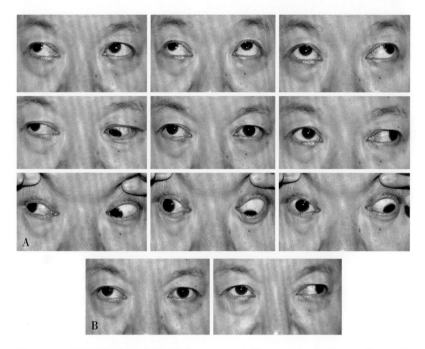

图 43-1　术前眼位照相：右眼外斜 20°~25°，上斜 15°~20°；右眼内转、外下转和内下转均不足 −4

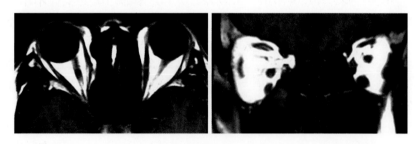

图 43-2　眼眶 CT 检查：右眼眶内壁中部骨折，但内直肌无嵌顿

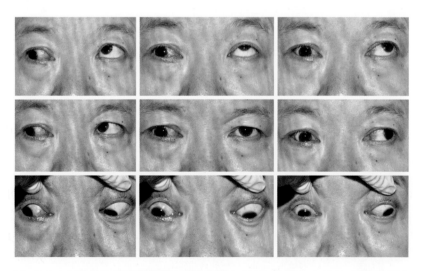

图 43-3　术后第 1 天眼位照相：右眼外斜 20°~25°，下斜 15°~20°；右眼内转不足 −4、外上转和内上转均不足 −3、外下转和内下转均不足 −1

视野弧：

		远距离	近距离
右眼注视	左眼	外 35°上斜 25°	外 40°上斜 25°
左眼注视	右眼	外 20°下斜 17°	外 25°下斜 17°

Krimsky 试验（PD）：XT 40L/R18。

同视机检查：单眼抑制（10°同时知觉片）；他觉斜角 =−24L/R13°；上转 25°：−23°L/R28°；下转 25°：−23°L/R7°；Ⅱ°片：不能合像；Ⅲ°片：无立体视觉。

术后 9 个月，右眼外斜 15°~20°，下斜 5°~10°；右眼注视，左眼外斜 40°~45°，上斜 10°~15°；无 A-V 征；双眼轻微水平性眼球震颤。

眼球运动：右眼内转不足 −3、外上转和内上转均不足 −3、外下转不足 −2，内下转不足 −2（图 43-4）。

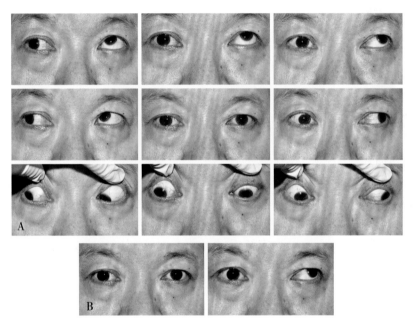

图 43-4　A. 术后 9 个月眼位照相：右眼外斜 15°~20°，下斜 5°~10°；B. 右眼注视，左眼外斜 40°~45°，上斜 10°~15°；眼球运动：右眼内转不足 −3、外上转和内上转均不足 −3、外下转不足 −2，内下转不足 −2

视野弧：

		远距离	近距离
右眼注视	左眼	外 38°上斜 16°	外 40°上斜 15°
左眼注视	右眼	外 20°下斜 10°	外 20°下斜 10°

Krimsky 试验（PD）：RXT 25L/R5；LXT 50+10L/R16。

同视机检查：单眼抑制（10°同时知觉片）；他觉斜角 =−19L/R10°；上转 25°：−21°L/R15°；下转 25°：−24°R/L2°；Ⅱ°片：不能合像；Ⅲ°片：无立体视觉。

手术：全麻下行右眼外直肌后退 7mm+ 内直肌缩短 7mm。

术后第 1 天，主诉无复视。右眼内斜 5°~10°，下斜 5°~10°；右眼内转不足 −2、外转不足 −2、外上转和内上转均不足 −3、外下转和内下转均不足 −2（图 43-5）。

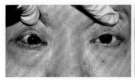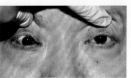

图 43-5 术后第 1 天眼位照相

病例点评：

(1) 先天性下直肌和内直肌都麻痹(发育不良)十分罕见。患者自出生右眼外上斜视,右眼向内和向下运动障碍,病变为静止性,被动转动试验显示右眼向内和向下仅有轻度阻力,这不是限制性斜视,是由于长期斜视致外直肌和上直肌痉挛所致,因此,本例诊断为先天性下直肌、内直肌麻痹。患者有眼部外伤史,尽管眼眶 CT 显示右眼眶内壁骨折,骨折也可以引起患眼内转障碍和外斜视,但患者受伤前后并没有右眼斜视度的变化,况且眼眶内壁骨折很轻微,不伴有内直肌的嵌顿,对内直肌的功能影响应该很小,患者也没有眼窝凹陷,对这种骨折可以不必处理。

(2) 由于患者水平和垂直斜视均明显,因为水平斜视的定量相对容易,应该按首先矫正垂直斜视,然后再矫正水平斜视的原则。同时有水平和垂直两个方向运动受限的麻痹性斜视的矫正不容易,对斜视手术医生富有挑战性。如果患者要求只在患眼手术,则不能选择水平(或垂直)直肌的移位和联结术,因为患眼水平和垂直肌都有麻痹。这时宜选择直肌的后退缩短术,即使麻痹肌的缩短作用不大,但缩短后的机械力量仍然有矫正斜视的作用。我们第一期做右眼的上直肌后退 + 下直肌缩短。因术中见右眼下直肌细小无力,手术量改变为缩短 10mm。尽管术后有轻度过矫,但因患者右眼视力差,平常都是以左眼视物,右侧轻度的下斜不影响外观。这种特殊的病例不能按垂直直肌的常规只做 3~5mm 的后退缩短。

(3) 二期经做右眼外直肌后退 7mm+ 内直肌缩短 7mm,术后外观矫正满意。也有学者选择一只眼的垂直肌矫正垂直斜视,另一只跟的水平肌矫正水平斜视。我们认为,由于这类斜视比较复杂,手术效果难以预测,还是以分次手术为宜。

病例 44：下斜肌麻痹（OS，外伤性）

患者男,54 岁,因"左眼受伤后复视"8 个月余入院。患者 8 个月余前因车祸撞伤左侧头面部,当时当地诊断为"左眼挫伤,左侧眼眶下壁和外壁骨折",做了"左眼眶下壁和外壁 + 颧弓骨折切开复位内固定术"。术后视物成双,为垂直性,向右上方看时重影距离最大。服用神经营养药和多种维生素等,无明显效果。近 2 个月自觉重影较以前明显,不伴有眼部红痛等不适。既往健康。

眼科检查：Vod：0.5 –1.50DS–2.25DC×175 1.0；Vos：0.02 –10.00DS–0.50DC×180 0.7；右眼前节和眼底(–)。左下睑轻度内陷,无内外翻,眼底检查示视盘颞侧明显萎缩弧,视网膜豹纹状,黄斑中心凹反光不清。

眼位：右眼注视,左眼外斜 5°~10°,下斜 10°~15°；左眼注视,右眼外斜 5°~10°,上斜 15°~20°。无明显 A-V 征。无代偿头位。歪头试验(–)。眼球运动：左眼内上转不足 –1(图 44-1)。

红玻璃复像试验：垂直性复视,向右上方注视时垂直复像距离最大,周边像为左眼。

眼底照相：左眼轻度内旋(图 44-2)。

眼眶 CT 扫描：左眼眶下壁和外侧壁处的骨折钛桥和人工骨板固定良好,左上颌窦前壁骨折修复,内固定物存留(图 44-3)。

视野弧：

		远距离	近距离
右眼注视	左眼	外斜 10°下斜 18°	外斜 8°下斜 13°
左眼注视	右眼	外斜 8°上斜 20°	外斜 9°上斜 20°

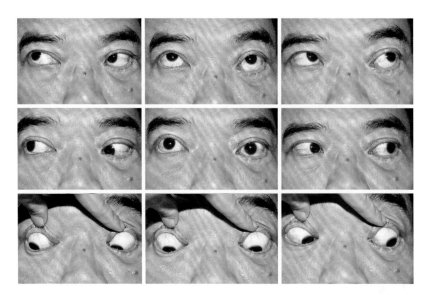

图 44-1　术前九方位外观照相：右眼外斜 5°~10°，上斜 15°~20°；左眼内上转不足 -1

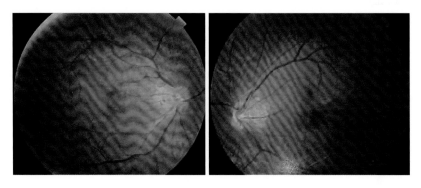

图 44-2　眼底照相：左眼轻度内旋

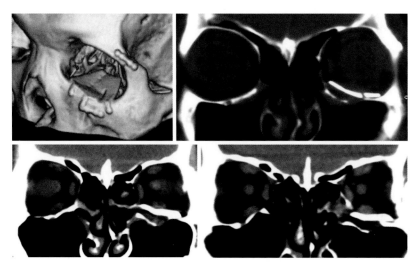

图 44-3　眼眶 CT 检查：左眼眶下壁，外侧壁和左上颌窦前壁的骨折钛桥和人工骨板固定良好

三棱镜遮盖试验(PD)：远距离：正前方 XT10R/L30，上方 XT10R/L35，下方 XT10R/L20；近距离：XT10R/L20。

头歪向右肩：XT10R/L25；头歪向左肩：XT10R/L25。

同视机检查：融合点：+7°R/L13°In3°（10°同时知觉片）；他觉斜角 =0°R/L14°In3°；上转 25°：−4°R/L18°In3°；下转 25°：+2°R/L12°In3°；Ⅱ°片：不能合像；Ⅲ°片：无立体视觉。AC/A=1。

+2°R/L25°In4°		+2°R/L13°In5°
+2°R/L18°In5°	+1°R/L14°In3°	+3°R/L8°In3°
+2°R/L6°In3°		+2°R/L8°In4°

左眼注视

+5°R/L18°In5°		+5°R/L9°In5°
+4°R/L13°In5°	+4°R/L10°In5°	+5°R/L7°In5°
+5°R/L15°In5°		+3°R/L6°In5°

右眼注视

立体视觉检查：远距离(Randot)：无；近距离(Butterfly)：无。

诊断：①下斜肌麻痹(OS，外伤性)；②眼眶下壁、外壁、颧弓骨折修复术后(OS)；③屈光不正(OU)；④高度近视视网膜病变(OS)。

手术：全麻下行右眼上直肌后退 7mm。术前被动转动试验：左眼各个方向无明显阻力。

术后第 1 天，主诉正前方无复视。眼位：双眼正位，遮盖试验示双眼轻度外隐斜；眼球运动：右眼外上转不足 −1(图 44-4)。

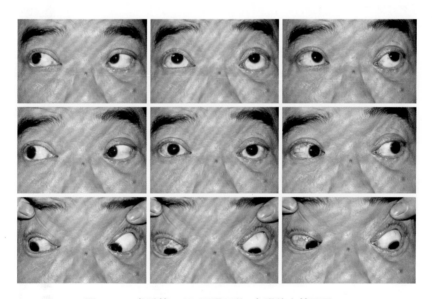

图 44-4　术后第 1 天，双眼正位，右眼外上转不足 −1

视野弧：

		远距离	近距离
右眼注视	左眼	0°	外斜 5°
左眼注视	右眼	0°	外斜 5°

三棱镜遮盖试验(PD)：远距离：正前方，上方和下方均为 R/L5；近距离：XT10。

同视机检查：融合点：+7°= 他觉斜角(10°同时知觉片)；上转 25°：+4°；下转 25°：+6°；融合范围：−4°~+4°；Ⅲ°片：无立体视觉。

术后 6 个月电话随访，主诉无复视，无代偿头位，眼球运动良好。

病例点评：

(1) 下斜肌麻痹临床上少见,临床特点是:患眼下斜视,内上转受限;患眼上斜肌亢进,被动转动试验内上转无抗力;可表现有 A 征和歪头试验阳性(头歪向健眼时,垂直斜明显);眼底照相或双马氏杆试验显示有内旋。患眼内上转受限一定要与 Brown 综合征相鉴别:最重要的鉴别要点是被动转动试验,Brown 综合征患者被动转动向患眼内上方有明显的阻力;而下斜肌麻痹被动转动试验(−)。临床上较简单实用的方法是嘱患者单眼(患眼)向内上方转动,下斜肌麻痹的患者常常单眼运动检查时可以内上转,而 Brown 综合征患者则无论是单眼运动、双眼运动还是被动转动都不能向患眼内上方转动。

(2) 本例下斜肌麻痹表现较典型,与眶下部外伤和骨折相关,除主要为下斜肌麻痹外,患眼下斜视的次要原因可能还有眶下部瘢痕形成引起的限制因素(尽管本例被动转动试验阴性)。由于下斜肌为动眼神经支配的其中一条眼外肌,其病因除眼眶局部因素外,还有可能为脑部动眼神经支配下斜肌的核的损伤(如后天性脑干部分的小缺血灶等)和先天性下斜肌麻痹等。

(3) 关于下斜肌麻痹的手术治疗,如果垂直斜度少于 10PD,可选择患眼上斜肌延长术;如果垂直斜度大于 10PD,可选择健眼上直肌后退术;严重者可选择患眼上斜肌延长 + 健眼上直肌后退术。合并水平性内(外)斜视的患者,同时矫正水平性斜视。

病例 45:先天性下斜肌麻痹(OS)

患者女,25 岁,发现左眼向内下偏斜 20 余年。患者自 3~4 岁起被别人发现左眼向内下偏斜,不伴有眼部不适和红痛等,无复视,无代偿头位等,但左眼视力很差,却一直未诊治。近 5 年来,右眼视力下降,经验光配镜后视力正常,左眼视力不能矫正。家族史(−)。

全身检查无特殊。眼科检查:Vod:0.4 −0.25DS−1.50DCX130 1.0;Vos:0.02 −0.25DS−1.75DCX50 0.02;双眼前节和眼底(−)。眼位:左眼内斜 10°~15°(有时左眼内斜 5°左右),下斜 10°左右;向上注视时,左眼内斜约 15°左右;向下注视时,左眼内斜 5°~10°;左眼注视不良(图 45-1A)。眼球运动:左眼内上转不足 −3,内转亢进 +1,内下转亢进 +1,外转不足 −1(图 45-1B)。歪头试验:头歪向右肩时,R/L 加重(图 45-2)。眼底照相:右眼视盘黄斑位置显示有轻度内旋转斜视(图 45-3)。

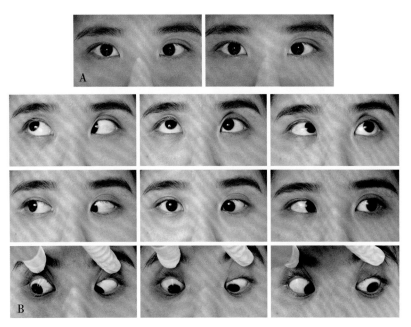

图 45-1
A.术前二方位眼位照相:左眼内斜 10°~15°(有时左眼内斜 5°左右),下斜 10°左右;B.术前九方位眼位照相:向上注视时,左眼内斜约 15°;向下注视时,左眼内斜 5°~10°。眼球运动:左眼内上转不足 −3,内转亢进 +1,内下转亢进 +1,外转不足 −1

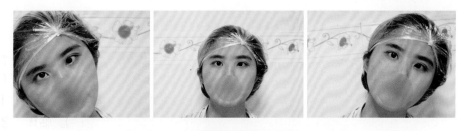

图 45-2　歪头试验:头歪向右肩时,R/L 加重

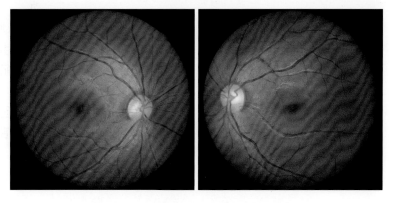

图 45-3　眼底照相:右眼有轻度内旋转斜视

视野弧:

		远距离	近距离
右眼注视	左眼	内斜 12°下斜 12°	内斜 12°下斜 12°

左眼注视不良

Krinsky 试验:ET40 R/L15PD。

同视机检查:左眼单眼抑制(10°同时知觉片);他觉斜角(角膜反光法)=+20°R/L10;上转 25°:+25°R/L12;下转 25°:+17°R/L8。

立体视觉检查:远距离(Randot):无;近距离(Butterfly):无。

诊断:①先天性下斜肌麻痹(OS);②内斜 A 征(OS);③斜视性弱视(OS);④屈光不正(OU)。

手术:全麻下行左内直肌后退 3mm+ 上斜肌断腱术。术中被动转动试验显示左眼内上转无抗力。

术后第 1 天,无复视,左眼内斜 5°左右,无 A-V 征。眼球运动:左眼内上转不足 -2,外转不足 -1,内下转亢进 +1(图 45-4)。歪头试验:向右肩歪头时,轻度右眼高于左眼(图 45-5)。

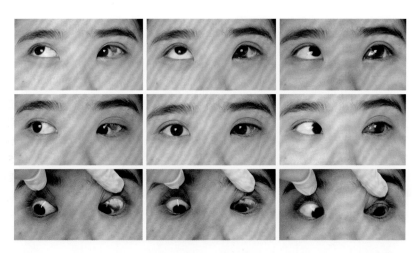

图 45-4　术后第 1 天眼位照相:无复视,左眼内斜 5°左右,无 A-V 征。眼球运动:左眼内上转不足 -2,外转不足 -1,内下转亢进 +1

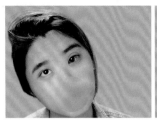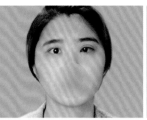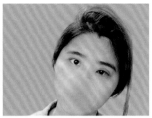

图 45-5　术后第 1 天歪头试验:向右肩歪头时,轻度右眼高于左眼

视野弧:

		远距离	近距离
右眼注视	左眼	外 2°	内 3°

左眼注视不良

Krinsky 试验:ET4 R/L6PD。

同视机检查:左眼单眼抑制(10°同时知觉片);他觉斜角 =+5°;上转 25°:+5°;下转 25°:+5°。

立体视觉检查:远距离(Randot):无;近距离(Butterfly):无。

术后 2 个月复诊,双眼正位,遮盖试验(−);无 A-V 征;眼球运动:左眼内上转不足 −1,内下转亢进 +1 (图 45-6);歪头试验(−)。

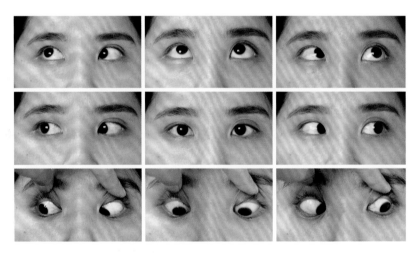

图 45-6　术后 2 个月眼位照相:双眼正位,遮盖试验(−);无 A-V 征;左眼内上转不足 −1,内下转亢进 +1

同视机检查:左眼单眼抑制(10°同时知觉片);他觉斜角 =+3°;上转 25°:+4°;下转 25°:+3°。

Krinsky 试验:ET3 R/L2PD。

立体视觉检查:远距离(Randot):无;近距离(Butterfly):无。

病例点评:

(1) 下斜肌由动眼神经支配,下斜肌的麻痹多数与其他动眼神经支配的眼外肌麻痹同时存在。单独下斜肌麻痹临床上少见,是所有眼外肌中最少单独发生麻痹的眼外肌,既可以先天性,也可以后天性,后天性多见于脑干部位影响了下斜肌的神经核或核束,以及眼眶局部下斜肌本身的病变(如外伤、眼眶和眼整形手术损伤等)。本例为先天性,自幼发现,却未及时诊治,以至于发生了严重的弱视,很可惜。

(2) 由于下斜肌单独麻痹少见,大家对其诊断并不熟悉。主要诊断要点是:①患眼表现为内上转运动受限,可伴或不伴内下转亢进。②患眼下斜,可伴内斜或外斜。③单眼运动时,患眼内上转不受限;或被动转动试验显示患眼内上转无抗力,从而可以与 Brown 综合征相鉴别。④部分患者表现有 A 型斜视,这是由于下斜肌的次要作用为上转外转,当其麻痹后,上转时外转力减弱,致上转时内斜度加大或外斜度减少。⑤歪头试验显示向健眼歪头时,垂直斜视加重。⑥眼底照相或双马氏杆检查显示有内旋转斜。本例的临床表现较典型,基本符合上述特点。

(3) 关于下斜肌麻痹的手术治疗,由于一般不做下斜肌的加强手术,首选其拮抗肌上斜肌的减弱术,或选健眼上直肌后退术,伴发的水平斜同时给予矫正。当患者有双眼单视功能时慎做上斜肌减弱手术。本例患者由于患眼有严重弱视,无双眼单视功能,采用上斜肌断腱 + 内直肌后退术后眼位矫正满意。

病例 46:双上转肌麻痹(OD)

患者男,11 岁,因"左眼睑裂小"10 年就诊本院。眼整形专科发现左眼斜视且不能上转而转本科。患者 10 年前无明显原因左眼小于右眼,病情一直无明显变化,不伴有眼部红痛等不适,但 1 岁前双眼大小对称(图 46-1)。未诊治过。

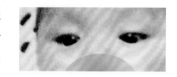

图 46-1 患儿 1 岁内生活照:双眼睑裂大小对称,无明显眼位偏斜

全身检查无特殊,发育正常。眼科检查:Vod:0.6 −0.75DC×180 1.0;Vos:0.8 +1.00DS+0.75DC×60 1.0;平视睑裂:右眼 8mm,左眼 5mm(图 46-2A),但遮盖右眼后,左眼睑裂可达正常大小(图 46-2B);提上睑肌力:右眼 12mm,左眼 10mm;Bell 现象检查见左眼可上转(图 46-2C)。双眼前节和眼底(−)。

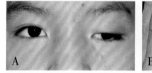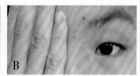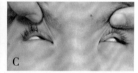

图 46-2 眼外观照相
A. 睑裂右眼 8mm,左眼 5mm;B. 遮盖右眼,左眼睑裂可达正常;C. Bell 现象检查左眼可上转

眼位:左眼外斜 30°~35°下斜 20°~25°,无明显 A-V 征。眼球运动:左眼外上转和内上转均为不足 −4,内转不足 −1(图 46-3)。眼眶 CT 扫描:左眼上直肌变细,余(−)(图 46-4)。

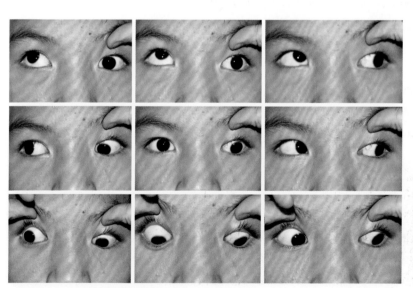

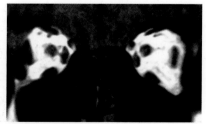

图 46-3 术前九方位眼位照相:左眼外斜 30°~35°下斜 20°~25°,左眼外上转和内上转均为不足 −4,内转不足 −1

图 46-4 眼眶 CT 扫描:左眼上直肌变细

视野弧：

		远距离	近距离
右眼注视	左眼	外斜 27°下斜 15°	外斜 27°下斜 18°
左眼注视	右眼	外斜 20°上斜 17°	外斜 20°上斜 20°

三棱镜遮盖试验：远距离：XT40R/L35PD；近距离：XT40R/L35PD。

同视机检查：单眼抑制（10°同时知觉片），他觉斜角：–17°R/L26°，上转 25°：左不能上转，下转 25°：–17°R/L18°。

远距离（Randot）和近距离（Butterfly）立体视觉检查：均无立体视觉。

诊断：①双上转肌麻痹（OS）；②屈光不正（OU）。

手术：拟分次手术，先矫正垂直斜视，再矫正水平斜视。全麻下行左眼下直肌后退 5mm+ 上直肌缩短 7mm。术中肌止解剖测量：左下直肌距角膜缘距离（鼻侧到颞侧）：7mm、7mm、9mm，肌宽 8mm；上直肌距角膜缘距离（鼻侧到颞侧）：8mm、9mm、11mm，肌宽 9mm。术中切除的上直肌病理检查：为变性的横纹肌组织和小量的胶原纤维。

术后第 1 天，左眼外斜 15°~20°上斜 5°左右；眼球运动：左外上转和内上转均为不足 –1，外下转和内下转为不足 –2（图 46-5）。

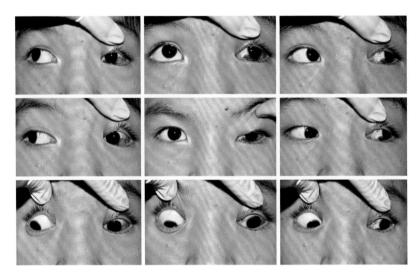

图 46-5　术后第 1 天眼位照相：左眼稍高于右眼，左外上转、内上转不足 –1，外下转和内下转均为不足 –2

视野弧：

		远距离	近距离
右眼注视	左眼	外斜 20°	外斜 25°
左眼注视	右眼	外斜 23°	外斜 23°

三棱镜遮盖试验：远距离：XT35L/R10PD；近距离：XT25L/R10PD。

同视机检查：单眼抑制（10°同时知觉片），他觉斜角：–12°L/R5°，上转 25°：–12°L/R5°，下转 25°：–12°L/R5°。

病例点评：

（1）双上转肌麻痹（单眼上转障碍）临床上相对常见，是指一眼外上转和内上转都受限，患眼下斜，为先天性。然而本例 1 岁前双眼从生活照片看无明显异常，说明少数双上转肌麻痹（包括其他先天性麻痹性和限制性斜视等）患者不是一出生患病，可在生后早期内发病。

（2）双上转肌麻痹可伴或不伴有患侧上睑下垂，本例遮盖右眼后，左眼睑裂正常，说明是假性上睑下垂；是因为左眼下斜后左眼上睑跟着向下所致。这种病例不要去做上睑下垂矫正手术。但如果眼位矫正后,仍然有上睑下垂还是可以做上睑下垂矫正术。当患者合并真正上睑下垂时,也应先做斜视手术后才考虑眼睑手术,因为垂直斜视的手术会改变睑裂大小。

（3）双上转肌麻痹患者通常 Bell 现象检查时,患眼不能上转;但少数病例可以部分或正常上转。因此,根据 Bell 现象检查结果可将双上转肌麻痹分为核下性和核上性,核下性者 Bell 现象检查患眼不能上转,核上性者则 Bell 现象检查患眼能上转。Bell 现象检查患眼能上转的患者垂直斜矫正效果较好。

（4）双上转肌麻痹患者眼眶 CT 检查多数有上直肌细小萎缩,但部分患者上直肌大小正常。

（5）手术治疗有多种选择,包括:患眼下直肌后退,患眼内外直肌部分或全部移位,患眼上直肌缩短,患眼上斜肌断腱,健眼上直肌后退和健眼下直肌缩短等。大家比较常用的是如果下直肌无明显牵拉阻力,做内外直肌全移位术,内外直肌分别移位到上直肌止端的鼻侧和颞侧;如果下直肌有明显的牵拉阻力,则做下直肌后退 + 内外直肌部分移位术。我们选择患眼下直肌后退和上直肌缩短术也取得了较好的手术效果。

病例 47：先天性双上转肌（单眼上转障碍）并内直肌麻痹（OD）

患者女,15 岁,自出生"斜视",双眼不对称。不伴有身体和眼部其他不适,一直未诊治,斜视基本稳定不变。双眼患"轻度近视"3 年。

全身检查无特殊。眼科检查:Vod:0.1 −2.50DS−1.00DC×165 0.7;Vos:0.3 −0.75DS−3.25DC×5 0.9;双眼眼压正常,双眼前节和眼底(−)。眼位:右眼注视,左外斜 30°~35°上斜 30°~35°;左眼注视,右眼外斜 20°~25°下斜 20°~25°。右眼为主斜眼。无明显 A-V 征。眼球运动:右眼外上转和内上转均为不足 −4,内转不足 −3(图 47-1)。

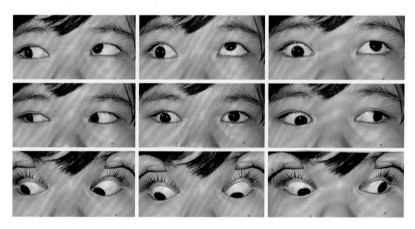

图 47-1　术前九方位眼位照相:右眼外斜 20°~25°下斜 20°~25°。右眼外上转和内上转均不足 −4,内转不足 −3

视野弧：

		远距离	近距离
右眼注视	左眼	外斜 25°上斜 17°;	外斜 30°上斜 20°
左眼注视	右眼	外斜 25°下斜 17°;	外斜 25°下斜 18°

三棱镜遮盖试验:远距离:XT50L/R40PD;近距离:XT50L/R50PD。

同视机检查:融合点:单眼抑制(10°同时知觉片);他觉斜角 =−11°R/L22°,上转 25°:不能上转,下转 25°:−10°R/L7°。

双眼眶 CT 扫描:右眼内直肌和上直肌细小,右眼外直肌稍增粗。

诊断:①先天性双上转肌（单眼上转障碍）并内直肌麻痹（OD）;②屈光不正（OU）;③弱视（OD）。

手术:右眼下直肌后退 5mm+ 上斜肌断滑车、缩短 15mm 并转位于内直肌止端上方。术前被动转动试验显示右眼上转和内转有轻中度抗力。上斜肌手术时采用鼻上方角膜缘结膜切口,从鼻侧钩住上斜肌后于巩膜端切断上斜肌,用弯止血钳从结膜入内,伸入鼻上方眶缘扳断滑车,使上斜肌不与眶缘滑车相连,然后缩短上斜肌 15mm,将断端转位于内直肌止端上方巩膜上。术中测量:下直肌止端距角膜缘的距离颞侧为 7.5mm,中央为 6mm,鼻侧为 6mm,肌宽为 9mm。术后切除的上斜肌病理检查:为变性的胶原纤维。

术后第一天,无复视。眼位:右眼外斜 5°~10°上斜 5°~10°;眼球运动:右外下转、内下转、外上转、内上转均不足 −3,内转不足 −3,外转不足 −1(图 47-2)。

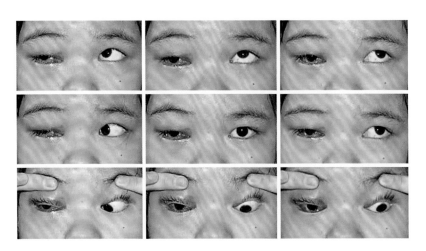

图 47-2 术后第 1 天九方位眼位照相:右眼外斜 5°~10°上斜 5°~10°;右眼外下转、内下转、外上转、内上转均不足 −3,内转不足 −3,外转不足 −1

术后 1 年复查,第一眼位双眼正位,遮盖试验(−);眼球运动:右外上转不足 −1、内下转、外下转、内上转均不足 −3,内转不足 −2,外转不足 −1,向右侧注视时,右眼睑裂变小(图 47-3)。

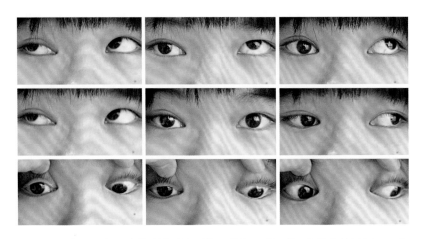

图 47-3 术后 1 年九方位眼位照相:第一眼位双眼正位,右外上转不足 −1、内下转、外下转、内上转均不足 −3,内转不足 −2,外转不足 −1,向右侧注视时,右眼睑裂变小

病例点评:

(1) 双上转肌麻痹(单眼上转障碍)诊断不难,通常需要手术治疗,但如何使眼位矫正满意也不容易,少数患者同时伴有内转障碍(如本例),此时手术矫正更难。因内转障碍,不能像双上转肌麻痹那样利用内外直肌(如内外直肌与上直肌联结术,内外直肌部分或全部移位术等)来矫正垂直斜。

(2) 有学者将伴有水平转动障碍(如本例)的双上转肌麻痹归为先天性眼外肌纤维化综合征Ⅲ型(Ⅰ型为双眼全眼外肌纤维化并双眼上睑下垂,Ⅱ型为大度数外斜的双眼近全眼外肌纤维化伴或不伴上睑下垂,Ⅲ型任一眼或双眼的单条或多条眼外肌纤维化)。

(3)通常的手术选择是:①分次手术,先矫正垂直斜,后矫正水平斜;②一次手术,其中一只眼矫正水平斜,一只眼矫正垂直斜。前者需分次手术,后者有时还是需要再次手术。我们考虑到患眼上斜肌转位既有利于矫正垂直斜,也同时可矫正外斜,增加内转的机械力,且再次手术时还有较多的选择余地。结果经采用右眼下直肌后退5mm+上斜肌断滑车、缩短15mm并转位于内直肌止端上方后,双眼第一眼位矫正十分满意。

(4)上斜肌缩短转位术有以下缺点:①尽管第一眼位矫正满意,但因机械性的内上转牵拉作用,患眼外下转和内下转作用受限明显。因此,对能恢复双眼单视功能的斜视患者,选择该术式要慎重。②向内的机械牵引也造成了患眼外转时睑裂缩小,类似于反向性眼球后退综合征。

病例48:核上性同侧性麻痹性斜视(OU)

患者男,20岁,因"脑桥血管瘤术后斜视"10年入院。患者10年前因"脑桥血管瘤"手术治疗,术后发生斜视,双眼均不能向右侧注视,远近视物均需要歪头,不伴有眼部红痛等不适。一直未曾看眼科。近几年来,脑部肿瘤复查无复发,眼球斜视没有改变,要求手术矫正。

眼科检查:Vod:0.1 +1.00DS+0.50DC×125 0.15;Vos:0.9 −1.00DS−0.75DC×145 0.9;右侧鼻唇沟浅,右侧面部分肌肉萎缩,右侧眼睑闭合不全5mm(图48-1)。双眼瞳孔、前节和眼底(−)。

眼位:双眼均不能在第一眼位注视,右眼内斜40°~45°,同时左眼外斜15°~20°;左眼为主视眼,患者采用面转向右侧的代偿头位(图48-2);双眼有水平性眼球震颤。眼球运动:右眼外转不足−4,左眼内转不足−4,左眼外转不足−1(图48-3)。眼底照相(图48-4):右眼轻度内旋。

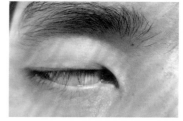

图48-1 右侧眼睑闭合不全5mm

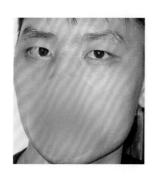

图48-2 代偿头位照相:采用面转向右侧的代偿头位

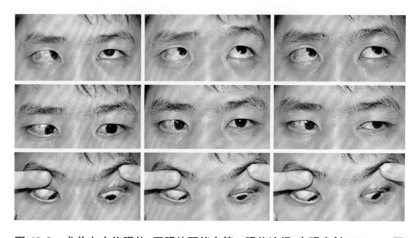

图48-3 术前九方位眼位:双眼均不能在第一眼位注视,右眼内斜40°~45°,同时左眼外斜15°~20°;右眼外转不足−4,左眼内转不足−4,左眼外转不足−1

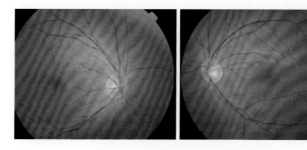

图48-4 眼底照相:右眼轻度内旋

视野弧:

		远距离	近距离
右眼注视	左眼	不能在第一眼位注视	
左眼注视	右眼	内 54°下斜 5°	内 48°下斜 6°

三棱镜检查:在右眼置底向外 50PD 和左眼底向内 20PD 后头位基本矫正,双眼正位(图 48-5)。

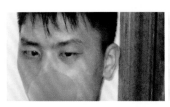 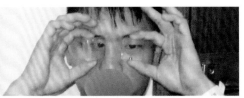

图 48-5   三棱镜矫正代偿头位:在右眼置底向外 50PD 和左眼底向内 20PD 后
头位基本矫正

同视机检查:单眼抑制(10°同时知觉片),他觉斜角 =+40°;上转 25°:+37°;下转 25°:+45°。

远、近立体视觉:无。

诊断:①核上性同侧性麻痹性斜视(OU);②面神经麻痹(右侧);③中枢性眼球震颤;④屈光不正(OU);⑤脑桥血管瘤术后。

手术:全麻下行右眼外直肌缩短 12mm,内直肌后退 10mm;左眼外直肌后退 10mm,内直肌缩短 10mm。术中被动转动试验:右眼向外转动和左眼向内转动均有中等抗力。

术后第 1 天,头位明显改善,左眼内斜 5°~10°;眼球运动:右眼外转不足 -4,内转不足 -4;左眼内转不足 -2,外转不足 -4(图 48-6)。

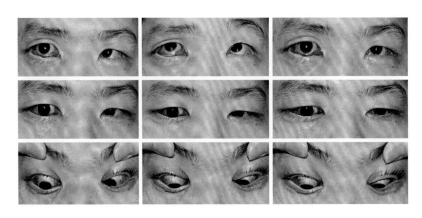

图 48-6   术后第 1 天眼位照相:左眼内斜 5°~10°;右眼外转不足 -4,内转不
足 -4;左眼内转不足 -2,外转不足 -4

视野弧:

		远距离	近距离
右眼注视	左眼	内斜 7°	内斜 7°
左眼注视	右眼	外斜 3°	外斜 3°

三棱镜遮盖试验(PD):LET 12。

同视机检查:单眼抑制(10°同时知觉片),他觉斜角 =+13°;上转 25°:+13°;下转 25°:+13°。

眼外肌组织病理检查:右外直肌和左内直肌均显示为变性的横纹肌组织和纤维结缔组织。

病例点评:

(1) 病变定位:本例有明确的脑桥血管瘤切除手术史,是因脑桥的旁中央网状结构中的双眼水平方向运动中枢受损引起,表现为双眼同侧运动障碍,肿瘤切除术后出现双眼均向右侧转动不能,病变位于脑桥的右侧。患者双眼均不能在第一眼位注视,由于左眼外斜度小且视力优于右眼,患者选用左眼为注视眼,而采用头向右侧转的代偿头位。同时,病灶附近有右侧面神经的核,从而还表现有右侧面神经麻痹。临床上,我们十分熟悉眼球运动神经核下性病变的诊治,却对核上性眼球运动障碍性病变感到陌生。核上性病变的表现与核下性疾病有明显的不同:核上性病变常引起凝视麻痹、集合和分开障碍、扫视和追随运动障碍、眼球震颤等。如本例脑桥旁正中网状结构病变引起同侧的外直肌和对侧的内直肌麻痹,产生与病变同侧的水平运动障碍。核上性眼球运动障碍约占所有眼球运动疾病的 10%,属于神经眼科和神经内斜的范畴。

(2) 手术方法:由于双眼均不能向右侧注视,不只是外观斜视,还有明显的代偿头位,而且,脑部病变已消除,10 年来肿瘤一直没有复发,斜视的病情稳定,适合斜视手术治疗。手术应选择将右眼眼位和左眼眼位均向右侧移位,使患者尽量能在第一眼位注视,从而改变外观和代偿头位。由于术前斜视度较大,而且右眼外直肌和左眼内直肌为完全性麻痹,我们采用非常规的手术量,即右眼外直肌缩短 12mm,内直肌后退 10mm;左眼外直肌后退 10mm,内直肌缩短 10mm。术后眼位矫正良好,代偿头位消失。

病例 49:外伤性下直肌断裂(左)

患者男,46 岁,打篮球时被别人手指戳伤后复视 6 个月。受伤当时左眼视力下降,左下睑皮肤出血,有伤口,曾做左下睑皮肤伤口缝合 10 针。当下睑伤口肿胀消退后发现视物重影,经服用血管扩张药,维生素等后左眼视力恢复正常,但依旧有复视,而于受伤后 6 个月转诊本院。

全身检查(−)。眼科检查:视力:OD:0.1 −2.75DS 1.0;OS:1.2;双眼前节和眼底(−);平视睑裂:右眼 9mm,左眼 12mm,左眼下睑退缩(++),双眼闭合好。眼位:右眼注视,左眼外斜 5°~10° 上斜 10°~15°;左眼注视,右眼外斜 5°~10° 下斜 20°~25°,无明显 A-V 征。眼球运动:左眼外下转不足 −3、内下转不足 −1(图 49-1)。

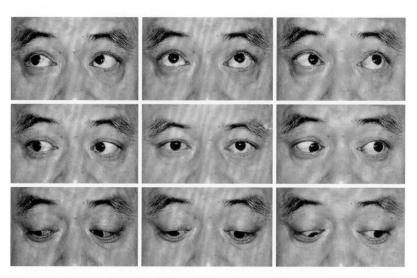

图 49-1　术前九方位照相:左眼外上斜 10°~15°;左眼外下转不足 −3、内下转不足 −1;平视睑裂:右眼 9mm,左眼 12mm,左眼下睑退缩(++)

视野弧:

		远距离	近距离
右眼注视	左眼	外斜 8°L/R15°	外斜 7°L/R16°
左眼注视	右眼	外斜 8°L/R22°	外斜 8°L/R22°

同视机检查:融合点:0°L/R13°In5°= 他觉斜角(10°同时知觉片);融合范围 –4°L/R13°In5°~+8°L/R13°In5°;Ⅲ°片:有立体视觉。

0°L/R5°In7°   +5°L/R19°In3°

–2°L/R9°In7°   –3°L/R17°In8°   +3°L/R21°In3°

–3°L/R10°In9°   +3°L/R21°In5°

　　　　　　　左眼注视

0°L/R4°In5°   +5°L/R8°In5°

–2°L/R6°In5°   0°L/R8°In5°   +2°L/R13°In5°

–3°L/R6°In7°   +2°L/R17°In4°

　　　　　　　右眼注视

眼眶 CT 检查:左眼下直肌增粗,前部下直肌结构不清,未见眶壁骨折(图 49-2)。

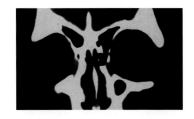

图 49-2   眼眶 CT 检查:左眼前部下直肌结构不清,未见眶壁骨折

手术:全麻下行左眼下直肌探查吻合术;术中见下方结膜有瘢痕,分离结膜后见原下直肌止端处无下直肌,下直肌已退到距下方角膜缘 20mm 处,并与周围组织形成瘢痕团块,细心分离出下直肌后将之缝合于距下方角膜缘 7mm 处的巩膜上,并缩短下直肌 4mm。

术后 1 周复查,左眼下睑退缩消失,左眼下斜 10°~15°;左眼下转正常,但外上转不足 –3,内上转不足 –2;仍诉有复视,但方向与术前相反。术后 6 个月复查,左眼下睑退缩消失,双眼正位,眼球运动正常(图 49-3)。无复视。

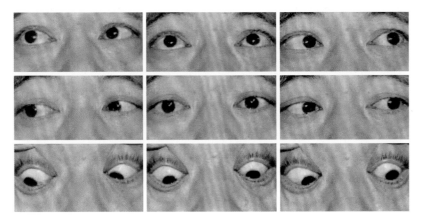

图 49-3   术后 6 个月九方位外观照相:左眼下睑退缩消失,双眼正位,眼球运动正常

病例点评:

(1) 眼外肌断裂(extraocular muscle rupture)临床上少见,多发生于下直肌和内直肌,可由外伤和手术引起,外伤多因锐器刺伤或金属钩等所致;手术则可因斜视矫正术、翼状胬肉切除、外路视网膜脱离复位术、眼整形和眼眶手术等造成;近年来,鼻窦内镜治疗鼻部疾病引起的内直肌断裂等眼外肌损伤逐渐增多。

(2) 当外伤部位靠前,有眼睑和结膜伤口者,一般可通过手术找到断裂的眼外肌两端,进行端端吻合。如果只是肌肉断裂,而肌膜仍完整,我们称为眼外肌滑脱(slipped muscles),常发生于眼外肌手术时,表现为术后逐渐发生过矫,这时候手术寻找后面的断端和修复吻合都比较容易;如果只是肌肉部分断裂,一部分仍然连着,手术修复也很容易。如果肌肉和肌膜都断裂,我们称为肌肉迷失(muscle lost),多见于外伤,断裂既可发生于肌腱与巩膜附着处(disinserted muscle),也可发生于肌腱与肌腹连接处(torn/snapped

muscle),或肌肉的任何部位,手术寻找后面的肌肉断端比较困难,特别是断端位置靠后的患者。

（3）寻找肌肉断端的几点经验:①急诊处理时,因组织出血和水肿,有时候不容易将肌肉组织与筋膜组织等分清楚,但找到肌肉时患者会有眼心反射,发生心率减慢和恶心呕吐等不适;②如果找到的组织可以被拉得很长,就不会是肌肉,肌肉组织张力大,不容易被拉长;③不要用手术器械在受伤或手术部位乱抓,弄成血糊糊的一片,宜静下心来,先用生理盐水冲洗术野,看清组织结构,细心慢慢寻找;④实在找不到,缝合伤口,交给更有经验的医生处理;笔者的经验是3~5天后待组织水肿部分消退,更容易找到肌肉组织,不必担心肌肉会跑到球后去了,因为周围的筋膜组织有限制作用;⑤缝合时,最后做3~5mm的肌肉缩短,使术后出现一点过矫,这样远期效果更好,否则,远期会仍然欠矫且该眼外肌功能仍然不足;另外,缝合时,所带的肌肉组织要多一点,两个断端都要做双臂套环缝线,否则肌肉会崩脱,越缝越难缝;⑥只有真正缝合肌肉组织,术终检查才会发现眼位有明显的改变,如果眼球仍然处于偏斜位,说明没有缝合肌肉而是缝合了周围的组织;⑦下直肌的后端一般不会超过Lockwood韧带,也就是说在下方角膜缘后20mm左右通常都可找到下直肌;⑧断裂时间很长的病例(如本例),局部组织已形成瘢痕,手术分离和寻找更困难,术前应跟患者交代病情和手术效果。

（4）当外伤部位靠后,如鼻窦手术和眼眶手术引起者,一般不容易找到断裂的眼外肌后端。这时不急于做斜视矫正术,一般观察3~6个月,待病情稳定后矫正斜视。这类患者的预后不如能进行肌肉断端吻合患者的预后。因为除了眼外肌断裂引起的麻痹性斜视外,还有断裂部位和周围组织的瘢痕造成的限制性斜视,有时候限制性斜视很严重,致使手术矫正十分困难。

（5）常用的手术方式有:①拮抗肌后退＋相邻肌肉的部分移位术,如内直肌断裂,做外直肌后退＋上下直肌部分移位术;②如果断裂肌肉仍有部分功能,可以做拮抗肌后退＋受累肌缩短术,如内直肌断裂,做外直肌后退＋内直肌缩短术;③受伤后超过半年的患者,也可做拮抗肌后退＋相邻肌肉的联结术,如内直肌断裂,做外直肌后退＋上下直肌部分与内直肌联结术。这时牢固的瘢痕组织能经受住肌肉联结的抗力;④伴严重限制性斜视者,应该首先解除限制性因素,然后再按上述方式手术;不过,位于眶后部的限制因素一般难以消除。术毕眼位仍不满意者,宜同时做眶壁固定术。

（6）斜视术中,当患者为老年人,肌肉本身有病变(如肌肉变性,甲状腺相关眼病等),或再次手术等时,牵拉肌肉有时会出现眼外肌断裂,通常称为"一拉为二综合征"(pulled-in-two syndrome,PITS)。多发生于肌腱与肌腹连接处,这时的处理方法是抓紧后端,并与前端吻合,同时按事先的手术计划完成手术,如后退术;如为缩短术,则可不必进行端端吻合,直接将后端与肌止缝合。

病例50:眼球后退综合征I型(OS)

患者女,13岁,因"自出生左眼不能向外转动"就诊。患者自出生无明确原因左眼向左侧转动不能,病情一直稳定不变,无代偿头位,无晨轻晚重现象,不伴有眼部红痛。既往健康,家族史(-)。

全身检查无特殊。眼科检查:Vod:1.2 Plano;Vos 1.2 -0.25DS+0.50DC×65 1.2;双眼睑无红肿,结膜不充血,双眼前节和眼底(-)。眼位:双眼正位,遮盖试验(-);眼球运动:左眼外转不足 -4;向右侧注视时,左眼睑裂变小,眼球后退,不伴有眼球上射和下射现象;向左侧注视时,左眼睑裂变大(图50-1)。

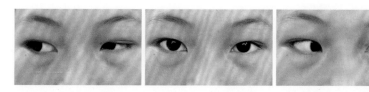

图50-1　双眼外观照相:双眼正位,左眼外转不足 -4;向右侧注视时,左眼睑裂变小,眼球后退;向左侧注视时,左眼睑裂变大

同视机检查：

融合点：+5°Ex2°= 他觉斜角(10°同时知觉片)；融合范围：-1°~+17°；Ⅲ°片均有立体视觉功能。

+3°Ex2°	+6°Ex2°	+28°Ex2°
	左眼注视	
+2°Ex2°	+5°Ex2°	+13°Ex2°
	右眼注视	

诊断：眼球后退综合征Ⅰ型(OS)。

治疗：患者第一眼位正位，不需要手术矫正，随诊观察。

病例点评：

(1) 眼球后退综合征为先天性静止性病变，实际上为眼球运动神经和/或眼外肌的发育不良伴眼外肌的纤维化，属于先天性脑神经异常支配性疾病(CCDDs)的范畴。眼球后退综合征Ⅰ型较常见，可单眼(如本例)或双眼发生，双眼者可双侧表现对称或一眼严重一眼轻微。主要表现为自出生即外转受限，向内转时，患眼睑裂变小，眼球后退；向外转时，患眼睑裂变大。病情稳定，基本不变化。眼球后退综合征除了最常见的Ⅰ型外，还有Ⅱ型和Ⅲ型：Ⅱ型表现为患眼内转受限，Ⅲ型表现为患眼内转和外转都受限；这两型都是患眼向内转时，患眼睑裂变小，眼球后退；患眼向外转时，患眼睑裂变大。

(2) 眼球后退综合征的神经病理机制是展神经及其支配的外直肌发育不良伴动眼神经支配内直肌的神经异常支配外直肌：Ⅰ型为展神经及其支配的外直肌发育不良，外直肌无功能并发生纤维化，无支配内直肌的神经异常支配外直肌，因而表现患眼外展障碍，内转时由于有外直肌的牵拉，出现眼球后退和睑裂变小；Ⅱ型为展神经及其支配的外直肌发育不良，但支配内直肌的神经没有支配内直肌，却完全支配了外直肌，故而外展正常，内转受限；Ⅲ型为展神经及其支配的外直肌发育不良，支配内直肌的部分神经异常支配了外直肌，故而患眼内外转都有一定程度的受限。

(3) 如果第一眼位正位，无代偿头位(本例)，则无须手术，大部分患者属于这种情况；如果第一眼位有斜视或有明显的代偿头位，可考虑手术矫治。手术治疗的主要原则是做受累眼外肌的后退或减弱术，少数可做相邻直肌的移位术以改善眼球运动功能，但在做直肌移位术前首先要去除眼外肌的限制性因素；一般不做拮抗肌的缩短手术。

(4) 手术矫治一般不可能恢复眼球运动功能，只能矫治第一眼位的斜视和改善代偿头位，这些要在术前与患者及家人沟通。

(5) 这种患者容易误诊为外直肌麻痹，做眼球运动检查时，要特别注意睑裂大小的变化，这一点经常被接诊医生忽视。我们认为对所有先天性外展受限的小儿，首先要考虑到眼球后退综合征的诊断。

病例 51：眼球后退综合征Ⅰ型(OD)

患者男，3岁，因"自出生右眼向内偏斜伴歪头"入院。患者自出生起右眼向内偏斜，伴歪头，头倾向右肩，面转向右侧。无复视和眼部红痛等不适。但哭泣时右眼无眼泪，平时双眼无干燥不适感。

全身检查：面部发育不对称，右侧差于左侧。眼科检查：Vod：不配合，+0.75DS-1.00DC×165；Vos：不配合，+0.05DS-0.75DC×35；双眼前节和眼底(-)。眼位：右眼注视，左眼内斜20°~25°；左眼注视，右眼内斜15°~20°；(图51-1A)无明显A-V征。双眼水平性眼球震颤，以左眼较明显。眼球运动：右眼外转不足-3，向右侧注视时，右眼睑裂变大，向左侧注视时，右眼睑裂变小，眼球后退(图51-1B)。代偿头位：头倾向右肩，面转向右侧，双眼向左侧注视。

三棱镜角膜反光法检查(Krimsky Test)：ET30PD。

诊断：①眼球后退综合征Ⅰ型(OD)；②先天性眼球震颤(OU)；③屈光不正(OU)。

手术：全麻下行右眼内直肌后退6mm。术中见右眼内直肌明显僵硬，纤维化。

术后第1天，眼位：左眼注视，右眼外斜5°左右；右眼注视，左眼外斜10°~15°；无A-V征(图51-2)。眼

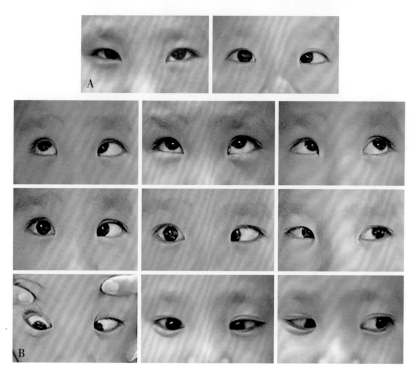

图 51-1　术前眼外观照相
A. 右眼内斜 15°~20°；B. 右眼外转不足 −3，向右侧注视时，右眼睑裂变大，向左侧注视时，右眼睑裂变小，眼球后退

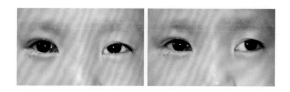

图 51-2　术后第 1 天眼位照相：左眼注视，右眼外斜 5°左右；右眼注视，左眼外斜 10°15°；无 A-V 征。眼球运动：右眼外转不足 −2，内转不足 −1

球运动：右眼外转不足 −2，内转不足 −1；右眼向左侧转动时的睑裂变小和眼球后退明显好转（图 51-3）。

　　三棱镜角膜反光法检查（Krimsky Test）：XT15PD。

　　术后 2 个月复诊，代偿头位明显好转，但仍存在。双眼正位，遮盖试验（−）；双眼眼球震颤同术前；眼球运动：右眼外转不足 −2，内转不足 −1；右眼向左侧转动时的睑裂变小和眼球后退明显好转（图 51-3）。

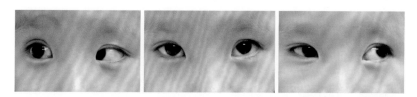

图 51-3　术后 2 个月眼位照相：双眼正位，遮盖试验（−）；眼球运动：右眼外转不足 −2，内转不足 −1

病例点评：

(1) 眼球后退综合征以第Ⅰ型多见，大多数第一眼位无斜视，只表现为外转受限和水平转动时的睑裂变化，这时不需要手术；部分患者第一眼位有明显的斜视(如本例)，则需要做斜视矫正术。需要注意的是这种外展受限类型患者的斜视，既可以是内斜，也可以是外斜。即使外转不能，当外直肌纤维化明显时，其限制因素也可造成外斜。

(2) 眼球后退综合征的斜视手术一般选择直肌后退术，而不做直肌缩短术；因为这种病表现为限制性斜视，应该首先解除限制因素(即后退纤维化的直肌)，而缩短术不能解决限制因素，却会加重眼球后退。本例经右眼内直肌后退术后眼位矫正满意，直肌后退以后，内转时内直肌对眼球的牵拉力减弱，内转时的眼球后退和睑裂变小也会好转。

(3) 由于本病在手术时只能改变第一眼位的斜视，难以恢复眼球运动功能，因此手术只是改善眼位和代偿头位，不能消除眼球运动缺陷和头位，这一点术前应与患者及家属沟通讲明。

(4) 部分患者患眼内转时出现眼球上射(upshoot)，类似于下斜肌亢进，或下射(downshoot)，类似于上斜肌亢进，这是由于内转时，患眼的内直肌与外直肌的条索样牵拉，使眼球向上或向下滑动所致。治疗时，不要选择下斜肌或上斜肌的减弱手术；一般在直肌后退术后，这种上射和下射会好转或消失。当患者第一眼位无斜视时，也可选择患眼内直肌和外直肌同时后退的手术方式。

(5) 注意与外直肌麻痹相区别；外直肌麻痹一般不会出现眼球左右运动时的睑裂改变，大部分可查出引起麻痹的原因，尤其是先天性外直肌麻痹的诊断要慎重。

(6) 本病还要注意与 Möbius 综合征相鉴别。Möbius 综合征也是一种先天性静止性眼球运动障碍性疾病，表现为一侧或双侧的外展麻痹和面神经麻痹，本例右侧面部发育差于左侧，但没有面肌麻痹与眼睑闭合不全，容易区别。

(7) 少数眼球后退综合征患者可合并先天性耳部发育性病变(耳聋)、角结膜皮样瘤、四肢发育不良、先天性心脏病等，要注意全身各个系统可能出现的病变。

病例 52：Brown 综合征并先天性上直肌纤维化(OD)

患者女，6 岁，因被发现"歪头斜视视物"3 年余就诊。患者自 2~3 岁被家人发现头歪向右肩视物，曾诊断为右眼下直肌麻痹和下斜肌麻痹，眼眶 CT 显示右眼下直肌细小，并给予配镜等治疗。无复视，不伴有眼部红痛等不适。足月顺产，出生无吸氧史。家族史 (-)。

全身检查无特殊。眼科检查：Vod：0.6 +0.50DS+2.00DC×65 0.7；Vos：1.0 +1.750DS+0.50DC×100 1.0；右眼上睑内侧睑缘变薄，轻度畸形，睫毛倒向眼球，鼻上方结膜囊狭窄，双眼前节和眼底(-)，眼压正常。眼位：左眼注视，右眼上斜 10°左右；右眼注视，左眼下斜 10°左右，右眼为主斜眼(图 52-2)；向左侧注视时，双眼垂直斜不明显，向右侧注视时，右眼上斜 20°~25°。向上注视，右眼内斜 5°左右，下斜 10°~15°；向下注视，右眼外斜 5°左右，上斜 20°~25°。眼球运动：右眼内上转不足 -3，外下转不足 -3，内下转不足 -1，左眼球运动不受限(图 52-1)。遮盖任何一眼均未出现上漂现象；歪头试验：头歪向左肩时，右眼上斜加重(图 52-3)。

眼底照相：双眼底显示有明显内旋(图 52-4)。

视野弧：

		远距离	近距离
右眼注视	左眼	下斜 15°	下斜 13°
左眼注视	右眼	上斜 9°	上斜 8°

三棱镜遮盖试验：远距离：正前方：R/L18PD；向上注视：ET8PD；向下注视：R/L25PD。近距离：右眼注视，R/L25PD；左眼注视，R/L10PD。

同视机检查：+4°R/L8°In6°(10°同时知觉片)＝他觉斜角：上转 25°：+7°In8°，下转 25°：+3°R/L11°In4°；融合片：右眼抑制；立体视觉：无。

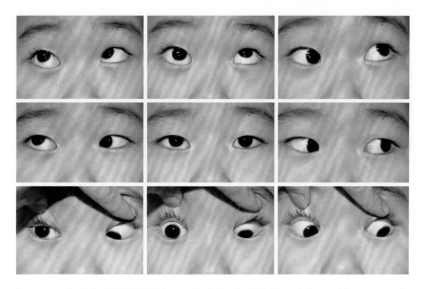

图 52-1　术前九方位眼位照相：向上注视，右眼内斜 5°左右，下斜 10°~15°；向下注视，右眼外斜 5°左右，上斜 20°~25°。右眼内上转不足 –3，外下转不足 –3

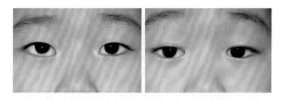

图 52-2　术前二方位眼位照相：左眼注视，右眼上斜 10°左右；右眼注视，左眼下斜 10°左右

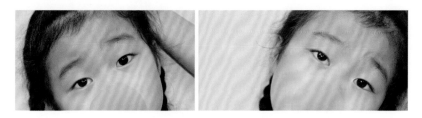

图 52-3　歪头试验眼位照相：头歪向左肩时，右眼上斜加重

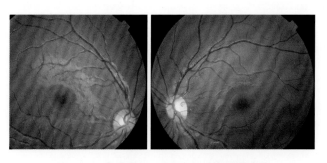

图 52-4　眼底照相：双眼底显示有明显内旋

+15°R/L12°In8°		+5°R/L2°In8°
+10°R/L15°In8°	+4°R/L8°In6°	+3°R/L6°In10°
+11°R/L20°In8°		+3°R/L6°In8°

左眼注视

+16°R/L25°		+4°R/L6°In5°
+7°R/L28°	+3°R/L25°In3°	+1°R/L7°In5°
+13°R/L33°		−4°R/L18°In5°

右眼注视

诊断:①Brown 综合征并先天性上直肌纤维化(OD);②弱视(OD);③屈光不正(OU);④先天性上睑发育异常(OD);⑤先天性鼻上象限结膜囊狭窄(OD)。

手术:全麻下行右眼上直肌后退 3mm+ 上斜肌断腱术。术前被动转试验:右眼内上转、下转、外旋、内旋均有明显的抗力,尤其是下转和外旋阻力最大。因为术中鼻上方结膜囊狭窄,采用上方 11 点 ~2 点方位的角膜缘球结膜切口,并做放射状切开,分离暴露上直肌,见上直肌纤维化,止端有变异,止点明显向后移位,上直肌止点与角膜缘的距离(从鼻侧,中央到颞侧)分别为 8.5mm、12mm、13mm,肌止宽为 11mm。上斜肌亦明显纤维化,止点附着于上直肌止点鼻侧处并与上直肌粘连,限制上直肌无法使眼球向外下和内上转动。在上直肌鼻侧止端处将与之粘连的上斜肌切断后,再次牵拉眼球,其向内上转的转动明显改善。然后分离上直肌周围的节制韧带和肌间膜,直到肌止后 20mm,将上直肌平行后退 3mm。后退上直肌后,眼球外下转动明显改善了。

术后第 1 天,主诉无复视。双眼正位,遮盖试验显示双眼轻度外隐斜;无 A-V 征。眼球运动:右眼外上转不足 −2,内上转不足 −1,外下转不足 −1(图 52-5)。

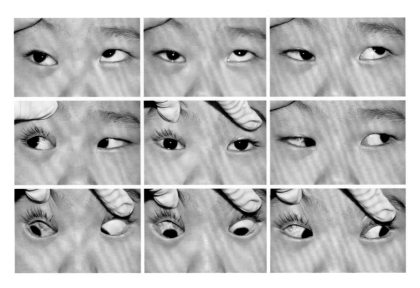

图 52-5　术后第 1 天眼位照相:主诉无复视。双眼正位,遮盖试验示双眼外隐斜;右眼外上转不足 −2,内上转不足 −1,外下转不足 −1

视野弧:

		远距离	近距离
右眼注视	左眼	内斜 4°下斜 2°	内斜 4°下斜 2°
左眼注视	右眼	内斜 2°上斜 2°	内斜 2°上斜 2°

三棱镜遮盖试验:远距离:ET6 R/L3PD;近距离:ET6 R/L5PD。

同视机检查:融合点:+5°R/L7°Ex1°(10°同时知觉片)=他觉斜角:上转 25°:+4°R/L1°Ex3°,下转 25°:+4°R/L15°Ex8°;融合范围:+0°R/L7°Ex1°~+15°R/L7°Ex1°;立体视觉:有。眼底照相显示术后双眼内旋不明显(图 52-6)。

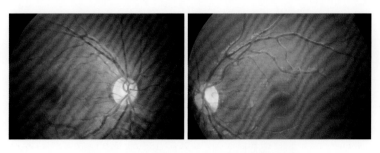

图 52-6　术后眼底彩照:双眼内旋明显减轻

术后 2 个月复诊,双眼正位,遮盖试验轻外隐斜(OU);右眼外上转和外下转均为不足 −1。

病例点评:

(1) Brown 综合征:看上去这个病例比较复杂,患儿肯定是右眼的先天性静止性病变,右眼内上转受限,而且被动转动也显示内上转抗力很大,术中发现右眼上斜肌发育异常,不仅发生了纤维化,而且附着点位于上直肌止端鼻侧,限制了眼球的内上转,经手术松解上斜肌与上直肌的粘连,并切断上斜肌后,右眼内上转的抗力明显减轻,符合 Brown 综合征。这些改变也同时说明,Brown 综合征与上斜肌的纤维化和发育异常有关。

(2) 先天性眼外肌纤维化:Brown 综合征的患者表现为患眼下斜,本例却是右眼上斜,而且向下方注视时,右眼上斜加重,眼球运动检查也显示右眼外下转明显受限,这些改变不能用 Brown 综合征解释。要么是右眼下直肌麻痹,要么是右眼上直肌限制性病变。被动转动试验显示右眼下转抗力很大,术中也发现右眼上直肌纤维化,肌肉僵硬,肌止也明显后移,显然是上直肌的纤维化伴肌止发育异常造成患眼的上斜和下转受限。因此,本例也可以诊断为先天性上直肌和上斜肌发育不良并纤维化。

(3) 内旋转斜:正是由于上直肌的纤维化牵拉,加上上斜肌的牵拉作用(两条肌肉均为内旋肌),使右眼发生明显的内旋转斜(本例双侧均明显内旋,即双眼共同分担了内旋斜视),经手术解除上直肌和上斜肌的牵引作用后,双眼内旋斜明显减轻。

(4) 其他眼部病变:除了上斜肌和上直肌的改变外,患者还有右眼上睑内侧睑缘变薄,轻度畸形和倒睫,鼻上方结膜囊狭窄,说明病变发生部位就在右眼的内上方,包括中胚层(眼外肌)和外胚层(眼睑皮肤和结膜),具体原因不清。

(5) 歪头试验:歪头试验主要用于诊断垂直肌麻痹,尤其是上斜肌麻痹与上直肌麻痹的鉴别。应用于限制性斜视不合适,常常得出相反的判断。本例的歪头试验改变符合右眼下直肌麻痹的诊断,以至于在被动转动试验之前,误诊为右眼下直肌麻痹和下斜肌麻痹。

(6) 治疗原则:限制性斜视的治疗首选去除限制性因素。本例上斜肌的限制采用分离上斜肌和上直肌的粘连后,做上斜肌断腱术治疗;上直肌的限制采用上直肌后退术治疗,由于上直肌止端有变异,明显向后移位,止点中央与角膜缘的距离达 12mm,所以只做了 3mm 的上直肌后退,术后得到了理想的治疗效果。

病例 53:先天性眼外肌纤维化(OD)

患者女,7岁,因"右眼向外偏斜"7年入院。患者自出生即被发现右眼向外偏斜,斜视程度基本不变,且右眼各方向转动不能,视力不受影响,无视物重影,无眼部红痛等不适。未诊治过。既往健康。家族史(−)。

眼科检查:Vod:1.2 +1.75DS 1.2;Vos:1.2 +1.25DS+0.50DC×90 1.2;双眼眼压、双眼前节和眼底(−)。眼位:右眼外斜25°~30°,右眼不能在第一眼位注视,无A-V征。眼球运动:右眼基本固定于外斜位,各个方向均不能转动(图53-1)。眼眶CT扫描:右眼内直肌细小,眶内未见其他异常病变。

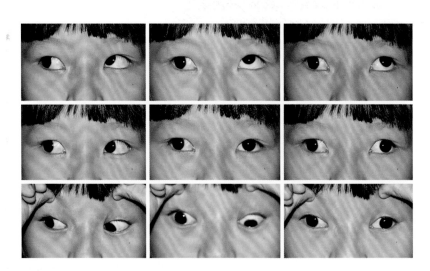

图 53-1 术前九方位眼位照相:右眼外斜 25°~30°,右眼各个方向均不能转动

视野弧:

	远距离	近距离
右眼注视 右眼不能第一眼位注视		
左眼注视 右眼	外斜 20°	外斜 24°

Krimsky试验:XT45PD。

同视机检查:单眼抑制(10°同时知觉片);他觉斜角 =−13°。

诊断:①先天性眼外肌纤维化(OD);②屈光不正(OU)。

手术:术前被动转动试验显示右眼各个方向转动都有大的抗力,尤其是内转时明显。全麻下行右眼外直肌后退 10mm+ 内直肌缩短 8mm。术中见外直肌呈条索样牵拉,看不到肌纤维结构,为灰白色结缔组织,外直肌距角膜缘距离 7mm,肌宽 6mm;内直肌细小,无力,肌纤维灰白,内直肌距角膜缘距离 6.5mm,肌宽 7mm。术后病理检查:右眼内直肌呈肌纤维结构破坏,接近消失,纤维组织增生。

术后第 1 天,主诉无复视。右眼内斜 5°左右,右眼内转不足 −3,外转不足 −3,余同术前(图 53-2)。

术后 3 个月复诊,诉无复视。Vou:1.2;双眼正位,遮盖试验(−);眼球运动:右眼内外转均为不足 −3,余各方向运动不能(图 53-3)。

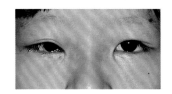

图 53-2 术后第 1 天眼位照相:右眼内斜 5°左右

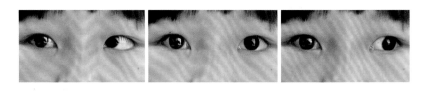

图 53-3 术后 3 个月眼位照相:双眼正位,右眼内外转均为不足 −3

病例点评:

(1) 先天性眼外肌纤维化(congenital fibrosis of the extraocular muscles,CFEOM)为一种少见的先天性静止性限制性眼外肌运动障碍可伴或不伴上睑下垂。临床上分三个亚型(CFEOM1,2,3)。CFEOM1即传统的先天性全眼外肌纤维化,表现为双眼所有眼外肌广泛纤维化,双眼固定于向下注视位置,伴明显双眼上睑下垂。CFEOM2表现为双眼固定于不同的外斜位,外转功能可部分保存或完全不能外转,上转、下转和内转受限,上睑下垂的程度可轻可重。CFEOM3的临床表现变化不定,可单眼或双眼,可任一条眼外肌单独受累或多条眼外肌共同受累。CFEOM1相对常见,而CFEOM2和CFEOM3很少见。本例属于CFEOM3。

(2) 本例尽管外观矫正满意,但由于手术时间较晚,术后没有立体视觉功能。因此,这类患者的手术时间要尽早,建议在1岁以内完成手术。

(3) 先天性眼外肌纤维化的手术定量十分困难,术前的斜视度、眼外肌纤维化的程度、眼球运动能力等都是手术时要考虑的要素。如果是采用直肌的后退缩短术,由于眼外肌本身运动功能差,宜稍稍过矫,术后眼位通常会有一点回退。

(4) 先天性眼外肌纤维化患者一般不做拮抗肌的缩短术,尤其是术前有眼球后退和睑裂缩小的患者不要做直肌缩短术。然而,一只眼单条肌肉的纤维化患者,或术前检查眼球向各个方向转动时无眼球后退和眼睑缩小时,在解除了限制因素后,也可以考虑做拮抗肌的缩短术(如本例)。

(5) 由于手术矫正的预测性较差,我们对每一例患者都要说明可能需要两次或两次以上的手术才能达到相对满意的效果。单条眼外肌纤维化的手术效果要优于两条或多条眼外肌纤维化的手术效果。

(6) 对于这种复杂的特殊类型斜视,如果能在第一眼位正位已经是很不错的手术效果了,一般不可能通过斜视手术恢复眼球运动功能。

病例54:眼球后退综合征Ⅲ型并上直肌纤维化(OS)

患者女,41岁,自出生左眼向外向上偏斜入院。患者自出生后左眼向外上方偏斜,斜视度一直无明显变化,伴左眼视力很差,小时候未诊治过。自起病来,一直无复视和代偿头位,不伴有眼部红痛等不适。近2年为矫正外观曾就诊外院眼科,做眼眶CT检查未发现异常。家族史(-)。1年前曾在本院行"右眼翼状胬肉切除术"。患有"慢性胃炎"多年,对"头孢霉素"过敏。

全身检查无特殊。眼科检查:Vod:1.2 +0.25DS 1.2;Vos:0.1 +1.50DS 0.1;双眼前节和眼底(-)。眼位:右眼注视,左眼外斜15°~20°上斜20°左右,左眼注视不良(图54-1A);向上注视,左眼外斜15°左右,向下注视,左眼外斜25°~30°;向左侧注视时,左眼睑裂变大,向右侧注视时,左眼睑裂变小,眼球后退。遮盖任何一眼均未出现上漂现象。眼球运动:左眼内转不足-3,外转不足-1,外下转不足-3,内下转不足-2(图54-1B)。

睑裂高度测量:正前方,右眼9mm,左眼10mm;向右侧注视,右眼9mm,左眼8mm;向左侧注视,右眼9mm,左眼11mm。眼底照相:双眼有轻度内旋转斜(图54-2)。眼眶CT显示左眼下直肌较右眼下直肌稍细小,余无特殊(图54-3)。

视野弧:

		远距离	近距离
右眼注视	左眼	外斜10°上斜20°	外斜13°上斜20°
左眼注视不良			

Krimsky试验:XT35 L/R40PD。

同视机检查:左眼单眼抑制(10°同时知觉片);无融合和立体视功能;他觉斜角:-11°L/R18°,上转25°:-8°L/R18°,下转25°:-18°L/R18°。

立体视检查:远距离(Randot):无;近距离(Butterfly):无。

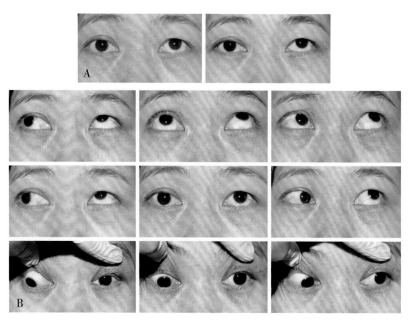

图 54-1　术前眼位照相

A. 二方位眼位照相:右眼注视,左眼外斜 15°~20°上斜 20°左右;B. 九方位照相:
向上注视,左眼外斜 15°左右,向下注视,左眼外斜 25°~30°;眼球运动:左眼内转
不足 −3,外转不足 −1,外下转不足 −3,内下转不足 −2

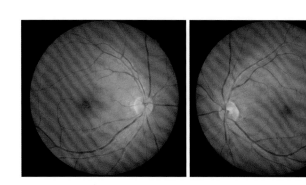

图 54-2　眼底照相:双眼有轻度内旋转斜

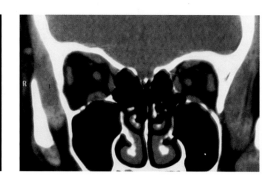

图 54-3　眼眶 CT 显示左眼下直肌稍细小

　　被动转动试验显示左眼内转和下转有中度抗力,外转和上转无明显抗力。

　　诊断:①眼球后退综合征Ⅲ型并上直肌纤维化(OS);②外斜 A 征(OS);③弱视(OS);④屈光不正(OU)。

　　手术:全麻下行左眼外直肌后退 7mm+ 上直肌后退 8mm+ 眼球固定缝线。术中见外直肌止点后方 1mm 处又有肌肉纤维附着,宽为 6mm(外直肌本身肌止距角膜缘 7mm,肌止宽 8mm),上直肌肌止距角膜缘按鼻侧、中央、颞侧顺序为 7.5mm、9.5mm、10mm,肌止宽 10mm。术终将左眼球用缝线和胶粒固定于内下斜 10°~15° 1 周。

　　术后第 7 天,主诉有水平同侧性伴垂直性复视,右眼像清晰,左眼像模糊,不影响日常生活。眼位:轻度右高于左(5°左右);无 A-V 征。眼球运动:左眼外转不足 −3,内转不足 −1,内上转不足 −2,外上转不足 −2,外下转不足 −2。双眼向左向右侧注视时,左眼的睑裂变化不明显(图 54-4)。

　　术后 1 年 2 个月复诊,主诉无复视。眼位:轻度左高于右(5°左右);无 A-V 征。眼球运动:左眼外转不足 −3,内转不足 −1,外下转不足 −2(图 54-5)。

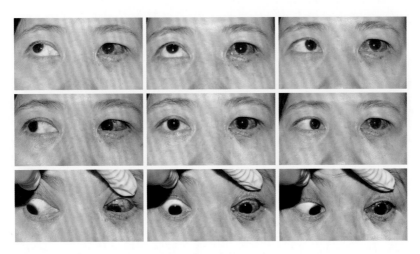

图 54-4　术后第 7 天眼位照相:轻度右高于左(5°左右);无 A-V 征。左眼外转不足 –3,内转不足 –1,内上转不足 –2,外上转不足 –2,外下转不足 –2

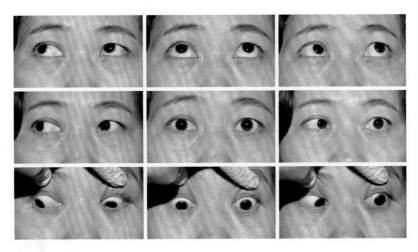

图 54-5　术后 1 年 2 个月眼位照相:轻度左高于右(5°左右);左眼外转不足 –3,内转不足 –1,外下转不足 –2

Krimsky 试验:L/R 7PD。

同视机检查:单眼抑制(10°同时知觉片);无融合和立体视功能;他觉斜角:L/R 3°,上转 25°:–6°,下转 25°:–3 L/R 6°。

立体视检查:远距离(Randot):无;近距离(Butterfly):无。

病例点评:

(1) 这个病例有明显的左眼眼球运动受限,主要为下转和内转受限,其次为外转轻度受限,被动转动试验显示左眼下转和内转都有中度抗力,属于限制性斜视。加上病变为先天性静止性,是先天性眼外肌纤维化Ⅲ型(OS),即影响了左眼的上直肌、内直肌和外直肌。眼球后退综合征实际上也属于先天性眼外肌纤维化,本例患者有明显的向左侧注视时,左眼睑裂变大,向右侧注视时,左眼睑裂变小,眼球后退,所以也可以诊断为眼球后退综合征Ⅲ型并上直肌纤维化(OS)。从神经病理解剖学角度分析,可能是:①动眼神经支配的上直肌和内直肌有病变;②展神经支配的外直肌有病变。

(2) 由于患者左眼上直肌纤维化,下转受限,眼底照相显示有内旋转斜,水平斜度在上方与下方注视有明显的差别,向下的外斜度加大,符合外斜 A 征。

(3) 治疗方面,由于患者小时候未及时诊治,目前左眼已是重度弱视,一般不能再提高左眼的视力。原则上先天性眼外肌纤维化患者宜尽早手术矫正斜视,并及时进行屈光不正矫正,健眼遮盖等弱视治疗。限制性斜视患者首选去除限制性因素,因此,我们选择左眼的外直肌后退和上直肌后退术,同时,这种限制性斜视,采用术终加做眼球固定缝线的技术,可以明显增加手术矫正效果,所以我们采用了这一方法,术后远期效果良好。不仅通过左眼上直肌后退矫正了左眼的上斜,而且也消除了 A 征;左眼外直肌后退则既矫正了左眼的外斜,也基本上消除了左眼水平运动时的睑裂改变和眼球后退。

(4) 眼眶影像学检查在一些复杂的麻痹性或限制性斜视的诊治中有重要的作用,有利于准确诊断一些眼外肌本身的病变或眶内其他结构异常引起的斜视,如先天性眼外肌纤维化,眼球后退综合征,眼眶骨折性斜视,眼外肌非特异性炎症,甲状腺相关眼病,眶内(或鼻窦,眶上裂,海绵窦和眶周)等肿瘤性病变等。本例仅显示左眼下直肌稍细小,无特殊意义。

(5) 这类病例属于复杂疑难斜视,一次手术很难达到满意的矫正效果,经常需要二次或多次手术;另外,无论什么手术方法,都不容易恢复眼球运动功能,能达到的理想效果是第一眼位基本正位,牺牲了某一方向的眼球运动,改善了另一方向的眼球运动。这些都要在术前与患者及其家属沟通讲明。

病例 55:先天性水平注视麻痹
(OU,先天性脑神经异常支配性疾病 CCDDs)

患者男,24 岁,因"发现左眼视力差"6 年就诊。患者 6 年前无意中发现左眼视力差,不伴眼部红肿和疼痛等不适,外院诊断为"弱视"给予配镜等治疗,无效果。自出生"左侧面瘫",神经内科就诊过,为先天性面瘫,未做治疗。经询问,患者双眼均不能左右转动,当需要注视旁边的物体时,需用头向左右转动来代偿。一直无斜视与视物重影等。足月顺产,家族中无类似患者。

全身检查:左侧面瘫,左侧面部平坦,左眼睑闭合不全 5mm(图 55-1)。左前臂比右前臂明显细小,前臂屈肌和伸肌均发育不良,左手仅残余发育短小的大拇指,其余手指和全部手掌均缺如(图 55-2)。

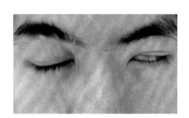 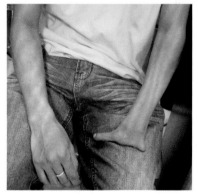

图 55-1 闭眼眼外观照相:左眼睑闭合不全 5mm

图 55-2 双手外观:左手仅残余发育短小的大拇指,其余手指和全部手掌均缺如

眼科检查:Vod:1.5 +0.25DS 1.5;Vos 0.1 +4.75DS+1.00DC×70 0.2;双眼眼压、双眼前节(−),右眼底(−),左视盘较小,边界欠清,色较红,黄斑部中心凹反光欠清晰。眼位:双眼正位,遮盖试验(−);无 A-V 征。眼球运动:双眼内转和外转均为不足 −4,水平注视时,无明显睑裂大小变化(图 55-3)。双眼上转和下转无明显受限。代偿头位:看左侧物体时,面转向左侧;看右侧物体时,面转向右侧。

诊断:①先天性水平注视麻痹(OU,先天性脑神经异常支配性疾病 CCDDs);②屈光不正(OS);③弱视(OS);④先天性面瘫(左侧);⑤先天性指、掌缺如(左)。

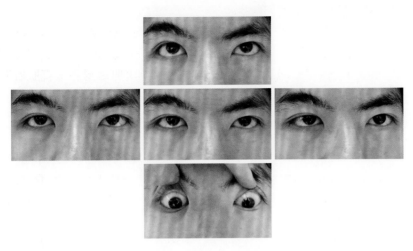

图 55-3　双眼眼外观照相:双眼正位,双眼内转和外转均为不足 −4

治疗:双眼水平运动障碍无法医治;左眼弱视可试用配镜 + 知觉学习治疗(拒绝)。

病例点评:

(1) 先天性水平注视麻痹非常少见,属于先天性脑神经异常支配性疾病(CCDDs)的其中一种,主要表现为双眼向左右侧注视不能,可伴有面瘫、四肢骨骼和肌肉发育不良,脊柱发育不全等(如本例)。

(2) 如果水平注视麻痹患者第一眼位无偏斜,不需要斜视矫正手术(如本例);如果患者第一眼位有内斜或外斜,可选择一眼或双眼内直肌 / 外直肌后退术治疗。但由于部分患者同时伴有其他眼部发育性病变,注意尽早做全面的眼科和全身检查;如本例有明显的双眼屈光参差和左眼弱视,如果及时发现及时治疗,则可得到理想的视力恢复。本例由于发现太晚,失去了良好的治疗时机。

病例 56:家族性慢性进行性眼外肌麻痹(OU)

患者男,49 岁,发现双眼向外偏斜 15 年入院。患者 15 年前无任何诱因双眼转动困难,眼球向外斜视,伴视物重影,并在无意中逐渐加重,不伴有眼部红痛等不适。近 5 年来,双眼固定于外斜位置,基本稳定,但视物困难,常需采用面部向右转的头位。

家族中,母亲有类似眼疾,未诊治过。

眼科检查:Vod:0.1 +1.25DS−4.50DC×55 0.1;Vos:0.4 −1.50DC×105 0.5;双眼前节和眼底(−)。眼位:双眼均不能在第一眼位注视,右眼外斜 40°~45°,上斜 5°~10°;同时左眼外斜 30°~35°,下斜 5°~10°;双眼均固定在这一位置,不能向任何方向转动(图 56-1)。视物时,患者采用面转向右侧的代偿头位,用左眼视物。

双眼眶 CT 扫描未见明显异常,仅双眼内直肌稍细(图 56-2)。

诊断:①家族性慢性进行性眼外肌麻痹(OU);②屈光不正(OU)。

手术:全麻下行右眼外直肌后退 10mm,内直肌缩短 10mm;左眼外直肌后退 10mm,内直肌缩短 10mm。术中被动转动试验:双眼向内、向上和向下转动均有中等抗力。

术后第 1 天,无复视,头位消除。双眼正位,遮盖试验(−);眼球运动:双眼固定在正前方位置,各方向均不能转动(图 56-3)。

视野弧:

		远距离	近距离
右眼注视	左眼	0°	0°
左眼注视	右眼	0°	0°

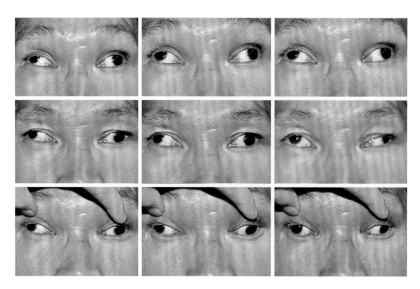

图 56-1　术前九方位眼位照相:右眼外斜 40°~45°,上斜 5°~10°;同时左眼外斜 30°~35°,下斜 5°~10°;双眼均固定在这一位置,不能向任何方向转动

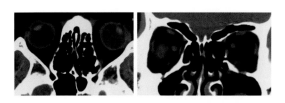

图 56-2　眼眶 CT 扫描:双眼内直肌稍细

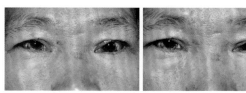

图 56-3　术后第 1 天眼位照相:双眼正位,双眼固定在这一位置,各方向均不能转动

三棱镜遮盖试验(PD):0。

眼外肌组织病理检查:双眼内直肌均显示为变性的横纹肌组织和纤维结缔组织。

病例点评:

(1)家族性慢性进行性眼外肌麻痹与线粒体 DNA 突变相关,真正原因不明,通常在儿童期或 30 岁以前发病,男女比例相等,常有家族史。表现为双眼慢性进行性眼外肌麻痹,但瞳孔不受累,严重时双眼固定在某一位置,任何方向均不能转动(如本例)。该病无特别有效的治疗方法,病变进展期间,只能定期观察,不宜手术;当病变稳定,斜视明显,可酌情考虑手术改善眼位。

(2)本病除眼球运动障碍外,还可以有以下其他病变:①65% 的患者有视网膜受累,多表现为视网膜色素变性和视神经萎缩;②全身其他肌肉病变(疲劳和麻痹等)占 61%,内分泌疾病 67%,共济失调和震颤39%,心脏传导障碍 26%,多发性神经病变 23%,痴呆 13%,听力下降和糖尿病等。因此,对这种患者要注意详细检查眼底,请神经内科和心脏内科或外科等专科会诊,是否伴有全身其他部位骨骼肌、脑部和心脏病变等。

(3)本例由于双眼同时外斜,眼外肌均无收缩功能,我们采用双眼内外直肌的最大手术量,即双眼外直肌后退 10mm,内直肌缩短 10mm。术后眼位矫正良好,代偿头位消失。

(4)注意与重症肌无力相鉴别,本病与重症肌无力相似,也表现为肌肉活动后病情加重。重症肌无力的症状时轻时重,清晨时病情轻,疲劳后症状加重。冰试验和新斯的明或 Tensilon 试验阳性等有助于区别。

病例 57:重症肌无力(OD)

　　患者男,19 岁,因"右眼向下偏斜并睁开困难"4 年入院。患者 4 年前无明确原因出现右眼向下斜视,伴右眼睁不大,右眼向各个方向转动都困难,疲劳后加重,早晨起来时症状改善。不伴有视力下降、眼部红痛等不适。无代偿头位。当地诊断为"重症肌无力",经内斜服药治疗后,右眼能睁开了,但下斜却一直无好转,且进行性加重。近两年斜视稳定,因明显有外观障碍,要求进一步治疗。既往健康。家族史(–)。

　　眼科检查:Vod:0.2 –3.25DS–2.25DC×10 0.6;Vos:0.9 –0.75DS–3.25DC×165 1.0;双眼前节和眼底(–)。

　　眼位:右眼注视,左眼外斜 20°~25°,上斜 30°~35°;左眼注视,右眼外斜 10°~15°,下斜 30°~35°;右眼主斜(图 57-1A)。无明显 A-V 征。无代偿头位。歪头试验(–)。

　　眼球运动:右眼外上转不足 –4,内上转不足 –3(图 57-1B)。

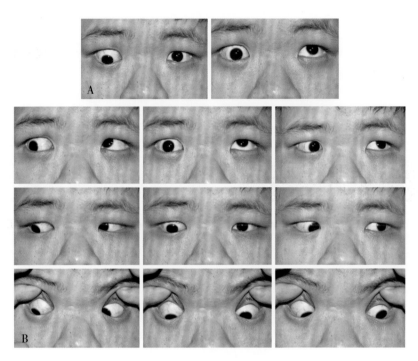

图 57-1　术前眼位照相

A.右眼外斜 10°~15°,下斜 30°~35°;B.右眼外上转不足 –4,内上转不足 –3

　　眼眶 CT 扫描:双眼眼外肌无肥厚,眶内无其他结构异常(图 57-2)。

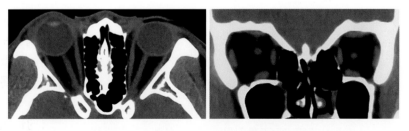

图 57-2　眼眶 CT 检查:双眼眼外肌无肥厚

视野弧:

		远距离	近距离
右眼注视	左眼	外斜 10° 上斜 25°	外斜 20° 上斜 30°
左眼注视	右眼	外斜 10° 下斜 38°	外斜 25° 下斜 30°

三棱镜遮盖试验（PD）：远距离：正前方 XT20L/R40，上方 XT20L/R50，下方 XT18L/R25；近距离：XT30L/R45。

同视机检查：融合点：-5°L/R27°Ex9°（10°同时知觉片）= 他觉斜角；上转 25°：-4°L/R35°Ex9°；下转 25°：-6°L/R21°Ex7°；Ⅱ°片：-6°~+6°；；Ⅲ°片：No2,3 片有，余无立体视觉。AC/A=2。

立体视觉检查：远距离（Randot）：无；近距离（Butterfly）：无。

诊断：①重症肌无力（OD）；②屈光不正（OU）。

手术：全麻下行右眼下直肌后退 5mm+ 上直肌缩短 8mm。术中肌止解剖测量：上直肌，肌止宽 8.5mm，肌止距角膜缘距离（从鼻侧到颞侧），8.0mm、8.0mm、8.5mm；下直肌，肌止宽 9.0mm，肌止距角膜缘距离（从鼻侧到颞侧），6.0mm、7.0mm、8.5mm。

术后第 1 天，主诉有复视。右眼注视，左眼外斜 15°~20°，下斜 5°~10°；左眼注视，右眼外斜 15°~20°；眼球运动：右眼外上转不足 -1，外下转不足 -4，内下转不足 -2（图 57-3）。

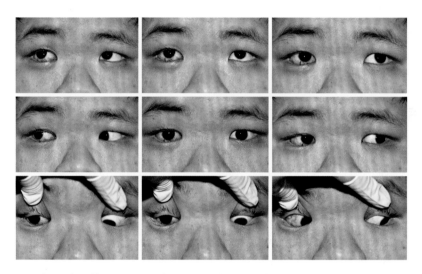

图 57-3　术后第 1 天眼位照相：左眼外斜 15°~20°，下斜 5°~10°；右眼外上转不足 -1，外下转不足 -4，内下转不足 -2

视野弧：

		远距离	近距离
右眼注视	左眼	外斜 14°	外斜 20°
左眼注视	右眼	外斜 12°	外斜 18°

三棱镜遮盖试验（PD）：远距离：右眼注视，左眼 XT30R/L5；左眼注视，右眼 XT30R/L8。近距离：右眼注视，左眼 XT35；左眼注视，右眼 XT30R/L5。

同视机检查：融合点：-9°R/L5°In3°（10°同时知觉片）= 他觉斜角；上转 25°：-10°L/R10°In3°；下转 25°：-12°R/L10°In9°；Ⅱ°片：-5°~+5°；；Ⅲ°片：No2,3 片有，余无立体视觉。

术后 6 个月电话随访，主诉无复视，无代偿头位，眼球运动良好。

病例点评：

（1）重症肌无力是一种以 B 淋巴细胞为主引起的自身免疫性疾病，有针对身体横纹肌神经肌肉接头处乙酰胆碱受体（AChR）的抗体形成，骨骼肌易疲劳和肌力下降，发生率为（20~400）/1 000 000，男女均可发生，女性多见，约 3∶2，通常在 5~30 岁发病，有早到 1 岁，迟到 70 岁以上发病者，老年患者在临床上容易漏诊。本病一般有 10~15 年的活动期，此时肌力逐渐减弱，免疫治疗有效；以后病变相对不活动，肌力弱，症状不出现波动，免疫治疗无效。

（2）该病最易影响眼外肌，主要表现为单眼或双眼上睑下垂伴或不伴眼球运动障碍和斜视，疲劳后症状加重，晨起或休息后症状改善，皮下（或肌肉）注射新斯的明后症状改善或消除，在疾病发展过程中，几乎全部患者会表现有眼外肌和提上睑肌功能障碍。部分患者甚至最终仅累及眼外肌,称为眼肌型重症肌无力,其中10%~20%可以自愈,20%~30%始终局限于眼外肌,剩下的50%~70%中,绝大多数(>80%)可能在起病2年内发展为全身型重症肌无力。

(3) 本病应当由神经内科医生诊治,可分为多种亚型,由于斜视变化不定,一般不采用手术矫正斜视。然而,当患者病情稳定(包括全身和眼科症状),而且斜视严重影响患者工作和生活,可慎重考虑手术治疗。由于该病可影响单眼或双眼,可任何一条肌肉或多条肌肉受影响,手术设计依个人情况而定。

(4) 本例主要表现为右眼上转障碍和下斜视,可按右眼上直肌麻痹的方式治疗。经采用右眼下直肌后退和上直肌缩短术后矫正满意。

(5) 从外观来看,本例类似于甲状腺相关眼病,但患者有明确的晨轻晚重的表现,眼眶CT检查没有右眼下直肌肥厚,神经内科已诊断为重症肌无力,并按重症肌无力治疗有效。外观上的右眼上睑退缩是由于右眼完全不能上转,根据眼球运动规律,此时右眼提上睑肌需要用更多的肌力所致。

(6) 斜视专科医生一定要重视重症肌无力这一疾病。临床上,它可以类似于几乎所有的斜视类型,稍不注意就会造成误诊误治,切记。

(7) 当重症肌无力患者采用全身麻醉做斜视手术时,应当告诉麻醉医生不使用全身肌松药,以免发生影响呼吸肌麻痹等的严重后果。

病例58:限制性外斜视(OD,眼眶肿瘤切除术后继发)

患者男,22岁,因"右眼向外偏斜伴复视"6年入院。患者6年前因"右眼眶和结膜肿物"在外院做"肿物切除术",术后出现右眼外斜,有视物重影,右眼向左转动受限明显。近5年来,右眼外斜无变化,不伴有眼部红痛等不适。

眼科检查:Vod:0.05 -4.50DS-3.00DC×165 0.7;Vos:0.05 -5.00DS-1.00DC×160 1.0;双眼前节和眼底(-)。右眼睑裂7.5mm,左眼9mm;右眼提上睑肌力11mm,左眼13mm。右眼颞上方见10mm×8mm黄白色结膜肿物,边界欠清晰,表面不平,质中,压痛(-),未见毛发样结构。

眼位:左眼注视,右眼外斜30°~35°;右眼注视,左眼外斜>45°;双眼偶可正位;无明显A-V征。双眼球轻度眼球震颤,难以分辨快慢相;无代偿头位。遮盖右眼后该眼有轻度上漂,左眼无此现象。眼球运动:右眼内转不足-3,外下转不足-1,内下转不足-2(图58-1)。

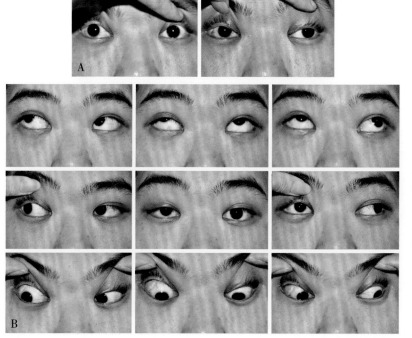

图58-1　术前眼位照相
A. 左眼注视,右眼外斜30°~35°;右眼注视,左眼外斜>45°;B. 右眼内转不足-3,外下转不足-1,内下转不足-2。右眼颞上方见10mm×8mm黄白色结膜肿物,边界欠清晰,表面不平,质中

视野弧：

		远距离	近距离
右眼注视	左眼	外斜 45°	外斜 40°
左眼注视	右眼	外斜 35°	外斜 30°

三棱镜遮盖试验：远距离 = 近距离：XT50+10R/L4PD。

同视机检查：融合点：−29°R/L2°= 他觉斜角(10°同时知觉片)；上转 25°：−29°R/L2°；下转 25°：−24°R/L3°；融合范围：−32°~−28°；Ⅲ°片无立体视觉。AC/A=1。

−20°R/L4°Ex2°		−27°R/L2°Ex5°
−22°R/L8°In2°	−25°R/L6°In2°	−29°R/L2°In2°
−24°R/L2°In7°		−30°R/L2°In8°

左眼注视

−25°R/L4°Ex2°		−31°R/L5°Ex4°
−25°R/L3°In2°	−26°R/L4°In2°	−30°R/L4°In2°
−28°R/L3°In5°		−30°R/L2°In5°

右眼注视

诊断：①限制性外斜视(OD，眼眶肿瘤切除术后继发)；②继发性上睑下垂(OD)；③结膜皮样瘤(OD)；④屈光不正(OU)。

手术：全麻下行左眼外直肌瘢痕松解后退 10mm+ 内直肌缩短 10mm。术中被动转动试验：右眼内转明显有抗力；术中见颞侧结膜大量瘢痕，前部全程外直肌均与周围粘连明显，分离到外直肌止点后 15mm，其后仍有粘连，无法分开。

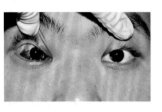

术后第 1 天，主诉仍有复视。眼位：右眼内斜 10°~15°伴轻 R/L；无 A-V 征。眼球运动：右眼外转不足 −3，内转不足 −1(图 58-2)。

图 58-2　术后第 1 天眼位照相：右眼内斜 10°~15°；右眼外转不足 −3，内转不足 −1

视野弧：

		远距离	近距离
右眼注视	左眼	内斜 15°	内斜 15°
左眼注视	右眼	内斜 10°	内斜 10°

三棱镜遮盖试验：远距离 = 近距离：ET20R/L2PD。

同视机检查：融合点：+3°R/L1°= 他觉斜角(10°同时知觉片)；上转 25°：+5°R/L1°；下转 25°：+3°R/L1°；融合范围：0°~+16°；Ⅲ°片有立体视觉。

术后 9 个月复诊，主诉无复视。Vou：1.2(矫正)；双眼正位，遮盖试验(−)；眼球运动：右眼外转不足 −2，内转不足 −1(图 58-3)。

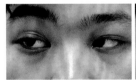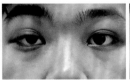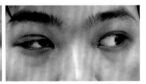

图 58-3　术后 9 个月眼位照相：双眼正位，遮盖试验(−)；右眼外转不足 −2，内转不足 −1

三棱镜遮盖试验：远距离 = 近距离：0PD。

同视机检查：融合点：+3°Ex1°= 他觉斜角(10°同时知觉片)；上转 25°：+2°；下转 25°：+6°Ex4°；融合范围：−3°~+17°；Ⅲ°片有立体视觉。

+9°		–5°R/L6°
+6°Ex1°	+3°Ex1°	–2°R/L1°Ex1°
+8°R/L1°Ex4°		+1°R/L1°Ex3°
	左眼注视	
+7°R/L2°		–10°R/L7°
+9°R/L1°	+4°R/L1°	–5°R/L5°
+7°		0°R/L2°
	右眼注视	

病例点评：

（1）本例有明确的右眼眶和结膜肿瘤术后的外斜史,原手术部位在右眼球颞侧,估计原诊断为"结膜和前眶皮样瘤"。这个肿物实际上不是肿瘤,为一种错构瘤,即肿物本身为正常的身体组织,不是良性更不是恶性肿瘤,只是正常的组织生长在别的地方,也有学者称为"迷芽瘤",通俗讲,就是结膜部位长了皮样组织。结膜皮样瘤的切除术不容易切除干净,也容易损伤周围组织如外直肌、泪腺和泪腺导管、提上睑肌等。本例不仅没有切除干净,又造成了外直肌周围广泛的粘连,手术瘢痕深达外直肌止点后15mm以上,提上睑肌也受到了轻微的损伤。

（2）根据上述病史和手术经历,检查显示右眼内转受限,被动转动试验右眼内转有很大的抗力,可明确诊断为右眼限制性外斜视,为眼眶和结膜皮样瘤术后继发所致。

（3）这种斜视由于有广泛的瘢痕粘连,手术难度大,手术预测性差。术中一定要尽量松解受限制眼外肌周围的粘连,然后再后退该肌;如果术前斜视度大,还要结合拮抗肌的缩短术;更严重的病例需要做暂时性眼球缝线固定术,将眼球固定在过矫位10°~15°位置1周。直肌移位或联结术常因限制因素存在效果不佳。本例只能松解右眼外直肌的前部瘢痕,后部位置太深,手术操作十分困难。然而,经做左眼外直肌瘢痕松解后退10mm+内直肌缩短10mm后获得了令人满意的效果。注意,术后第一天应以达到过矫10°~15°为好,因为远期会有一定程度的眼位回退。

（4）眼眶肿物术后继发的斜视矫正十分复杂,手术设计没有规律,依每个患者的情况不同而不同,可根据术中眼球运动被动受限的程度,眼外肌粘连的情况,肌肉是否伴有损伤或断裂,术前的斜视度和眼球运动功能等综合分析。如果手术瘢痕位于眼眶的深部,则无法分离松解,手术效果十分有限。

（5）眼眶深部瘢痕造成的眼球运动受限和斜视还有一个特点:被动转动试验的结果可能与我们斜视手术医生的理解相反,如某一患者的眼眶肿物和手术部位在右眼的颞侧,术后出现了右眼内斜,右眼外转受限,被动转动试验显示右眼外转有明显的抗力。这时,斜视手术医生会认为限制因素在右眼的鼻侧,从而首先选择去探查右眼内直肌,试图去除右眼内直肌的限制因素,笔者曾经上过这样一次当。实际上,这个患者的限制因素位于右眼球颞侧的后部,瘢痕牵拉眼球颞侧后部,使眼球前部向鼻侧移位,产生右眼内斜。

（6）由于眼眶肿物的种类繁多,治疗斜视前要请眼眶专科医生会诊。如为眼眶恶性肿瘤,首先要确定肿瘤本身是否已控制和治愈,当肿瘤没有控制时,斜视手术失去意义;如果为眼眶脑膜瘤和眼眶炎性假瘤等容易复发的肿瘤,则一定要明确肿瘤没有复发,随访观察肿瘤是否复发的时间要长一些。

病例 59：青光眼阀植入术后继发性上斜视（OS）

患者男,66岁,因"左眼青光眼引流阀植入术后复视"10个月入院。患者10个月前因左眼开角型青光眼眼压控制不佳在外院做"左眼青光眼引流阀植入术",术后1周出现视物重影,但无明显眼位偏斜,一直未做处理。自起病来,复视稍有好转,却一直存在。

患者3年前诊断为"双眼开角型青光眼",并在确诊后1个月做了"双眼小梁切除术"。既往健康。

眼科检查:Vod:0.5 –0.50DC×125 0.7;Vos:0.2 –0.25DS–0.50DC×20 0.5;眼压（NCT）:OD:13.3mmHg;

OS:13.1mmHg;右眼12点结膜滤泡形成好,前房中央深度4CT,周边1/2CT,12点虹膜周切口通畅,C/D=0.9。左眼12点处结膜无明显滤泡,前房中央深度3CT,周边1/2CT,12点虹膜周切口通畅,4点半方位见引流管,管口通畅,未与角膜接触,C/D=0.9。OCT检查:双眼玻璃体后脱离。

眼位:左眼上斜5°左右,歪头试验(−)。眼球运动:左眼外下转不足−1(图59-1)。

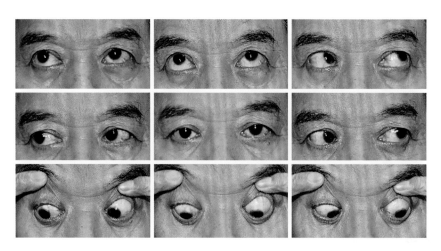

图59-1　术前九方位眼位照相:左眼上斜5°左右,左眼外下转不足−1

红玻璃试验:垂直性复视,向左下方注视时垂直复像距离最大,周边像为左眼。

眼眶CT检查(平扫+冠扫):左眼球外下壁外见一条状弧形高密度物,周围环以低密度水样影,下直肌受压向内移位(图59-2)。

视野弧:

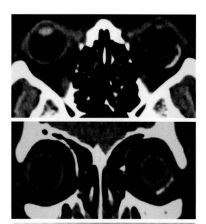

		远距离	近距离
右眼注视	左眼	内斜5°上斜4°	外斜5°上斜4°
左眼注视	右眼	内斜8°下斜6°	下斜6°

三棱镜遮盖试验(PD):远距离:正前方XT3L/R5,上方XT3L/R0,下方XT3L/R7;近距离:XT7L/R8。

同视机检查:融合点:+8°L/R5°Ex4°=他觉斜角(10°同时知觉片);上转25°:+10°L/R1°;下转25°:+8°L/R5°Ex5°;Ⅱ°片:不能合像;Ⅲ°片:无立体视觉。

+12°L/R4°		+8°L/R8°
+13°L/R6°Ex5°	+9°L/R6°Ex5°	+9°L/R6°Ex3°
+11°L/R7°Ex5°		+8°L/R7°Ex3°

左眼注视

+10°L/R4°		+7°L/R2°
+11°L/R5°Ex5°	+8°L/R5°Ex4°	+5°L/R3°Ex3°
+11°L/R6°Ex6°		+8°L/R5°Ex5°

右眼注视

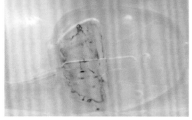

图59-2　眼眶CT检查:左眼球外下壁外见一条状弧形高密度物,周围环以低密度水样影,下直肌受压向内移位。下方图示取出的青光眼阀植入物

诊断:①青光眼阀植入术后继发性上斜视(OS);②抗青光眼术后眼压控制(OU);③年龄相关性白内障(OU);④玻璃体后脱离(OU);⑤屈光不正(OU)。

手术:经与青光眼专科医生商量,引流阀可以取出而不会影响左眼的眼压控制。所以,我们进行了全麻下左眼青光眼引流阀取出术。术中作颞下方穹隆部结膜切口,长8mm,分离结膜下组织,见引流阀周围瘢痕增生明显,将引流阀包绕,分离并切除瘢痕组织,暴露引流阀,拆除固定引流阀的缝线3条,取出引流阀,此时见较多房水流出,眼压明显降低,8-0 可吸收缝线间断缝合结膜切口 3 针。

术后第 1 天,主诉无复视。眼位:双眼正位,遮盖试验示双眼轻外隐斜;眼球运动:正常(图 59-3)。眼压(NCT):OD:11.0mmHg;OS:6.7mmHg。

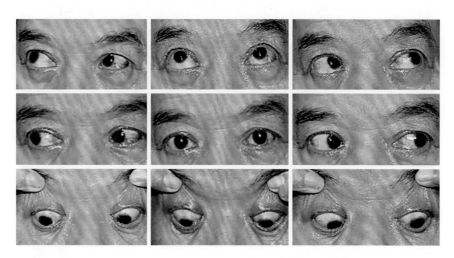

图 59-3　术后第 1 天眼位照相:双眼正位,遮盖试验示双眼轻外隐斜;眼球运动:正常

视野弧:

		远距离	近距离
右眼注视	左眼	内斜 5°	外斜 2°
左眼注视	右眼	内斜 5°	外斜 2°

三棱镜遮盖试验(PD):远距离 = 近距离:0。

同视机检查:融合点:+5°= 他觉斜角(10°同时知觉片);上转 25°:0°;下转 25°:+2°L/R2°;融合范围:-1°~+10°;Ⅲ°片有立体视觉。

+2°R/L1°Ex1°		+5°R/L3°Ex1°
+7°L/R2°	+5°	L/R2°
+6°L/R2°Ex1°		+4°L/R2°Ex1°

左眼注视

+7°R/L1°		+4°R/L1°
+7°L/R1°Ex1°	+8°L/R1°	+5°L/R1°
+6°L/R3°Ex1°		+4°L/R1°Ex1°

右眼注视

术后 6 个月电话随访,主诉无复视,眼球运动无异常,眼压控制良好(不用药)。

病例点评:

(1) 青光眼引流阀植入术的患者通常不会出现眼外肌的功能障碍和复视。但由于引流阀面积较大,当其使眼外肌(如外下象限植入时的下直肌和外直肌)受压、移位以及血供障碍影响眼外肌的功能时,会出现相应的眼外肌功能受限,从而形成斜视与复视。本例影像学检查显示左眼下直肌受压内移,下直肌功能受影响,出现左眼外下转轻度障碍和小度数的上斜视。

(2) 这种下直肌功能受影响的因素不只是麻痹,由于下直肌周围有瘢痕增生以及引流阀本身的影响,还会有限制因素存在。因此,术前斜视专科检查的结果显示为外旋,而不是内旋,这与限制因素有关。

(3) 处理这种斜视和复视要与青光眼专科医生商量,如果引流阀取出不影响眼压的控制,宜取出引流阀(如本例)。如果不能取出引流阀,则可通过三棱镜和 / 或斜视矫正手术等尽量消除与减轻复视。

(4) 类似的情况还可见于视网膜脱离外路手术(如硅胶外加压等)和眼眶骨折修复术(如眼眶内壁和

下壁的人工骨板填充等)等产生的斜视。从斜视的角度分析,首先应该与相应的眼底外斜和眼眶眼整形专科商量会诊,如果能够取出硅胶或重新修正眼眶壁植入物的位置,则应当取出与修正;如果不能,则由斜视医生系统的评估产生斜视的原因和结果,通过三棱镜或斜视手术进行矫正。不过,有时候只能采用定期观察随访,复视很严重者,可以暂时遮挡一只眼。

病例 60:高度近视固定性内下斜视(OS),继发性外上斜视(OD)

患者男,47 岁,因"右眼斜视 20 余年,左眼渐进性内斜 5 年"收入院。患者 20 余年前右眼"内斜",约 27 岁时行内斜矫正术(具体不详)。数年前右眼"视网膜脱离"未治疗,以后眼球逐渐萎缩变小,失明,并越来越斜向外上方。左眼近 5 年逐渐斜向内下方,越来越重,视物困难。严重影响患者工作和生活。自小时候起,双眼高度近视,现左眼戴 –20DS 的近视眼镜。

全身检查无特殊。眼科检查:Vod:NLP, Vos:0.1(矫正);右眼不充血,角膜直径 9mm,颞侧角膜周边部灰白色混浊,前房中央约 2.5CT,周边裂隙状,房水清,虹膜萎缩,瞳孔欠圆、膜闭,眼内结构看不清。左眼不充血,角膜透明,前房清,瞳孔直径约 3mm×3mm,对光反射灵敏,晶状体 C1N1P1,眼底后极部大片状灰白色萎缩斑,黄斑结构不清。

眼位:右眼外上斜大于 45°;同时,左眼内下斜大于 45°。

眼球运动:右眼仅能稍向内转动,左眼固定,各方向均不能转动(图 60-1)。

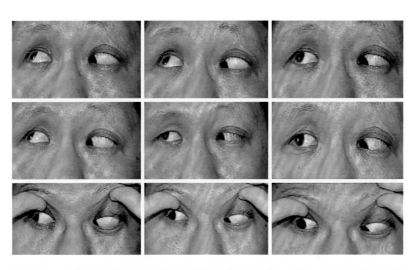

图 60-1　术前九方位眼位照相:右眼外上斜大于 45°,同时,左眼内下斜大于 45°。右眼仅能稍向内转动;左眼固定,各方向均不能转动

眼眶 CT 平扫 + 冠扫:右眼球萎缩,球周有高密度硅胶带影;左眼后巩膜葡萄肿,外直肌向下移位,上直肌轻度向鼻侧移位(图 60-2)。

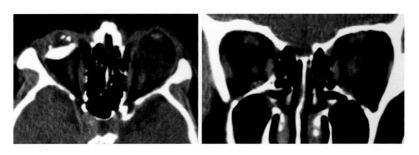

图 60-2　眼眶 CT:右眼球萎缩,球周有高密度硅胶带影;左眼后巩膜葡萄肿,外直肌向下移位,上直肌轻度向鼻侧移位

诊断:①高度近视固定性内下斜视(OS);②继发性外上斜视(OD);③眼球萎缩(OD);④屈光不正(高度近视)(OS);⑤并发性白内障(OS)。

第一次手术:全麻下做左眼内直肌断腱＋外直肌上半与上直肌颞侧半联结术＋固定缝线术。术前左眼被动转动试验示各方向均有明显抗力,完成内直肌断腱和外上直肌部分联结术后仍有轻微内斜,故加做固定缝线术,将左眼在术终固定于外斜10°~15°位置,1 周后拆除固定缝线。

术后 3 个月复查,左眼正位;眼球运动:左眼外转、外下转和内下转均不足 −1(图 60-3),余方向运动恢复正常,能胜任正常工作和生活。现再要求改善右眼外观且不愿意安装义眼。

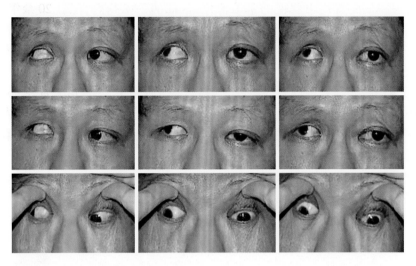

图 60-3　第一次术后 3 个月:左眼正位;左眼外转、外下转和内下转不足 −1,
余左眼运动恢复正常;右眼未变化

第二次手术:全麻下做右眼外直肌后退 7mm,下移 4mm＋内直肌缩短 5mm,前移 7mm,下移 4mm。术中见右眼内直肌止端位于角膜缘后 12mm 处,故将内直肌缩短 4mm,并前移到角膜缘后 5mm 处,同时再下移外直肌和内直肌 4mm,以同时改善右眼上斜外观。

术后第一周检查:双眼水平正位,R/L 约 10°,右眼外下转不足 −3,内转和内下转不足 −2,左眼外转不足 −1,外下转和内下转不足均 −1。双眼外观十分满意(图 60-4)。

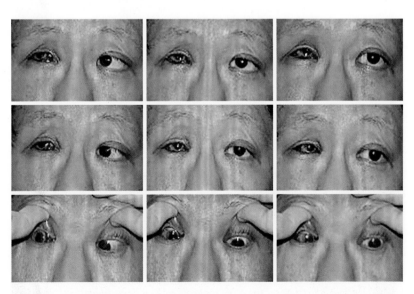

图 60-4　二次手术后九方位眼位照相:双眼水平无明显斜视,R/L 约 10°,右眼
外下转不足 −3,内转和内下转不足 −2,左眼外转不足 −1,外下转和内下转不足
均 −1。双眼外观十分满意

病例点评:

(1) 患者为独眼,仅左眼有视力,且为高度近视伴并发性白内障和眼底视网膜大片萎缩灶。当好眼发生固定性内下斜视时,工作和生活受到严重影响。此时,左眼内下斜度数大,被动转动阻力极大,难以完成常规的内直肌后退术,改为内直肌断腱。然而,即使在内直肌断腱 + 外直肌与上直肌部分联结术后,左眼仍处于轻度内斜位,所以加做眼球固定缝线,将左眼在术终固定于外斜 10°~15° 位置,1 周后拆线。术后左眼恢复正位,且眼球运动功能基本恢复。

(2) 对于高度近视固定性内下斜视的手术治疗,常规的手术是内直肌后退 + 外直肌上半与上直肌颞侧半联结术。然而,每例患者的情况不同,斜视度与眼球固定程度都有差异,因此,我们认为对于内下斜度较小,患眼有一定程度的外转功能时,可只做外直肌上半与上直肌颞侧半的联结术;中等程度的患者,则做内直肌后退 5~10mm+ 外直肌上半与上直肌颞侧半的联结术;重度的患者,如本例,则在中等程度患者的手术基础上,再做眼球固定缝线,将术眼在术终固定于外斜 10°~15° 位置,1 周后拆线。

(3) 我们发现少数患者在内直肌断腱术后出现过矫,因此,除非万不得已,不要做内直肌断腱术,还是以内直肌后退术为妥。

(4) 3 个月后,患者要求改善右眼斜视外观,且该眼曾做过"内斜视矫正术",第二次手术中发现右眼内直肌止端位于角膜缘后 12mm 处,可见当时做过右眼内直肌后退术,当眼球萎缩后,眼前节的萎缩不如后节明显,以至于逐渐发生右眼外上斜视,故术中除做外直肌后退 7mm 外,将内直肌缩短 4mm,并前移到角膜缘后 5mm 处,以加强内转力量,同时因右眼伴明显上斜,再同时下移外直肌和内直肌 4mm。术后右眼外观也基本满意。

病例 61:高度近视固定性内下斜视并周期性内斜视(OU)

患者男,42 岁,因"右眼向内偏斜"2 年余入院。患者 2 年余前无任何原因发现右眼向内偏斜,不伴有畏光和眼部红痛等不适,自觉斜视逐渐明显。9 个月前当地诊断为"共同性内斜视"做了"右眼内直肌后退 + 外直肌缩短术"(具体手术量不详),术后内斜好转,但仍有内斜。自斜视术后出现以下规律性斜视变化:第一天内斜度大(当天晨起后出现),第二天内斜度小(当天上午 10 点后出现);第三天同第一天,第四天同第二天,如此循环有节律地变化。

既往史:自幼患"高度近视",不断加深,最高达 15D 左右;当地斜视术后又相继做了"右眼、左眼超声乳化 + 人工晶状体植入术"。

眼科检查:Vod:0.1 −2.00DS 0.5;Vos:0.1 −3.50DS 0.7;右眼鼻侧结膜增生,呈翼状长入角膜内 2mm,左侧鼻侧和颞侧均出现结膜增生,呈翼状长入角膜内 2mm,双眼角膜直径(横径)为 10.5mm;双侧人工晶状体在位,双眼底见视网膜脉络膜弥漫性萎缩变薄,黄斑部中心凹反光欠清。

小斜度日:

眼位:左眼注视,右眼内斜大于 45°(反光点位于角膜缘外 4mm),下斜 10°~15°;右眼极难在第一眼位注视,瞬间注视时,左眼内斜大于 45°,上斜 10°~15°(图 61-1A)。

眼球运动:右眼外转不足 −2,内上转和外上转不足 −3;左眼外转不足 −1,内上转和外上转不足 −2(图 61-1B)。

大斜度日:

眼位:左眼注视,右眼内斜大大于 45°(反光点位于角膜缘外 8mm),下斜 10°~15°(图 61-2A)。

眼球运动:同小斜度日(图 61-2B)。

眼眶 CT 扫描(平扫 + 冠扫):双眼轴明显增长,眼球后极向颞上方移位,致双眼外直肌向下移位,上直肌向鼻侧移位(图 61-3)。

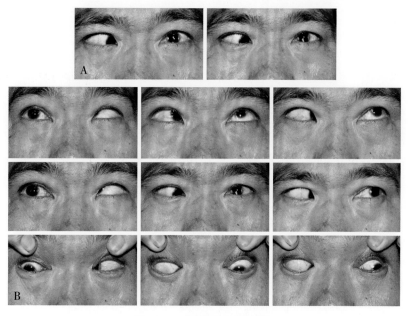

图 61-1 小斜度日眼位照相

A. 右眼内斜大于 45°（反光点位于角膜缘外 4mm），下斜 10°~15°；B. 右眼外转不足 −2，内上转和外上转不足 −3；左眼外转不足 −1，内上转和外上转不足 −2

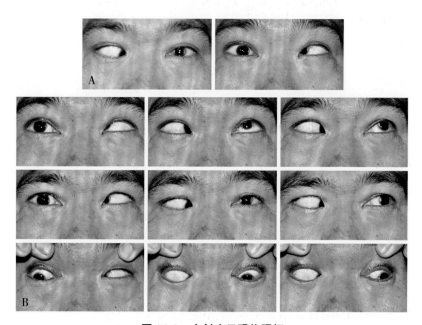

图 61-2 大斜度日眼位照相

A. 左眼注视，右眼内斜大于 45°（反光点位于角膜缘外 8mm），下斜 10°~15°；B. 眼球运动：同小斜度日

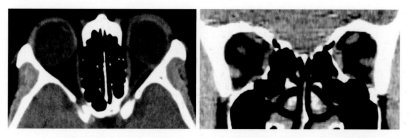

图 61-3 眼眶 CT：双眼轴明显增长，眼球后极向颞上方移位，致双眼外直肌向下移位，上直肌向鼻侧移位

视野弧：

		远距离	近距离
右眼注视	左眼	右眼不能在第一眼位注视	
左眼注视	右眼	内斜 53°下斜 12°	内斜 45°下斜 13°

三棱镜角膜反光法（PD）：ET 50+40 L/R25。

同视机检查：

单眼抑制（10°同时知觉片）；他觉斜角 >+50°L/R15°；上转 25°：>+50°L/R15°；下转 25°：>+50°L/R15°。

立体视觉检查：远距离（Randot）：无；近距离（Butterfly）：无。

诊断：①高度近视固定性内下斜视并周期性内斜视（OU）；②翼状胬肉（OU）；③人工晶状体眼（OU）；④屈光不正（OU）；⑤内直肌后退 + 外直肌缩短术后（OD）。

手术：全麻下行右眼内直肌探查后退 4mm+ 外直肌上半与上直肌颞侧半联结术；术中见内直肌及其周围瘢痕明显，原附着点位于角膜缘后 9mm，外直肌处亦有明显瘢痕，用硅胶带在赤道处联结外直肌上半与上直肌颞侧半，不做硅胶与巩膜的固定缝线。

术后第 1 天，主诉无复视。眼位：双眼正位，遮盖试验（−），无明显 A-V 征。眼球运动：右眼外转不足 −1，内上转和外上转不足 −2；左眼外转不足 −1，内上转和外上转不足 −2（图 61-4）。

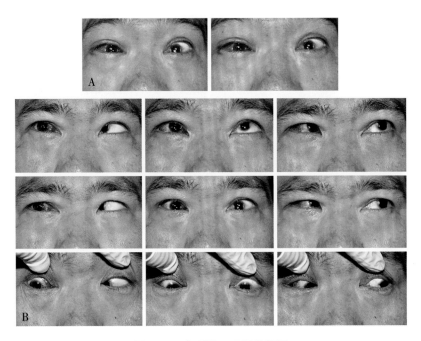

图 61-4　术后第 1 天眼位照相

A. 双眼正位，遮盖试验（−）；B. 眼球运动：右眼外转不足 −1，内上转和外上转不足 −2；左眼外转不足 −1，内上转和外上转不足 −2

术后第 2 天，眼位和眼球运动同第 1 天（图 61-5）。

视野弧：

		远距离	近距离
右眼注视	左眼	内斜 0°	内斜 0°
左眼注视	右眼	内斜 0°	内斜 0°

三棱镜遮盖试验（PD）：远距离：0；近距离：0。

立体视觉检查：远距离（Randot）：无；近距离（Butterfly）：无。

术后 2 年，双眼正位，遮盖试验（−）；眼球运动：右眼内转不足 −1（图 61-6）。

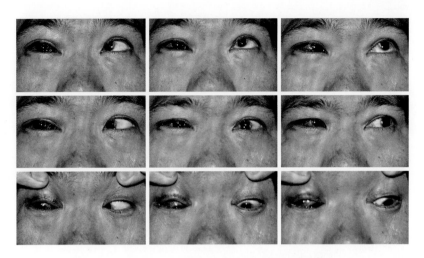

图 61-5　术后第 2 天眼位照相:眼位和眼球运动同第 1 天

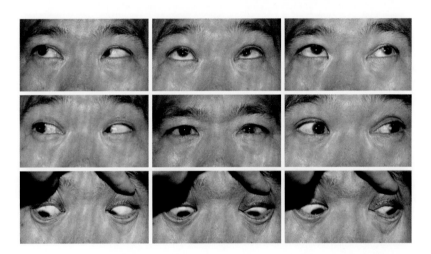

图 61-6　术后 2 年眼位照相:双眼正位,遮盖试验(-);眼球运动:右眼内转不足 -1

病例点评:

(1) 高度近视固定性内下斜视采用一般的内直肌后退和外直肌缩短难以矫正,需应用外直肌上半与上直肌颞侧半联结的方法,加固眼球颞上象限的肌间筋膜组织,才能将眼球回纳到正常位置并防止以后进一步复发内下斜。由于这种斜视通常内斜度大,需同时做内直肌后退术;如果患者内斜度小,也可只做部分肌联结术。

(2) 周期性内斜视多见于小儿,往往开始表现为周期性,一日正位,一日内斜,数周或数月以后渐渐变成恒定性共同性内斜视,每一个周期可以是 48 小时(如本例)、96 小时或 24 小时等。高度近视固定性内下斜视合并周期性内斜视尚未见报道,原因不明。不过周期性内斜视的治疗原则相同:按斜视日的斜视度测算手术量,非斜视日不会出现过矫。本例按最大斜视日手术,术后周期性规律消失,也未出现小斜度日过矫。

(3) 本例与常规周期性内斜不同在于:①为成人;②是在高度近视固定性内下斜视患者做一眼内直肌后退 + 外直肌缩短术后出现;③表现为一天的内斜度大,一天的内斜度小;④按常规的内直肌再后退 + 部分肌联结术后周期性内斜消失了,长期效果极好。

病例 62：肌炎型眼眶炎性假瘤(OS)

　　患者男,22 岁,因"左眼向外向下偏斜伴上眼皮下垂"1 年余就诊。患者 1 年余前无明确原因左眼睁开困难,伴视物重影,但无晨轻晚重现象,亦无眼部疼痛,有时稍发红。中山大学附属第一医院神经内科已排除"重症肌无力"。近 2 个月来,病情基本稳定,全身服用过泼尼松,无明显效果(具体不详)。

　　全身检查无特殊。眼科检查:Vod:1.0;Vos:0.8 +0.50DS+0.75DC×75 1.0;左眼上睑肿胀(++),睑裂高度仅 2mm,提上睑肌力 3mm(右侧睑裂高度 9mm,提上睑肌力 14mm)(图 62-1A),双眼结膜轻充血,余双眼前节和眼底(−)。眼位:左眼外斜 35°~40°,下斜 25°~30°;无明显 A-V 征。眼球运动:左眼外上转不足 −4,内上转不足 −4,内转不足 −4(图 62-1B)。

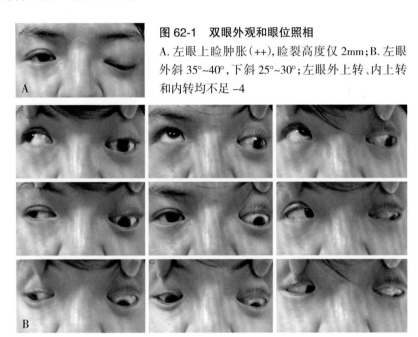

图 62-1　双眼外观和眼位照相
A. 左眼上睑肿胀(++),睑裂高度仅 2mm;B. 左眼外斜 35°~40°,下斜 25°~30°;左眼外上转、内上转和内转均不足 −4

　　眼眶 MRI 检查:左侧内直肌、上直肌和上斜肌均明显增粗,肌腹和肌腱均增粗,边缘毛糙,T_1WI 呈等信号,T_2WI 脂肪抑制呈高信号,增强扫描可见强化。左侧眼睑皮下见小片状 T_2WI 脂肪抑制稍高信号,增强扫描无强化。余眶内和球内未见异常信号(图 62-2)。

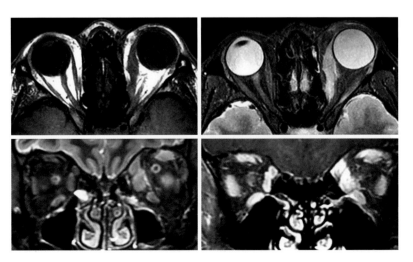

图 62-2　眼眶 MRI 检查:左侧内直肌、上直肌和上斜肌均明显增粗,边缘毛糙,增强扫描可见强化

诊断:①肌炎型眼眶炎性假瘤(OS,累及内直肌、上直肌、提上睑肌、上斜肌);②屈光不正(OS)。

治疗:随诊观察,建议眼眶局部放疗。

病例点评:

(1) 肌炎型眼眶炎性假瘤较少见,病因不明,也与自身免疫功能紊乱有关,可以是单眼或双眼,可以是一条眼外肌或多条眼外肌受累,其与甲状腺相关眼病的主要不同在于:炎性假瘤的眼外肌肥厚肌腱和肌腹均肥厚,边缘不规则毛糙,四条直肌和斜肌均可受累,受累频率差别不大;而甲状腺相关眼病的眼外肌肥厚是肌腹肥厚,边缘清楚,以下直肌为主,其次为内直肌、上直肌、外直肌,斜肌一般不受累。

(2) 本例有明显的上睑下垂,因为提上睑肌亦受累了,甲状腺相关眼病不会出现上睑下垂,相反它表现为上睑退缩。当然,全身检查是否有甲状腺功能亢进是鉴别甲状腺相关眼病和肌炎型眼眶炎性假瘤的重点。

(3) 约一半的肌炎型眼眶炎性假瘤有明显的疼痛,即眶内酸痛感,本例没有。

(4) 眼外肌肥厚最常见的原因是甲状腺相关眼病,其次为肌炎型眼眶炎性假瘤,除此以外,还可见于颈内动脉海绵窦漏、眼外肌本身的肿瘤如淋巴瘤、横纹肌肉瘤和全身转移癌等,要注意鉴别。

(5) 肌炎型眼眶炎性假瘤的治疗首选全身糖皮质激素治疗,如无效则局部放射治疗,病程稳定多年仍然斜视才考虑手术矫正。本例目前激素治疗无效,建议密切观察,眼眶局部放疗。尽管眼眶炎性假瘤可以进行诊断性治疗,但对激素治疗效果不好或反复发作者宜做手术活检,作出明确的病理诊断。在临床工作中,眼眶炎性假瘤(包括肌炎型)与眼眶淋巴瘤的误诊经常见到。

病例63:肌炎型眼眶炎性假瘤(OD)

患者女,26岁,因"右眼转动障碍伴疼痛2周"就诊。患者2周前无明确原因右眼向左侧转动明显受限,伴右眼明显酸痛,尤其是向左侧注视时明显并视物重影,但无晨轻晚重现象。既往健康,无关节炎及胃肠病史等。

全身检查无特殊。眼科检查:Vou:1.2;双眼睑无红肿,结膜不充血,双眼前节和眼底(−)。眼球突出度:右眼16mm,左眼13mm,眶距100mm(Marco)。眼位:右眼外斜15°~20°;无明显A-V征。眼球运动:右眼内转不足−3(图63-1)。

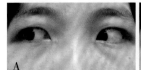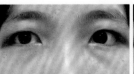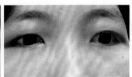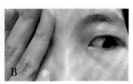

图63-1　双眼外观照相

A. 右眼外斜15°~20°,右眼内转不足−3(因患者疼痛不愿向左侧注视);B. 当遮盖右眼后,左眼外转不受限

眼眶MRI检查:右侧外直肌明显增粗,呈梭形,边缘毛糙,增强扫描明显强化,球后脂肪和视神经受压向内推移。余眶内和球内未见异常信号(图63-2)。

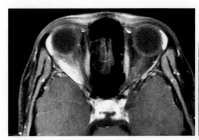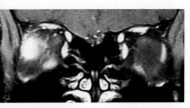

图63-2　眼眶MRI扫描:右侧外直肌明显增粗,呈梭形,边缘毛糙,增强扫描明显强化

诊断：肌炎型眼眶炎性假瘤（OD，累及外直肌）。

治疗：全身口服泼尼松 50mg/d，晨顿服，用药后眼部酸疼消失，眼球转动稍有好转，10 天后减量为 45mg/d，拟以后每 10 天减 5mg，直到 5mg/d 用 10~20 天后停药。患者仍在随诊治疗中。

病例点评：

（1）本例具有以下特点：无明确原因；只是右眼的外直肌受累；伴有明显的眼部疼痛，且眼球运动时加重；眼前节无红肿等炎症表现，外直肌肌止处结膜亦不充血；MRI 示外直肌为梭形肥厚，边界不清，强化十分明显；全身服用糖皮质激素后有好转。这些特点支持肌炎型眼眶炎性假瘤的诊断。甲状腺相关眼病单条眼外肌受累时，不会有明显的眼部疼痛，不会首先累及外直肌，不会在影像学上显示肥厚的肌肉边界不清等。

（2）肌炎型眼眶炎性假瘤的眼球运动障碍，其受累肌既可以表现为麻痹性，也可以表现为限制性，或为麻痹性 + 限制性，三者各占 1/3 左右；本例患者表现为限制性，即外直肌受累，表现为外斜和内转受限。

（3）肌炎型眼眶炎性假瘤不一定有明显的红肿，如本例从外观上看似乎很安静，不要以为所有的炎性假瘤都会有明显的红肿等炎症表现；部分患者其眼外肌肥厚也不一定肌腱和肌腹均肥厚，本例也只是肌腹梭形肥厚。当缺乏眼睑退缩与甲亢的血液指标时，少数患者即使是经验十分丰富的眼眶专家，也难以准确鉴别甲状腺相关眼病与肌炎型眼眶炎性假瘤。

（4）即使本例诊断基本明确，也不能绝对排除其他诊断，如淋巴瘤和全身转移癌等，当全身激素治疗无效或病情反复时，要考虑做眼眶手术，取出部分病变组织，进行病理学检查等，以明确诊断。

（5）肌炎型眼眶炎性假瘤的全身糖皮质激素治疗要注意两点：一是首次剂量要大，通常是 0.8~1.0mg/（kg·d）的泼尼松（或其他糖皮质激素类似于这个剂量），如果只是使用每天 30mg 的泼尼松，则不会达到良好的治疗效果；一是减量要慢，通常是每 10 天减量 5mg 左右，但当减到每天 20~30mg 时，容易反弹（或复发），这时减量要更慢，有时甚至服用同一剂量达 1 个月或以上。我们的患者中，经常见到患者在当地医院接受每天全身静脉滴注地塞米松 10mg 治疗，连用 3 天后病情明显好转，然后突然停药，病情立马反复，再重复用药，再反复，到最后自己都不知道如何治疗了。

病例 64：甲状腺相关眼病Ⅳ级（OU）

患者女，41 岁，因"双眼视物重影 1 年"入院。

1 年前无明确诱因双眼红肿，易流泪，但不伴有眼部疼痛，当地诊断为"甲状腺相关眼病"，给予局部人工泪液和口服药物治疗（具体不详），治疗后红肿流泪好转，却逐渐出现视物重影。近半年来，重影变化不大，要求手术矫正。

患者有"甲亢"病史 10 年余，经药物治疗后治愈；4 个月前又发现"甲状腺功能异常"，经再次药物治疗，控制正常。有反复"口腔溃疡"史数年。

视力 OU：1.2；双眼上睑轻肿胀，退缩（+），闭合好；眼球突出度（YZ9）：右 20mm，左 19mm，眶距 107mm。双眼眼压、前节和眼底（−）。眼位：角膜反光法：右眼内斜 20°~25°，伴轻右眼高于左眼。眼球运动：双眼外转不足 −2，双眼外上转和内上转均为 −2（图 64-1）。术前双眼眶 MRI 平扫 + 冠扫：双眼内外上下直肌均明显增粗，但左眼上直肌增粗较少（图 64-2）。

斜视度测量：

视野弧法：

	远	近
右眼注视，左眼	内斜 28°低 3°	内 22°低 3°
左眼注视，右眼	内斜 25°高 2°	内 20°高 3°

三棱镜遮盖法（PD）：

远距离：ET35 R/L3；近距离：ET40 R/L3。

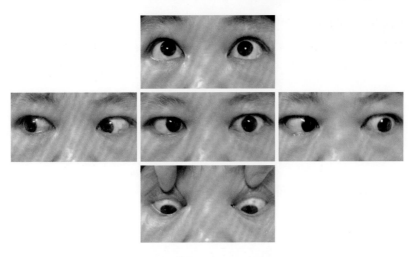

图 64-1　术前眼位照相:右眼内斜 20°~25°,双眼外转和上转均不足 −2

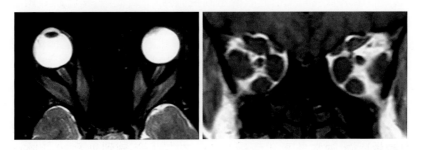

图 64-2　术前双眼眶 MRI(平扫 + 冠扫):双眼内外上下直肌均明显增粗,但左眼上直肌增粗较少

同视机检查:10°同时知觉片:融合点:+25°R/L1°= 他觉斜视角;上转 25°:因上转困难,斜度不稳定,下转 25°:+26°R/L1°EX4°,融合范围:+21°~+35°,立体图片:Y1,Y2 无;余有立体视觉。

+24°		+16°R/L2°
+23°R/L2	+23°R/L2°	+18°EX3°
+29°R/L2°EX3°		+19°EX3°

左眼注视

+13°L/R4°EX6°		+23°R/L2°EX3°
+18°EX4°	+24°R/L1°	+26°R/L1°
+20°EX3°		+24°EX3°

右眼注视

诊断:甲状腺相关眼病(Ⅳ级)OU。

治疗:全麻下行右眼内直肌后退 6mm+ 固定缝线。内直肌后退后,将右眼在 6 点和 12 点角膜缘处做带浅层巩膜的固定缝线,缝线穿过上下眼睑外侧皮肤,用硅胶粒将眼球固定在外转位 10°~15°,1 周后拆除胶粒。术后用药:术后第 1~3 天,每天全身静脉滴用地塞米松 10mg,第 4 天改为口服泼尼松片 50mg,每 3 天减 10mg,直到停药。

拆除胶粒后检查,双眼正位,遮盖试验(−),无复视;眼球运动示右眼内转不足 −2,余各方向运动不足同术前。

术后半年复查,主诉各个方向均无复视,双眼正位,遮盖试验(−),眼球运动:双眼内上转和外上转均不足 −2,右眼内转不足 −2,外转不足 −1,左眼外转不足 −2(图 64-3)。

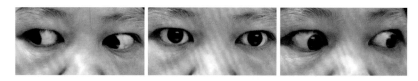

图 64-3 术后半年外观照相:双眼正位,遮盖试验(-),眼球运动:右眼内转不足 -2,外转不足 -1,左眼外转不足 -2

病例点评:

(1) 甲状腺相关眼病性斜视的手术矫正前要有两个"稳定":一个是甲状腺功能稳定,即正常的甲状腺功能,如果甲亢没有控制,甲状腺功能不稳定,则不宜手术;另一个是双眼的斜视度相对稳定,如果斜视度一会儿变大一会儿变小,说明病情不稳定,病变处于活动期,也不宜做斜视手术。一般需要患者的斜视稳定 3~6 个月。本例甲状腺功能正常,病情稳定已达半年,适合斜视手术矫正。

(2) 这类斜视的手术矫正还有一个"基本点":手术选择受累肌的后退术。除非特殊情况,一般都不做拮抗肌的缩短术。例如右眼下直肌肥大引起右眼下斜视,右眼上转受限,则选择右眼下直肌的后退术;一般都不做右眼上直肌的缩短术。因为斜视病变本身就是由于受累肌的限制性因素引起,手术解除限制性因素即可治疗斜视;而拮抗肌缩短的作用十分有限,况且甲状腺相关眼病患者眼外肌肥大容易压迫视神经,引起视力下降,直肌缩短术牵拉眼球向眶内会加重眼外肌对视神经的压迫作用。

(3) 这例患者不是单纯的单眼一条直肌肥厚引起的一眼限制性斜视,而是内、外、上、下四条直肌均肥厚。因此,选择手术肌肉要慎重。首先,患者表现为右眼内斜,且右眼内直肌肥大明显,应考虑右眼内直肌后退;其次,患者尽管上转受限,但垂直斜视不明显,又没有下颌上抬的代偿头位,不需要考虑垂直直肌的手术;再者,患者左眼内直肌肥大,左眼外转运动受限,也可考虑左眼内直肌后退术。综上所述,因为患者以右眼为主斜,双眼内直肌肥大基本对称,还是以做右眼内直肌后退为最佳。

(4) 关于手术量,目前为止仍然没有参考标准。总体原则是对斜视度较小的患者,往往需要比常规手术更大的手术量;对斜视度较大的患者,往往需要比常规手术更小的手术量。本例既可以选择右眼内直肌后退 + 固定缝线,也可以选择双眼内直肌后退,不做固定缝线。斜视手术有一个较公认的原则:尽量以最少的眼外肌手术达到同样的手术效果。因此,我们选择第一种手术方式。

(5) 固定缝线在甲状腺相关眼病性斜视较大度数的矫正方面作用很大。我们一般对斜视度在 15°(25PD)以下的患者,不做固定缝线;超出这个度数则应用固定缝线。如本例如果只做右眼的内直肌后退 6mm,达不到矫正到正位的效果。一般固定缝线是将眼位固定在过矫 10°~15° 的位置,1 周后拆除固定缝线。

(6) 本例由于左眼上直肌肥厚较轻,所以垂直眼位是轻度的右眼高于左眼;但同视机各注视方向的斜视度测量表明向右上方注视时,有轻度的左眼高于右眼;向左上方注视时,有轻度的右眼高于左眼,可见是双眼的下直肌肥大影响右上方和左上方的运动明显。而水平方向注视时的同视机检查也显示,右眼注视时,左眼的内斜度向左侧方向加大,左眼注视时,右眼的内斜度向右侧方向加大,是因双眼内直肌肥大影响了双眼外转所致。

(7) 术后是否全身应用激素治疗应视每个患者的具体情况决定。5 年前我们一般都在斜视手术后每天口服泼尼松 40~60mg,以后每周减 5~10mg,直到停用,以减少术后激发的炎症反应,增加手术矫正的效果。近年来,我们一般都不用激素,因为患者手术时都是静止期,手术激发的炎症并不明显。本例患者由于有双眼多条眼外肌肥厚,发病时间只有 1 年,我们认为全身使用激素会对病情控制有帮助,也有利于斜视效果的稳定。

病例 65:甲状腺相关眼病(OU,Ⅳ级)

患者男,68 岁,因"左眼向上偏斜 1 年半"入院。

8 年前患者曾因"甲状腺相关眼病性斜视"行"左眼下直肌后退 9mm"的斜视手术,术后自觉双眼位正,无视物重影;自1年半前开始,逐渐出现左眼向上偏斜,双眼视物重影,伴有时双眼发红,但无视力下降和眼痛,以后左眼向上偏斜加重,且伴右眼向下偏斜,需抬头(用右眼时)或低头视物(用左眼时),严重影响生活质量;近半年斜度基本稳定。

患者有"甲亢"病史30年余,经口服药物+^{131}I治疗后控制很好;1年半前甲亢控制不佳,用药后控制;1个月前甲状腺功能检查:fT$_3$ 2.54pg/ml(正常范围2.30~4.20pg/ml),fT$_4$ 1.20ng/dl(正常范围0.89~1.76ng/dl),TSH 4.446uIU/ml(正常范围0.350~5.500uIU/ml)。有"青光眼"病史半年余,局部药物控制可。"高血压"病史3年余。

视力 OD:0.8 +2.00DS/+0.75DC×90°1.0;OS:0.7 +2.50DS/−3.25DC×155°1.0;眼压(NCT)OD:25.2mmHg;OS:14.3mmHg。右眼上睑退缩(++),左眼下睑退缩(++),双眼上睑迟落(++),双眼闭合良好;双眼结膜轻度充血;双眼ACD=3CT,PAC=1/4CT;眼底:右C/D=0.6;左C/D=0.8。眼球突出度(YZ9):右18mm,左23mm,眶距102mm。

眼位:角膜反光法:第一眼位,右眼下斜约20°,同时左眼上斜约45°外斜10°,双眼均不能在第一眼位注视(图65-1)。

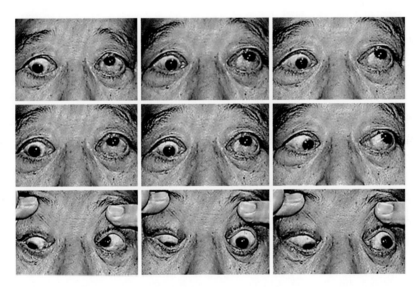

图65-1　术前九方位眼外观照相:第一眼位,右眼下斜约20°,同时左眼上斜约45°外斜10°,右眼完全不能上转;左眼完全不能下转

眼球运动:右眼内上转和外上转均不足−4,外转不足−1,内转不足−2;左眼外下转和内下转均不足−4,内转不足−2,外转不足−1(图65-2)。

眼眶CT(冠扫):右侧下直肌明显肥大,左侧下直肌中等肥大,其他眼外肌无明显肥厚(图65-3)。

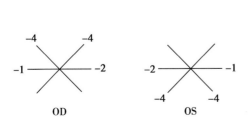

图65-2　眼球运动检查

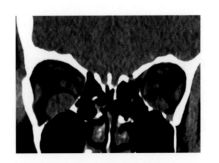

图65-3　术前双眼眶CT冠扫:双眼下直肌明显增粗,以右眼明显

视野弧法:

	远	近
右眼注视,左眼	外斜 5°上斜 38°	外斜 5°上斜 42°
左眼注视,右眼	外斜 5°下斜 65°	外斜 5°下斜 58°

三棱镜遮盖法(PD):远距离:XT 12L/R50+35;近距离:XT12 L/R45+30。

同视机检查:单眼抑制,他觉斜角:+6°L/R43°EX12°。

远立体视觉(颜氏):无;近立体视觉(Butterfly):无。

诊断:①甲状腺相关眼病(Ⅳ级)OU;②原发性闭角型青光眼 OU;③屈光不正 OU。

治疗:全麻下行右眼下直肌后退 7mm+ 左眼下直肌探查复位。术中左眼下直肌复位难度较大,因曾做左下直肌后退 9mm,位置靠后,且原来甲状腺相关眼病的垂直肌手术需分离很多很靠后,术后瘢痕明显。需要用深部拉钩充分暴露术野,仔细寻找下直肌,再次分离周围的组织,然后缝回到原下直肌止点处。

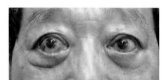
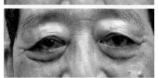
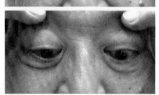

术后第一天检查,眼位右 / 左 5°~10°,双眼各方向运动不足 –1;术后 2 个月复查,主诉各个方向均无复视,双眼正位,遮盖试验(–),眼球运动:双眼各方向运动不足 –1。术后 1 年复查同术后 2 个月,患者十分满意(图 65-4)。

病例点评:

(1) 这例患者原来表现为左眼下斜视,左下直肌明显肥厚。经左眼下直肌后退 9mm 术后效果很好,维持 6 年多无复视。近 1 年半逐渐再次出现复视,且变得十分严重,右眼只能看下方,左眼只能看上方,任何一眼都不能在第一眼位视物,严重影响日常的生活。从目前表现分析,一是由于右眼下直肌肥厚,使右眼发生下斜视;一是左眼下直肌后退术后出现远期过矫,使左眼上斜视。因此,我们选择右眼下直肌后退解决右眼下斜视,左眼下直肌探查复位解决左眼下直肌后退术后的远期欠矫。这类患者的手术效果难以预测,本例获得了理想的效果。

图 65-4　术后 2 个月外观照相:双眼正位,右眼上睑退缩和左眼下睑退缩均消失,各方向无复视。上下转运动不足 –1

(2) 由于下直肌肥厚和下斜视是甲状腺相关眼病患者最常见的表现之一,在行下直肌后退术后有部分患者会继发过矫,出现上斜视。主要原因有以下三个:①下直肌后退量过多如本例的 9mm,或下直肌断腱术后;②患眼上直肌发生肥厚,将眼球拉向上斜位;③另一眼的下直肌肥厚,将另一眼拉向下斜位。本例即由于 A 和 C 两个原因造成明显的左眼下直肌后退术后过矫。因此,目前作者一般不做直肌断腱术,直肌的后退量(包括下直肌和内直肌等)也最多后退 7mm。

病例 66:甲状腺相关眼病(OU,Ⅳ级)

患者男,43 岁,因"眼球向内偏斜"5 年余入院。患者 5 年余前患"甲亢",经甲状腺部分切除手术治疗后控制,但术后出现眼球内偏,伴视物成双,不伴有眼部红痛等不适。近 1 年来,内斜基本稳定。既往健康。

眼科检查:Vod:1.0 +0.25DC×135 1.0;Vos:0.8 +0.25DC×75 1.0;双眼睑裂高度为 11mm,双眼上睑退缩(+),迟落(+),右眼眼睑闭合不全 1mm,左眼 3mm;双眼前节和眼底(–)。

眼位:右眼注视,左眼内斜 40°~45°,上斜 5°~10°;左眼注视,右眼内斜 40°~45°(图 66-1A)。左眼主斜,无明显 A-V 征,无代偿头位。眼球运动:右眼外转不足 –3,左眼外转不足 –4,双眼内上转和外上转均不足 –1(图 66-1B)。

眼眶 CT 扫描(平扫 + 冠扫):双眼内直肌、下直肌中度肥厚(以右内直肌和下直肌明显),双眼上直肌轻度肥厚(图 66-2)。

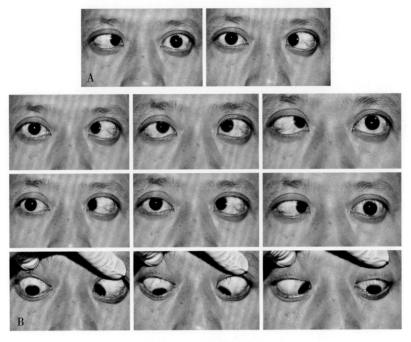

图 66-1 术前眼位照相

A.左眼内斜 40°~45°，上斜 5°~10°；B.右眼外转不足 –3，左眼外转不足 –4

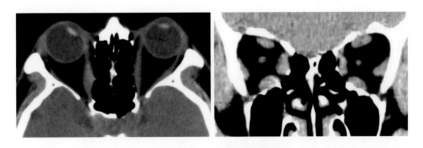

图 66-2 眼眶 CT 检查：双眼内直肌、下直肌中度肥厚，双眼上直肌轻度肥厚

视野弧：

		远距离	近距离
右眼注视	左眼	内斜 37°上斜 10°	内斜 40°上斜 10°
左眼注视	右眼	内斜 40°下斜 8°	内斜 38°下斜 3°

三棱镜遮盖试验(PD)：远距离：正前方 ET50+15L/R5，上方 ET50+15L/R5，下方 ET50+15L/R5；近距离：ET50+15L/R8。

同视机检查：融合点：+41°L/R11°Ex22°= 他觉斜角（10°同时知觉片）；上转 25°：+45°L/R9°Ex15°；下转25°：+43°L/R12°Ex24°；融合范围：+35°L/R11°Ex22°~+45°L/R11°Ex22°；Ⅲ°片：N3,4 有，余无立体视觉。AC/A=0.67。

不能合像		+40°L/R3°Ex16°
不能合像	+35°R/L3°Ex20°	+38°L/R2°Ex20°
不能合像		+40°R/L6°Ex25°
	左眼注视	
+42°L/R1°Ex14°		不能合像
+40°L/R3°Ex20°	+40°L/R9°Ex17°	不能合像
+44°L/R5°Ex24°		不能合像
	右眼注视	

立体视觉检查：远距离（Randot）：无；近距离（Butterfly）：无。

诊断：甲状腺相关眼病（OU，IV 级）。

手术：全麻下行左眼内直肌后退 6mm+ 缝线固定。术中被动转动试验见左眼外转阻力极大，术终分别于左眼 12 点和 6 点近角膜缘处巩膜以 6-0 可吸收缝线，穿过眼睑，以硅胶粒将眼球固定于外斜位 30°~35°（图 66-3），1 周后拆除硅胶粒。

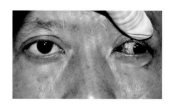

图 66-3 术后第 1 天眼位照相：左眼球以硅胶小粒固定于外斜位 30°~35°

术后双眼内斜明显好转，但主诉一直仍然有复视，门诊检查双眼交替内斜波动于 5°~15°，不愿意配戴三棱镜，希望再次手术矫正内斜。

第一次术后 8 个月第二次入院，再次入院检查：

双眼视力和眼前后节检查基本上同第一次入院。眼位：右眼注视，左眼内斜 5°~10°；左眼注视，右眼内斜 10°~20°。左眼主斜，无明显 A-V 征，无代偿头位。

眼球运动：右眼外转不足 –2；左眼内转不足 –2，外转不足 –1（图 66-4A，B）。

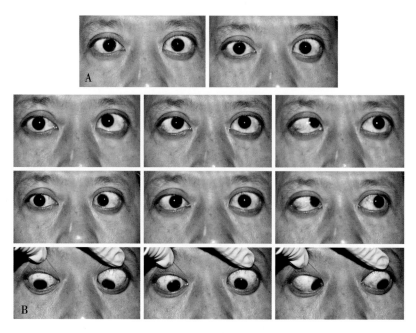

图 66-4 第二次术前眼位照相

A. 右眼注视，左眼内斜 5°~10°；左眼注视，右眼内斜 10°~20°。B. 眼球运动：右眼外转不足 –2；左眼内转不足 –2，外转不足 –1

视野弧：

		远距离	近距离
右眼注视	左眼	内斜 12°	内斜 5°
左眼注视	右眼	内斜 16°	内斜 10°

三棱镜遮盖试验(PD)：远距离：正前方 ET25L/R5，上方 ET20L/R8，下方 ET25L/R5；近距离：ET25L/R3。

同视机检查：融合点：+13°L/R5°Ex19＝他觉斜角(10°同时知觉片)；上转 25°：+12°L/R5°Ex26°；下转 25°：+19°L/R3°Ex20°；融合范围：+7°L/R5°Ex19°~+21°L/R5°Ex19°；Ⅲ°片：N3,4 有，余无立体视觉。AC/A=0。

+11°L/R7°Ex23°		+18°R/L5°Ex20°
+11°L/R2°Ex19°	+15°R/L3°Ex19°	+19°R/L8°Ex19°
+14°L/R1°Ex21°		+18°R/L11°Ex17°

左眼注视

+11°L/R12°Ex25°		+15°Ex16°
+10°L/R10°Ex19°	+13°L/R5°Ex19°	+18°R/L1°Ex17°
+9°L/R6°Ex17°		+20°R/L1°Ex20°

右眼注视

立体视觉检查：远距离(Randot)：无；近距离(Butterfly)：无。

第二次手术：全麻下行右眼内直肌后退 3mm。

术后第 1 天：主诉有时复视，有时无复视。眼位：双眼有时正位，有时交替内斜 5°~10°；无明显 A-V 征。眼球运动：右眼外转不足 −2；左眼内转不足 −2，外转不足 −1(图 66-5)。

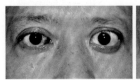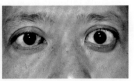

图 66-5　第二次术后第 1 天眼科：双眼有时正位，有时交替内斜 5°~10°；右眼外转不足 −2；左眼内转不足 −2，外转不足 −1

病例点评：

(1) 甲状腺相关眼病内直肌肥厚引起的大度数内斜视可考虑先做一只眼的内直肌后退＋缝线固定术。部分患者可达到完全矫正的效果，部分患者仍残余部分内斜，这时再考虑做另一只眼的内直肌后退术(如本例)。

(2) 一般固定缝线是将眼位固定在过矫 10°~15°的位置，1 周后拆除固定缝线。本例因为内斜度很大，只做一只眼的内直肌后退不可能引起斜视过矫，所以我们将左眼球以硅胶小粒固定于外斜位 30°~35°。同时，内直肌的后退量可加大到 6~8mm。尽管对一些斜视度很大或术中暴露十分困难的患者，可以考虑直肌断腱术，但如今我们一般都不做这种术式，少数患者在直肌断腱术后出现明显的斜视过矫。

(3) 本例第二次手术时内斜度不大，不需要做缝线固定术。

(4) 甲状腺相关眼病患者除斜视手术外，有时还需要做开眶减压术和眼睑的手术(如上睑退缩的矫正等)。当患者既有斜视又需要做开眶减压术时，应当先做开眶减压术，后做斜视矫正术，因为开眶手术可以影响眼球的位置。当患者既有斜视，又需要做眼睑成形术时，应当先做斜视矫正术，后做眼睑成形术，因为斜视手术可以影响眼睑的位置。即三种手术的顺序依次是：开眶减压术、斜视手术、眼睑手术。

(5) 这种类型的斜视手术属于难度较大的手术，手术成功率不如一般的共同性斜视，二次或多次手术的比例达 40%~50%，也很难通过手术在所有方位消除复视，况且这种病本身有再发生新的斜视和病情加重的情形等,这些在术前要与患者沟通解释。然而,一旦手术在正前方和正下方消除了复视,则患者的感觉非常美好,生活质量明显提高。

病例67:先天性上直肌发育不良(右)

患者男,6岁,自出生右眼向外向上偏斜,伴头向右肩倾斜。患者自出生后右眼向外向上偏斜,伴右眼睑裂稍小于左眼,病情稳定,无眼部红痛不适及畏光和复视等,过去未曾做过任何眼科诊治。既往健康,家族史(-)。

全身检查(-);眼科检查:视力:OD:0.6+1.50DS+0.50DC×90 0.8;OS:0.7 +1.50DS+0.50DC×90 0.8;双眼前节和眼底(-),平视睑裂高度:右眼 7mm,左眼 8.5mm;提上睑肌力量:右眼 13mm,左眼 13mm,眼位:右眼注视,左眼外斜 20°~25°,下斜 20°~25°;左眼注视,右眼外斜 20°~25°,上斜 20°~25°;无明显 A-V 征;歪头试验(-)。眼球运动:右眼外上转亢进 +1,内上转亢进 +2,外下转不足 -2(图 67-1)。

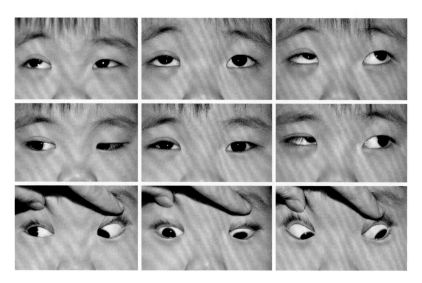

图 67-1 术前九方位眼外观照相:右眼外斜 20°~25°,上斜 20°~25°;右眼外上转 +1,内上转 +2,外下转 -2

同视机检查:10°同时知觉片:融合点 +8°R/L2°≠他觉斜角,无融合和立体视觉功能,他觉斜角:-9°R/L20°,上转 25°:-7°R/L15°,下转 25°:-10°R/L28°。AC/A:1.33。

立体视锐度:远(Randot):无;近(Butterfly):无。

视野弧检查:

		远距离(5m)	近距离(33cm)
右眼注视	左眼	外斜 16°R/L15°	外斜 20°R/L15°
左眼注视	右眼	外斜 12°R/L20°	外斜 16°R/L20°

三棱镜遮盖试验(PD):远距离:右眼注视,左眼正前方 XT25R/L40,上方 XT25R/L35,下方 XT30R/L45;左眼注视,右眼正前方 XT20R/L40,上方 XT20R/L40,下方 XT25R/L40。近距离:右眼注视,左眼 XT'30R/L40;左眼注视,右眼 XT'20R/L35。

眼底照相:右眼有明显的内旋转斜(图 67-2)。眼眶 CT(平扫 + 冠扫):右眼上直肌不规则肥厚,结构不清,呈现为不规则软组织增生样改变(图 67-3)。

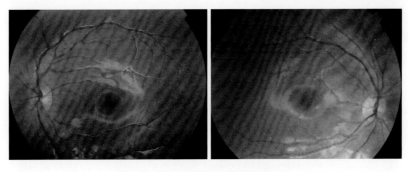

图 67-2　眼底照相示右眼内旋转斜

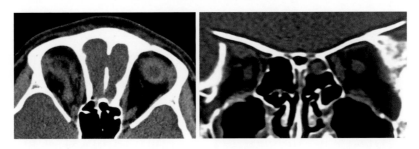

图 67-3　眼眶 CT(平扫 + 冠扫):显示右眼上直肌结构不清,呈不规则软组织增生样改变

诊断:先天性上直肌发育不良(右)。

手术:术中被动转动试验显示右眼下转有轻度抗力。全麻下行右眼上直肌后退 7mm,左眼下直肌后退 5mm,左眼外直肌后退 12mm。

术后 1 周:平视睑裂高度:右眼 8mm,左眼 8.5mm;提上睑肌力量:右眼 12mm,左眼 12mm,眼位:右眼注视,左眼下斜 0°~5°;左眼注视,右眼上斜 0°~5°;无明显 A-V 征;歪头试验(−)。眼球运动:右眼外上转不足 −2;左眼外下转不足 −1,外转不足 −1。

术后 9 个月:双眼视力:0.8;平视睑裂高度:右眼 8mm,左眼 8.5mm;提上睑肌力量:右眼 13mm,左眼 13mm;眼位:双眼正位,遮盖任一眼均出现该眼轻度上漂,以左眼稍明显;无明显 A-V 征;歪头试验(−)。眼球运动:右眼外上转不足 −2;左眼外下转不足 −1(图 67-4)。

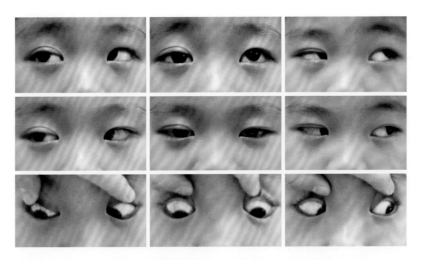

图 67-4　术后 9 个月眼位照相:双眼正位,遮盖任一眼均出现该眼轻度上漂,右眼外上转不足 −2;左眼外下转不足 −1

同视机检查:10°同时知觉片:融合点 +8°≠他觉斜角,无融合和立体视觉功能,他觉斜角:+11°L/R3°,上转 25°:+11°L/R6°,下转 25°:+6°L/R8°,AC/A:0。

立体视锐度:远(Randot):无;近(Butterfly):无。

视野弧检查:

		远距离(5m)	近距离(33cm)
右眼注视	左眼	内斜 5°L/R5°	0°L/R5°
左眼注视	右眼	内斜 2°R/L2°	外斜 3°R/L2°

三棱镜遮盖试验(PD):远距离:右眼注视,左眼正前方 ET12L/R5,上方 ET12L/R8,下方 ET14L/R5;左眼注视,右眼正前方 ET8,上方 ET8L/R3,下方 ET3。近距离:右眼注视,左眼 ET'0L/R10;左眼注视,右眼 ET'0R/L5。

病例点评:

(1) 先天性眼外肌发育不良临床上少见,影像学上多数患者表现为受累肌的萎缩变薄,临床表现为受累肌的麻痹性斜视;极少数患者表现为受累肌的肿物样增生,临床表现为限制性斜视,容易误诊为眼眶肿物,如本例。

(2) 本例患者为先天性右眼上斜并外斜,但伴有右眼睑裂小;且右眼下转受限,被动转动试验显示右眼下转有轻度抗力,要考虑右眼上直肌的限制性因素,眼底照相显示有明显的右眼内旋转斜,支持是上直肌的限制因素引起。

(3) 对这种先天性限制性斜视应该常规做眼眶 CT 或 MRI 检查,以了解眶内是否有结构上的异常或伴有眶内其他病变,尤其是对伴有眼睑大小改变的斜视,一般都有眶内结构方面的异常。本例经眼眶 CT 扫描显示右眼有明显的上直肌发育不良,且在上直肌部位形成了不规则的软组织密影,类似于眼眶肿瘤性病变。考虑是上直肌发育不良并纤维化。对这种眼眶病变一般不需要做开眶手术活检,因为病变几年来一直无变化。我们曾做过几例类似病变,病理显示为发育不良的眼外肌和纤维组织。

(4) 本例垂直斜度大,单独右眼上直肌后退难以完全矫正。因此,我们选择右眼上直肌后退 7mm+ 左眼下直肌后退 5mm,以矫正垂直性斜视;同时做左眼外直肌后退 12mm,以矫正水平性斜视,术后 9 个月复诊眼位矫正满意,仅表现为双眼轻微的分离性垂直性偏斜。

病例 68:爆裂性眼眶下壁骨折并下直肌麻痹(OS)

患者男,5 岁,因"左眼车祸伤后不能上转伴复视"2 个月入院。患者 2 个月前因车祸撞伤左侧头面部,当时左侧面部淤血肿胀,以后肿胀逐渐消退,此时发现左眼不能上转,伴向上看物体时视物成双,为垂直性,无歪头视物,无头痛眩晕,亦不伴有眼部红痛等不适。车祸同时造成了左侧股骨骨折,当地做了"左股骨上端骨折切开复位弹性髓内钉内固定术"。既往健康。

眼科检查:Vod:1.0 +1.00DS 1.0;Vos:1.0 +0.75DS 1.0;双眼前节和眼底(−)。眼球突出度:右侧 14mm,左侧 14mm,眶距 94mm(YZ29 型)。眼位:双眼正位,遮盖试验示双眼外隐斜。无 A-V 征。无代偿头位。眼球运动:左眼内上转和外上转均不足 −4,内下转不足 −1,外下转不足 −2(图 68-1)。

眼眶 CT 扫描:左眼眶下壁骨折,左下直肌和眶内脂肪嵌顿于骨折部位(图 68-2)。

视野弧:

		远距离	近距离
右眼注视	左眼	0°	外斜 4°
左眼注视	右眼	0°	0°

三棱镜遮盖试验(PD):远距离:正前方 XT10R/L3,上方 XT3R/L30,下方 XT8L/R15;近距离:XT5。

同视机检查:融合点:−2°= 他觉斜角(10°同时知觉片);上转 25°:+4°R/L14°;下转 25°:−5°L/R8°;Ⅱ°片:融合范围 −7°~+10°;Ⅲ°片:有立体视觉。AC/A=3.4。

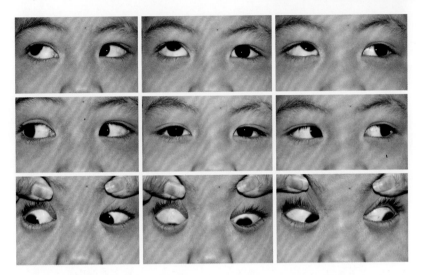

图 68-1　术前九方位眼位照相：双眼正位，左眼内上转和外上转均不足 −4，内下转不足 −1，外下转不足 −2

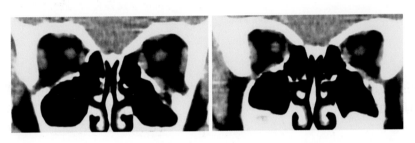

图 68-2　眼眶 CT 检查：左眼眶下壁骨折，左下直肌和眶内脂肪嵌顿于骨折部位

−2°R/L13°		−5°R/L15°
−1°	−2°	−3°
−1°L/R3°		−3°L/R8°
	左眼注视	
−3°R/L6°		R/L5°
−2°R/L2°	−2	−1°
−2°L/R1°		−2°L/R3°
	右眼注视	

立体视觉检查：远距离（Randot）：100"；近距离（Butterfly）：40"。

诊断：①爆裂性眼眶下壁骨折并下直肌麻痹（OS）；②屈光不正（OU）。

手术：全麻下行左眼眶下壁骨折修复术，采用下睑缘皮肤切口，分离暴露下眶缘后，切开眶下缘骨膜，分离暴露眶下壁，见距眶缘 15mm 处眶下壁中央有一 10mm×10mm 椭圆形骨性缺损，眶内容嵌顿在缺损处，将眶内容物回纳后，用人工骨板修复缺损。

术后第 1 天，主诉向上方看仍有复视。眼位：双眼正位，遮盖试验示双眼轻度外隐斜；眼球运动：左眼内上转和外上转均不足 −3，内下转和外下转均不足 −1（图 68-3）。

术后 3 个月复诊，主诉正前方和各个方向均无复视。眼位：双眼正位，遮盖试验（−）；眼球运动：正常（图 68-4）。

三棱镜遮盖试验（PD）：远距离：正前方，上方和下方均为 0；近距离：XT3。

同视机检查：融合点：+1°= 他觉斜角（10°同时知觉片）；上转 25°：−1°；下转 25°：0°；融合范围：−5°~+11°；

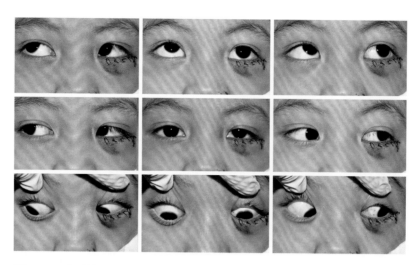

图 68-3   术后第 1 天眼位照:双眼正位,左眼内上转和外上转均不足 −3,内下转和外下转均不足 −1

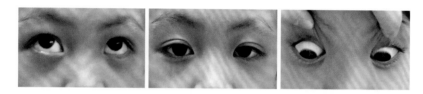

图 68-4   术后 3 个月眼位照相:主诉正前方和上下方均无复视,双眼正位,眼球运动正常

Ⅲ°片:有立体视觉。

立体视觉检查:远距离(Randot):60";近距离(Butterfly):20"。

病例点评:

(1) 小儿外伤术后不能上转的病例一定不要忽视爆裂性眶下壁骨折的诊断,应常规做眼眶 CT 平扫和冠扫检查。但少数不熟悉眼眶疾病的放射科或影像科的医生对不典型的病例常常报道正常。如本例眼眶 CT 的影像学表现就不典型。

(2) 确定诊断后应给予眼眶骨折修复术,这类骨折可采用三种手术切口,一种为本例用的下睑睫毛下皮肤切口;一种为下穹窿结膜切口;一种为眶下缘皮肤切口。第一种切口眼眶医生常用,尽管早期有皮肤伤口和瘢痕,后期基本上看不出来,但容易引起眼睑内翻或外翻,缝合时一定要层次清晰,对合良好;第二种近年来应用逐渐增多,因为皮肤上没有伤口,患者最易于接受,但结膜上有伤口,下直肌周围也会有瘢痕,致使再次斜视手术困难,术中暴露也不如皮肤切口;最后一种一般由颌面外科医生应用(比较安全,不容易出现眼睑内翻或外翻等,但切口瘢痕较明显),我个人喜欢睫毛下皮肤切口,因为部分患者可能需要再做斜视手术,如果采用结膜切口,再次斜视手术难度很大。

(3) 本例术后除因下直肌嵌顿引起患眼上转障碍外,还因为有下直肌的损伤和麻痹,下转亦受限,经手术修复骨折,患眼上、下转功能均恢复正常。

病例 69:爆裂性内壁骨折并内直肌麻痹(OS)

患者男,6 岁,因"摔伤后左眼向外偏斜"1 个月余入院。患者 1 个月余前因玩耍时不慎摔伤头部,无昏迷史,随即发现左眼向外偏斜,且左眼向右转动不能,有视物重影,视物时面部常转向右侧。自受伤来,无恶心呕吐，一直无眼部红肿和疼痛等不适。当地用神经营养药物治疗无效果。既往健康。

眼科检查：Vod：1.0 +1.00DS+0.50DC×100 1.0；Vos：0.9 +1.00DS+0.50DC×95 0.9；双眼眼压、双眼前节和眼底（−）。眼位：左眼外斜 20°~25°，左眼不能在第一眼位注视，强行要求左眼向正前方注视时（达不到正前方），右眼外斜 >45°，无 A-V 征。眼球运动：左眼内转不足 −4（图 69-1）。代偿头位：面转向右侧。

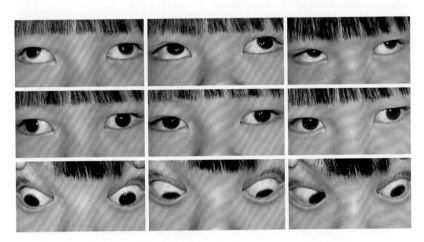

图 69-1　术前九方位眼位照相：左眼外斜 20°~25°，左眼内转不足 −4

眼眶 CT 扫描：左侧眼眶内壁局限性骨折，内直肌嵌顿在骨折口内（图 69-2）。

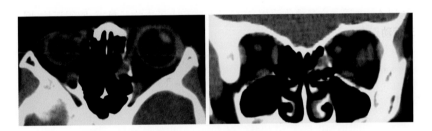

图 69-2　眼眶 CT 扫描（平扫 + 冠扫）：左侧眼眶内壁骨折，该处内直肌嵌顿

视野弧：

		远距离	近距离
右眼注视	左眼	外斜 22°	外斜 20°
左眼注视	右眼	外斜 40°	外斜 35°

同视机检查：融合点：−25°= 他觉斜角（10°同时知觉片）；上转 25°：−24°；下转 25°：−25°；融合范围：−19°~−28°；Ⅲ°片有立体视觉。

诊断：①爆裂性内壁骨折并内直肌麻痹（OS）；②屈光不正（OU）。

手术：全麻下行左眼内侧结膜入路前路开眶内侧眶壁修复术，术中见内侧眶壁缺口位于球后，约 8mm×12mm 大小，内直肌嵌顿在骨折口内，将内直肌回纳入眶内，用人工骨板完全封闭骨折口。

术后第 10 天，主诉仍有复视。双眼眼位和眼球运动基本与术前相同（图 69-3）。

术后 2 年复诊，诉术后左眼内转功能逐渐恢复，外斜度变小，约半年完全恢复，不再有复视。Vou：1.2；双眼正位，遮盖试验（−）；眼球运动正常（图 69-4）。

同视机检查：融合点：−1°= 他觉斜角（10°同时知觉片）；上转 25°：0°；下转 25°：0°；融合范围：−7°~+22°；Ⅲ°片有立体视觉。

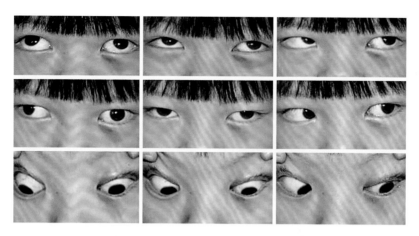

图 69-3   术后第 10 天眼位照相:眼位和眼球运动基本与术前相同

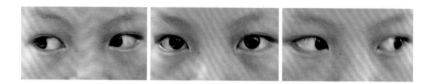

图 69-4   术后 2 年眼位照相:双眼正位,眼球运动正常

病例点评:

(1) 眼眶爆裂性骨折发生于眼眶下壁和内壁(本例为内壁),以下壁多见,或两个壁同时骨折。当眼部受伤患者表现为眼球运动障碍和斜视时,一定要做眼眶 CT 检查,否则容易漏诊。不要以为眼眶骨折的患者一定受到了很严重的外力,不小心摔伤的小儿眼眶骨折患者经常见到。本例患者受伤不重,当时无眼部红肿,也没有鼻出血,称为"白色骨折"(white orbital fracture)。

(2) 当眼眶骨折有眼外肌嵌顿时,要尽早做骨折修复,回纳眼外肌,否则,嵌顿的眼外肌会缺血坏死,功能再也不能恢复。本例左眶内侧骨折的范围不大,刚好内直肌嵌顿在骨折口处,内壁并没有明显骨折片移位,以至于发生了完全性的内直肌麻痹,目前要求小孩的这种"陷井门骨折"(trapdoor fracture)在受伤后 48 小时内手术。本例手术时已达 1 个月余,以至于手术后半年左右才恢复眼位和眼球运动功能,幸好最终还是恢复了,部分患者一直不能恢复,只能再做斜视手术,以尽量改善眼位和眼球运动功能。

(3) 眼眶骨折引起的眼球运动障碍和斜视比较复杂,如果内直肌嵌顿部位位于前部,则患者多表现为限制性内斜视,即患眼内斜,外展受限;如果内直肌嵌顿部位位于后部,则患者多表现为麻痹性外斜视,即患眼外斜,内转受限。本例属于后者。有些患者则表现为混合性斜视,既有麻痹性,也有限制性。

(4) 眼眶内侧壁骨折的修复手术入路既可采用内侧皮肤切口,也可采用内侧结膜切口。本例采用结膜入路。做眼眶骨折手术修复时,骨折口的全周都要暴露,分离清楚,回纳眶内脂肪和眼外肌时不要再次损伤眼外肌。这种小范围的内壁骨折在回纳眶内容后以人工骨片封闭骨折口即可,不必用缝线或钛钉等固定骨板。

(5) 眼眶骨折修复术后,如果患者的斜视和眼球运动功能没有恢复或只是部分恢复,则需要做斜视矫正手术。不过,再次斜视矫正通常要在眼眶修复术后半年到 1 年才进行。

病例 70:外伤性外直肌断裂 + 眼眶骨折限制性内斜视(右眼)

患者男,57 岁,因"外伤后右眼向内偏斜 11 个月"入院。

11 个月前因工作时摔倒,右眼着地撞伤,当时右眼疼痛、流血伴视力下降等,急诊在本院做眼部皮肤

"清创缝合术"。术后视力部分恢复,但右眼内斜,且不能外转,当时眼眶 CT 显示右眼眶内壁和外壁骨折,而于 10 个月前做了"右眶内侧壁修复术"。骨折修复后右眼内斜和不能外转一直存在,且无好转。

全身检查无异常。双眼前节和眼底(−),视力:OD:0.6 +1.50DS−1.75DC×75 0.6,OS:1.0 +0.50DS +0.75DC×5 1.0。右眼内斜 35°~40°,下斜 5°左右,无明显 A-V 征。右眼水平位固定在这个位置。眼球运动:右眼外转不足 −4,内上转不足 −2,外上转、内下转和外下转不足 −1。

视野弧检查:看远右眼内斜 40°,看近右眼内斜 36°。

三棱镜角膜反光法:ET50+5L/R10PD。

同视机检查:自觉斜角 = 他觉斜角 =+40°L/R6°,上转 25°:+35°L/R12°,下转 25°:+35°R/L3°,无融合力和立体视觉。

被动转动试验:右眼外转抗力很大,仅能被动稍转过中线,右眼内转抗力也很大(图 70-1)。

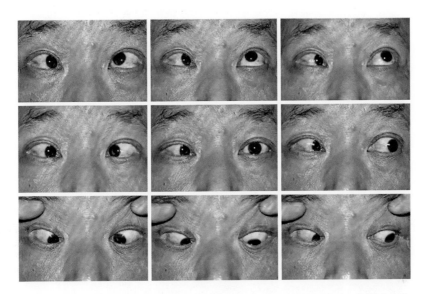

图 70-1　术前九方位眼外观照相:右眼内斜 35°~40°,下斜 5°左右,右眼水平位固定在这个位置,不能转动,被动转动试验显示右眼外转和内转抗力都很大

受伤时(未做眼眶骨折修复前)眼眶 CT 扫描显示右眼眶内、外侧壁骨折,外侧壁骨折位于深部蝶骨大翼处,伴外直肌断裂;内侧壁位于中、后段,伴内直肌肥厚(图 70-2)。

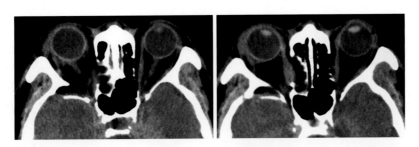

图 70-2　眼眶 CT 扫描:右眼眶内、外侧壁骨折,外壁骨折位于深部蝶骨大翼处,伴外直肌断裂

做了眼眶内侧壁修复后眼眶 MRI 扫描显示右眼眶人工骨板位置好,仍有少量眶内脂肪疝入筛窦未复位(图 70-3)。

诊断:外伤性外直肌断裂 + 眼眶骨折限制性内斜视(右眼)。

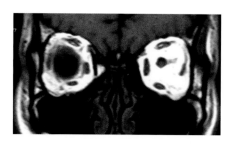

图 70-3　眼眶内壁修复后眼眶 MRI:右眼眶人工骨板位置好,少量眶内脂肪未复位

治疗:全麻下行右眼内直肌后退 7mm+ 外直肌缩短 7mm+ 颞侧眶缘骨膜缝线固定术。先做右眼鼻下穹窿部结膜切口,该处结膜瘢痕明显,内直肌与周围筋膜粘连紧密,后退内直肌 7mm;颞下穹窿结膜切口亦有瘢痕,外直肌与周围组织和下斜肌均粘连紧密,分离外直肌与下斜肌之间的粘连,缩短外直肌 7mm。用 5-0 白丝线将外直肌止端固定缝合于眼眶外侧壁眶缘深部组织与骨膜上,使右眼处于外斜位 10°~15°。

术后第一天检查,右眼外斜 10°~15°,右眼外转不足 –3,内转不足 –4,仍诉有复视(图 70-4)。

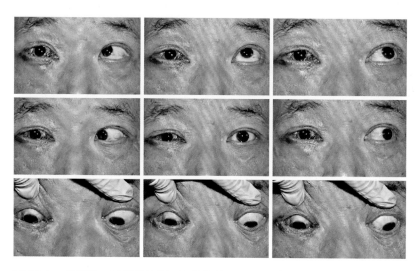

图 70-4　术后第 1 天眼位照相:右眼外斜 10°~15°,右眼外转不足 –3,内转不足 –4

术后 2 个月复查,双眼正位,正前方和下方均无复视;眼球运动:右眼外转不足 –4,内转不足 –3(图 70-5)。

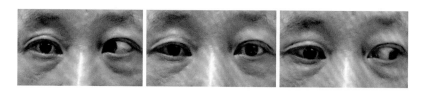

图 70-5　术后 2 个月眼位照相:双眼正位,右眼外转不足 –4,内转不足 –3

术后 16 个月复查,双眼正位,正前方和下方均无复视;眼球运动:右眼外转不足 –4,内转不足 –3(图 70-6)。

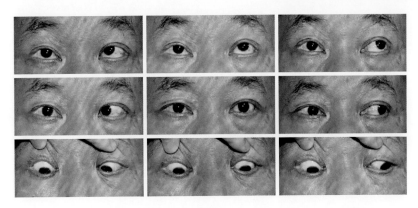

图 70-6　术后 16 个月眼位照相:双眼正位,右眼外转不足 −4,内转不足 −3

病例点评:

(1) 本例斜视十分复杂,首先深部眼眶外侧壁骨折伴外直肌断裂,这相当于外直肌全麻痹;其次因为眼眶内、外侧壁骨折,伴眼眶内容物嵌顿以及眼眶组织瘢痕形成,造成明显的限制性斜视。术前被动内转和外转都有很大的抗力,常规的利用上下直肌的移位术和联结术会因为限制因素的影响而达不到理想的效果。且外直肌断裂位置太靠后,无法再次手术修复。

(2) 我们利用以下几点达成较好的手术效果:①术终采用眼球眶缘固定术,将眼位固定在过矫的位置;②内直肌超常量后退,达 7mm;③尽管外直肌后段断裂了,但外伤后已经过去了 11 个月,眼外肌断裂处周围已形成较稳固的瘢痕组织,可以做外直肌的缩短,机械性矫正部分内斜视。

(3) 本例如果不做眼球眶壁固定术,其斜视不可能矫正这么好。因此,眼球眶壁固定术有两个适应证:①已经做了多次常规的斜视矫正手术,患者仍然有明显的斜视,无法再通过常规的斜视来矫正了。②预计常规的斜视手术无论如何也不能矫正的复杂性斜视,如本例。与其采用多次手术还是不能矫正眼位的常规斜视术式,还不如尽早使用合理的非常规手术以达到理想的手术效果。

病例 71:继发性限制性外斜视(右眼,外伤性眼眶骨折修复 × 2 次术后,外直肌后退内直肌缩短 ×2 次术后)

患者男,38 岁,因“右眼向外偏斜 3 年”入院。

3 年前曾因工作时重物撞伤右眼致右眼眶内壁骨折和右眼严重挫伤(前房积血,虹膜根部离断,瞳孔散大,晶状体移位,白内障,视网膜震荡伤和视神经萎缩),伴右眼大度数外斜,曾先后两次做右眼“内侧眶壁修复术”,一次右眼“外直肌后退术 + 内直肌缩短术”,一次右眼“外直肌探查后退 + 内直肌探查缩短术”。每次斜视术后外斜减少,但 2 个月左右又回复到大度数外斜状态。此次,患者想再手术尝试一次,希望改善外斜视状态。

视力 OD:HM/ 眼前,OS:1.0;眼压(NCT) OD:15.4mmHg;OS:16.1mmHg。右眼平视睑裂 10mm(左眼 8.5mm),右下睑内侧外翻,内眦畸形愈合,鼻侧结膜充血(++),泪埠处有红色肉芽增生。角膜透明,瞳孔上移,未见晶状体,眼底视网膜大片萎缩灶,视盘苍白,黄斑结构不清。左眼前节和眼底(−)。眼位:角膜反光法:右眼外斜大于 45°,眼球运动:右眼仅能够稍外下转动,基本固定在外斜大于 45°的位置(图 71-1)。被动转动试验:右眼内转抗力很大,不能转过中线,外转、上转和下转均有中等抗力。

诊断:①继发性限制性外斜视(外伤性) OD;②下睑外翻 OD;③内眦畸形 OD;④球结膜肉芽增生;⑤术后无晶状体眼 OD;⑥陈旧性视网膜挫伤;⑦外伤性视神经萎缩。

治疗:全麻下行右眼外直肌探查,瘢痕松解 + 鼻侧眶缘骨膜缝线固定术。术中见右眼颞侧结膜大片瘢痕,外直肌部位较多纤维组织粘连,角膜缘后 20mm 内均未见到外直肌,松懈颞侧全部瘢痕纤维粘连,

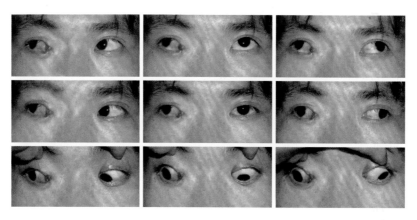

图 71-1　术前九方位眼外观照相：右眼外斜大于45°,且基本固定在这一位置,不能转动

细心缝合球结膜。此时,被动转动试验内转能过中线,再探查内直肌,该处瘢痕多,无法再做内直肌缩短,所以我们采用鼻侧皮肤切口,前路开眶分离暴露鼻侧眶缘,以4-0黑丝线将眼球固定在鼻侧泪前嵴骨膜上,上下各用一硅胶胶粒固定眼球于内斜位15°左右(图 71-2)。1周后拆除缝线和胶粒。

术后2个月复查,右眼内斜5°左右,眼球运动：右眼水平方向运动均不足−4,上下方向运动均不足−3。术后1年复查右眼外斜约20°。鼻侧结膜充血明显好转,结膜肉芽大部分消退(图 71-3)。术后3年电话询问眼位基本未变,患者满意手术效果。

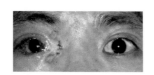

图 71-2　术后第1天眼观照相：右眼外直肌探查,瘢痕松解＋鼻侧眶缘骨膜缝线固定术后第1天,用缝线将眼球固定在鼻侧泪前嵴骨膜上,上下各用一硅胶胶粒固定眼球于内斜位15°左右

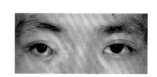

图 71-3　术后1年眼外观照相：右眼外斜约20°。鼻侧结膜充血明显好转,结膜肉芽大部分消退

病例点评：

(1) 当常规斜视手术再也无法矫正患者的斜视时,最后可采用眼球眶缘固定术。可用外来的缝线,阔筋膜,硅胶带(条),自身眶缘处分离的骨膜等将眼球固定到眶缘的骨膜或眶缘深部筋膜组织上,以达到矫正眼位的目的。这种方式既可矫正内斜,也可矫正外斜(如本例),还可以矫正上斜或下斜视等。作者个人的经验是缝线固定最方便实用,缝线固定注意以下几个技巧：①要用较粗的不可吸收缝线,如4-0黑丝线或5-0白丝线等,保证缝合牢固可靠。②应该形成“肉”与“肉”的吻合,如内直肌与内侧眶缘骨膜的吻合,而不是两者之间只用缝线相连。如果只是缝线相连,则缝线断离后斜视会复发；如果“肉”“肉”吻合了,则愈合后可以形成牢固的固定力。③最好用同样的方式缝合两针。

(2) 本例患者有大度数的外斜视,经多次开眶骨折修复和斜视术后眼球仍然明显外斜,主要是外伤和手术后的瘢痕引起的限制性斜视,常规的斜视手术无法再矫正这种斜视了,只能依靠非常规的眼球眶骨膜固定术才能矫正这种斜视。要注意术后常有眼位回退,建议术终将眼位固定在过矫的位置。

(3) 这种手术对斜视手术医生有一定的难度,因为对眶缘的解剖和操作都比较陌生。如果有熟悉眼眶解剖的眼眶或眼整形专科医生协助则更好。

病例 72:(眼眶骨折)外伤性下直肌溶解(OS)

　　患者女,42岁,因"车祸后出现左眼向上偏斜1年余"住院,缘于入院1年余前车祸后出现左眼向上偏斜,伴垂直性复视,以向左下注视时复视明显,并偶有头晕、头痛;考虑"左眼外伤性下直肌麻痹",因已用药物等保守治疗1年多,斜视和复视均无明显好转,拟入院手术治疗。

　　患者1年余前曾因车祸外伤后住院治疗,诊断为左眼睑皮肤裂伤、左眼睑异物、左下泪小管断裂、左眼眶内侧壁骨折。分别于2011-02-13在局麻下行"左眼皮肤裂伤清创缝合 + 异物取出 + 下泪小管断裂吻合术"和2011-03-26在全麻下行"左眼眶内侧壁骨折修复术"。发现"高血压病"1年,缺铁性贫血1年。

　　查体 Vod:1.0;Vos:0.8。NCT:双眼9mmHg。右眼睑裂高8mm,左眼睑裂高7mm,左上睑见两处线状瘢痕,皮肤较右眼睑稍松弛及下垂,下睑轻肿胀,双眼泪道冲洗通畅,双眼前节和眼底(−);6m及33cm角膜映光法检查:右眼注视,左眼外斜5°~10°,上斜25°~30°;左眼注视:右眼外斜5°~10°;下斜30°~35°。三棱镜遮盖法检查:6m及33cm均为左眼外斜18PD,上斜50PD。眼球运动情况:右眼正常;左眼向左下运动不足 −4、右下运动不足 −3(图72-1)。无代偿头位,被动牵拉试验(−)。

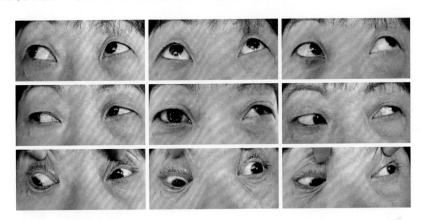

图72-1　术前眼位照相:左眼外斜5°~10°,上斜25°~30°;左眼向左下运动不足 −4、右下运动不足 −3

眼眶CT(冠状位)示:左下直肌中段缺如(图72-2,图72-3)。

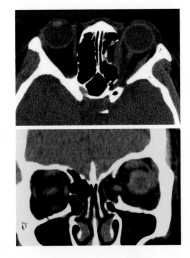

图72-2　骨折修复术前眼眶CT扫描(平扫 + 冠扫):左眼眶内壁骨折,内直肌肥厚并嵌入筛窦内,下壁完整,但下直肌位置结构不清,未见到清晰的下直肌

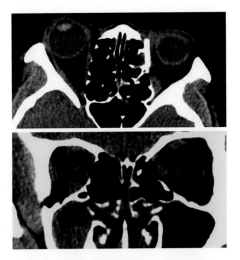

图72-3　眼眶内侧壁骨折修复术后眼眶CT:内直肌已无嵌顿,下直肌中段缺如

入院诊断:①左外伤性下直肌溶解;②左眶内侧壁骨折修复术后;③左下泪小管断裂吻合术后。

手术名称:左眼上直肌后退 8mm+ 内外直肌下半移位术。

手术方式:气管插管全麻下,360 度剪开球结膜。先做上直肌后退:充分分离上直肌及提上睑肌之联系,以减少术后上睑退缩,以 6-0 可吸收缝线做双套环结扎缝线,上直肌悬吊后退 8mm。再做内外直肌部分移位:取外直肌下 1/2 肌束,缩短 3mm,取内直肌下 1/2 肌束,缩短 5mm,并分别以 6-0 可吸收缝线做双套环结扎缝线,将内外直肌下半部肌束移位分别缝合至下直肌肌止端鼻侧及颞侧浅层巩膜上。用 8-0 可吸收线于 3 点、9 点处分别缝合球结膜 2 针。

术后予抗生素激素类眼药水局部抗炎消肿,术后 1 周,双眼视力:0.8,睑裂高 7mm,左上睑外侧皮肤松弛,左下睑肿胀较术前减轻,第一眼位双眼正位,正前方无复视,但向下注视仍有复视。

术后 6 个月检查,6m 及 33cm 角膜映光点:正位;交替遮盖试验(-)。眼球运动情况:右眼正常;左眼向左下运动不足 -3、右下运动不足 -3(图 72-4)。

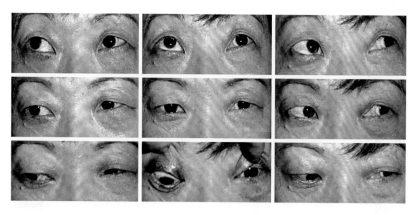

图 72-4 术后九方位外观照相:正位,交替遮盖试验(-);左眼向左下运动不足 -3、右下运动不足 -3

病例点评:

(1) 眼外肌损伤多表现为挫伤、断裂、嵌顿于骨折处和肌肉内血肿形成等。一般的挫伤和血肿形成经药物治疗后可逐渐恢复,而眼外肌断裂和嵌顿则需要尽快修复和解除嵌顿(如眼底骨折修复等)。外伤引起的眼外肌溶解十分罕见。

(2) 作为眶内重要的解剖结构之一,任何钝性外力作用于眼眶均可通过眶内软组织或眼眶骨壁传导,使眼外肌受到挫伤、挤压等,眼外肌内的毛细血管破裂或其通透性增加,发生眼外肌组织内出血、水肿和功能障碍。外力也可直接损伤眼外肌。由于眼外肌具有良好的弹性且位于骨性眼眶内,受到前部眼球或侧面眼眶诸骨壁的保护,轻度的挫伤一般不会引起明显的眼外肌功能受损与明显的斜视。但当由前向后的作用力较强时,眼外肌会有明显的挫伤和眼球运动功能障碍。本例患者因车祸造成左眼眶内侧壁爆裂性骨折,眶下壁则由于骨质稍厚仍保持完整,然而却导致下直肌发生严重的挫伤,左眼完全不能下转,大度数上斜,当时眼眶 CT 显示眶底结构不清,半年后经服用神经营养药、血管扩张药和多种维生素仍然没有恢复左眼下转功能,复查眼眶 CT 显示左眼下直肌中段完全溶解,看不到下直肌的结构。

(3) 经查阅文献,尚未见有眼眶挫伤后下直肌完全溶解的报道。我们经左眼上直肌后退 + 内外直肌部分移位术后矫正了左眼第一眼位的上斜视,外观满意,但向下注视时仍有复视,通过代偿头位视物(低头)后,并没有明显影响正常的工作和生活。(本例患者来源于福建省莆田市第一人民医院眼科张文雄主任医生,特此致谢!)

病例 73：鼻窦术后内直肌断裂 OS

患者男，58 岁，因"慢性鼻窦炎"行鼻窦内镜手术治疗，术后出现左眼外斜，内转不能伴复视半个月就诊。术后左眼上下睑均有中度肿胀，淤血，上睑轻下垂，经休息及止血活瘀等治疗后眼睑肿胀消失，睑裂恢复正常。术后视力未受影响，检查示左眼外斜 40°~45°，左能完全不能内转。眼眶 MRI 检查：左眼眶内侧壁中后段损伤，内直肌完全断裂且部分嵌顿于内侧眶壁处(图 73-1A)。嘱观察 3~6 个月。6 个月后复诊，左眼外斜度和运动功能同前。

眼科检查：双眼视力、眼前节和眼底均正常；眼位：左眼外斜 45°，左眼内转不足 −4(图 73-1B)。

全麻下行左眼内直肌缩短 9mm+ 外直肌后退 12mm。手术顺利。

术后 6 个月复查：双眼正位，眼球运动：左眼内转不足 −3，外转不足 −1，正常工作和生活无复视，只在明显向右转动时有复视(图 73-1C)。

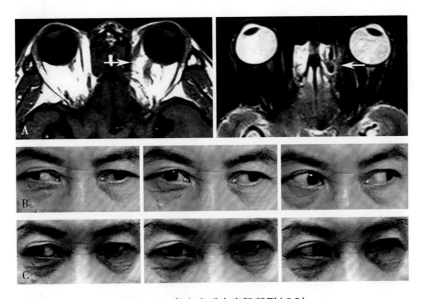

图 73-1　鼻窦术后内直肌断裂 (OS)
A. 眼眶 MRI 示左眼眶内侧壁中后段损伤，内直肌完全断裂；B. 术前左眼外斜 45°，左眼内转不足 −4；C. 经左眼内直肌缩短 9mm+ 外直肌后退 12mm 术后 6 个月复查，双眼正位，左眼内转不足 −3，外转不足 −1

病例点评：

鼻窦内镜在我国的应用十分广泛，部分镇级医院也开展了鼻窦内镜的手术。由于鼻窦与眼眶相邻，尤其是眼眶内壁与筛窦仅有很薄的骨板(纸样板)相隔，极易造成内直肌受损，多数为内直肌断裂，术后患眼外斜视，内转受限或障碍，患者主诉有复视。事实上，除了基层医院或经验欠缺的医生容易发生眼部并发症外，省级以上医院和经验十分丰富的医生也会发生这种手术损伤。由于内镜的切割头十分锋利和快速，当医生希望做到尽善尽美时，容易发生眶内壁和内直肌的损伤。我们在诊治过程中要注意以下几点：

(1) 有些患者同时伤到了视神经，影响了视力，这时应优先治疗视神经的损伤，如必要时需做视神经管减压术，或因同时伴有较大的眶内血肿，血肿压迫视神经等，需做血肿穿刺或开眶清除血肿和药物治疗等。不过，绝大多数患者手术后发生的眼眶内出血不多，常伴轻中度的眼球突出，眼睑与结膜的出血等，这些经全身止血药物治疗和局部加压包扎等治疗后都会消退，不会留下后遗症。

(2) 如果眼眶内侧壁缺损大，有明显的眶内容物嵌顿，或有明显的眼球凹陷等，则宜先治疗眼眶壁骨质缺损，做开眶手术修复眶壁，然后才考虑斜视手术。

(3) 如果鼻窦病变是恶性肿瘤或真菌感染，则不宜立即做斜视手术，以免促进肿瘤或病菌扩散。

(4) 当内直肌断裂靠前,估计可通过手术(结膜入路或皮肤入路开眶手术)吻合断裂的内直肌则尽快手术吻合。但通常断裂的位置在眼球的后面,吻合手术困难。如果耳鼻喉科或眼眶眼整形专业的医生能够通过内镜缝合位置靠后的内直肌,则应请他们先做这种缝合手术。

(5) 不能吻合内直肌时,不要急于做斜视手术矫正。因为内直肌已断裂,如果再后退外直肌 + 上下直肌部分移位术等易引起眼前节缺血。不过可考虑做拮抗肌即患眼外直肌的肉毒杆菌毒素注射,以减少复视和防止外直肌的挛缩。

(6) 除内直肌断裂外,患眼往往同时有眼眶内侧组织的瘢痕。也就是患者的斜视和眼球运动障碍会有麻痹和限制两个因素,十分复杂,手术成功率较低,经常需要二次或多次手术,这些要在手术前与患者沟通与解释。当患者球后有明显的瘢痕致眼球固定于外斜位,即使是被动转动试验也不能将患眼牵拉到正位时,则斜视手术无论如何也达不到正位。有时候,鼻窦内镜手术后的小度数外斜可因限制因素的变化而变化,如变为正位或变得更斜视等。因此,以观察 3~6 个月才做斜视矫正为宜。

(7) 关于具体的斜视手术方法,如果内转仍有功能,则以内直肌缩短和 / 或外直肌后退术为宜;如果内转不能过中线(完全无功能),则可选择外直肌后退 + 上下直肌部分移位术。当限制因素很大时,可考虑做眼球内侧眶壁固定术(用缝线或硅胶条带等)。鼻窦术后观察超过 6 个月的患者,此时组织的损伤已形成牢固的瘢痕,也可做大量的内直肌缩短 + 外直肌后退术,或外直肌后退术 + 上下直肌部分与内直肌联结术(Jensen 术),这样也可得到较理想的效果。

(8) 除最常见的内直肌损伤外,鼻窦手术还可引起其他眼外肌的损伤:前组筛窦靠前下位置处和上颌窦手术等可损伤下斜肌、下直肌和泪道系统;前组筛窦靠上位置处和额窦手术可损伤上斜肌和提上睑肌,并同时可伴有脑脊液鼻漏。作者见过一例患者,鼻窦手术时将球后所有眶内容均切除了(包括视神经),即上下内外直肌和上斜肌均切除了;另外有三例患者鼻窦手术后损伤了眶深部组织并发眶内血肿,引发眶尖综合征,影响了所有眼外肌的功能。

病例 74:鼻窦术后下直肌断裂(OD)

患者男,40 岁,右眼鼻窦手术后复视 5 个月,以向下方看物时复视明显。眼眶 MRI 检查:右眼下直肌损伤断裂(图 74-1)。双眼视力正常,双眼前节和眼底(-)。右眼上斜 15PD,右眼下转不足 -2(图 74-2)。经做右眼下直肌修复吻合 + 缩短 5mm 后 6 个月复查,无复视,双眼正位,右眼外下转不足 -1。

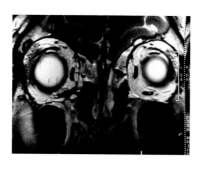

图 74-1　眼眶 MRI:示右眼下直肌损伤断裂

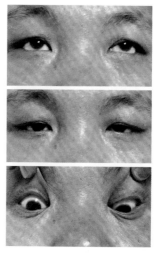

图 74-2　眼位照相:右眼上斜 15PD,右眼下转不足 -2

病例 75：鼻窦术后内直肌嵌顿（OD）

　　患者男，36 岁，右眼鼻窦手术后内斜伴复视 3 个月，右眼外转障碍，术后斜视度轻度加重。眼眶 CT 检查：右眼眶内侧壁前段损伤，内直肌轻度肥厚并嵌顿于损伤的眼眶内侧壁（图 75-1）。双眼视力正常，双眼前节和眼底（-）。右眼内斜 10°~15°，右眼内转不足 -1，外转不足 -4（图 75-2）。行右眼前路开眶内侧眶壁修复，内直肌嵌顿回纳术，术中被动转动试验显示右眼外转抗力很大，被动外转仅能稍过中线。术后 2 个月复查，右眼内斜 10°~15°，右眼内转不足 -1，外转不足 -3。继续随访中。

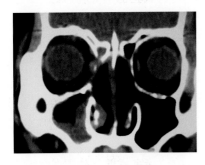

图 75-1　眼眶 CT：示右眼内直肌轻度肥厚并嵌顿于眼眶内侧壁

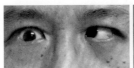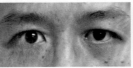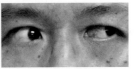

图 75-2　眼位照相：右眼内斜 10°~15°，右眼内转不足 -1，外转不足 -4

图书在版编目（CIP）数据

斜视临床诊疗 / 颜建华主编 . —北京：人民卫生
出版社，2020.12（2023.7 重印）
ISBN 978-7-117-30953-0

Ⅰ. ①斜…　Ⅱ. ①颜…　Ⅲ. ①斜视 – 诊疗　Ⅳ.
①R777.04

中国版本图书馆 CIP 数据核字（2020）第 261845 号

人卫智网	www.ipmph.com	医学教育、学术、考试、健康， 购书智慧智能综合服务平台
人卫官网	www.pmph.com	人卫官方资讯发布平台

斜视临床诊疗
Xieshi Linchuang Zhenliao

主　　编：颜建华
出版发行：人民卫生出版社（中继线 010-59780011）
地　　址：北京市朝阳区潘家园南里 19 号
邮　　编：100021
E - mail：pmph @ pmph.com
购书热线：010-59787592　010-59787584　010-65264830
印　　刷：北京盛通印刷股份有限公司
经　　销：新华书店
开　　本：889×1194　1/16　印张：40
字　　数：1239 千字
版　　次：2020 年 12 月第 1 版
印　　次：2023 年 7 月第 2 次印刷
标准书号：ISBN 978-7-117-30953-0
定　　价：359.00 元